Geleitwort

Dr. Kylie O'Brien, PhD, Chief Scientific Officer bei Releaf Group Ltd und außerordentliche Professorin an der Torrens University, sowie Dr. Philip Blair, Hausarzt und pensionierter Oberst der US-Armee, der seit mehreren Jahren medizinisches Cannabis in seiner Praxis einsetzt, haben ein umfassendes Lehrbuch über die Beziehung zwischen Cannabinoiden, einschließlich Cannabis, und psychischer Gesundheit verfasst. Dieses bedeutende Buch wird eine wertvolle Ressource für Kliniker[1] und Patienten weltweit sein.

Cannabis bleibt weltweit ein polarisierendes Thema. Einige behaupten, Cannabis sei harmlos und könne nahezu jede medizinische Erkrankung behandeln, während andere es als die „Droge des Teufels" bezeichnen, die in der medizinischen Praxis keinen Platz habe. Keine dieser extremen Ansichten entspricht der Wahr heit. Leider geraten jedoch Patienten sowie ihre Ärzte zwischen die Fronten dieses Streits, sodass es schwierig geworden ist, die Wahrheit über Cannabis und Cannabinoide zu erfahren und Ärzte zu finden, die mit dem Einsatz von Cannabinoiden in ihrer Praxis vertraut sind. Es ist meine aufrichtige Hoffnung, dass dieses Buch dazu beiträgt, diese problematische Situation zu verbessern.

Die beiden Autoren – die eine von ihnen eine bekannte Pädagogin, der andere ein angesehener Kliniker – bemühen sich, viele Missverständnisse über Cannabis auszuräumen, das in erster Linie als Freizeitdroge bekannt ist. Der Detailreichtum verdeutlicht das offensichtliche Engagement der Autoren für dieses Thema. In jüngerer Zeit mehren sich jedoch die Belege, die den Einsatz von Cannabis und Cannabinoiden als Pharmakotherapien für eine Vielzahl medizinischer Indikationen unterstützen.

Das Buch beginnt mit einer Einführung, gefolgt von einem Kapitel, welches das Endocannabinoidsystem als Grundlage für das Verständnis der hypothetischen

[1] Anmerkung zur Übersetzung: Bei der Übersetzung von im Englischen nicht nach Geschlecht differenzierten Personenbezeichnungen, wie z. B. „clinician", „author", „patient" etc., wurde im Deutschen meistens die männliche Form, z. B. „Kliniker", „Autor", „Patient" etc., verwendet, um den Text kürzer und besser lesbar zu machen. Selbstverständlich sind damit Personen jeden Geschlechts gemeint.

Begründung für Cannabinoide als Medikamente beschreibt. Kap. 3 behandelt die Beziehung zwischen dem Endocannabinoidsystem und Stress. Kap. 2 spielt eine entscheidende Rolle, indem es erklärt, was medizinisches Cannabis ist und woraus es besteht. Gegenwärtig gibt es dabei sehr unterschiedliche Vorstellungen davon, was unter medizinischem Cannabis zu verstehen ist. Die Autoren erläutern die Funktionen von Delta-9-Tetrahydrocannabinol (THC) und Cannabidiol (CBD), führen aber auch Terpene und andere Phytocannabinoide ein. Anschließend behandelt das Buch spezifische Krankheitsbilder – Angststörungen, Depressionen, posttraumatische Belastungsstörung (PTBS), Insomnie, Alzheimerkrankheit und Autismus-Spektrum-Störung.

Für jede medizinische Erkrankung präsentieren die Autoren zunächst zentrale Informationen zu der jeweiligen Erkrankung, bevor sie den Stand der Evidenz – sowohl präklinisch als auch klinisch – für Cannabinoide als mögliche Behandlungsoptionen bei diesen Erkrankungen beleuchten. Die Ausführlichkeit in jedem Kapitel ist beachtlich, da die Autoren die Rolle des Endocannabinoidsystems bei jeder Erkrankung analysieren, erläutern, warum Cannabinoide die Symptome der jeweiligen Erkrankung lindern könnten, und den aktuellen Stand der Evidenz für Cannabinoide in diesem Zusammenhang darstellen. Ein besonderer Fokus liegt auf THC und CBD, da diese Cannabinoide in den meisten medizinischen Anwendungen am häufigsten eingesetzt werden. Fallstudien veranschaulichen klinische Aspekte, die voraussichtlich auftreten werden. Die Autoren räumen ein, dass das Evidenzniveau für verschiedene Cannabinoide bei unterschiedlichen medizinischen Indikationen stark variiert, möchten jedoch sicherstellen, dass Patienten und Behandelnde sämtliche verfügbaren Evidenzen zur Verfügung haben, um fundierte Entscheidungen über ihre Gesundheit treffen zu können.

Die Autoren verdienen Anerkennung dafür, mit der Schaffung einer umfassenden Ressource einen wichtigen Beitrag zur Erforschung der Cannabinoide geleistet zu haben. Sowohl Patienten als auch Kliniker werden dieses Buch als eine bedeutende Informationsquelle schätzen, insbesondere da heutzutage so viele Fehlinformationen über Cannabis kursieren. Es besteht eindeutig ein Bedarf an weiterer rigoroser Forschung zu den potenziellen medizinischen Vorteilen von Cannabinoiden. Aus verschiedenen Gründen haben das Tempo und der Umfang der Forschung jedoch nicht mit dem wachsenden öffentlichen Interesse Schritt gehalten. Kylie O'Brien und Philip Blair haben allerdings den Bedarf an Orientierungshilfen für Patienten und Kliniker erkannt, die heute die Möglichkeit einer pharmakologischen Behandlung mit Cannabinoiden bei psychischen Erkrankungen diskutieren, und dazu einen beeindruckenden Beitrag geleistet.

Associate Professor of Psychiatry Kevin P. Hill
Harvard Medical School
Boston, MA, USA

Medizinisches Cannabis und CBD in der psychischen Gesundheitsversorgung

Kylie O'Brien · Philip Blair

Medizinisches Cannabis und CBD in der psychischen Gesundheitsversorgung

Springer

Kylie O'Brien
Torrens University
Adelaide, SA, Australia

Philip Blair
Private Practise
Castle Rock, WA, USA

ISBN 978-3-032-14520-8 ISBN 978-3-032-14521-5 (eBook)
https://doi.org/10.1007/978-3-032-14521-5

Die Deutsche Nationalbibliothek verzeichnet diese Publikation in der Deutschen Nationalbibliografie; detaillierte bibliografische Daten sind im Internet über https://portal.dnb.de abrufbar.

Übersetzung der englischen Ausgabe: „Medicinal Cannabis and CBD in Mental Healthcare" von Kylie O'Brien und Philip Blair, © Springer Nature Switzerland AG 2021. Veröffentlicht durch Springer International Publishing. Alle Rechte vorbehalten.

Dieses Buch ist eine Übersetzung des Originals in Englisch „Medicinal Cannabis and CBD in Mental Healthcare" von Kylie O'Brien und Philip Blair, publiziert durch Springer Nature Switzerland AG im Jahr 2021. Die Übersetzung erfolgte mit Hilfe von künstlicher Intelligenz (maschinelle Übersetzung). Eine anschließende Überarbeitung im Satzbetrieb erfolgte vor allem in inhaltlicher Hinsicht, so dass sich das Buch stilistisch anders lesen wird als eine herkömmliche Übersetzung. Springer Nature arbeitet kontinuierlich an der Weiterentwicklung von Werkzeugen für die Produktion von Büchern und an den damit verbundenen Technologien zur Unterstützung der Autoren.

Springer ist ein Imprint der eingetragenen Gesellschaft Springer Nature Switzerland AG und ist ein Teil von Springer Nature.
Die Anschrift der Gesellschaft ist: Gewerbestrasse 11, 6330 Cham, Switzerland

Haftungsausschluss

Dieses Buch wurde zu Bildungszwecken für Gesundheitsfachkräfte verfasst. Es ist nicht als medizinischer Rat für Einzelpersonen gedacht. Personen, die sich für den möglichen Einsatz von medizinischem Cannabis bei eigenen Gesundheitsproblemen interessieren, wird geraten, eine entsprechend sachkundige medizinische Fachkraft zu konsultieren.

Inhaltsverzeichnis

Einführung

1

Warum dieses Buch?

Mehr als 10 % der Weltbevölkerung leiden an irgendeiner Form von psychischer Erkrankung, und in den Vereinigten Staaten von Amerika (USA) ist fast jeder Fünfte psychisch erkrankt, wobei Frauen und junge Erwachsene/Adoleszente am stärksten betroffen sind [1, 2], was auf eine beachtliche Häufigkeit hinweist. Psychische Gesundheitsprobleme wie Angststörungen, Depressionen und posttraumatische Belastungsstörung (PTBS) gehören zu den Hauptgründen, warum Menschen Cannabis medizinisch verwenden. Dennoch versteht die medizinische Fachwelt bislang wenig davon, wie Cannabis zur Linderung solcher Probleme beitragen könnte. Nach wie vor haftet dem Rauchen von „Marihuana" ein unnötiges Stigma an, das leider auch auf die medizinische Nutzung abgefärbt hat. Dies ist ein zentraler Grund für das Verfassen dieses Buches – um zu zeigen, dass bereits zahlreiche wissenschaftliche Belege in Bezug auf viele medizinische Indikationen, einschließlich psychischer Erkrankungen, vorliegen, obwohl noch vieles zu erforschen bleibt.

Der medizinische Gebrauch von Cannabis ist historisch betrachtet nicht neu, den meisten derzeit praktizierenden Mediziner jedoch weitestgehend unbekannt. Es blickt auf eine jahrtausendelange Nutzungsgeschichte in vielen Kulturen zurück, darunter China, Indien und Ägypten, um nur einige zu nennen. Im 19. Jahrhundert wurde Cannabis von einigen der bedeutendsten Mediziner der westlichen Welt verwendet, darunter Sir William Osler (USA) und Sir John Russell Reynolds (UK). In den USA war es bis 1937, als der Marijuana Tax Act 1937 trotz der Einwände der American Medical Association verabschiedet wurde, gängiges medizinisches Arzneimittel und konnte von Ärzten verschrieben werden. Was darauf folgte, waren eine effektive Verleumdungskampagne, Überregulierung und Politisierung, die dazu geführt haben, dass diese uralte Arzneipflanze infolge des Einheits-Übereinkommens der Vereinten Nationen über Suchtstoffe von 1961 in über 100 Ländern heutzutage nicht mehr zugänglich ist.

K. O'Brien und P. Blair, *Medizinisches Cannabis und CBD in der psychischen Gesundheitsversorgung,* https://doi.org/10.1007/978-3-032-14521-5_1

Die Verschreibung von medizinischem Cannabis unterscheidet sich in gewisser Weise von der Verschreibung eines Arzneimittels, einfach weil es sich um ein pflanzliches Arzneimittel handelt, das individuell auf den Patienten abgestimmt werden muss. Der Patient muss eine aktive Rolle bei der Dosistitration übernehmen. Die Individualisierung von Heilpflanzen ist das tägliche Geschäft von Phytotherapeuten, aber nicht die übliche Praxis westlicher Ärzte. Hinzu kommt, dass das Endocannabinoidsystem von jedem Menschen jeweils unterschiedlich ist und daher verschiedene Menschen auch unterschiedlich reagieren können.

Die Sorge vieler unserer ärztlichen Kollegen bezieht sich typischerweise auf „die Evidenz“, dass medizinisches Cannabis tatsächlich wirkt. Mit den sich ändernden Gesetzen und Vorschriften zu Cannabis, dem Abbau von Zugangshürden und Stigmatisierung werden immer mehr Patienten neugierig auf medizinisches Cannabis und möchten wissen, ob es ihnen helfen könnte. Einige haben die Entscheidung jedoch für sich allein getroffen, da ihr Hausarzt nicht bereit ist, sich sachkundig über Cannabinoide zu unterhalten. Nur wenige Mediziner wurden über das Endocannabinoidsystem oder die Tiefe der etablierten Evidenz für medizinisches Cannabis in der Praxis aufgeklärt. Und da es sich nicht um ein pharmazeutisches Medikament handelt, wissen sie einfach nicht, wie medizinisches Cannabis wirken könnte oder wie Patienten mit pflanzlichen Extrakten zu behandeln sind. Aus diesem Grund haben wir uns entschieden, dieses Buch für Gesundheitsfachkräfte zu schreiben.

Es gibt bereits umfangreiche Forschungen zu medizinischem Cannabis: Im Januar 2021 listete PubMed allein über 32.000 Berichte zu Cannabinoiden und über 13.000 Förderungen der US National Institutes of Health (NIH). Das Spektrum der Studien ist dabei breit gefächert, was auf das Fehlen zugelassener Modellarzneimittel, die Uneinheitlichkeit pflanzlicher Extrakte und die außergewöhnlich vielfältigen Wirkmechanismen der Cannabinoide zurückzuführen ist. Präklinische Forschung hilft uns zu verstehen, wie das Endocannabinoidsystem funktioniert, wie es bei bestimmten Krankheiten oder Zuständen gestört wird, welche Wirkmechanismen in verschiedenen Erkrankungen greifen und wie wirksam eine Cannabinoidtherapie bei der Linderung solcher Erkrankungen ist (typischerweise durch Tiermodelle, Zellkulturen oder Ex-vivo-Gewebe). Präklinische Forschung ist vergleichsweise leichter durchzuführen, und das dort gewonnene Wissen dient in der Regel als Begründung für die anschließende Forschung am Menschen. Dies ist der pharmazeutische Forschungsansatz.

Es gibt prinzipiell viele Arten von Belegen zur Wirksamkeit von Arzneimitteln, darunter epidemiologische Studien, Fallstudien, randomisierte kontrollierte Studien und systematische Übersichtsarbeiten. Allerdings gibt es bislang im Rahmen der Cannabisforschung erst vergleichsweise wenig Forschung am Menschen, einfach weil es für Forscher aus verschiedenen Gründen bislang oftmals sehr schwierig war, Studien zu medizinischem Cannabis durchzuführen. Eine Ausnahme bildet hier vielleicht Israel, das einen offeneren Ansatz im Hinblick auf die Cannabisforschung zu verfolgen scheint. Der Hauptgrund für diese Schwierigkeiten liegt in der Art und Weise, wie Cannabis reguliert und eingeschränkt wurde. Weitere Gründe betreffen die Finanzierung. Staatliche Forschungsförderung ist oftmals nur schwer zu erhalten. Auch das Interesse wohlhabender Pharmaunternehmen an medizinischem Cannabis ist gering, da sich Pflanzen nur schwer patentieren lassen. Das pharmazeutische (Geschäfts-)Modell erfordert aber etwas, das patentierbar ist.

Der Aufbau des Buches

Dieses Buch wurde geschrieben, um einige der derzeit vorliegenden wissenschaftlichen Belege für den wirksamen Einsatz von medizinischem Cannabis bei häufigen psychischen Erkrankungen und Schlaflosigkeit zusammenzutragen. Auch wenn Schlaflosigkeit per se keine psychische Erkrankung ist, tritt sie doch häufig gemeinsam mit anderen Störungen wie Angst und schlechtem Schlaf auf, die unsere psychische Gesundheit erheblich beeinträchtigen können. Das Buch beginnt mit einer ausführlichen Beschreibung des Endocannabinoidsystems (Kap. 2). Kap. 3 behandelt das Endocannabinoidsystem und Stress. Kap. 4 untersucht, was medizinisches Cannabis ist und welche Hauptbestandteile es hat (Phytocannabinoide, Terpene und andere Pflanzenstoffe), mit einem Fokus auf Cannabidiol (CBD) und Tetrahydrocannabinol (THC). Der Rest des Buches behandelt in jeweils separaten Kapiteln die sechs klinischen Themen Angststörungen, Depressionen, posttraumatische Belastungsstörung (PTBS), Schlafstörungen (Insomnie), Alzheimerkrankheit und Autismus-Spektrum-Störung (ASS). Wir haben uns dazu entschieden, ein Kapitel zu Applikationswegen, Pharmakokinetik und Sicherheit von Cannabis ans Ende des Buches zu stellen, anstatt diese Informationen in Kap. 4 (bereits ein langes Kapitel) einzufügen, um den Lesefluss nicht zu unterbrechen. Das letzte Kapitel in Form eines Fazits rundet das Buch schließlich ab.

Unser Ansatz zum Thema psychische Gesundheit und medizinisches Cannabis besteht darin, die wichtigsten Informationen zu jeder Erkrankung, einschließlich ihrer Pathophysiologie, zusammenzufassen und dann die wissenschaftlichen Belege dafür zu betrachten, wie das Endocannabinoidsystem an der jeweiligen Erkrankung beteiligt ist. Anschließend prüfen wir die Evidenz, dass insbesondere CBD und THC zur Behandlung beitragen könnten, indem wir potenzielle Wirkmechanismen, präklinische Wirksamkeitsnachweise und klinische Wirksamkeitsnachweise betrachten. In einigen Kapiteln geben wir auch Informationen zu Terpenen und anderen Phytocannabinoiden. Abschließend geben wir Dosierungsrichtlinien für den Einsatz von medizinischen Cannabisprodukten zur Behandlung der jeweiligen Erkrankung, mit Schwerpunkt auf CBD-dominanten Produkten, sowie einige Fallbeispiele aus der klinischen Praxis von Philip Blair, einem der beiden Autoren dieses Buches.

Wir haben uns in diesem Buch besonders auf CBD und auch THC konzentriert, erkennen aber an, dass auch andere Phytocannabinoide und Terpene vielversprechend sind. Es sind Philip Blairs klinische Erfahrungen und Erfolge mit der Verschreibung von CBD-dominanten Produkten, die den Anstoß für den Fokus dieses Buches und die Fallbeispiele zu CBD gegeben haben. In Ländern wie Australien, wo es nach den Straßenverkehrsgesetzen prinzipiell strafbar ist, unter

THC-Einfluss Auto zu fahren, ist die Verschreibung von THC-haltigen Produkten mit gewissen Risiken verbunden. Viele Patienten möchten dieses Risiko nicht eingehen und entscheiden sich daher für CBD-Produkte. Andere Patienten möchten lieber keine der möglichen Nebenwirkungen in Kauf nehmen, die mit THC verbunden sein können, obwohl diese, wie noch gezeigt wird, dosierungsabhängig sind. Und bei vielen Erkrankungen wirken CBD-dominante Produkte sehr gut.

Grenzen

Es gibt Grenzen dessen, was in einem Buch behandelt werden kann, und wir sind uns unserer eigenen Grenzen als Wissenschaftler und Kliniker durchaus bewusst. Die wahren Helden sind all die Wissenschaftler, deren Arbeiten wir hier zusammenzufassen und darzustellen versucht haben, denn sie sind es, die viel Zeit und Mühe investiert haben, um die wissenschaftlichen Belege zu bringen, die letztlich die Grundlage für den Einsatz von medizinischem Cannabis bei der Behandlung so vieler Krankheiten liefern. Wir haben zwar versucht, die Pathophysiologie jeder Erkrankung ausreichend darzustellen, dennoch wissen wir, dass es zu jeder dieser Erkrankungen fortwährend neue Erkenntnisse und Theorien gibt und wir möglicherweise Informationen übersehen haben. Wir bitten daher um Nachsicht, falls wir nicht vollständig waren oder etwas übersehen haben. Uns ist schließlich auch bewusst, dass bis zum Erscheinen dieses Buches sicherlich noch weitere relevante Studien veröffentlicht werden. Wir ermutigen unsere Kollegen im Gesundheitswesen deshalb, die Forschungsliteratur weiterhin aufmerksam zu verfolgen.

Medizinisches Cannabis als Teil eines ganzheitlichen Therapieansatzes

Medizinisches Cannabis ist kein Allheilmittel, und als Behandler behandeln wir einen Menschen, der auf eine bestimmte Art und Weise aus dem Gleichgewicht geraten ist. Dabei müssen wir alle Faktoren berücksichtigen, die zu diesem Ungleichgewicht geführt haben könnten: Stress, schlechte Ernährung, Bewegungsmangel, schlechter Schlaf, fehlendes Sonnenlicht (Vitamin D) und andere. Medizinisches Cannabis sollte ein wichtiger Bestandteil einer ganzheitlichen Behandlungsstrategie sein, die auch westliche Arzneimittel einschließen kann. Wir möchten betonen, dass Sie als Behandler dem Patienten dabei helfen sollten, all jene Faktoren anzugehen, die zur Erkrankung geführt haben können, Wenn Sie daher in einem bestimmten Bereich, wie zum Beispiel Ernährung, keine Expertise haben, erweitern Sie bitte Ihr Netzwerk und überweisen Sie Ihren Patienten an andere Fachleute, die über dieses Wissen verfügen. Diese Verfahrensweise stellt den Ansatz der integrativen Medizin dar. Sie müssen also nicht in allem Experte sein. Aber Sie sollten offen bleiben und sich anderer Methoden bewusst sein, die Ihren

Patienten helfen könnten. Denken Sie bitte immer daran, Ihre Patienten mit Wissen zu stärken. Am Ende sind nämlich sie es, die sich selbst heilen müssen.

Ihr Weg

Dieses Buch wurde für unsere Kollegen im Gesundheitswesen sowie für Laienwissenschaftler geschrieben, die einen bedeutenden Beitrag zum medizinischen Wissen leisten. Es soll die wissenschaftlichen Belege logisch darstellen, damit eine klinische Grundlage für den Einsatz der medizinischen Cannabinoidtherapie bei psychischen Störungen geschaffen werden kann, basierend auf dem Verständnis, wie das Endocannabinoidsystem und andere Faktoren an der Pathophysiologie solcher Erkrankungen beteiligt sind. Vielleicht sind Sie besser vorbereitet, wenn Ihr nächster Patient, ein Familienmitglied oder ein Freund Sie im Falle einer dieser Erkrankungen nach dem Einsatz von Cannabinoiden fragt. Zumindest hoffen wir, dass Sie erkennen, dass bereits viel darüber bekannt ist, wie medizinisches Cannabis zur Behandlung verschiedener psychischer Erkrankungen beitragen kann, und dass Sie ein gewisses Maß an Zuversicht gewinnen, dass das Feld der Cannabinoidmedizin wissenschaftlich immer fundierter wird.

Schlusswort von Philip Blair

In meinen 43 Jahren medizinischer Praxis in der Familien-, Militär- und Arbeitsmedizin sowie im Krankheitsmanagement waren die letzten 6 Jahre, die sich überwiegend auf die medizinische Cannabistherapie konzentriert haben, die aufschlussreichsten und befriedigendsten meiner Laufbahn. Sie waren aufschlussreich, weil ich eine völlig neue und spannende physiologische Wissenschaft studieren konnte, die zur Erklärung beiträgt, warum wir krank werden und wie wir gesund bleiben. Die letzten 6 Jahre waren für mich außerordentlich befriedigend, da ich dazu beitragen konnte, menschliches Leid zu lindern, Menschen wieder ein produktives Leben zu ermöglichen und viele bisher unheilbare Krankheiten zu heilen. Warum sonst sollte ich diese Arbeit so weit über das Rentenalter hinaus fortsetzen? All dies geht mit nur seltenen, wenn überhaupt im Zusammenhang mit medizinischem Cannabis auftretenden Nebenwirkungen einher, dafür aber mit einer Fülle von positiven Effekten. Dieser letzte Punkt ist ein wichtiger Grund für meine Mitarbeit. Ich möchte, dass Sie sich hinsichtlich der Sicherheit von hochwertigen Cannabinoiden im Hinblick auf Ihre Praxis wohlfühlen.

Wir hoffen, Sie dazu inspirieren zu können, medizinisches Cannabis eher als erste denn als letzte Option in Ihren Behandlungsstrategien zu erwägen.

Literatur

1. de Roon-Cassini T, Stollenwerk RM, Beatka M, Hillard CJ. Meet your stress management professionals: the endocannabinoids. Trends Mol Med. 2020;26(10):953–68.
2. Ritchie H, Roser M. Mental health. Our World in Data, online 2018. https://ourworldindata.org/mental-health. Zugegriffen: 12. Januar 2026.

2 Endocannabinoidsystem

Einleitung

Das Endocannabinoidsystem (ECS) ist eines der wichtigsten neuroregulatorischen Systeme in unserem Körper. Es wurde Anfang der 1990er-Jahre entdeckt und ist nicht nur ein bedeutender Modulator der synaptischen Aktivität im Gehirn, sondern hat auch weitreichende Effekte in anderen Körperbereichen, einschließlich unseres Immunsystems [1]. Kurz gesagt, es besteht aus endogenen Liganden oder Endocannabinoiden (endo = innen), Rezeptoren für diese Liganden sowie Proteinen (Enzymen), die am Stoffwechsel und Abbau der Endocannabinoide beteiligt sind.

Dieses ECS ist ein intelligentes System. Was viele Menschen, insbesondere Kritiker von Cannabis und seiner potenziellen Rolle als Therapeutikum, oft überrascht, ist, dass wir in unserem Körper eigene Cannabinoide herstellen: „Endocannabinoide". Die klassische Vorstellung davon, wie Endocannabinoide wirken, ist, dass sie bei Bedarf synthetisiert werden, an Rezeptoren binden, um Veränderungen zu bewirken, und dann rasch abgebaut werden, sobald sie ihre Aufgabe erfüllt haben (obwohl dies möglicherweise nicht die ganze Geschichte ist, da es offenbar intrazelluläre Speicher von Endocannabinoiden gibt, die später besprochen werden). Wir besitzen Rezeptoren für diese Endocannabinoide im gesamten Körper, einschließlich Gehirn, Organen, Bindegewebe, Haut sowie Organen und Zellen unseres Immunsystems. Tatsächlich ist unser ECS an der Entwicklung des Fötus beteiligt – ohne es wäre menschliches Leben also nicht möglich. Das ist vermutlich der Hauptgrund, warum die Phytocannabinoide, die aktiven Bestandteile der Pflanze *Cannabis sativa*, tatsächlich wirken – sie greifen auf ein bereits im Körper vorhandenes System zurück. Nicht nur Menschen besitzen ein ECS. Das ECS ist auch bei Tieren, sowohl Wirbeltieren als auch Wirbellosen, vorhanden.

K. O'Brien und P. Blair, *Medizinisches Cannabis und CBD in der psychischen Gesundheitsversorgung,* https://doi.org/10.1007/978-3-032-14521-5_2

Dieses Kapitel
Dieses Kapitel untersucht den Zweck des ECS, seine Bestandteile, seine verschiedenen Wirkmechanismen einschließlich seiner Rolle im Bereich der Neuroprotektion, die Bedeutung des ECS in der Entwicklung sowie seine Rolle bei Erkrankungen. Außerdem wird die Bedeutung der Ernährung für ein gesundes ECS thematisiert.

Zweck des Endocannabinoidsystems

Das ECS ist für die Homöostase der meisten Systeme im Körper verantwortlich. Das ECS moduliert:

- Immunsystem (angeborenes und adaptives); Entzündungen
- Schmerz/Analgesie
- Stressreaktion, Emotionen/Stimmungen, kognitive Funktion, Gedächtnis und Gedächtnislöschung, Erleichterung beim Loslassen von Schmerz und Angst
- Schlaf
- Homöostase des Magen-Darm-Trakts einschließlich Regulation der Nahrungsaufnahme und Sättigung, Gastroprotektion, Übelkeit und Erbrechen, Magensekretion, viszerale Sensibilität, gastrointestinale Motilität, Ionentransport, intestinale Entzündung und Zellproliferation im Darm
- Energiehomöostase und Regulation des Lipid- und Glukosestoffwechsels
- Embryonale Entwicklung
- Zyklus von Zellleben und -tod, Kontrolle von Krebszellen, Zytoprotektion
- Neurotransmitter, Neuroprotektion, neuronale Plastizität
- Viele weitere Systeme [2–9]

Bei Fehlfunktionen kann das ECS zu pathologischen Zuständen beitragen [10]. Das ECS spielt eine Schlüsselrolle bei der Regulation unseres Denkens und unserer Emotionen. Das ECS ist bidirektional an der Stressmodulation beteiligt: Es spielt eine zentrale Rolle bei der Steuerung unserer Reaktion auf Stress, und Stress kann wiederum die Funktion des ECS beeinflussen, wie im nächsten Kapitel ausführlich erläutert wird [11]. Schauen wir uns also zunächst genauer an, woraus das ECS besteht.

Bestandteile des Endocannabinoidsystems: Überblick

Das ECS wird im Allgemeinen als aus drei Komponenten bestehend verstanden:

1. Endogene Liganden (Endocannabinoide), wobei die beiden wichtigsten N-Arachidonoylethanolamid (Anandamid, abgekürzt AEA) und 2-Arachidonoylglycerol (2-AG) sind, mit mindestens drei weiteren, die ebenfalls Endocannabinoide sein könnten

2. Cannabinoid-(CB)-Rezeptoren, metabotrope Rezeptoren, die an G-Proteine gekoppelt sind, wobei die beiden wichtigsten die CB1- und CB2-Rezeptoren sind, die mit den Endocannabinoiden binden (es gibt jedoch mehrere weitere Rezeptorklassen, die offenbar ebenfalls mit Endocannabinoiden interagieren)
3. Enzyme, die für deren Synthese und Metabolismus verantwortlich sind [12, 13]

Dies ist die vereinfachte Sichtweise des ECS. In Wirklichkeit ist es deutlich komplexer und es gibt mehrere ECS-assoziierte Entitäten. Dazu gehören weitere Rezeptoren, an die Endocannabinoide binden können, wie die deorphanisierten metabotropen G-Protein-gekoppelten Rezeptoren (GPR18, GPR55, GPR119), die intranukleären Peroxisom-Proliferator-aktivierten Rezeptoren (PPARs) und Mitglieder der großen Gruppe der Transient-Receptor-Potential-(TRP)-Ionenkanäle. Ebenfalls dazu gehören weitere potenzielle Liganden aus der Familie der N-Acylethanolamide (NAEs), darunter Palmitoylethanolamid (PEA) und Oleoylethanolamid [8].

Endogene Liganden: Endocannabinoide

Einige Begriffserklärungen

Ligand: Ein Ligand ist eine Substanz, die mit Rezeptoren (Proteinen) Komplexe bildet, um eine biologische Wirkung auszulösen [14]. Es gibt endogene Liganden, z. B. die Endocannabinoide, und exogene Liganden (z. B. ist das Phytocannabinoid Tetrahydrocannabinol ein exogener Ligand).

Modulation: Rezeptoren können an ihrer „regulären" Bindungsstelle aktiviert werden, an der endogene Liganden binden; dies wird als *orthostatische Modulation* bezeichnet. Liganden können auch an einer anderen Stelle binden, was als *allosterische Modulation* bezeichnet wird. Liganden können „positive allosterische Modulatoren" sein, was bedeutet, dass sie die Wirkung des natürlichen Liganden verstärken, oder sie können „negative allosterische Modulatoren" sein, welche die Wirkung des natürlichen Liganden umkehren.

Agonisten und Antagonisten: Liganden können volle Agonisten, partielle Agonisten, neutrale Antagonisten, partielle inverse Agonisten oder volle inverse Agonisten sein. Ob ein Ligand ein partieller oder voller Agonist an einem Rezeptor ist, kann vom Typ der innervierten Zelle abhängen [14].

Endocannabinoide im Überblick

Endocannabinoide sind lipophil, das heißt, sie „lieben" Lipide. Die wichtigsten Endocannabinoide sind, wie bereits erwähnt, AEA und 2-AG, daneben wurden drei weitere identifiziert: 2-Arachidonylglycerylether (2-AGE, Noladin-Ether),

O-Arachidonoylethanolamid (O-AEA, Virodhamin) und N-Arachidonoyldopamin (NADA) [5]. AEA wurde erstmals 1992 aus dem Gehirn von Schweinen isoliert [15] und ist ein partieller Agonist an den beiden Cannabinoidrezeptoren (CB1- und CB2-Rezeptoren) [1]. 2-AG wurde 1995 im Darm von Hunden [16] und im Gehirn [17] isoliert. Es ist ein voller Agonist an CB1- und CB2-Rezeptoren [1].

Der Lebenszyklus der Endocannabinoide umfasst Synthese, Bindung an Rezeptoren, anschließenden raschen Abbau und Entfernung. Die an der Synthese und dem Abbau der Endocannabinoide beteiligten metabolischen Enzyme regulieren somit deren Verfügbarkeit in vivo und sind für die Aufrechterhaltung des sogenannten Endocannabinoidtonus verantwortlich [18].

Synthese von AEA und 2-AG

Im Gegensatz zu anderen Neurotransmittern wie Serotonin und Dopamin, die in Vesikeln gespeichert werden, besteht das klassische Verständnis darin, dass sowohl AEA als auch 2-AG postsynaptisch bei Bedarf als Reaktion auf ein internes Signal durch enzymatische Spaltung membrangebundener Lipidvorstufen, die in der Phospholipidschicht vorhanden sind, synthetisiert werden [1, 19]. Aus diesem Grund wirken sie nicht so schnell wie typische Neurotransmitter [14]. AEA und 2-AG wirken hauptsächlich präsynaptisch an CB1-Rezeptoren, wobei ihre Hauptwirkung in den Nerven darin besteht, die neuronale Freisetzung anderer Transmitter zu reduzieren [1]. Wenn die Synthese ausgelöst wird, bewegen sich die Endocannabinoide daher in retrograder Richtung, also von der postsynaptischen zur präsynaptischen Region.

Die Vorstufen und Enzyme, die Endocannabinoide synthetisieren, befinden sich an der Zelloberfläche (was die Annahme stützt, dass Endocannabinoide innerhalb der Plasmamembran gebildet werden). Sowohl AEA als auch 2-AG entstehen aus membrangebundener Phospholipidarachidonsäure (AA), die in postsynaptischen Endigungen nach einem Anstieg des intrazellulären Kalziums synthetisiert wird [20, 21]. Die Endocannabinoide werden anschließend durch Diffusion freigesetzt, entweder passiv oder erleichtert durch lipidbindende Proteine [22, 23].

Die **AEA**-Bildung beginnt mit der Übertragung von Arachidonsäure (AA) von der sn-1-Position des 1,2-sn-Diarachidonylphosphatidylcholin (DAPC) auf Phosphatidylethanolamid (PE), wodurch die AEA-Vorstufe N-Arachidonoylphosphatidylethanolamid (NAPE) entsteht. NAPE wird dann durch das Enzym NAPE-selektive Phospholipase D in AEA umgewandelt [1, 24]. Die bedarfsgerechte Synthese von AEA ist nicht so gut verstanden wie die von 2-AG [25]. Die anderen N-Acylethanolamide, OEA, PEA und SEA (Stearoylethanolamid), nutzen ebenfalls diesen Weg.

2-AG ist ein Ester, der aus Membranphospholipiden gebildet wird, wenn das arachidonsäurehaltige Diacylglycerol (DAG) mit Glycerol reagiert, in einem Prozess, der durch sn-1-selektive Diacylglycerollipase α (DAGL-α) oder durch DAGL-β katalysiert wird [1, 11, 26, 27]. Dieser Weg scheint im zentralen Neervensystem (ZNS) zu dominieren [28]. Es gibt jedoch weitere Synthesewege für 2-AG, die bislang weniger intensiv untersucht wurden:

1. Ein Prozess, der die Hydrolyse von Lysophosphatidsäure (LPA) durch eine LPA-Phosphatase umfasst.
2. Ein Prozess, bei dem ein Phosphatidyllipid (z. B. PI) durch die Wirkung einer PLA1 in 2-Arachidonoyllyso-PI und anschließend durch die Wirkung von Lyso-PLC zu 2-AG umgewandelt wird (weitere Details siehe Murataeva et al. [27]).

Wenn das postsynaptische Neuron durch einen Neurotransmitter wie Glutamat, der an einem exzitatorischen postsynaptischen Rezeptor wirkt, depolarisiert wird, kommt es zu einem Anstieg des intrazellulären Kalziums, der die postsynaptische Synthese von 2-AG und dessen Freisetzung in den synaptischen Spalt induziert. 2-AG wird nur in den Bereichen produziert, in denen diese Aktivierung stattfindet [1].

Das Vorhandensein von mehr als einem Syntheseweg für 2-AG wird als Hinweis darauf gesehen, dass es möglicherweise sowohl am zellulären Stoffwechsel als auch als Neurotransmitter beteiligt ist [21, 22].

Bindung an Rezeptoren (extrazellulär und intrazellulär)

Sowohl 2-AG als auch AEA binden an die beiden wichtigsten extrazellulären Rezeptoren für Cannabinoide, die CB1- und CB2-Rezeptoren, und gelten als Agonisten dieser Rezeptoren (was bedeutet, dass sie die Rezeptoren aktivieren). 2-AG ist ein vollständiger CB1- und CB2-Rezeptoragonist, während AEA ein partieller CB1- und CB2-Rezeptoragonist ist [1, 14].

Endocannabinoide binden auch an andere Nicht-CB1/CB2-Rezeptoren wie GPR55 sowie an intrazelluläre Bindungsstellen (wie den Transient-Receptor-Potential-Vanilloid-1-Kanal, TRPV1) und an Rezeptoren, die sich im Zellkern befinden (z. B. Peroxisom-Proliferator-aktivierte Rezeptoren, z. B. PPAR-α-Rezeptoren) [22, 29], die ausführlicher beschrieben werden.

Transport über die Plasmamembran

Wie AEA in die Zelle hinein- und aus ihr heraustransportiert wird (d. h. über die Plasmamembran), ist nicht gut verstanden, und es existieren mehrere Hypothesen, darunter passive Diffusion (bei der AEA möglicherweise Komplexe mit Cholesterin in „Lipid Rafts" bildet); b) erleichterter Transport über einen Endocannabinoidtransporter; und caveolaevvermittelte Endozytose [24, 29]. Auch die Mechanismen des intrazellulären Transports sind bislang wenig verstanden [29].

Sobald AEA die Plasmamembran passiert hat, wird es im Zytoplasma durch intrazelluläre Transporter (dazu gehören die fettsäurebindenden Proteine 5 und 7 sowie das Hitzeschockprotein 70) zu verschiedenen Zielorten wie dem Zellkern und zu identifizierten Speicherräumen, sogenannten Adiposomen, transportiert (2-AG wird vermutlich intrazellulär auf ähnliche Weise transportiert) [24].

Intrazelluläre Speicher stellen das klassische Verständnis der bedarfsgerechten Endocannabinoidsynthese infrage

Die Entdeckung intrazellulärer Speicher von AEA, bei denen es sich um Lipidtröpfchen namens Adiposomen handelt, sowie intrazellulärer Transporter hat somit das klassische Verständnis, dass Endocannabinoide bei Bedarf synthetisiert werden, infrage gestellt [24, 29]. Adiposomen könnten daher eine entscheidende Rolle bei der Akkumulation von AEA spielen. Sie könnten auch eine Bedeutung bei der Verbindung der Plasmamembran mit inneren Organellen haben [30]. Zukünftige Forschung wird zweifellos weitere Einblicke in die internen Aktivitäten der Endocannabinoide innerhalb der Zellen liefern.

Abbau von Endocannabinoiden

Nachdem die Endocannabinoide ihre Funktion erfüllt haben (z. B. durch Aktivierung von Rezeptoren), beendet ein Wiederaufnahmesystem ihre Wirkung [22]. Die Endocannabinoide werden in die Zelle aufgenommen und rasch metabolisiert oder abgebaut [31]. Es wird angenommen, dass ein Transportersystem für Endocannabinoide in der Zellmembran an der Kontrolle des Transports und Stoffwechsels von AEA und 2-AG sowie an der schnellen Entfernung der Endocannabinoide aus dem Kreislauf beteiligt ist, obwohl dieser Prozess bislang kaum verstanden ist [1, 20].

AEA-Abbau

Die Enzyme, die AEA abbauen (Fettsäureamidhydrolase [FAAH-1 und FAAH-2]), sind an intrazelluläre Membranen gebunden [29], und fettsäurebindende Proteine (FABP) transportieren AEA zur intrazellulären FAAH zur Inaktivierung und zum Abbau. FAAH hydrolysiert AEA zu Arachidonsäure und Ethanolamid [27]. Das AEA-abbauende Enzym FAAH ist im Gehirn weitverbreitet, insbesondere in postsynaptischen Strukturen [32]. Es gibt weitere Enzyme, die AEA spalten können, wenn auch nur in geringem Maße (z. B. N-Acylethanolamid-hydrolysierende saure Amidase), und diese befinden sich in Lysosomen [29]. Neben der Hydrolyse durch FAAH kann AEA auch durch mehrere andere Enzyme abgebaut werden, und zwar durch:

- Cyclooxygenase-2 (COX-2) (über Oxygenierung): metabolisiert AEA zu Prostaglandin-Ethanolamiden (PGs-EA)
- 15-Lipoxygenase: wandelt AEA in Hydroxy-Anandamide oder Hydroxyeicosatetraenoyl-Ethanolamide (HETEs-EA) um
- Mehrere Cytochrom-P450-Monooxygenasen: wandeln AEA in Epoxyeicosatrienoyl-Ethanolamide (EETs-EA) um

Die oxygenierten Derivate von AEA besitzen biologische Wirkungen, deren Bedeutung für die menschliche Gesundheit jedoch noch nicht geklärt ist [30].

2-AG-Abbau

Am Metabolismus von 2-AG sind mindestens acht verschiedene Enzyme beteiligt. Diese bauen entweder 2-AG in seine Bestandteile Arachidonsäure und Glycerin ab oder wandeln 2-AG in hoch bioaktive Signalmoleküle um [27]. Die Enzyme, die 2-AG metabolisieren, befinden sich postsynaptisch und präsynaptisch und ermöglichen so parallele Mechanismen zur räumlichen Kontrolle der endocannabinoiden Signalübertragung. Monoacylglycerollipase (MAGL) gilt als das wichtigste Enzym für den Abbau von 2-AG und ist für etwa 85 % seiner Hydrolyse verantwortlich; MAGL ist in Axonendigungen mit CB1-Rezeptoren kolokalisiert [20]. Es gibt jedoch mindestens drei weitere Serinhydrolasen, die zum Abbau von 2-AG beitragen: Fettsäureamidhydrolase (FAAH), Serinhydrolase α/β-Hydrolase-Domäne 6 (ABHD6) und Serinhydrolase α/β-Hydrolase-Domäne 12 (ABHD12). Alle diese Wege führen zu zwei Hauptabbauprodukten: Arachidonsäure (AA) und Glycerin [27].

Neu entstehende Signalmoleküle

Neben ihrer Funktion als Endocannabinoide sind 2-AG und AEA wichtige Zwischenprodukte im Lipidstoffwechsel – sie dienen als Vorläuferpools für Arachidonsäure, aus der anschließend Eicosanoide gebildet werden [20]. 2-AG und AEA sind Substrate für COX-2 (wodurch Prostamide und Prostaglandin-Glycerinester entstehen) und dienen auch als Substrate für Lipoxygenasen (LOX, Bildung von Hydroperoxyderivaten) sowie für CYP-Enzyme (Bildung von Hydroxyeicosatriensäure-Ethanolamid-Molekülen oder Epoxyeicosatriensäure) [20]. Einige der zusätzlichen Stoffwechselwege von AEA und die daraus resultierenden Metaboliten wurden bereits zuvor erläutert.

Im Folgenden sind einige weitere 2-AG-Stoffwechselwege aufgeführt, die neue Signalmoleküle erzeugen:

- COX-2 oxidiert 2-AG unter bestimmten Bedingungen zu Prostaglandin-Glycerinestern (PGE_2-Glycerinester). PGE_2-G ist ein multifunktionelles Signalmolekül, das an der Modulation des Immunsystems, Hyperalgesie und verstärkter neuronaler Aktivität beteiligt ist. Unter anderen Bedingungen wandelt COX-2 den Ester 2-AG jedoch in ein pronozizeptives Prostanoid um [33].
- Die Phosphorylierung von 2-AG durch Acylglycerolkinasen erzeugt Lysophosphatidsäure (LPA), die verschiedene Signalwege aktiviert.
- Lipoxygenasen (LOX) können 2-AG oxidieren und so Hydroperoxyderivate von 2-AG erzeugen [20].

Wichtig ist, dass diese späteren 2-AG-Metaboliten häufig die entgegengesetzte Bioaktivität von 2-AG aufweisen, d. h., sie wirken exzitatorisch statt inhibitorisch. Daher kann die Hemmung der metabolischen Enzyme auf zellulärer Ebene erhebliche Konsequenzen haben [27].

Viele der Abbauprodukte der Endocannabinoide sind somit ebenfalls biologisch aktiv im ECS und darüber hinaus. Sie spielen auch eine bedeutende Rolle bei der Aufrechterhaltung des homöostatischen Gleichgewichts des ECS sowie bei dessen zusätzlicher Modulation.

Die wichtigsten Synthese- und Abbauwege von AEA und 2-AG sind in Abb. 2.1 dargestellt.

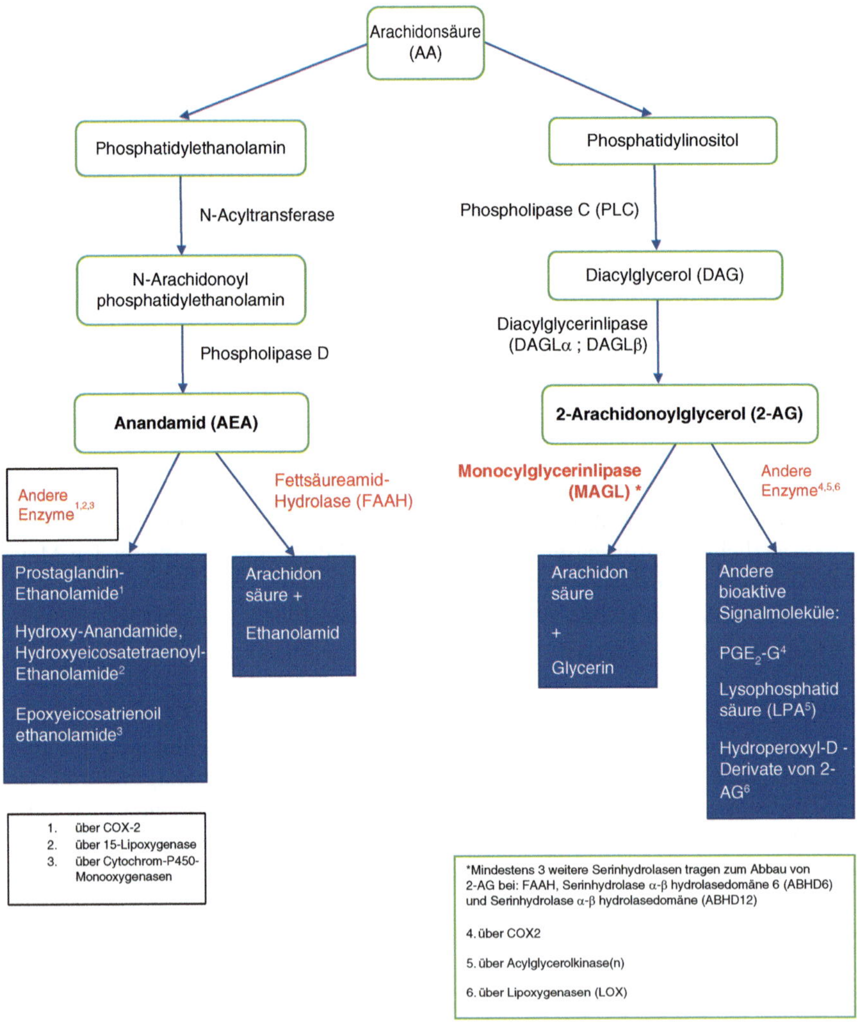

Abb. 2.1 Synthese- und Abbauwege der Endocannabinoide: AEA und 2-AG

Ein fein abgestimmtes Modulationssystem

Warum gibt es so viele Abbauwege? Kurz gesagt, es scheint darum zu gehen, ein fein abgestimmtes Modulationssystem zu gewährleisten. Werden im postsynaptischen Neuron große Mengen an 2-AG produziert, kann dieses postsynaptisch durch ABDH6 zu Arachidonsäure und Glycerin abgebaut werden. Das verbleibende 2-AG, das über die Synapse diffundiert ist, hat mit CB1-Rezeptoren an der präsynaptischen Axonendigung interagiert. Dort kann dieses 2-AG präsynaptisch durch MAGL, COX-2 oder ABHD12 abgebaut werden. Wie Murataeva et al. [27] anschaulich erklären: „Abhängig von der Menge des produzierten 2-AG und den beteiligten Enzymen können Dauer und räumliche Ausbreitung von 2-AG kontrolliert und zusätzliche Modulatoren (z. B. PGE_2-G und 2A-LPA) gebildet werden."

AEA und 2-AG im Detail

Es bestehen Unterschiede zwischen AEA und 2-AG hinsichtlich ihrer Bindungsaffinität zu den Endocannabinoidrezeptoren, ihrer Expression und Konzentration im Gehirn sowie ihrer Funktion und Agonistenwirkung. Einige wichtige Unterschiede zwischen AEA und 2-AG sind in Tab. 2.1 dargestellt.

Anandamid (AEA)

AEA ist ein partieller Agonist an CB1- und CB2-Rezeptoren, besitzt eine höhere Affinität zu CB1-Rezeptoren (als zu CB2-Rezeptoren) und weist eine geringere relative intrinsische Aktivität an CB2-Rezeptoren im Vergleich zu CB1-Rezeptoren auf. Die Affinität von AEA zum CB1-Rezeptor ist ähnlich der von THC, jedoch ist die Affinität zum CB2-Rezeptor geringer als die von THC [35].

Während der Entwicklung fungiert AEA nicht als retrograder Transmitter. Es ist während der Entwicklung tonisch aktiv und wirkt als Wachstumsfaktor: Seine Rolle besteht darin, die neuronale Entwicklung zu fördern und zu regulieren, wobei es eine entscheidende Rolle bei der Synapsenbildung und der axonalen Wegfindung spielt [14, 38]. Im Gegensatz dazu wirkt AEA im Erwachsenenalter als Modulator der Stressantwort, wobei die Effekte im Gehirn stark lokal begrenzt sind. Ähnlich wie 2-AG wirkt es als retrograder Neurotransmitter und beeinflusst Zellen in der unmittelbaren Umgebung, jedoch nicht darüber hinaus – es entfaltet keine diffuse Wirkung wie Hormone und wirkt nicht systemisch auf den Körper wie Phytocannabinoide [14].

Obwohl AEA im erwachsenen Gehirn nicht so tonisch aktiv ist wie 2-AG, führt eine dauerhaft erhöhte Aktivität von AEA dazu, dass das Gehirn seine Reaktionsfähigkeit auf AEA herunterreguliert. Dies kann wiederum die neuromodulatorische Funktion verringern und die Signalübertragungsfunktion stören, die durch stressabhängige Schwankungen des AEA-Spiegels beeinflusst wird [14].

Tab. 2.1 Unterschiede zwischen AEA und 2-AG

Eigenschaft	AEA	2-AG
Affinität zu CB1- und CB2-Rezeptoren	Bindet mit höherer Affinität an CB1-Rezeptoren (im Vergleich zu CB2-Rezeptoren)	Bindet an sowohl CB1- als auch CB2-Rezeptoren
Agonistenwirkung an CB1-Rezeptoren	Partieller Agonist an CB1-Rezeptoren; höhere Affinität zu CB1-Rezeptoren im Vergleich zu CB2-Rezeptoren; ähnliche Affinität wie THC zu CB1-Rezeptoren	Vollständiger Agonist an CB1-Rezeptoren; etwas höhere Affinität zu CB1-Rezeptoren im Vergleich zu CB2-Rezeptoren; besitzt eine höhere CB1- und CB2-Potenz als AEA sowie eine höhere intrinsische Aktivität an CB1- und CB2-Rezeptoren als AEA
Agonistenwirkung an CB2-Rezeptoren	Partieller Agonist an CB2-Rezeptoren; geringere Affinität zu CB2-Rezeptoren im Vergleich zu CB1-Rezeptoren; geringere relative intrinsische Aktivität an CB2-Rezeptoren im Vergleich zu CB1-Rezeptoren; Affinität zu CB2-Rezeptoren ist geringer als die von THC zu CB2-Rezeptoren	Vollständiger Agonist, primärer Bindungsligand für CB2-Rezeptoren
Konzentration im Gehirn	Niedrigere Konzentrationen im Gehirn als 2-AG	Höhere Konzentrationen im Gehirn als AEA (1000× höher als AEA)
Breite der Expression im Gehirn	Weniger breit im Gehirn exprimiert als 2-AG	Breiter im Gehirn exprimiert als AEA
Funktion	AEA reguliert die tonische basale synaptische Transmitterfreisetzung Wirkt während der Entwicklung als Wachstumsfaktor.	Hauptwirkendes Endocannabinoid im Gehirn; wirkt als phasisches Signal, das bei anhaltender neuronaler Depolarisation ausgelöst wird, und vermittelt Formen der synaptischen Plastizität Wirkt als Stressmodulator im Erwachsenenalter
Wann tonisch aktiver/Aktion	Während der Entwicklung tonisch aktiver; wirkt während der Entwicklung als Wachstumsfaktor und im Erwachsenenalter als Stressmodulator	Im Erwachsenenalter tonisch aktiver; wirkt als Neuromodulator

Parker [1], Katona und Freund [34], Atkinson und Abbot [14], Pertwee et al. [35], Chen et al. [36], Zou und Kumar [37]

AEA bindet an viele Nichtcannabinoidrezeptoren
AEA bindet an mehrere Nichtcannabinoidrezeptoren, darunter:

- TRPV1-Rezeptoren
- Peroxisom-Proliferator-aktivierte (PPAR-α und PPAR-γ [Alpha und Gamma]) Rezeptoren (Rezeptoren, die auf Gene abzielen, die an der Regulation von Stoffwechsel und Energiehomöostase, Entzündung und Zelldifferenzierung beteiligt sind [39])
- G-Proteinrezeptor 55 (GPR55) [22]

AEA reduziert außerdem die Leitfähigkeit mehrerer anderer Rezeptoren, darunter:

- α-7-nikotinerge Rezeptoren
- Glycinrezeptoren
- 5-HT_3-serotonerge Rezeptoren [22]

2-Arachidonylglycerol (2-AG)
2-AG ist ein vollständiger Agonist an sowohl CB1- als auch CB2-Rezeptoren mit einer etwas höheren Affinität zu CB1-Rezeptoren im Vergleich zu CB2-Rezeptoren. 2-AG weist eine höhere CB1- und CB2-Potenz als AEA sowie eine höhere relative intrinsische Aktivität am CB1-Rezeptor als AEA auf [35].

Der Basalspiegel von 2-AG im Gehirn ist etwa 1000-mal höher als der von AEA [37]. 2-AG ist im erwachsenen ZNS tonisch aktiver und wirkt stärker als Neuromodulator [14]. Dies geschieht durch die Wirkung als retrograder Neurotransmitter, wobei es Effekte auf CB1-Rezeptoren ausübt, die sich auf den präsynaptischen regulatorischen Neuronen befinden, welche entweder exzitatorisch (Neurotransmitter = Glutamat) oder inhibitorisch (Neurotransmitter – GABA-Rezeptoren) sein können. Im Gehirn sind solche CB1-Rezeptoren in verschiedenen Regionen lokalisiert, wie dem Hippocampus, dem mesolimbischen Dopaminareal (Nucleus accumbens, ventrales tegmentales Areal), der Amygdala, dem cingulären Kortex, dem präfrontalen Kortex und dem Kleinhirn [14], und wie wir später sehen werden, sind viele dieser Bereiche an der Regulation von Emotionen, Kognition, Angst und Gedächtnis beteiligt. 2-AG ist ein besonders schneller retrograder synaptischer Botenstoff [40].

Wesentlicher Unterschied zwischen Endocannabinoiden und Phytocannabinoiden

Es gibt einen wesentlichen Unterschied zwischen Endocannabinoiden und Phytocannabinoiden oder synthetischen Cannabinoiden: Der Metabolismus der Endocannabinoide erfolgt rasch, während der Metabolismus der Phytocannabinoide mehrere Stunden dauert. Beispielsweise beträgt die Halbwertszeit $t_{1/2}$ von Cannabidiol (CBD) 20–36 h [41]. Die mittlere renale Ausscheidungshalbwertszeit $t_{1/2}$ des THC-Metaboliten THCCOOH beträgt bei gelegentlichen Konsumenten 1,3 Tage, und der Median der $t_{1/2}$ liegt bei häufigen Konsumenten bei 1,4 Tagen während der ersten 5 Tage; bei häufigen Konsumenten wurden jedoch terminale Ausscheidungshalbwertszeiten von bis zu 10,3 Tagen beobachtet. Die Nachweiszeit der letzten THCCOOH- und cannabinoidpositiven Urinprobe sowie die Zeit bis zur ersten negativen Probe sind bei häufigen Konsumenten im Vergleich zu gelegentlichen Konsumenten verlängert [42].

Endocannabinoidähnliche Verbindungen: PEA, OEA und Oleamid

N-Palmitoylethanolamid (PEA), Oleoylethanolamid (OEA) und Oleamid werden als *endocannabinoidähnliche* Verbindungen betrachtet und sind Teil des erweiterten endocannabinoiden Systems (ECS). Ein N-Acylethanolamid (NAE) ist ein Fettsäureamid, das entsteht, wenn eine Acylgruppe mit einem Stickstoffatom von Ethanolamid verbunden wird. N-Palmitoylethanolamid (PEA) und Oleoylethanolamid (OEA) sowie das Endocannabinoid Anandamid (Arachidonoylethanolamid) sind Beispiele für NAEs.

N-Palmitoylethanolamid (PEA) und Oleoylethanolamid (OEA)

OEA und PEA sind strukturell AEA ähnlich, kommen im Gastrointestinaltrakt vor und können Analgesie (PEA) induzieren sowie die Nahrungsaufnahme und das Körpergewicht modulieren (OEA) [22, 43, 44]. FAAH (das Enzym, das AEA abbaut) baut auch PEA und OEA ab, und es wurde festgestellt, dass FAAH-Inhibitoren alle drei erhöhen [1, 45]. Obwohl PEA und OEA strukturell AEA ähneln, geht man derzeit davon aus, dass weder PEA noch OEA an CB1- und CB2-Rezeptoren binden, obwohl es einige Hinweise darauf gibt, dass PEA direkt oder indirekt bislang unbekannte CB2-ähnliche Rezeptoren stimulieren kann [43, 46] und dass PEA möglicherweise mit CB1-Rezeptoren interagiert [47] (was jedoch noch bestätigt werden muss) [48].

PEA wirkt über PPAR-α (das Gennetzwerke reguliert, die Schmerz und Entzündung steuern), GPR55- und GPR119-Rezeptoren und kann TRPV1-Kanäle auf sensorischen Neuronen sensibilisieren [43, 49–51]. PEA könnte als Antioxidans, Analgetikum, antinozizeptiver und antiinflammatorischer Mediator wirken und möglicherweise auch als „Entourage"-Verbindung für Endocannabinoide fungieren, indem es deren Inaktivierung hemmt (und so deren Wirkung verstärkt) [44, 46].

OEA wirkt über PPAR-α-, GPR119- und TRVP1-Rezeptoren, mit einer hohen Affinität zu PPAR-α [52, 53]. OEA kann die Kontrolle der Nahrungsaufnahme sowie den Lipid- und Glukosestoffwechsel modulieren, hat analgetische Effekte und potenziell antiinflammatorische und antifibrotische Wirkungen [52, 53]. OEA hat deutliche Effekte in der Behandlung von Adipositas und adipositasassoziierten metabolischen Erkrankungen gezeigt und könnte vielversprechend im Management von Risikofaktoren im Zusammenhang mit nicht alkoholischer Fettlebererkrankung sein [53].

Oleamid

Oleamid, ein Derivat von Oleoylglycerol, wurde als weiteres Mitglied der ECS-Familie vorgeschlagen, scheint jedoch in einem von anderen Endocannabinoiden unabhängigen Stoffwechselweg synthetisiert zu werden. Oleamid wird durch das neuropeptidverarbeitende Enzym Peptidylglycin-α-amidierende Monooxygenase (PAM) gebildet [54]. Oleamid ist strukturell mit AEA verwandt und ist ein endogenes Amid der zu den Fettsäuren gehörenden Ölsäure (eine wichtige ungesättigte Fettsäure, die in Olivenöl vorkommt) [55]. Die FDA hat eine gesundheitsbezogene Angabe für Öle mit hohem Ölsäuregehalt zur Prävention von koronaren Herzkrankheiten zugelassen [56]. Es wurde erstmals im Liquor von Katzen mit Schlafentzug isoliert [32]. Oleamid ist ein voller Agonist der CB1-Rezeptoren, hat in vivo ähnliche Effekte wie AEA und wird durch FAAH abgebaut [55]. Tierexperimentelle Studien zeigen, dass Oleamid in Gehirnmikrosomen von Mäusen [57] sowie in Neuroblastomzellen gebildet wird, wobei die Konzentrationen 78-mal höher als die von AEA sind [55, 58]. Untersuchungen haben gezeigt, dass Oleamid die durch Gap Junctions vermittelte Zell-Zell-Kommunikation hemmen sowie andere Neurotransmittersysteme modulieren kann, darunter einige serotonerge Rezeptoren und inhibitorische ionotrope Rezeptoren (z. B. $GABA_A$-Rezeptor) [55]. In Neuroblastomzellen von Mäusen kann Oleamid die cAMP-Bildung nach $G_{i/o}$-Inaktivierung hemmen oder stimulieren, und zwar in einer Weise, die gegenüber CB1-Antagonisten sensitiv ist, und zeigt eine ähnliche CB1-Rezeptoragonistenaktivität wie AEA. Dies unterstützt die Annahme, dass Oleamid neben allosterischer Modulation und möglichen Entourage-Effekten (aufgrund der FAAH-Hemmung) auch ein Endocannabinoid ist, das direkt am CB1-Rezeptor wirkt [55].

Sowohl AEA als auch Oleamid induzieren Schlaf [55], wobei der genaue Mechanismus noch nicht vollständig verstanden ist. Wahrscheinlich interagiert es mit mehreren Neurotransmittersystemen, und es scheint, dass cannabinerge Signalwege beteiligt sind, da Cannabinoidagonisten seine hypnotische Wirkung hemmen können [59]. Oleamid kann die klassische Tetrade von Verhaltensweisen auslösen, die zur Identifikation cannabinerger Aktivität verwendet werden, und hat ein ähnliches Aktivitätsprofil wie AEA [55]. Könnten die Vorteile von Diäten mit hohem Gehalt an Ölsäureölen auf deren endocannabinoide Effekte zurückzuführen sein?

Cannabinoidrezeptoren

Entdeckung der Cannabinoidrezeptoren

Die Struktur des exogenen Cannabinoidliganden THC wurde 1964 entdeckt [60], also lange vor der Entdeckung der endogenen Cannabinoide (AEA, 2-AG) oder der eigentlichen Rezeptoren für (endo- und exogene) Cannabinoide. Erst 1990 wurde ein orphaner G-Protein-gekoppelter Rezeptor (SKR6), der aus einer cDNA-Bibliothek des Rattenkortex stammte, als Vermittler der pharmakologischen Effekte von THC identifiziert, und diese Entdeckung führte zur Identifizierung des ersten Cannabinoidrezeptors, des sogenannten CB1-Rezeptors [61]. 1993 wurde ein zweiter G-Protein-gekoppelter Rezeptor (CX5), der in der menschlichen promyelozytären Leukämiezelllinie HL60 exprimiert wird, entdeckt und als zweiter Cannabinoidrezeptor, der sogenannte CB2-Rezeptor, identifiziert [62]. Rezeptoren für Cannabinoidliganden, unabhängig davon, ob diese Liganden endogen oder exogen (d. h. Phytocannabinoide) sind, werden daher als „Cannabinoidrezeptoren" bezeichnet.

CB1- und CB2-Rezeptoren gehören zur großen Gruppe der G-Protein-gekoppelten Rezeptoren (GPCRs) [35]. Beide sind metabotrope Rezeptoren, die über G-Proteine an Adenylylcyclase (AC) und mitogenaktivierte Proteinkinase (MAPK) gekoppelt sind. Sie hemmen die Adenylylcyclase und aktivieren die mitogenaktivierte Proteinkinase (MAPK) durch Signalübertragung über $G_{i/o}$-Proteine. Beim CB1-Rezeptor kann dies auch Auswirkungen auf Kalium- und Kalziumströme haben [1, 11, 35].

Lokalisation der Cannabinoidrezeptoren

CB1- und CB2-Rezeptoren unterscheiden sich hinsichtlich ihrer hauptsächlichen Lokalisation; es gibt jedoch mehrere Körperregionen, in denen beide vorkommen. Im Wesentlichen sind CB1-Rezeptoren im ZNS reichlich vorhanden, kommen aber auch in der Peripherie, also in vielen anderen Körperregionen, vor, während CB2-Rezeptoren vor allem in der Peripherie, insbesondere in Zellen und Organen des Immunsystems, konzentriert sind, aber ebenfalls in anderen Körperbereichen vorkommen. Tab. 2.2 zeigt die anatomische Verteilung der CB1- und CB2-Rezeptoren, wobei viele Erkenntnisse aus der Tierforschung stammen.

- CB1-Rezeptoren sind besonders im ZNS konzentriert, kommen aber auch in vielen Organen des Körpers vor. CB1-Rezeptoren hemmen die Freisetzung exzitatorischer und inhibitorischer Neurotransmitter, darunter Dopamin, GABA, Glutamat, Noradrenalin und Acetylcholin [97].
- CB2-Rezeptoren finden sich überwiegend in peripheren Geweben, insbesondere in Immunzellen, wo sie als Immunmodulatoren wirken; sie sind jedoch auch im Gehirn und in anderen Körperregionen vorhanden [13].

Tab. 2.2 Anatomische Lokalisation von CB1- und CB2-Rezeptoren

CB1-Rezeptoren	CB2-Rezeptoren
Reichlich im zentralen Nervensystem vorhanden	**Reichlich in der Peripherie vorhanden; stark konzentriert in Geweben und Zellen des Immunsystems**
Gehirn (insbesondere Neuronen; auch in zerebralen Blutgefäßen und in gewissem Maße in Mikroglia), Rückenmark	Monozyten, Makrophagen
Auch in der Peripherie:	CD4+- und CD8+-T-Zellen, B-Zellen, NK-Zellen, Neutrophile, Mastzellen
Peripheres Nervensystem: sympathische Nervenendigungen, Trigeminusganglion, Spinalganglion, dermale Endigungen primärer sensorischer Neuronen; Neuronen des parasympathischen Nervensystems	Milz, Mandeln, Thymus
Auge	**Auch in:**
Fettgewebe, Bindegewebe (z. B. Faszien, Fibroblasten), Skelettmuskulatur, Knochen (Osteoblasten, Osteoklasten), glatte Muskulatur (vaskulär und viszeral)	ZNS (in geringerer Konzentration im ZNS): Zellkörper und Dendriten zentraler Neuronen; Kortex, Hirnstamm, Kleinhirn, Striatum, Hippocampus, Amygdala, Retina; neuronale, gliale (einschließlich Astrozyten, Mikroglia) und endotheliale Zellen des Gehirns
Gastrointestinaltrakt: myenterischer und submuköser Plexus des enterischen Nervensystems (überwiegend durch Motoneuronen, Interneuronen, primäre afferente Neuronen, aber auch Epithelzellen); nicht neuronale Zellen in der intestinalen Mukosa (enteroendokrine Zellen, Immunzellen, Enterozyten); Endigungen des Nervus vagus; longitudinale glatte Muskulatur des Ileums;	Rückenmark und Spinalganglien; primäre sensorische Neuronen
Pankreas	Leber; aktivierte hepatische Sternzellen
Leber: Hepatozyten, Sternzellen, vaskuläre Endothelzellen	Gastrointestinaltrakt: überwiegend periphere Verteilung (höchste Expression auf Immunzellen, aber auch auf enterischen Neuronen: Neuronen im myenterischen und submukösen Plexus des enterischen Nervensystems); kolorektale Epithelzellen; intestinale Mukosa-Enterozyten
Herz	Adipozyten
Niere	Leukozyten
Blase	Knochenmark; Knochen (Osteoklasten, Osteoblasten, Osteozyten)
Nebenniere	Herz: Myokard, Kardiomyozyten, Kardiomyoblasten
Milz, Mandeln	Muskelzellen
Lunge	Menschliche vaskuläre glatte Muskulatur; Endothelzellen
Endokrine Drüsen (z. B. Schilddrüse, Nebennieren, Hypophyse), exokrine Drüsen	Pankreas (exokrin, enterokrin)
Haut (Keratinozyten, Haarfollikelzellen, Talgdrüsen, sensorische Neuronen, Immunzellen)	Lunge
Reproduktionsorgane: männlich (Hoden) und weiblich (Uterus, Ovarien); Plazenta	Haut: einschließlich Keratinozyten, Talgdrüsen, sensorische Neuronen, Immunzellen
Blutgefäße, vaskuläre Endothelzellen, Blut (Leukozyten); glatte Muskelzellen	Reproduktionsorgane und -zellen (z. B. Ovar); Plazenta
Immunzellen (einschließlich Makrophagen, Mastzellen)	Nieren
	Blase
	Verschiedene menschliche Tumoren

Health Canada [63], McGeeney [64], Pacher und Mechoulam [65], Kupczyk et al. [66], McPartland et al. [10], Parker [1], Maccarrone et al. [18], Ellert-Miklaszewska et al. [67], Chua et al. [68], Hedlund [69], Lotersztajn et al. [70], Galiegue et al. [71], Cacciola et al. [72], Rezkalla und Kloner [73]; Matias und Di Marzo [6]; Park et al. [74]; Mackie [75]; Gonzales et al. [76]; Borowska et al. [77]; Rossi et al. [78]; Rajesh et al. [79]; Pacher et al. [80]; Shestra et al. [81]; Caterina [82]; Pucci et al. [83]; Ramot et al. [84]; Pesce et al. [85]; Chen et al. [36]; Onaivi et al. [86]; Anand et al. [87]; El-Talatini et al. [88]; Bermúdez-Silva et al. [89]; Ofek et al. [90]; Pini et al. [91]; Xu et al. [92]; Sharkey und Wiley [93]; Zou und Kumar [37]; Fede et al. [94]; Alfulaij et al. [95]; Mahavadi et al. [96]

Lokalisation der CB1-Rezeptoren: Überblick

Ursprünglich hauptsächlich als ZNS-Rezeptor betrachtet, ist mittlerweile bekannt, dass der CB1-Rezeptor in vielen Geweben und Organen vertreten ist, wenn auch in einer geringeren Expressionsstärke als im Gehirn [1]. Einzelheiten hierzu finden sich in Tab. 2.2. Ein Großteil der Forschung zu Cannabinoidrezeptoren wurde an Ratten durchgeführt [98]. Es besteht eine erhebliche Ähnlichkeit in der Aminosäuresequenz der CB1-Rezeptoren zwischen Mensch und Ratte, mit einer Sequenzidentität von 97 % zwischen beiden Spezies [99].

CB1-Rezeptoren befinden sich hauptsächlich an den Endigungen zentraler und peripherer Neuronen [35]. Die Aktivierung der CB1-Rezeptoren führt zu zentralen und peripheren Effekten, und spezifische Wirkungen auf das Nerven-, Herz-Kreislauf-, Gastrointestinal-, Reproduktions- und andere Systeme sind essenziell für die normale physiologische Funktion [65]. Wie zuvor erläutert, bedingt die Bindung endogener Liganden an CB1-Rezeptoren typischerweise die Hemmung der fortlaufenden Freisetzung verschiedener exzitatorischer und inhibitorischer Neurotransmitter [35]. Der CB1-Rezeptor ist für das „High" verantwortlich, das mit dem Freizeitkonsum von Cannabis assoziiert wird, da an diesen Rezeptor Tetrahydrocannabinol (THC, die potenziell berauschende Komponente von *Cannabis sativa*) im Gehirn bindet. CB1-Rezeptoren in verschiedenen Hirnarealen spielen eine Schlüsselrolle bei der Regulation unserer Emotionen, der Kognition und des Gedächtnisses sowie bei der Kontrolle der Motorik und der Analgesie [35].

CB1-Rezeptoren verfügen neben orthosterischen auch über ein oder mehrere allosterische Bindungsstellen. Liganden, die an den allosterischen Bindungsstellen binden, können die Aktivierung des CB1-Rezeptors durch direkte Agonisten verstärken oder hemmen [35].

Neuroprotektion

In-vivo-Untersuchungen an Mäusen zum Schädel-Hirn-Trauma zeigen, dass die Bildung von 2-AG und die Aktivierung von CB1-Rezeptoren im Plasma neuroprotektive Reaktionen über mehrere Signalwege vermitteln, darunter die Unterdrückung der Bildung reaktiver Sauerstoffradikale (ROS), Vasodilatation, Hemmung proinflammatorischer Mediatoren und Hemmung der Exzitotoxizität [92, 100, 101]. CB2-Rezeptoren befinden sich auf residenten Entzündungszellen im ZNS und fördern die Neuroprotektion durch Reduktion der Entzündungsreaktion [92].

CB1-Rezeptoren im ZNS

CB1-Rezeptoren sind besonders stark im zentralen Nervensystem (ZNS, Gehirn und Rückenmark) sowie in vielen Organen des Körpers konzentriert. CB1-Rezeptoren finden sich in zahlreichen Regionen des Gehirns, mit einer hohen Konzentration in den sensorischen und motorischen Arealen des Gehirns [1]. Humanstudien haben bestätigt, dass Bindungsstellen für Cannabinoidrezeptoren hauptsächlich in den Vorderhirnregionen vorhanden sind, die mit höheren kognitiven Funktionen assoziiert sind; im Vorderhirn, Mittelhirn und Hinterhirn, die mit der Bewegungssteuerung verbunden sind; sowie in Hinterhirnarealen, die an der Kontrolle motorischer und sensorischer Funktionen des autonomen Nervensystems beteiligt sind [102]. Sehr hohe Konzentrationen an Bindungsstellen für Cannabinoidrezeptoren finden sich im Gyrus dentatus, in der Ammonshorn-Region und im Subiculum der Hippocampusformation sowie hohe Konzentrationen im entorhinalen Kortex und im Amygdaloidkomplex [102].

CB1-Rezeptoren werden im Hippocampus, in mesolimbischen Dopaminarealen (ventrales Tegmentum und Nucleus accumbens), im cingulären Kortex, im präfrontalen Kortex und im Kleinhirn exprimiert [14].

Bindungsstellen für Cannabinoidrezeptoren sind in allen Regionen des Neokortex vorhanden, wobei die höchste Dichte in den assoziativen Kortexregionen der Frontal- und limbischen Lappen, mittlere Dichten in den sekundären sensorischen und motorischen Kortexregionen und die geringste Dichte in den primären sensorischen und motorischen Regionen des menschlichen Gehirns zu finden sind. Relativ hohe Konzentrationen von Cannabinoidrezeptoren finden sich in den Kortexregionen der linken Hemisphäre, die mit der verbalen Sprache assoziiert sind [102].

Im Hirnstamm, der für die Kontrolle kardiovaskulärer und respiratorischer Funktionen zuständig ist, liegt eine geringe Dichte an CB1-Rezeptoren vor [41]. CB1-Rezeptoren finden sich auch in Astrozyten, Oligodendrozyten und Gliazellen sowie intrazellulär [103–105].

Glutamat- und GABAerge Rezeptoren

Die Expression von CB1-Rezeptoren im Gehirn ist sehr hoch, mit Proteinmengen, die denen von $GABA_A$- und NMDA-Rezeptoren ähneln [103]. CB1-Rezeptoren gelten als die am häufigsten vorkommenden metabotropen Rezeptoren im Gehirn von Säugetieren [22, 106]. CB1-Rezeptoren sind in vielen Zelltypen des Gehirns vorhanden, wobei das Expressionsniveau je nach Lokalisation variiert [103]. Zudem kann innerhalb derselben Gehirnregion die Stärke der G-Proteinaktivierung zwischen verschiedenen Neuronentypen unterschiedlich sein [103]. Beispielsweise zeigen Studien an Mäusen, dass im Hippocampus die Stärke der G-Proteinaktivierung durch glutamaterge Neuronen-CB1-Rezeptoren deutlich größer ist als die durch GABAerge Interneuronen induzierte [103, 106].

Das ECS ist besonders gut positioniert, um die Aktivität von Neurotransmittern zu regulieren, die an der Emotionsregulation beteiligt sind, da CB1-Rezeptoren an glutamatergen, GABAergen, serotonergen und noradrenergen Axonendigungen im Gehirn vorhanden sind [108]. Darüber hinaus gibt es auch in Mitochondrien CB1-Rezeptoren, die Auswirkungen auf die Gedächtnisbildung haben können [109].

Bezüglich der regionalen Expression im Gehirn gilt für CB1-Rezeptoren:

- **Werden stark exprimiert** in Hirnarealen, die mit Stimmung/Emotionen und kognitiven Prozessen assoziiert sind (z. B. cingulärer Kortex, Frontalkortex,

Amygdala, Hippocampus) sowie in Arealen, die an der Bewegungssteuerung beteiligt sind (Basalganglien, Kleinhirn).

- **Werden moderat exprimiert** in der dorsalen Wurzel des Rückenmarks und der periaquäduktalen grauen Substanz (PAG), die an der nozizeptiven Verarbeitung beteiligt sind (d. h. neuronale Substrate für analgetische Effekte), sowie im Hypothalamus (d. h. ein neuronales Substrat für neuroendokrine Effekte).
- **Weisen eine relativ geringe Expression** in Hirnarealen auf, die mit der Kontrolle lebenswichtiger vegetativer Funktionen assoziiert sind [22, 103].

Innerhalb der kortikalen Areale des Gehirns gibt es zwei große neuronale Subpopulationen, die CB1-Rezeptoren exprimieren und entgegengesetzte Wirkungen auf die Regulation des exzitatorischen Zustands des Gehirns haben: kortikale GABAerge Interneuronen (inhibitorische Wirkung) und kortikale glutamaterge Neuronen (exzitatorische Wirkung). Die relative Häufigkeit der CB1-Rezeptoren unterscheidet sich zwischen diesen neuronalen Subpopulationen [103, 110]. Im Kortex gibt es hohe CB1-Rezeptorlevel in GABAergen Neuronen, aber deutlich niedrigere CB1-Rezeptorlevel in glutamatergen Neuronen. In anderen Hirnregionen, beispielsweise im Hypothalamus, ist das Gesamtniveau der CB1-Rezeptoren zwar relativ niedrig, aber das Expressionsniveau ist in glutamatergen und GABAergen Neuronen ähnlich [103, 111]. Weitere Neuronentypen, darunter noradrenerge, cholinerge, serotonerge und möglicherweise auch dopaminerge Neuronen, enthalten ebenfalls niedrige bis moderate Mengen an CB1-Rezeptorprotein [103, 112]. Beispielsweise wurden in Tierexperimenten CB1-Rezeptoren in serotonergen Neuronen (5-HT) des Nucleus raphe dorsalis [113] und noradrenergen Neuronen im Vorderhirn [114] nachgewiesen. Um die Sache weiter zu verkomplizieren, besteht kein direkter Zusammenhang zwischen der Häufigkeit der CB1-Rezeptorexpression und dem Ausmaß der cannabinoidabhängigen Signalübertragung. So weist beispielsweise der Hypothalamus, der relativ niedrige CB1-Rezeptorlevel enthält, höhere Werte der cannabinoidabhängigen Signalübertragung auf als andere Hirnregionen mit deutlich höheren CB1-Rezeptorleveln [115]. Weitere Studien deuten darauf hin, dass glutamaterge CB1-Rezeptoren im Hippocampus eine deutlich höhere Effizienz der G-Protein-abhängigen Signalübertragung aufweisen als benachbarte GABAerge Interneuronen. Warum dies so ist, ist bislang nicht verstanden [103]. Es scheint, dass die Effizienz der G-Proteinkopplung keine intrinsische Eigenschaft der CB1-Rezeptoren ist, sondern von Zelltyp oder Lokalisation der CB1-Rezeptoren abhängt [103]. Für eine ausführliche Diskussion siehe Busquets-Garcia et al. [103].

CB1-Rezeptoren befinden sich im Allgemeinen an den *präsynaptischen Endigungen* der Axone von Neuronen (zentral und peripher), die andere Neurotransmitter freisetzen, wobei geringe Mengen an CB1-Rezeptoren auch in proximalen Axonregionen, Dendriten und im Zellkörper zu finden sind [22, 116, 117]. CB1-Rezeptoren hemmen die Freisetzung exzitatorischer und inhibitorischer Neurotransmitter, darunter Glutamat (exzitatorischer Neurotransmitter) und GABA (inhibitorischer Neurotransmitter), durch Kopplung an Ca^{2+}- und K^{+}-Kanäle. Sie können jedoch auch andere Neurotransmitter beeinflussen, darunter Acetylcholin, 5-Hydroxytryptamin (5-HT, Serotonin) und Noradrenalin (NE) [1, 97, 118, 119]. Die häufigste Wirkung von CB1-Agonisten (z. B. AEA, 2-AG, THC in Cannabis) an diesen Stellen ist die Hemmung der synaptischen Übertragung durch Hemmung der Neurotransmitterfreisetzung [1]. Die nachgeschalteten Effekte hängen dann davon ab, ob es sich beim Neurotransmitter um einen exzitatorischen wie Glutamat oder einen inhibitorischen wie GABA handelt.

Das ECS ist ein intelligentes System. Glutamat ist ein wichtiger exzitatorischer Neurotransmitter, und CB1-Rezeptoren befinden sich sowohl präsynaptisch als auch postsynaptisch an glutamatergen Synapsen: Dies ermöglicht die Kontrolle einer übermäßigen Glutamatfreisetzung und schützt vor Exzitotoxizität bzw. Überaktivierung glutamaterger Rezeptoren [100, 120, 121]. Dadurch können auch der Kalziumeinstrom und die Aktivierung kalziumabhängiger, potenziell destruktiver Signalwege begrenzt werden. CB1-Rezeptoren befinden sich ebenfalls auf GABAergen Neuronen (die inhibitorisch wirken) [121]. Cannabinoide, die an CB1-Rezeptoren binden, könnten daher eine Rolle bei der Glutamathomöostase spielen [121].

CB1-Rezeptoren sind häufiger als μ-Opioidrezeptoren

CB1-Rezeptoren kommen im Gehirn etwa zehnmal häufiger vor als μ-Opioidrezeptoren, und Cannabinoidrezeptoren können mit Opioidrezeptoren kolokalisiert sein, wodurch die schmerzlindernde Wirkung von Opioiden verstärkt werden kann [122, 123]. CB1-Rezeptoragonisten bewirken eine Dopaminfreisetzung im Nucleus accumbens, was bei Schmerzstörungen hilfreich sein kann, wobei eine Dopaminfreisetzung im mesolimbischen Dopaminsystem auch bei Suchtmitteln beobachtet wird [124]. Die Aktivierung von CB1-Rezeptoren ist an der Schmerzmodulation durch Hemmung von Neurotransmittern wie GABA, Glutamat, Noradrenalin und Acetylcholin beteiligt [34].

CB1-Rezeptoren und zerebromikrovaskuläre Endothelzellen

CB1-Rezeptoren werden auf zerebromikrovaskulären Endothelzellen exprimiert, den Schlüsselfaktoren, welche die Blut-Hirn-Schranke bilden. Diese Rezeptoren sind an der ECS-vermittelten Vasodilatation, an Astrozyten und Mikroglia beteiligt, die nach beispielsweise einem Trauma des Gehirns wichtige Quellen für Entzündungsmediatoren darstellen [92]. Es ist zu beachten, dass auch CB2-Rezeptoren und TRPV1-Rezeptoren auf mikrovaskulären Endothelzellen exprimiert werden [100]. Nach Shohani et al. [101] deutet die Kolokalisation von CB1-, CB2- und TRPV1-Rezeptoren auf Endothelzellen des menschlichen Gehirns auf die Fähigkeit hin, die Funktion des zerebralen Mikrovaskulären Endothels zu beeinflussen, und auf eine Rolle bei der Regulation des zerebralen Blutflusses und der Durchlässigkeit der Blut-Hirn-Schranke [101].

CB1-Rezeptoren im peripheren Nervensystem und in der Peripherie

CB1-Rezeptoren finden sich ebenfalls in der Peripherie, wie in Tab. 2.2 dargestellt.

CB1-Rezeptoren im peripheren Nervensystem

CB1-Rezeptoren sind auch im peripheren Nervensystem reichlich vorhanden, hauptsächlich an sympathischen Nervenendigungen. Sie wurden ebenfalls im Trigeminusganglion, im Spinalganglion sowie an Neuronen des parasympathischen Nervensystems nachgewiesen [1, 37]. CB1-Rezeptoren sind zudem an dermalen Nervenendigungen primärer sensorischer Neuronen lokalisiert und regulieren die Nozizeption afferenter Nervenfasern [37].

CB1-Rezeptoren im Darm

CB1-Rezeptoren sind im Darm und im enterischen Nervensystem sowie auf nicht neuronalen Zellen der intestinalen Mukosa vorhanden [37, 93]. Zu diesen nicht neuronalen Zellen zählen Immunzellen, enteroendokrine Zellen und Enterozyten. CB1-Rezeptoren sind an der Modulation zahlreicher gastrointestinaler Funktionen beteiligt, darunter Motilität, Magensaftsekretion, Permeabilität des intestinalen Epithels sowie an der Freisetzung von Neurotransmittern und Hormonen, sowohl über neuronale als auch nicht neuronale Mechanismen [37].

CB1-Rezeptoren in der Haut

CB1-Rezeptoren wurden auch in der Haut nachgewiesen, vorwiegend an kutanen Nerven, beispielsweise an großen, myelinisierten Nervenfasern in der papillären Dermis sowie an kleinen Nervenfasern, die mit Haarfollikeln assoziiert sind. Sie wurden ebenfalls an Nervenfasern der Epidermis gefunden, wenn auch nur sporadisch, und CB1R-Immunreaktivität wurde in Keratinozyten des Stratum spinosum und Stratum granulosum, an differenzierten Epithelzellen des Infundibulums sowie in Verbindung mit Haarfollikeln (innere Haarwurzelscheide) nachgewiesen. CB1-Rezeptoren werden zudem auf einem Teil der CD68-positiven Makrophagen und auf dermalen Mastzellen exprimiert. Normale humane epidermale Keratinozyten verfügen über die biochemische Ausstattung, um AEA zu synthetisieren, zu binden und zu metabolisieren [66]. CB1-Rezeptoren und TRPV-1 sind auf sensorischen Neuronen in der Haut kolokalisiert [125].

CB1-Rezeptoren in der Leber

CB1-Rezeptoren werden unter normalen Bedingungen nur in sehr geringen Mengen in der Leber exprimiert; sie werden jedoch in verschiedenen Typen hepatischer Zellen hochreguliert, wo sie zur hepatischen Insulinresistenz, Lipogenese und Fibrose beitragen [18, 37].

Entgegengesetzte Wirkungen in der Peripherie im Vergleich zum ZNS: CB1-Rezeptoren in Adipozyten

CB1-Rezeptoren wurden auch in Adipozyten nachgewiesen. In einer aktuellen Studie von Suarez et al. [126] zeigt sich ein Unterschied zwischen den dortigen Wirkungen der CB1-Rezeptoren im Vergleich zum ZNS. In einer Studie an adipösen Ratten im Vergleich zu normalgewichtigen Ratten war ein genetischer Knockout des Adipozyten-CB1-Rezeptors (Mäuse wurden so gezüchtet, dass sie keine CB1-Rezeptoren exprimieren) in peripheren Adipozyten mit Verbesserungen des Stoffwechsels (einschließlich Normalisierung der Insulinresistenz und Glukoseintoleranz) assoziiert, die von einer Normalisierung des depressionsähnlichen Verhaltens, einer erhöhten adulten Neurogenese und einer verringerten Entzündung im Hippocampus und Hypothalamus begleitet wurden [126]. Diese Studie unterstützt die Rolle des Adipozyten-Gehirn-Crosstalks, bei dem adipozytenspezifische CB1-Rezeptoren an adipositasassoziiertem depressionsähnlichen Verhalten, an der adulten Neurogenese und an der Neuroinflammation im Hippocampus und Hypothalamus beteiligt sind [126]. Diese Ergebnisse stehen im Gegensatz zu den Befunden, wenn CB1-Rezeptoren im ZNS blockiert werden. Rimonabant, ein CB1-Rezeptorantagonist des ZNS, der als Gewichtsreduktionsmittel vermarktet wurde, wurde vom Markt genommen, da er Depressionen und Suizidgedanken verursachte, was darauf hindeutet, dass funktionierende CB1-Rezeptoren für die Regulation von affektiven Störungen erforderlich sind. In dieser Studie jedoch hatte die Blockade peripherer CB1-Rezeptoren auf Adipozyten entgegengesetzte Effekte, was darauf hindeutet, dass die Aktivierung von CB1-Rezeptoren in Adipozyten in gewisser Weise an Depression, metabolischen Defekten und Neuroinflammation beteiligt ist. Zukünftige Forschung wird zweifellos aufklären, wie ein solcher vorgeschlagener Cross-Talk tatsächlich diese Veränderungen vermittelt.

Intrazelluläre CB1-Rezeptoren

Obwohl CB1-Rezeptoren hauptsächlich in der Zellplasmamembran lokalisiert sind, gibt es auch *intra*zelluläre CB1-Rezeptoren in vielen verschiedenen Zelltypen, einschließlich nicht neuronaler Zellen, undifferenzierter neuronaler Zellen und Hippocampuszellen. Intrazelluläre CB1-Rezeptoren, die sich in säurehaltigen Endo-/Lysosomen befinden, haben andere Funktionen als jene, die an der Plasmamembran lokalisiert sind. Diese in Endo-/Lysosomen lokalisierten CB1-Rezeptoren tragen nicht zur Subpopulation der CB1-Rezeptoren bei, die an der Zelloberfläche exprimiert werden, das heißt, sie translozieren nicht zur Plasmamembran. Nach Aktivierung können CB1-Rezeptoren auf Endo-/Lysosomen die Freisetzung von Kalzium aus dem endoplasmatischen Retikulum und den Lysosomen erhöhen und die Permeabilität der Lysosomen steigern [37]. Diese intrazellulären CB1-Rezeptoren wirken über einen anderen Wirkmechanismus. Bei Aktivierung hemmen CB1-Rezeptoren an der Zelloberfläche die cAMP-Bildung und den Kalziumeinstrom, während die internen CB1-Rezeptoren Signalwege über β-Arrestin vermitteln [37].

CB1-Rezeptoren sind auch reichlich auf den äußeren Membranen der Mitochondrien vorhanden, dem intrazellulären Organell, das eine Schlüsselrolle bei der Regulation des zellulären aeroben Stoffwechsels und der Apoptose spielt [92]. Die Aktivierung mitochondrialer CB1-Rezeptoren (mtCB1) beeinflusst die mitochondriale Akkumulation von cyclischem Adenosinmonophosphat (cAMP), die Aktivität der Proteinkinase A (PKA), die Aktivität von Komplex I und die mitochondriale Atmung [92]. Die Verbindung zwischen mitochondrialen CB1-Rezeptoren und der mitochondrialen Funktion ist bedeutsam, da mitochondriale Dysfunktion mit vielen pathologischen Zuständen assoziiert ist [37]. Wir werden die mitochondrialen CB1-Rezeptoren in Kürze erneut thematisieren.

CB1-Rezeptoren im Hirnstamm: Ist jemals jemand an einer Cannabisüberdosis gestorben?

Nach Angaben der Weltgesundheitsorganisation (WHO) könnte das Fehlen von Todesfällen durch THC die geringe Dichte von CB1-Cannabinoidrezeptoren in Hirnstammregionen widerspiegeln, die lebenswichtige kardiovaskuläre oder respiratorische Funktionen steuern [41]. Während dieser anatomische Befund häufig als Argument dafür angeführt wird, dass niemand jemals an einer Cannabisüberdosis gestorben sei (und tatsächlich wird dies im WHO-Bericht zu THC impliziert) [41], könnte dieses angebliche Fehlen von Todesfällen im Zusammenhang mit Cannabis in Wirklichkeit nicht zutreffen. Todesfälle durch akuten Myokardinfarkt im Zusammenhang mit Cannabiskonsum wurden berichtet [128]. Wir gehen in dem Kapitel zu Applikationswegen, Pharmakokinetik und Sicherheit näher auf dieses Thema ein.

Verschiedene Isoformen der CB1-Rezeptoren

Um die Sache noch interessanter zu machen, haben Forscher drei verschiedene Isoformen des CB1-Rezeptors isoliert – CB1, CB1a und CB1b –, die sich in ihrer Ligandenbindung und nachgeschalteten Signalübertragung unterscheiden [127]. Die Isoformen CB1a und CB1b entstehen durch Deletionen und Veränderungen in der N-terminalen Aminosäuresequenz und sind daher kürzer als die CB1-Isoform. Diese Isoformen scheinen im Gehirn und in der Peripherie unterschiedlich exprimiert zu werden [127]. Im menschlichen Gehirn war die Hauptisoform die CB1-Isoform, während CB1a-Rezeptoren nur in relativ geringer Menge und CB1b-Rezeptoren praktisch nicht vorhanden waren. Dies galt für verschiedene untersuchte Hirnregionen, darunter Nucleus accumbens, Hippocampus und Kortex. In der Skelettmuskulatur zeigte sich ein ähnliches Muster hinsichtlich der Isoformexpression. In der Leber hingegen war CB1b die Hauptisoform, mit einer zehnfach höheren Expression im Vergleich zur CB1-Rezeptorexpression. Die humane CB1b-Isoform wurde stark in Hepatozyten sowie in pankreatischen β-Zellen exprimiert, wo sie ein stärkerer Modulator der Adenylylcyclaseaktivität ist als die anderen Isoformen [127]. Warum könnte das wichtig sein? Es wurde viel Forschung zur Wirkung von CB1-Rezeptoragonisten, inversen Agonisten und Antagonisten betrieben. Das Endocannabinoidsystem ist bei Adipositas überaktiviert, was sich in den erhöhten Spiegeln der CB1-Isoformen in Leber und Pankreas widerspiegelt. Die folgende Forschung zeigte, dass die Aktivität von inversen CB1-Rezeptoragonisten von der spezifischen Isoform abhängt. In einer dieser Studien prüften die Forscher, ob die beiden Hauptisoformen, die in pankreatischen β-Zellen und Hepatozyten vorkommen (CB1 und CB1b), unterschiedlich auf einen global wirkenden inversen CB1-Rezeptoragonisten (Rimonabant) im Vergleich zu einem peripher beschränkten inversen CB1-Rezeptoragonisten (genannt JD-5037) reagieren. Sie fanden heraus, dass die Bindungsaffinität von Rimonabant für den CB1-Rezeptor etwas stärker war (etwa 3-fach), die Bindungsaffinität des (peripher wirkenden) JD-5037 jedoch für den CB1b-Rezeptor deutlich stärker war (etwa 30-fach) [127]. Außerdem zeigte sich, dass der peripher wirkende JD-5037 die Insulinsekretion aus isolierten humanen Inselzellen konzentrationsabhängig stark steigerte, während Rimonabant (zentral wirksam) die Insulinsekretion in geringerem Maße als JD-5037 stimulierte. Dies ist relevant im Hinblick auf Erkrankungen wie Diabetes. Die CB1b-Isoform beeinflusst metabolisch aktive Gewebe, wobei ihre Blockade die Insulinsekretion auf eine von Glukose abhängige Weise steigert. Die periphere CB1b-Rezeptorisoform zeigte eine stärkere Hemmung der Adenylylcyclase als die CB1- oder CB1a-Isoformen, daher postulierten die Forscher, dass ihre Präsenz in β-Zellen wahrscheinlich die Intensität der cAMP/PKA-nachgeschalteten Signalübertragung moduliert. Eine periphere Blockade der CB1-Rezeptoren könnte sich somit positiv auf die Glukosehomöostase auswirken, was bereits bei global wirkenden inversen Agonisten beobachtet wurde [127]. Wichtig ist, dass der entscheidende Nachteil von Rimonabant als global wirkender inverser CB1-Rezeptoragonist darin bestand, dass er beim Menschen erhebliche, schwerwiegende psychische Nebenwirkungen verursachte, was zu seiner Marktrücknahme führte. Therapeutika, die peripher wirken, könnten einige dieser Probleme vermeiden. Zukünftige Forschung wird zweifellos klären, ob dies tatsächlich der Fall ist.

Funktionen der CB1-Rezeptoren

CB1-Rezeptoren erhalten das komplexe Gleichgewicht zwischen neuronaler Hemmung und Erregung, insbesondere bei GABAergen, glutamatergen und dopaminergen Übertragungen [14]. Im Gehirn führt die Wirkung der CB1-Rezeptoren an präsynaptischen Neuronen überwiegend zu einer Verringerung der GABA-Freisetzung (denken Sie daran, dass GABA ein hemmender Neurotransmitter ist). Im ventralen Tegmentum hat dies insgesamt den Effekt, die Dopaminfreisetzung zu erleichtern, da eine Abnahme des (hemmenden) GABAergen Tonus die phasische, schubweise Aktivität von Dopamin fördert [129]. In anderen Hirnarealen wie dem Hippocampus hingegen verhält sich der CB1-Rezeptor als exzitatorischer Rezeptor und erhöht den exzitatorischen Neurotransmitter Glutamat [14]. Wie bereits erwähnt, befinden sich CB1-Rezeptoren sowohl prä- als auch postsynaptisch auf glutamatergen Neuronen, und diese Kolokalisation könnte dazu dienen, die Exzitotoxizität oder Überaktivierung glutamaterger Rezeptoren zu regulieren oder zu kontrollieren [121].

Wie von Pamploma und Takahashi erläutert [22], deuten Forschungsergebnisse darauf hin, dass CB1-Rezeptoren eine „funktionelle Selektivität" aufweisen, was bedeutet, dass sie für verschiedene Liganden quantitativ und qualitativ unterschiedliche Wirkungen vermitteln können; dies geschieht durch die Induktion von Konformationsänderungen in der Struktur des CB1-Rezeptors oder durch die Auswahl spezifischer Konformationen aus einem Pool heterogener Rezeptoren. Auf diese Weise können verschiedene Endocannabinoide potenziell unterschiedliche Signalwege aktivieren, abhängig von ihrer Affinität zu verschiedenen Konformationszuständen des CB1-Rezeptors. Eine solche funktionelle Selektivität lässt sich teilweise dadurch erklären, dass es verschiedene Bindungsstellen an Cannabinoidrezeptoren gibt [22]. CB1-Rezeptoren können allosterisch durch Rezeptordimerisierung moduliert werden und Homodimere mit bis zu vier Untereinheiten anderer CB1-Rezeptoren sowie Heterodimere mit D2-Dopaminrezeptoren, μ-Opioidrezeptoren, A2A-Adenosinrezeptoren, β2-adrenergen Rezeptoren und OX1-Orexinrezeptoren bilden, welche die Signalübertragung der CB1-Rezeptoren beeinflussen können [22].

Cannabinoidrezeptoren sind zudem mobil und nicht statisch – sie bewegen sich dynamisch in und aus dem synaptischen Bereich, was durch Endozytose, Desensibilisierung oder Rezeptorinternalisierung geschehen kann. Nach Pamploma und Takahashi [22] könnte die Rezeptormobilität die Plastizität dieses Rezeptorsystems vermitteln und wichtige Implikationen für die pharmakodynamische Toleranz haben, wobei Veränderungen der CB1-Rezeptoren die Schlüsselfaktoren für die Toleranz gegenüber Cannabinoiden darstellen. Es ist bekannt, dass Cannabinoidrezeptoren nach hohen oder wiederholten Dosen von Agonisten schnell desensibilisieren, und eine chronische Behandlung wurde mit einer raschen Reduktion der Funktionalität der CB1-Rezeptoren, der Bindungsstellen oder beidem in Verbindung gebracht [22]. Dies hat Auswirkungen auf Krankheitszustände mit Endocannabinoiddysfunktion und eine potenzielle Modulation des ECS.

CB1-Rezeptoren spielen eine wichtige Rolle beim neuronalen Schutz. Neuronale CB1-Rezeptoren sind reichlich auf den Plasmamembranen von Neuronen vorhanden. Jüngste Forschungen deuten zudem auf eine erhebliche Präsenz auf den äußeren mitochondrialen Membranen von Neuronen hin [92], was im nächsten Abschnitt behandelt wird. Die neuroprotektiven Effekte von Cannabinoiden wurden traditionell Veränderungen der Membranen zugeschrieben, die durch diese Plasmamembran-CB1-Rezeptoren induziert werden; jedoch zeigte eine aktuelle Studie mit einem Modell für traumatische Hirnverletzungen eine relativ geringe Hochregulation der Plasmamembran-CB1-Rezeptoren, dafür aber eine starke Hochregulation der mitochondrialen CB1-Rezeptoren in den ersten 24 Stunden nach einem Schädel-Hirn-Trauma (SHT) [92].

Funktionen mitochondrialer CB1-Rezeptoren

Die Rolle mitochondrialer CB1-Rezeptoren (mtCB1) bei traumatischen Hirnverletzungen (SHT) wurde mit verschiedenen Modellen untersucht [92, 100, 101]. Zu den Folgen eines SHT gehören Stoffwechseldefekte und neuronale Apoptose, die zu neurodegenerativen Prozessen führen, mit nachfolgender Hirnatrophie und kognitiven Beeinträchtigungen. In kultivierten Neuronen und Experimenten an Mäusen wurden mtCB1 nach SHT rasch hochreguliert, und die Aktivierung von mtCB1 förderte Stoffwechseldefekte, die mit einem Mangel an Adenosintriphosphat (ATP) einhergingen, schützte paradoxerweise jedoch die Neuronen vor Apoptose. Einerseits hemmte die Hochregulation von mtCB1 das mitochondriale cAMP/PKA/Komplex I, was Stoffwechseldefekte, Energieinsuffizienz und neuronale Apoptose verstärkte, andererseits führte die Aktivierung von mtCB1 zu einer Hochregulation der mitochondrialen AKT/Komplex V-Aktivität, was den ATP-Mangel bei Stoffwechseldefekten linderte und antiapoptotische Effekte hatte [92]. Offensichtlich sind die Vorgänge auf mitochondrialer Ebene infolge eines SHT also sehr komplex. Zukünftige Forschung könnte klären, ob Phytocannabinoide in der Lage sind, die mtCB1-Aktivität direkt positiv zu beeinflussen.

CB2-Rezeptoren

CB2-Rezeptoren kommen überwiegend in peripheren Geweben vor, insbesondere in Immunzellen und Organen, wo sie als Immunmodulatoren wirken; sie sind jedoch auch im Gehirn und in anderen Körperbereichen wie Herz-Kreislauf-, Gastrointestinal-, Knochen-, neuronalen und Leberzellen sowie -geweben vorhanden [13, 65, 73]. Zwischen Ratten- und menschlichen CB2-Rezeptoren besteht eine Aminosäuresequenz-Identität von etwa 81 % [130].

CB2-Rezeptoren und das Immunsystem

CB2Rs werden insbesondere in Zellen und Organen des Immunsystems exprimiert und können bei Aktivierung die Migration von Immunzellen und die Freisetzung von Zytokinen innerhalb und außerhalb des Gehirns modulieren [35]. Sie werden exprimiert in:

- Den Immungeweben: einschließlich der Marginalzone der Milz, Thymus, Mandeln, Gastrointestinaltrakt
- Nahezu allen menschlichen peripheren Blutimmunzellen (CD4+- und CD8+-T-Zellen, B-Zellen, Makrophagen, Monozyten, natürliche Killerzellen und Neutrophile) [64], mit folgender Rangfolge der mRNA-Spiegel: B-Zellen > NK-Zellen > Monozyten > PMNs > T-Zellen [65]

CB2-Rezeptoren sind vorherrschend in Leukozyten und sind Schlüsselfaktoren der cannabinoidvermittelten Regulation des Immun- und Entzündungssystems. Beispielsweise hemmt die Stimulation von Makrophagen-CB2-Rezeptoren die Proliferation und Freisetzung proinflammatorischer Faktoren sowie die Phagozytose [5].

Die Expression von Endocannabinoidrezeptoren in Immunzellen wird durch verschiedene entzündliche und andere Auslöser (z. B. bakterielles Lipopolysaccharid, LPS) beeinflusst. Weitere Mechanismen, durch die Entzündungsstimuli erhöhte Endocannabinoidspiegel in Immunzellen auslösen können, sind die Aktivierung biosynthetischer Wege und/oder die Reduktion der Expression des/der metabolischen Enzyms/Enzyme, die das/die Endocannabinoid(e) abbauen [65].

Die Stimulation von CB2-Rezeptoren in Zellen und Geweben des Immunsystems führt im Allgemeinen zu protektiven Mechanismen: Entzündungen oder Gewebeschäden lösen einen raschen Anstieg der lokalen Endocannabinoidspiegel aus, die schnelle Signalantworten in Immunzellen und anderen Zellen regulieren und deren Funktionen modulieren [65]. Die CB2-Aktivierung in Immunzellen vermittelt in der Regel immunsuppressive Effekte, indem sie die autoimmune Entzündungsreaktion abschwächt und so Gewebeschäden begrenzt, d. h. Hemmung der Proliferation, Induktion von Apoptose, Unterdrückung der Produktion von Zytokinen und Chemokinen sowie der Migration stimulierter Immunzellen und Induktion regulatorischer T-Zellen [65].

CB2-Rezeptoren im Gehirn

Entgegen der ursprünglichen Annahme werden CB2-Rezeptoren im Gehirn exprimiert und sind ein wichtiger Bestandteil des Nervensystems. CB2-Rezeptoren sind an der Kontrolle von Proliferation, Differenzierung und Überleben in neuronalen (sowie nicht neuronalen) Zellen beteiligt [131].

CB2-Rezeptorproteine und/oder mRNA wurden in vielen Bereichen des ZNS nachgewiesen, darunter Hirnstamm, Pons, Kleinhirn, Großhirnrinde, Hippocampus, Amygdala, Striatum, Substantia nigra, Thalamus, Hypothalamus und Bulbus olfactorius [14, 132–134]. Zudem deuten neue tierexperimentelle Befunde darauf hin, dass CB2-Rezeptoren an Hirnregionen beteiligt sein könnten, welche die Drogenabhängigkeit regulieren. Funktionelle CB2-Rezeptoren wurden in Dopaminneuronen der ventralen tegmentalen Area (VTA) von Mäusen gefunden, deren Aktivierung die neuronale Erregbarkeit und das Kokainsuchverhalten reduziert [36].

CB2-Rezeptoren sind an Entzündungsprozessen im ZNS beteiligt, die Teil der Pathophysiologie mehrerer Erkrankungen wie Schizophrenie [135] und anderer psychischer Störungen sind, die wir in späteren Kapiteln betrachten werden. Interessanterweise wurden auch Variationen im CB2-Rezeptorgen auch mit einem erhöhten Psychoserisiko in Verbindung gebracht [136].

CB2-Rezeptoren finden sich in Mikroglia und Astrozyten [131]. Während der Neuroinflammation werden Mikroglia aktiviert und die CB2-Rezeptorlevel steigen an [65]. Zu den Signalmechanismen der CB2-Rezeptoren gehören die Hemmung der Adenylylcyclase, die Aktivierung von MAPK-Kaskaden und die Aktivierung des PI3K-Akt-Wegs [131]. Die Hochregulation von CB2-Rezeptoren in reaktiven Mikroglia und Astrozyten als Reaktion auf Stimuli, die lokale Entzündungsprozesse auslösen, wird als neuroprotektive Antwort angesehen, um die

Produktion neurotoxischer Faktoren durch diese reaktiven Zellen (z. B. Stickstoffmonoxid, proinflammatorische Zytokine, ROS) zu kontrollieren [131]. In In-vitro- und Tiermodellen akuter und chronischer neurodegenerativer Erkrankungen wurde ein günstiger Effekt der CB2-Rezeptoraktivierung nachgewiesen [131]. Tierexperimentelle Studien deuten zudem darauf hin, dass die Stimulation von CB2-Rezeptoren an der antitumoralen Wirkung von Cannabinoiden beteiligt ist. Beispielsweise führte die Stimulation von CB2-Rezeptoren auf Gliom- und/oder Astrozytomzellen zur Apoptose, wobei die CB2-Rezeptoren die Hemmung der Angiogenese und Invasivität von Gliomen über verschiedene Wege vermitteln könnten [131].

Einzigartige Eigenschaften der CB2-Rezeptoren im Vergleich zu CB1-Rezeptoren

Im Gehirn weisen CB2-Rezeptoren im Vergleich zu CB1-Rezeptoren mehrere einzigartige Eigenschaften auf:

- CB2Rs im Gehirn werden in geringerem Maße exprimiert als CB1Rs.
- CB2Rs im Gehirn sind hochinduzierbar. Unter bestimmten pathologischen Bedingungen (z. B. Angst, Sucht, Entzündung) wird die CB2-Expression im Gehirn rasch gesteigert, was auf einen engen Zusammenhang zwischen Veränderungen der CB2-Rezeptorexpression und verschiedenen psychiatrischen sowie neurologischen Erkrankungen hindeutet.
- CB2-Rezeptoren im Gehirn haben eine spezifische Verteilung. Sie werden hauptsächlich in somatodendritischen Bereichen von Neuronen (postsynaptisch) exprimiert; daher kann die Aktivierung von CB2-Rezeptoren zu entgegengesetzten Effekten im Vergleich zu CB1-Rezeptoren führen. Beispielsweise werden CB1-Rezeptoren überwiegend an neuronalen Endigungen, insbesondere an präsynaptischen GABAergen Endigungen in Dopamin-(DA)-Neuronen der ventralen tegmentalen Area (VTA), exprimiert, deren Aktivierung die GABA-Freisetzung auf DA-Neuronen reduziert. Da GABA ein inhibitorisches Neuron ist, führt dies über einen Disinhibitionsmechanismus zu einer Steigerung der DA-Neuronenaktivität. Im Gegensatz dazu befinden sich CB2Rs hauptsächlich an postsynaptischen somatodendritischen Bereichen, deren Aktivierung die Feuerrate und Erregbarkeit von VTA-DA-Neuronen verringert [36].

CB2-Rezeptoren scheinen eine wichtige neuroprotektive Funktion zu erfüllen. Daher bieten Therapien, die auf den CB2-Rezeptor abzielen, vielversprechende Ansätze für die Behandlung neuropsychiatrischer und neurologischer Erkrankungen und vermeiden zudem die durch CB1R vermittelten Nebenwirkungen [36].

CB2-Rezeptoren in anderen Organen und Geweben

CB2-Rezeptoren, Endocannabinoide und deren Enzyme sind in geringen Mengen in Herz-Kreislauf-, Gastrointestinal-, Knochen-, neuronalen und Leberzellen sowie -geweben vorhanden (siehe Tab. 2.2) und scheinen (wenn überhaupt) nur eine begrenzte Rolle bei der normalen physiologischen Funktion dieser Organe zu spielen. Unter pathologischen Bedingungen kann die CB2-Expression jedoch deutlich hochreguliert werden (mit erhöhten Endocannabinoidspiegeln) als Teil einer Entzündungsreaktion [65].

CB2-Rezeptoren wurden in Kardiomyozyten und in der glatten Muskulatur von Blutgefäßen nachgewiesen. Es gibt Berichte, die den Konsum von Cannabis mit kardiovaskulären Ereignissen wie Vorhofflimmern, ventrikulären Arrhythmien und akuter myokardialer Ischämie in Verbindung bringen, wobei der genaue Mechanismus des vaskulären Effekts von Cannabis derzeit unbekannt ist [128].

CB2-Rezeptoren in der Haut

CB2-Rezeptoren sind auch in unserer Haut in folgenden Strukturen vorhanden:

- Große myelinisierte Nervenfaserbündel der oberflächlichen und tiefen retikulären Dermis.
- Kleine nicht myelinisierte Nerven der papillären Dermis.
- Epidermale Nerven (manchmal).
- Epidermis: CB2-Rezeptorimmunreaktivität wurde überwiegend in der Basalschicht nachgewiesen.
- Undifferenzierte Zellen des Infundibulums.
- Äußere Haarwurzelscheide.
- Haarfollikelbulbus [66].

Wirkmechanismen des Endocannabinoidsystems (ECS)

Es gibt mehrere Wirkmechanismen, durch die Endocannabinoide ihre Effekte entfalten. Das klassische, gut dokumentierte Verständnis bezieht sich auf die Vorgänge im Nervensystem, wobei das dortige vereinfachte Bild einer wesentlich komplexeren Sichtweise gewichen ist, wie wir noch sehen werden. Das ECS ist jedoch an nahezu jeder Zelle des Körpers beteiligt. Im Folgenden betrachten wir einige der Wirkungsweisen des ECS.

Klassisches Verständnis der Funktionsweise des ECS im Nervensystem

Bezüglich des Nervensystems besteht das klassische Verständnis davon, wie das ECS die Homöostase sowohl zentral als auch peripher (z. B. enterische Nerven) fördert, darin, dass es die Rate der neuronalen Erregung oder Übertragung durch Begrenzung der Freisetzung anderer Neurotransmitter reduziert. Unter normalen homöostatischen Bedingungen liegen die Endocannabinoide in niedrigen Konzentrationen vor; sie werden jedoch in den postsynaptischen Neuronen in großen Mengen synthetisiert, wenn sie beispielsweise durch schmerzhafte Reize, bakterielle oder virale Infektionen, Stress, Entzündungen und körperliche Betätigung stimuliert werden [5, 137]. Genauer gesagt werden Endocannabinoide bedarfsabhängig im postsynaptischen Neuron aus Phospholipiden der Plasmamembran in Reaktion auf eine erhöhte intrazelluläre Kalziumkonzentration und/oder aktivierte G-gekoppelte Rezeptoren synthetisiert [22, 37].

Der basale Spiegel von 2-AG ist im Gehirn deutlich höher (1000-fach) als der von AEA, weshalb angenommen wird, dass 2-AG der primäre endogene Ligand für Cannabinoidrezeptoren im gesamten ZNS ist. AEA spielt jedoch weiterhin eine Rolle bei der synaptischen Übertragung, da es TPPV1 aktivieren und L-Typ-Kalziumkanäle hemmen kann und die Biosynthese von 2-AG sowie physiologische Effekte im Striatum negativ regulieren kann [37].

Im Nervensystem wandern die Endocannabinoide in retrograder Richtung und binden an Cannabinoidrezeptoren auf präsynaptischen Endigungen, wobei sie als „retrograde Botenstoffe" wirken (im Gehirn sind diese Cannabinoidrezeptoren überwiegend CB1-Rezeptoren, die dort in größerer Zahl vorkommen). Während angenommen wird, dass diese retrograde endocannabinoide Signalübertragung hauptsächlich durch 2-AG vermittelt wird, kann auch AEA, das in postsynaptischen Endigungen gebildet wird, präsynaptische CB1-Rezeptoren sowie andere Nichtcannabinoidrezeptoren aktivieren [37]. Die Endocannabinoide, hauptsächlich 2-AG, durchqueren leicht die Membran der postsynaptischen Endigung in den synaptischen Spalt hinein (wo an anderen Stellen auch nicht neuronale Zellen beteiligt sind, wäre dies der intrazelluläre Raum). Da sie jedoch von Lipidvorstufen abgeleitet, ungeladen und hydrophob sind, können sie nicht frei diffundieren, und es wird angenommen, dass sie entweder über Konzentrationsgradienten oder durch Endozytose unter Beteiligung von Caveolae/Lipid Rafts mittels Trägerproteinen (z. B. fettsäurebindende Proteine und Hitzeschockproteine) transportiert werden [37]. Weitere Forschung ist erforderlich, um die genauen Mechanismen aufzuklären.

CB1- und CB2-Rezeptoren sind an $G_{i/o}$-Proteine gekoppelt. Die Bindung von Endocannabinoiden an die Cannabinoidrezeptoren unterdrückt die Freisetzung von Neurotransmittern, indem sie spannungsabhängige Kalziumkanäle (L-, N-, P-, Q-Typen) hemmt (was den präsynaptischen Kalziumeinstrom reduziert), K+-Kanäle aktiviert sowie die Adenylatzyklase und die cAMP/PKA-Signalwege hemmt [22, 37]. Die Bindung der Endocannabinoide an die Cannabinoidrezeptoren führt im Wesentlichen zur Unterdrückung der neuronalen Erregung und zur Hemmung der depolarisationsinduzierten Neurotransmitterfreisetzung, einschließlich Monoaminen, Aminosäuren und Neuropeptiden [22]. Was nachgeschaltet geschieht, hängt davon ab, ob der Neurotransmitter exzitatorisch (z. B. Glutamat) oder inhibitorisch (z. B. ϒ-Aminobuttersäure, GABA) ist [1, 22].

Das zusätzliche 2-AG im synaptischen Spalt wird in die präsynaptischen Endigungen aufgenommen, wobei der genaue Mechanismus noch unklar ist, und anschließend (überwiegend) durch Monoacylglycerollipase (MAGL) zu Arachidonsäure und Glycerin abgebaut (wie bereits erwähnt, erfolgt der Abbau auch über andere Wege). AEA wird durch Fettsäureamidhydrolase (FAAH) innerhalb der präsynaptischen Endigung (oder in Zellen im Falle nicht neuronaler Signalübertragung) zu Arachidonsäure und Ethanolamid abgebaut [37].

Komplexität des ECS: Beteiligung multipler Signalwege

Nachdem wir im vorherigen Abschnitt den Wirkmechanismus des ECS betrachtet haben, möchten wir nun darauf hinweisen, dass diese traditionelle Sichtweise (d. h., dass CB1-Rezeptoren präsynaptische inhibitorische Rezeptoren sind, die über $G_{i/o}$-Proteine die Neurotransmitterfreisetzung hemmen) wahrscheinlich eine Vereinfachung darstellt [22].

Typischerweise koppeln CB1- und CB2-Rezeptoren überwiegend an G-Proteintyp $G_{i/o}$, wodurch die Aktivität der Adenylatzyklase, die Bildung von cAMP und die Aktivität der Proteinkinase A (PKA) gehemmt werden. Dies kann den Kalziumeinstrom über spannungsabhängige Kalziumkanäle (VGCC) unterdrücken. Unter bestimmten Umständen und abhängig vom Zelltyp und Liganden können CB1-Rezeptoren jedoch ihre Kopplung von $G_{i/o}$ auf G_s oder G_q umschalten [37].

CB1- und CB2-Rezeptoren können mehrere intrazelluläre Signaltransduktionswege aktivieren. Diese können (abhängig vom Zelltyp) Proteinkinase A, Proteinkinase C, Raf-1, JNK, mitogenaktivierte Proteinkinasen (MAPKs), p38 MAPKs, extrazellulär regulierte Kinasen (ERK 1, 2), c-fos, c-jun, Phosphoinositid-3-Kinase (PI3K)/Proteinkinase B (Akt)-Signalwege, das Zielmolekül von Rapamycin (engl.: mammalian target of rapamycin, mTOR) und viele weitere umfassen [37, 138, 139]. Auch Adenylatzyklase und zyklische AMP-Proteinkinase A (PKA-Signalwege) können gehemmt werden [139].

Diese zellulären Signalwege bewirken eine entsprechende Veränderung der Funktion der beteiligten Zelle, des Gewebes oder Organs [139]. Je nach Liganden und subzellulärer Umgebung kann das Ergebnis entweder die Förderung des Zellüberlebens oder des Zelltods sein [37].

Es gibt zunehmend Hinweise auf die ausgeprägte Fähigkeit des ECS, seine Wirkungen fein abzustimmen. Beispielsweise könnte die Fähigkeit der CB1-Rezeptoren, auch andere, nicht verwandte G-Proteine zu aktivieren (CB1-Rezeptoren können auch über exzitatorische G_s-Proteine signalisieren und die Adenylatzyklase stimulieren sowie die Bildung von cAMP erhöhen), der Mechanismus sein, mit dem der Körper die durch CB1-Aktivierung induzierte synaptische Aktivität feinreguliert [22, 140].

Ein weiteres Beispiel für die Feinabstimmung des ECS findet sich im enterischen Nervensystem. Während Endocannabinoide, insbesondere 2-AG, im Gehirn retrograde Transmitter sind, sind sie im enterischen Nervensystem auch an der synaptischen Kontrolle beteiligt, bei der zwei retrograde Botenstoffe in entgegengesetzter Richtung wirken, um die synaptische Stärke zu regulieren – dies sind die Endocannabinoide selbst sowie ein Purinnukleotid [18].

Es zeigt sich zudem, dass Endocannabinoide weitreichende, von Cannabinoidrezeptoren unabhängige Effekte haben. Endocannabinoide wirken auf spannungsabhängige Ionenkanäle, darunter L-Typ Ca^{2+}-, Na^{+}- und K^{+}-Kanäle, und sie können mit ligandengesteuerten Ionenkanälen wie 5-HT_3-Rezeptoren, nikotinischen Acetylcholinrezeptoren, Glycinrezeptoren, ionotropen Glutamatrezeptoren und TRP-Kanälen interagieren [119].

Die Vorstellung, dass metabotrope Rezeptoren einfache An-/Aus-Schalter eines einzelnen Transduktionssystems sind, wurde durch die Erkenntnis abgelöst, dass G-Protein-gekoppelte Rezeptoren funktionell vielfältig sind und sich an Liganden anpassen, anstatt statisch von ihnen ausgewählt zu werden, wobei die zelluläre Umgebung eine entscheidende Rolle in der Pharmakologie der Rezeptoren spielt. Wie von Pamploma und Takahashi weiter ausgeführt [22], könnten es „Mikrodomänen" in der Zellmembran mit spezieller Lipidzusammensetzung (sogenannte Caveolae und Lipid Rafts) sein, die bei endocannabinoiden Signalprozessen eine Rolle spielen, etwa bei der Modulation der zellulären Aufnahme von Endocannabinoiden, der Regulierung der Affinität der CB1-Rezeptoren für Endocannabinoide und der Beeinflussung der Aktivität von Enzymen, die für die Endocannabinoidsynthese verantwortlich sind.

Darüber hinaus wird die Komplexität der Cannabinoidsignalgebung durch zwei Faktoren erhöht: den ligandenabhängigen (biassed) Agonismus der Cannabinoidrezeptoren und deren Potenzial zur Bildung von Heteromeren (untereinander oder mit anderen G-Protein-gekoppelten Rezeptoren).

Biassed Agonismus

Biassed Agonismus bedeutet, dass derselbe Rezeptor eine Signalisierungspräferenz unter den möglichen Second-Messenger-Signalwegen zeigt, abhängig vom Liganden. Beispielsweise signalisiert der CB1-Rezeptor üblicherweise über das $G_{\alpha i}$-Protein, was zu einer verminderten cAMP-Bildung und zur Aktivierung der β-Arrestin-1- und β-Arrestin-2-Signalwege führt; ein Signalisierungsbias liegt jedoch vor, wenn der Ligand bevorzugt (und mit höherer relativer Effizienz) die β-Arrestin-Signalwege gegenüber dem G-Protein-gekoppelten Signalweg aktiviert (oder umgekehrt). In anderen Fällen wurde eine Kopplung an $G_{\alpha s}$-, $G_{\alpha q}$- oder $G_{\alpha 12/13}$-Proteine nachgewiesen (mit entsprechend erhöhter cAMP-Bildung, Aktivierung der Phospholipase C oder des Rho-Signalwegs) [8].

Heteromere

G-Protein-gekoppelte Rezeptoren bestehen im Allgemeinen aus mehreren alphahelikalen Segmenten, die in einer einzigen gefalteten Kette miteinander verbunden sind und den Rezeptorkomplex bilden. Es können jedoch mehrere G-Protein-gekoppelte Rezeptoren Heteromere aus einer Kombination von zwei oder mehr einzelnen G-Protein-gekoppelten Rezeptoruntereinheiten bilden, insbesondere wenn diese in demselben Neuron dicht exprimiert sind. Heteromere können zwischen Rezeptoren derselben Familie entstehen, z. B. Dopamin-D_1/D_2-Heteromere, oder zwischen nicht verwandten Rezeptoren, wobei die Homo- oder Heteromerisierung von Rezeptoren zu intramembranären Interaktionen führt [8, 141]. Im Wesentlichen ändert sich die Pharmakologie für Agonisten und/oder Antagonisten eines bestimmten Rezeptors typischerweise, wenn dieser ein Heteromer mit einem anderen Rezeptor bildet oder wenn der Partnerrezeptor im Heteromer aktiviert wird, als Folge der Konformationsänderungen, die an der Rezeptor-Rezeptor-Schnittstelle auftreten [141]. Der CB1-Rezeptor kann funktionelle Heteromere mit verschiedenen anderen Rezeptortypen bilden, darunter δ-Opioidrezeptor, A_{2A}-Rezeptor, D_2-Rezeptor, Orexin-1-Rezeptor und andere, während für CB2-Rezeptoren gezeigt wurde, dass sie Heteromere mit CXCR4-Chemokinrezeptoren oder GPR55 bilden können [8].

Das ECS in nicht neuronalen Zellen

In nicht neuronalen Zellen existieren weitere Mechanismen, über die das ECS wirkt. Beispielsweise vermitteln CB1- und CB2-Rezeptoren, die sich auf enteroendokrinen Zellen, Immunzellen und dem intestinalen Epithel befinden, die Wirkungen der Endocannabinoide über verschiedene Mechanismen. Dazu gehören die Hemmung der Freisetzung enteroendokriner Hormone (enteroendokriner Zellen), die Unterdrückung der Immunaktivierung (Immunzellen) und die Regulation der Tight Junctions (intestinale Epithelzellen) [18].

Ein weiteres Beispiel für nicht neuronale Lokalisationen des ECS sind humane primäre Leukozyten, in denen CB2-Rezeptoren komplexe Signalwege zeigen, indem sie Adenylatzyklase über stimulierendes $G_{\alpha s}$ zusammen mit dem klassischen $G_{\alpha i}$-Signalweg aktivieren und die ERK-, p38- und pCREB-Signalwege induzieren [142].

Im Immunsystem findet eine Interaktion zwischen verschiedenen Typen von Immunzellen unter Beteiligung bioaktiver Lipidmoleküle, einschließlich Endocannabinoiden, statt. Endocannabinoide können an Cannabinoidrezeptoren binden und mit anderen Signalmolekülen kooperieren, wodurch sie die Funktionen der Immunzellen modulieren – dies gilt insbesondere im Zusammenhang mit der adaptiven Immunantwort [18]. 2-AG beispielsweise wirkt über CB2-Rezeptoren und hemmt die Migrationsaktivität vieler Immunzelltypen. Es wurde gezeigt, dass 2-AG einen schnellen und vorübergehenden Anstieg des intrazellulären freien Kalziums in humanen HL-60-Makrophagen-ähnlichen Zellen induziert, während AEA immunologische Funktionen wie die Produktion proinflammatorischer Zytokine hemmt [18].

ECS-Signalübertragung über Mikrovesikel

Ein weiterer Wirkmechanismus der ECS-Signalübertragung betrifft Mikrovesikel. Extrazelluläre Vesikel spielen eine grundlegende Rolle bei der Signalübertragung im ZNS, aber auch viele andere Zelltypen können Mikrovesikel freisetzen, welche die interzelluläre Kommunikation vermitteln [143]. Die Beteiligung von Mikrovesikeln am Wirkmechanismus des ECS wurde in Faszienzellen und beim myofaszialen Schmerz nachgewiesen.

Myofaszialer Schmerz, der bis zu 85 % der Menschen mindestens einmal im Leben betrifft [144], wurde jahrelang ausschließlich mit der Muskulatur in Verbindung gebracht. Inzwischen gilt die Faszie als wichtiger Faktor beim myofaszialen Schmerz. Das ECS ist im myofaszialen Gewebe aktiv, und humane Faszien exprimieren sowohl CB1- als auch CB2-Rezeptoren [94]. Eine aktuelle Studie zeigte, dass ein synthetischer CB2-Agonist innerhalb weniger Stunden in einer In-vitro-Kultur von Faszienfibroblasten zur Produktion von hyaluronan- und hyaluronsäurereichen Vesikeln führte und dass nach 4 Stunden diese hyaluronanreichen Vesikel sowohl im Zytoplasma als auch im extrazellulären Raum sichtbar waren, was eine schnelle Freisetzung in die extrazelluläre Umgebung belegt [143]. Die Blockade mit einem CB2-Antagonisten verhinderte die Vesikelproduktion, was bestätigt, dass die Freisetzung von Hyaluronan ein cannabinoidvermittelter Effekt (vermittelt über den CB2-Rezeptor) ist [143].

Diese Forschung zeigte, dass Faszienzellen auf das ECS reagieren und die extrazelluläre Matrix regulieren und umgestalten. Hyaluronan ist ein Schlüsselfaktor der extrazellulären Matrix und spielt eine entscheidende Rolle bei der Gewebeumgestaltung [145] sowie bei der Geweberegeneration [146]. Ein Anstieg des sezernierten Hyaluronans führt zu einer erhöhten Gewebeflüssigkeit, indem das Gleiten zwischen den Faszienschichten in und unterhalb der tiefen Faszie während der Bewegung erleichtert wird [147]. Das bemerkenswerte Ergebnis dieser Forschung ist, dass sie zeigt, dass der Wirkmechanismus, über den Cannabinoide die Schmerzempfindung beeinflussen, nicht nur über das ZNS, sondern auch über direkte periphere Effekte erfolgt, die zu strukturellen Veränderungen des Fasziengewebes führen [143].

Die oben genannten Beispiele sind einige der Wege, auf denen das ECS im Körper wirkt. Wie ersichtlich, ist es äußerst komplex.

Weitere Rezeptorziele für Endocannabinoide

Das ECS wird häufig mit dem Bild eines Schlüssels im Schloss verglichen, doch ist dies eine zu starke Vereinfachung, da die meisten der etwa sechs Endocannabinoide und Phytocannabinoide mehrere Rezeptorziele mit sowohl direkten als auch indirekten Effekten besitzen. Es wurden auch andere Rezeptoren für endogene und exogene Cannabinoide außerhalb des ECS identifiziert, wie der TRPV1-Rezeptor, G-Protein-gekoppelte Rezeptoren (z. B. GPR55, GPR119) und Peroxisomen-Proliferator-aktivierte Rezeptoren (z. B. PPAR-α, PPAR-γ) [1]. PPAR-α und PPAR-γ befinden sich beispielsweise im Zellkern und bewegen sich in einer „ligandenabhängigen" Weise zwischen Zellkern und Zytosol hin und her [18].

Einige Forscher haben herausgefunden, dass Endocannabinoide gleichzeitig mehrere Rezeptoren auf derselben Zelle aktivieren können, beispielsweise CB1-Rezeptoren und TRPV1 oder CB1-Rezeptoren zusammen mit TRPV1- und PPAR-γ-Rezeptoren. Interessanterweise zeigte sich, dass nur die Interaktion mit allen von diesen Rezeptoren die vollständige Wirkung der Endocannabinoide hervorrief

[66, 148]. Dies regt zum Nachdenken über die Wirkung von Phytocannabinoiden und anderen Pflanzeninhaltsstoffen in *Cannabis sativa* an, die wir in einem späteren Kapitel näher betrachten.

Wie bereits erwähnt, gibt es auch zahlreiche nicht rezeptorvermittelte Ziele für Endocannabinoide, darunter Ionenkanäle und andere wichtige Membranproteine, die von Endocannabinoiden direkt beeinflusst werden können [119].

TRPV1-Rezeptoren

Es ist wichtig, sich bei der Betrachtung der Rolle der Endocannabinoide vor Augen zu halten, dass sie auch an viele andere, nicht cannabinoide Rezeptoren binden. Das ECS geht über die vereinfachte Vorstellung von Endocannabinoiden, CB1- und CB2-Rezeptoren sowie deren synthetisierenden und abbauenden Enzymen hinaus. Wie bereits erwähnt, bindet AEA an TRPV1-Rezeptoren, wobei AEA unter bestimmten Umständen eine höhere Affinität zu TRPV1-Rezeptoren als zu CB1-Rezeptoren aufweisen kann [22, 149]. Bei der späteren Betrachtung der Bestandteile von *Cannabis sativa* werden wir feststellen, dass auch einige der dort enthaltenen aktiven Substanzen an TRPV-Rezeptoren binden.

Die Familie der Transient-Receptor-Potential-(TRP)-Kationenkanäle umfasst sieben Subfamilien, die weitverbreitet in Säugetiergeweben exprimiert werden: TRPV (Vanilloid), TRPC (Canonical), TRPN (No mechanoreceptor potential C), TRPM (Melastatin), TRPML (Mucolipin), TRPP (Polyzystin) und TRPA (Ankyrin) [150, 151]. TRP-Kanäle vermitteln den Fluss von Kalzium, Natrium und anderen Kationen über Zellmembranen und steuern auch nicht ionische Signalmechanismen [150]. Störungen der TRP-Kanalfunktion werden mit zahlreichen Erkrankungen in Verbindung gebracht, darunter chronische Schmerzen, Herz-Kreislauf-Erkrankungen, Krebs und andere [150].

Innerhalb der TRPV-Subfamilie gibt es sechs Mitglieder, 1–6, wobei nur TRPV1 tatsächlich durch Vanilloide wie Capsaicin (den Wirkstoff von Chili) aktiviert wird [151]. TRPV1-Rezeptoren sind Ca^{2+}-durchlässige, nicht selektive Ionenkanäle, die hauptsächlich in sensorischen Neuronen der Hinterwurzel des Rückenmarks und des Trigeminusganglions exprimiert werden; sie finden sich jedoch auch in Gehirnneuronen (z. B. Hippocampus und periaquäduktales Grau) sowie in nicht neuronalen Zellen und Geweben [1, 22, 151, 152]. Beispiele für nicht neuronale Lokalisationen sind Epithelzellen (Keratinozyten, Urothel, Magenepithelzellen, Enterozyten, Pneumozyten), Gefäßendothel, Immunzellen (Mastzellen, T-Zellen), glatte Muskulatur, Fibroblasten und Hepatozyten [151, 153]. Das Vorkommen von TRPV1 in Hirnarealen wie dem CA1-Bereich und dem Gyrus dentatus des Hippocampus deutet auf eine Rolle bei der Modulation des ZNS hin [152].

TRPV1 ist ein polymodaler sensorischer Signaldetektor, der sowohl durch physikalische als auch chemische Reize aktiviert wird, darunter Hitze, niedriger pH-Wert/Azidose ($pH < 6$), reaktive Stickstoffspezies und oxidativer Stress sowie verschiedene Chemikalien, insbesondere Capsaicin [152, 154]. Aus diesem Grund wird er auch als Capsaicinrezeptor bezeichnet. Er dient als primärer Hitze- und Capsaicinsensor beim Menschen [155]. TRPV1 ist im somatosensorischen System zu finden und wird insbesondere von sensorischen Ganglienzellen bzw. primären afferenten Neuronen exprimiert, die auf schädigende oder potenziell schädigende Reize (Nozizeptoren) reagieren – Schlüsselfaktoren am Beginn des Schmerzpfades [156, 157]. Die Stimulation von TRPV1 verursacht ein Brennen, was seine Rolle in den Schmerzbahnen widerspiegelt [157]. TRPV1 scheint bei verschiedenen Erkrankungen wie chronisch-entzündlichen Darmerkrankungen, Reizdarmsyndrom, Mastalgie und anderen hochreguliert zu sein [154].

TRPV1-Rezeptoren spielen vermutlich eine Rolle bei der Pathogenese von Anfällen, wobei die Akkumulation von Kalziumionen in Neuronen des Hippocampus zur Entstehung von Epilepsie beiträgt [152, 158]. TRPV1 wird in jenen Hirnarealen exprimiert, die mit Epilepsie assoziiert sind, darunter der CA1-Bereich und der Gyrus dentatus des Hippocampus [152]. Studien deuten darauf hin, dass TRPV1 die Dynamik der dopaminergen neuronalen Funktion und Neurotransmission auf mehreren Ebenen regulieren kann und somit ein vielversprechendes pharmakologisches Ziel für Erkrankungen mit hyperdopaminergen Zuständen wie Schizophrenie und ADHS sein könnte [159].

AEA wurde als vollständiger Agonist am TRPV1 identifiziert. AEA und Capsaicin weisen ähnliche Bindungsaffinitäten am TRPV1 auf, und es wird angenommen, dass AEA an derselben Stelle bindet [160, 161]. Dies könnte Implikationen für die Unterdrückung der Schmerzempfindlichkeit haben.

Eine weitere Dimension des Effekts ergibt sich daraus, dass TRPV1 in sensorischen und Gehirnneuronen mit CB1-Rezeptoren und in sensorischen Neuronen mit CB2-Rezeptoren kolokalisiert und interagiert, was einen intrazellulären Crosstalk zwischen Liganden ermöglicht, die beide Rezeptortypen aktivieren [1].

Peroxisom-Proliferator-aktivierte Rezeptoren (PPARs)

Peroxisom-Proliferator-aktivierte Rezeptoren (PPARs) sind ligandengekoppelte Transkriptionsfaktoren und gehören zur Superfamilie der nukleären Rezeptoren [35]. Es existieren drei Isoformen: PPAR-α, PPAR-β und PPAR-γ. PPARs werden als generalisierte Lipidsensoren angesehen, die lokale Veränderungen im Stoffwechsel und der Energiehomöostase, Entzündungen und Zelldifferenzierung überwachen [1, 22]. Während sich ein Großteil der Forschung auf ihre Rolle als transkriptionelle Regulatoren des Lipid- und Glukosestoffwechsels konzentriert hat, gibt es auch Hinweise auf ihre Beteiligung an der Regulation anderer Systeme. Beispielsweise sind PPARs an der Homöostase der Haut beteiligt (alle drei Isoformen kommen in der Haut vor) [162]. PPARs sind auch an Entzündungsprozessen beteiligt, wobei festgestellt wurde, dass PPAR-α- und PPAR-γ-Agonisten antiinflammatorische Wirkungen besitzen [163]. Die verschiedenen PPAR-Subtypen sind an zahlreichen Erkrankungen beteiligt, darunter Diabetes, Arteriosklerose und Krebs, und spielen zudem eine Rolle bei der Fruchtbarkeit [163].

AEA bindet an PPAR-Rezeptoren [22]. Zwei weitere N-Acylethanolamide, Oleoylethanolamid (OEA) und Palmitoylethanolamid (PEA), sind starke Agonisten von PPAR-α. Fettsäuren und deren Derivate (z. B. Ölsäure, Arachidonsäure, Leukotrien β, Prostaglandin J2) sind ebenfalls PPAR-Agonisten [1].

GPR55-Rezeptoren

Der G-Protein-gekoppelte Rezeptor 55 (GPR55), der im Gehirn stark exprimiert wird, wurde als weiterer Endocannabinoidrezeptor postuliert, da einige Effekte von Verbindungen, die als spezifisch für CB1- oder CB2-Rezeptoren galten, unabhängig von diesen zu wirken schienen [1]. GPR55 wird inzwischen als deorphanisierter Rezeptor betrachtet, der an Entwicklungsprozessen beteiligt sein könnte. So wurde beispielsweise gezeigt, dass er das Wachstum von Zapfen und Axonen in der Retina reguliert [164]. GPR55 ist zudem an epileptischen Anfällen beteiligt [158]. AEA und 2-AG sind beide Agonisten von GPR55 [165, 166]. Cannabidiol (CBD), einer der wichtigsten aktiven Bestandteile von *Cannabis sativa,* könnte ein allosterischer Modulator von GPR-55 sein [14] oder ein Antagonist [1]. THC wirkt nicht direkt auf diesen Rezeptor [14].

Bei Aktivierung löst GPR55 je nach Zelltyp zahlreiche unterschiedliche Effekte in Zellen aus [167]. Erhöhte GPR55-Rezeptorlevel werden mit chronisch-entzündlichen Darmerkrankungen, Krebs sowie entzündlichen und neuropathischen Schmerzen in Verbindung gebracht [167–171]. Bei Mäusen, denen GPR55-Rezeptoren fehlen, wurden geringere Entzündungswerte sowie weniger entzündliche und neuropathische Schmerzen festgestellt [170]. Tierexperimentelle Studien deuten darauf hin, dass die Blockade von GPR55 durch CBD dem Wirkmechanismus zugrunde liegen könnte, durch den es Darmentzündungen [167, 169] und Symptome des Dravet-Syndroms, einer schweren Form der Epilepsie, lindern kann [172]. An exzitatorischen Axonendigungen fördert GPR55 die Freisetzung des exzitatorischen Neurotransmitters Glutamat. Der Mechanismus, durch den CBD Anfälle reduzieren könnte, besteht darin, die Aktivierung von GPR55 zu blockieren und so die überschüssige präsynaptische Glutamatfreisetzung aus hyperaktiven exzitatorischen Neuronen zu verringern [1].

Das Endocannabinoidsystem in der Neuroprotektion

Bevor wir in den folgenden Kapiteln auf psychische Erkrankungen eingehen, bei denen wir die Pathophysiologie in verschiedenen Hirnstrukturen untersuchen, wollen wir kurz die Rolle des ECS in der neuronalen Homöostase und Neuroprotektion im Allgemeinen erörtern. Neuroprotektion ist natürlich insbesondere im Zusammenhang mit neurodegenerativen Erkrankungen wie der Huntingtonkrankheit oder der Parkinsonkrankheit oder bei Zuständen wie traumatischen Hirnverletzungen von Bedeutung, die jeweils mit einer Demenz einhergehen können.

Wie in der Arbeit von Sagredo et al. gut dargelegt [121] und hier kurz beschrieben, spielt das ECS eine Schlüsselrolle bei der neuronalen Homöostase und dem Überleben. Wissenschaftliche Forschungsergebnisse zeigen, dass bei Hirnschädigungen körpereigene Endocannabinoide als Reaktion gebildet werden, begleitet von einer Hochregulation der Rezeptoren (einschließlich CB2-Rezeptoren) sowie Modifikationen intrazellulärer Signalwege, die an Zellreparatur, Homöostase und Überleben beteiligt sind. Auf diese Weise begrenzen Neuronen und Gliazellen das Ausmaß potenzieller Schäden durch zytotoxische Prozesse wie Entzündungen, oxidativen Stress und Exzitotoxizität, wie sie beispielsweise bei neurodegenerativen Erkrankungen auftreten können. Das ECS ist intelligent darauf ausgelegt, Homöostase und Neuroprotektion zu bewirken, wobei zentrale Komponenten der Cannabinoidsignalisierung in zellulären und molekularen Substraten lokalisiert sind, die für das Überleben von Neuronen entscheidend sind. Wie bereits erwähnt, wurde festgestellt, dass CB1-Rezeptoren sowohl prä- als auch postsynaptisch an glutamatergen Synapsen lokalisiert sind, ein Mechanismus zur Kontrolle übermäßiger Erregung und zur Begrenzung der Aktivierung schädlicher kalziumabhängiger Signalwege. Andere Studien deuten darauf hin, dass die Aktivierung von CB2-Rezeptoren, die in Mikroglia und Astrozyten vorkommen, eine neuroprotektive Rolle spielen könnte, indem sie neuronale Schäden durch die Verringerung der Freisetzung proinflammatorischer Zytokine, Stickstoffmonoxid und reaktiver Sauerstoffspezies durch aktivierte Mikroglia begrenzt und gleichzeitig antiinflammatorische Zytokine und überlebensfördernde Moleküle (z. B. neurotrophe Faktoren) erhöht [121]. Für Details zu einzelnen Studien, die diese Befunde belegen, siehe Sagredo et al. [121].

Entwicklung und das Endocannabinoidsystem

Es gibt kritische Zeitpunkte in der Entwicklung des Gehirns, in denen die neuronale Plastizität hoch ist, und es gibt Hinweise darauf, dass das ECS entscheidend an der Gehirnentwicklung beteiligt ist. Dies ist wichtig zu verstehen, da die Exposition gegenüber Umweltstress, einschließlich des Konsums von Cannabis zu kritischen Zeitpunkten, zu einer dysfunktionalen Regulation der Emotionen führen kann. Um zu verstehen, wie dies geschehen könnte, müssen wir etwas darüber wissen, wie sich das Gehirn und das ECS entwickeln.

Das ECS in der frühen Lebensphase

Die menschliche Fortpflanzung unterliegt der Kontrolle der endocannabinoiden Signalübertragung. Das ECS reguliert die Funktionalität der Hypothalamus-Hypophysen-Gonaden-Achse sowie das Fortpflanzungssystem lokal bei Männern und Frauen [72]. Das ECS ist im Fortpflanzungstrakt weitverbreitet und bereits ab den frühen embryonalen Stadien sowie während der pränatalen und postnatalen Entwicklung vorhanden [173]. Das ECS ist essenziell für das Leben: Es ist an der Gametogenese, dem erfolgreichen Durchgang des Embryos durch den Eileiter und der Einnistung in die Gebärmutter sowie an der Entwicklung des Fötus beteiligt [173, 174]. AEA scheint an der Synchronisation der Embryo-Endometrium-Entwicklung für die geplante Einnistung, der Entwicklung des Embryos zur Blastozyste sowie am Embryotransport durch die Eileiter beteiligt zu sein, wobei die Mechanismen, durch die AEA dies bewirkt, unklar sind [174]. Beim Mann ist das

ECS an der Regulation der Spermatogenese, der Spermienvitalität und -motilität beteiligt [72]. Offensichtlich muss das ECS beider Partner funktionieren, damit eine erfolgreiche Befruchtung einer Eizelle stattfinden kann.

Während der fetalen Phase und im postnatalen Leben spielt das ECS eine wichtige Rolle in der Neuroentwicklung sowie bei der Neuroprotektion, der Plastizität und Reparatur des Gehirns [11, 173, 175, 176]. Im Fötus sind die Endocannabinoide und insbesondere die CB1-Rezeptoren für die Gehirnentwicklung von Bedeutung [173]. Bei Mäusen werden CB1-Rezeptoren bereits in den frühen fetalen Stadien stark exprimiert, beginnend schon am ersten Tag des embryonalen Lebens [177]. Die Expression der CB1-Rezeptoren variiert je nach Gehirnregion und kann in einigen Bereichen nach der Geburt bis ins Erwachsenenalter weiter zunehmen und in anderen abnehmen [176].

Im sich entwickelnden Kortex hängt die Ausbildung funktioneller Strukturen und Konnektivität von drei zentralen Entwicklungsschritten ab: (1) Proliferation und Differenzierung neuronaler Vorläuferzellen, was zur Entwicklung neuronaler Subtypen führt; (2) Migration von Neuronen an spezifische Orte; und (3) Ausbildung synaptischer Verbindungen zwischen Neuronen nach deren Differenzierung [176]. Das ECS reguliert die Differenzierung neuronaler Vorläuferzellen und steuert die Migration von Neuronen und Gliazellen, das Auswachsen von Axonen und die Synaptogenese [173, 176, 178]. Nach der Geburt ist das ECS weiterhin an der Neuroentwicklung und Reifung des Gehirns beteiligt. Die Aktivierung der CB1-Rezeptoren durch AEA und 2-AG stimuliert die Eliminierung (das „Pruning") von Synapsen und verfeinert so den neuronalen Phänotyp [1].

Endocannabinoide, insbesondere 2-AG, sind in der Muttermilch vorhanden [173]. Die Aktivierung der CB1-Rezeptoren durch 2-AG spielt offenbar eine entscheidende Rolle bei der Initiierung des Saugreflexes bei Mäusejungtieren, möglicherweise indem sie die Innervation und/oder Aktivierung der Zungenmuskulatur ermöglicht [173].

In Studien wurde festgestellt, dass eine perinatale Manipulation des ECS durch Cannabiskonsum die Neurotransmitter- und Verhaltensfunktionen des Nachwuchses verändert und dass diese Folgen denen von pränatalem Stress ähneln. Dies legt nahe, dass eine Exposition gegenüber Cannabinoiden die Fähigkeit des Fötus beeinträchtigen kann, mit Stress umzugehen [173]. Untersuchungen an Nachkommen von Müttern, die während der Schwangerschaft Cannabis konsumierten, zeigten nachteilige Effekte, darunter ein erhöhtes Risiko für Schlafstörungen [179, 180] und Autismus [181], während eine Beobachtungsstudie keine nachteiligen Auswirkungen auf die Entwicklung jamaikanischer Kinder fand, deren Mütter während der Schwangerschaft Cannabis rauchten [182].

Die potenziellen negativen Effekte werden im Übersichtskapitel zu medizinischem Cannabis ausführlicher behandelt.

Das jugendliche Gehirn und das ECS

Die Adoleszenz ist eine Phase großer Veränderungen im Nervensystem des Gehirns, in der erfahrungsabhängiges synaptisches Pruning stattfindet. In dieser Zeit ist das jugendliche Gehirn besonders anfällig für Umwelteinflüsse und Stressoren [175]. Endocannabinoide in verschiedenen Hirnarealen durchlaufen spezifische Entwicklungsmuster, die offenbar geschlechtsspezifisch sind [175]. Beispielsweise erreichen CB1-Rezeptoren im präfrontalen Kortex während der frühen Adoleszenz ein Maximum und nehmen dann allmählich auf das Erwachsenenniveau ab, während in limbischen Arealen die CB1-Rezeptoren während der Adoleszenz allmählich abnehmen und in sensomotorischen Arealen die Veränderungen erst in der mittleren bis späten Adoleszenz auftreten [175, 183]. Der präfrontale Kortex reift im jugendlichen Gehirn zuletzt. Dieses Areal ist für viele kognitive Funktionen, einschließlich exekutiver Funktionen und psychischer Gesundheit, wie der Bewältigung von Stressreaktionen und Angst, von entscheidender Bedeutung [175].

Das Gehirn von Jugendlichen durchläuft eine umfassende Reifung, die mit einer erheblichen Umstrukturierung und Reifung des ECS einhergeht. Die kortikale Entwicklung, die mit synaptischem Pruning verbunden ist, erfordert eine normale endocannabinoide Funktion; tatsächlich regulieren Endocannabinoide die kortikale Aktivität während des gesamten Lebens [184]. In dieser Phase des Wandels im jugendlichen Gehirn reift die synchronisierte Aktivität neuronaler Netzwerke (die als „kortikale Oszillationen" bezeichnet wird und die kognitive und sensorische Verarbeitung unterstützt), und die anatomischen und physiologischen Funktionen neuronaler Netzwerke entwickeln sich. Es wird angenommen, dass Endocannabinoide an der Regulation dieser Netzwerkaktivitätsmuster beteiligt sind [175].

Forschungsergebnisse zeigen, dass CB1R-mRNA zwischen der Neugeborenen- und Kleinkindzeit ihren Höhepunkt erreicht und dann bis ins Erwachsenenalter abnimmt. Die DAGL-α-mRNA-Expression ist im frühen Leben und im Erwachsenenalter am niedrigsten und erreicht zwischen dem Schulalter und dem jungen Erwachsenenalter ihren Höhepunkt [184]. Die Expression von MAGL (Enzym, das 2-AG abbaut) ist im Säuglingsalter am höchsten und nimmt danach ab, während FAAH (Enzym, das AEA abbaut) nach dem Säuglingsalter zunimmt und im Erwachsenenalter ihren Höhepunkt erreicht [184]. Die höheren mRNA-Spiegel von FAAH nach der Adoleszenz deuten darauf hin, dass eine spätere Entwicklungsumstellung erfolgt, bei der AEA nach der Adoleszenz stärker reguliert wird als in früheren Lebensphasen. Die Expression wichtiger Gene des ECS verändert sich mit der Reifung der kortikalen Funktion [184].

Ein wichtiger Punkt ist, dass das Gehirn in der frühen Lebenphase aufgrund der hohen neuronalen Plastizität besonders beeinflussbar und verletzlich ist. Stress in der frühen Lebensphase kann die Entwicklung des ECS verändern und zu anhaltenden Funktionsdefiziten führen, insbesondere in Bereichen wie dem Hippocampus, die an der Regulation von Stress und Emotionen beteiligt sind [11].

Dysfunktion des Endocannabinoidsystems und Krankheit

Die Konzepte des Endocannabinoidtonus und der Endocannabinoidmangel

Ethan Russo prägte erstmals 2001 den Begriff „Endocannabinoidmangel-Syndrom“ [185, 186]. Diese Theorie basiert auf der Annahme, dass wir einen inhärenten „Endocannabinoidtonus“ besitzen, der sich auf die Spiegel der Endocannabinoide, deren Produktion, Metabolismus und relative Häufigkeit sowie den Zustand unserer Endocannabinoidrezeptoren bezieht. Unter bestimmten Bedingungen wird der Endocannabinoidtonus defizitär und führt zu einer Vielzahl klinischer Krankheitsbilder. Diese Defizite können genetisch bedingt sein oder durch eine zwischenzeitliche Verletzung oder Erkrankung erworben werden [186]. Die Grundlage dieser Theorie ist, dass viele Hirnerkrankungen mit Neurotransmitterdefiziten assoziiert sind (z. B. Acetylcholin bei Alzheimerkrankheit, Serotonin und Noradrenalin bei Depressionen) und dass ein ähnlicher Mangel an Endocannabinoiden bei bestimmten Erkrankungen mit vorhersehbaren klinischen Merkmalen vorliegen könnte [186]. Wie von Russo erläutert [186], basierte seine Theorie bei der Erstvorstellung auf einigen Faktoren: genetischer Überlappung und Komorbidität, Symptomatikmuster, die durch das ECS vermittelt werden konnten, und der Beobachtung, dass Phytocannabinoide häufig Symptome linderten. Inzwischen stützen jedoch objektivere Daten seine Theorie, darunter der Nachweis signifikanter Unterschiede der AEA-Spiegel im Liquor von Migränepatienten und bildgebende Studien, die eine Hypofunktion des ECS bei posttraumatischer Belastungsstörung zeigen [186].

Es gibt jedoch Erkrankungen, bei denen das ECS hyperaktiv ist, darunter bestimmte Herz-Kreislauf-Erkrankungen [187]. Daher wäre es möglicherweise angemessener, Pathologien, die das ECS betreffen, als „ECS-Dysfunktion“ zu bezeichnen, was auch den ECS-Mangel einschließt.

Krankheiten, bei denen eine Dysfunktion des ECS eine Rolle spielt

Ein Mangel oder eine Dysfunktion/Dysregulation des Endocannabinoidsystems (ECS) wurde mit vielen akuten und chronischen Erkrankungen in Verbindung gebracht, einschließlich (aber nicht beschränkt auf) die nachfolgend aufgeführten Krankheitsbilder. Diese Liste dient lediglich der Veranschaulichung der Vielzahl klinischer Zustände, an denen das ECS beteiligt ist, und ist keinesfalls abschließend.

Depression, Angststörungen, Bipolare Störung, PTBS	Brachialplexopathie
Alzheimer-Krankheit	Glaukom, Uveitis
Schizophrenie	Anfallsleiden
Schädel-Hirn-Trauma	Kausalgie
Migräne	Neonatales Gedeihstörungssyndrom
Multiple Sklerose	Wiederholte Fehlgeburten
Huntington-Krankheit	Säuglingskolik
Parkinson-Krankheit	Autoimmunerkrankungen, z. B. rheumatoide Arthritis
Amyotrophe Lateralsklerose	Allergisches Asthma
HIV-assoziierte Demenz	Allergische Dermatitis
Reizdarmsyndrom	Insulinresistenz, Diabetes, Adipositas
Chronische Reisekrankheit	Osteoporose
Fibromyalgie	Kardiovaskuläre Erkrankungen
Anorexie	Nephropathie
Dysmenorrhö	Pankreatitis
Hyperemesis gravidarum	Psoriasis
Phantomschmerz	Autismus-Spektrum-Störung, ADHS

Russo [186, 188]; McPartland et al. [10]; Pacher und Mechoulam [65]; Del Rio et al. [189]; Di Marzo et al. [190]; Aran et al. [225]; Cooper et al. [191])

Eine Dysregulation der endocannabinoiden CB2-Signalübertragung wurde spezifisch mit zahlreichen pathologischen Zuständen in Verbindung gebracht, darunter kardiovaskuläre, gastrointestinale, Leber-, Nieren-, Lungen-, neurodegenerative, Schmerz-, psychiatrische, Krebs-, Knochen-, Reproduktionssystem- und Hauterkrankungen [65]. Polymorphismen (genetische Variabilität) im ECS, einschließlich der CB1- und CB2-Rezeptoren sowie FAAH, des Enzyms, das AEA abbaut, wurden mit verschiedenen Erkrankungen beim Menschen in Verbindung gebracht, darunter Drogen- und Alkoholmissbrauch, Schizophrenie, Adipositas und Anorexia nervosa [192].

Entzündungen, die in gewisser Weise die Grundlage der meisten chronischen Erkrankungen bilden, stellen ein ständiges Gleichgewicht zwischen proinflammatorischen und antiinflammatorischen Substanzen dar, wobei endocannabinoide und eicosanoide Signalwege an deren homöostatischer Regulation beteiligt sind [193]. Es ist daher nicht überraschend, dass die Liste der Erkrankungen, bei denen eine Dysregulation des ECS eine Rolle spielt, so umfangreich ist. Dazu zählt auch die Depression, die mit einer Hypoaktivität des ECS und erhöhten Entzündungsmarkern assoziiert ist [193].

Polymorphismen in den Genen für CB1-Rezeptoren (CNR1) wurden mit verschiedenen Erkrankungen in Verbindung gebracht, darunter Schizophrenie und Depression bei Parkinsonkrankheit, und Polymorphismen im Gen für CB2-Rezeptoren (CNR2) wurden mit postmenopausaler Osteoporose assoziiert [35].

Dysfunktion des Endocannabinoidsystems und psychische Gesundheit

Russo spricht von der Rolle einer Endocannabinoidsystem-(ECS)-Insuffizienz im Zusammenhang mit psychischen Erkrankungen. So wird beispielsweise die Major Depression heute weniger als ein Versagen der Monoamin-Neurotransmission, sondern vielmehr als eine Störung der Plastizität des ZNS, ein mit Entzündung assoziierter Zustand oder sogar als degenerative Erkrankung betrachtet, die direkt mit einer Unterfunktion des ECS verknüpft ist [186, 193, 194]. Tierexperimentelle Studien haben gezeigt, dass stressinduzierte Angst signifikant negativ mit den AEA-Spiegeln korreliert und dass die Gabe eines FAAH-Inhibitors (FAAH baut AEA ab) die Ausprägung angstähnlicher Verhaltensweisen umkehrt [195].

Eine Dysregulation des ECS wurde mit mehreren psychischen Erkrankungen in Verbindung gebracht, darunter Depression, Angststörungen, PTBS, Alzheimerkrankheit und Schizophrenie. So wird der Zusammenhang zwischen einer Dysfunktion der endocannabinoiden Signalübertragung und Schizophrenie durch mehrere Studien gestützt, die abnormale Endocannabinoidspiegel im Liquor und Plasma sowie eine veränderte CB1-Rezeptorexpression zeigen [196]. In einer Studie wurden die AEA-Spiegel im Liquor bei antipsychotika-naiven Patienten mit einer ersten Episode paranoider Schizophrenie achtmal höher gemessen als bei Kontrollen oder Patienten mit Demenz oder affektiven Störungen. Diese Erhöhung des AEA-Spiegels fehlte bei Schizophrenen, die mit typischen Antipsychotika (Antagonisten der Dopamin-D2-ähnlichen Rezeptoren) behandelt wurden, blieb jedoch bei Schizophrenen bestehen, die mit atypischen Antipsychotika (Antagonisten der 5-HT_{2A}-Rezeptoren) behandelt wurden. Der AEA-Spiegel im Liquor korrelierte invers mit psychotischen Symptomen ($p = 0{,}001$), was darauf hindeutet, dass die erhöhten AEA-Spiegel bei akuter paranoider Schizophrenie eine kompensatorische Anpassung widerspiegeln könnten [196].

Das ECS ist an der Regulation von Stress und Emotionen beteiligt, insbesondere durch seine Wirkung auf das kortikolimbische System und die Hypothalamus-Hypophysen-Nebennierenrinden-Achse (HPA-Achse), die im nächsten Kapitel behandelt werden. Die Rolle des ECS und seiner Dysfunktion im Zusammenhang mit verschiedenen psychischen Störungen wird in den entsprechenden Kapiteln zu diesen Erkrankungen näher betrachtet.

Omega-3- und Omega-6-Fettsäuren für die Gesundheit des Gehirns

Nach dem Fettgewebe findet sich die höchste Lipidkonzentration im zentralen Nervensystem (ZNS). Mehrfach ungesättigte Omega-3- und Omega-6-Säuren (engl.: polyunsaturated fatty acid, PUFA) sind im Gehirn besonders stark vertreten; Lipide machen 50–60 % des Trockengewichts des Gehirns aus. Es gibt eine kurzkettige Form der Omega-3-PUFA (α-Linolensäure, ALA) und langkettige Formen: Docosahexaensäure (DHA) und Eicosapentaensäure (EPA). Omega-6-PUFAs werden in eine kurzkettige Form (Linolsäure, LA) und eine langkettige Form, Arachidonsäure (AA), unterteilt. DHA macht 10–15 % der Gesamtfettsäuren im männlichen wie im weiblichen menschlichen Gehirn aus [197]. PUFAs sind somit essenziell für die normale Entwicklung und Funktion des ZNS [198].

Ernährung und Bedeutung von Omega-3-Fettsäuren für ein gesundes ECS

Die Evidenzbasis für die Bedeutung von Polyenfettsäuren (PUFAs) bei der Pathogenese vieler psychischer Erkrankungen, darunter Angststörungen und Depression, wächst stetig [198]. Omega-3-PUFAs modulieren neurobiologische Prozesse, die an diesen beiden Erkrankungen beteiligt sind. Mögliche pathomechanistische Ansätze umfassen die Aktivität des (PUFA-abgeleiteten) ECS und der HPA-Achse [198].

Es ist bekannt, dass niedrige diätetische DHA-Spiegel (Omega-3-PUFA) mit einem erhöhten Risiko für die Entwicklung neuropsychiatrischer Erkrankungen assoziiert sind, wobei die Wirkmechanismen bis vor Kurzem weitgehend unklar waren [199]. Ein Mangel an Omega-3-PUFAs im Gehirn wurde mit psychischen Erkrankungen wie Angststörungen und Depression in Verbindung gebracht [135].

Zusammenhang zwischen Mangel an Omega-3-Fettsäuren und psychischen Erkrankungen

Sowohl epidemiologische Studien [200] als auch klinische Studien bringen Depressionen, Angststörungen und Schizophrenie mit signifikant niedrigeren Spiegeln von Omega-3-PUFA und einem höheren Omega-6/Omega-3-Verhältnis im Blut und Gehirn in Verbindung [201–203]. Zum Beispiel:

- Niedrigere Omega-3-PUFA-Spiegel in den Erythrozytenmembranen und höhere Omega-6/Omega-3-Verhältnisse wurden bei nicht depressiven Patienten mit sozialer Angststörung im Vergleich zu Kontrollen festgestellt, wobei eine negative Korrelation zwischen Omega-3-PUFA-Spiegeln und Angstscores gefunden wurde [201].
- Bei Patienten mit aktuellen komorbiden depressiven und Angststörungen sowie bei Patienten mit reiner depressiver Störung wurden niedrigere Omega-3-PUFA-Spiegel als bei Kontrollen festgestellt, während die Omega-6-Spiegel unverändert blieben. Veränderungen der PUFA-Spiegel standen nicht im Zusammenhang mit reinen Angststörungen. Interessanterweise gab es keinen Unterschied in den PUFA-Spiegeln zwischen Patienten in Remission und Kontrollen [204].
- Eine Metaanalyse fand signifikant niedrigere Spiegel von EPA, DHA und Gesamt-Omega-3-PUFA bei 3318 depressiven Patienten [205].

Post-mortem-Untersuchungen an Gehirnen von Patienten, die an einer Major Depression [197] und bipolaren Störungen [206] litten, sowie von depressiven Suizidopfern [207] zeigten niedrigere DHA-Spiegel im orbitofrontalen Kortex

(Major Depression und bipolare Störungen) bzw. im präfrontalen Kortex (Suizidopfer). Eine reduzierte Expression von Genen der Fettsäurebiosynthese wurde im präfrontalen Kortex von Patienten mit Major Depression festgestellt [202].

Auch Tierstudien haben gezeigt, dass eine Ernährung mit Omega-3-PUFA-Mangel bei erwachsenen Nachkommen depressive und angstähnliche Symptome sowie abnormales Sozialverhalten induziert [199, 208–211]. Bei Ratten wurde festgestellt, dass eine Ernährung mit einem unverhältnismäßig hohen Omega-6/Omega-3-Verhältnis die Biochemie verändert, die monoaminerge Neurotransmitter- und Glutamatrezeptoren beeinflusst und das Verhalten der Tiere beeinträchtigt [209, 212].

Zusammenhang zwischen ECS, Omega-3- und Omega-6-Fettsäuren

Arachidonsäure (Omega-6) und DHA (Omega-3) sind die Hauptformen der PUFA im Gehirn, wobei DHA ein zentraler Bestandteil neuronaler Membranen ist [20, 210]. Da Säugetiere Omega-3-PUFA nicht selbst synthetisieren können, müssen diese über die Nahrung zugeführt werden [210]. Zur Wiederholung: Endocannabinoide und endocannabinoidähnliche Verbindungen sind Signallipide, die aus langkettigen Fettsäuren gebildet werden:

- AEA und 2-AG werden aus Arachidonsäure (AA, eine Omega-6-PUFA) gebildet.
- Oleoylethanolamid (OEA) und Palmitoylethanolamid (PEA) werden aus EPA (Omega-3-PUFA) gebildet.
- DHEA wird aus DHA (Omega-3-PUFA) gebildet [198].

Bedeutung der Omega-3-Fettsäuren für die Funktion des ECS

Da AEA und 2-AG aus phospholipidgebundener Arachidonsäure (AA) synthetisiert werden, könnte man sich fragen, warum Omega-3-PUFAs im Zusammenhang mit dem ECS wichtig sind, wenn AEA und 2-AG aus AA, einer Omega-6-PUFA, gebildet werden. Dies lässt sich vielleicht besser verstehen, wenn man bedenkt, dass es zunehmend Hinweise auf eine komplexe Interaktion zwischen Omega-3- und Omega-6-langkettigen PUFAs und dem ECS gibt und dass das Verhältnis von Omega-3/Omega-6 offenbar sehr wichtig für die Funktion des ECS ist [20].

Da Endocannabinoide (und endocannabinoidähnliche Verbindungen) aus Omega-6- und Omega-3-PUFA gebildet werden, könnten die Effekte von PUFA auf das stimmungsbezogene Verhalten zumindest teilweise über das ECS vermittelt werden [198]. Tierexperimentelle Forschung liefert inzwischen Hinweise darauf, dass ein unausgewogenes Omega-6/Omega-3-Verhältnis schädliche Auswirkungen auf die endocannabinoide Signalübertragung und damit auf Stimmung und Emotionen haben kann [20, 198].

Mehrere Tierstudien stützen die Annahme, dass die Aufnahme von PUFA über die Nahrung eng mit den endocannabinoiden Spiegeln im Gehirn verknüpft ist, und haben mögliche Mechanismen untersucht. Durch die Regulation der endocannabinoiden Spiegel im Gehirn beeinflussen PUFAs die synaptische Plastizität im Hippocampus sowie die endocannabinoidabhängige Plastizität und CB1-assoziierte Signalwege im präfrontalen Kortex und im Nucleus accumbens. Ein Mangel an Omega-3-PUFA kann sich auch auf die Funktion der HPA-Achse auswirken, wobei die zugrundeliegenden Mechanismen noch nicht gut verstanden sind [198]. Nach Lafourcade et al. [209] verändert ein diätetischer Omega-3-Mangel die CB1-Rezeptorfunktion in einer Weise, die der klassischen Agonistendesensibilisierung ähnelt. Eine Folge der CB1-Rezeptordesensibilisierung ist die Aufhebung der endocannabinoidvermittelten synaptischen Plastizität in jenen Hirnarealen, die an der Regulation von Emotionen und affektiven Störungen beteiligt sind, also im prälimbischen Bereich des PFC und im Nucleus accumbens [209]. Für eine ausführliche Diskussion siehe Larrieu und Laye [198] sowie Dyall [20].

Es gibt mehrere Studien, welche die enge Beziehung zwischen dem ECS und Omega-3- sowie Omega-6-PUFA unterstützen. So wurde beispielsweise festgestellt, dass eine langfristige Supplementierung mit DHA und EPA die Spiegel von endocannabinoidähnlichen, aus DHA und EPA abgeleiteten Molekülen erhöht (deren Funktionen jedoch noch unbekannt sind) und die Spiegel von AEA und 2-AG senkt [20]. In einer Mäusestudie wurde gezeigt, dass ein lebenslanger diätetischer Omega-3-PUFA-Mangel die durch Endocannabinoide vermittelte langfristige synaptische Depression im prälimbischen präfrontalen Kortex und im Nucleus accumbens spezifisch aufhebt. Bei experimentell Omega-3-defizienten Mäusen waren die präsynaptischen CB1-Rezeptoren von ihren Effektor-$G_{i/o}$-Proteinen entkoppelt, was die CB1-Rezeptorfunktion deutlich verringerte, und die durch den diätetischen Mangel induzierte Reduktion der CB1-Rezeptorfunktion in stimmungsregulierenden Strukturen war mit beeinträchtigtem emotionalen Verhalten assoziiert. Dies deutet auf einen möglichen pathogenetischen Mechanismus für Verhaltensänderungen infolge von Omega-3-PUFA-Mangel hin und könnte helfen, den Zusammenhang zwischen diätetischem Omega-3-Mangel und neuropsychiatrischen Erkrankungen zu erklären [209].

In einer weiteren Mäusestudie wurde festgestellt, dass ein langfristiger diätetischer Omega-3-PUFA-Mangel die DHA-Spiegel im Gehirn senkt und die Signalwege der Cannabinoidrezeptoren in stimmungsregulierenden Hirnarealen wie dem präfrontalen Kortex und dem Hypothalamus beeinträchtigt [210]. Die Wirkung eines synthetischen Cannabinoidagonisten in einem Angstverhaltenstest wurde bei Omega-3-defizienten Mäusen aufgehoben, was die Annahme stützt, dass die mit dem diätetischen Omega-3-Mangel verbundenen Verhaltensänderungen durch Veränderungen des ECS in bestimmten Hirnregionen verursacht werden [210]. In einer weiteren Studie, diesmal an Mäusejungtieren, wurde festgestellt, dass ein Mangel an Omega-3-PUFA die endocannabinoide Steuerung der synaptischen Aktivität im Hippocampus beeinträchtigt [213].

Weitere Studien haben untersucht, wie Omega-3-PUFAs sich positiv auf die Stimmung auswirken könnten. So zeigen beispielsweise fat-1-transgene Mäuse, die erhöhte DHA-Spiegel im Gehirn aufweisen (sie können Omega-6- in Omega-3-Fettsäuren umwandeln), eine gesteigerte hippocampale Neurogenese, was einen

Mechanismus darstellt, über den Omega-3-PUFAs die Stimmung und Depression beeinflussen könnten [214].

Somit gibt es Hinweise darauf, dass das ECS durch Veränderungen im diätetischen Omega-6/Omega-3-Verhältnis beeinflusst wird.

Weitere Belege für die enge Beziehung zwischen dem ECS und Omega-6-PUFA finden sich am entgegengesetzten Ende des Lebenszyklus der beiden wichtigsten Endocannabinoide. Nicht nur benötigen sowohl AEA als auch 2-AG AA für ihre Synthese, sondern die Abbauprodukte von AEA und 2-AG umfassen AA, sodass diese Endocannabinoide als Vorläuferpools für die Produktion von Eicosanoiden dienen und auch in andere Klassen bioaktiver Mediatoren umgewandelt werden [20].

Warum sind diätetische Quellen mehrfach ungesättigter Fettsäuren wichtig?

Wie von Dyall erläutert [20], ist die endogene Synthese langkettiger PUFAs (DHA, AA) gering, und die Spiegel im Gehirn werden überwiegend durch diätetische Quellen und/oder Leberquellen im Blut aufrechterhalten (die Leber kann langkettige PUFAs aus ihren kurzkettigen Vorläufern, LA und ALA, synthetisieren, allerdings ist dies ein sehr ineffizienter Mechanismus, da diese Biosynthesewege aufgrund gemeinsamer Enzyme miteinander konkurrieren). Die Spiegel langkettiger PUFAs im Gehirn reagieren auf die diätetische Aufnahme, was durch die Tatsache belegt wird, dass eine Ernährung mit einem Verhältnis von LA (Omega-6)/ALA (Omega-3) von etwa 1:1 zu höheren DHA-Spiegeln im Gehirn führt, während ein Verhältnis von 10:1 (Omega-6/Omega-3) die DHA-Spiegel im Gehirn senkt und andere Produkte des LA-Stoffwechselwegs (wie Docosapentaensäure und Adreninsäure) erhöht [20].

Das Problem mit der westlichen Ernährung

Ursprünglich entwickelte sich der Mensch mit einer Ernährung, bei der das Verhältnis von Omega-6- zu Omega-3-Fettsäuren 1:1 betrug [215]. Obwohl der Körper sowohl Omega-6- als auch Omega-3-Fettsäuren benötigt, ist das optimale Verhältnis entscheidend. Leider ist in unserer modernen Welt die typische westliche Ernährung stark zugunsten eines hohen Verhältnisses von Linolsäure (LA, Omega-6-PUFA) zu α-Linolensäure (ALA, Omega-3-PUFA) verschoben, das irgendwo zwischen 10:1 und 25:1 liegt [215–217]. Eine Abkehr von tierischen Fetten hin zu pflanzlichen Ölen (z. B. Sonnenblumen-, Rapsöl), die meist einen hohen LA-Gehalt (Vorstufe der Arachidonsäure, AA) und einen niedrigen ALA-Gehalt (Vorstufe von DHA) aufweisen, könnte zu diesem deutlichen Anstieg der LA-(Omega-6)-Aufnahme geführt haben [217].

Säugetiere können weder LA noch ALA selbst synthetisieren und müssen diese daher über die Nahrung aufnehmen [218]. LA und ALA werden über denselben enzymatischen Weg in langkettige Fettsäuren, nämlich AA bzw. DHA, umgewandelt und stehen daher in Konkurrenz zueinander – sowohl bei der Umwandlung in ihre jeweiligen langkettigen Fettsäuren als auch beim Eintritt ins Gehirn [219]. Ein höheres LA:ALA-Verhältnis verschiebt das Gleichgewicht in Richtung eines proinflammatorischen Zustands mit vermehrter Prostaglandinbildung, erhöhter Thrombozytenaggregation und verstärkter Entzündung [220]. Ein hoher Omega-6-Spiegel im Vergleich zu Omega-3 führt zu einer relativen Omega-3-PUFA-Unterversorgung.

Hohe Omega-6-Spiegel oder ein hohes Omega-6/Omega-3-Verhältnis fördern chronisch-entzündliche Erkrankungen und stehen in Zusammenhang mit Herz-Kreislauf-Erkrankungen, Krebs, Bluthochdruck, Diabetes, Arthritis, Osteoporose sowie entzündlichen und Autoimmunerkrankungen, während ein niedriges Omega-6/Omega-3-Verhältnis solche Erkrankungen unterdrückt [215, 221]. Entzündungen sind zudem an der Pathogenese vieler psychischer Erkrankungen wie Angststörungen und Depressionen beteiligt, wie wir in späteren Kapiteln sehen werden.

Hanfsamen haben ein sehr gutes Verhältnis von Omega-6- zu Omega-3-Fettsäuren

Interessanterweise zählen Hanfsamen, die von der Cannabispflanze stammen (Hanfsamen enthalten keine Phytocannabinoide), vermutlich zu den besten Lebensmitteln hinsichtlich des optimalen Verhältnisses von Linolsäure (LA, Omega-6) zu α-Linolensäure (ALA, Omega-3), das zwischen 2:1 und 3:1 liegt (ähnlich wie bei der mediterranen und japanischen Ernährung) [222]. Die Ergänzung der Ernährung mit Hanfsamenöl kann das erhöhte Omega-6/Omega-3-Verhältnis westlicher Ernährungsweisen ausgleichen [223]. Zu beachten ist jedoch die begrenzte Fähigkeit des Menschen, ALA in DHA umzuwandeln. Zwischen 8 % und 20 % des aufgenommenen ALA werden beim Menschen zu EPA umgewandelt, und zwischen 0,5 % und 9 % zu DHA. Eine Studie, die Fischesser, fleischessende Nichtfischesser, Vegetarier und Veganer verglich, fand jedoch sehr ähnliche Werte an zirkulierendem Plasma-EPA in den Gruppen der Fischesser, Vegetarier und Veganer (Fischesser: 57,5 +/− 43,2 µmol/l; Fleischesser: 47,4 +/− 30,3 µmol/l; Vegetarier: 55,9 +/− 45,3 µmol/l; Veganer: 65,1 +/− 45,5 µmol/l) und einen leicht höheren DHA-Wert bei Vegetariern im Vergleich zu Fleischessern (Fischesser: 239,7 +/− 106,2 µmol/l; Fleischesser: 215,6 +/− 96,4 µmol/l; Vegetarier: 222,2 +/− 138,4 µmol/l; Veganer: 195,0 +/− 58,8 µmol/l) [224].

Zusammenfassend bleibt die Ernährung ein sehr wichtiger Faktor für die allgemeine Gesundheit und die psychische Gesundheit. Der Einsatz von medizinischem Cannabis und anderen Formen der Naturheilkunde sollte als Teil eines ganzheitlichen Ansatzes für Gesundheit betrachtet werden, insbesondere eines Ansatzes, bei dem Ernährungsfaktoren eine entscheidende Rolle spielen.

Fazit

Dieses Kapitel hat einen Überblick über das Endocannabinoidsystem (ECS) gegeben, ein zentrales neuroregulatorisches System im Körper von Menschen und Tieren. Das Verständnis des ECS ist wichtig, da es die Grundlage dafür bildet, wie medizinisches Cannabis in unserem Körper wirkt und zur Linderung vieler verschiedener Erkrankungen, einschließlich psychischer Störungen, beitragen kann. Das ECS ist an der Homöostase nahezu aller Körpersysteme beteiligt, und eine Dysregulation des ECS ist mit zahlreichen menschlichen Krankheiten und Störungen, einschließlich psychischer Erkrankungen, assoziiert. Es ist wichtig zu erkennen, dass die Vorstufen unserer Endocannabinoide aus unserer Ernährung stammen. Die Beachtung von Ernährung und Nährstoffzufuhr spielt wahrscheinlich eine Schlüsselrolle bei der Erhaltung der Gesundheit, der Vermeidung von Krankheiten und der Modulation des ECS.

Schauen wir uns nun an, wie das Endocannabinoidsystem an der Stressreaktion beteiligt ist, da Stress zu vielen Erkrankungen, einschließlich psychischer Erkrankungen, beitragen kann.

Literatur

1. Parker LA. Cannabinoids & emotional regulation. In: Parker LA, Hrsg. Cannabinoids and the brain. Cambridge: MIT Press; 2017.
2. Ahmet W, Katz S. Therapeutic use of cannabis in inflammatory bowel disease. Gastroenterol Hepatol. 2016;12(11):668–79.
3. Fride E, Feigin C, Ponde DE, et al. (+)-Cannabidiol analogues which bind cannabinoid receptors but exert peripheral activity only. Eur J Pharmacol. 2004;506(2):179–88.
4. Grill M, Hogenauer C, Blesi A, et al. Members of the endocannabinoid system are distinctly regulated in inflammatory bowel disease and colorectal cancer. Sci Rep. 2019;9:2358.
5. Jarvis S, Rassmussen S, Winters B. Role of the endocannabinoid system and medical cannabis. JNP. 2017;13(8):525–31.
6. Matias I, Di Marzo V. Endocannabinoids and the control of energy balance. Trends Endocrinol Metab. 2007;8:27–37.
7. McPartland JM, Duncan M, Di Marzo V, Pertwee RG. Are cannabidiol and Δ^9-tetrahydrocannabivarin negative modulators of the endocannabinoid system? A systematic review. Br J Pharmacol. 2015;172:737–53.
8. Olah A, Szekanecz Z, Biro T. Targeting cannabinoid signaling in the immune system: „high"-ly exciting questions, possibilities, and challenges. Front Immunol. 2017;8:1487.
9. Izzo AA, Sharkey KA. Cannabinoids and the gut: new developments and emerging concepts. Pharmacol Ther. 2010;126(1):21–38.
10. McPartland JM, Guy GQ, Di Marzo V. Care and feeding of the endocannabinoid system: a systematic review of potential clinical interventions that upregulate the endocannabinoid system. PLoS One. 2014;9(3):e89566.
11. Goldstein Ferber S, Trezza V, Weller A. Early life stress and development of the endocannabinoid system: a bidirectional process in programming future coping. Dev Psychobiol. 2021;63(2):143–52.
12. Pertwee RG. The diverse CB1 and CB2 receptor pharmacology of three plant cannabinoids: Δ^9-tetrahydrocannabinol, cannabidiol and Δ^9-tetrahydrocannabivarin. Br J Pharmacol. 2008;153:199–215.
13. Schubart CD, Sommer IEC, Fusar-Poli P, et al. Cannabidiol as a potential treatment for psychosis. Eur J Neuropsychopharmacol. 2014;24:51–64.
14. Atkinson DL, Abbot JK. Cannabinoids and the brain: the effects of endogenous and exogenous cannabinoids on brain systems and function. In: Compton MT, Manseau MW, Hrsg. The complex connection between cannabis and schizophrenia. Saint Louis: Elsevier Science and Technology; 2017.
15. Devane WA, Hanus L, Breuer A, et al. Isolation and structure of a brain constituent that binds to the cannabinoid receptor. Science. 1992;258(5090):1946–9.

16. Mechoulam R, Ben-Shabat S, Hanus L, et al. Identification of an endogenous 2-monoglyceride, present in canine gut, that binds to cannabinoid receptors. Biochem Pharmacol. 1995;50(1):83–90.
17. Sugiura T, Kondo S, Sukagawa A, et al. 2-Arachidonoylglycerol: a possible endogenous cannabinoid receptor ligand in brain. Biochem Biophys Res Commun. 1995;215(1):89–97.
18. Maccarrone M, Bab I, Biro T, et al. Endocannabinoid signalling at the periphery: 50 years after THC. Trends Pharmacol Sci. 2015;36(5):277–96.
19. Barrie N, Kuruppu V, Manolios E, et al. Endocannabinoids in arthritis: current views and perspective. Int J Rheum Dis. 2017;20(7):789–97.
20. Dyall SC. Interplay between n-3 and n-6 long-chain polyunsaturated fatty acids and the endocannabinoid system in brain protection and repair. Lipids. 2017;52(11):885–900.
21. Stella N, Schweitzer P, Piomelli D. A second endogenous cannabinoid that modulates long-term potentiation. Nature. 1997;388:773–8.
22. Pamplona FA, Takahashi RN. Psychopharmacology of the endocannabinoids: far beyond anandamide. Psychopharm. 2012;26(1):7–22.
23. Piomelli D. The molecular logic of endocannabinoid signalling. Nat Rev Neurosci. 2003;4:873–84.
24. Chakrabarti B, Persico A, Battistia N, Maccarrone M. Endocannabinoid signaling in autism. Neurotherapeutics. 2015;12:837–47.
25. Mechoulam R, Hanus LO, Pertwee R, Howlette AC. Early phytocannabinoid chemistry to endocannabinoids and beyond. Nat Rev Neurosci. 2014;15(11):757–64.
26. Bisogno T, Howell F, Williams G, Minassi A, Cascio MG, Ligresti A, et al. Cloning of the first sn1-DAG lipases points to the spatial and temporal regulation of endocannabinoid signaling in the brain. J Cell Biol. 2003;163:463–8.
27. Murataeva N, Straiker A, Mackie K. Parsing the players: 2-arachidonoylglycerol synthesis and degradation in the CNS. Br J Pharmacol. 2014;171(6):1379–91.
28. Kano M, Ohno-Shosaku T, Hashimotodani Y, Uchigashima M, Watanabe M. Endocannabinoid-mediated control of synaptic transmission. Physiol Rev. 2009;89:309–80.
29. Maccarrone M, Dainese E, Oddi S. Intracellular trafficking of anandamide: new concepts for signaling. Trends Biochem Sci. 2010;35(11):601–8.
30. Maccarrone M. Metabolism of the endocannabinoid anandamide: open questions after 25 years. Front Mol Neurosci. 2017;10:166.
31. Van der Stelt M, Hansen HH, Veldhuis WB, et al. Biosynthesis of endocannabinoids and their modes of action in neurodegenerative diseases. Neurotox Res. 2003;5(3):183–200.
32. Cravatt BF, Giang DK, Mayfield SP, et al. Molecular characterization of an enzyme that degrades neuromodulatory fatty-acid amides. Nature. 1996;384:83–7.
33. Hu SS, Bradshaw HB, Chen JS, Tan B, Walker JM. Prostaglandin E2 glycerol ester, an endogenous COX-2 metabolite of 2-arachidonoylglycerol, induces hyperalgesia and modulates NFkappaB activity. Br J Pharmacol. 2008;153(7):1538–49.
34. Katona I, Freund TF. Multiple functions of endocannabinoid signaling in the brain. Annu Rev Neurosci. 2012;35:529–58.
35. Pertwee RG, Howlett AC, Abood ME, et al. Cannabinoid receptors and their ligands: beyond CB1 and CB2. Pharmacol Rev. 2010;62:588–631.
36. Chen D, et al. Brain cannabinoid 2 receptor: expression, function and modulation. Acta Pharmacol Sin. 2017;38:312–6.
37. Zou S, Kumar U. Cannabinoid receptors and the endocannabinoid system: signaling and function in the central nervous system. Int J Mol Sci. 2018;19(3):833.
38. Rivera P, Bindila L, Pastor A, et al. Pharmacological blockade of the fatty acid amide hydrolase (FAAH) alters neural proliferation, apoptosis and gliosis in the rat hippocampus, hypothalamus and striatum in a negative energy context. Front Cell Neurosci. 2015;9:98.
39. O'Sullivan SE. An update on PPAR activation by cannabinoids. Br J Pharmacol. 2016;173(12):1899–910.
40. Wilson RI, Nichol RA. Endogenous cannabinoids mediate retrograde signalling at hippocampal synapses. Nature. 2001;410:588–92.

41. World Health Organization (WHO). World Health Organization Expert Committee on Drug Dependence. Cannabidiol (CBD) Critical Review Report. Expert Committee on Drug Dependence Fortieth Meeting Geneva, 4–7 June 2018. World Health Organization (WHO), 2018. https://www.who.int/medicines/access/controlledsubstances/CannabidiolCriticalReview.pdf. Zugegriffen: 10. Jan. 2021.
42. Smith-Kielland A, Skuterud B, Morland J. Urinary excretion of 11-nor-9-carboxy-Δ^9-tetrahydrocannabinol and cannabinoids in frequent and infrequent drug users. J Anal Toxicol. 1999;23:323–32.
43. Ho WSV, Barrett DA, Randall MD. Entourage effects of *N*-palmitoylethanolamide and *N*-oleoylethanolamide on vasorelaxation to anandamide occur through TRPV1 receptors. Br J Pharmacol. 2008;155(6):837–46.
44. Lambert DM, Di Marzo V. The palmitoylethanolamide and oleamide enigmas: are the two fatty acid amides cannabimimetic? Curr Med Chem. 1999;6:757–73.
45. De Petrocellis L, Ligresti A, Schiano Moriello A, et al. Effects of cannabinoids and cannabinoid-enriched Cannabis extracts on TRP channels and endocannabinoid metabolic enzymes. Br J Pharmacol. 2011;163:1479–94.
46. Re G, Barbero R, Miolo A, Di Marzo V. Palmitoylethanolamide, endocannabinoids and related cannabimimetic compounds in protection against tissue inflammation and pain: potential use in companion animals. Vet J. 2007;173:21–30.
47. Lin T, Lu C, Wu C, et al. Palmitoylethanolamide inhibits glutamate release in rat cerebrocortical nerve terminals. Int J Mol Sci. 2015;16(3):555–71.
48. Trautmann SM, Sharkey KA. The endocannabinoid system and its role in regulating the intrinsic neural circuitry of the gastrointestinal tract. In chapter three - the endocannabinoid system and its role in regulating the intrinsic neural circuitry of the gastrointestinal tract. Int Rev Neurobiol. 2015;125:85–126.
49. Appendino G, Ligresti A, Minassi A, et al. Conformationally constrained fatty acid ethanolamides as cannabinoid and vanilloid receptor probes. J Med Chem. 2009;52:3001–9.
50. Godlewski G, Offertaler L, Wagner JA, Kunos G. Receptors for acylethanolamides – GPR55 and GPR119. Prostaglandins Other Lipid Mediat. 2009;89(3–4):105–11.
51. Hansen HS, Artmann A. Endocannabinoids and nutrition. J Neuroendocrinol. 2008;20(1):94–9.
52. Thabuis C, Tissot-Favre D, Bezelgues JB, et al. Biological functions and metabolism of oleoylethanolamide. Lipids. 2008;43(10):887–94.
53. Tutunchi H, Ostadrahimi A, Saghafi-Asl M, Maleki V. The effects of oleoylethanolamide, an endogenous PPAR-α agonist, on risk factors for NAFLD: a systematic review. Obes Rev. 2019;20(7):1057–69.
54. Mueller P, Driscoll WJ. Biosynthesis of oleamide. Vitam Horm. 2009;81:55–78.
55. Leggett JD, Beckett SRG, D'Antona AM, et al. Oleamide is a selective endogenous agonist of rat and human CB_1 cannabinoid receptors. Br J Pharmacol. 2004;141(2):253–62.
56. Federal Drug Administration. FDA completes review of qualified health claim petition for oleic acid and the risk of coronary heart disease. 19 Nov 2018. https://www.fda.gov/food/cfsan-constituent-updates/fda-completes-review-qualified-health-claim-petition-oleic-acid-and-risk-coronary-heart-disease. Zugegriffen: 10. Jan. 2021.
57. Sugiura T, Kondo S, Kodaka T, et al. Enzymatic synthesis of oleamide (*cis*-9, 10-octadecenoamide), sleep-inducing lipid, by rat brain microsomes. Biochem Mol Biol Int. 1996;40:931–8.
58. Bisogno T, Sepe N, De Petrocellis L, et al. The sleep inducing factor oleamide is produced by mouse neuroblastoma cells. Biochem Biophys Res Commun. 1997;239:473–9.
59. Mendelson W, Basile A. The hypnotic actions of the fatty acid amide, oleamide. Neuropsychopharmacology. 2001;25:S36–9.
60. Gaoni Y, Mechoulam R. Isolation, structure, and partial synthesis of an active constituent of hashish. J Am Chem Soc. 1964;86(8):1646–7.
61. Matsuda LA, Lolait SJ, Brownstein MJ, et al. Structure of a cannabinoid receptor and functional expression of the cloned cDNA. Nature. 1990;346:561–4.

62. Munro S, Thomas KL, Abu-Shaar M. Molecular characterization of a peripheral receptor for cannabinoids. Nature. 1993;365:61–5.
63. Health Canada. Information for health care professionals: cannabis (marihuana, marijuana) and the cannabinoids [Health Canada 2013]. Government of Canada. 2013. https://www.canada.ca/en/health-canada/services/drugs-medication/cannabis/information-medical-practitioners/information-health-care-professionals-cannabis-cannabinoids.html#chp62. Zugegriffen: 30. JulI 2018.
64. McGeeney BE. Cannabinoids and hallucinogens for headache. Headache. 2013;53(3):447–58.
65. Pacher P, Mechoulam R. Is lipid signaling through cannabinoid 2 receptors part of a protective system? Prog Lipid Res. 2011;50(2):193–211.
66. Kupczyk P, Reich A, Szepietowski JC. Cannabinoid system in the skin – a possible target for future therapies in dermatology. Exp Dermatol. 2009;18:669–79.
67. Ellert-Miklaszewska A, Grajkowska W, Gabrusiewicz K, et al. Distinctive pattern of cannabinoid receptor type II (CB2) expression in adult and pediatric brain tumors. Brain Res. 2007;1137(1):161–9.
68. Chua JT, Argueta DA, DiPatrizio NV, et al. Endocannabinoid system and the kidneys: from renal physiology to injury and disease. Cannabis Cannabinoid Res. 2019;4(1):10–20.
69. Hedlund P. Cannabinoids and the endocannabinoid system in lower urinary tract function and dysfunction. Neurourol Urodyn. 2013;33(1):46–53.
70. Lotersztajn S, Teixeira-Clerc F, Julien B, et al. CB2 receptors as new therapeutic targets for liver diseases. Br J Pharmacol. 2008;153(2):286–9.
71. Galiègue S, Mary S, Marchand J, Dussossoy D, et al. Expression of central and peripheral cannabinoid receptors in human immune tissues and leukocyte subpopulations. Eur J Biochem. 1995;232(1):54–61.
72. Cacciola G, Chianese R, Chioccarelli T, et al. Cannabinoids and reproduction: a lasting and intriguing history. Pharmaceuticals (Basel). 2010;3:3275–323.
73. Rezkalla S, Kloner RA. Cardiovascular effects of marijuana. Trends Cardiovasc Med. 2019;29(7):403 7.
74. Park B, Gibbons HM, Mitchell MD, et al. Identification of the CB1 cannabinoid receptor and fatty acid amide hydrolase (FAAH) in the human placenta. Placenta. 2003;24(5):473–8.
75. Mackie K. Cannabinoid receptors: where they are and what they do. J Neuroendocrinol. 2008;20(S1):10–4.
76. Gonzales S, Manzanares J, Berrendero F, et al. Identification of endocannabinoids and cannnabinoid receptor mRNA in the pituitary gland. Neuroendocrin. 1999;70(2):137–45.
77. Borowska M, Czarnywojtek A, Sawicka-Gutaj N, et al. The effects of cannabinoids on the endocrine system. Endokrynologia Polska. 2018;69(6):705–19.
78. Rossi F, Bellini G, Luongo L, et al. Cannabinoid receptor 2 as antiobesity target: inflammation, fat storage, and browning modulation. J Clin Endocrinol Metab. 2016;101(9):3469–78.
79. Rajesh M, Mukhopadhyay P, Batkai S, et al. CB2-receptor stimulation attenuates TNF-α-induced human endothelial cell activation, transendothelial migration of monocytes, and monocyte-endothelial adhesion. Am J Physiolo Heart Circul Physiol. 2007; 293(4):H2210-8.
80. Pacher P, Batkai S, Kunos G. The endocannabinoid system as an emerging target of pharmacotherapy. Pharmacol Rev. 2006;58(3):389–462.
81. Shrestra N, Cuffe JSM, Hutchinson DS, et al. Peripheral modulation of the endocannabinoid system in metabolic disease. Drug Discov Today. 2018;23(3):592–604.
82. Caterina M. TRP channel cannabinoid receptors in skin sensation, homeostasis, and inflammation. ACS Chem Neurosci. 2014;5(11):1107–16.
83. Pucci M, Rapino C, Di Francesco A, et al. Epigenetic control of skin differentiation genes by phytocannabinoids. Br J Pharmacol. 2013;170:581–91.
84. Ramot Y, Sugawara K, Zakany N, et al. A novel control of human keratin expression: cannabinoid receptor 1-mediated signaling down-regulates the expression of keratins K6 and K16 in human keratinocytes in vitro and in situ. Peer J. 2013;1:e40.

85. Pesce M, d'Allessandro A, Borelli O, et al. Endocannabinoid-related compounds in gastrointestinal diseases. J Cellular Mol med. 2018;22(2):706–15.
86. Onaivi ES, Ishiguro H, Gu S, Liu QR. CNS effects of CB2 cannabinoid receptors: beyond neuro-immuno-cannabinoid activity. J Psychopharmacol. 2012;26(1):92–103.
87. Anand U, Otto WR, Sanchez-Herrera D, et al. Cannabinoid receptor CB2 localisation and agonist-mediated inhibition of capsaicin responses in human sensory neurons. Pain. 2008;138(3):667–80.
88. El-Talatini MR, Taylor AH, Elson JC, et al. Localisation and function of the endocannabinoid system in the human ovary. PLoS One. 2009;4(2):e4579.
89. Bermúdez-Silva FJ, Suárez J, Baixeras E, et al. Presence of functional cannabinoid receptors in human endocrine pancreas. Diabetologia. 2008;51(3):476–87.
90. Ofek O, Karsak M, Leclerc N, et al. Peripheral cannabinoid receptor, CB2, regulates bone mass. Proc Natl Acad Sci U S A. 2006;103(3):696–701.
91. Pini A, Mannaioni G, Pellegrini-Giampietro D, et al. The role of cannabinoids in inflammatory modulation of allergic respiratory disorders, inflammatory pain and ischemic stroke. Curr Drug Targets. 2012;13(7):984–93.
92. Xu Z, Lu XA, Dai Q, et al. Acute upregulation of neuronal mitochondrial type-1 cannabinoid receptor and its role in metabolic defects and neuronal apoptosis after TBI. Mol Brain. 2016;9(1):75.
93. Sharkey KA, Wiley JW. The role of the endocannabinoid system in the brain-gut axis. Gastroenterology. 2016;151(2):252–66.
94. Fede C, Albertin G, Petrelli L, et al. Expression of the endocannabinoid receptors in human fascial tissue. Eur J Histochem. 2016;60(2):2643.
95. Alfulaij N, Meiners F, Michalek J, et al. Cannabinoids, the heart of the matter. J Am Heart Assoc. 2018;7:e009099.
96. Mahavadi S, Sriwai W, Huang J, et al. Inhibitory signaling by CB1 receptors in smooth muscle mediated by GRK5/ -arrestin activation of ERK1/2 and Src kinase. Am J Physiol Gastrointest Liver Physiol. 2014;306:G535–45.
97. Freund TF, Katona I, Piomelli D. Role of endogenous cannabinoids in synaptic signalling. Physiol Rev. 2003;83:1017–66.
98. Brownjohn PW, Ashton AC. Cannabinoids and neuropathic pain. Mini Rev Med Chem. 2003. https://www.academia.edu/10078769/Cannabinoids_and_Neuropathic_Pain?email_work_card=view-paper. Zugegriffen: 10. Jan. 2026.
99. Gerard CM, Mollereau C, Vassart G, Parmentier M. Molecular cloning of a human cannabinoid receptor which is also expressed in testis. Biochem J. 1991;279(1):129–34.
100. Mechoulam R, Shohami E. Endocannabinoids and traumatic brain injury. Mol Neurobiol. 2007;36:68–74.
101. Shohami E, Cohen-Yeshurun A, Magid L, et al. Endocannabinoids and traumatic brain injury. Br J Pharmacol. 2011;163(7):1402–10.
102. Glass M, Dragunow M, Faull RL. Cannabinoid receptors in the human brain: a detailed anatomical and quantitative autoradiographic study in the fetal, neonatal and adult human brain. Neuroscience. 1997;77(2):299–318.
103. Busquets-Garcia A, Bains J, Marsicano G. CB_1 receptor signaling in the brain: extracting specificity from ubiquity. Neuropsychopharmacology. 2018;43(1):4–20.
104. Han J, Kesner P, Metna-Laurant M, et al. Acute cannabinoids impair working memory through astroglial CB(1) receptor modulation of hippocampal LTD. Cell. 2012;148:1039–50.
105. Mackie K. Distribution of cannabinoid receptors in the central and peripheral nervous system. Handb Exp Pharmacol. 2005;168:299–325.
106. Herkenham M, Lynn AB, Little MD, et al. Cannabinoid receptor localization in brain. Proc Natl Acad Sci U S A. 1990;87:1932–6.
107. Steindel F, Lerner R, Haring M, et al. Neuron-type specific cannabinoid-mediated G protein signalling in mouse hippocampus. J Neurochem. 2013;124:795–807.

108. Hillard CJ, Liu QS. Endocannabinoid signaling in the etiology and treatment of major depressive illness. Curr Pharm Des. 2014;20:3795–811.
109. Hebert-Chatelain E, Desprez T, Serrat R, et al. A cannabinoid link between mitochondria and memory. Nature. 2016;539:555–9.
110. Marsicano G, Lutz B. Expression of the cannabinoid receptor CB1 in distinct neuronal subpopulations in the adult mouse forebrain. Eur J Neurosci. 1999;11(12):4213–25.
111. Wamsteeker JI, Bains JS. A synaptocentric view of the neuroendocrine response to stress. Eur J Neurosci. 2010;32:2011–21.
112. Marsicano G, Kuner R. Anatomical distribution of receptors, ligands and enzymes in the brain and in the spinal cord: circuitries and neurochemistry. In: Kofalvi A, Hrsg. Cannabinoids and the Brain. New York: Springer; 2008. S. 161–201.
113. Haring M, Mariscano G, Lutz B, Monory K. Identification of the cannabinoid receptor type 1 in serotonergic cells of raphe nuclei in mice. Neuroscience. 2007;146:1212–9.
114. Oropeza VC, Mackie K, Bockstaele EJ. Cannabinoid receptors are localised to noradrenergic axon terminals in rat frontal cortex. Brain Res. 2007;1127:36–44.
115. Breivogel CS, Sim LJ, Childers SR. Regional differences in cannabinoid receptor/G-protein coupling in rat brain. J Pharmacol Exp Ther. 1997;282:1632–42.
116. Leterrier C, Laine J, Darmon M, et al. Constitutive activation drives compartment-selective endocytosis and axonal targeting of type 1 cannabinoid receptors. J Neurosci. 2006;26:3141–53.
117. Nyiri G, Cserep C, Szabadits E, et al. CB1 cannabinoid receptors are enriched in the perisynaptic annulus and on preterminal segments of hippocampal GABAergic axons. Neuroscience. 2005;136:811–22.
118. Howlett AC. The cannabinoid receptors. Prostaglandins Other Lipid Mediat. 2002;68-69:619–31.
119. Oz M. Receptor-independent actions of cannabinoids on cell membranes: focus on endocannabinoids. Pharmacol Ther. 2006;111:114–44.
120. Marsicano G, Goodenough S, Monory K, et al. CB1 cannabinoid receptors and on-demand defense against excitotoxicity. Science. 2003;302:84–8.
121. Sagredo O, Pazos RM, Valdeolivas S, Fernández-Ruiz J. Cannabinoids: novel medicines for the treatment of Huntington's disease. Recent Pat CNS Drug Discov. 2012;7(1):1–8.
122. Joy JE, Watson SJ, Benson JA, Hrsg. Marijuana and medicine: assessing the science base. Washington (DC): National Academies Press (US); 1999.
123. Sim LJ, Xiao R, Selley DE, Childers SR. Differences in G-protein activation by μ- and δ-opioid, and cannabinoid, receptors in rat striatum. Eur J Pharmacol. 1996;307:97–105.
124. McGeeney BE. Hallucinogens and cannabinoids for headache. Headache. 2012;52(s2):94–7.
125. Akerman S, Kaube H, Goadsby PJ. Anandamide acts as a vasodilator of dural blood vessels in vivo by activating TRPV1 receptors. Br J Pharmacol. 2004;142:1354–60.
126. Suarez J, Rivera P, Rey AA, et al. Adipocyte cannabinoid CB1 receptor deficiency alleviates high fat diet-induced memory deficit, depressive-like behavior, neuroinflammation and impairment in adult neurogenesis. Psychoneuroendocrinology. 2019;110:104418.
127. González-Mariscal I, Krzysik-Walker S, Doyle M, et al. Human CB1 receptor isoforms, present in hepatocytes and β-cells, are involved in regulating metabolism. Sci Rep. 2016;6:33302.
128. Patel RS, Kamil SH, Bachu R, et al. Marijuana use and acute myocardial infarction: a systematic review of published cases in the literature. Trends Cardiovasc Med. 2020;30(5):298–307.
129. Laricchiuta D, Musella A, Rossi S, Centonze D. Behavioural and electrophysiological effects of endocannabinoid and dopaminergic systems on salient stimuli. Front Behav Neurosci. 2014;8:183.
130. Griffin G, Tao Q, Abood ME. Cloning and pharmacological characterization of the rat CB2 cannabinoid receptor. J Pharmacol Exp Ther. 2000;292(3):886–94.
131. Fernandez-Ruiz J, Romero J, Velasco G, et al. Cannabinoid CB2 receptor: a new target for controlling neural cell survival? Trends Pharmacol Sci. 2006;28(1):39–45.

132. Brusco A, Tagliaferro P, Saez T, Onaivi ES. Postsynaptic localization of CB2 cannabinoid receptors in the rat hippocampus. Synapse. 2008;62(12):944–9.
133. Atwood BK, Mackie K. CB2: a cannabinoid receptor with an identity crisis. Br J Pharmacol. 2010;160:467–79.
134. Svízenská I, Dubový P, Sulcová A. Cannabinoid receptors 1 and 2 (CB1 and CB2), their distribution, ligands and functional involvement in nervous system structures – a short review. Pharmacol Biochem Behav. 2008;90(4):501–11.
135. Muller N, Weidinger E, Leitner B, Schwartz MJ. The role of inflammation in schizophrenia. Front Neurosci. 2015;9:372.
136. Ishiguro H, Horiuchi Y, Ishikawa M, et al. Brain cannabinoid CB2 receptor in schizophrenia. Biol Psychiatry. 2010;67(10):974–82.
137. Dietrich A, McDaniel WF. Endocannabinoids and exercise. Br J Sports Med. 2004;38(5):536–41.
138. Demuth DG, Molleman A. Cannabinoid signalling. Life Sci. 2006;78(6):549–63.
139. Wang J, Wang Y, Tong M, et al. New prospect for cancer cachexia: medical cannabinoid. J Cancer. 2019;10(3):716–20.
140. Bosier B, Muccioli GG, Hermans E, et al. Functionally selective cannabinoid receptor signalling: therapeutic implications and opportunities. Biochem Pharmacol. 2010;80:1–12.
141. Franco R, Casado V, Cortes A, et al. G-protein coupled receptor heteromers: function and ligand pharmacology. Br J Pharmacol. 2008;153(Suppl 1):S90–8.
142. Saroz Y, Kho DT, Glass M, et al. Cannabinoid receptor 2 (CB2) signals via G-alpha-s and induces IL-6 and IL-10 cytokine secretion in human primary leukocytes. ACS Pharmacol Transl Sci. 2019;2:acsptsci.9b00049.
143. Fede C, Pirri C, Petrelli L, et al. Sensitivity of the fasciae to the endocannabinoid system: production of hyaluronan-rich vesicles and potential peripheral effects of cannabinoids in fascial tissue. Int J Mol Sci. 2020;21:2936.
144. Pal US, Kumar L, Mehta G, et al. Trends in management of myofascial pain. Natl J Maxillofac Surg. 2014;5:109–16.
145. Garantziotis S, Savani RC. Hyaluronan biology: a complex balancing act of structure, function, location and context. Matrix Biol. 2019;78-79:1–10.
146. Litwiniuk M, Krejner A, Speyrer MS, et al. Hyaluronic acid in inflammation and tissue regeneration. Wounds. 2016;28:78–88.
147. Cowman MK, Schmidt TA, Raghavan P, Stecco A. Viscoelastic properties of hyaluronan in physiological conditions. F1000Research. 2015;4:622.
148. Costa B, Comelli F, Bettoni I, et al. The endogenous fatty acid amide, palmitoylethanolamide, has anti-allodynic and anti-hyperalgesic effects in a murine model of neuropathic pain: involvement of CB1, TRPV1 and PPARc receptors and neurotrophic factors. Pain. 2008;139:541–50.
149. Di Marzo V, Bisogno T, De Petrocellis L. Anandamide: some like it hot. Trends Pharmacol Sci. 2001;22:346–9.
150. Caterina MJ. An introduction to transient receptor potential ion channels and their roles in disease. In: Szallasi A, Hrsg. TRP channels as therapeutic targets. London: Academic Press; 2015. S. 1–12.
151. Fernandes ES, Fernandes MA, Keeble JA. The functions of TRPA1 and TRPV1: moving away from sensory nerves. Br J Pharmacol. 2012;166(2):510–21.
152. Nazıroğlu M. TRPV1 channel: a potential drug target for treating epilepsy. Curr Neuropharmacol. 2015;13(2):239–47.
153. Szallasi A, Gunthorpe M. Peripheral TRPV1 receptors as targets for drug development: new molecules and mechanisms. Curr Pharm Des. 2008;14(1):32–41.
154. Szallasi A, Cortright DN, Blum CA, Eid SR. The vanilloid receptor TRPV1: 10 years from channel cloning to antagonist proof-of-concept. Nat Rev Drug Discov. 2007;6:357–72.
155. Kwon DH, Zhang F, Suo Y, et al. Heat-dependent opening of TRPV1 in the presence of capsaicin. Nat Struct Mol Biol. 2021;28(7):554–63.

156. Cimino Brown D, Iadarola MJ. TRPV1 agonist cytotoxicity for chronic pain relief. In: Szallasi A, Hrsg. TRP channels as therapeutic targets. London: Academic Press; 2015. S. 99–118
157. Iftinca M, Defaye M, Altier C. TRPV1-targeted drugs in development for human pain conditions. Drugs. 2021;81(1):7–27.
158. Devinsky O, Cilio MR, Cross H, et al. Cannabidiol: pharmacology and potential therapeutic role in epilepsy and other neuropsychiatric disorders. Epilepsia. 2014;55(6):791–802.
159. Tzavara ET, Li DL, Moutsinelli L, et al. Endocannabinoids activate transient receptor potential vanilloid 1 receptors to reduce hyperdopaminergic-related hyperactivity: therapeutic indications. Biol Psychiatry. 2006;59(6):508–15.
160. Muller C, Lynch DL, Hurst DP, Reggio PH. A closer look at anandamide interaction with TRPV1. Front Mol Biosci. 2020;7:144.
161. Ross RA. Anandamide and vanilloid TRPV1 receptors. Br J Pharmacol. 2003;140:790–801.
162. Michalik L, Wahli W. Peroxisome proliferator-activated receptors (PPARs) in skin health, repair and disease. Biochim Biophys Acta. 2007;1771(8):991–8.
163. Youssef J, Badr M. Role of peroxisome proliferator-activated receptors in inflammation control. J Biomed Biotechnol. 2004;2004(3):156–66.
164. Cherif H, Argaw A, Cecyre B, et al. Role of GPR55 during axon growth and target innervation. eNeuro. 2015;2(5):ENEURO.0011-15.2015.
165. Ryberg E, Larsson N, Sjögren S, et al. The orphan receptor GPR55 is a novel cannabinoid receptor. Br J Pharmacol. 2007;152:1092–101.
166. Cheung KAA, Peiris H, Wallace G, et al. The interplay between the endocannabinoid system, epilepsy and cannabinoids. Int J Mol Sci. 2019;20:6079.
167. Kaplan JS. What is the GPR55 receptor and why is it so important in CBD's benefits? Leafly, April 2018. https://www.leafly.com/news/science-tech/health-benefits-cbd-on-g-protein-coupled-receptor-55. Zugegriffen:: 14. Jan. 2020.
168. Hasenöhrl C, Feuersinger D, Sturm EM, et al. G protein-coupled receptor GPR55 promotes colorectal cancer and has opposing effects to cannabinoid receptor 1. Int J Cancer. 2018;142(1):121–32.
169. Stancic A, Jandl K, Hasenöhrl E, et al. The GPR55 antagonist CID16020046 protects against intestinal inflammation. Neurogastroenterol Motil. 2015;27(10):1432–45.
170. Staton PC, Hatcher JP, Walker DJ, et al. The putative cannabinoid receptor GPR55 plays a role in mechanical hyperalgesia associated with inflammatory and neuropathic pain. Pain. 2008;139(1):225–36.
171. Zhou Y, Wang S, Lou H, Fan P. Chemical constituents of hemp *(Cannabis sativa* L.) seed with potential anti-neuroinflammatory activity. Phytochem Lett. 2018;23:57–61.
172. Kaplan JS, Stella N, Catterall WA, Westenbroek RE. Cannabidiol attenuates seizures and social deficits in a mouse model of Dravet syndrome. Proc Natl Acad Sci USA. 2017;114(42):11229–34.
173. Fride E, Gobshtis N, Dahan N, et al. The endocannabinoid system during development: emphasis on perinatal events and delayed effects. Vitam Horm. 2009;81:139–58.
174. Taylor AH, Ang C, Bell SC, Konje JC. The role of the endocannabinoid system in gametogenesis, implantation and early pregnancy. Hum Reprod Update. 2007;13(5):501–13.
175. Dow-Edwards D, Silva L. Endocannabinoids in brain plasticity: cortical maturation, HPA axis function and behaviour. Brain Res. 2017;1654:157–64.
176. Gaffuri AL, Ladarre D, Lenkei Z. Type-1 cannabinoid receptor signaling in neuronal development. Pharmacology. 2012;90:19–39.
177. Vitalis T, Laine J, Simon A, et al. The type 1 cannabinoid receptor is highly expressed in embryonic cortical projection neurons and negatively regulates neurite growth in vitro. Eur J Neurosci. 2008;28:1705–18.
178. Guy AT, Nagatsuka Y, Ooashi N, et al. Glycerophospholipid regulation of modality-specific sensory axon guidance in the spinal cord. Science. 2015;349(6251):974–7.
179. Dahl RE, Scher MS, Williamson DE, et al. A longitudinal study of prenatal marijuana use: effects on sleep and arousal at age 3 years. Arch Pediatr Adolesc Med. 1995;149(2):145–50.

180. Winiger EA, Hewitt JK. Prenatal cannabis exposure and sleep outcomes in children 9–10 years of age in the adolescent brain cognitive development SM study. Sleep Health. 2020;6(6):787–9.
181. Corsi DJ, Donelle J, Sucha E, et al. Maternal cannabis use in pregnancy and child neurodevelopmental outcomes. Nat Med. 2020;26(10):1536–40.
182. Hayes JS, Lampart R, Dreher MC, Morgan L. Five year follow up of rural Jamaican children whose mothers used marijuana during pregnancy. West Indian Med J. 1991;40(3):120–3.
183. Heng L, Beverley JA, Steiner H, Tseng KY. Differential development trajectories for CB1 cannabinoid receptor expression in limbic/associative and sensorimotor cortical areas. Synapse. 2011;65:278–86.
184. Long LE, Lind J, Webster M, Weickert CS. Developmental trajectory of the endocannabinoid system in human dorsolateral prefrontal cortex. BMC Neurosci. 2012;13:87.
185. Russo EB. Clinical endocannabinoid deficiency (CECD): can this concept explain therapeutic benefits of cannabis in migraine, fibromyalgia, irritable bowel syndrome and other treatment-resistant conditions? Neuro Endocrinol Lett. 2004;25(1–2):31–9.
186. Russo E. Clinical endocannabinoid deficiency reconsidered: current research supports the theory in migraine, fibromyalgia, irritable bowel, and other treatment-resistant syndromes. Cannabis Cannabinoid Res. 2016;1(1):154.
187. Sierra S, Luquin N, Navarro-Otan J. The endocannabinoid system in cardiovascular function: novel insights and clinical implications. Clin Auton Res. 2018;28:35–52.
188. Russo E. Clinical endocannabinoid deficiency (CECD): can this concept explain therapeutic benefits of cannabis in migraine, fibromyalgia, irritable bowel syndrome and other treatment-resistant conditions? Neuro Endocrinol Lett. 2008;29(2):192–200.
189. Del Rio C, Millan E, Garcia V, et al. Endocannabinoid system of the skin. A potential approach for the treatment of skin disorders. Biochem Pharmacol. 2018;157:122–33.
190. Di Marzo V, Piscitelli F, Mechoulam R. Cannabinoids and endocannabinoids in metabolic disorders with focus on diabetes. Handb Exp Pharmacol. 2011;203:75–104.
191. Cooper RE, Williams E, Seegobin S, et al. Cannabinoids in attention-deficit/hyperactivity disorder: A randomised-controlled trial. Eur Neuropsychopharmacol. 2017;27(8):795–808.
192. Norrod AG, Puffernbarger RA. Genetic polymorphisms of the endocannabinoid system. Chem Biodivers. 2007;4:1926–32.
193. Boorman E, Zajkowska Z, Ahmed R, et al. Crosstalk between endocannabinoid and immune systems: a potential dysregulation in depression? Psychopharmacology. 2016;233(9):1591–604.
194. Hill MN, Gorzalka BB. Is there a role for the endocannabinoid system in the etiology and treatment of melancholic depression? Behav Pharmacol. 2005;16(5–6):333–52.
195. Bluett RJ, Gamble-George JC, Hermanson DJ, et al. Central anandamide deficiency predicts stress-induced anxiety: behavioral reversal through endocannabinoid augmentation. Transl Psychiatry. 2014;4:e408.
196. Giuffrida A, Leweke F, Gerth C, et al. Cerebrospinal anandamide levels are elevated in acute schizophrenia and are inversely correlated with psychotic symptoms. Neuropsychopharmacology. 2004;29:2108–14.
197. McNamara RK, Hahn CG, Jandacek R, et al. Selective deficits in the omega-3 fatty acid docosahexaenoic acid in the postmortem orbitofrontal cortex of patients with major depressive disorder. Biol Psychiatry. 2007;62:17–24.
198. Larrieu T, Laye S. Food for mood: relevance of nutritional omega-3 fatty acids for depression and anxiety. Front Physiol. 2018;9:1047.
199. Larrieu T, Hilal ML, Fourrier C, et al. Nutritional omega-3 modulates neuronal morphology in the prefrontal cortex along with depression-related behaviour through corticosterone secretion. Transl Psychiatry. 2014;4:e437.
200. Hibbeln JR. Fish consumption and major depression. Lancet. 1998;351:1213.
201. Green P, Hermesh H, Monselise A, et al. Red cell membrane omega-3 fatty acids are decreased in nondepressed patients with social anxiety disorder. Eur Neuropsychopharmacol. 2006;16:107–13.
202. McNamara RK, Liu Y. Reduced expression of fatty acid biosynthesis genes in the prefrontal cortex of patients with major depressive disorder. J Affect Disord. 2011;129:359–63.

203. Parletta N, Zarnowiecki D, Cho J, et al. People with schizophrenia and depression have a low omega-3 index. Prostaglandins Leukot Essent Fatty Acids. 2016;110:42–7.
204. Thesing CS, Bota M, Milaneschia Y, et al. Omega-3 and omega-6 fatty acid levels in depressive and anxiety disorders. Psychoneuroendocrinology. 2018;87:53–62.
205. Lin PY, Huang SY, Su KP. A meta-analytic review of polyunsaturated fatty acid compositions in patients with depression. Biol Psychiatry. 2010;68:140–7.
206. McNamara R, Jandacek R, Rider T, et al. Deficits in docosahexaenoic acid and associated elevations in the metabolism of arachidonic acid and saturated fatty acids in the postmortem orbitofrontal cortex of patients with bipolar disorder. Psychiatry Res. 2008;160:285–99.
207. McNamara RK, Jandacek R, Tso P, et al. Lower docosahexaenoic acid concentrations in the postmortem prefrontal cortex of adult depressed suicide victims compared with controls without cardiovascular disease. J Psychiatr Res. 2013;47:1187–91.
208. Bondi CO, Taha AY, Tock JL, et al. Adolescent behavior and dopamine availability are uniquely sensitive to dietary omega-3 fatty acid deficiency. Biol Psychiatry. 2014;75:38–46.
209. Lafourcade M, Larrieu T, Mato S, et al. Nutritional omega-3 deficiency abolishes endocannabinoid-mediated neuronal functions. Nat Neurosci. 2011;14(3):345–50.
210. Larrieu T, Madore C, Joffre C, Lay S. Nutritional n-3 polyunsaturated fatty acids deficiency alters cannabinoid receptor signaling pathway in the brain and associated anxiety-like behavior in mice. J Physiol Biochem. 2012;68:671–81.
211. Larrieu T, Hilal ML, Desmedt-peyrusse V, et al. Nutritional omega-3 deficiency alters glucocorticoid receptor-signaling pathway and neuronal morphology in regionally distinct brain structures associated with emotional deficits. Neural Plast. 2016;2016:8574830.
212. Bourre JM. Dietary omega-3 fatty acids and psychiatry: mood, behaviour, stress, depression, dementia and aging. J Nutr Health Aging. 2005;9:31–8.
213. Thomazeua A, Bosch-Bouju C, Manzoni O, Laye S. Nutritional n-3 PUFA deficiency abolishes endocannabinoid gating of hippocampal long-term potentiation. Cereb Cortex. 2016;27(4):2571–9.
214. Kang JX, Gleason ED. Omega-3 fatty acids and hippocampal neurogenesis in depression. CNS Neurol Disord Drug Targets. 2013;12(4):460–5.
215. Simopoulos AP. The importance of the ratio of omega 6/omega 3 essential fatty acids. Biomed Pharmacother. 2002;56(8):365–79.
216. Simopoulos AP. Evolutionary aspects of diet: the omega 6/omega 3 ratio and the brain. Mol Neurobiol. 2011;44(2):203–15.
217. Wilkinson D. Can food be medicine against cancer? A healthy handbook that combines science, medicine and not-so-common sense. Calwell, ACT: Inspiring Publishers; 2015.
218. Simopoulos AP. Omega-3 fatty acids in health and disease and in growth and development. Am J Clin Nutr. 1991;54:438–63.
219. Bazinet RP, Layé S. Polyunsaturated fatty acids and their metabolites in brain function and disease. Nat Rev Neurosci. 2014;15:771–85.
220. Leizer C, Ribnicky D, Poulev A, et al. The composition of hemp seed oil and its potential as an important source of nutrition. J Nutraceuticals Funct Med Foods. 2000;2:35–53.
221. Rodriguez-Leyva D, Pierce GN. The cardiac and haemostatic effects of dietary hempseed. Nutr Metab. 2010;7:32.
222. Russo R, Reggiani R. Variability in anti-nutritional compounds in hempseed meal of Italian and French varieties. Plant. 2013;1:25–9.
223. Crescente G, Piccolella S, Esposito A, et al. Chemical composition and nutraceutical properties of hempseed: an ancient food with actual functional value. Phytochem Rev. 2018;17:733–49.
224. Welch AA, Shakya-Shrestha S, Lentjes MAH, et al. Dietary intake and status of n-3 polyunsaturated fatty acids in a population of fish-eating and non-fish-eating meat-eaters, vegetarians, and vegans and the product-precursor ratio [corrected] of α-linolenic acid to long-chain n-3 polyunsaturated fatty acids: results from the EPIC-Norfolk cohort. Am J Clin Nutr. 2010;92(5):1040–51.
225. Aran A, Eylon M, Harel M et al. Lower circulating endocannabinoid levels in children with autism spectrum disorder. Mol Autism 2019a;10:2.

Endocannabinoidsystem, Stress und psychische Gesundheit

3

Einleitung

Der Begriff „Stress" und seine Bedeutung haben sich im Laufe der Zeit weiterentwickelt, seit Selye ihn erstmals in einem 1936 in der Zeitschrift *Nature* erschienenen Artikel populär machte, in dem er Stress als „unspezifische Reaktionen des Körpers auf jede Anforderung an ihn" definierte [1, 2]. Die Bedeutung von Stress hat sich von einer Definition, die in erster Linie auf den Wirkungsaspekt bezogen war, dahingehend entwickelt, dass Stress nun auch als Ursache von Krankheiten verstanden wird [2], einschließlich Stress im psychosozialen Sinne.

Hill et al. [3] definieren Stress als alles, was eine Herausforderung für die Homöostase darstellt und typischerweise unser Wohlbefinden bedroht. Es kann sich um eine reale oder bloß eine wahrgenommene Bedrohung handeln, jedoch sind Menschen, die demselben Stress ausgesetzt sind, nicht zwangsläufig in gleicher Weise betroffen [4]. Auch können Emotionen nicht von Stress getrennt werden, da sie die Entstehung und Interpretation von Faktoren oder Ereignissen, die Stress verursachen, steuern. Zudem werden die physiologischen Reaktionen, die beim Erleben von Stress auftreten, als Teil der interpretierten Emotion gespeichert [2].

Stress ist einer der wichtigsten und oft übersehenen ätiologischen und pathologischen Faktoren bei vielen Erkrankungen, insbesondere bei solchen chronischer Natur. Obwohl Stress schwer zu quantifizieren und manchmal sogar zu beschreiben ist, ist er zu einem Merkmal des modernen westlichen Lebens geworden, und der Mensch wird zunehmend kränker. Das Element Stress – als Ursache, Wirkung, verschärfender und/oder ermöglichender Faktor – ist wahrscheinlich an vielen Krankheiten beteiligt, einschließlich psychischer Erkrankungen. Besonders Stress im Sinne eines psychosozialen Stressors scheint dabei ein Merkmal modernen Lebens zu sein.

Während ein gewisses Maß an Stress in unserem Leben nützlich sein kann und tatsächlich eine wichtige Funktion für das Überleben erfüllt, wird Stress dann ungesund und beeinträchtigt unsere psychische und physische Gesundheit, wenn er

K. O'Brien und P. Blair, *Medizinisches Cannabis und CBD in der psychischen Gesundheitsversorgung*, https://doi.org/10.1007/978-3-032-14521-5_3

chronisch, nicht nachlassend, lang anhaltend, überwältigend oder extrem wird. Eine unzureichende Kontrolle der Stressreaktionen trägt dabei zum Risiko psychischer Störungen bei und erhöht die Sterblichkeit [5, 6].

Stress kann das Risiko für viele Erkrankungen erhöhen, darunter Krebs, Bluthochdruck, Herz-Kreislauf-Erkrankungen, Schlaganfall, gastrointestinale Probleme (einschließlich chronisch-entzündlicher Darmerkrankungen), ein geschwächtes Immunsystem und andere [7, 8]. Langfristiger Stress erhöht das Risiko für psychische Probleme wie Angststörungen und Depressionen, Schlafstörungen, Substanzmissbrauch und Schmerzen [7]. Psychosozialer Stress spielt eine eindeutige Rolle bei der Entstehung und Aufrechterhaltung von Symptomen schwerer psychischer Erkrankungen wie Depression und Schizophrenie [9]. Stress verändert zudem unsere Reaktionen auf emotionale Reize [10].

Chronischer Stress ist ein Risikofaktor für die Entstehung und Verschlimmerung psychischer Erkrankungen wie Depression, Angststörungen und posttraumatischer Belastungsstörung (PTBS) [11–13]. Daher könnte das Verständnis der biochemischen Anpassungen, die bei chronischem Stress auftreten, dazu beitragen, Ansatzpunkte und Therapien für verschiedene psychische Erkrankungen zu entdecken [14].

Es gibt Hinweise darauf, dass das Endocannabinoidsystem (ECS) an unserer Stressreaktion (sowohl akut als auch chronisch) und an der Stressregulation beteiligt ist. Es verändert sich sowohl bei chronischem und als auch bei frühem Stress im Leben. Ebenso spielt das Darmmikrobiom eine Rolle bei der Stressregulation, wobei beide Systeme (ECS und Darmmikrobiom) in enger Beziehung zueinander stehen.

Dieses Kapitel
In diesem Kapitel untersuchen wir die an der Stressregulation beteiligten Hirnregionen, die Auswirkungen auf die Stressreaktion des autonomen Nervensystems und die neuroendokrine Stressreaktion, die Rolle von Entzündungen bei Stress, die Auswirkungen von Stress auf das ECS sowie die Beteiligung des ECS an der Stressregulation. Wir betrachten außerdem die Auswirkungen von frühem Stress im Leben auf die psychische Gesundheit und die Funktion des ECS, die Beteiligung des Darmmikrobioms am Stress und wie das „Endocannabinoidom“ – eine Bezeichnung für das erweiterte ECS – an der psychischen Gesundheit beteiligt ist.

Wichtige Hirnstrukturen bei der Regulation von Stress

Es gibt mehrere zentrale Hirnregionen, die an der Verarbeitung und Regulation von Stress beteiligt sind. Sensorische Informationen werden vom Thalamus und den primären sensorischen Kortexzentren verarbeitet und anschließend über kortikothalamische afferente Nerven an die Amygdala weitergeleitet. Zwei wichtige Strukturen, die mit der Regulation von Stress und Emotionen assoziiert sind, sind das kortikolimbische System (präfrontaler Kortex, Amygdala, Hippocampus) und die Hypothalamus-Hypophysen-Nebennierenrinden-Achse (engl.: hypothalamic-pituitary-adrenal axis, HPA-Achse) [15].

Kortikolimbisches System

Das kortikolimbische System besteht aus:

- Präfrontaler Kortex (PFC)
- Amygdala (insbesondere basolaterale Amygdala, BLA)
- Hippocampus

Das kortikolimbische System verarbeitet eine Vielzahl kognitiver und verhaltensbezogener Reaktionen, darunter Emotionsregulation, Entscheidungsfindung, Gedächtnisfunktionen sowie motorische Programmierung und Kontrolle [16]. Es integriert Emotionen mit Kognition und ist zudem an der Schmerzmodulation beteiligt [17]. Wie Kliniker wissen, hat Schmerz eine ausgeprägte emotionale Komponente. Chronischer Schmerz ist eine Störung mit anxiodepressiven Symptomen sowie kognitiven Defiziten, wobei das kortikolimbische System an der Pathophysiologie maladaptiver Schmerzen beteiligt ist [17, 18].

Alle Hirnareale, die das kortikolimbische System bilden, sind alle an der Stressantwort sowie an der Verarbeitung und Regulation von Emotionen, Angst, Belohnung, emotionalem Gedächtnis, angstrelevanten Verhaltensweisen und Drogenmissbrauch beteiligt, und das Endocannabinoidsystem (ECS) ist in diesen Regionen weitverbreitet [3, 19, 20]. Diese Hirnregionen regulieren die normale emotionale und kognitive Entwicklung sowie das Verhalten [21].

Die Strukturen des kortikolimbischen Systems sind alle miteinander verbunden, wobei sowohl Feedforward- als auch Feedbackprozesse ablaufen: Die Stimulation des ventralen Hippocampus und des medialen präfrontalen Kortex (mPFC) aktiviert Hauptzellen und Interneuronen in der basalen Amygdala, und innervierte Hauptzellen projizieren von der basalen Amygdala zurück zum mPFC [22]. Es bestehen zudem Verbindungen zwischen dem kortikolimbischen System und anderen Hirnarealen, von denen einige in späteren Kapiteln näher betrachtet werden. Beispielsweise projiziert der mPFC zu mehreren Hirnregionen, die an der Kontrolle von motiviertem Verhalten, Angst und Depression beteiligt sind [22].

Funktionen der Komponenten des kortikolimbischen Systems

Zu den vermuteten Aufgaben der basolateralen Amygdala (BLA) gehören die Modulation des Lernens nach Stress, die Gedächtniskonsolidierung und die Beeinflussung der Hippocampusaktivität bei Stress und beim Lernen [23]. Die Aktivierung der BLA ist an verschiedenen Aspekten der Stressantwort beteiligt, darunter Schmerz und Angst, Aktivierung der HPA-Achse sowie Veränderungen kognitiver Prozesse durch Verbindungen zu anderen Teilen der Amygdala und des Hypothalamus [24]. Es ist bekannt, dass die stressinduzierte Freisetzung von Corticotropin-Releasing-Hormon (CRH) in der Amygdala zu emotionalen Reaktionen auf Stress (z. B. Angst) beiträgt [6]. Der Rückgriff auf vergangene Erfahrungen und das Abrufen räumlicher Gedächtnisinhalte werden durch die Interaktion zwischen mPFC und Hippocampus vermittelt, wobei die Amygdala ebenfalls am Abruf von Angstassoziationen beteiligt ist, was insbesondere bei der posttraumatischen Belastungsstörung von Bedeutung ist [22]. Es gibt zudem thalamische Inputs zum mPFC, die Informationen im Zusammenhang mit affektiv-motivationalen Verhaltensweisen projizieren [22].

Der Amygdalakomplex reguliert Angst und Furcht und verleiht durch seine Verbindungen zum Hippocampus, in dem die Gedächtniskonsolidierung stattfindet, Erinnerungen eine emotionale Bewertung. Der Hippocampus ist an der Feedbackregulation der HPA-Achse beteiligt [6].

Der präfrontale Kortex reguliert die Aktivität von Amygdala und Hippocampus, steuert emotionale Stressreaktionen, fördert aktives Coping und trägt zur Resilienz gegenüber Stress bei [6], während exzitatorische Ausgänge aus dem medialen PFC und dem Hippocampus die Aktivität und den Output der Amygdala kontrollieren [22].

HPA-Achse

Die Hypothalamus-Hypophysen-Nebennierenrinden-(HPA)-Achse, die als Hauptverantwortliche für unsere endokrine Stressantwort gilt, besteht aus:

- Hypothalamus (einschließlich des paraventrikulären Nukleus, PVN)
- Hypophyse
- Nebennieren

Angst- und affektive Störungen wurden mit einer gestörten Stressantwort der HPA-Achse in Verbindung gebracht [25]. Physiologische Stressoren (die das innere Gleichgewicht stören) aktivieren die HPA-Achse über einen Bottom-up-Mechanismus über direkte Rekrutierung der HPA-Achse durch Hirnstammkerne, während psychologische Stressoren im Gegensatz dazu Top-down-Prozesse nutzen, um die HPA-Achse zu aktivieren und eine neuroendokrine Antwort hervorzurufen [26–28]. Der Hypothalamus, der an der Stressantwort der HPA-Achse beteiligt ist, integriert Eingänge aus limbischen und sensorischen Hirnarealen, um die Aktivierung der HPA-Achse zu regulieren [6].

Der paraventrikuläre Nukleus (PVN) des Hypothalamus ist eine Schlüsselstruktur der physiologischen Stressantwort und integriert die präautonome und neuroendokrine Kontrolle der Energiehomöostase, des Flüssigkeitshaushalts und der Stressreaktion [29].

Weitere Areale

Es gibt weitere Hirnregionen, die mit diesen Arealen verbunden sind und an der emotionalen Verarbeitung, Regulation und Reaktion beteiligt sind. Hier einige Beispiele:

Nucleus accumbens Er befindet sich im rostralen und ventralen Vorderhirn, erhält Input von der Amygdala, dem Hippocampus und von Zellen der Stria terminalis; gilt als primärer Ort, der das Belohnungsverhalten vermittelt und eine Rolle bei suchtrelevanten Verhaltensweisen im Zusammenhang mit Drogenkonsum spielt [15].

Anteriorer cingulärer Kortex (ACC) Er weist umfangreiche Verbindungen zu Hirnarealen auf, die an der emotionalen Verarbeitung (einschließlich Amygdala), an autonomen Funktionen (z. B. lateraler Hypothalamus, Hirnstammzentren), am Gedächtnis (z. B. Hippocampus) und an der Belohnung (z. B. orbitofrontaler Kortex, ventrales Striatum) beteiligt sind [30]; integriert neuronale Schaltkreise für die „Affektregulation" (Fähigkeit, unangenehme Emotionen zu steuern) über Verbindungen sowohl zum „emotionalen" limbischen System als auch zum „kognitiven" präfrontalen Kortex [30]; ist an der Bewertung von Emotionen, emotionalem Lernen und autonomer Regulation beteiligt, wobei der hintere Anteil an der Emotionsregulation, autonomen Regulation und schmerzbezogenem Affekt beteiligt ist [30].

Medialer cingulärer Kortex Er ist „kognitiver" Natur und an verschiedenen Funktionen wie emotionaler Bewertung, Konfliktüberwachung, Auswahl und Ausführung von Reaktionen und weiteren Aufgaben beteiligt [30].

Die Stressreaktion

Nach Stressbelastung werden mehrere Stressreaktionssysteme aktiviert, darunter das autonome Nervensystem (insbesondere das sympathische Nervensystem), die HPA-Achse, verstärkte negative Emotionen und Verhaltensreaktionen wie erhöhte Wachsamkeit, die uns helfen, einer Bedrohung zu entgehen [6].

Unser zentrales Nervensystem (ZNS) steht auf zwei Wegen mit allen anderen lebenswichtigen Organsystemen unseres Körpers in Verbindung: durch direkte Übertragung neuronaler Signale über das autonome Nervensystem und durch das neuroendokrine System über Hormonfreisetzung in den Kreislauf, wodurch nachgeschaltete Organe beeinflusst werden [31]. Die Stressreaktion besteht somit aus zwei Komponenten: einer autonomen Reaktion und einer neuroendokrinen Reaktion [24].

Die Stressreaktion auf akute Stressoren oder Auslöser gilt als adaptiv; sie mobilisiert notwendige Ressourcen als Reaktion auf eine reale oder wahrgenommene

Bedrohung. Eine chronische Aktivierung der Stressbahnen kann jedoch ätiologische Faktoren für Erkrankungen darstellen und/oder bestehende Pathologien durch Veränderungen im Stoffwechsel, Immundysregulation und anhaltende systemische Belastung verschlimmern [2].

Die autonome Stressreaktion

Bei der autonomen Stressreaktion erfolgt eine Stimulation der sympathischen motorischen und hormonellen Ausgänge über absteigende neuronale Schaltkreise, die in den hypothalamischen präautonomen Kontrollzentren ihren Ursprung haben. Dies führt zur Freisetzung von Katecholaminen im Gehirn und im Kreislauf [24].

Das zentrale Nervensystem (ZNS) umfasst das Gehirn und das Rückenmark. Das periphere Nervensystem besteht aus dem autonomen und dem somatischen Nervensystem. Es gibt zwei Unterteilungen des autonomen Nervensystems (ANS):

- Sympathisches Nervensystem (SNS)
- Parasympathisches Nervensystem (PNS)

Aus evolutionärer Sicht hat sich das SNS entwickelt, um uns in der Vergangenheit vor Raubtieren zu schützen. In jüngerer Zeit stellen wilde Tiere keine Bedrohung mehr für uns dar (es sei denn, Sie arbeiten vielleicht in einem Wildreservat), sondern andere unmittelbare Umweltgefahren. Denken Sie daran, was passiert, wenn Sie auf eine stark befahrene Straße treten und plötzlich ein Auto auf Sie zurast, das Sie nicht gesehen haben. Es handelt sich um eine unmittelbare Bedrohung, und Sie möchten, dass Ihre SNS-Reaktion schnell aktiviert wird – es ist eine angemessene Reaktion auf eine akute Existenzbedrohung. Wir wissen jedoch auch, dass es andere Formen existenzieller Bedrohung gibt, die vielleicht nicht so unmittelbar, aber heimtückischer und psychosozialer Natur sind und die wir unter chronischeren Bedingungen erleben können. Gefährlich für unser Wohlbefinden wird es, wenn unsere physiologischen Stressreaktionen unverhältnismäßig und chronisch werden.

Bei einer Bedrohung, sei sie bloß wahrgenommen oder tatsächlich real, mobilisiert die SNS-Reaktion (auch als „Kampf-oder-Flucht"-Reaktion bezeichnet) die Energieressourcen des Körpers wie Glukose und Sauerstoff und verteilt diese rasch an jene Systeme, die aktiviert werden müssen (schnell), um uns beim Kämpfen oder der Flucht zu unterstützen (z. B. unsere Skelettmuskulatur, das Herz und das Gefäßsystem). Herzfrequenz, Blutdruck, Atemfrequenz und Hautleitfähigkeit steigen als Reaktion auf eine Bedrohung an, während gleichzeitig Energie von jenen Körperbereichen abgezogen wird, die in diesem Moment für unser Überleben nicht wichtig sind (z. B. Verdauungssystem, Reproduktionssystem) [31]. Das SNS ist mit dem PNS gepaart, ähnlich wie ein Gaspedal (SNS) und eine Bremse (PNS) im Auto [32]: Sobald die Bedrohung vorüber ist, reduziert das PNS die Aktivierung des SNS und Energie sowie Blutfluss werden wieder jenen Bereichen zugeführt, die sie für die normale physiologische Funktion benötigen [31].

Wirkmechanismen des sympathischen Nervensystems

Das SNS ist neuroanatomisch mit dem limbischen System und dem Hirnstamm verbunden und erreicht peripher verschiedene Körperbereiche über die sympathischen Ganglien (beidseits der Wirbelsäule gelegen, vom Hals bis zum Steißbein verlaufend). Es gibt zwei neuronale Netzwerke, die das SNS bilden und Noradrenalin als Neurotransmitter verwenden:

- Alpha-adrenerge Fasern: Im kardiovaskulären System verengen sie die Blutgefäße.
- Beta-adrenerge Fasern: Im kardiovaskulären System erweitern sie die Blutgefäße, und insbesondere innervieren nur diese Fasern das Herz und bewirken eine Steigerung von Herzfrequenz und Kontraktilität [31].

Neuroanatomische Verbindungen des parasympathischen Nervensystems

Im Gegensatz dazu ist das PNS über mehrere Hirnnerven direkt mit peripheren Organen verbunden, darunter der Vagusnerv (neunter Hirnnerv) und die pelvinen Splanchnikusnerven, die sowohl afferente als auch efferente Bahnen bereitstellen. Das PNS verwendet insbesondere Acetylcholin als Neurotransmitter. Der Vagusnerv überträgt Signale zum Herzen, was zu einer Reduktion der Herzfrequenz und der Kontraktilität des Herzens führt, jedoch hat er – im Gegensatz zum SNS – keinen direkten Einfluss auf die arterielle Vasokonstriktion oder Vasodilatation. Somit werden hinsichtlich der Herzfunktion sowohl Herzfrequenz als auch Blutdruck vom SNS und PNS beeinflusst (da beide das Herz innervieren) [31].

Messung der ANS-Aktivität

Beliebte Ergebnisvariablen zur Messung der ANS-Funktion sind Herzfrequenz, Blutdruck und Herzfrequenzvariabilität (HRV) [31].

Neuroendokrine Stressreaktion

Im Gegensatz zur schnellen Wirkung des ANS, das Nervenimpulse nutzt, verwendet die neuroendokrine Stressreaktion Hormone, die über den Blutkreislauf transportiert werden. Aus diesem Grund ist die neuroendokrine Reaktion langsamer als die ANS-Reaktionen auf Stressoren [31].

Die Nebennieren schütten zwei wichtige Stresshormone aus, welche die Funktion des Herz-Kreislauf-Systems und anderer Systeme beeinflussen: Kortisol aus der Nebennierenrinde und Adrenalin (Epinephrin) aus dem Nebennierenmark. Das ZNS überwacht ständig die Spiegel dieser stressresponsiven Hormone, und es existieren negative Rückkopplungsschleifen, um deren Spiegel zu regulieren [31].

Sowohl Kortisol als auch Epinephrin beeinflussen das SNS:

- **Kortisol:** beeinflusst die Empfindlichkeit der beta-adrenergen Rezeptoren des SNS; verstärkt die Empfindlichkeit der alpha-adrenergen Rezeptoren des SNS, die Katecholaminsynthese und die Glukoseproduktion; die Freisetzung wird durch die HPA-Achse vermittelt.
- **Epinephrin:** beeinflusst die Empfindlichkeit der beta-adrenergen Rezeptoren des SNS; die Freisetzung wird durch die sympathoadrenomedulläre Achse vermittelt (Epinephrin wird nach direkter SNS-Übertragung aus dem Hirnstamm aus dem Nebennierenmark in den Kreislauf freigesetzt) [2, 31].

Herman et al. [2] argumentieren, dass im Fall der beiden „Stresssysteme", der sympathoadrenomedullären Achse und der HPA-Achse, deren Beziehung zu Stressoren nur eine ihrer Funktionen ist und tatsächlich beide Systeme im Alltag hauptsächlich mit dem Stoffwechsel befasst sind, indem sie Energie in der Leber mobilisieren, um die für die Bewältigung einer Herausforderung benötigten Ressourcen bereitzustellen (Glukokortikoide sind an Glukoneogenese, Proteolyse und Lipolyse beteiligt, Epinephrin an Glykogenolyse und Glykolyse).

Die HPA-Achse bei Stress

Anknüpfend an das Vorherige betonen Herman et al. [2] einen wichtigen Punkt: Die HPA-Achse ist kein „Stresssystem" im eigentlichen Sinne, sondern vielmehr ein normales metabolisches System, das von Stressoren (Ursachen von Stress) vereinnahmt oder rekrutiert wird. Mehrere Bereiche des Gehirns sind an ihrer Regulation beteiligt und spielen eine Rolle, wenn eine Bedrohung – ob bloß wahrgenommen oder real – vorliegt. Die Funktion der HPA-Achse bei Stress wird von Herman et al. [2] gut beschrieben; die folgende Zusammenfassung stützt sich maßgeblich auf deren Ausführungen.

Die HPA-Achse als metabolisches System

Die Steuerung der Funktion der HPA-Achse ist komplex. Die HPA-Achse unterliegt einer zirkadianen Kontrolle, wobei die Aktivität ihren Höhepunkt beim Aufwachen erreicht – was verständlich ist, da wir Energie für die Aktivitäten des Tages mobilisieren müssen. Die Prozesse, die zur Freisetzung von Glukokortikoiden führen, sind einfach Teil der normalen metabolischen Funktion der HPA-Achse, zu der die Förderung von Glukoneogenese, Lipolyse und Proteolyse gehört [2]. Nicht nur beim Aufwachen steigen unsere Glukokortikoidspiegel – auch bei der Erwartung einer Mahlzeit nehmen die Glukokortikoide zu. Wie Herman et al. [2] jedoch erklären, wird dieser Prozess unter Stressbedingungen im Wesentlichen umgeleitet, um die Glukokortikoide zu produzieren, die zur Bewältigung eines Stressors, also einer Bedrohung der Homöostase (die natürlich auch psychosozialer Natur sein kann), benötigt werden. Sie machen einen wichtigen, für Forschung und Klinik relevanten Punkt: Bei dem Versuch, die Aktivierung der HPA-Achse im Kontext der Untersuchung der Stressantwort des Körpers und/oder bei

Erkrankungen zu quantifizieren (d. h. durch Messung von Veränderungen der basalen Glukokortikoidspiegel), müssen sowohl die durch Stressoren ausgelöste Sekretion als auch die endogenen Freisetzungsmuster (z. B. zirkadiane Rhythmen) berücksichtigt werden [2].

Regulation der HPA-Achse

Es gibt viele Faktoren, welche die HPA-Achse aktivieren können, was mit dem Bedarf an schneller Energiebereitstellung zusammenhängen kann. Dazu gehören Störungen des Stoffwechsels, der Thermoregulation und des Flüssigkeitshaushalts, die unter der homöostatischen Kontrolle des Hypothalamus stehen [2].

Der paraventrikuläre Nukleus (PVN) des Hypothalamus ist ein zentrales Element der Antwort der HPA-Achse. Das klassische Verständnis der Ereigniskette bei der Aktivierung der HPA-Achse ist, dass der PVN das Corticotropin-Releasing-Hormon (CRH) in die Portalgefäße abgibt. Das CRH gelangt zur vorderen Hypophyse und bindet an CRH-Rezeptoren, was die vordere Hypophyse zur Produktion von adrenocorticotropem Hormon (ACTH) anregt, das in den systemischen Kreislauf freigesetzt wird. ACTH stimuliert die Freisetzung von Glukokortikoidhormonen (beim Menschen hauptsächlich Kortisol) aus der Nebennierenrinde [3]. Die Glukokortikoide mobilisieren Energiespeicher und bewirken verschiedene Effekte auf das kardiovaskuläre, immunologische, metabolische und neuronale System [3]. Es existieren dann Rückkopplungsmechanismen, die dazu dienen, die Antwort der HPA-Achse abzuschalten und die Homöostase wiederherzustellen (wie später noch genauer erläutert wird).

Wie bei allen Vorgängen im Körper ist der Sachverhalt allerdings deutlich komplexer. Eine Schlüsselrolle des PVN ist die Integration der präautonomen und neuroendokrinen Kontrolle der Energiehomöostase, des Flüssigkeitshaushalts und unserer Stressantwort [29]. Wird ein Stressor wahrgenommen, der die Homöostase bedrohen könnte, wird die Information über den Stressor in verschiedene Hirnnetzwerke integriert, bevor sie den PVN erreicht. Beispielsweise wird der PVN durch Afferenzen aus Hirnstamm und Hypothalamus stimuliert, die Informationen übermitteln. Der Nucleus striae terminalis (engl.: bed nucleus of the stria terminalis, BNST) könnte an der Weiterleitung kontextueller Informationen beteiligt sein [2]. Gleichzeitig treiben die Subkerne der Amygdala die Antwort der HPA-Achsen indirekt über eine Disinhibition an, die durch GABAerge Verbindungen zu PVN-projizierenden Neuronen im Hypothalamus und BNST vermittelt wird [2].

Von großer Bedeutung ist, dass Emotionen im Kontext von Stressoren und der Aktivierung der HPA-Achse betrachtet werden müssen, da Emotionen die Entstehung und Interpretation von Stressoren beeinflussen können [2]. Wenn wir in einem späteren Kapitel die posttraumatische Belastungsstörung (PTBS) betrachten, wird auch deutlich, wie Erinnerungen (insbesondere das Angstgedächtnis oder Erinnerungen an ein traumatisches Ereignis) in die HPA-Achse einfließen können und wie die „Stressantwort" der HPA-Achse dysfunktional wird [33].

Herman et al. [2] weisen darauf hin, dass es einen dreistufigen Verstärkungsprozess gibt, der vom CRH über ACTH zu den Glukokortikoiden verläuft, d. h. fg/ml für CRH, pg/ml für ACTH und dann ng/ml für Glukokortikoide. Dieser Verstärkungsprozess kann durch die vordere Hypophyse und die Nebennieren über verschiedene Mechanismen beeinflusst werden. Beispielsweise kann eine sympathische Aktivierung die Glukokortikoidproduktion in den Nebennieren steigern, und eine negative Glukokortikoidrückkopplung kann die Freisetzung von ACTH aus der Hypophyse blockieren [2].

Die Glukokortikoidsignalisierung beeinflusst viele Systeme. Glukokortikoide binden an Glukokortikoid- und Mineralokortikoidrezeptoren, die über verschiedene Mechanismen wirken, darunter als Membranrezeptoren oder als Transkriptionsfaktoren, um Genveränderungen zu bewirken. Ihre Effekte auf die Zielstrukturen können sehr kurz (Minuten) sein oder über Wochen anhalten [2]. Glukokortikoidrezeptoren sind im ZNS weitverbreitet, und auch Mineralokortikoidrezeptoren finden sich in mehreren Hirnregionen, darunter ebenfalls in Bereichen wie dem Hippocampus, wo sie mit Glukokortikoidrezeptoren kolokalisiert sind [2, 34].

Abschalten der HPA-Achse

Unter normalen Umständen versucht der Körper, die Homöostase wiederherzustellen, da erhöhte Glukokortikoidspiegel, wenn sie anhalten, gesundheitsschädliche Auswirkungen haben. Es gibt komplexe und verteilte negative Rückkopplungsprozesse im Gehirn und in der Peripherie, die dazu dienen, die PVN-Neuronen zu hemmen und so die Antwort der HPA-Achsen abzuschalten [2, 3]. Glukokortikoidrezeptoren in verschiedenen Hirnregionen, darunter Hippocampus und PFC, hemmen die HPA-Achse durch glukokortikoidvermittelte negative Rückkopplung [2, 3]. Das kortikolimbische System (d. h. PFC, Amygdala, Hippocampus), das mit dem PVN kommuniziert und an der positiven Regulation der HPA-Achse beteiligt ist, ist auch an deren Hemmung beteiligt [35]. Beispielsweise hemmen Neuronen im PFC und Hippocampus die HPA-Achse über hypothalamische und BST-GABAerge Relais zum PVN [2]. Es gibt auch periphere Rückkopplungsmechanismen, beispielsweise von Adipozyten [2].

Unter normalen Umständen funktioniert alles gut, und nach einer Stresssituation und Aktivierung der HPA-Achse treten negative Rückkopplungsprozesse ein und die Homöostase wird wiederhergestellt. Unter chronischen Stressbedingungen kann es jedoch zu einer Dysregulation der HPA-Achse kommen, was auf neurologischer Ebene wahrscheinlich auf ein unangemessenes Gleichgewicht zwischen exzitatorischen und inhibitorischen Einflüssen auf die Ausgangsleistung des PVN zurückzuführen ist [2]. In frühen Stadien kann sich diese Dysfunktion der HPA-Achse durch eine Übersekretion von Kortisol äußern, im weiteren Verlauf jedoch kann dies in das sogenannte Nebennierenerschöpfungssyndrom übergehen, bei dem nicht mehr genügend Kortisol produziert wird (mit entsprechend niedrigen Energieniveaus beim Patienten) [36].

Wie Sie sehen, ist die Regulation der Stressantwort recht komplex. Für eine vertiefende Lektüre empfiehlt sich der Artikel von Herman et al. [2].

Messung der neuroendokrinen Aktivität

Üblicherweise erfolgt die Messung der neuroendokrinen Aktivität durch Analyse von Urin-, Blut- oder Speichelproben. Bei der Untersuchung neuroendokriner Stressantworten müssen bei der Kortisolmessung die normalen tageszeitlichen Schwankungen der Sekretion berücksichtigt werden [31].

Geschlechtsspezifische Unterschiede im Stressreaktionssystem entlang der HPA-Achse

Umfangreiche Forschung hat gezeigt, dass es geschlechtsspezifische Unterschiede in der Stressantwort und in zahlreichen Komponenten der HPA-Achse gibt, die zumindest teilweise erklären könnten, warum bestimmte Erkrankungen bei Männern und Frauen unterschiedlich häufig auftreten [37]. Dazu zählen geschlechtsspezifische Unterschiede in den basalen Kortisolspiegeln, der Stressreaktivität und den Glukokortikoidrezeptoren [37].

Es gibt einige Unterschiede zwischen den Ergebnissen aus Tierstudien und denen aus Humanstudien. Tierdaten zeigen, dass nach Stimulation der HPA-Achse die Glukokortikoidspiegel bei weiblichen Tieren höher sind als bei männlichen. Die Humanforschung ist jedoch weniger eindeutig. Einige Studien fanden keinen Unterschied in der Antwort der HPA-Achsen auf körperliche Aktivität, andere fanden entweder keinen Unterschied im Kortisol oder höhere Kortisolwerte bei jungen Männern im Vergleich zu jungen Frauen unter verschiedenen psychologischen Stresssituationen (Alltagsstress oder Labortests) [37].

Im Allgemeinen scheint es so zu sein, dass erwachsene Männer stärkere Kortisolerhöhungen als Reaktion auf psychologischen Stress zeigen als Frauen [37]. Diese geringere Kortisolantwort bei Frauen könnte mit einer Hypoaktivität der HPA-Achse zusammenhängen und möglicherweise die höhere Prävalenz von Autoimmunerkrankungen bei Frauen erklären, während die stärkere Stressreaktivität und die höheren Kortisolspiegel bei Männern möglicherweise die höhere Prävalenz kardiovaskulärer Erkrankungen bei Männern erklären könnten [37]. Es ist noch nicht abschließend geklärt, ob solche Unterschiede zwischen männlichen und weiblichen Menschen in der adrenokortikalen Stressantwort bereits bei Geburt vorhanden sind – einige Studien deuten darauf hin, dass es keinen Unterschied gibt, mindestens eine Studie legt jedoch nahe, dass es einen geben könnte [37, 38].

Wenn die Stressreaktion pathologisch wird

Allostase ist der Versuch des Körpers, die physiologischen Funktionen zu stabilisieren, indem er die Energieverteilung auf unsere lebenswichtigen Organe modifiziert, wobei Umfang und Dauer der Reaktion je nach Bedrohung und Gesundheitszustand der jeweiligen Person variieren [31]. Die allostatische Last wurde definiert als „die Kosten einer chronischen Exposition gegenüber schwankenden oder erhöhten neuronalen oder neuroendokrinen Reaktionen, die aus wiederholten oder chronischen Umweltbelastungen resultieren“ [39]. Eine andere Sichtweise auf die allostatische Last ist, dass sie den „Verschleiß“ von Gehirn und Körper durch anhaltende und dauerhafte Aktivierungen der Stressreaktionssysteme sowie den Verlust der Systeme, die normalerweise Stressreaktionen puffern, widerspiegelt [6].

Wie wir gesehen haben, dienen die Stressreaktionen des autonomen Nervensystems (ANS) und des neuroendokrinen Systems unserem Überleben, doch die Aktivierung dieser Systeme ist nicht immer proportional zur Art der Bedrohung. Stressreaktionen können dysfunktional werden und dadurch die Gesundheit negativ beeinflussen. Larkin et al. [31] erklären, dass das Versagen, die Allostase (dynamische Homöostase) als Reaktion auf akuten Umweltstress aufrechtzuerhalten, zu Mustern von Dysfunktionen des ANS und/oder der neuroendokrinen Reaktionen bei chronischem Stress führen kann, die sich deutlich von denen bei akutem Stress unterscheiden können (z. B. kann eine Hyperarousalreaktion bei akutem Stress zu einer Hypoarousalreaktion bei chronischem Stress führen).

Wie von Larkin et al. [31] erläutert, umfassen dysfunktionale Stressreaktionen des ANS und des neuroendokrinen Systems (1) eine übersteigerte Reaktivität auf Stress (gekennzeichnet durch Erhöhung der Herzfrequenz, des Blutdrucks und der Spiegel von Stresshormonen wie Kortisol), (2) eine abgeschwächte Reaktivität auf Stress und (3) eine verlängerte Erholungsphase nach Stress (z. B. verlängerte Erholung von der Erhöhung des Blutdruck und der Herzfrequenz im Zusammenhang mit mentalem Stress). Diese drei Muster der „allostatischen Last“ können eine kumulative Belastung der Körperfunktionen darstellen, die das Krankheitsrisiko (einschließlich kardiovaskulärer Erkrankungen) erhöht [31, 40, 41]. Gleichzeitig wurde festgestellt, dass eine geringe Stressreaktivität (abgeschwächte Reaktivität) mit einer verminderten Immunfunktion, Adipositas, Depression und Suchtverhalten wie Rauchen und Alkoholismus (aber nicht mit kardiovaskulären Erkrankungen) assoziiert ist [31, 42].

Es gibt interessante Forschungsergebnisse zur Stressreaktivität und kardiovaskulären Erkrankungen (beschrieben in Larkin et al. [31]). Eine übersteigerte kardiovaskuläre Reaktivität auf Laborbelastungen kann zukünftige kardiovaskuläre Morbidität und Mortalität vorhersagen [41]. Eine erhöhte ANS-Reaktivität, die sich beispielsweise in der Ausprägung der Herzfrequenz- und Blutdruckreaktion zeigt, wurde mit verschiedenen belastenden Lebenssituationen wie der Ausübung stressreicher Berufe oder der Pflege von Demenzkranken in Verbindung gebracht [31, 43, 44]. In einer Studie sagten chronischer und momentaner Arbeitsstress (signifikant) unabhängig voneinander eine stärkere Herzfrequenzreaktivität voraus, nachdem Herzfrequenz, Alter, Rauchen, Koffein und momentane körperliche Aktivität berücksichtigt worden waren [43].

In einer weiteren Studie zeigten pflegende Angehörige mit hohem sozialen Rückhalt einen typischen altersbedingten Rückgang der Herzfrequenzreaktivität, während diejenigen mit geringem sozialen Rückhalt einen altersbedingten Anstieg der Herzfrequenzreaktivität aufwiesen [44]. Dies unterstreicht nicht nur die belastende Natur der Pflege, sondern auch die Bedeutung sozialer Unterstützung. Der Mensch ist ein soziales Wesen, und die Forschung zeigt eindeutig, dass soziale Bindungen und soziale Therapie enorme Vorteile bei der Reduktion von Mortalität und Morbidität haben können, auch im Zusammenhang mit schweren Erkrankungen wie Krebs [8].

Stress und Entzündung

Die Beziehung zwischen Stress und Entzündung ist gut bekannt: Stress kann proinflammatorisch wirken [45]. Es gibt zunehmend Hinweise darauf, dass übermäßige Entzündungen eine Schlüsselrolle in der Pathophysiologie stressbedingter Erkrankungen spielen und dass chronische milde Entzündungen einen gemeinsamen Weg stressbedingter Erkrankungen darstellen [46]. Tatsächlich wird geschätzt, dass 75–90 % der Erkrankungen mit der Aktivierung des Stresssystems in Zusammenhang stehen. Zu den häufigen stressbedingten Erkrankungen zählen kardiovaskuläre Erkrankungen, Stoffwechselerkrankungen (z. B. Diabetes), psychische Erkrankungen (Depression, Alzheimerkrankheit), neurodegenerative Erkrankungen und Krebs [46].

Stressreiche Ereignisse lösen zahlreiche neurochemische, neurotransmittervermittelte und hormonelle Veränderungen aus, hauptsächlich durch Aktivierung des sympathischen Nervensystems (SNS) und der HPA-Achse. Während traditionell der Zusammenhang zwischen Stress und Krankheit auf SNS und HPA-Achse fokussierte, hat sich die Entzündung in jüngerer Zeit als vielversprechender biologischer Mechanismus zur Verbindung von Stress und Krankheit herauskristallisiert [46]. Chronischer Stress kann durch die Produktion proinflammatorischer Zytokine wie IFN-γ und TNF-α zu Entzündungen führen [47–51]. Bei Menschen mit Major Depression wurden erhöhte Werte entzündungsfördernder Zytokine wurden bei Menschen mit Major Depression festgestellt [50, 52], worauf wir in einem späteren Kapitel noch näher eingehen werden.

Obwohl Entzündungen Veränderungen im Gehirn und in den Körperfunktionen hervorrufen können, die zu einer Reihe psychiatrischer Erkrankungen beitragen können [45], argumentieren mehrere Autoren, dass Depression und andere psychiatrische Erkrankungen nicht per se entzündliche Erkrankungen sind, auch wenn bei einem einzelnen Patienten Entzündungen *eine* oder sogar *die* Ursache einer Depression sein können [45, 53]. Das Argument ist, dass nicht jeder Patient mit Depression erhöhte Entzündungswerte aufweist [53] und dass Entzündungen nur eine von mehreren Ursachen sein können [45]. Psychischer Stress und Entzündungen können auch anderen Erkrankungen des Körpers wie der koronaren Herzkrankheit (KHK) [54] und Krebs [8] zugrunde liegen.

Wie aktiviert Stress entzündliche Veränderungen?

Stress kann sowohl zentral als auch peripher eine Entzündungsreaktion auslösen. Bei Aktivierung der HPA-Achse werden Glukokortikoide freigesetzt, die immunsuppressiv und antiinflammatorisch wirken. Tatsächlich zeigen Studien, dass Glukokortikoide viele Arten proinflammatorischer Zytokine wie IL-6 und TNF-α reduzieren und gleichzeitig antiinflammatorische Zytokine (z. B. IL-10, TNF-β) verstärken können. Dennoch wurde festgestellt, dass Glukokortikoide auch proinflammatorische Effekte auf das Immunsystem haben können. Pro- und antiinflammatorische Mechanismen hängen sowohl von der Art als auch von der Intensität des Stressors ab. Akute Stressoren neigen beispielsweise dazu, die Immunfunktion zu verstärken, chronische Stressoren unterdrücken die Immunfunktion, und intensive Stressoren überaktivieren das Immunsystem, was zu einem Ungleichgewicht zwischen pro- und antiinflammatorischen Effekten führt [46]. Um es auf den Punkt zu bringen: Es fehlt das Gleichgewicht, und Krankheit entsteht. Diese Abweichung vom Gleichgewicht zeigt sich im Krankheitsfalle auf vielfältige Weise im Körper – etwas, das alte Medizinsysteme wie die chinesische Medizin erkannten und damals wie heute als grundlegenden Ansatz für Diagnose und Therapie zu identifizieren und zu adressieren suchen.

Zentral kann es unter Stressbedingungen zu einer Neuroinflammation kommen, mit erhöhter Aktivierung von Mikroglia, vermehrten proinflammatorischen Zytokinen sowie einer Zunahme peripher abgeleiteter Monozyten und Makrophagen. Es wird angenommen, dass ein Zusammenspiel aus überaktiviertem Immunsystem, erhöhter Aktivität sympathischer Nervenbahnen und verminderter Glukokortikoidresponsivität gemeinsam die mit Stress assoziierten Entzündungsreaktionen auslösen kann und dass Glukokortikoide, Katecholamine, Zytokine und andere durch Stress freigesetzte Substanzen im Wesentlichen die proinflammatorische Wirkung von Stress vermitteln [46].

Wie wir in späteren Kapiteln sehen werden, taucht das Thema Entzündung immer wieder in der Pathophysiologie verschiedener psychischer Erkrankungen auf. Auch wenn sie nicht der einzige pathologische Faktor ist, scheint sie ein relativ konsistenter zu sein. Wenn wir die therapeutischen Eigenschaften von medizinischem Cannabis diskutieren, ist eine der wichtigsten seine Wirkung auf Entzündungen.

Endocannabinoidsystem und Stressregulation

Das Endocannabinoidsystem (ECS) reguliert unsere Reaktionsfähigkeit auf Stress und emotionales Verhalten, einschließlich der neuroendokrinen und verhaltensbezogenen Aspekte von Stress, und versucht, Stress zu hemmen und seine negativen Auswirkungen zu verringern [21, 24]. Das ECS ist auch an der Regulation von Stimmung, Angst, Belohnung und dem Abbau von Angstreaktionen (was bei der posttraumatischen Belastungsstörung gestört ist) beteiligt [20]. Bei einer Störung der endocannabinoiden Signalübertragung werden viele der Effekte von Stress, wie die Aktivierung der HPA-Achse, nachgeahmt [24].

Tierexperimentelle Studien zeigen, dass die endocannabinoide Signalübertragung sowohl durch Stress verändert wird als auch Stressreaktionen vermittelt oder moduliert [55], wobei die Mobilisierung von 2-AG nachgeschaltet zur Aktivierung des Glukokortikoidrezeptors erfolgt [56] und AEA-Anstiege als Reaktion auf die Aktivierung des CRH-Rezeptors, sekundär zur Hemmung von Fettsäureamidhydrolase (FAAH), auftreten [57, 58]. Die endocannabinoide/CB1-Rezeptorsignalisierung kann die Aktivierung der HPA-Achse durch Stress hemmen und auch die Erholung nach Beendigung der Stressreaktion fördern [58].

Belege dafür, dass das ECS ein Regulator der Stressreaktion ist

Mehrere Belege stützen die Annahme, dass das ECS ein wichtiger Regulator der Stressreaktion ist, darunter die folgenden:

- Der Konsum von Cannabis beim Menschen ist mit reduzierter Angst, geringerer Stresswahrnehmung und größerer Entspannung assoziiert [24].
- Tierstudien zeigen, dass eine Störung der endocannabinoiden Signalübertragung zu einem neurobehavioralen Phänotyp führt, der Merkmale der Stressreaktion aufweist, darunter erhöhte Angst, Aktivierung der HPA-Achse, Hypervigilanz und beeinträchtigte kognitive Flexibilität [24].
- Bestandteile des ECS (AEA, 2-AG, deren abbauende Enzyme und CB1-Rezeptoren) sind Strukturen, die im kortikolimbischen System und in der HPA-Achse vorkommen [24].
- Nachweis der Präsenz von CB1-Rezeptoren an sympathischen Neuronenendigungen und in Zellen des Nebennierenmarks [6].

Forschungsergebnisse deuten darauf hin, dass sowohl die Stressreaktion des sympathischen Nervensystems als auch die neuroendokrine Stressreaktion (vermittelt durch die HPA-Achse) durch das ECS reguliert werden [6, 58].

Bidirektionale Beziehung zwischen Stress und dem ECS

Die Beziehung zwischen dem ECS und Stress ist jedoch nicht unidirektional. Neben der Vermittlung und Modulation der Auswirkungen von Stress auf das Gehirn wird auch das ECS durch Stressbelastung verändert. Es gibt zahlreiche tierexperimentelle Studien, welche die Rolle der Endocannabinoide und des CB1-Rezeptors bei Anpassungen des Gehirns infolge wiederholter Stressbelastung belegen. Chronische Stressbelastung kann die Anfälligkeit einer Person für psychische Erkrankungen erhöhen. Aufgrund der Verbindung des ECS mit unseren Stresssystemen könnte es ein wichtiger therapeutischer Ansatzpunkt für die Prävention und Behandlung von stressassoziierten psychischen Erkrankungen sein [6].

ECS und die Stressreaktion des autonomen Nervensystems

Es gibt Hinweise darauf, dass das ECS an der Modulation der Stressreaktion des sympathischen Nervensystems (SNS) beteiligt ist, da CB1-Rezeptoren an sympathischen Neuronenendigungen und in Zellen des Nebennierenmarks gefunden wurden und CB1-Rezeptoragonisten gezeigt haben, dass sie die Freisetzung von Noradrenalin und Adrenalin aus diesen hemmen sowie die durch das SNS vermittelte Vasokonstriktion und Entzündung unterdrücken [6]. Bislang sind jedoch die Quelle und der Auslöser für Endocannabinoide, die CB1-Rezeptoren an SNS-Endigungen innervieren, noch nicht bekannt [6]. Die zirkulierenden Spiegel von AEA und 2-AG im peripheren Kreislauf steigen bei Stressbelastung an [58]. Wie im ZNS wird das ECS in der Peripherie durch die Exposition gegenüber einem Stressor aktiviert und dient dazu, die Reaktion durch Hemmung der Freisetzung der Katecholamine Adrenalin und Noradrenalin abzufedern [6].

ECS, das kortikolimbische System und die HPA-Achse

Das ECS ist an der Homöostase des kortikolimbischen Systems beteiligt, wobei die Signalübertragung in kortikolimbischen Strukturen entscheidend für die Regulation emotionaler Verhaltensweisen wie Angst und Stress bei Erwachsenen ist [19]. Die Beteiligung des ECS zeigt sich darin, dass CB1-Rezeptoren weitverbreitet exprimiert werden und die beiden wichtigsten Endocannabinoide, Anandamid (AEA) und 2-Arachidonylglycerol (2-AG), insbesondere in der BLA (und auch im Zentralkern) sowie im Hippocampus, medialen PFC und Nucleus accumbens synthetisiert werden [24, 59, 60].

Die basolaterale Amygdala (BLA) gilt als ein wichtiger Ort für die ECS-Regulation der HPA-Achse und fungiert als „Torwächter", wobei möglicherweise auch andere Regionen beteiligt sind [24]. In Experimenten, bei denen CB1-Rezeptorantagonisten in den PVN oder den mPFC injiziert wurden, zeigte sich keine Auswirkung auf die basalen Kortikosteronspiegel, aber nach Injektion in die BLA wurde eine Zunahme der Aktivität der HPA-Achse festgestellt, was die wichtige Rolle der BLA bei der Regulation der HPA-Achse untermauert [24].

Das ECS spielt auch eine wichtige Rolle im PFC, indem es Top-down-Regulationsmechanismen aufrechterhält, die dazu dienen, Stress abzuschwächen und so die Resilienz gegenüber stressassoziierten Effekten zu fördern [6]. Das ECS ist zudem ein negativer Regulator der Amygdalareaktivität durch CB1-Rezeptoren, die in der Amygdala lokalisiert sind [6].

Wir finden außerdem, dass CB1-Rezeptoren exprimiert werden und AEA sowie 2-AG im Hypothalamus synthetisiert werden, einschließlich im PVN, der, wie wir zuvor gesehen haben, eine zentrale Rolle in der neuroendokrinen Stressreaktion über die HPA-Achse spielt [29]. In diesem Zusammenhang deuten Untersuchungen an Ratten darauf hin, dass CB1-Rezeptoren im ventromedialen Hypothalamus eine Rolle bei der Modulation unkonditionierter, angstbezogener defensiver Verhaltensreaktionen spielen [61].

ECS und Regulation der HPA-Achse

Das ECS reguliert die HPA-Achse sowohl bei der Aufrechterhaltung basaler als auch stressinduzierter Reaktionen [25]. Das ECS reguliert die basale und zirkadiane Aktivierung der HPA-Achse: Beispielsweise sind die AEA-Spiegel im Hypothalamus zwischen 7:00 Uhr und 11:00 Uhr am höchsten und zwischen 15:00 Uhr und 3:00 Uhr am niedrigsten [62].

Es besteht eine bidirektionale Beziehung zwischen dem ECS und der HPA-Achse. Die endocannabinoide Signalübertragung trägt zur Regulation der HPA-Achse bei, und umgekehrt hilft die HPA-Achse, die endocannabinoide Signalübertragung zu regulieren [3]. AEA wird als das „tonische“ Signal angesehen, während 2-AG das „phasische“ Signal des ECS darstellt [24]. Der endocannabinoide Tonus, insbesondere der AEA-Tonus in der BLA, sorgt für eine *inhibitorische* Grundaktivität der HPA-Achse, vermittelt über glutaminerge Neuronen, trägt zur Aufrechterhaltung niedriger basaler Glukokortikoidspiegel unter Ruhebedingungen bei und begrenzt die Aktivität der HPA-Achse; wird dies gestört, wird die HPA-Achse aktiviert [3, 25, 63].

Der postulierte Mechanismus, durch den AEA die HPA-Achse reguliert, besteht darin, dass ein tonisches Niveau der AEA/CB1-Rezeptorsignalisierung in der BLA glutaminerge Eingänge zu wichtigen Neuronen in der BLA „steuert“ und so die Aktivierung der HPA-Achse unterdrückt [3]. Eine Störung dieses AEA-Tonus durch Stress aktiviert die HPA-Achse mit der resultierenden Sekretion von Glukokortikoiden [24]. Nach Aktivierung der HPA-Achse greift der negative Rückkopplungsmechanismus, um die Menge zirkulierender Glukokortikoide zu reduzieren und die Aktivität der HPA-Achse zu senken, wodurch der Körper wieder ins Gleichgewicht gebracht wird.

Der potenzielle Mechanismus für die durch Glukokortikoide vermittelte „schnelle Rückkopplungs“-Hemmung der HPA-Achse (dies kann innerhalb von Minuten erfolgen) besteht darin, dass Glukokortikoide die endocannabinoide Signalübertragung durch einen schnellen Prozess in CRH-Neuronen des PVN induzieren [3]. Glukokortikoide induzieren eine G-Protein-abhängige Freisetzung von Endocannabinoiden und Stickstoffmonoxid, die glutaminerge Eingänge hemmen und GABAerge Eingänge zu CRH-Neuronen im PVN verstärken [2, 64]. Auf diese Weise verringern sie den exzitatorischen Antrieb auf die HPA-Achse [3].

Interessanterweise könnte es in PVN-Zellen (im Hypothalamus) zu einem hormonellen Crosstalk zwischen Glukokortikoiden (welche die endocannabinoide Synthese und Freisetzung stimulieren) und Leptin (das die durch Glukokortikoide induzierte endocannabinoide Synthese und die Suppression der Erregung im PVN blockiert) kommen, der die synaptische Erregung über die Freisetzung von Endocannabinoiden im Hypothalamus modulieren könnte. Dies könnte einen Mechanismus für die Integration der neuroendokrinen Regulation von Energiehomöostase, Flüssigkeitsbalance und Stressreaktion darstellen [29].

Schauen wir uns nun genauer an, was mit den Komponenten des ECS unter Bedingungen von akutem und chronischem Stress geschieht.

Wie ist das ECS an akutem und chronischem Stress beteiligt?

Im Allgemeinen senkt Stress die AEA-Spiegel und erhöht die 2-AG-Spiegel in den meisten untersuchten kortikolimbischen Hirnregionen. Aktuelle Erkenntnisse deuten darauf hin, dass AEA zu einem tonischen Mechanismus beiträgt, der die basale synaptische Übertragung reguliert, während 2-AG als phasisches Signal wirkt und CB1-Rezeptoren schubartig aktiviert [24]. Der Zweck des Anstiegs von 2-AG besteht darin, die schädlichen Auswirkungen von Stress auf das Gehirn abzufedern und zu begrenzen; es spielt zudem eine Rolle bei der Beendigung der stressinduzierten Aktivierung der HPA-Achse und trägt zur Habituation an Stress bei [24].

Wie wir jedoch in Kap. 2 gesehen haben, wurde das Konzept des ECS auf das erweiterte ECS ausgedehnt, das als „Endocannabinoidom" bezeichnet wird und sich auf bioaktive Derivate, Enzyme, Transporter und eine Vielzahl von Rezeptorzielen bezieht, die durch ECS-Komponenten moduliert werden [65, 66]. Es gibt zudem Hinweise darauf, dass mehrere Komponenten des Endocannabinoidoms bei Stress eine Rolle spielen. Im Folgenden betrachten wir, wie die wichtigsten Komponenten des ECS an akutem und chronischem Stress beteiligt sind.

Akuter Stress

Stress reguliert sowohl AEA- als auch 2-AG-Spiegel. Glukokortikoide erhöhen über membranständige Glukokortikoidrezeptoren, die an die 2-AG-Synthese gekoppelt sind, rasch die synaptischen Konzentrationen von 2-AG. Auf diese Weise ist die Aktivierung der HPA-Achse direkt mit erhöhten 2-AG-Spiegeln verbunden [6].

Akuter Stress löst einen verzögerten Anstieg der 2-AG-Spiegel aus: einen moderaten Anstieg des 2-AG-Gehalts im medialen PFC und einen stärkeren Anstieg des 2-AG-Gehalts im Hypothalamus [24]. Einige Tierexperimente mit Immobilisationsstress haben jedoch gezeigt, dass es zumindest unmittelbar nach einer bestimmten Stressdauer keine Veränderung der 2-AG-Spiegel in der Amygdala gibt [24, 67]. Unterschiede in den Ergebnissen solcher Studien könnten auf unterschiedliche verwendete Stressmodelle zurückzuführen sein. Erhöhte Kortikosteronspiegel (Kortikosteron bei Tieren entspricht dem Kortisol beim Menschen) gelten als vermittelnder Faktor für den Anstieg von 2-AG als Reaktion auf Stress, aber wie AEA erhöht wird, ist noch nicht verstanden [24].

Im Gegensatz dazu senkt Stress die AEA-Spiegel über sein kataboles Enzym FAAH [6]. Als Reaktion auf akuten Stress wird CRH freigesetzt, das an den G-Protein-gekoppelten Rezeptor CRH-Rezeptor 1 bindet, was zu einer schnellen Erhöhung der Aktivität von FAAH (dem Enzym, das für den Abbau von AEA verantwortlich ist) nach Aktivierung der Rezeptoren auf glutamatergen Neuronen in der BLA führt [6, 57]. Da FAAH AEA abbaut, sinken die AEA-Spiegel, was zu einer Disinhibition der BLA-Neuronen und einer erhöhten Aktivität der Neuronen in der Amygdala führt, die dann nachgeschaltet die HPA-Achse aktiviert [3, 25]. Da die AEA-Synthese konstitutiv ist und vermutlich eine tonische Aktivierung der

CB1-Rezeptoren bewirkt (d. h. die Aufrechterhaltung niedriger Neurotransmitterausschüttung an so regulierten Synapsen), führt der Wegfall des durch AEA induzierten Tons (d. h. die Abnahme des AEA-Signals) zu einer verminderten CB1-Rezeptorsignalisierung und zu einer *erhöhten* Neurotransmitterausschüttung (man erinnere sich, dass Endocannabinoide hauptsächlich die Freisetzung von Neurotransmittern hemmen), was wiederum die Aktivierung der HPA-Achse erleichtert und zu verstärktem emotionalen und angstähnlichen Verhalten, Beeinträchtigung der Furchtextinktion und Unterdrückung der Zellproliferation in der neurogenen Region des Hippocampus führt [6, 24, 25].

Tierstudien zeigen, dass akuter Stress den AEA-Gehalt in der BLA und im Hippocampus reduziert; der Effekt auf den medialen PFC ist jedoch komplexer und die Evidenz in der Literatur weniger konsistent, wobei einige experimentell induzierte Stresserfahrungen den AEA-Gehalt senken, andere ihn nicht verändern oder – im Fall eines mechanischen Stresses wie Fußschock (häufig in Mausexperimenten verwendet) – sogar erhöhen [24].

Es gibt nur wenige Untersuchungen zum Einfluss von akutem Stress auf CB1-Rezeptoren in den für die Stressregulation relevanten Hirnregionen. Eine Studie fand keinen Effekt von akutem Stress auf die Dichte der CB1-Rezeptoren in der Amygdala [27].

Chronischer Stress

Chronischer Stress kann das ECS herunterregulieren, was zu übermäßigen Stressreaktionen und einer schlechten Anpassung führt [6]. Die Folgeerscheinungen von chronischem Stress, insbesondere die lang anhaltende Exposition gegenüber Stresshormonen (z. B. Kortisol), sind häufig Erkrankungen wie Depression, Herz-Kreislauf-Erkrankungen und Krebs [8, 68].

Verschiedene Tierversuche deuten darauf hin, dass unter Bedingungen von chronischem Stress die endocannabinoide Signalübertragung im paraventrikulären Nukleus (PVN, des Hypothalamus) beeinträchtigt ist, was zu einer gestörten „Schnellrückkopplungs“-Hemmung der HPA-Achse führt. Dies könnte die erhöhten Glukokortikoidspiegel bei chronischem Stress erklären [3, 69].

Unter chronischem Stress treten folgende Veränderungen im ECS auf:

- **CB1-Rezeptoren werden herunterreguliert:** Im Allgemeinen kommt es zu einer Herunterregulierung der CB1-Rezeptorexpression in den meisten an der Stressreaktion beteiligten Hirnarealen, mit Ausnahme des medialen präfrontalen Kortex (wo Untersuchungen zeigen, dass homotypische und heterotypische Stressoren die CB1-Rezeptorexpression auf Ebene von mRNA, Protein und Rezeptorbindung erhöhen).
- **AEA ist vermindert:** Eine anhaltende Exposition gegenüber Glukokortikoiden führt zu einer Hochregulierung der CRH-Signalübertragung, was wiederum eine erhöhte FAAH-Aktivität und damit verminderte AEA-Spiegel aufrechterhält. Dies trägt zur Aktivierung der HPA-Achse, zur Manifestation von Angst, zur Beeinträchtigung der Furchtextinktion, zur Unterdrückung der

Zellproliferation in der neurogenen Region des Hippocampus sowie zur Entwicklung von Anhedonie und Hyperalgesie bei.

- **2-AG ist erhöht:** Erhöhungen der 2-AG-Spiegel (wie sie bei akutem Stress auftreten) werden unter Bedingungen von chronischem (wiederholtem) Stress verstärkt, möglicherweise vermittelt durch eine Reduktion von MAGL (das 2-AG abbaut) [13], was zur Habituation der Kortikosteronantworten führt (Corticosteron bei Tieren entspricht dem Kortisol beim Menschen). Erhöhte 2-AG-Spiegel helfen, die durch Stress induzierte Aktivierung der HPA-Achse zu beenden und tragen zur Habituation an Stress bei [24].

In Tierversuchen, aus denen ein Großteil unseres Wissens über die Wirkmechanismen stammt, hängen die Effekte von chronischem Stress auf AEA, 2-AG und CB1-Rezeptoren von der Art des erlebten Stresses ab, einschließlich der Frage, ob es sich um homotypischen (wiederholte Exposition gegenüber demselben Stressor, z. B. Fixationsstress, sozialer Niederlagenstress) oder heterotypischen Stress (Exposition gegenüber verschiedenen Stressoren) handelt [24]. Tab. 3.1 stellt die unterschiedlichen Effekte von chronischem homotypischen und heterotypischen Stress auf die Endocannabinoide und CB1-Rezeptoren dar.

Mausexperimente haben gezeigt, dass die durch Stress induzierte Entwicklung von angstartigem Verhalten mit dem vorübergehenden Auftreten einer 2-AG-vermittelten Langzeitdepression an GABAergen Synapsen in der BLA (beteiligt an Motivation, affektiver Regulation und emotionalem Lernen) einhergeht, die teilweise durch eine Herunterregulierung von MAGL vermittelt wird. Es scheint, dass die endocannabinoide synaptische Plastizität an inhibitorischen Synapsen innerhalb der Amygdala und die Erhöhung der 2-AG-Spiegel die Verhaltens- und synaptischen Anpassungen an chronischen Stress verhindern. Dies legt nahe, dass eine pharmakologische Erhöhung der 2-AG-Spiegel ein vielversprechender Ansatz zur Behandlung von stressinduzierten psychischen Störungen sein könnte [13].

Das Endocannabinoidom (erweitertes ECS) und Stress

Wie bereits erwähnt, wird das erweiterte ECS als „Endocannabinoidom" bezeichnet (achten Sie auf die Schreibweise – es lautet nicht -„diom" wie bei Darmmikrobiom). Das Endocannabinoidom umfasst bioaktive Derivate, Enzyme, Transporter und eine Vielzahl von Rezeptorzielen, die durch ECS-Komponenten moduliert werden [65, 66]. Mitglieder des erweiterten ECS sind ebenfalls an Stressreaktionen beteiligt. Beispielsweise spielt TRPV1 eine wichtige Rolle bei der Regulation der ZNS-Funktion als Antwort auf Stress. Es gibt Hinweise darauf, dass TRPV1 gliale und neuronale Aktivität modulieren kann und dabei mehrere Signalwege vermittelt, darunter gliale Reaktivität, Zytokinfreisetzung, synaptische Übertragung und Plastizität [73]. Ein weiteres Beispiel ist, dass der Peroxisom-Proliferator-aktivierte Rezeptor γ (PPAR-γ) in Hirnregionen exprimiert wird,

Tab. 3.1 Auswirkung von chronischem homotypischen und heterotypischen Stress auf das ECS (nach [24])

Art des chronischen Stresses Endocannabinoid	Chronischer homotypischer Stress	Chronischer heterotypischer Stress
2-AG-Spiegel	Spiegel erhöht; möglicherweise vermittelt durch reduzierte MAGL-Spiegel (das Enzym, das 2-AG abbaut) [24, 25] Progressiv erhöhte Spiegel in Vorderhirnschaltkreisen, welche die Anpassung an Stress und die Habituation der HPA-Achse vermitteln könnten [24]	Effekte auf 2-AG in verschiedenen kortikolimbischen Strukturen sind nicht konsistent [24] 2-AG-Spiegel im Hippocampus reduziert [70]
AEA-Spiegel	Spiegel reduziert in Amygdala, Hippocampus, medialem präfrontalen Kortex und Hypothalamus (Hill et al. [3] in Morena), als Reaktion auf erhöhte FAAH (mindestens in der Amygdala) [24] Veränderungen von AEA und FAAH vermutlich vermittelt durch chronische Exposition gegenüber Kortikosteron, vermittelt über einen CRH-Mechanismus [24]	Effekte auf AEA und FAAH sind in Tierstudien nicht konsistent Allgemeiner Eindruck, dass die AEA-Signalübertragung, insbesondere in Amygdala und Hippocampus, beeinträchtigt ist [24]
CB1-Rezeptoren	Herunterregulierung der CB1-Rezeptorexpression im Hippocampus, Hypothalamus, Striatum und Spinalganglion [24] Erhöhte CB1-Expression im medialen präfrontalen Kortex [59, 71] Desensibilisierung der CB1-Rezeptoren an GABAergen Endigungen in der BLA [72]. Effekte vermittelt durch Kortikosteron [24]	Herunterregulierung der CB1-Rezeptorexpression im Hippocampus, Hypothalamus, Striatum und Spinalganglion Erhöhte CB1-Expression im medialen präfrontalen Kortex [59, 71]

die an der Regulation von psychischem Stress und Alterung beteiligt sind, wie dem Hippocampus, und möglicherweise eine Rolle bei der Prävention der Auswirkungen von Alterung und Stress auf das Gehirn spielt. Es ist auch bekannt, dass PPAR-γ-Agonisten in der Lage sind, die physiologische Stressreaktion zu reduzieren [74]. Dies sind nur zwei Beispiele, die verdeutlichen sollen, dass die Beteiligung des ECS an der Stressregulation über die klassischen Cannabinoidrezeptoren hinausgeht.

Gene, Stress und das Endocannabinoidsystem

Polymorphismen in Genen, die für Komponenten des ECS codieren, können die Stressreaktionen eines Individuums beeinflussen. Einzelnukleotidpolymorphismen (SNPs) im CNR1-Gen, das für CB1-Rezeptoren codiert, wurden mit einer stressinduzierten Aktivierung des ventromedialen PFC (der Hirnregion, die eine wichtige Rolle bei der Emotionsregulation spielt) in Verbindung gebracht, wie mittels Magnetresonanztomografie gemessen wurde. Unter nicht stressigen Bedingungen war dieser Genotyp mit einer verstärkten Interaktion zwischen vmPFC und Amygdala assoziiert. Forschungsergebnisse deuten darauf hin, dass dieser spezielle Genotyp des CB1-Rezeptorpolymorphismus (CNR1; rs1049353) einen protektiven Effekt gegenüber stressbedingten Psychopathologien haben könnte [75].

Soziale Isolation

Rattenexperimente, bei denen Ratten von der Entwöhnung bis zum Erwachsenenalter sozial isoliert wurden, zeigten, dass die Expressionsniveaus von CB1-Rezeptoren, DAGL-α, DAGL-β, MAGL und NAPE-PLD mRNA in mehreren Hirnarealen, insbesondere im präfrontalen Bereich, in kortikalen Schichten und in verschiedenen thalamischen Regionen, signifikant erhöht waren. Die DAGL-β-mRNA-Spiegel waren in der Substantia nigra und im ventralen tegmentalen Areal signifikant erhöht, während die FAAH-mRNA-Expression in mehreren präfrontalen Arealen, kortikalen Schichten und im Caudate putamen signifikant erniedrigt war [76].

Umweltanreicherung

Tierexperimentelle Studien (an Mäusen) zeigen, dass die Exposition gegenüber Umweltanreicherung in frühen Lebensphasen mit einer differenziellen Regulation von Genen, die für verschiedene Komponenten des ECS codieren, assoziiert ist. Ein Experiment verglich die Expression von CB1-Rezeptoren, FAAH und MAGL in verschiedenen Hirnregionen bei Mäusen, die unter Bedingungen der Umweltanreicherung im Vergleich zu Standardumgebungen von der Entwöhnung bis zum Erwachsenenalter aufgezogen wurden. Es zeigte sich, dass Umweltanreicherung die CB1-Rezeptor-mRNA-Spiegel im Hypothalamus und in der BLA erhöhte, sie jedoch in der basomedialen Amygdala verringerte. Zudem wurden erhöhte FAAH-mRNA-Spiegel im Hypothalamus und in der BLA bei Mäusen unter Umweltanreicherung festgestellt (keine Veränderung in der basomedialen Amygdala), während die MAGL-mRNA-Spiegel in keiner der untersuchten Hirnregionen beeinflusst wurden. Die Forschenden vermuteten, dass diese regionalen Veränderungen, die durch Umweltanreicherung induziert werden, darauf hindeuten könnten, dass eine frühe Exposition gegenüber Umweltanreicherung Veränderungen im ECS hervorrufen kann, die zu einer verminderten Stressreaktion führen, was sie durch die Beobachtung bestätigten, dass Mäuse mit Umweltanreicherung reduzierte Stressreaktionen zeigten (gemessen anhand eines Tests zur Unterdrückung des Fressverhaltens durch neuartige Reize) [77].

Frühkindlicher Stress und das Endocannabinoidsystem

Die Endocannabinoidrezeptoren in den kortikolimbischen Strukturen sind für die normale Entwicklung entscheidend. Wenn diese Rezeptoren durch frühkindlichen Stress verändert werden, kann die Gehirnentwicklung beeinträchtigt werden, was zu emotionalen und kognitiven Funktionsstörungen führt. Tier- und Humanstudien zeigen, dass Umweltstress während Phasen hoher neuronaler Plastizität (z. B. während der Schwangerschaft, Kindheit und Adoleszenz) emotionale Störungen verursachen kann [19, 21, 78–81]. Die Auswirkungen von frühkindlichem Stress können sich erst später im Leben, während der Adoleszenz oder im Erwachsenenalter, manifestieren [21, 79]. Beispielsweise ist frühkindlicher Stress mit posttraumatischer Belastungsstörung (PTBS) und Major Depression im Erwachsenenalter assoziiert [78].

Frühkindlicher Stress, kortikolimbisches System und Entwicklung der HPA-Achse

Frühkindlicher Stress beeinflusst die Entwicklung des kortikolimbischen Systems und der HPA-Achse [21, 79] und erhöht die Anfälligkeit für psychische Erkrankungen im Erwachsenenalter [79]. Das kortikolimbische System spielt eine Schlüsselrolle bei der Vermittlung der Auswirkungen von frühkindlichem Stress auf spätere Hirnfunktionsstörungen, und frühkindlicher Stress ist ein langfristiger Risikofaktor für eine gestörte Entwicklung jener limbischen Strukturen, die an der Stress- und Emotionsregulation beteiligt sind [79].

Schwerer frühkindlicher Stress löst eine Kette von Ereignissen aus, die eine stressinduzierte Programmierung der Glukokortikoid-, noradrenergen und Vasopressin-Oxytocin-Stresssysteme umfasst, wodurch die Stressreaktionen verstärkt werden. Dies führt zu Effekten auf die Neurogenese, die synaptische Überproduktion und das Pruning sowie die Nervenmyelinisierung während sensibler Entwicklungsphasen, was zu einer Verkleinerung bestimmter Hirnareale (mittlere Abschnitte des Corpus callosum), einer abgeschwächten Entwicklung von Arealen wie dem linken Neokortex, Hippocampus und der Amygdala sowie zu abnormer frontotemporaler elektrischer Aktivität und verminderter funktioneller Aktivität des Kleinhirnwurms führt. Diese Veränderungen könnten der Mechanismus sein, durch den früher Stress das Risiko für die Entwicklung psychischer Erkrankungen wie Depression, PTBS, ADHS und andere erhöht [82].

Stressreaktivität

Das ECS spielt eine entscheidende Rolle bei der Regulation der Stressreaktivität und des emotionalen Verhaltens während der kindlichen Entwicklung und ist in geschlechts- und regionsabhängiger Weise empfindlich gegenüber frühkindlichem

Stress. Die Wirkung von frühkindlichem Stress auf das ECS ist bidirektional, das heißt, das ECS kann durch seine anxiolytische Aktivität Stress reduzieren, und Umweltstress kann die anxiolytische Kapazität des ECS verändern [21].

Erkenntnisse aus Tiermodellen

Tierexperimentelle Studien haben gezeigt, dass maternale Deprivation und soziale Isolation im frühen Leben verschiedene Teile des ECS im Gehirn von neugeborenen, jugendlichen und erwachsenen Ratten beeinflussen, einschließlich Veränderungen der CB1-mRNA-Expression und Veränderungen der Cannabinoidrezeptoren in kortikolimbischen und striatalen Hirnarealen [19, 21, 81]. In einem Rattenexperiment, bei dem maternale Deprivation als Modell für frühkindlichen Stress verwendet wurde, untersuchten Forschende die Expression von Genen, die für CB1- und CB2-Rezeptoren, TRPV1- und GPR55-Rezeptoren, FAAH, MAGL und Enzyme der Endocannabinoidsynthese (N-Acylphosphatidylethanolamid-Phospholipase D und Diacylglycerollipase) codieren, in verschiedenen Hirnregionen: Frontalkortex, ventrales und dorsales Striatum, dorsaler Hippocampus und Amygdala. Sie fanden heraus, dass maternale Deprivation die Expression aller gemessenen Gene im Frontalkortex bei jugendlichen männlichen Ratten erhöhte, während dieser Anstieg bei weiblichen Tieren im Hippocampus zu beobachten war [81].

Da die ECS-Signalisierung in der Amygdala eine wichtige Rolle bei der Entstehung von Angst und der Aktivierung der HPA-Achse spielt, ist es möglich, dass eine Beeinträchtigung der CB1-Rezeptorsignalisierung die Sensitivität gegenüber Stress erhöht [21, 79].

Frühkindlicher Stress und genetische Muster beim Menschen

Frühkindlicher Stress beim Menschen wurde mit spezifischen genetischen Mustern in Verbindung gebracht, darunter CACNA1C, das für einen essenziellen Kalziumkanal codiert, der Teil der ECS-Signalisierung ist. Dieser Kanal steht im Zusammenhang mit neuronaler Erregbarkeit, Plastizität und Neurogenese und wurde mit Kindheitstraumata assoziiert, die zu einer erhöhten Anfälligkeit für Angst und Depression führen [83]. Einzelnukleotidpolymorphismen (SNPs) im CNR1-Gen (codiert für CB1-Rezeptoren) und im Gen, das für FAAH codiert (insbesondere die genetische Variante rs324420), sind mit bipolarer Störung und Major Depression assoziiert [84]. Auch Varianten im CNR2-Gen (codiert für CB2-Rezeptoren) und im FAAH-Gen (funktioneller Polymorphismus C385A) interagieren mit Kindheitstraumata und beeinflussen ängstliche und depressive Phänotypen [85]. Darüber hinaus fanden Juhasz et al. [86], dass Varianten im CNR1-Gen mit hoher Neurotizismusausprägung und niedriger Verträglichkeit assoziiert sind und in Wechselwirkung mit kürzlich erlebten negativen Lebensereignissen stehen, um aktuelle depressive Symptome vorherzusagen. Es erscheint daher offensichtlich, dass Gene eine bedeutende potenzielle Rolle bei der Definition der Anfälligkeit für Lebensstressoren, Persönlichkeitstypen und Verhaltensreaktionen spielen. Weitere Forschung ist erforderlich, um den genauen Einfluss der verschiedenen Permutationen des Endocannabinoidoms auf Persönlichkeit und Psychopathologie zu bestimmen.

Geschlechtsspezifische Unterschiede in der Wirkung von frühkindlichem Stress auf das ECS

Ähnlich wie es geschlechtsspezifische Unterschiede in der Stressantwort entlang der HPA-Achse gibt, deuten Hinweise darauf hin, dass es auch geschlechtsspezifische Unterschiede im ECS gibt. Im Hippocampus wurden bei männlichen Tieren höhere CB1R-G-Proteinwerte gefunden als bei weiblichen, jedoch zeigten weibliche Tiere eine stärkere CB1R-G-Proteinaktivierung, was auf eine sensitivere Reaktion der CB1R hindeutet. Es ist möglich, dass geschlechtsspezifische Unterschiede im ECS unterschiedliche Reaktionen auf Stressoren erklären könnten [87].

Untersuchungen zeigen, dass frühkindlicher Stress im Erwachsenenalter bei männlichen Tieren die CB1-Rezeptoren im Striatum, PFC und in der Amygdala verringert (die Befunde bei weiblichen Tieren sind weniger eindeutig) und die Genexpression für Enzyme, die am Abbau von Endocannabinoiden beteiligt sind, in verschiedenen Hirnregionen (Frontalkortex, Striatum, Hippocampus und Amygdala) erhöht. Männliche Tiere zeigten zudem erhöhte Prostaglandinprodukte des arachidonischen Zweigs des ECM im dorsalen Hippocampus.

In einem Rattenexperiment zeigte frühkindlicher Stress regionale und geschlechtsspezifische Effekte, darunter:

- Beeinträchtigung des peripheren basalen Kortikosterons (nur adulte Männchen)
- Verminderung von 2-AG und AEA im Nucleus interpositus des Kleinhirns (nur Männchen)
- Verminderung von 2-AG im Crus des Kleinhirns (nur Weibchen)
- Erhöhung der Prostaglandine im dorsalen Hippocampus (nur Männchen)
- Beeinträchtigung der sozialen Präferenz (nur Weibchen) [87]

Der Darm und Stress

Dem Darm wird eine entscheidende Rolle für die Funktion des Immunsystems zugeschrieben, da er Entzündungen und das Nervensystem beeinflusst [88]. Das Darm-„Mikrobiom" bezeichnet die Mikroorganismen im Darm, die Teil eines multidirektionalen Kommunikationsnetzwerks mit dem Gehirn bilden, der Mikrobiom-Darm-Hirn-Achse [89]. Das ECS ist ein wichtiger translativer Vermittler für diese Kommunikation.

Die Darmmikrobiota spielt eine Schlüsselrolle bei der Regulation der Darm-Hirn-Achse [90]. Vagus- und spinale afferente Bahnen ermöglichen die Kommunikation zwischen den Darmmikroben und dem zentralen Nervensystem [90]. Die Darmmikrobiota moduliert zudem die Immunsignalisierung vom Darm zum Gehirn durch die Induktion verschiedener Zytokine [90].

Das Darmmikrobiom und Stress

Das Darmmikrobiom ist an der Stressreaktion beteiligt. Es gibt zunehmend Hinweise darauf, dass das Darmmikrobiom, das Gehirn sowie das Immun- und das endokrine System ständig miteinander kommunizieren und das Darmmikrobiom eine Schlüsselrolle in der Stressantwort spielt [8]. Es wird angenommen, dass die Mikrobiom-Darm-Hirn-Achse die Interaktion zwischen Stress, der HPA-Achse und dem Immunsystem vermittelt [91] und Stimmungen sowie Emotionen reguliert. Stress kann die Mikrobiota modulieren, und die Mikrobiota kann den Sollwert für die Stresssensitivität verändern [89].

Die Darmmikrobiota reguliert die Produktion vieler Neurotransmitter und deren Vorstufen, darunter GABA, Dopamin, Acetylcholin, Tryptophan, Serotonin und Noradrenalin. Ungleichgewichte oder Defizite dieser Neurotransmitter stehen im Zusammenhang mit psychischen Erkrankungen wie Depressionen und Angststörungen [89, 90]. Veränderungen in der Expression von GABA-Rezeptoren sind an der Pathogenese von Angststörungen und Depressionen beteiligt, die beide mit funktionellen Darmbeschwerden assoziiert sind [92]. Die Darmmikrobiota kann zudem essenzielle Proteine und Metaboliten, die an der Freisetzung von Neuropeptiden und Darmhormonen beteiligt sind, wie kurzkettige Fettsäuren und den vom Gehirn abgeleiteten neurotrophen Faktor BDNF (engl.: brain-derived neurotrophic factor), sezernieren und hochregulieren [90].

Veränderungen der Mikrobiota und Stress

Mehrere präklinische Studien haben eindeutige Zusammenhänge zwischen Stress und Veränderungen der Darmmikrobiota gezeigt [8]. Zum Beispiel:

- Keimfreie Mäuse zeigen eine übersteigerte Antwort der HPA-Achse auf Fixationsstress, die durch Monokolonisierung mit *Bifidobacterium infantis* rückgängig gemacht werden konnte [93].
- Das Fehlen einer normalen Darmmikrobiota bei Mäusen ist mit einer verminderten Expression von BDNF im Hippocampus assoziiert, einem Schlüsselmolekül für neuronale Plastizität und Kognition [94].
- Das Fehlen der Darmmikrobiota bei Ratten führt zu einer Verstärkung der Verhaltensreaktionen auf akuten Stress und ist mit einer veränderten Neurotransmitter-Umsatzrate in Hirnarealen verbunden, die für die Regulation der Stressreaktivität und von angstähnlichem Verhalten bekannt sind [95].

- Die Behandlung von Mäusen mit *Lactobacillus rhamnosus* (JB-1) führte zu Veränderungen der GABA-mRNA-Expression in Hirnarealen und verringerte stressbedingtes Kortikosteron sowie angst- und depressionsbezogenes Verhalten, wobei der Vagusnerv als Hauptmodulationsweg zwischen Darm und Gehirn identifiziert wurde [92].

Forschungsergebnisse deuten zudem darauf hin, dass Depressionen mit einer dysregulierten Zusammensetzung der Darmmikrobiota assoziiert sind [89].

Der Darm reguliert die HPA-Achse

Es gibt Hinweise darauf, dass Darmmikroben an der Entwicklung und Funktion der HPA-Achse beteiligt sein könnten [90, 93, 96]. Wie bereits dargestellt, kommt es bei Stress sowie bei Angststörungen und Depressionen zu einer Dysregulation der HPA-Achse. Die Darmmikrobiota kann zu erhöhtem Kortisol und Entzündungen beitragen, und Entzündungen können wiederum durch ihre negativen Auswirkungen auf das gastrointestinale System Veränderungen der Mikrobiota verursachen [90, 97].

Leaky-Gut-Syndrom und psychische Gesundheit

Der Darm spielt eine wichtige Rolle bei der Regulation der intestinalen Permeabilität und der Aufrechterhaltung der Darmbarriere. Störungen der intestinalen Permeabilität können ein ätiologischer Faktor für chronische niedriggradige Entzündungen sein, wie sie bei manchen Menschen mit Depressionen auftreten [98]. Gastrointestinale Erkrankungen, einschließlich Verschlechterungen ihrer Symptome/Zeichen, sind häufig mit Stress assoziiert.

Normalerweise hält der Darm enge Verbindungen (Tight Junctions) zwischen den ihn auskleidenden Zellen aufrecht. Werden diese beeinträchtigt, wird die Darmschleimhaut durchlässig oder „leaky" [88], auch bekannt als Leaky-Gut-Syndrom. Bei erhöhten Spiegeln von Kortisol und Entzündungsmediatoren kann die intestinale Permeabilität zunehmen, und gramnegative Bakterien (die eine zusätzliche Lipopolysaccharid-[LPS]-Außenmembran besitzen) können in den Blutkreislauf gelangen [90]. Dies kann dann eine chronische Entzündung im ZNS auslösen [90, 99]. Entzündliche Darmerkrankungen wie das Reizdarmsyndrom, bei denen eine gestörte intestinale Permeabilität angenommen wird, treten häufig gemeinsam mit hohen Raten psychischer Erkrankungen wie Depressionen auf [100], was die Rolle des Darms bei der Regulation von Stimmung und Emotionen über die Darm-Hirn-Achse weiter untermauert [90].

Eine US-amerikanische Studie zeigte, dass Prävalenz und Medianwerte von Serum-IgM und IgA gegen LPS von Enterobakterien bei Patienten mit Major Depression signifikant höher waren als bei Kontrollen [52]. Die Ergebnisse deuten darauf hin, dass eine erhöhte gastrointestinale Permeabilität (Leaky Gut) mit vermehrter Translokation gramnegativer Bakterien an der Pathophysiologie der Depression beteiligt ist [52]. Systemisches LPS und die Gabe proinflammatorischer Zytokine können eine chronische zentrale Neuroinflammation verursachen, und zentrale Neuroinflammation ist dafür bekannt, einen Krankheitsverhaltenskomplex auszulösen, der den Symptomen einer Major Depression ähnelt (z. B. Anorexie, Unwohlsein, Interessenverlust usw.) [52].

Das Endocannabinoidom, der Darm und Verbindungen zur psychischen Gesundheit

Es gibt eine wachsende Zahl von Daten, die darauf hindeuten, dass Darm, Gehirn und das ECS bei zumindest einigen psychischen Erkrankungen miteinander verknüpft sind. Es ist klar, dass das ECS eine entscheidende Rolle für die Funktion des Darms spielt, da es im Darm weitverbreitet ist und dort die meisten Darmfunktionen reguliert:

- Gastrointestinale Motilität
- Gastrointestinale Entzündung und Darmpermeabilität
- Übelkeit und Erbrechen
- Viszerale Sensation
- Immunhomöostase im Darm
- Energiebilanz
- Appetit-/Hungersignalisierung [101–103]

Eine Dysfunktion des ECS ist mit Pathologien im Darm wie chronisch-entzündlichen Darmerkrankungen (CED), Reizdarmsyndrom und Adipositas assoziiert [102], und diese Erkrankungen sind natürlich entzündlicher Natur. Beispielsweise trägt die Aktivierung von CB1-Rezeptoren im Darmepithel zur Entwicklung von Adipositas und metabolischen Erkrankungen bei [104], und Polymorphismen im CNR1-Gen (codiert für CB1-Rezeptoren) wurden mit Formen des Reizdarmsyndroms in Verbindung gebracht [105]. Bei Colitis ulcerosa, einer Form der CED, wurden Veränderungen in der Expression des ECS im menschlichen Kolongewebe festgestellt [106].

Patienten mit viszeralen (abdominalen) Schmerzen berichten häufig, dass diese durch Stress verstärkt werden, und es gibt inzwischen Hinweise darauf, dass das ECS die chronische stressassoziierte viszerale Hyperalgesie moduliert [103, 107]. CB1-Rezeptoren in sensorischen Ganglien (die den Darm innervieren) steuern die viszerale Sensation, wobei die Transkription von CNR1 (dem Gen, das für CB1-Rezeptoren codiert) unter chronischem Stress durch epigenetische Prozesse verändert wird. Es scheint einen potenziellen Mechanismus zu geben, der den Zusammenhang zwischen Stress und Bauchschmerzen erklärt: Chronischer Stress induziert viszerale Hyperalgesie durch regionsspezifische Veränderungen in endocannabinoiden und endovanilloiden (endogener Ligand für TRPV1) Signalwegen in sensorischen Neuronen, welche die Beckenorgane innervieren [103].

Entzündungen, der Darm und das ECS

Es scheint, dass der Darm, das ECS und zumindest einige psychische Erkrankungen (z. B. Depression) miteinander verbunden sein könnten, und dies möglicherweise über Entzündungsprozesse. Wir haben bereits gesehen, dass das Darmmikrobiom eine entscheidende Rolle für die Funktion des Immunsystems spielt und damit Entzündungen und das Nervensystem beeinflusst [88]. Wir wissen auch, dass der Darm an der Stressreaktion beteiligt ist. Zudem ist bekannt, dass Depressionen mit einer Dysregulation der Zusammensetzung der Darmmikrobiota einhergehen, und in einem späteren Kapitel werden wir sehen, dass das ECS bei Depressionen verändert ist. Es gibt auch Hinweise darauf, dass Entzündungen an der Pathogenese mehrerer anderer psychischer Erkrankungen beteiligt sind, darunter Angststörungen, Autismus-Spektrum-Störungen und Alzheimerkrankheit (wird in späteren Kapiteln behandelt). Wenn Entzündungen tatsächlich an der Pathophysiologie psychischer Erkrankungen wie Depressionen beteiligt sind [52], dann liegt es nahe, dass das ECS, dessen Aufgabe es ist, Entzündungen zu kontrollieren, auch bei diesen Erkrankungen eine Rolle spielen könnte [50]. Und wenn „Leaky Gut“ Teil der Pathogenese einer psychischen Erkrankung wie Depression ist, wäre es plausibel anzunehmen, dass das ECS im Darm eine wichtige Rolle bei den Bemühungen des Körpers spielt, das Gleichgewicht im Darm wiederherzustellen.

Das Verständnis der potenziellen oder sogar wahrscheinlichen Verbindung zwischen Darmmikrobiom, ECS, Stress und psychischer Gesundheit erinnert uns daran, dass bei der Behandlung psychischer Erkrankungen wie Depressionen auch eine mögliche Störung oder Dysfunktion der Darmmikrobiota im Rahmen eines ganzheitlichen Therapieansatzes berücksichtigt werden sollte. Dies umfasst in der Regel eine sorgfältige Überprüfung der Ernährung des Patienten sowie möglicher bakterieller und gegebenenfalls parasitärer Expositionen. Natürlich ist dies ein Bereich, in dem weiterer Forschungsbedarf besteht.

Die Rolle des ECS im Darm und seine Verbindung zur Regulation von Stress, Emotionen und psychischen Erkrankungen ist ein Forschungsfeld, das sich in Zukunft zweifellos weiterentwickeln wird. In der chinesischen Medizin bildet die Verbindung zwischen Emotionen und Funktionsstörungen von Organsystemen, einschließlich (aber nicht beschränkt auf) des Verdauungssystems, einen wichtigen Bestandteil ihres theoretischen Modells der physiologischen Körperfunktionen [108]. Die biomedizinische Forschung ist dabei, die Mechanismen, wie Emotionen und Körper miteinander verknüpft sind, zu entschlüsseln – wenn auch aus der Perspektive ihres eigenen (biomedizinischen) Modells.

Cannabisexposition und Stressreaktivität

Forschungsergebnisse deuten darauf hin, dass der Konsum von Cannabis (d. h. in der Regel mit hohen Konzentrationen von Tetrahydrocannabinol, dem exogenen Cannabinoid, das mit einer dosisabhängigen Intoxikation assoziiert ist) während der Adoleszenz, einer Phase der Reifung des Stressreaktionssystems, zu langfristigen Veränderungen der Stressreaktivität führen kann. Der Cannabiskonsum im Jugendalter wurde in einigen präklinischen und Humanstudien mit psychischen Erkrankungen wie Depressionen und Substanzgebrauchsstörungen im Erwachsenenalter in Verbindung gebracht [109–111] (wird in späteren Kapiteln ausführlicher behandelt). Aus diesem Grund sollte der Freizeitkonsum von Cannabis bei Jugendlichen vermieden werden – dies ist eine Phase ausgeprägter neuronaler Plastizität und Entwicklung des Gehirns sowie des Endocannabinoidsystems (ECS); daher sollte eine Exposition gegenüber Umwelttoxinen, die sich negativ auf das synaptische Pruning und die Verfeinerung während dieser sensiblen Entwicklungsphase auswirken können, vermieden werden.

Fazit

Stress ist ein zunehmendes Merkmal unseres westlichen Lebensstils, und es gibt Hinweise auf einen Zusammenhang mit zahlreichen Erkrankungen, darunter ein erhöhtes Risiko für Herz-Kreislauf-Erkrankungen, Krebs und psychische Störungen wie Angst und Depression, Schlafprobleme und Substanzmissbrauch. Stress wirkt sich auf das sympathische Nervensystem und die HPA-Achse aus, wobei Befunde zunehmend darauf hindeuten, dass Entzündungen eine Rolle spielen, die einen gemeinsamen zugrunde liegenden Mechanismus zwischen Stress und stressassoziierten Erkrankungen darstellen könnten. Das ECS ist an der Regulation von Stress und Emotionen beteiligt, und bei chronischem Stress zeigen sich ebenfalls Veränderungen im ECS. Der Darm hat in der wissenschaftlichen Gemeinschaft an Bedeutung gewonnen, wobei es klar ist, dass das ECS für seine homöostatische Regulation von entscheidender Bedeutung ist. Es überrascht daher nicht, dass es immer mehr Hinweise auf einen Zusammenhang zwischen dem Darmmikrobiom, dem ECS und Stressreaktionen gibt. Entzündungen scheinen ein zugrunde liegender Faktor zu sein, der einige psychische Erkrankungen, Stress, das Darmmikrobiom und das ECS miteinander verbindet. Bei der Behandlung psychischer Erkrankungen ist es daher ratsam, auch etwaige Funktionsstörungen des Darms zu berücksichtigen.

Zusammenfassung der Veränderungen bei akutem und chronischem Stress

- Akuter und chronischer Stress: AEA ist reduziert und 2-AG erhöht.
- Die Reduktion von AEA erfolgt relativ schnell als Reaktion auf Stress und wird durch CRH vermittelt, das CRHR1-Rezeptoren aktiviert und so die Hydrolyse von AEA durch vermehrte FAAH-Aktivität steigert.
- Bei chronischem Stress: Anhaltende Exposition gegenüber Glukokortikoiden führt zu einer Hochregulation des CRH-Signalwegs, wobei die

Erhöhung der FAAH-Aktivität und die Abnahme von AEA aufrechterhalten werden.

- Bei akutem Stress trägt die verminderte AEA-Signalisierung zu Angst, Aktivierung der HPA-Achse, Beeinträchtigung der Furchtextinktion und Unterdrückung der Zellproliferation im Hippocampus bei; unter chronischen Stressbedingungen trägt die anhaltende Reduktion von AEA zusätzlich zu Anhedonie und Hyperalgesie bei.
- Die Erhöhung von 2-AG ist verzögert und wird wahrscheinlich durch erhöhtes Kortikosteron vermittelt. Die Verstärkung der 2-AG-Antworten unter Bedingungen wiederholten Stresses, die auch zu einer Habituation der Kortikosteronantworten führt, könnte durch eine verminderte MAGL-Aktivität vermittelt werden [24, 25]

Literatur

1. Selye H. A syndrome produced by diverse nocuous agents. Nature. 1936;138(3479):32.
2. Herman JP, Nawreen N, Smail MA, Cotella EM. Brain mechanisms of HPA axis regulation: neurocircuitry and feedback in context Richard Kvetnansky lecture. Stress. 2020;23(6):617–32.
3. Hill MN, Patel S, Campolongo P, et al. Functional interactions between stress and the endocannabinoid system: from synaptic signalling to behavioral output. J Neurosci. 2010;30(45):14980–6.
4. Pearlin L. Stress and mental health: a conceptual overview. In: Horwitz AV, Scheid TL, Hrsg. A handbook for the study of mental health: social contexts, theories and systems. Cambridge: Cambridge University Press; 1999. S. 161–75.
5. Chiang JJ, Turiano NA, Mroczek DK, Miller GE. Affective reactivity to daily stress and 20-year mortality risk in adults with chronic illness: findings from the National Study of Daily Experiences. Health Psychol. 2018;37:170–8.
6. deRoon-Cassini T, Stollenwerk RM, Beatka M, Hillard CJ. Meet your stress management professionals: the endocannabinoids. Trends Mol Med. 2020;26(10):953–68.
7. CAMH. Stress. CAMH, 2021. www.camh.ca. Zugegriffen: 5 Jan 2021.
8. O'Brien K, Sali A. A Clinician's guide to integrative oncology: what you should be talking about with Cancer patients and why? Cham: Springer; 2017.
9. Dinan TG. Stress: the shared common component in major mental illnesses. Eur Psychiatry. 2005;20(S3):S326–8.
10. Weymar M, Schwabe L, Löw A, Hamm AO. Stress sensitizes the brain: increased processing of unpleasant pictures after exposure to acute stress. J Cog Neurosci. 2012;24(7):1511–18.
11. Jovanovic T, Ressler KJ. How the neurocircuitry and genetics of fear inhibition may inform our understanding of PTSD. Am J Psychiatry. 2010;167(6):648–62.
12. McEwen BS. Protection and damage from acute and chronic stress: allostasis and allostatic overload and relevance to the pathophysiology of psychiatric disorders. Ann N Y Acad Sci. 2004;1032:1–7.
13. Sumislawski JJ, Ramikie TS, Patel S. Reversible gating of endocannabinoid plasticity in the amygdala by chronic stress: a potential role for monoacylglycerol lipase inhibition in the prevention of stress-induced behavioral adaptation. Neuropsychopharmacology. 2011;36:2750–61.

14. McEwen BS. Physiology and neurobiology of stress and adaptation: central role of the brain. Physiol Rev. 2007;87(3):873–904.
15. Willis MA, Haines DE. The limbic system. In: Haines DE, Mihailoff GA, Hrsg. Fundamental neuroscience for basic and clinical applications. 5. Aufl. Fundamental Neuroscience for Basic and Clinical Applications. https://www.elsevier-elibrary.com/contents/fullcontent/76619/epubcontent_v2/OPS/xhtml/B9781437702941000314.html
16. Prager E. The corticolimbic system in health: implications for learning, memory and disease. Advanced Science News. Jan 27, 2017. https://www.advancedsciencenews.com/corticolimbic-system-health-disease/. Zugegriffen: 18 Jan 2021.
17. Rusbridge C. Neurobehavioral disorders: the corticolimbic system in health and disease. Vet Clin North Am Small Anim Pract. 2020;50(5):1157–81.
18. Thompson JM, Neugebauer V. Cortico-limbic pain mechanisms. Neurosci Lett. 2019;702:15–23.
19. Dow-Edwards D, Silva L. Endocannabinoids in brain plasticity: cortical maturation, HPA axis function and behaviour. Brain Res. 2017;1654:157–64.
20. Korem N, Zer-Aviv TM, Ganon-Elazar E, et al. Targeting the endocannabinoid system to treat anxiety-related disorders. J Basic Clin Physiol Pharmacol. 2016;27(3):193–202.
21. Goldstein Ferber S, Trezza V, Weller A. Early life stress and development of the endocannabinoid system: a bidirectional process in programming future coping. Dev Psychobiol. 2021;63(2):143–52.
22. Hubner C, Bosch D, Gall A, et al. Ex vivo dissection of optogenetically activated mPFC and hippocampal inputs to neurons in the basolateral amygdala: implications for fear and emotional memory. Front Behav Neurosci. 2014;8:64.
23. Waddell J, Bangasser DA, Shors TJ. The basolateral nucleus of the amygdala is necessary to induce the opposing effects of stressful experience on learning in males and females. J Neurosci. 2008;28:5290–4.
24. Morena M, Patel S, Bains JS, Hill MN. Neurobiological interactions between stress and the endocannabinoid system. Neuropsychopharmacology. 2016;41:80–102.
25. Parker LA. Cannabinoids & emotional regulation. In: Parker LA, Hrsg. Cannabinoids and the brain. Massachusetts: MIT; 2017. S. 35–54.
26. Herman JP, Figueiredo HF, Mueller NK, et al. Central mechanisms of stress integration: hierarchical circuitry controlling hypothalamic-pituitary-adrenocortical responsiveness. Front Neuroendocrinol. 2003;24:151–80.
27. Hill MN, McLaughlin RJ, Morrish AC, et al. Suppression of amygdalar endocannabinoid signalling by stress contributes to activation of the hypothalamic-pituitary-adrenal axis. Neuropsychopharmacology. 2009;34:2733–45.
28. Pecoraro N, Dallman MF, Warne JP, et al. From Malthus to motive: how the HPA axis engineers the phenotype, yoking needs to wants. Prog Neurobiol. 2006;79:247–340.
29. Malcher-Lopez R, Di S, Marcheselli VS, et al. Opposing crosstalk between leptin and glucocorticoids rapidly modulates synaptic excitation via endocannabinoid release. J Neurosci. 2006;26:6643–50.
30. Stevens FL, Robin A, Hurley RA, Taber KH. Anterior cingulate cortex: unique role in cognition and emotion. J Neuropsychiatry Clin Neurosci. 2011;23(2):121–5.
31. Larkin KT, Brown LA, Tiani AG. Chapter 5 – The autonomic and neuroendocrine response to stress. In: Larkin KT, Chantler PD, Hrsg. Cardiovascular implications of stress and depression. London: Academic Press; 2020. S. 87–110.
32. Andreassi JL. Psychophysiology: human behavior & physiological response. Mahwah, N.J.: Lawrence Erlbaum Associated, Publishers; 2007.
33. Ney LJ, Matthews A, Bruno R, Felmingham KL. Cannabinoid interventions for PTSD: where to next? Prog Neuropsychopharmacol Biol Psychiatry. 2019;93:124–40.
34. Herman JP. Regulation of adrenocorticosteroid receptor mRNA expression in the central nervous system. Cell Mol Neurobiol. 1993;13(4):349–72.
35. Ulrich-Lai YM, Herman JP. Neural regulation of endocrine and autonomic stress responses. Nat Rev Neurosci. 2009;10:397–409.

36. Patel R. HPA axis dysfunction explained: the facts you need to know. WebFMD. Nov 3, 2019. https://webfmd.com/hpa-axis-dysfunction/. Zugegriffen: 11 Jan 2021.
37. Goel N, Workman JL, Lee TT, et al. Sex differences in the HPA axis. Compr Physiol. 2014;4:1121–55.
38. Davis M, Emory E. Sex differences in neonatal stress reactivity. Child Dev. 1995;66:14–27.
39. McEwen BS, Stellar E. Stress and the individual. Mechanisms leading to disease. Arch Intern Med. 1993;153(18):2093–101.
40. Chida Y, Stepto A. Greater cardiovascular responses to laboratory mental stress are associated with poor subsequent cardiovascular risk status: a meta-analysis of prospective evidence. Hypertension. 2010;55(4):1026–32.
41. Panaite V, Salomon K, Jin A, Rottenberg J. Cardiovascular recovery from psychological and physiological challenge and risk for adverse cardiovascular outcomes and all-cause mortality. Psychosom Med. 2015;77(3):215–26.
42. Lovallo WR. Do low levels of stress reactivity signal poor states of health? Biol Psychol. 2011;86(2):121–8.
43. Lumley MA, Chi W, Wiholm C, et al. The relationship of chronic and momentary work stress to cardiac reactivity in female managers: feasibility of a smart phone-assisted assessment system. Psychosom Med. 2014;76:512–8.
44. Uchino BN, Kiecolt-Glaser JK, Cacioppo JT. Age-related changes in cardiovascular response as a function of a chronic stressor and social support. J Pers Soc Psychol. 1992;63(5):839–46.
45. Raison C. Introduction: the inflammation connection. Psychiatric Times. Apr 2018. https://www.psychiatrictimes.com/special-reports/introduction-inflammation-connection. Zugegriffen: 8. Jan. 2020.
46. Liu YZ, Wang YX, Jiang CL. Inflammation: the common pathway of stress-related diseases. Front Hum Neurosci. 2017;11:316.
47. Lutgendorf SK, Sood AK. Biobehavioral factors ad cancer progression: physiological pathways and mechanisms. Psychosom Med. 2011;73:724–30.
48. Maes M, Song C, Lin A, et al. The effects of psychological stress on humans: increased production of pro-inflammatory cytokines and a Th1-like response in stress-induced anxiety. Cytokine. 1998;10(4):313–8.
49. Maes M, Lin AH, Delmeire L, et al. Elevated serum interleukin-6 (IL-6) and IL-6 receptor concentrations in posttraumatic stress disorder following accidental man-made traumatic events. Biol Psychiatry. 1999;45(7):833–9.
50. Reiche EM, Nunes SO, Morimoto HK. Stress, depression, the immune system and cancer. Lancet Oncol. 2004;5(10):617–25.
51. Song C, Kenis G, van Gastel A, et al. Influence of psychological stress on immune-inflammatory variables in normal humans. Part II. Altered serum concentrations of natural anti-inflammatory agents and soluble membrane antigens of monocytes and T lymphocytes. Psychiatry Res. 1999;85(3):293–303.
52. Maes M, Kubera M, Leunis JC. The gut-brain barrier in major depression: intestinal mucosal dysfunction with an increased translocation of LPS from gram negative enterobacteria (leaky gut) plays a role in the inflammatory pathophysiology of depression. Neuroendocrinol Lett. 2008;29(1):117–24.
53. Miller MH. Five things to know about inflammation and depression. Psychiatric Times. Apr 30, 2018. https://www.psychiatrictimes.com/special-reports/five-things-know-about-inflammation-and-depression. Zugegriffen: 8 Jan 2020.
54. Wirtz PH, von Känel R. Psychological stress, inflammation, and coronary heart disease. Curr Cardiol Rep. 2017;19:111.
55. Hillard CJ. Stress regulates endocannabinoid-CB1 receptor signalling. Semin Immunol. 2014;26:380–8.
56. Di S, Malcher-Lopes R, Marcheselli VL, et al. Rapid glucocorticoid-mediated endocannabinoid release and opposing regulation of glutamate and GABA inputs to hypothalamic magnocellular neurons. Endocrinology. 2005;146:4292–301.

57. Gray JM, Vecchiarelli HA, Morena M, et al. Corticotropin-releasing hormone drives anandamide hydrolysis in the amygdala to promote anxiety. J Neurosci. 2015;35:3879–92.
58. Hillard CJ. Circulating endocannabinoids: from whence do they come and where are they going? Neuropsychopharmacology. 2018;43:155–72.
59. Hill MN, Carrier EJ, McLaughlin RJ, et al. Regional alterations in the endocannabinoid system in an animal model of depression: effects of concurrent antidepressant treatment. J Neurochem. 2008;106(6):2322–36.
60. Ramikie TS, Nyilas R, Bluette RJ, et al. Multiple mechanistically distinct modes of endocannabinoid mobilization at central amygdala glutaminergic synapses. Neuron. 2014;81:1111–25.
61. Khan AU, Falconi-Sobrinho LL, Dos Anjos-Garcia T, et al. Cannabidiol-induced panicolytic-like effects and fear-induced antinociception impairment: the role of the CB 1 receptor in the ventromedial hypothalamus. Psychopharmacology (Berl). 2020;37(4):1063–79.
62. Liedhegner ES, Sasman A, Hillard CJ. Brain region-specific changes in N-acylethanolamine contents with time of day. J Neurochem. 2014;128:491–506.
63. Steiner MA, Marsicano G, Nestler EJ, et al. Antidepressant-like behavioural effects of impaired cannabinoid receptor type 1 signalling coincide with exaggerated corticosterone secretion in mice. Psychoneuroendocrinology. 2008;33:54–67.
64. Di S, Malcher-Lopes R, Halmos KC, Tasker JG. Nongenomic glucocorticoid inhibition via endocannabinoid release in the hypothalamus: a fast feedback mechanism. J Neurosci. 2003;23(12):4850–7.
65. Di Marzo V, Wang J, Hrsg. The endocannabinoidome. The world of endocannabinoids and related mediators. Burlington: Elsevier Inc; 2014.
66. Piscitelli F, Carta G, Bisogno T, et al. Effect of dietary krill oil supplementation on the endocannabinoidome of metabolically relevant tissues from high-fat-fed mice. Nutr Metab (Lond). 2011;8(1):51.
67. Patel S, Roelke CT, Rademacher DJ, Hillard CJ. Inhibition of restraint stress-induced neural and behavioural activation by endogenous cannabinoid signalling. Eur J Neurosci. 2005;21:1057–69.
68. Chrousos GP. Stress and disorders of the stress system. Nat Rev Endocrinol. 2009;5(7):374–81.
69. Wamsteeker JI, Kuzmiski JB, Bains JS. Repeated stress impairs endocannabinoid signaling in the paraventricular nucleus of the hypothalamus. J Neurosci. 2010;30:11188–96.
70. Hill MN, Patel S, Carrier EJ, Rademacher DJ, et al. Downregulation of endocannabinoid signalling in the hippocampus following chronic unpredictable stress. Neuropsychopharmacology. 2005;30:508–15.
71. Lee TT, Hill MN. Age of stress exposure modulates the immediate and sustained effects of repeated stress on corticolimbic cannabinoid CB(1) receptor binding in male rats. Neuroscience. 2013;249:106–14.
72. Patel S, Kingsley PJ, Mackie K, et al. Repeated homotypic stress elevates 2-arachidonoylglycerol levels and enhances short-term endocannabinoid signalling at inhibitory synapses in basolateral amygdala. Neuropsychopharmacology. 2009;34:2699–709.
73. Ho KW, Ward NJ, Calkins DJ. TRPV1: a stress response protein in the central nervous system. Am J Neurodegener Dis. 2012;1(1):1–14.
74. Ulrich-Lai YM, Ryan KK. PPARγ and stress: implications for aging. Exp Gerontol. 2013;48(7):671–6.
75. Wirz L, Reuter M, Felten A, Schwabe L. An endocannabinoid receptor polymorphism modulates affective processing under stress. Soc Cogn Affect Neurosci. 2018;13(11):1177–89.
76. Robinson SA, Loiacono R, Christopoulos A, et al. The effect of social isolation on rat brain expression of genes associated with endocannabinoid signalling. Brain Res. 2010;1343:153–67.
77. El-Rawas R, Thiret N, Nader J, et al. Early exposure to environmental enrichment alters the expression of genes of the endocannabinoid system. Brain Res. 2011;1390:80–9.

78. Davidson RJ, McEwan BS. Social influences on neuroplasticity: stress and interventions to promote well-being. Nat Neurosci. 2012;15(5):689–95.
79. Hill MN, Eiland L, Lee TT, et al. Early life stress alters the developmental trajectory of corticolimbic endocannabinoid signalling in male rats. Neuropharmacology. 2019;146:154–62.
80. Marco EM, Viveros MP. The critical role of the endocannabinoid system in emotional homeostasis: avoiding excess and deficiencies. Mini Rev Med Chem. 2009;9:1407–15.
81. Marco EM, Echeverry-Alzate V, Lopez-Moreno JA, et al. Consequences of early life stress on the expression of endocannabinoid-related genes in the rat brain. Behav Pharmacol. 2014;25:547–56.
82. Teicher MH, Andersen SL, Polcari A, et al. Developmental neurobiology of childhood stress and trauma. Psychiatr Clin North Am. 2002;25(2):397–426.
83. Lazary J, Eszlari N, Kriko E, et al. Genetic analyses of the endocannabinoid pathway in association with affective phenotypic variants. Neurosci Lett. 2021;744:135600.
84. Monteleone P, Bifulco M, Maina G, et al. Investigation of CNR1 and FAAH endocannabinoid gene polymorphisms in bipolar disorder and major depression. Pharmacol Res. 2010;61:400–4.
85. Lazary J, Eszlari N, Juhasz G, Bagdy G. A functional variant of CB2 receptor gene interacts with childhood trauma and FAAH gene on anxious and depressive phenotypes. J Affect Disord. 2019;257:716–22.
86. Juhasz G, Chase D, Pegg E, et al. CNR1 gene is associated with high neuroticism and low agreeableness and interacts with recent negative life events to predict current depressive symptoms. Neuropsychopharmacology. 2009;34:2019–27.
87. Moussa-Tooks AB, et al. Long-term aberrations to cerebellar endocannabinoids induced by early-life stress. Sci Rep. 2020;10:7236.
88. Perlmutter D. Brain maker. The power of gut microbes to heal and protect your brain – for life. London: Yellow Kite; 2015.
89. Sherwin E, Rea K, Dinan TG, Cryan JF. A gut (microbiome) feeling about the brain. Curr Opin Gastroenterol. 2016;32(2):96–102.
90. Simpson CA, Diaz-Arteche C, Eliby D, et al. The gut microbiota in anxiety and depression – a systematic review. Clin Psychol Rev. 2021;83:101943.
91. De Palma G, Collins SM, Bercik P, Verdu EF. The microbiota-gut-brain axis in gastrointestinal disorders: stressed bugs, stressed brain or both? J Physiol. 2014;592(Part 14):2989–97.
92. Bravo JA, Forsythe P, Chew MV, et al. Ingestion of Lactobacillus strain regulates emotional behaviour and central GABA receptor expression in a mouse via the vagus nerve. Proc Natl Acad Sci U S A. 2011;108(38):10650–5.
93. Sudo N, Chida Y, Aiba Y, et al. Postnatal microbial colonization programs the hypothalamic-pituitary-adrenal system for stress response in mice. J Physiol. 2004;558(Pt1):263–75.
94. Mayer EA, Knight R, Mazmanian SK, et al. Gut microbes and the brain: paradigm shift in neuroscience. J Neurosci. 2014;34(46):15490–6.
95. Crumeyrolle-Arias M, Jaglin M, Bruneau A, et al. Absence of the gut microbiota enhances anxiety-like behavior and neuroendocrine response to acute stress in rats. Psychoneuroendocrinology. 2014;42:207–17.
96. Foster JA, Rinaman L, Cryan JF. Stress & the gut-brain axis: regulation by the microbiome. Neurobiol Stress. 2017;7:124–36.
97. Kamada N, Seo SU, Chen GY, Nunez G. Role of the gut microbiota in immunity and inflammatory disease. Nat Rev Immunol. 2013;13(5):321–35.
98. Kelly JR, Kennedy PJ, Cryan JF, et al. Breaking down the barriers: the gut microbiome, intestinal permeability and stress-related psychiatric disorders. Front Cell Neurosci. 2015;9:932.
99. Huang TT, Lai JB, Du YL, et al. Current understanding of gut microbiota in mood disorders: an update of human studies. Front Genet. 2019;10:98.
100. Simpson CA, Schwartz OS, Simmons JG. The human gut microbiota and depression: widely reviewed, yet poorly understood. J Affect Dis. 2020;274:73–5.

101. Acharya N, Penukonda S, Shcheglova T, et al. Endocannabinoid system acts as a regulator of immune homeostasis in the gut. Proc Natl Acad Sci U S A. 2017;114(19):5005–10.
102. DiPatrizio NV. Endocannabinoids in the gut. Cannabis Cannabinoid Res. 2016;1(1):67–77.
103. Sharkey KA, Wiley JW. The role of the endocannabinoid system in the brain-gut axis. Gastroenterology. 2016;151(2):252–66.
104. Cani PD. Crosstalk between the gut microbiota and the endocannabinoid system: impact on the gut barrier function and the adipose tissue. Clin Microbiol Infect. 2012;18(4):50–3.
105. Camilleri M, Kolar GJ, Vazquez-Roque MI, et al. Cannabinoid receptor 1 gene and irritable bowel syndrome: phenotype and quantitative traits. Am J Phys. 2013;304:G553–60.
106. Marquez L, Suarez J, Iglesias M, et al. Ulcerative colitis induces changes on the expression of the endocannabinoid system in the human colonic tissue. PLoS One. 2009;4:e6893.
107. Storr MA, Sharkey KA. The endocannabinoid system and gut-brain signalling. Curr Opin Pharmacol. 2007;7:575–82.
108. O'Brien KA, Xue CC. The theoretical framework of Chinese medicine. In: Leung PC, Xue CC, Cheng YC, Hrsg. A comprehensive guide to Chinese medicine. 2. Aufl. New Jersey: World Scientific Press; 2016.
109. Andersen SL, Teicher MH. Desperately driven and no brakes: development stress exposure and subsequent risk for substance abuse. Neurosci Behav Rev. 2009;33(4):516–24.
110. McCormick CM, Green MR. From the stressed adolescent to the anxious and depressed adult: investigations in rodent models. Neuroscience. 2013;249:242–57.
111. Lee TTY, Gorzalka BB. Timing is everything: evidence for a role of corticolimbic endocannabinoids in modulating hypothalamic-pituitary-adrenal axis activity across developmental periods. Neuroscience. 2012;204:17–30.

Überblick über medizinisches Cannabis

4

Einleitung

Es gibt eindeutige Hinweise aus Bevölkerungsstudien, dass Cannabis oftmals zur Linderung häufiger psychischer Gesundheitsprobleme wie Depressionen, Angstzustände und Stress verwendet wird [1, 2]. So berichteten beispielsweise in einer Umfrage aus dem Jahr 1986 72 % der täglichen Cannabiskonsumenten, Cannabis zur Entspannung oder zur Linderung von Anspannung zu verwenden [3]. In einer weiteren Studie gaben 50 % der medizinischen Cannabiskonsumenten, die Cannabis zur Schmerzbehandlung einsetzten, an, dass es ihnen auch bei Angst und Stress Linderung verschaffte [4]. Eine Umfrage im US-Bundesstaat Washington ergab, dass die am häufigsten genannten Gründe für den Cannabiskonsum folgende waren: Schmerzen (61 %), Angst (58 %), Depression (50 %), Kopfschmerzen/Migrane (35 %), Übelkeit (27 %) und Muskelspastizität (18 %). Im Durchschnitt berichteten die Befragten von einer Symptomreduktion um 86 %, und 59,8 % der medizinischen Nutzer verwendeten Cannabis als Alternative zu pharmazeutischen Verschreibungen [5]. In einer aktuellen Umfrage der US-amerikanischen Arthritis Foundation gaben 79 % der Befragten an, derzeit CBD zu verwenden, es in der Vergangenheit verwendet zu haben oder eine Anwendung in Erwägung zu ziehen; 87 % der aktuellen CBD-Anwender tun dies zur Behandlung ihrer Arthritis, wobei Schmerzen in 94 % der Fälle der Hauptgrund sind [6].

Auch in Australien zeigte eine Umfrage unter 1748 Australiern, die Cannabis aus medizinischen Gründen verwendeten (vor der Legalisierung im Jahr 2016), dass die häufigsten Gründe für den medizinischen Cannabiskonsum folgende waren: Angst (50,7 %), Rückenschmerzen (50,0 %), Depression (49,3 %), Schlafprobleme (43,5 %), Nackenschmerzen (25,6 %) und posttraumatische Belastungsstörung (22,9 %). Mehr als 80 % der Befragten gaben an, dass medizinisches Cannabis ihre Zielbeschwerden wirksam behandelte [7]. Es gibt zudem Hinweise auf

K. O'Brien und P. Blair, *Medizinisches Cannabis und CBD in der psychischen Gesundheitsversorgung,* https://doi.org/10.1007/978-3-032-14521-5_4

den Einsatz bei Kriegsveteranen zur Behandlung von Symptomen im Zusammenhang mit posttraumatischer Belastungsstörung [8–10].

Obwohl Querschnittsbefragungen nur eine Momentaufnahme einer bestimmten Population zu einem bestimmten Zeitpunkt liefern, stellen sie dennoch eine Form von Evidenz dafür dar, dass diese Pflanze bei einer Reihe psychischer Erkrankungen von Nutzen sein könnte. Die folgenden Kapitel dieses Buches werden sich eingehender mit der präklinischen und klinischen Forschung befassen sowie Wirkmechanismen und Wirksamkeitsnachweise im Zusammenhang mit verschiedenen häufigen psychischen Erkrankungen untersuchen.

Dieses Kapitel
In Kap. 2 haben wir unser eigenes Endocannabinoidsystem kennengelernt, und in Kap. 3 lag der Fokus auf der Beteiligung des Endocannabinoidsystems an Stress. Diese Kapitel bilden gewissermaßen die Grundlage dafür, zu verstehen, warum die Pflanze Cannabis positive Effekte haben kann, da wir selbst Cannabinoide (Endocannabinoide) produzieren und ein ganzes Regulationssystem, das Endocannabinoidsystem, besitzen, das über eine Vielzahl von Rezeptoren verfügt, mit denen viele Inhaltsstoffe von Cannabis interagieren. In diesem Kapitel werden wir betrachten, was medizinisches Cannabis ist. Es werden die Taxonomie der Pflanze, ihre historische Verwendung und einige der rechtlichen Rahmenbedingungen beschrieben, bevor einerseits die wichtigsten aktiven Inhaltsstoffe (Cannabidiol, Tetrahydrocannabinol, Terpene) und deren therapeutische Wirkungen und Wirkmechanismen sowie andererseits die verschiedenen Formen von medizinischem Cannabis erläutert werden.

Definition von medizinischem Cannabis

Wir definieren medizinisches Cannabis wie folgt:

Cannabis oder Cannabisprodukte, die gezielt zur Behandlung von Krankheiten und/oder zur Förderung des Wohlbefindens eingesetzt und individuell auf den Patienten abgestimmt werden.

Medizinisches Cannabis umfasst die rohe Pflanze ebenso wie proprietäre Arzneiformen, die Ganzpflanzenprodukte, Extrakte aktiver Inhaltsstoffe der *Cannabis-sativa*-Pflanze sowie synthetische Cannabinoidprodukte (die wir als Arzneimittel betrachten) einschließen. Medizinisches Cannabis kann sowohl ein pflanzliches Arzneimittel als auch ein pharmazeutisches Präparat sein. Beide Formen haben einen berechtigten Platz in der Gesundheitsversorgung und Medizin.

Idealerweise sollte medizinisches Cannabis von einem sachkundigen Gesundheitsdienstleister verschrieben werden, insbesondere wenn ein Patient gleichzeitig Arzneimittel einnimmt, mit denen Wechselwirkungen möglich sind.

Taxonomie: Was steckt hinter dem Namen?

Cannabis ist eine Pflanze und stellt in ihrer natürlichen Form eindeutig ein pflanzliches Arzneimittel dar. Sie wächst in der Erde. In der Literatur gibt es Diskussionen über die Taxonomie oder Nomenklatur von *Cannabis*. Die Gattung ist *Cannabis* und die Familie Cannabaceae [11]. Eine von Small und Cronquist übernommene Taxonomie, die morphologische und chemische Merkmale (Fruchtmorphologie und Tetrahydrocannabinol, auf das wir gleich eingehen) kombiniert, unterscheidet vier verschiedene Taxa der Art *Cannabis sativa*. Es gibt zwei Hauptunterarten: *C. sativa* subspecies sativa und *C. sativa* subspecies indica, von denen jede zwei verschiedene Varietäten aufweist [11].

Nach diesem zweigliedrigen taxonomischen Ansatz der Taxonomie sind die Varietäten der Unterart sativa[1] in Nordamerika, Europa und Asien verbreitet. Sie weisen ein geringes Intoxikationspotenzial auf und werden für die Faser- und Ölerzeugung kultiviert. Im Gegensatz dazu haben die Varietäten der Unterart indica[2] ein hohes Intoxikationspotenzial (bedingt durch das Vorhandensein von Tetrahydrocannabinol, abgekürzt THC, dem einzigen potenziell berauschenden Inhaltsstoff von Cannabis) und wachsen hauptsächlich auf dem asiatischen Kontinent [11, 12]. Eine neuere Taxonomie unterscheidet sechs verschiedene Gruppen von Kultivaren – siehe Pollio [11] für eine ausführliche Diskussion. Es gibt Hunderte von Sorten oder „Kultivaren" bzw. „Chemovaren" der Cannabispflanze, wobei der Begriff „Chemovar" von einigen bevorzugt wird, da er die chemischen Inhaltsstoffe genauer beschreibt. Die verschiedenen Kultivare enthalten unterschiedliche Mengen an Phytocannabinoiden (die am besten erforschten sind THC und Cannabidiol, abgekürzt CBD) sowie weitere aktive Inhaltsstoffe, die im Folgenden beschrieben werden. Die für den Freizeit- oder „Erwachsenenmarkt" gezüchteten Sorten oder Kultivare sind reich an THC, gerade weil THC potenziell berauschend wirkt und in ausreichender Dosierung einen euphorischen Geisteszustand hervorruft.

Hanf

Der Begriff „Hanf" wird verwendet, um jene Cannabissorten zu beschreiben, die sehr geringe Mengen an THC enthalten. In den USA liegt die Obergrenze für THC in als Hanf bezeichneten Pflanzen bei 0,3 %. Typischerweise werden Hanfsorten für die Textil-, Bau-, Seil-, Lebensmittel- und Kosmetikindustrie angebaut; allerdings kann Hanf in einigen Ländern wie den USA auch zur Herstellung von

[1] *Cannabis sativa* L. subsp. *sativa* var. *sativa;* und *Cannabis sativa* L. subsp. *sativa* var. *spontanea* Vavilov

[2] *Cannabis sativa* L. subsp. *indica* Small & Cronquist var. *indica* (Lam) Wehmer; und *Cannabis sativa* L. subsp. *indica* Small & Cronquist var. *kafiristanica* (Vavilov) Small & Cronquist

CBD-Arzneimitteln verwendet werden. An dieser Stelle sei gesagt, dass Hanf nach wie vor die Pflanze Cannabis ist, aber bei Betrachtung der Hanfkultivare fällt auf, dass diese oft größere und höhere Pflanzen sind als die Cannabiskultivare, die überwiegend zur Blütenproduktion für den Freizeit- und medizinischen Markt gezüchtet werden. Der Grund dafür ist einfach: Für die industrielle Nutzung werden vor allem Stängel und Blätter der Pflanze verwendet (je mehr, desto besser).

Hanföl und Hanfsamenöl

Eine weitere Unterscheidung ist notwendig: Der Begriff „Hanföl" wird in den USA häufig für CBD-Öl verwendet, das aus Hanf gewonnen wird, wobei CBD ein Phytocannabinoid mit medizinischen Eigenschaften ist, das vorwiegend in Drüsenstrukturen an den Blüten (weniger an anderen Pflanzenteilen wie Blättern) weiblicher Pflanzen gebildet wird. Der Begriff „Hanföl" kann auch für das Lebensmittel verwendet werden, das aus den Hanf*samen* gewonnen wird, die keine Phytocannabinoide (einschließlich CBD) enthalten, es sei denn, es handelt sich um Verunreinigungen aus der Verarbeitung. Wir bevorzugen es, die beiden Produktarten klar zu unterscheiden, indem wir den Begriff *Hanfsamenöl* für das aus den Samen gewonnene Öl und den Begriff *hanfbasiertes CBD-Öl* für das aus den Blüten/Blättern der Hanfkultivare extrahierte Öl verwenden.

Historische Verwendung von Cannabis als Medizin

Cannabis wird seit Tausenden von Jahren medizinisch genutzt. Neolithische Belege für den Gebrauch von Cannabis reichen ca. 12.000 Jahre in die Vergangenheit zurück [13], und Cannabis wurde auch in 2500 Jahre alten chinesischen Gräbern in Ostchina entdeckt [14]. Makrofossilien von Früchten und Samen wurden an Tonscherben der mesolithischen Fundstätte Okinoshima im zentralen Japan gefunden, die auf ein Alter von etwa 10.000 Jahren datiert werden, also in die Zeit der Jōmon-Kultur (12.500–2300 v. Chr.), die für ihre„Schnurkeramik" bekannt ist [15]. Cannabis wurde höchstwahrscheinlich aus Zentralasien eingeführt, was mit den Ursprüngen verschiedener paläolithischer und bronzezeitlicher Populationen Sibiriens und Zentralasiens übereinstimmt, die das japanische Archipel ursprünglich besiedelten [16].

Cannabis in China

Cannabis hat eine lange Geschichte in der chinesischen Medizin. Da Hanfsamen im alten China als Nahrungsmittel verwendet wurden, war es vermutlich naheliegend, dass auch die medizinischen Eigenschaften der Pflanze entdeckt wurden, und es scheint, dass die Verwendung von Cannabis als Arzneimittel bereits sehr früh im alten China etabliert war [13]. Die medizinische Anwendung zur

Behandlung von Schmerzen lässt sich auf alte chinesische Texte zurückverfolgen, die bis 2900 v. Chr. datieren. In dem alten chinesischen Kräuterbuch Shennong Bencaojing (Klassiker der Kräutermedizin, das dem mythischen chinesischen Urkaiser Shennong zugeschrieben wird, verfasst vermutlich 200 und 250 n. Chr.) wurden Indikationen für die medizinische Verwendung von Cannabis wie Verstopfung, Gicht, rheumatische Schmerzen, Erkrankungen des weiblichen Genitaltrakts, Malaria, Beriberi und Zerstreutheit aufgeführt [17, 18]. Cannabis wurde im alten China zusammen mit Wein auch als Anästhetikum bei Operationen verwendet – so setzte etwa der berühmte chinesische Arzt Hua Tuo (117–207 n. Chr.) einen Sud namens „ma-fei-san" („Hanfkochung") zusammen mit Wein als Narkosemittel für Bauchoperationen einsetzte [13]. Das war vermutlich immer noch besser als gar keine Betäubung.

Etwas später in der Geschichte der chinesischen Medizin – in einem um 500 n. Chr. verfassten Text – finden sich Hinweise auf den Unterschied zwischen Hanfsamen und den „Früchten" („ma-fen"), wobei Letztere von Magiern in Kombination mit Ginseng verwendet wurden, um visionäre Zustände hervorzurufen, in denen zukünftige Ereignisse vorhergesagt werden sollten [13]. Dieser Bezug auf Magier erklärt sich dadurch, dass im alten China – wie in vielen frühen Kulturen – Medizin eng mit Magie verbunden war und Heilkundige zugleich als Magier galten. Veränderungen des Zeiterlebens und halluzinatorische Wahrnehmungen durch Cannabis wurden auch in späteren Dynastien von verschiedenen Autoren medizinischer Texte beschrieben, etwa von T'ang Shen-Wei im 10. Jahrhundert n. Chr. [13].

Cannabis in anderen antiken Kulturen

Berichte über die medizinische Verwendung von Cannabis finden sich in vielen verschiedenen Kulturen und Ländern der Antike und der jüngeren Geschichte, darunter Ägypten, Persien, England, Spanien und andere. Die Anwendungen umfassten zahlreiche klinische Krankheitsbilder wie Neuralgie, Schlafstörungen, bipolare Erkrankungen, Angst, Depression, Stimmungsschwankungen, Nervosität, Menopause, Kopfschmerzen, Migräne, Tumoren, Krampfanfälle, Pleuritis, Gicht, postpartale Blutungen und viele weitere [19].

Im alten Indien war Cannabis eng mit religiösen Praktiken verbunden; in den altindischen Veden heißt es, Cannabis sei „eine Quelle des Glücks, Spender der Freude und Bringer der Freiheit" [18], und tatsächlich wird es noch heute in einem Getränk namens „Bhang" bei Festen verwendet. In Indien wurde Cannabis bei einer Vielzahl von Erkrankungen eingesetzt, unter anderem als Analgetikum, Hypnotikum, Entzündungshemmer, Antibiotikum, Antiparasitikum, Spasmolytikum, Anästhetikum, Diuretikum, Digestivum, Appetitanreger, Hustenstiller, Expektorans [18] sowie zur Behandlung von Angstzuständen [14, 19].

Im alten Ägypten wurde die Verwendung von *C. sativa* als Arzneimittel ausführlich auf assyrischen Tontafeln und im ägyptischen Papyrus Ebers (vor 3000 Jahren) dokumentiert [20].

Cannabis galt in mehreren Religionen als heilige Pflanze. In Indien und Tibet wurde es zur Unterstützung der Meditation und zur Kommunikation mit Geistern verwendet, und im Alten Testament wird die Verwendung von *Cannabis sativa* als Weihrauch und heiliges Öl erwähnt [20].

Eine umfassende Chronologie der medizinischen Verwendung von Cannabis im Laufe der Geschichte findet sich bei Russo [19].

Medizinisches Cannabis in der westlichen Welt

Die Verbreitung von Cannabis in westliche Länder erfolgte vermutlich über afrikanische Sklaven, die von den Portugiesen in den Westen gebracht wurden; so gelangte Cannabis Anfang des 16. Jahrhunderts nach Brasilien. Durch den Kontakt mit afrikanischen Sklaven begannen südamerikanische Indigene, Cannabis bzw. Marihuana zu rauchen und in ihre Zeremonien einzubeziehen. Der Gebrauch von Cannabis verbreitete sich daraufhin weiter in Brasilien, Mexiko, Lateinamerika und der Karibik, ebenso wie seine medizinische Anwendung: Cannabistee wurde bei Rheuma, Koliken, Frauenleiden, Zahnschmerzen und Schlafproblemen eingesetzt. In Europa lag der Fokus ursprünglich auf der Gewinnung und Verwendung von Hanffasern und nicht auf der medizinischen Nutzung, als 1533 König Heinrich VIII. englische Bauern anwies, Hanf anzubauen oder eine Geldstrafe zu riskieren [21].

Wie Lee [21] erläutert, war Hanffaser im Zeitalter der Seemacht tatsächlich ein kritischer Rohstoff, und über Jahrhunderte hinweg waren die großen europäischen Seemächte für ihre Schiffe (d. h. Taue und Segel) auf Hanf angewiesen. Hanf wurde auch in den USA angebaut. In Virginia etwa wurden im Jahr 1762 Prämien für den Hanfanbau und die -verarbeitung vergeben sowie Strafen für diejenigen verhängt, die keinen Hanf produzierten. Selbst George Washington soll 1765 Hanf angebaut haben, wobei vermutet wird, dass dies nicht nur für die Fasergewinnung geschah. Um 1861, zur Zeit des amerikanischen Bürgerkriegs, verlor die Hanffaser an wirtschaftlicher Bedeutung, da Baumwolle und Dampfschiffe die Segelschiffe ablösten. Gleichzeitig stieg jedoch der Wert von Cannabis als Arzneimittel, und selbst Sir William Osler (1849–1919), einer der Gründerväter der modernen Medizin, empfahl Cannabis als bestes Mittel gegen Migräne. Cannabiszigaretten gegen Asthma, Hanf in Senfumschlägen und Muskelbalsamen sowie die Verwendung von Cannabis als Analgetikum waren weitverbreitet [21]. In Großbritannien verschrieb der Leibarzt von Königin Victoria, Sir John Russell Reynolds (1828–1896), Hanftinktur zur Linderung schmerzhafter Menstruationskrämpfe und empfahl sie auch bei Schlaflosigkeit [21].

Die Einführung der medizinischen Verwendung von Cannabis in die westliche Medizin in der ersten Hälfte des 19. Jahrhunderts wird einem irischen Arzt und einem französischen Psychiater zugeschrieben, welche die medizinische Anwendung von England und Frankreich aus auf den Rest Europas und später nach Nordamerika verbreiteten [22]. Der irische Arzt William B. O'Shaughnessy

(1809–1889) lernte Cannabis in Indien kennen und begann, dessen Wirkung an Tieren und Menschen zu erforschen, während der französische Psychiater Jacques-Joseph Moreau (1804–1884) durch Araber damit in Kontakt kam und eigene Studien an sich und seinen Studenten durchführte. Moreau erklärte, Haschisch sei „eine kraftvolle und einzigartige Methode, um die Entstehung psychischer Erkrankungen zu erforschen" (Moreau 1845) [22].

Eine ausgezeichnete Lektüre zur Geschichte von Cannabis bietet das Buch *Smoke signals* von Martin Lee [21].

Regulierung in den USA

In den USA wurde Cannabis im Wesentlichen aus vermutlich überwiegend politischen Gründen zu einer verbotenen Substanz, als mit dem *Marijuana Tax Act 1937* eine exorbitante Steuer auf Anbau, Besitz und Vertrieb eingeführt wurde. Die American Medical Association versuchte, die Verabschiedung dieses Gesetzes zu verhindern, jedoch ohne Erfolg. Die Pflanze wurde vom Leiter des Federal Bureau of Narcotics und willigen politischen Helfern, darunter ein bedeutender Zeitungsmagnat, mit einer regelrechten Propagandakampagne dämonisiert. Sie wurde mit einer Art Gegenkultur assoziiert, insbesondere mit der Jazzszene sowie prominenten Afroamerikanern wie Malcolm X, Satchmo und anderen. Innerhalb von zehn Jahren nach dem Verbot hatte sich der Cannabiskonsum nahezu verdoppelt – so „wirksam" war also die Kriminalisierung. Für diesen Teil der Geschichte siehe ebenfalls Martin Lees hervorragendes Buch *Smoke signals* [21].

Ein Großteil des heutigen Missverständnisses oder Unverständnisses ist ein Erbe der in der Vergangenheit verbreiteten Fehlinformationen und der Gleichsetzung des Freizeitgebrauchs („adult use") von Cannabis mit der medizinischen Anwendung. Wie wir später sehen werden, ist Cannabis nicht „eine Sache". Für den Freizeit- bzw. Erwachsenenmarkt gezüchtete Cannabissorten enthalten deutlich mehr von einem bestimmten Wirkstoff, THC, der die charakteristischen euphorisierenden Effekte hervorruft. Sicherheitsbedenken beruhen weitgehend auf Erkenntnissen zum Freizeitgebrauch (meist Rauchen von Sorten mit hohem THC-Gehalt). Mehr dazu später.

Bis zu seinem Verbot in den USA waren in der US-Pharmakopöe über 100 medizinische Indikationen für Cannabis gelistet. Dennoch gilt Cannabis bis heute nach dem föderalen *United States Controlled Substances Act* als Schedule 1 drug. Schedule 1 ist die restriktivste der fünf Kategorien und definiert eine Substanz als Droge mit hohem Missbrauchspotenzial, ohne derzeit anerkannte medizinische Verwendung und ohne akzeptierte Sicherheit bei medizinischer Anwendung unter Aufsicht. Die Absurdität der Einstufung von Cannabis als Schedule-1-Droge ist offensichtlich. Trotz dieses bundesweiten Verbots haben bislang 33 Bundesstaaten und der District of Columbia die medizinische Nutzung legalisiert. Zudem haben 10 Bundesstaaten sowie der District of Columbia haben den Freizeit- bzw. Erwachsenengebrauch legalisiert [23, 24].

Aktive Bestandteile von Cannabis

Cannabis sativa enthält etwa 540 verschiedene sekundäre Metaboliten, darunter Phytocannabinoide, Terpene und weitere Bestandteile, die für viele der therapeutischen Wirkungen der Pflanze verantwortlich sind [25].

Hauptbestandteile der Pflanze sind folgende:

- Phytocannabinoide: Es gibt mehr als 120 Phytocannabinoide; sie sind verantwortlich für die Abwehr und Interaktion mit Pflanzenfressern und Schädlingen.
- Terpene (Terpenoide): Es sind über 200 Terpene bekannt. Diese Öle verleihen der jeweiligen Sorte ihr charakteristisches Aroma, zum Beispiel verleiht Limonen einen Zitronenduft, Alpha-Pinen sorgt für ein Kiefernaroma.
- Weitere pflanzliche Nährstoffe, darunter: Flavonoide, Polysaccharide, Cumarine, Glykoside, Phenole, Alkohole, Steroide [12, 26].

Wo befinden sich die Phytocannabinoide und Terpene?

Die sekundären Metaboliten (Phytocannabinoide, Terpene) befinden sich im Harz, das von Drüsenstrukturen, sogenannten Trichomen, an den Blüten (bestehend aus kleineren Blütenständen), Blättern, Hochblättern und Stängeln der *unbefruchteten* weiblichen Pflanzen produziert wird. Die männlichen Blätter besitzen nur wenige Drüsentrichome, die geringe Mengen produzieren können [20]. Weibliche Pflanzen produzieren deutlich höhere Mengen an Phytocannabinoiden (berichtet wird das 20-Fache) als männliche Pflanzen und werden daher bevorzugt. Zudem sind es die samenlosen, unbefruchteten weiblichen Pflanzen (als Sinsemilla bezeichnet), die in den Blütenständen oder Knospen einen höheren Ertrag an Phytocannabinoiden liefern als solche, die bestäubt wurden. Daher müssen beim Anbau die männlichen Pflanzen entfernt werden, um eine Bestäubung der weiblichen Pflanzen zu verhindern [12].

Entourage-Effekt

Während die Phytocannabinoide in der Forschung viel Aufmerksamkeit erhalten haben und als verantwortlich für viele der therapeutischen Wirkungen von Cannabis gelten, wird angenommen, dass die Terpene und anderen pflanzlichen Nährstoffe den sogenannten Entourage-Effekt vermitteln. Der Entourage-Effekt bezeichnet die physiologische Regulation, bei der mehrere endogene chemische Komponenten der Cannabispflanze kooperativ zusammenwirken und eine zelluläre Antwort hervorrufen, die zusätzlich und/oder synergistisch zu den Wirkungen der Phytocannabinoide ist [27]. Dies ist ein wichtiger Aspekt, insbesondere im

Hinblick auf die verschiedenen Arten von medizinischen Cannabisprodukten auf dem Markt.

Laut Russo zeigen Beobachtungen von Behandlern, dass bei der Behandlung von Krampfanfällen deutlich geringere Dosen von CBD benötigt werden, wenn eine geringe Menge THC, THCA [Tetrahydrocannabinolsäure] und Linalool (ein Terpen) Teil des medizinischen Cannabisprodukts sind [19, 28]. Es gibt zudem Hinweise aus Tierversuchen, dass CBD die Wirksamkeit von THC steigern und einige seiner unerwünschten Nebenwirkungen abmildern kann (siehe später) [29].

Nach Ansicht der Autoren sind Vollpflanzenextrakte therapeutisch wirksamer und verursachen weniger Nebenwirkungen als Extrakte aus isolierten Phytocannabinoiden oder synthetische Nachbildungen von Phytocannabinoiden. Die Natur ist nicht dumm, aber der Mensch ist es oft.

Cannabissorten/-kultivare und Profile aktiver Bestandteile

Cannabis ist eine Pflanze. Es gibt buchstäblich Hunderte von Sorten oder Kultivaren (kultivierte Varietäten) von *C. sativa*. In der Literatur wird teilweise darüber diskutiert, ob der Begriff „Sorte" oder „Kultivar" für Cannabissorten korrekt ist. Wir verwenden hier einfach das Wort „Kultivar". Jeder Kultivar besitzt sein eigenes chemisches Profil, das heißt, jeder Kultivar unterscheidet sich in Art und Menge der verschiedenen Phytocannabinoide und Terpene. Der Begriff „Chemovar" bezeichnet eine Klassifikation auf Basis des chemischen Profils der Pflanze. Die Cannabiskultivare tragen oft interessante Namen wie *Afghan #1*, *Jack Herer*, *Gorilla Glue*, *OG Kush* und *Grape Diamonds*. Viele sind Hybride verschiedener Unterarten (z. B. ist die Sorte AK-47 eine Kreuzung aus *Cannabis indica ssp. indica* und *Cannabis indica ssp. afghanica*) [30]. Jeder Kultivar besitzt ein charakteristisches Phytocannabinoid- und Terpenprofil, einen eigenen Geschmack, ein eigenes Aroma, eine bestimmte Wirkdauer und Wirkung auf den Körper. In Michael Backes' Buch *Cannabis Pharmacy* [30] werden die Eigenschaften verschiedener Cannabiskultivare hinsichtlich Aroma, Geschmack, Potenz, Wirkdauer, psychoaktiver Wirkung, Analgesie, Muskelentspannung, Dissoziation, stimulierender und sedierender Wirkung beschrieben.

Aus Sicht von Kylie O'Brien, (Mit-)Autorin des vorliegenden Buches, die in chinesischer Kräutermedizin ausgebildet ist, existiert ein großer Schatz an empirischem Wissen über die verschiedenen Sorten oder Kultivare, das von den Züchtern, Budtendern (Verkäufern von Cannabis), Menschen, für die Cannabis Teil ihrer Kultur ist (z. B. den Rastafaris in Jamaika), und natürlich von jenen, die viele Sorten selbst probiert haben, weitergegeben wird. Beispielsweise gibt das Aroma eines Cannabiskultivars, das vor allem durch seine Terpenzusammensetzung bestimmt wird, einen Hinweis auf die Wirkung der jeweiligen Sorte [30]. Kultivare mit Kiefernaroma (d. h. mit Alpha-Pinen) sind typischerweise anregend, während solche mit Lavendelaroma (d. h. durch Linalool) meist mit sedierenden Sorten assoziiert werden [30]. Das ist nicht überraschend. In der chinesischen Medizin sind Geschmack und Temperatur einer Heilpflanze zumindest teilweise für deren therapeutische Wirkung verantwortlich, und die Aromatherapie ist eine ganze therapeutische Disziplin, die auf unserem Geruchssinn basiert.

Dieses praktische Wissen unterscheidet sich nicht wesentlich von der Art und Weise, wie in der chinesischen Kräutermedizin empirisches Wissen aufgebaut wurde. Im Gegensatz dazu konzentriert sich der Markt für proprietäre medizinische Cannabisprodukte (z. B. Öle in Flaschen, Kapseln) hauptsächlich auf den CBD- und THC-Gehalt sowie deren relatives Verhältnis (und manchmal den Terpengehalt). Die Vielfalt und Feinheit der Rohpflanzensorten scheint bei der Herstellung proprietärer Arzneimittel verloren gegangen zu sein – vielleicht ein Resultat des reduktionistischen Ansatzes der Biomedizin und Pharmaindustrie. Dennoch wäre es aus wissenschaftlicher Sicht sinnvoll, die Eigenschaften und potenziellen therapeutischen Effekte einer Vielzahl unterschiedlicher Ganzpflanzensorten oder -kultivare zu erfassen. Es erscheint bemerkenswert, dass das empirische Wissen der Budtender und Züchter auf dem Markt für proprietäre Cannabisöle bislang weitgehend unberücksichtigt bleibt – zumindest bisher.

Durch chemisches und genetisches Fingerprinting ist es möglich, jedes Cannabis-Chemoprofil (also den Chemovar) und das genetische Profil präzise zu identifizieren. Jede Cannabissorte enthält Gene, die ihre spezifische chemische Ausprägung bestimmen, also Art und Menge bestimmter Phytocannabinoide und Terpene. Das chemische Fingerprinting dient dazu, den normalen Bereich an Phytocannabinoiden und Terpenoiden zu bestimmen, der von einem bestimmten Phänotyp eines bestimmten Cannabiskultivars produziert wird [30].

Gene und Umweltbedingungen

Die beiden Hauptfaktoren, welche die Ausprägung eines Cannabiskultivars beeinflussen, sind seine Genetik und die Umwelt. Der Genotyp ist der Bauplan für das Wachstum, der Phänotyp die physische Ausprägung des Genotyps. Die Umwelt spielt eine entscheidende Rolle bei der Ausprägung dieser im genetischen Bauplan codierten Eigenschaften; Farbe, Morphologie, Aroma und Harzproduktion der Pflanze werden maßgeblich von den Umweltbedingungen beeinflusst, unter denen sie wächst [20].

Der Phytocannabinoidgehalt von *Cannabis sativa* wird durch Umweltbedingungen wie Luftfeuchtigkeit, Temperatur, Strahlung, Fotoperiodenlänge, Bodennährstoffe, Parasiten und Erntezeitpunkt beeinflusst [27, 31]. Phytocannabinoide und verschiedene Terpene (in Blättern und Blüten) wirken als Barriere gegen Wasserverlust [20]. Geringe Niederschläge, niedrige Luftfeuchtigkeit und sonniges Klima führen zu einer Pflanze mit hohem Gehalt an psychoaktiven Bestandteilen (d. h. THC) [20]. Bodennährstoffe können die Cannabinoidproduktion beeinflussen, ebenso wie die Luftfeuchtigkeit: Mit abnehmender Luftfeuchtigkeit steigt der Phytocannabinoidgehalt [20].

Einer der wichtigsten Wachstumsfaktoren beim Anbau von Cannabis ist das Licht: dessen Qualität, Intensität und Fotoperiode [32]. Die Exposition gegenüber hoher UV-Strahlung führt zu einem signifikant höheren THC-Gehalt; THC ist gegenüber UVB-Strahlung stabiler als andere Phytocannabinoide, die bei Exposition schneller abgebaut werden können [33].

Phytocannabinoide und Terpene wirken schützend: Sie blockieren weitere Umweltstressoren, darunter Angriffe durch Bakterien, Pilze, Insekten und Konkurrenz durch umliegende Vegetation [20]. Viele der Terpene im Harz, wie Pinene und Limonen, wirken insektenabweisend [34]. Zudem kann das Harz antibiotische und antifungale Eigenschaften aufweisen [35].

Ein Wort der Vorsicht zum Reduktionismus

Der reduktionistische Ansatz zur Erforschung von Cannabis versucht, dessen medizinischen Nutzen auf die wichtigsten aktiven Bestandteile zu reduzieren, deren Wirkmechanismen und therapeutische Effekte zu ermitteln und sie dann synthetisch nachzubilden. Dies ist das klassische Modell der Arzneimittelentwicklung. Solche Ansätze wurden im letzten Jahrhundert auch in der chinesischen Kräutermedizin versucht – mit wenig Erfolg. Der Hauptgrund dafür ist, dass Heilpflanzen aus vielen aktiven Bestandteilen bestehen und ihr therapeutischer Nutzen vermutlich im Synergismus dieser Bestandteile liegt. Wir empfehlen daher auch bei der Pflanze *Cannabis sativa* Vorsicht. Sie enthält über 500 aktive Bestandteile und umfasst Hunderte verschiedene Kultivare. Der Entourage-Effekt, der die Synergien zwischen den aktiven Bestandteilen beschreibt, ist vermutlich der Grund für die hohe Wirksamkeit. Terpene, Polyphenole und Flavonoide besitzen dabei jeweils eigene therapeutische Wirkungen.

Vor diesem Hintergrund wollen wir nun einige der wichtigsten aktiven Bestandteile der Pflanze näher betrachten.

Phytocannabinoide: Überblick

Es gibt 11 Hauptklassen von Phytocannabinoiden und über 120 einzelne Cannabinoide [12, 20]. Die am besten erforschten darunter sind Tetrahydrocannabinol (THC) und Cannabidiol (CBD), die in den nächsten Abschnitten ausführlich beschrieben werden. Phytocannabinoide werden als neutrale Cannabinoide (ohne Carboxylgruppe) und Cannabinoidsäuren (mit Carboxylgruppe) klassifiziert [36].

Die wichtigsten Unterklassen oder Typen der Phytocannabinoide sind folgende:

- Δ^9-trans-Tetrahydrocannabinol-(Δ^9-THC)-Typ-Verbindungen
- Cannabidiol (CBD)-Typ-Verbindungen
- Δ^8-THC-Typ-Verbindungen
- Δ^9-Tetrahydrocannabivarin-(Δ^9-THCV)-Typ-Verbindungen
- Cannabichromen (CBC)-Typ-Verbindungen
- Cannabigerol (CBG)-Typ-Verbindungen
- Cannabinol (CBN)-Typ-Verbindungen
- Cannabicyclol (CBL)-Typ-Verbindungen
- Cannabinodiol (CBDL)-Typ-Verbindungen
- Cannabitriol (CBTL)-Typ-Verbindungen
- Cannabielsoin (CBE)-Typ-Verbindungen

In der Cannabispflanze werden Cannabinoide als Cannabinoidsäuren biosynthetisiert und akkumuliert sowie anschließend in ihre neutralen Formen decarboxyliert [20]. Die Pflanze produziert beispielsweise Cannabidiolsäure (CBDA) und Tetrahydrocannabinolsäure (THCA). Wärme, Licht und Alterung führen zur Decarboxylierung dieser Verbindungen und erzeugen die decarboxylierten Spezies THC und CBD [12]. Die Säureformen der Hauptcannabinoide, THCA und CBDA, haben sich ebenfalls als therapeutisch wirksam erwiesen.

Nur eines der Phytocannabinoide hat potenziell berauschende Effekte im Sinne der Auslösung von Euphorie und anderen Effekten, die mit dem Rauchen von Cannabis/Marihuana assoziiert sind: Dieses Phytocannabinoid ist THC [37]. Seine Säureform, THCA, hat diese Wirkung nicht [12]. CBD und auch die anderen Cannabinoide besitzen ebenfalls keine berauschende Wirkung [38]. Das bedeutet jedoch nicht, dass andere Bestandteile von Cannabis wie CBD nicht psychoaktiv sind, da mehrere, wie beispielsweise CBD, anxiolytische Wirkungen besitzen. Im Zusammenhang mit THC verwenden wir den Begriff „potenziell berauschend" und betonen „potenziell", da dieser euphorisierende Effekt dosisabhängig ist.

Im Folgenden betrachten wir zwei zentrale Phytocannabinoide, CBD und THC, im Detail.

Cannabidiol

Cannabidiol (CBD) ist eines der am besten erforschten Phytocannabinoide, das andere ist THC. Zu den Sorten der Pflanze *Cannabis sativa*, die CBD produzieren, gehören solche, die als „Hanf" bezeichnet werden (wie zuvor erläutert, wird Hanf als Sorte mit geringem THC-Gehalt definiert, typischerweise weniger als 0,3 %), sowie Sorten/Chemovare, die nicht in die Hanfkategorie fallen (typischerweise solche mit mehr als 0,3 % THC, zumindest in den USA). Dies ist ein wichtiger Punkt aus Sicht der Cannabisindustrie, insbesondere in den USA. Die Verabschiedung des US Farm Bill 2018 schien Hanf vom Controlled Substances Act auszunehmen. Die Drug Enforcement Administration und die Federal Drug Administration haben sich jedoch gegen dieses Gesetz und dessen Auslegung gestellt und die Verwendung oder den Vertrieb von CBD nicht offiziell legalisiert. Auch andere Länder weltweit haben unterschiedliche und verwirrende Gesetze und Vorschriften für CBD.

Therapeutische Wirkungen von CBD

CBD weist zahlreiche therapeutische Wirkungen auf, darunter die folgenden:

- Analgetisch
- Antiemetisch, gegen Übelkeit
- Antikonvulsiv/antiepileptisch
- Antipsychotisch

- Entzündungshemmend
- Antioxidativ
- Neuroprotektiv
- Antitumoral, krebshemmend
- Anxiolytisch
- Antidepressiv
- Antiasthmatisch
- Immunmodulatorisch
- Antibakteriell
- Antibiotisch [27, 35, 39–43]

Welche Erkrankungen kann CBD potenziell behandeln?

- Es gibt Hinweise darauf, dass CBD bei der Behandlung und Linderung von Symptomen verschiedener Erkrankungen eingesetzt werden könnte, darunter (aber nicht ausschließlich) die folgenden:
- Akne [44, 45]
- Autismus [46–48]
- Angststörungen [49, 50], Depression [51, 52], PTBS [53, 54], Psychosen [55]
- Diabetes [56, 57]
- Epilepsie und Krampfanfälle, einschließlich schwerer Formen wie Dravet-Syndrom und Lennox-Gastaut-Syndrom [58–63]
- Entzündliche Darmerkrankungen (IBD) [64]
- Bewegungsstörungen (z. B. Chorea Huntington, amyotrophe Lateralsklerose) [65, 66]
- Multiple Sklerose [67]
- Übelkeit und Erbrechen [68, 69]
- Neurodegenerative Erkrankungen und Krankheiten mit Proteinopathien, zum Beispiel Alzheimerkrankheit [70]
- Schmerzen und Entzündungen [71]
- Psoriasis [72, 73]
  und andere

Wirkmechanismen von CBD

Im Gegensatz zu THC weist CBD eine sehr geringe Affinität zu den CB1- und CB2-Rezeptoren auf [74, 75], obwohl seine Wirkungen von der Integrität der Cannabinoidrezeptoren abhängen [76, 77]. Die Wirkungen von CBD werden überwiegend auf eine indirekte Aktivierung des Endocannabinoidsystems sowie auf die Interaktion mit anderen Zielstrukturen zurückgeführt [75, 77]. Diese Annahme wird durch eine Metaanalyse (in vitro und in vivo) zu den Wirkmechanismen gestützt, die zu dem Schluss kam, dass CBD nicht *direkt* an CB1-Rezeptoren wirkt [29]. Während viele Studien darauf hinweisen, dass bestimmte Effekte von CBD auch in Abwesenheit von CB1- und CB2-Rezeptoren auftreten (z. B.

bei Cannabinoidrezeptor-Knock-out-Mäusen, also Mäusen, denen diese Rezeptoren fehlen), gibt es jedoch auch gegenteilige Studien, die darauf hindeuten, dass die Wirkungen von CBD auf die Aktivierung von CB1- und/oder CB2-Rezeptoren zurückzuführen sind [78].

Verschiedene Berichte in der wissenschaftlichen Literatur geben an, dass CBD als schwacher Agonist, inverser Agonist oder sogar als allosterischer Modulator der CB1- und CB2-Rezeptoren wirkt [29, 78–80]. Seine Wirkung scheint konzentrationsabhängig zu sein, da CBD im niedrigen nanomolaren Bereich eine antagonistische Wirkung auf CB1/2-Rezeptoren zeigt, während es bei mikromolaren Konzentrationen agonistische oder inverse agonistische Effekte entfaltet [81].

CBD ruft nicht die klassische Tetrade von Wirkungen hervor, die durch CB1-Rezeptoren vermittelt werden und die THC auslöst (Analgesie, Hypolokomotion, Hypothermie und Katalepsie) [82]. Stattdessen übt es in einigen In-vitro-Funktionsassays bei hohen Konzentrationen eine *agonistenähnliche Aktivität* am CB1-Rezeptor aus, was wahrscheinlich durch die Verstärkung des endocannabinoiden Tonus induziert wird [29].

CBD moduliert den endocannabinoiden und adenosinergen Tonus

CBD kann die AEA-Spiegel erhöhen. Der Mechanismus, durch den dies geschieht, scheint in der Hemmung des fettsäureamidbindenden Proteins (FABP) zu liegen, das AEA zu FAAH transportiert [83]. CBD kann den endocannabinoiden Tonus auch durch Aktivierung der Phospholipase A2 (PLA2) verstärken, wodurch Arachidonsäure mobilisiert wird, die für die Synthese von AEA und 2-AG benötigt wird [29]. Da AEA eine Affinität zu CB1- und CB2-Rezeptoren besitzt (es ist ein partieller Agonist) und Oxidationsprodukte von AEA Metaboliten erzeugen, die ebenfalls eine Affinität zu CB1- und CB2-Rezeptoren aufweisen, könnten AEA und/oder seine Metaboliten Berichte erklären, wonach CBD in der Lage ist, über CB1- und/oder CB2-Rezeptoren zu wirken [78]. Auf diese Weise wird deutlich, dass CBD auf indirektem Wege den endocannabinoiden Tonus beeinflussen oder modulieren kann.

Neben der Fähigkeit, den endocannabinoiden Tonus zu verstärken, kann CBD auch den adenosinergen Tonus erhöhen, indem es die Aufnahme von Adenosin hemmt und so als indirekter Agonist an A_{2A}-Rezeptoren wirkt. Dies hat die entgegengesetzte Wirkung: Eine Folge der Agonisierung von A_{2A}-Rezeptoren in postsynaptischen Zellen ist die *Verhinderung* der durch Glutamat-$mGlu_5$-Rezeptoren vermittelten Freisetzung von AEA und 2-AG über A2A/$mGlu_5$-Heteromere [29]. Somit gibt es zwei entgegengesetzte Wirkungen von CBD: die Verstärkung des endocannabinoiden Tonus (d. h. erhöhte Spiegel von Endocannabinoiden) und die Verstärkung des adenosinergen Tonus (was die Freisetzung von Endocannabinoiden verringert); typischerweise überwiegt jedoch die Verstärkung des endocannabinoiden Tonus [29].

CBD moduliert mehrere Signalübertragungssysteme

CBD wird als „promiskuitives Molekül" bezeichnet, da es an mehreren Zielstrukturen wirkt [29]. Neben seinen Effekten auf CB1- und CB2-Rezeptoren ist CBD ein allosterischer Modulator mehrerer anderer Rezeptoren (μ-, δ-Opioid-, Dopamin-D_2-, $GABA_A$-, Glycinrezeptoren, teils positiv, teils negativ) [29, 54, 79].

Nach McPartland et al. [29] ist die Fähigkeit von CBD, viele verschiedene Signalübertragungssysteme zu modulieren sowie die Spiegel von Endocannabinoiden zu erhöhen, wahrscheinlich dafür verantwortlich, dass unterschiedliche Effekte auf das Endocannabinoidsystem und CB1-Rezeptoren auftreten. Diese Effekte hängen vom jeweiligen Organ, Gewebe oder Zelltyp ab, sind aber vermutlich nicht das Ergebnis *direkter* Wirkungen an CB1-Rezeptoren [29].

CBD und TRPV1-Kanäle

CBD ist ein Agonist der Transient-Receptor-Potential-Vanilloid-Typ-1-Kanäle (TRPV1) [84]. Die Fähigkeit von CBD, an TRPV1 zu binden und diese zu desensibilisieren, könnte zu seinen anxiolytischen Effekten beitragen [79, 85], wobei die Effekte von CBD auf die Immunfunktion ebenfalls durch TRPV1 vermittelt werden könnten [78, 84].

CBD und PPAR-Rezeptoren

CBD ist ein PPAR-γ-Agonist, da in einem Rattenmodell der Alzheimerkrankheit festgestellt wurde, dass die Blockade von PPAR-γ die hemmenden Effekte von CBD auf die reaktive Gliose und die daraus resultierenden neuronalen Schäden abschwächt [86]. CBD kann den Metabolismus von Palmitoylethanolamid (PEA) und Oleoylethanolamid (OEA) steigern, die beide PPAR-α-Agonisten sind [69, 87] und daher möglicherweise indirekt PPAR-α beeinflussen.

CBD und Serotoninrezeptoren

Die anxiolytischen, neuroprotektiven und antidepressiven Effekte von CBD werden durch seine Fähigkeit zur Aktivierung von 5-HT_{1A}-Rezeptoren [83] und möglicherweise auch durch Bindung und Desensibilisierung von TRPV1 vermittelt [79]. CBD hemmt zudem die synaptosomale Aufnahme von Serotonin [88].

CBD und Orphan-G-Proteinrezeptoren

CBD antagonisiert den Orphan-G-Proteinrezeptor 55 (GPR55), einen G-Protein-gekoppelten Rezeptor, der zur Klasse der metabotropen Rezeptoren gehört. Bei Aktivierung solcher Rezeptoren werden verschiedene nachgeschaltete Effekte in Zellen ausgelöst, die vom jeweiligen Zelltyp abhängen [89]. GPR55 wurde in zahlreichen Erkrankungen als erhöht nachgewiesen, darunter chronisch-entzündliche Darmerkrankungen, Knochenumbau, neuronale Erregbarkeit, Neutrophilenmigration, Mastzelldegranulation, systemischer Gefäßwiderstand und Angiogenese [90–93].

Eine Studie in einem Mausmodell des Dravet-Syndroms (eine Erkrankung, die mit schweren epileptischen Anfällen einhergeht) zeigte, dass die Fähigkeit von CBD, die Symptome des Dravet-Syndroms zu lindern und Anfälle zu reduzieren, mit einer erhöhten inhibitorischen Neurotransmission assoziiert ist und dies möglicherweise durch Antagonisierung (Blockierung) von GPR55 im Hippocampus (einem für die Anfallsaktivität entscheidenden Hirnareal) vermittelt wird [94].

Erhöhte GPR55-Spiegel wurden ebenfalls mit chronisch-entzündlichen Darmerkrankungen [95] und Krebs [90, 93] in Verbindung gebracht. Die Blockade von GPR55 in einem Mausmodell der Darmentzündung führte zu einer Reduktion der Entzündung [95], was ein möglicher Wirkmechanismus von CBD bei chronisch-entzündlichen Darmerkrankungen sein könnte [89]. Ebenso deuten Studien an Krebszelllinien und in Tiermodellen darauf hin, dass erhöhte GPR55-Spiegel mit der Migrationsfähigkeit von Brustkrebszellen assoziiert sind [93] und eine protumorale Aktivität besitzen [90], sodass Substanzen, die GPR55 blockieren können, therapeutisch von großer Bedeutung sein könnten.

CBD wirkt zudem als partieller Agonist und antagonisiert THC an GPR18 [79]. Heteromere Komplexe zwischen CB2-Rezeptoren und GPR18 in Mikroglia werden mit der Alzheimerkrankheit in Verbindung gebracht [96].

CBD und Adenosinrezeptoren

Die Fähigkeit von CBD, die Adenosinsignalisierung durch Hemmung der Adenosinaufnahme an A_{2A}-Rezeptoren zu verstärken und so die antiinflammatorischen Effekte von Adenosinagonisten zu erhöhen, deutet auf eine potenzielle therapeutische Rolle bei Schmerz und Entzündung hin [71].

CBD und α3-Glycinrezeptoren

CBD übt eine positive allosterische Modulation der α3-Glycinrezeptoren aus, die an Schmerzbahnen beteiligt sind [29]. Ergebnisse einer Tierstudie deuten darauf hin, dass α3-Glycinrezeptoren die durch CBD induzierte Unterdrückung chronischer Schmerzen vermitteln, wobei der analgetische Effekt von CBD bei α3-Glycinrezeptor-Knock-out-Mäusen (Mäusen, denen α3-Glycinrezeptoren fehlen) ausbleibt [29, 97].

Weitere Effekte auf Rezeptoren und Neurotransmitter

CBD weist eine antagonistische Aktivität an α-1-adrenergen und μ-Opioidrezeptoren auf [88]. CBD hemmt die synaptosomale Aufnahme von Noradrenalin, Dopamin und GABA [88]. Es moduliert zudem die intrazellulären Kalziumspiegel über den mitochondrialen Na^+/Ca^{2+}-Austausch sowie über T- und L-Typ spannungsregulierte Ca^{2+}-Kanäle [29]. Darüber hinaus konnte gezeigt werden, dass es ein Antagonist des Sigma-1-Rezeptors (σ1R) ist [98].

Die Effekte von CBD auf verschiedene Schlüsselrezeptoren sind in Tab. 4.1 dargestellt (siehe Text für Referenzen).

Tab. 4.1 CBD-Effekte auf Schlüsselrezeptoren

Rezeptor	CBD-Effekt
α-1-adrenerg	Antagonist
μ–/δ-Opioid	Negative allosterische Modulation
Noradrenalin	Hemmt synaptosomale Aufnahme
Dopamin	Hemmt synaptosomale Aufnahme
GABA	Hemmt synaptosomale Aufnahme
α3-Glycinrezeptoren	Positive allosterische Modulation
A_{2A}-Rezeptoren	Hemmt die Aufnahme von Adenosin an A_{2A}-Rezeptoren
GPR-18	Partieller Agonist
GPR55	Antagonisiert GPR55
5-$HT_{1A\text{-}2A}$	Aktiviert 5-HT_{1A}-Rezeptoren
PPAR-γ	Agonist
TRPV1	Agonist
PPAR-α	Indirekte Wirkung: Erhöhung von PEA und OEA (bekannte PPAR-α-Agonisten)
Sigma-1-Rezeptor (σ1R)	Antagonist

Immunologische und antiinflammatorische Effekte

Die Evidenzlage unterstützt eindeutig die Annahme, dass CBD immunsuppressiv wirkt, wobei verschiedene Mechanismen beteiligt sind, darunter die direkte Unterdrückung der Aktivierung unterschiedlicher Immunzelltypen, die Induktion von Apoptose und die Förderung regulatorischer Zellen, die andere Immunzellziele kontrollieren [78]. Die Effekte von CBD auf das Immunsystem betreffen sowohl die angeborene als auch die adaptive Immunantwort.

Entzündungen sind typischerweise mit der angeborenen Immunantwort assoziiert. Neutrophile, Makrophagen und andere myeloide Zellen agieren rasch, um eindringende Pathogene zu zerstören, verursachen dabei aber auch Gewebeschäden (obwohl viele Zelltypen als Reaktion auf Entzündungen proinflammatorische Zytokine produzieren) [78]. Reicht die angeborene Antwort nicht aus, reagiert das adaptive Immunsystem, das aus B- und T-Zellen besteht. T-Zellen haben mehrere Funktionen: Sie können infizierte Zellen lysieren/Apoptose induzieren oder andere Zellen signalisieren, rekrutieren oder aktivieren, wobei die Kommunikation durch Zytokine vermittelt wird [78].

Aktuelle Daten deuten darauf hin, dass die immunologischen Effekte von CBD über mehrere Rezeptorziele vermittelt werden, darunter CB2-Rezeptoren, CB1-Rezeptoren, TRPV1, PPAR-γ und Adenosin-A2A, die Hemmung von FAAH sowie die Blockade von GPR55-Rezeptoren [78].

Beispielsweise dämpfen aktivierte CB2-Rezeptoren (die in Zellen und Organen des Immunsystems in großer Zahl vorkommen) proinflammatorische Reaktionen wie die Zytokinfreisetzung und Immunzellantworten. Obwohl CBD als inverser

Agonist der CB2-Rezeptoren identifiziert wurde, führt die Anwendung von CBD konsistent zu einer Reduktion proinflammatorischer Marker wie TNF-α, iNOS und COX-2 [29, 99]. In diesem und anderen Fällen wurde die zelluläre Wirkung von CBD durch CB2-Rezeptorantagonisten blockiert, was auf eine agonistische oder allosterische Funktion in unterschiedlichen Zelltypen hindeutet [29, 100]. Dieser Widerspruch könnte durch die Bildung von gepaarten Rezeptor-Rezeptor-Heteromeren erklärt werden, die zu einer einzigartigen Signalexpression führen. Dies wurde im Fall von CBD gezeigt, einem bekannten Agonisten des Serotonin-5-HT_{1A}-Rezeptors, der an ein CB2-Rezeptor-5-HT_{1A}-Heteromer bindet, um neonatale hypoxisch-ischämische Hirnschäden zu beeinflussen [101].

CBD kann die Produktion von Stickstoffmonoxid (NO) in Modellen akuter und chronischer Entzündung sowie in verschiedenen Tiermodellen von Erkrankungen reduzieren. Mehrere Studien haben gezeigt, dass es zahlreiche verschiedene inflammatorische Zytokine und Transkriptionsfaktoren hemmt, darunter IL-1β, IL-2, IL-6, IL-12, IL-17, TNF-α, IFN-γ, CCL3, CCL4 und NF-κB, und antiinflammatorische Zytokine wie IL-4 und IL-10 erhöht [29, 78, 79]. Studien deuten darauf hin, dass CBD AA durch Stimulation der Phospholipase-A2-(PLA2)-Aktivität mobilisiert [79]; was danach geschieht, ist jedoch unklar. Einige Studien fanden, dass CBD den Metabolismus von AA zu Leukotrien B4 (LTB4) durch 5-Lipoxygenase hemmen kann, während andere zeigten, dass CBD den Metabolismus von AA zu PGE1 oder TxB2 (über COX-1) oder PGE2 (über COX-2) blockiert [29, 79].

Eine Zusammenfassung der zahlreichen Wege, auf denen CBD Immunantworten reguliert, findet sich bei Nichols und Kaplan [78].

Antioxidative Aktivität

Forschungen zeigen, dass CBD ein starkes Antioxidans ist. Im Allgemeinen kann CBD reaktive Sauerstoffspezies (ROS) in gesunden Zellen reduzieren (wenn ROS durch bestimmte Agenzien stimuliert wurde), und in Krebszellen ROS induzieren, was einen antikanzerogenen Mechanismus darstellt, durch den CBD Apoptose auslöst [29]. Bei Glutamatneurotoxizität war CBD ein stärkeres Antioxidans als sowohl Ascorbat (Vitamin C) als auch Tocopherol (Vitamin E) [102]. Es gibt jedoch auch gegenteilige Berichte. Beispielsweise kann CBD in sehr niedrigen, submikromolaren Konzentrationen auch die durch H_2O_2 induzierte ROS-Bildung in einigen Krebszellen hemmen [103], und in Lebermikrosomen wurde festgestellt, dass das Stoffwechselderivat CBD-Hydroxychinon durch die Generierung von ROS Zytotoxizität auslösen kann [29]. Dennoch wurde die Lebertoxizität durch pharmazeutische CBD-Dosen mit cholestatischen Mustern und nicht mit oxidativem Stress in Verbindung gebracht [104].

Antibakterielle Wirkung

CBD zeigt ebenfalls großes Potenzial bei der Behandlung bakterieller Infektionen [41], einschließlich methicillinresistenter Bakterienstämme (grampositive Bakterien *Staphylococcus aureus*) [35, 39], anderer Typen grampositiver Bakterien (einschließlich *Streptococcus pneumoniae* und *Clostridioides difficile*) sowie bestimmter gramnegativer Bakterien wie *Neisseria gonorrhoeae* (verursacht Gonorrhö) [39].

Ein Teil des antibakteriellen Wirkmechanismus könnte auf den Einfluss von CBD auf bakterielle Membranvesikel (MVs) zurückzuführen sein, von denen es viele Typen gibt. MVs werden sowohl von gramnegativen (Gm –ve) als auch von grampositiven (Gm +ve) Bakterien freigesetzt, um mit anderen Bakterien zu kommunizieren und sind Teil der Wirt-Pathogen-Interaktionen. MVs spielen eine wichtige Rolle bei der Biofilmbildung und der Verbreitung von Toxinen im Wirt. Sie können an der Antibiotikaresistenz beteiligt sein, beispielsweise indem sie Biofilme durch verstärkte Vesikulation vor Antibiotika schützen. Gramnegative Bakterien setzen MVs in größerer Menge frei als grampositive und sind für das Überleben der Bakterien essenziell.

Es wurde festgestellt, dass CBD ein starker Inhibitor der MV-Freisetzung aus gramnegativen Bakterien (*E. coli* VCS257) ist, jedoch nicht aus grampositiven Bakterien (*S. aureus* subsp. aureus Rosenbach). Zelllinienuntersuchungen zeigten, dass CBD die bakterizide Wirkung mehrerer Antibiotika bei gramnegativen Bakterien in Kombination verstärken kann und auch die antibiotische Wirkung von Kanamycin bei grampositiven Bakterien erhöhte (ohne die MV-Freisetzung zu beeinflussen). CBD veränderte zudem die Proteinprofile der von *E. coli* nach 1 Stunde CBD-Behandlung freigesetzten MVs. Diese Ergebnisse deuten darauf hin, dass CBD – abhängig von der Bakterienspezies – ein nützliches Adjuvans zu ausgewählten Antibiotika sein könnte, um die Antibiotikaaktivität zu steigern und die Antibiotikaresistenz zu verringern [41].

Zelluläre Vorteile im zentralen Nervensystem

CBD bietet eine Vielzahl von Vorteilen im zentralen Nervensystem (ZNS), die in Tab. 4.2 dargestellt sind. CBD wirkt neuroprotektiv, wobei seine entzündungshemmenden und antioxidativen Eigenschaften diesem Effekt zugrunde liegen könnten [105].

Tab. 4.2 Wirkungen von CBD auf das zentrale Nervensystem

Wirkungen auf Neuronen	Wirkungen auf Endothelzellen	Wirkungen auf Mikroglia	Wirkungen auf Oligodendrozyten
Vermindertes mTOR Erhöhtes AEA, PPAR-α Erhöhte Apoptose Verstärkter antioxidativer Schutz und Neuroprotektion Verbesserte Plastizität und BDNF	Verminderte proinflammatorische Zytokine Verminderte Expression des vaskulären Zelladhäsionsmoleküls 1 (VCAM-1)	Verminderte proinflammatorische Zytokine, proinflammatorische Mediatoren NF-κB und Freisetzung der induzierbaren NO-Synthase Verlangsamte Migration von Mikrogliazellen	Verstärkter antioxidativer Schutz Verminderter Stress des endoplasmatischen Retikulums

Maroon und Bost [42]

Tier- und Humanstudien haben therapeutische Eigenschaften von CBD für die Gehirnfunktion und Neuroprotektion nachgewiesen, sowohl durch direkte Effekte auf das ECS als auch durch Beeinflussung der Endocannabinoide [42]. Zu diesen positiven Effekten zählen die Verringerung der Produktion entzündungsfördernder Zytokine, die Rückführung von Mikrogliazellen in einen verzweigten Zustand, die Aufrechterhaltung der zerebralen Durchblutung während ischämischer Ereignisse sowie die Reduktion vaskulärer Veränderungen und der Neuroinflammation [106].

Tierexperimentelle Studien deuten darauf hin, dass CBD Hirnschäden, die mit neurodegenerativen und/oder ischämischen Zuständen außerhalb des Endocannabinoidsystems einhergehen, abschwächen kann. CBD scheint in der Lage zu sein, die synaptische Plastizität zu stimulieren und die Neurogenese zu fördern, was seine Wirkung auf die Abschwächung psychotischer, ängstlicher und depressiver Verhaltensweisen erklären könnte [42]. Die zugrundeliegenden Mechanismen umfassen mehrere zelluläre Zielstrukturen, die zu einer Erhöhung des vom Gehirn abgeleiteten neurotrophen Faktors (engl.: brain-derived neurotrophic factor, BDNF), einer Reduktion der Mikrogliaaktivierung und einer Verringerung proinflammatorischer Mediatoren führen [42].

Wirkungen auf das Herz-Kreislauf-System

Es wurde festgestellt, dass CBD in der Lage ist, eine Vasorelaxation in menschlichen Mesenterialarterien auf endotheliumabhängige Weise zu bewirken, was sowohl eine Aktivierung des CB1-Rezeptors als auch der TRPV-Kanäle, die Freisetzung von Stickstoffmonoxid und eine Kaliumhyperpolarisierung umfasst [81]. Zudem wurde gezeigt, dass CBD die durch Lipopolysaccharid induzierte Vasodilatation von Arteriolen und Venolen hemmt. In Konzentrationen über 100 nM verursacht CBD außerdem eine zeitabhängige Vasorelaxation in Rattenaorten, die durch einen PPAR-γ-Rezeptorantagonisten und einen Superoxiddismutase-(SOD)-Inhibitor gehemmt wurde. CBD ist ein schwacher/partieller Agonist am PPAR-γ-Rezeptor, und PPAR-γ-Liganden induzieren Cu/Zn-SOD (eine erhöhte SOD-Aktivität reduziert reaktive Sauerstoffspezies und fördert so die Vasorelaxation) [81].

GPR55 ist eng an der Bildung von oxidierten Low-Density-Lipoprotein-(LDL)-induzierten Schaumzellen beteiligt. Schaumzellen entstehen aus Makrophagen, die durch die abnorme Aufnahme modifizierter (oxidierter) LDL über Scavenger-LDL-Rezeptoren überlastet sind. Die Modulation von GPR55 könnte zur Behandlung von Atherosklerose und anderen kardiovaskulären Erkrankungen beitragen. Darüber hinaus könnte CBD beim akuten Koronarsyndrom (AKS) die Wirkung von l-α-Lysophosphatidylinositol (LPI), einem endogenen Liganden für GPR55, der bei diesem Krankheitsbild erhöht ist, durch seine Funktion als GPR55-Antagonist blockieren [107].

Es gibt zunehmend Hinweise darauf, dass CBD bei Erkrankungen, die mit einer Endothelfunktionsstörung einhergehen, wie beispielsweise Diabetes, unterstützend wirken kann. CBD kann die Adhäsion von Monozyten und deren transendotheliale Migration verringern, was Teil der Pathogenese der Atherosklerose ist (dieser Effekt wird jedoch nicht über CB1- oder CB2-Rezeptoren vermittelt).

In Tiermodellen zeigte sich, dass CBD neuroprotektiv gegen Schlaganfall wirkt, indem es das Infarktvolumen reduziert (ein Effekt, der unabhängig von CB1- oder TRPV1-Kanälen ist, aber möglicherweise durch 5-HT_{1A} vermittelt wird, da dieser Effekt durch einen 5-HT_{1A}-Rezeptorantagonisten aufgehoben wurde). Zu den neuroprotektiven Mechanismen bei Schlaganfall zählt auch die Fähigkeit von CBD, die zerebrale Durchblutung zu erhöhen und die vaskuläre Permeabilität im Gehirn zu verringern [81].

Schließlich kann CBD verschiedene Blutzellen beeinflussen. Es kann die Expression der Phospholipase A2 und die Bildung von Lipoxygenaseprodukten in Thrombozyten erhöhen sowie die durch Adenosin, Noradrenalin oder Kollagen induzierte Thrombozytenaggregation hemmen. Darüber hinaus kann es das Überleben und den Zelltod von weißen Blutkörperchen sowie deren Migration beeinflussen. Diese Eigenschaften könnten mitverantwortlich dafür sein, dass CBD kardiovaskulären Erkrankungen vorbeugen oder deren Verlauf verzögern kann [81].

Antikanzerogene Aktivität und Exosomen

CBD hat in zahlreichen präklinischen Studien eine antikanzerogene Wirkung gezeigt, wobei eine detaillierte Betrachtung dieser Studien den Rahmen dieses Kapitels sprengen würde. Dennoch möchten wir einen potenziellen Wirkmechanismus von CBD diskutieren, der Exosomen und Mikrovesikel (EMV) einbezieht, da dies einen wichtigen Wirkmechanismus von CBD illustriert.

EMVs sind von einer Lipiddoppelschicht umschlossene Strukturen, die von Zellen freigesetzt werden. Sie vermitteln die interzelluläre Kommunikation durch den Transfer von Proteinen und genetischem Material und können zahlreiche physiologische und pathologische Prozesse beeinflussen, darunter Zellmigration, Differenzierung und Angiogenese. Eine erhöhte EMV-Freisetzung wurde bei Krebserkrankungen festgestellt, insbesondere im Zusammenhang mit einer Resistenz gegenüber Chemotherapeutika und dem aktiven Transfer pro-onkogener Faktoren. Die Resistenz gegenüber Chemotherapeutika kann teilweise auf die EMV-Abgabe von Tumorzellen zurückzuführen sein, die einen verstärkten aktiven Arzneimittelefflux unterstützt [40].

CBD ist bei mehreren mit EMVs assoziierten Pathologien, einschließlich Krebs, wirksam und scheint die mitochondriale Funktion zu modulieren, einschließlich ATP, ROS, Protonenleck sowie Aufnahme und Freisetzung von Kalzium. Es wurde gezeigt, dass CBD die Freisetzung von EMVs in drei Krebszelllinien – Prostatakarzinom (PC3), hepatozelluläres Karzinom (HEPG2) und Brustadenokarzinom (MDA-MB-231) – dosisabhängig signifikant hemmt. Der Wirkmechanismus könnte mit Veränderungen der mitochondrialen Funktion (insbesondere der Modulation der STAT3- und Prohibitin-Expression) zusammenhängen. Es wurde gezeigt, dass CBD Krebszellen für Cisplatin sensibilisiert und die cisplatinvermittelte Apoptose signifikant erhöht [40], was auf eine potenzielle adjuvante Rolle bei Patienten unter Chemotherapie mit diesem Medikament hindeutet.

CBD-Antagonismus und Potenzierung von THC

Es wurde festgestellt, dass CBD in zahlreichen Tier- und Humanstudien sowohl die Wirkungen von THC antagonisiert als auch potenziert.

Potenzierung

In Tier- und Humanstudien wurde gezeigt, dass CBD mit THC in additiver oder synergistischer Weise interagiert, um einige der Effekte von THC zu verstärken und einige der Nebenwirkungen abzumildern [29]. Wie von McPartland et al. erläutert [29], konnte in Tiermodellen für Multiple Sklerose (MS), Muskelspastizität, Epilepsie, chronische Schmerzen und Entzündungen, Diabetes, metabolisches Syndrom, Anorexie und Übelkeit gezeigt werden, dass CBD die Wirksamkeit von THC erhöht und Nebenwirkungen in verschiedenen Modellen von Psychosen, Angstzuständen und depressionsbedingter Anhedonie abmildert [29].

Die Fähigkeit von CBD, bestimmte THC-Effekte zu potenzieren, kann additiv oder synergistisch sein [29]. In menschlichen Glioblastomzellen verstärkte CBD synergistisch die hemmende Wirkung von THC auf Zellwachstum und -überleben [108]. Die Behandlung von Glioblastomzellen mit der Kombination aus CBD und THC modulierte signifikant den Zellzyklus sowie die Induktion von reaktiven Sauerstoffspezies (ROS) und Apoptose. Zudem beeinflusste sie die Aktivität von extrazellulär regulierten Kinasen (ERK) und Caspasen – Effekte, die weder mit THC noch mit CBD allein erreicht wurden [108]. McPartland et al. [29] schlagen mehrere verschiedene Nicht-CB1-Rezeptormechanismen vor, durch die CBD die Verhaltenswirkungen von THC potenzieren könnte. Einer davon ist ein pharmakokinetischer Mechanismus, da festgestellt wurde, dass CBD die Fläche unter der Kurve (engl.: area under the curve, AUC) von THC im Gehirn und im Blut erhöht [109]. Es gibt jedoch viele weitere mögliche Mechanismen. Beispielsweise reduziert CBD Entzündungen und proinflammatorische Zytokine über TRPV1-, A_{2A}- und PPAR-γ-Rezeptormechanismen, während THC Entzündungen über CB1- und CB2-vermittelte Wirkungen hemmt. Ein weiteres Beispiel ist, dass CBD FAAH (das Enzym, das AEA abbaut) hemmt und dadurch die Menge an AEA erhöht, das über periphere Mechanismen schmerzlindernd wirkt, während die analgetischen Effekte von THC über zentrale CB1-Rezeptoren vermittelt werden [29]. Somit wirkt CBD entweder additiv oder synergistisch zu den Effekten von THC. Weitere Mechanismen, durch die CBD die Wirkung von THC potenzieren könnte, finden sich bei McPartland et al. [29].

Antagonismus

Trotz der geringen Bindungsaffinität zu den CB-Rezeptoren wirkt CBD in Anwesenheit von THC als CB1-Inversagonist oder sogar Antagonist auf molekularer nM-Ebene und schwächt die mit THC assoziierten Nebenwirkungen (z. B. Angst, Hunger, Tachykardie und Sedierung) ab [27, 110]. Klinisch ist dies ein wichtiger Aspekt, da die Kombination von CBD und THC dazu beiträgt, die euphorisierende Wirkung von THC abzumildern, die für Patienten nicht immer wünschenswert ist.

Wie von McPartland et al. erläutert [29], scheint CBD hinsichtlich seiner Fähigkeit, die Effekte von THC zu antagonisieren, die Wirkungen von THC nicht direkt zu blockieren wie etwa das Medikament Rimonabant (CB1-Rezeptor-antagonist). Eine systematische Übersichtsarbeit ergab, dass der funktionelle Antagonismus von THC durch CBD möglicherweise über Nicht-CB1-Rezeptor-mechanismen vermittelt wird, wozu Folgendes gehört:

- CBD erhöht die AEA-Spiegel: Da CBD und AEA TRPV1-Agonisten sind und die Aktivierung präsynaptischer TRPV1-Kanäle die Glutamatfreisetzung im Gehirn und Rückenmark verstärkt, könnte dies die hemmende Wirkung präsynaptischer CB1-Rezeptoren, die auf glutamatergen Neuronen kolokalisiert sind, ausgleichen/antagonisieren.
- CBD hemmt die Adenosinaufnahme, wirkt als indirekter Agonist an Adenosinrezeptoren und hemmt CB1-Rezeptor-vermittelte Effekte.
- CBD wirkt als direkter und indirekter Agonist an 5-HT_{1A}-Rezeptoren und fördert anxiolytische Effekte (THC hat in höheren Dosen anxiogene Wirkungen) [29].

Cannabidiolsäure (CBDA)

Die Cannabinoidsäuren sind Vorstufen der natürlichen Cannabinoide. Die Säuren von CBD und THC, Cannabidiolsäure und Tetrahydrocannabinolsäure (CBDA bzw. THCA), sind PPAR-γ-Agonisten mit ausgeprägten neuroprotektiven Eigenschaften und zeigen vielversprechende Ansätze in der Behandlung der Huntingtonkrankheit sowie anderer neurodegenerativer/entzündlicher Erkrankungen [111]. CBDA könnte zudem eine antikonvulsive Wirkung zeigen, die möglicherweise auf serotonerge Aktivität zurückzuführen ist [28].

Insgesamt gibt es deutlich mehr Forschungsergebnisse zu CBD als zu CBDA hinsichtlich der pharmakologischen Wirkungen. Es gibt jedoch Hinweise darauf, dass CBDA – ähnlich wie CBD – die Transient-Receptor-Potential-Kanäle TRPV1 und TRPA1 aktivieren und TRPM8 antagonisieren kann [112, 113]. CBDA weist gegenüber CBD einen deutlichen Vorteil auf, da es diese Effekte mit deutlich geringerer Potenz (als CBD) erzielt [68]. Zudem zeigt CBDA eine 100-fach höhere Affinität zum 5-HT_{1A}-Rezeptor im Vergleich zu CBD [28, 68]. Tierstudien deuten darauf hin, dass CBDA 1000-mal potenter ist als CBD bei der Reduktion akuter und antizipatorischer Übelkeit [114].

Obwohl die Wirkungen von CBDA potenter sein können als die von CBD [68], könnte wiederum der Methylester von CBDA wirksamer sein als CBDA selbst [115]. Die höhere Wirksamkeit von CBDA und seinem Methylester legt nahe, dass niedrigere Dosierungen verwendet werden könnten. Dies könnte sich auch in einer potenziellen Kostenreduktion für die Endanwender niederschlagen.

Die Forschung zu den potenziellen Vorteilen von CBDA ist überwiegend präklinisch: in vitro und in Tiermodellen. Solche Studien haben die potenziellen Wirkmechanismen von CBDA aufgeklärt und seine Wirksamkeit bei einer Reihe von Gesundheitszuständen demonstriert. Es gibt mehrere vielversprechende Anwendungsgebiete, darunter:

- Angststörungen [116]
- Depression [117]
- Entzündliche Erkrankungen [118]
- Diabetes [119]
- Krebs [120]
- Übelkeit und Erbrechen [68, 114]
- Krampfanfälle [28]

Tetrahydrocannabinol (THC)

Δ^9-Tetrahydrocannabinol, abgekürzt THC, ist das Phytocannabinoid in Cannabis, das als „potenziell berauschend" gilt, da es für die Euphorie und andere psychische Effekte verantwortlich ist, die beim Konsum von Cannabis typischerweise auftreten. Der Begriff „potenziell berauschend" ist präziser als der Begriff „psychotrop", und wie bereits erwähnt, wird das Wort „potenziell" verwendet, weil jede mit THC assoziierte berauschende Wirkung *dosisabhängig* ist und vom Individuum abhängt. Es gibt große Unterschiede darin, wie einzelne Personen Cannabis und seine aktiven Bestandteile, einschließlich THC, metabolisieren.

Es sollte beachtet werden, dass die Cannabispflanze in ihrer natürlichen Form die Säureform von THC, die Tetrahydrocannabinolsäure (THCA), enthält. THCA hat keine berauschende Wirkung auf den Körper. Wenn Sie also beispielsweise die rohe Pflanze entsaften, nehmen Sie THCA auf. Wie bereits erwähnt, wird THCA erst durch Lichteinwirkung, Alterung oder Erhitzen über einen Prozess der Decarboxylierung (Abspaltung der Carbonsäuregruppe) in THC umgewandelt [12].

Therapeutische Wirkungen von THC

THC besitzt zahlreiche therapeutische Wirkungen, darunter:

- Analgetisch
- Entzündungshemmend
- Bronchodilatatorisch
- Muskelrelaxierend, z. B. bei Spastizität, Krämpfen
- Antipruritisch bei cholestatischem Ikterus
- Neuroprotektives Antioxidans
- Antiemetisch und gegen Erbrechen
- Antikanzerogen
- Anxiolytisch (dosisabhängig), Depression, PTBS
- Appetitanregend

- Lindert Schlaflosigkeit
- Antibakteriell, einschließlich methicillinresistenter Bakterienstämme
- Anti-Aging [27, 35, 69, 121–128]

Es wurde festgestellt, dass THC die 20-fache entzündungshemmende Wirkung von Aspirin und die doppelte von Hydrokortison besitzt [122].

Wirkmechanismus von THC

THC imitiert Anandamid und 2-AG, indem es als partieller Agonist an beiden Cannabinoidrezeptoren, CB1- und CB2-Rezeptoren, wirkt, die in vielen Geweben des Körpers in hoher Konzentration vorkommen [129]. Dies ist die Grundlage für viele seiner Wirkungen als psychoaktive Substanz, Analgetikum, Muskelrelaxans und Antispasmodikum [27].

Wie in Kap. 2 erläutert, finden sich CB1-Rezeptoren in den meisten Bereichen des Gehirns und des peripheren Nervensystems sowie in vielen Organen. Die präsynaptische Aktivierung von CB1-Rezeptoren im Nervengewebe hemmt die Freisetzung von Neurotransmittern wie Gamma-Aminobuttersäure (GABA) und Glutamat, was zu einer Hemmung spannungsabhängiger Kalziumkanäle und der Vesikelfreisetzung führt. Während die Aktivierung von CB1-Rezeptoren üblicherweise die Freisetzung von Neurotransmittern hemmt, haben Studien an Ratten im Gegensatz dazu gezeigt, dass die Aktivierung von CB1 durch THC die Freisetzung von Acetylcholin, Dopamin und Glutamat in verschiedenen Hirnregionen erhöhen kann [130–133]. Dies könnte auf eine selektive Antagonisierung der Endocannabinoide durch THC zurückzuführen sein, wie sie bei der Beobachtung der anxiolytischen Effekte von THC bei Mäusen berichtet wurde [134]. Diese duale, hemmende und stimulierende Modulation der Neurotransmitterfreisetzung durch THC wird als Ursache für die dämpfenden und erregenden Effekte von Cannabis angesehen [110].

Das endogene Cannabinoidsystem des Gehirns ist eng mit vielen Neurotransmittersystemen wie Dopamin, GABA, Opioiden und Noradrenalin (NE) verknüpft. Die Aktivierung des Endocannabinoidsystems durch THC kann weitreichende indirekte Effekte auf die modulatorische, endocannabinoidinduzierte Regulation dieser anderen Neurotransmitter haben [37].

Entzündungshemmende Effekte

THC besitzt starke entzündungshemmende Wirkungen auf Makrophagen, NK-Zellen und T-Lymphozyten, einschließlich der Unterdrückung der mitogeninduzierten Proliferation, der IL2-Produktion, T-zellabhängiger Antikörperantworten und der Sekretion von TNF-α [135]. THC hat die 20-fache entzündungshemmende Wirkung von Aspirin und die doppelte von Hydrokortison [122]. Es ist in der Lage, das Gleichgewicht der Th1/Th2-Zytokine in aktivierten menschlichen T-Zellen zu regulieren und die Immunantwort in Richtung des Th2-Phänotyps zu polarisieren, was bei entzündlichen Erkrankungen von Vorteil ist [135, 136].

Anti-Aging-Effekte

Studien an Mäusen zeigen, dass THC potenziell therapeutisch zur Umkehrung altersbedingter kognitiver Einbußen eingesetzt werden könnte. Mikrodosierung (d. h. die Anwendung niedriger Dosen) mit THC kehrte altersbedingte Rückgänge der kognitiven Leistungsfähigkeit bei gealterten Mäusen um und war mit einer erhöhten Expression synaptischer Markerproteine assoziiert. Die Expression von drei synaptischen Markerproteinen war bei ausgewachsenen Mäusen im Vergleich zu jungen Mäusen niedriger, was auf einen altersbedingten Verlust synaptischer Konnektivität hindeutet. Die THC-Behandlung erhöhte jedoch die Spiegel von zwei dieser Marker (Synapsin I und Synaptophysin) bei älteren Tieren auf das Niveau junger, unbehandelter Mäuse. THC erhöhte zudem die Dornenfortsatzdichte im Hippocampus und veränderte das Gleichgewicht zwischen inhibitorischen und exzitatorischen Synapsen. THC beeinflusste außerdem molekulare Prozesse, die an Zellplastizität und Signalübertragung bei älteren Tieren beteiligt sind. Die THC-Behandlung war zudem mit Veränderungen im Genexpressionsprofil assoziiert, wobei diese Veränderungen sowie die damit verbundenen Verbesserungen der kognitiven Funktion mehrere Wochen nach Beendigung der Behandlung anhielten [121].

Es wurde festgestellt, dass THC die Transkriptionsmuster im Hippocampus so wiederherstellt, dass die Expressionsprofile von 12 Monate alten Mäusen, die mit THC behandelt wurden, denen von 2 Monate alten, unbehandelten Mäusen ähnelten. Weiterhin wurde festgestellt, dass die transkriptionellen Effekte von THC von glutamatergen CB1-Rezeptoren und Histonacetylierung (Histonacetylierung fördert kognitive Funktionen) abhingen, da deren Blockade die positiven Wirkungen von THC verhinderte. Zu den hochregulierten Transkripten gehörten Klotho (KL) (verlängert die Lebensspanne verschiedener Spezies und verbessert die Kognition), Transthyretin (ein Gen, das vermutlich vor Alzheimer schützt) und der vom Gehirn abgeleitete neurotrophe Faktor (fördert Synapsenbildung und kognitive Funktionen). Nach THC-Behandlung herunterregulierte Transkripte waren Gene, die mit Alterung assoziiert sind: Caspase-1 (beteiligt an altersbedingten kognitiven Beeinträchtigungen) und Connective Tissue Growth Factor (CTGF) (verstärkt die proapoptotische Aktivität des transformierenden Wachstumsfaktors Beta (engl.: Transforming Growth Factor β, TGF-β). Dieses Experiment, wenn auch an einem Tiermodell, legt nahe, dass die Wiederherstellung der CB1-Signalübertragung im Alter möglicherweise wirksam zur Behandlung altersbedingter kognitiver Veränderungen sein könnte [121].

Diese Studie ist kein Einzelfall. In einer weiteren Studie an Mäusen wurden alten weiblichen Mäusen (24 Monate alt) sehr niedrige Dosen (0,002 mg/kg) THC injiziert. Sie schnitten in Gedächtnis- und Lerntests signifikant besser ab als unbehandelte junge Mäuse im Alter von 2 Monaten, wobei die Effekte mindestens 7 Wochen anhielten. Eine einzelne THC-Injektion erhöhte zudem den

Sirtuin-1-Spiegel im Hippocampus und Frontalkortex alter Mäuse für mindestens 7 Wochen (Sirtuin 1 ist ein Enzym, das an Neuroplastizität und Neuroprotektion beteiligt ist). Verschiedene Hirnregionen zeigten bei alten, mit THC behandelten Mäusen ein größeres Volumen und eine höhere Gewebedichte [137].

Beide Studien deuten darauf hin, dass niedrige Dosen von THC vielversprechend für eine sichere und wirksame Behandlung kognitiver Einbußen beim Menschen sein könnten. Ein Vorteil besteht darin, dass sehr niedrige THC-Dosen nicht die charakteristischen, potenziell berauschenden Effekte höherer Dosen hervorrufen.

THCA-A

Der Begriff „THCA" bezeichnet unspezifisch mehrere saure Derivate von THC. Genauer gesagt ist Δ^9-Tetrahydrocannabinolsäure A (THCA-A) das saure Vorläufermolekül von Δ^9-THC. Es wird aus Cannabigerolsäure biosynthetisiert, reichert sich in den Drüsenhaaren (Trichomen) auf Blüten und Blättern an und macht bis zu 90 % des gesamten THC-Gehalts der Cannabispflanze aus. THCA-A decarboxyliert langsam zu THC während Lagerung und Fermentation und kann sich durch Temperatur, Licht und Autooxidation weiter zu Cannabinol (CBN) abbauen. Die Decarboxylierung erfolgt auch rasch beim Backen von Esswaren, Rauchen oder Verdampfen.

In-vitro-Forschung zeigt, dass THCA-A mit mehreren molekularen Zielstrukturen interagiert und antiinflammatorische, immunmodulatorische, neuroprotektive und antineoplastische Eigenschaften besitzt. Einige Studien deuten darauf hin, dass THCA-A über CB1- und CB2-Rezeptoren wirkt [138–140], während andere Untersuchungen ergaben, dass THCA immunmodulierende Eigenschaften besitzt, die nicht über CB1- und CB2-Rezeptorwege vermittelt werden [141].

Cannabinoidsäuren binden und aktivieren PPAR-γ (mit höherer Potenz als ihre decarboxylierten Produkte) [111]. PPAR-γ ist ein nukleärer Rezeptor und ein zentraler Regulator des Lipid- und Glukosehaushalts [142] und wird auch in vielen anderen Geweben und Zelltypen exprimiert [111]. Er spielt eine wichtige Rolle bei Entzündungsprozessen und neurodegenerativen Erkrankungen, einschließlich der Huntingtonkrankheit [143].

Zelluläre Untersuchungen deuten darauf hin, dass THCA-A immunmodulatorische, antiinflammatorische, neuroprotektive und antineoplastische Effekte ausüben kann [140]. In-vitro- und/oder In-vivo-Forschung zu THCA-A zeigt Potenzial in folgenden Bereichen:

- Antiadipositas [144]
- Neuroprotektion [111] einschließlich Parkinsonkrankheit [145]
- Übelkeit und Erbrechen [139].
- Entzündungshemmend [146]
- Antikanzerogen [103, 147]

Weitere Phytocannabinoide

Cannabichromen (CBC)

Neben CBD und THC ist Cannabichromen (CBC) eines der am häufigsten vorkommenden Cannabinoide in Cannabis [27]. Tatsächlich ist es in einigen Sorten das zweithäufigste Phytocannabinoid [148]. Hinsichtlich der Wirkmechanismen hemmt CBC die zelluläre Wiederaufnahme von Endocannabinoiden und ist ein schwacher Inhibitor der Monoacylglycerollipase (MAGL), des Schlüsselenzyms, das 2-AG hydrolysiert [112, 148]. CBC kann die Transient-Receptor-Potential-Ankyrin-1-Kanäle (TRPA1) stark aktivieren [112].

Untersuchungen haben gezeigt, dass CBC folgende Wirkungen besitzt: antimikrobiell, entzündungshemmend, analgetisch und antidepressivähnliche Aktivität bei Nagetieren (siehe Izzo et al. [148]). CBC scheint zudem eine gewisse antikanzerogene Aktivität zu besitzen [103].

CBC scheint ebenfalls eine Rolle bei der Antinozizeption zu spielen, indem es den absteigenden antinozizeptiven Weg im dorsalen ventrolateralen periaquäduktalen Grau über verschiedene Mechanismen stimuliert [148]. Zu diesen Mechanismen können die Aktivierung von TRPA1, die Blockade des Abbaus von Endocannabinoiden (und damit die Erhöhung der lokalen Endocannabinoidspiegel) sowie möglicherweise auch die Potenzierung der Adenosinsignalisierung gehören [149].

In einem Mausmodell der Darmentzündung verringerte CBC die durch Crotonöl induzierte, entzündungsbedingte Hypermotilität des Darms (oberer Gastrointestinaltrakt); der Wirkmechanismus war jedoch nicht abhängig von Cannabinoidrezeptoren oder TRPA1 [148]. CBD hatte keinen Einfluss auf den Transit im oberen Gastrointestinaltrakt, die Kolonmotilität oder den gesamten Darmtransit bei gesunden Mäusen [148].

Tetrahydrocannabivarin (THCV)

Tetrahydrocannabivarin (THCV) ist ein weiteres Cannabinoid, das vielversprechend in der Kontrolle des Blutzuckers sowie im Management von Diabetes und Adipositas ist [150]. THCV unterdrückt den Appetit, erhöht das Sättigungsgefühl und kann den Energiestoffwechsel hochregulieren. Es wurde gezeigt, dass es den Nüchternplasmaglukosespiegel im Vergleich zu Placebo senkt und zudem neuroprotektive Eigenschaften besitzt. Es ist ein inverser Agonist/selektiver oder neutraler Antagonist des CB1-Rezeptors (im Gegensatz zum Medikament Rimonabant, das ebenfalls ein inverser Agonist/selektiver Antagonist des CB1-Rezeptors war, aber aufgrund inakzeptabler psychischer Nebenwirkungen vom Markt genommen wurde); THCV wurde nicht mit den Nebenwirkungen von Rimonabant in Verbindung gebracht [150].

THCV wirkt je nach Dosis als Agonist oder Antagonist an CB2-Rezeptoren. Es scheint, dass THCV die psychischen Effekte, die mit THC assoziiert sind, verhindern kann; der genaue Wirkmechanismus ist jedoch bislang unbekannt [150]. Studien an Mäusen zeigen, dass THCV sowohl bei nüchternen als auch bei nicht nüchternen Mäusen hypophagische Effekte hervorruft [151] und dass THCV in Mausmodellen die Nahrungsaufnahme verringert und das Körpergewicht reduziert, was darauf hindeutet, dass sein antiadipöser Effekt auf Nahrungsvermeidung beruht [152]. Somit könnte THCV potenziell im Management von Adipositas sowie Typ-2-Diabetes nützlich sein [150].

Terpene

Die Terpene, die ätherischen Öle von *Cannabis sativa*, sind ein komplexes Gemisch organischer (Kohlenwasserstoff-)Verbindungen. Zu den wichtigsten ätherischen Ölen zählen Terpene und sauerstoffhaltige Verbindungen wie Alkohole, Ester, Ether, Aldehyde, Ketone, Lactone, Phenole und Phenolether [12]. Terpene sind in der Regel die vorherrschenden ätherischen Öle in Cannabis und verleihen den verschiedenen Sorten ihr charakteristisches Aroma [12, 26]. Terpene bestehen aus Isopreneinheiten: CH2 = C(–CH3)–CH=CH2. Monoterpene bestehen aus zwei Isopreneinheiten, während Sesquiterpene aus drei bestehen. Der Begriff „Terpenoide" bezeichnet verwandte Verbindungen, wird jedoch häufig synonym für „Terpene" verwendet [12]. Monoterpenoide machen in der Regel den Großteil der ätherischen Öle von Cannabis aus [12].

Terpene werden in denselben sekretorischen Drüsenhaaren (Trichomen) der Cannabisblüte gebildet, in denen auch die Cannabinoide produziert werden. Die Phytocannabinoide und die Terpene bilden gemeinsam das harzige Sekret der Drüsen [12]. Terpene erfüllen für die Pflanze eine Schutzfunktion und besitzen verschiedene therapeutische Wirkungen [153].

In der Pflanze *Cannabis sativa* sind über 200 Terpenoide enthalten [27]; jedoch ist keines davon einzigartig für Cannabis [12]. Viele andere Pflanzen produzieren ebenfalls Terpene. Beispielsweise trägt das α-Pinen in den Kiefernnadeln dazu bei, dass man beim Spaziergang im Kiefernwald typischerweise ein entspannendes Gefühl verspürt. α-Pinen ist eines der Terpene, das auch in Cannabis vorkommt.

Es ist zu beachten, dass verschiedene Cannabissorten/-kultivare unterschiedliche „Terpenprofile" aufweisen, das heißt, in den verschiedenen Sorten oder Kultivaren von Cannabis kommen bestimmte Terpene in bestimmten Mengen vor. Es sind vor allem die Monoterpene Limonen und Pinen (die oft über 75 % der flüchtigen Bestandteile ausmachen), die maßgeblich für die charakteristischen Gerüche der verschiedenen Cannabissorten/-kultivare verantwortlich sind. Beispielsweise verleiht ein Überwiegen des Terpens Limonen der Pflanze einen Zitronenduft [12]. Die beiden am häufigsten vorkommenden Terpene in *Cannabis sativa* sind die beiden Monoterpene α-Pinen und Limonen, gefolgt von Myrcen [12].

Allerdings verdampfen Monoterpene schneller als andere Bestandteile, sodass die Zusammensetzung der ätherischen Öle in der geernteten Pflanze von welcher der frischen Pflanze abweichen kann, ebenso wie der Geruch [12].

Wirkungen der Terpene

Terpene sind lipophil und besitzen zahlreiche Wirkorte, darunter Neurotransmitterrezeptoren, Muskel- und neuronale Ionenkanäle, G-Protein-gekoppelte Rezeptoren, Enzyme, Zellmembranen und Second-Messenger-Systeme [26]. Mehrere Terpene wie α-Humulen, Geraniol, Linalool und β-Pinen wurden bei Mäusen mit dem sogenannten Cannabinoid-Tetrad-Verhalten (Antinozizeption, Hypolokomotion, Katalepsie und Hypothermie) in Verbindung gebracht, was darauf hindeutet, dass sie sich wie Cannabinoide verhalten (d. h., sie besitzen cannabimimetische Aktivität). In-vitro-Experimente zeigten ebenfalls, dass diese Terpene alle den CB1-Rezeptor aktivierten, während einige auch andere Zielstrukturen wie A2a-Rezeptoren aktivierten [154]. Terpene können die Bindung von THC an CB1-Rezeptoren beeinflussen. Sie können auch mit anderen Neurotransmitterrezeptoren interagieren, die zu den durch Cannabinoide vermittelten analgetischen Effekten beitragen [26]. Insbesondere wird angenommen, dass Terpene zum Entourage-Effekt beitragen, bei dem ein Synergismus zwischen aktiven Bestandteilen besteht, der wahrscheinlich für die therapeutische Wirksamkeit von Cannabis und die Abschwächung von Nebenwirkungen dominanter Wirkstoffe wie THC verantwortlich ist [155]. Diese Vorstellung eines Entourage-Effekts wird durch aktuelle Forschungsergebnisse gestützt, die zeigen, dass die bei Mäusen beobachtete cannabinomimetische Aktivität (Cannabinoid-Tetrad-Verhalten) nach Behandlung mit α-Humulen, Geraniol, Linalool und β-Pinen selektiv additiv mit einem CB1-Rezeptoragonisten (WIN55,212) war, was darauf hindeutet, dass Terpene die Cannabinoidaktivität steigern können [154].

Die meisten Forschungsergebnisse zu den therapeutischen Wirkungen von Terpenen stammen aus präklinischen Studien (Zelllinien, Tiere). Terpene besitzen verschiedene therapeutische Wirkungen, darunter antiinflammatorische, anxiolytische, Apoptoseinduktion in Brustkrebszellen, breitbandantibiotische und weitere Effekte [27]. Studien deuten darauf hin, dass Terpene die Durchlässigkeit der Blut-Hirn-Schranke erhöhen können – dies führte zu einem Patent für ein transdermales Cannabinoidpflaster, das ein Terpen als Penetrationsverstärker verwendet [26].

Es gibt mehrere Terpene, die unsere Emotionen beeinflussen. So wurde beispielsweise für D-Limonen eine anxiolytische Wirkung (Humanstudien) nachgewiesen, es reduziert Stress und Depressionen, während B-Myrcen anxiolytisch, sedierend, hypnotisch und schlaffördernd wirkt und darüber hinaus zahlreiche weitere therapeutische Effekte besitzt [26, 153]. Tab. 4.3 gibt einen Überblick über einige Terpene und deren therapeutische Wirkungen.

Tab. 4.3 Zentrale Terpene und ihre therapeutischen Wirkungen

Terpen	Therapeutische Wirkungen
α-Pinen	Antikanzerogen, antiinflammatorisch, antioxidativ, analgetisch, anxiolytisch und hypnotisch Kann den Non-REM-Schlaf (NREM) erhöhen, ohne REM- und Delta-Aktivität zu beeinflussen Beim Menschen wurde es in niedrigen Konzentrationen als Bronchodilatator und als Breitbandantibiotikum gegen methicillinresistenten *Staphylococcus aureus* nachgewiesen [153].
β-Caryophyllen	Kardioprotektiv, hepatoprotektiv, gastroprotektiv, neuroprotektiv, nephroprotektiv, antikonvulsiv, antiinflammatorisch, antikanzerogen, analgetisch, anxiolytisch, antidepressiv und immunmodulatorisch [26, 153, 156–159, 153, 160]. Potent antiinflammatorisch über PGE-1; magenschleimhautzellschützend [161] Antimykotisch, antibakteriell (*S. aureus*), antimalarisch, antipruritisch bei Kontaktdermatitis und kann Kolitis im Mausmodell hemmen [26] Bindet selektiv an CB2-Rezeptoren [161]. Es ist das einzige Terpen, das als Agonist an CB2-Rezeptoren wirkt, agiert jedoch auch an anderen Rezeptoren [153] Kann Krebszellen für konventionelle Krebsmedikamente sensibilisieren [159, 162] Vielversprechend in der Behandlung der Parkinsonkrankheit [153] PPAR-α-Agonist [163] PPAR-γ-Agonist [163]
Humulen (α-Caryophyllen)	Antikanzerogen, antiallergisch, antibakteriell, antinozizeptiv, analgetisch Starke antiinflammatorische Eigenschaften [26, 153]
Limonen	Anxiolytisch, antidepressiv, stressreduzierend Antikonvulsiv Antikanzerogen und antitumoral in verschiedenen Krebszelllinien Kann Wundheilung und Anabolismus fördern Reduziert Entzündungen, oxidativen Stress Verbessert Virusinfektionen Immunstimulierende Eigenschaften [153, 161]
Linalool (auch in Lavendel enthalten)	Studien deuten darauf hin, dass Linalool der Wirkstoff in Lavendel ist, der dessen antiinflammatorische, antinozizeptive, antibakterielle, antioxidative, neuroprotektive, hepatoprotektive, analgetische, sedierende, antitumorale, antikonvulsive, antimikrobielle, antidepressive, sedierende, antistress-, anxiolytische und stimmungsstabilisierende Effekte vermittelt [26, 153] Mehrere antikanzerogene Effekte [153]
Myrcen[a]	Antiinflammatorisch, antioxidativ, analgetisch, sedierend, hypnotisch, schlaffördernd, muskelrelaxierend, anxiolytisch, neuroprotektiv, antiulzerös (gastrisch), antimutagen Schützt die Haut vor Foto-Aging Potenzielle antiosteoarthritische Wirkung [26, 153]

(Fortsetzung)

Tab. 4.3 (Fortsetzung)

Terpen	Therapeutische Wirkungen
Nerolidol (auch als geringer Bestandteil in Orangen- und anderen Zitrusschalen enthalten) [27]	Sedierende Wirkung [164] Verbessert die Hautpenetration von 5-Fluorouracil [165] Hemmt das Wachstum von Leishmanien [166] Antiparasitär [167], antimykotisch [168], antimikrobiell [169] Antikanzerogene Wirkung in zwei humanen Karzinomzelllinien nachgewiesen [170]; zytotoxisch gegenüber menschlichen Leukämie-HL60-Zellen [171] und hemmt die Kolonkarzinogenese im Rattenmodell [172]

[a]Eine Übersichtsarbeit stützt nicht die Annahme, dass die Kombination von Myrcen und THC eine starke sedierende Wirkung („Couch-Lock") hervorruft [153].

Formen von medizinischem Cannabis

Medizinisches Cannabis ist in vielen Formen erhältlich. Es kann roh verwendet werden, zum Beispiel als Saft. Es kann getrocknet und geraucht werden, genauso wie beim sogenannten Erwachsenengebrauch. Die getrockneten Blüten können auch verdampft (in einem Verdampfergerät platziert) und auf diese Weise inhaliert werden. Wichtige proprietäre Formen von medizinischem Cannabis umfassen die folgenden:

1. Cannabisbasierte flüssige Extrakte: Nabiximols (eine Kombination aus gleichen Teilen THC und CBD)
2. Phytocannabinoide Pflanzenstoffe: hochkonzentrierte Cannabisextrakte, die als Kapseln, Tabletten, sublinguale Sprays, Zäpfchen, transdermale Pflaster und topische Salben hergestellt werden
3. Einzelmolekülarzneimittel: synthetische oder halbsynthetische verschreibungspflichtige Medikamente (z. B. Nabilon, Dronabinol, die von der FDA zugelassen sind) [14].

Viele proprietäre Formen von medizinischen Cannabisprodukten enthalten eine Mischung aus zwei der wichtigsten Wirkstoffe, THC und CBD, in unterschiedlichen Verhältnissen. Einige enthalten ausschließlich CBD (kein THC), was üblicherweise als „Isolat"-Produkt bezeichnet wird. Ganzpflanzenarzneimittel (phytocannabinoide Pflanzenstoffe) enthalten typischerweise weitere Cannabinoide, Terpene und andere Pflanzenbestandteile. Ebenso enthalten „Vollspektrum"-Extrakte eine Ganzpflanzenmischung, während „Breitspektrum" im Allgemeinen bedeutet, dass es sich um ein Ganzpflanzenprodukt ohne nennenswerten THC-Anteil handelt.

Öle sind nicht gleich Öle

Über den zuvor diskutierten „Entourage-Effekt" wurde viel geschrieben. Dieser Begriff bedeutet im Wesentlichen, dass andere aktive Bestandteile, wie Terpene und andere Phytocannabinoide (außer THC, CBD), zur gesamten therapeutischen Wirkung der wichtigsten Wirkstoffe beitragen. Ein solches Konzept bildet die Grundlage für das Verständnis der Wirkungsweise pflanzlicher Arzneimittel. Es ist der Synergismus zwischen den aktiven Bestandteilen innerhalb einer Pflanze, der wahrscheinlich für deren Wirksamkeit verantwortlich ist. In der chinesischen Kräutermedizin, bei der typischerweise mehrere verschiedene Kräuter in einer Arzneimittelrezeptur verschrieben werden (individuell angepasst hinsichtlich Dosierung und Art der Kräuter), ist es ebenfalls das Zusammenspiel der Kräuter, das für die therapeutische Wirksamkeit der Rezeptur verantwortlich ist [173].

Das Problem, das wir in der medizinischen Cannabisindustrie sehen – zumindest in einigen Ländern, in denen die Branche weniger entwickelt ist – ist das mangelnde Wissen der Verschreibenden über die therapeutischen Unterschiede verschiedener Sorten oder Kultivare von Cannabis sowie das Fehlen einer Differenzierung von Cannabisölprodukten durch die Cannabisunternehmen. Dies ist in Australien (wo die medizinische Verwendung von Cannabis erst 2016 legalisiert wurde) besonders deutlich in Bezug auf Cannabisölprodukte, bei denen das Verhältnis von CBD zu THC oft das Hauptunterscheidungsmerkmal ist (obwohl einige Unternehmen ihre minoren Phytocannabinoide und Terpene hervorheben). Doch es genügt, einem guten Budtender zuzuhören oder Michael Backes' Buch *Cannabis Pharmacy* zu lesen, um zu erkennen, dass verschiedene Kultivare ganz unterschiedliche Wirkungen haben, und es ist wahrscheinlich, dass dies auf mehr als nur das Verhältnis von THC zu CBD zurückzuführen ist. In Australien ändert sich dies jedoch derzeit rasant, da das Verdampfen von Cannabisblüten als Applikationsform in den letzten zwei Jahren immer beliebter wird. Dies dürfte patientengetrieben sein. In Australien sehen wir nun, dass Cannabisunternehmen die relativen Anteile von *Sativa* und *Indica* in ihren Blütensorten sowie die wichtigsten Terpene mit Beschreibungen ihrer jeweiligen Wirkungen bewerben. Sativadominante Sorten werden als eher anregend und stimmungsaufhellend verstanden, während indicadominante Sorten als beruhigend, entspannend und sedierend gelten. Backes argumentiert jedoch, dass die Beschreibungen zwar zutreffen, die Nomenklatur jedoch falsch ist [30]. Seine Argumentation basiert auf der Taxonomie. Nichtsdestotrotz scheint sich diese Nomenklatur zumindest vorerst durchgesetzt zu haben.

Die Zukunft wird voraussichtlich in der genetischen Testung liegen, um Einzelnukleotidpolymorphismen (SNPs, ausgesprochen „Snips") für bestimmte Gene zu identifizieren, die für verschiedene Teile des Endocannabinoidsystems codieren, sowie solche, die eine Veranlagung zu Angst, Depression und anderen Zuständen anzeigen, und die Zuordnung von Kultivaren oder Sorten in Cannabisprodukten zu solchen SNPs.

Eine Wissenslücke: Mangel an Studien zu Ganzpflanzenextrakten

Ein Großteil der Daten, die wir zu Wirksamkeit und Sicherheit haben, stammt aus RCTs, die synthetische Formen von medizinischem Cannabis (z. B. Dronabinol) oder limitierte Formen proprietärer medizinischer Cannabisarzneimittel wie Nabiximols (Kombination aus CBD und THC in einem nahezu 1:1-Verhältnis) untersuchen, anstatt Ganzpflanzenextrakte spezifischer Kultivare. In der Tierforschung werden meist reine Isolate von CBD und THC verwendet, was den reduktionistischen Ansatz widerspiegelt, der für das Modell der Arzneimittelentwicklung typisch ist. Der Forschungsschwerpunkt auf synthetischen Formen ist nachvollziehbar, da Pharmaunternehmen diese patentieren können (und über große finanzielle Mittel verfügen).

Es mangelt an Studien, die einen Ganzpflanzenextrakt mit einem Pflanzenisolat oder einem pharmazeutischen Arzneimittel (z. B. Dronabinol, synthetisches THC) hinsichtlich Wirksamkeit und Sicherheit verglichen haben, obwohl eine Metaanalyse versucht hat, dies zu tun [174]. Solche Studiendesigns sind notwendig, wenngleich sie komplexer und daher kostenintensiver sind. Psychische Nebenwirkungen treten häufiger bei THC als bei ganzem Cannabis auf [175]. Dies ist wahrscheinlich darauf zurückzuführen, dass andere Bestandteile von Cannabis wie CBD und Tetrahydrocannabivarin (THCV) dazu beitragen, die unerwünschten Wirkungen von THC abzumildern und gleichzeitig dessen therapeutisches Potenzial zu verbessern [29].

Überlegenheit von Vollspektrum-CBD gegenüber reinem CBD-Isolat nachgewiesen

In einer Studie an Mäusen wurden die Effekte von reinem CBD-Isolat mit denen eines standardisierten, CBD-reichen Pflanzenextrakts hinsichtlich ihrer entzündungshemmenden und schmerzlindernden Wirkung verglichen. Die Mäuse erhielten diese entweder intraperitoneal oder oral. In Bezug auf die entzündungshemmenden und antinozizeptiven Effekte zeigte das reine CBD-Isolat eine glockenförmige Dosis-Wirkungs-Kurve, während die Dosis-Wirkungs-Kurve für den Pflanzenextrakt linear war, mit zunehmender Wirkung bei steigender Dosis (sowohl bei oraler als auch bei intraperitonealer Gabe). Der Pflanzenextrakt verringerte die durch Zymosan induzierte Pfotenschwellung und den Schmerz bei den Mäusen, verhinderte die In-vivo-TNF-α-Produktion und war effizienter in der Schmerzlinderung als das reine CBD-Isolat ($p = 0{,}01$). Eine signifikante Schmerzlinderung wurde bei einer Dosis von etwa 10 mg/kg CBD für den Pflanzenextrakt erreicht, während 25 mg/kg reines CBD-Isolat erforderlich waren, um denselben Effekt zu erzielen. Die Autoren schlussfolgerten, dass die anderen Bestandteile der Pflanze mit CBD synergistisch wirken, um die beobachteten entzündungshemmenden und schmerzlindernden Effekte zu erzielen [176].

Gefahren von Metaanalysen

Es besteht eine Gefahr bei Metaanalysen im Zusammenhang mit der Zusammenfassung von Evidenz zu medizinischem Cannabis. Die Metaanalyse ist eine statistische Methode, um Daten aus separaten RCTs zur Beantwortung einer Frage aus statistischer Perspektive zusammenzuführen. Typischerweise geht es dabei um die Wirksamkeit, aber sie kann auch auf die Sicherheit angewendet werden. In der Medizin gelten Metaanalysen als „Goldstandard" in der Evidenzhierarchie; jedoch sind sowohl RCTs als auch Metaanalysen hinsichtlich Anwendbarkeit und methodischer Probleme, einschließlich verschiedener Formen von Bias, grundsätzlich limitiert [177–179]. Synthetische Cannabinoide und Einzelisolate wirken im Körper wahrscheinlich ganz anders als Ganzpflanzenextrakte, und wenn Metaanalysen Daten aus unterschiedlichen Formen aggregieren, können sehr wertvolle Informationen verloren gehen und zu falschen Schlussfolgerungen führen.

Wir werden untersuchen, was die Literatur in Bezug auf die Wirksamkeit (und, soweit verfügbar, Sicherheit) von Ganzpflanzen im Vergleich zu Isolaten und synthetischen Cannabinoiden bei verschiedenen psychischen Erkrankungen in den einzelnen Kapiteln aussagt.

Applikationswege und Pharmakokinetik

Das Thema „Applikationswege und Pharmakokinetik" wird ausführlich in Kap. 11 behandelt. Im Folgenden findet sich eine kurze Zusammenfassung der wichtigsten Punkte.

Die verschiedenen Applikationsformen umfassen die folgenden:

1. **Inhalativ:** Rauchen, Verdampfen (Vaping)
2. **Oral:** Flüssigkeiten, Esswaren, Tabletten, Kapseln, Sprays, frischer Saft
3. **Topisch:** Cremes, Balsame, Pflaster
4. **Sonstige:** intranasal, Zäpfchen (rektal, vaginal)

Jede dieser Applikationsformen hat spezifische Vorteile, abhängig von der jeweiligen klinischen Situation und der Präferenz des Patienten. Im Wesentlichen werden für einen raschen Wirkungseintritt Applikationswege bevorzugt, die den First-Pass-Effekt der Leber umgehen und die Wirkstoffe des medizinischen Cannabisprodukts direkt in den Blutkreislauf bringen (z. B. Inhalation, sublinguale Tabletten oder Sprays, oromukosale Sprays, intranasale Sprays). Für eine längere Wirkungsdauer werden orale Applikationswege bevorzugt, die zudem praktisch in der Anwendung sind.

Inhalation

Beim Rauchen wird Cannabis auf hohe Temperaturen erhitzt, 600–900 °C. Das Rauchen von Cannabis ist mit toxischen Nebenprodukten wie Teer, PAK (polyzyklische aromatische Kohlenwasserstoffe), Kohlenmonoxid (CO) und Ammoniak (NH_3) verbunden. Chronischer Konsum wurde mit respiratorischen Symptomen wie Husten, Bronchitis und vermehrtem Auswurf in Verbindung gebracht, jedoch gibt es keine Hinweise darauf, dass dadurch Lungenkrebs oder eine chronisch obstruktive Lungenerkrankung (COPD) verursacht werden [124, 125].

Das Verdampfen (Vaping) erhitzt Cannabis auf eine niedrigere Temperatur (160–230 °C). Es bietet gegenüber dem Rauchen einige Vorteile, da kein Nebenstromrauch entsteht (und somit weniger Bedenken hinsichtlich Passivrauchen bestehen), weniger Toxine freigesetzt werden (CO ist reduziert, PAKs werden jedoch nicht vollständig eliminiert), deutlich weniger schädliche Nebenprodukte entstehen und weniger pulmonale Symptome berichtet werden [124].

Vorteile des Rauchens und Verdampfens sind, dass die aktiven Bestandteile rasch über das stark durchblutete Lungengewebe in den Blutkreislauf gelangen und so den First-Pass-Effekt der Leber umgehen. Dadurch ist der Wirkungseintritt schneller als bei oraler Aufnahme, was bei der Behandlung akuter Symptomverschlechterungen (z. B. Schmerzen und Übelkeit) von Vorteil sein kann.

Orale Applikation

Orale Applikationsformen von Cannabis umfassen Öle, Kapseln, Tinkturen, Lutschtabletten, Esswaren, frische Pflanzensäfte und Cannabistees. Nabiximols ist ein oromukosaler Spray, der eine standardisierte Dosis von CBD und THC abgibt [124]. Sublinguale Tabletten, die über die sublingualen Blutgefäße aufgenommen werden, sind ebenfalls erhältlich. Die orale Applikation bietet den Vorteil der einfachen Anwendung, wobei die Wirkungsdauer deutlich länger als beim Rauchen oder Verdampfen ist. Daher kann diese Form für die Behandlung chronischer Erkrankungen vorteilhafter sein.

Topische Applikation, weitere Applikationswege

Topische Präparate eignen sich ideal für lokalisierte Beschwerden wie Hauterkrankungen und Arthritis, wenngleich zur Wirksamkeit weniger Forschungsergebnisse vorliegen [124]. Suppositorien können zur Behandlung spezifischer Erkrankungen (z. B. Rektumkarzinom) indiziert sein. Die Resorption ist jedoch variabel [124]. Die intranasale Applikation stellt eine weitere potenzielle Darreichungsform dar.

Bioverfügbarkeit von CBD

Die Bioverfügbarkeit von CBD ist bei Inhalation deutlich höher als bei oraler Aufnahme [110]. In einer Studie wurde die Bioverfügbarkeit von CBD nach Inhalation mit 31 % angegeben [180]. Andere Studien legen nahe, dass sie der von THC ähnlich ist [181]. CBD weist eine niedrige und stark variable orale Bioverfügbarkeit auf, die aufgrund des First-Pass-Effekts der Leber auf 6–10 % geschätzt wird [110], wobei einige Studien Werte von 13–19 % berichten [182]. In einer Studie zur intranasalen Applikation von CBD bei Ratten lag die Bioverfügbarkeit bei 34–46 % [183].

Bioverfügbarkeit sowie Wirkungseintritt und Wirkungsdauer von THC

Die Bioverfügbarkeit von THC bei Inhalation ist variabel und liegt zwischen 10 und 35 % [155, 161, 180, 184–186]. Die Bioverfügbarkeit bei oraler Aufnahme von THC liegt zwischen 4 % und 20 % und ist damit niedriger als bei Inhalation [187], da die Cannabinoide vor dem Eintritt in den systemischen Kreislauf einer umfangreichen Metabolisierung durch CYP450-Gene in der Leber unterliegen [110].

Der Wirkungseintritt von inhaliertem THC (5–10 Minuten) ist deutlich schneller als bei oraler Aufnahme (zwischen 30 und 80 Minuten) [124]. Die Wirkungsdauer ist bei oraler Gabe von THC (6–8 Stunden) länger als bei Inhalation (2–4 Stunden) [124, 188], was bei der Behandlung chronischer Erkrankungen von Vorteil sein kann.

Siehe Kap. 12 am Ende dieses Buches für eine umfassende Darstellung von Metabolismus und Pharmakokinetik von Cannabis.

Sicherheit

Das Thema Sicherheit wird ausführlich in Kap. 11 behandelt.

Ausblick: Die Vereinten Nationen und das Einheitsabkommen

Gesetzliche Regulierungsformen sollten der Sicherheit dienen und nicht politischen Agenden. Auf globaler Ebene waren Cannabis und Cannabisharz bis vor Kurzem in Anhang IV, Extrakte und Tinkturen in Anhang I des Einheits-Übereinkommens über Suchtstoffe, geändert durch das Protokoll von 1972 (das „Einheits-Übereinkommen"), gelistet [189].

Die Mehrheit der Mitgliedsstaaten der Vereinten Nationen (UN), darunter Australien, sind Vertragsparteien oder Unterzeichner des „Einheits-Übereinkommens". Dieses Abkommen ist ein internationales Übereinkommen zur Kontrolle der

Herstellung, des Handels und des Gebrauchs bestimmter Drogen, d. h. Betäubungsmittel und Substanzen mit ähnlicher Wirkung. Die Vertragsparteien des Einheits-Übereinkommens sind verpflichtet, nationale Gesetze zu erlassen oder anzupassen, um den Anforderungen des Einheits-Übereinkommens zu entsprechen.

Die Anhänge des Einheits-Übereinkommens reichen von am stärksten bis am wenigsten restriktiv, in folgender Reihenfolge: Anhang IV, Anhang I, Anhang II, Anhang III. Nach dem Einheits-Übereinkommen sind Stoffe des Anhangs IV [189] solche mit stark suchterzeugendem Potenzial oder hohem Missbrauchsrisiko, das nicht durch medizinischen Nutzen aufgewogen werden kann oder ein zu großes Risiko für die öffentliche Gesundheit darstellt, um sie in der medizinischen Praxis allgemein zu verwenden. Stoffe des Anhangs IV unterliegen denselben Kontrollen wie die des Anhangs I [190].

Im Juni 2018 empfahl das Expertengremium der Weltgesundheitsorganisation (WHO) für Drogenabhängigkeit (ECDD), dass Zubereitungen, die als reines CBD gelten, nicht der internationalen Drogenkontrolle unterstellt werden sollten, da die Substanz keine psychoaktiven Eigenschaften aufweist und kein Missbrauchs- oder Abhängigkeitspotenzial besitzt [191].

Ende 2020 stimmte die Suchtstoffkommission dafür, Cannabis und Cannabisharz aus Anhang IV des Einheits-Übereinkommens zu streichen, wobei sie jedoch weiterhin in Anhang I verbleiben. Die WHO-Empfehlung, dass CBD (mit 0,2 % oder weniger THC) nicht internationalen Kontrollen unterliegen sollte, wurde abgelehnt (https://news.un.org/en/story/2020/12/1079132).

Es bleibt also noch einiges zu tun.

Fazit

Cannabis wird seit Jahrtausenden von Menschen medizinisch genutzt. Es ist ein wertvolles pflanzliches Arzneimittel. Zu den wichtigsten aktiven Bestandteilen zählen Phytocannabinoide, Terpene und weitere Pflanzenstoffe. Wahrscheinlich ist das Zusammenspiel der aktiven Inhaltsstoffe für die therapeutische Wirkung verantwortlich. Medizinisches Cannabis liegt in vielen verschiedenen Formen vor. Medizinisches Cannabis ist kein einheitliches „Produkt". Es gibt cannabisbasierte Produkte, Vollpflanzenextrakte und synthetische Nachbildungen wichtiger Moleküle wie THC. Proprietäre Produkte unterscheiden sich häufig in der Menge der wichtigsten Phytocannabinoide, THC und CBD. Es existieren verschiedene Applikationswege, darunter Inhalation, orale Einnahme, äußerliche Anwendung und weitere. Idealerweise richtet sich die Wahl des Produkts und des Applikationsweges nach der Erkrankung und den individuellen Präferenzen.

Cannabis wurde in den USA und anderen westlichen Ländern in den vergangenen hundert Jahren stigmatisiert – zu Unrecht –, und die politischen Auseinandersetzungen dauern weltweit an. Weltweit finden regulatorische Veränderungen statt, wobei immer mehr Länder zumindest den Zugang zu medizinischem Cannabis öffnen.

Literatur

1. Hyman SM, Sinha R. Stress-related factors in cannabis use and misuse: implications for prevention and treatment. J Subst Abus Treat. 2009;36(4):400–13.
2. Korem N, Zer-Aviv TM, Ganon-Elazar E, et al. Targeting the endocannabinoid system to treat anxiety-related disorders. J Basic Clin Physiol Pharmacol. 2016;27(3):193–202.
3. Johnston LD, O'Malley PM. Why do the nation's students use drugs and alcohol? Self-reported reasons from nine national surveys. J Drug Issues. 1986;16(1):29–66.
4. Webb CW, Webb SM. Therapeutic benefits of cannabis: a patient survey. Hawaii J Med Public Health. 2014;73(4):109–11.
5. Sexton M, Cuttler C, Finnell J, Mischley L. A cross-sectional survey of medical cannabis users: patterns of use and perceived efficacy. Cannabis Cannabinoid Res. 2016;1:131–8.
6. Arthritis Foundation. Patients tell us about CBD use. http://blog.arthritis.org/news/patients-tell-us-cbd-use/. Zugegriffen: 3. Dez 2019.
7. Lintzeris N, Davis J, Elias N, et al. Medicinal cannabis in Australia 2016: the Cannabis as Medicine Survey (CAMS-16). Med J Aust. 2018;209(5):211–6.
8. Bonn-Miller MO, Vujanovic AA, Drescher KD. Cannabis use among military veterans after residential treatment for posttraumatic stress disorder. Psychol Addict Behav. 2011;25:485–91.
9. Cougle JR, Bonn-Miller MO, Vujanovic AA, et al. Posttraumatic stress disorder and cannabis use in a nationally representative sample. Psychol Addict Behav. 2011;25(3):554–8.
10. Kervorkian S, Bonn-Miller MO, Belendiuk K, et al. Associations among trauma, posttraumatic stress disorder, cannabis use, and cannabis use disorder in a nationally representative epidemiologic sample. Psychol Addict Behav. 2015;29:633–8.
11. Pollio A. The name of *cannabis*: a short guide for nonbotanists. Cannabis Cannabinoid Res. 2016;1(1):234–8.
12. World Health Organization (WHO). World Health Organization Expert Committee on drug dependence pre-review. Cannabis plant and cannabis resin. Geneva: World Health Organization; 2018a.
13. Li H. An archaeological and historical account of cannabis in China. Econ Bot. 1974;28:437–48.
14. Jarvis S, Rassmussen S, Winters B. Role of the endocannabinoid system and medical cannabis. J Nurse Pract. 2017;13(8):525–31.
15. Okazaki H, Kobayashi M, Momohara A, et al. Early Holocene coastal environment change inferred from deposits at Okinoshima archeological site, Boso Peninsula, central Japan. Quat Int. 2011;230:87–94.
16. Pisanti S, Bifulco M. Medical Cannabis: a plurimillennial history of an evergreen. J Cell Physiol. 2019;234(6):8342–51.
17. Abel EL. Marijuana, the first twelve thousand years. New York: Plenum Press; 1980.
18. Touw M. The religious and medicinal uses of cannabis in China, India and Tibet. J Psychoactive Drugs. 1981;13:23–34.
19. Russo EB. The pharmacological history of cannabis. 2014. https://www.researchgate.net/publication/312414874_The_pharmacological_history_of_cannabis#fullTextFileContent. Zugegriffen: 21. Jan 2021.
20. Boninni SA, Premoli M, Tambaro S, et al. *Cannabis sativa*: a comprehensive ethnopharmacological review of a medicinal plant with a long history. J Ethnopharmacol. 2018;117:300–15.
21. Lee MA. Smoke signals: a social history of Marijuana – medical, recreational and scientific. New York: Scribner; 2012.
22. Pamploma FA, Takahashi RN. Psychopharmacology of the endocannabinoids: far beyond anandamide. J Psychopharmacol. 2012;26(1):7–22.

23. Lava N. Medical Marijuana FAQ. WebMD Medical Reference Sources. 15 Dec 2018. https://www.webmd.com/a-to-z-guides/qa/what-us-states-have-legalized-medical-marijuana. Zugegriffen: 5. Sept 2019.
24. Marijuana Break. How many states is recreational marijuana legal in? 30 Jul 2019. https://www.marijuanabreak.com/how-many-states-have-recreational-weed. Zugegriffen: 5. Sept 2019.
25. Amin MR, Ali DW. Pharmacology of medical cannabis. Adv Exp Med Biol. 2019;1162:151–65.
26. Baron EP. Medicinal properties of cannabinoids, terpenes, and flavonoids in cannabis, and benefits in migraine, headache, and pain: an update on current evidence and cannabis science. Headache. 2018;58:1139–86.
27. Russo EB. Taming THC: potential cannabis synergy and phytocannabinoid-terpenoid entourage effects. Brit J Pharmacol. 2011;163:1344–64.
28. Russo EB. Cannabis therapeutics and the future of neurology. Front Integr Neurosci. 2018;12:51.
29. McPartland JM, Duncan M, Di Marzo V, Pertwee R. Are cannabidiol and Δ^9-tetrahydrocannabivarin negative modulators of the endocannabinoid system? A systematic review. Br J Pharmacol. 2015;172:737–53.
30. Backes M. Cannabis pharmacy. New York: Black Dog & Leventhal Publishers; 2017.
31. Rahn B. Cannabis genotypes and phenotypes: what makes a cannabis strain unique? 14 Apr 2014. https://www.leafly.com/news/growing/cannabis-genotypes-and-phenotypes-what-makes-a-strain-unique. Zugegriffen: 9. Aug 2020.
32. Magagnini G, Grassi G, Kotiranta S. The effect of light spectrum on the morphology and cannabinoid content of *Cannabis sativa* L. Med Cannabis Cannabinoids. 2018;1:19–27.
33. Pate DW. Chemical ecology of cannabis. J Int Hemp Assoc. 1994;2(29):32–7.
34. McPartland JM. Cannabis as repellent and pesticide. J Int Hemp Assoc. 1997;4:87–92.
35. Appendino G, Gibbons S, Giana A, et al. Antibacterial cannabinoids from *Cannabis sativa*: a structure activity study. J Nat Prod. 2008;71:1427–30.
36. Hanus LO, Meyer SM, Munoz E, et al. Phytocannabinoids: a unified critical inventory. Nat Prod Rep. 2016;33(12):1357–92.
37. World Health Organization (WHO). World Health Organization Expert Committee on drug dependence pre-review. Delta-9-Tetrahydrocannabinol. Geneva: World Health Organization; 2018b.
38. Lafaye G, Karila LM, Blecha L, Amine B. Cannabis, cannabinoids, and health. Dialogues Clini Neurosci. 2017;19:309–16.
39. Blaskovich MAT, Kavanagh AM, Elliott AG, et al. The antimicrobial potential of cannabidiol. Commun Biol. 2021;4:7.
40. Kosgodage US, Mould R, Henley AB, et al. Cannabidiol (CBD) is a novel inhibitor for exosome and microvesicle (emv) release in cancer. Cancer Front Pharmacol. 2018;9:889.
41. Kosgodage US, Matewele P, Awamaria B, et al. Cannabidiol is a novel modulator of bacterial membrane vesicles. Front Cell Infect Microbiol. 2019;9:324. https://doi.org/10.3389/fcimb.2019.00324
42. Maroon J, Bost J. Review of the neurological benefits of phytocannabinoids. Surg Neurol Int. 2018;9:91.
43. World Health Organization (WHO). World Health Organization Expert Committee on Drug Dependence. Cannabidiol (CBD) Critical Review Report. Expert Committee on Drug Dependence Fortieth Meeting Geneva, 4–7 Jun 2018. World Health Organization (WHO), 2018c. https://www.who.int/medicines/access/controlled-substances/CannabidiolCriticalReview.pdf. Zugegriffen: 13. Jan 2026.
44. Olah A, Toth BI, Borbiro I, et al. Cannabidiol exerts sebostatic and anti-inflammatory effects on human sebocytes. J Clin Invest. 2014;124(9):3713–24.
45. Spelman L, Sinclair R, Freeman M, et al. The safety of topical cannabidiol (CBD) for the treatment of acne. J Investig Dermatol. 2018;138(5):S180.

46. Aran A, Cassuto H, Lubotzky A. Cannabidiol based medical cannabis in children with autism – a retrospective feasibility study. Neurology. 2018;90(15 Suppl):P3.318.
47. Barchel D, Stolar O, De-Haan T, et al. Oral cannabidiol use in children with autism spectrum disorder to treat related symptoms and co-morbidities. Front Pharmacol. 2018;9:1521.
48. Bar-Lev Schleiber L, Mechoulam R, Saban N, et al. Real life experience of medical cannabis treatment in autism: analysis of safety and efficacy. Sci Rep. 2019;9(1):1–7.
49. Bergamaschi MM, Queiroz RH, Chagas MH, et al. Cannabidiol reduces the anxiety induced by simulated public speaking in treatment-naïve social phobia patients. Neuropsychopharmacology. 2011;36(6):1219–26.
50. Shannon S, Lewis N, Lee H, Hughes S. Cannabidiol in anxiety and sleep: a large case series. Perm J. 2019;23:18–041.
51. Carroon J, Philips JA. A cross-sectional study of cannabidiol users. Cannabis Cannabinoid Res. 2018;3(1):152–61.
52. Sales AJ, Carlos CC, Guimãres FS, Joca RL. Antidepressant-like effect induced by Cannabidiol is dependent on brain serotonin levels. Prog Neuropsychopharmacol Biol Psychiatry. 2018;86:255–61.
53. Das RK, Kamboj SK, Ramadas M, et al. Cannabidiol enhances consolidation of explicit fear extinction in humans. Psychopharmacology. 2013;226(4):781–92.
54. Zlebnik N, Cheer JF. Beyond the CB1 receptor: is cannabidiol the answer for disorders of motivation? Annu Rev Neurosci. 2016;39:1–17.
55. Leweke FM, Mueller JK, Lange B, Rohleder C. Therapeutic potential of cannabinoids in psychosis. Biol Psychiatry. 2016;79(7):604–12.
56. Kusminski CM, McTernan PG, Kumar S. Role of resistin in obesity, insulin resistance and Type II diabetes. Clin Sci. 2005;109(3):243–56.
57. Stanley CP, Wheal AJ, Randall MD, Sullivan SE. Cannabinoids alter endothelial function in the Zucker rat model of type 2 diabetes. Eur J Pharmacol. 2013;720:376–82.
58. Devinsky O, Cilio MR, Cross H, et al. Cannabidiol: pharmacology and potential therapeutic role in epilepsy and other neuropsychiatric disorders. Epilepsia. 2014;55:791–802.
59. Devinsky O, Marsh E, Friedman D, et al. Cannabidiol in patients with treatment-resistant epilepsy: an open-label interventional trial. Lancet Neurol. 2016;15(3):270–8.
60. Devinsky O, Cross JH, Laux L, et al. Trial of cannabidiol for drug-resistant seizures in the Dravet syndrome. N Engl J Med. 2017;376:2011–20.
61. Devinsky O, Nabbout R, Miller I, et al. Long-term cannabidiol treatment in patients with Dravet syndrome: an open-label extension trial. Epilepsia. 2019;60(2):294–302.
62. Hofmann ME, Frazier CJ. Marijuana, endocannabinoids and epilepsy: potential and challenges for improved therapeutic intervention. Exp Neurol. 2013;244:43–50.
63. Jones NA, Hill AJ, Smith SA, et al. Cannabidiol displays antiepileptiform and antiseizure properties in vitro and in vivo. J Pharmacol Exp Ther. 2010;332(2):569–77.
64. Irving PM, Iqbal T, Nwokolo C, et al. A randomised double-blind, placebo-controlled, parallel group, pilot study of cannabidiol-rich botanical extract in the symptomatic treatment of ulcerative colitis. Inflamm Bowel Dis. 2018;24:714–24.
65. de Lago E, Fernandez-Ruiz J. Cannabinoids and neuroprotection in motor-related disorders. CNS Neurol Disord Drug Targets. 2007;6(6):377–87.
66. Iuvone T, Esposito G, De Filippis D, et al. Cannabidiol: a promising drug for neurodegenerative disorders? CNS Neurosci Ther. 2009;15(1):65–75.
67. Lakhan SE, Rowland M. Whole plant cannabis extracts in the treatment of spasticity in multiple sclerosis: a systematic review. BMC Neurol. 2009;9:59.
68. Bolognini D, Rock EM, Cluny NL, et al. Cannabidiolic acid prevents vomiting in *Suncus murinus* and nausea-induced behaviour in rats by enhancing 5-HT_{1A} receptor activation. Br J Pharmacol. 2013;168(6):1456–70.
69. Parker LA. Cannabinoids & emotional regulation. In: Parker LA, Hrsg. Cannabinoids and the brain. Massachusetts: MIT Press; 2017.
70. Dash R, Ali C, Jahan I, et al. Emerging potential of cannabidiol in reversing proteinopathies. Ageing Res Rev. 2021;65:101209.

71. Carrier EJ, Auchampach JA, Hillard CJ. Inhibition of an equilibrative nucleoside transporter by cannabidiol: a mechanism of cannabinoid immunosuppression. Proc Natl Acad Sci U S A. 2006;103:7895–900.
72. Pucci M, Rapino C, Di Francesco A, et al. Epigenetic control of skin differentiation genes by phytocannabinoids. Br J Pharmacol. 2013;170:581–91.
73. Wilkinson JD, Williamson EM. Cannabinoids inhibit human keratinocyte proliferation through a non-CB1/CB2 mechanism and have a potential therapeutic value in the treatment of psoriasis. J Dermatol Sci. 2007;45(2):87–92.
74. Bih CI, Chen T, Nunn AVW, et al. Molecular targets of cannabidiol in neurological disorders. Neurotherapeutics. 2015;12(4):699–730.
75. Pisanti S, Malfitano AM, Ciaglia E, et al. Cannabidiol: state of the art and new challenges for therapeutic applications. Pharmacol Ther. 2017;175:133–50.
76. Campos AC, Moreira FA, Gomes FV, et al. Multiple mechanisms involved in the large-spectrum therapeutic potential of cannabidiol in psychiatric disorders. Philos Trans R Soc Lond Ser B Biol Sci. 2012;367(1607):3364–78.
77. Ney LJ, Matthews A, Bruno R, Felmingham KL. Cannabinoid interventions for PTSD: where to next? Prog Neuropsychopharmacol Biol Psychiatry. 2019;93:124–40.
78. Nichols JM, Kaplan BLF. Immune responses regulated by cannabidiol. Cannabis Cannabinoid Res. 2019;5(1):12–31.
79. Ligresti A, De Petrocellis L, Di Marzo V. From phytocannabinoids to cannabinoid receptors and endocannabinoids: pleiotropic physiological and pathological roles through complex pharmacology. Physiol Rev. 2016;96(4):1593–659.
80. Mechoulam R, Peters M, Murillo-Rodriguez E, Hanus L. Cannabidiol-recent advances. Chem Biodivers. 2007;4(8):1678–92.
81. Stanley CP, Hind WH, O'Sullivan SE. Is the cardiovascular system a therapeutic target for cannabidiol? Br J Clin Pharmacol. 2012;75(2):313–22.
82. Long LE, Chesworth R, Huang XF, et al. A behavioural comparison of acute and chronic Δ^9-tetrahydrocannabinol and cannabidiol in C57BL/6JArc mice. Int J Neuropsychopharmacol. 2010;13(7):861–76.
83. Elmes MW, Kaczocha M, Berger WT, et al. Fatty acid-binding proteins (FABPS) are intracellular carriers for Δ^9-tetrahydrocannabinol (THC) and cannabidiol (CBD). J Biol Chem. 2015;290(14):8711–21.
84. Bisogno T, Hanus L, de Petrocellis L, et al. Molecular targets for cannabidiol and its synthetic analogues: effects in vanilloid VR1 receptors and on the cellular uptake and enzymatic hydrolysis of anandamide. Br J Pharmacol. 2001;134:845–52.
85. Iannotti FA, Hill CL, Leo A, et al. Nonpsychotropc plant cannabinoids, cannabidivarin (CBDV) and cannabidiol (CBD) activate and desensitize transient receptor potential vanilloid 1 (TRPV1) channels in vitro: potential for the treatment of neuronal hyperexcitability. ACS Chem Neurosci. 2014;5(11):1131–41.
86. Esposito G, Scuderi C, Valenza M, et al. Cannabidiol reduces Aβ-induced neuroinflammation and promotes hippocampal neurogenesis through PPARγ involvement. PLoS One. 2011;6(12):e28668.
87. Tutunchi H, Ostadrahimi A, Saghafi-Asl M, Maleki V. The effects of oleoylethanolamide, an endogenous PPAR-α agonist, on risk factors for NAFLD: A systematic review. Obes Rev. 2019;20(7):1057–69.
88. Brown JD, Winterstein AG. Potential adverse drug events and drug-drug interactions with medical and Consumer Cannabidiol (CBD) use. J Clin Med. 2019;8(7):989.
89. Kaplan J. What is the GPR55 receptor and why is it important in CBD's benefits? 4 Apr 2018. Leafly. https://www.leafly.com/news/science-tech/health-benefits-cbd-on-g-protein-coupled-receptor-55. Zugegriffen: 3. Dez 2019.
90. Hasenoehrl C, Feuersinger D, Sturm EM, et al. G protein-coupled receptor GPR55 promotes colorectal cancer and has opposing effects to cannabinoid receptor 1. Int J Cancer. 2018;142(1):121–32.

91. Lanuti M, Talamonti E, Baccarrone M, Chiurchiu V. Activation of GPR55 receptors exacerbates oxLDL-induced lipid accumulation and inflammatory responses, while reducing cholesterol efflux from human macrophages. PLoS One. 2015;10(5):e0126839.
92. Wlodarczyk M, Sobolewska-Wlodarczyk A, Cygankiewicz AI, et al. G protein-coupled receptor 55 (GPR55) expresses differently in patients with Crohn's disease and ulcerative colitis. Scand J Gastroenterol. 2017;52(6–7):711–5.
93. Zhou XL, Guo X, Song YP, et al. The LPI/GPR55 axis enhances human breast cancer cell migration via HBXIP and p-MLC signaling. Acta Pharmacol Sin. 2018;39(3):459–71.
94. Kaplan JS, Stella N, Catterall WA, Westenbroek RE. Cannabidiol attenuates seizures and social deficits in a mouse model of Dravet syndrome. Proc Natl Acad Sci U S A 2017;114(42):11229–34.
95. Stancic A, Jandl K, Hasenohrl E, et al. The GPR55 antagonist CID16020046 protects against intestinal inflammation. Neurogastroenterol Motil. 2015;27(10):1432–45.
96. Reyes-Resina I, Navarro G, Aguinaga D, et al. Molecular and functional interaction between GPR18 and cannabinoid CB2 G-protein-coupled receptors. Relevance in neurodegenerative diseases. Biochem Pharmacol. 2018;157:169–79.
97. Xiong W, Cheng K, Cui T, et al. Cannabinoid potentiation of glycine receptors contributes to cannabis-induced analgesia. Nat Chem Biol. 2011;7:296–303.
98. Rodríguez-Muñoz M, Onetti Y, Cortés-Montero E, Garzón J, Sánchez-Blázquez P. Cannabidiol enhances morphine antinociception, diminishes NMDA-mediated seizures and reduces stroke damage via the sigma 1 receptor. Mol Brain. 2018;11(1):51.
99. Castillo A, Tolón MR, Fernández-Ruiz J, Romero J, Martinez-Orgado J. The neuroprotective effect of cannabidiol in an in vitro model of newborn hypoxic-ischemic brain damage in mice is mediated by CB2 and adenosine receptors. Neurobiol Dis. 2010;37:434–40.
100. McKallip RJ, Jia W, Schlomer J, Warren JW, Nagarkatti PS, Nagarkatti M. Cannabidiol-induced apoptosis in human leukemia cells: a novel role of cannabidiol in the regulation of p22phox and Nox4 expression. Mol Pharmacol. 2006;70(3):897–908.
101. Franco R, Villa M, Morales P, et al. Increased expression of cannabinoid CB2 and serotonin 5-HT1A heteroreceptor complexes in a model of newborn hypoxic-ischemic brain damage. Neuropharmacology. 2019;152:58–66.
102. Hampson AJ, Grimaldi M, Axelrod J, Wink D. Cannabidiol and (–)Δ^9-tetrahydrocannabinol are neuroprotective antioxidants. Proc Natl Acad Sci U S A. 1998;95(14):8268–73.
103. Ligresti A, Moriello AS, Starowicz K, et al. Antitumour activity of plant cannabinoids with emphasis on the effect of cannabidiol on human breast carcinoma. J Pharmacol Exp Ther. 2006;318:1375–87.
104. Huestis M, Solimini R, Pichini S, et al. Cannabidiol adverse effects and toxicity. Curr Neuropharmacol. 2019;17(10):974–89.
105. Scuderi C, Filippis DD, Iuvone T, et al. Cannabidiol in medicine: a review of its therapeutic potential in CNS disorders. Phytother Res. 2009;23(5):597–602.
106. Campos AC, Fogac MV, Sonegoa AB, Guimarãesa FS. Cannabidiol, neuroprotection and neuropsychiatric disorders. Pharmacol Res. 2016;112:119–27.
107. Robertson-Gray O, Walsh SK, Ryberg E, et al. l-α-Lysophosphatidylinositol (LPI) aggravates myocardial ischemia/reperfusion injury via a GPR55/ROCK-dependent pathway. Pharmacol Res Perspect. 2019;7(3):e00487.
108. Marcu JP, Christian RT, Lau D, et al. Cannabidiol enhances the inhibitory effects of Δ^9-tetrahydrocannabinol on human glioblastoma cell proliferation and survival. Mol Cancer Ther. 2010;9(1):180–9.
109. Klein C, Karanges E, Spiro A, et al. Cannabidiol potentiates Δ^9-tetrahydrocannabinol (THC) behavioural effects and alters THC pharmacokinetics during acute and chronic treatment in adolescent rats. Psychopharmacology. 2011;218:443–57.
110. Nahtigal I, Blake A, Hand A, et al. The pharmacological properties of Cannabis. J Pain Manag. 2016;9(4):481–91.
111. Nadal X, Del-Rio C, Casano S, et al. Tetrahydrocannabinolic acid is a potent PPARγ agonist with neuroprotective activity. Br J Pharmacol. 2017;174(23):4263–76.

112. De Petrocellis L, Ligresti A, Moriello AS, et al. Effects of cannabinoids and cannabinoid-enriched Cannabis extracts on TRP channels and endocannabinoid metabolic enzymes. Br J Pharmacol. 2011;163(7):1479–94.
113. De Petrocellis L, Vellani V, Aniello Schiano-Moriello A, et al. Plant-derived cannabinoids modulate the activity of transient receptor potential channels of ankyrin type-1 and melastatin type-8. J Pharmacol Exp Ther. 2008;325(3):1007–15.
114. Rock EM, Limebeer CL, Navaratnam R, et al. A comparison of cannabidiolic acid with other treatments for anticipatory nausea using a rat model of contextually elicited conditioned gaping. Psychopharmacology. 2014;231:3207–15.
115. Pertwee RG, Rock EM, Guenther K, et al. Cannabidiolic acid methyl ester, a stable synthetic analogue of cannabidiolic acid, can produce 5-HT_{1A} receptor-mediated suppression of nausea and anxiety in rats. Br J Pharmacol. 2018;175(1):100–12.
116. Rock EM, Limebeer CL, Petrie GN, et al. Effect of prior foot shock stress and Δ^9-tetrahydrocannabinol, cannabidiolic acid, and cannabidiol on anxiety-like responding in the light-dark emergence test in rats. Psychopharmacology. 2017;234(14):2207–17.
117. Hen-Shoval D, Amra S, Shbiro L, et al. Acute oral cannabidiolic acid methyl ester reduces depression-like behaviour in two genetic animal models of depression. Behav Brain Res. 2018;351:1–3.
118. Rock EM, Limebeer CL, Parker LA. Effect of cannabidiolic acid and Δ^9-tetrahydrocannabinol on carrageenan-induced hyperalgesia and edema in a rodent model of inflammatory pain. Psychopharmacology. 2018;235(11):3259–71.
119. Smeriglio A, Giofre SV, Galati EM, et al. Inhibition of aldose reductase activity by *Cannabis sativa* chemotypes extracts with high content of cannabidiol or cannabigerol. Fitoterapia. 2018;127:101–8.
120. Takeda S, Okajima S, Miyoshi H, et al. Cannabidiolic acid, a major cannabinoid in fiber-type cannabis, is an inhibitor of MDA-MB-231 breast cancer cell migration. Toxicol Lett. 2012;214(3):314–9.
121. Bilkei-Gorzo A, Albayran O, Draffehn A, et al. A chronic low dose of Δ^9-tetrahydrocannabinol (THC) restores cognitive function in old mice. Nat Med. 2017;23(6):782–7.
122. Evans FJ. Cannabinoids: the separation of central from peripheral effects on a structural basis. Planta Med. 1991;57:S60–7.
123. Lutz B, Marscicano G, Maldonado R, Hillard CJ. The endocannabinoid system in guarding against fear, anxiety and stress. Nat Rev Neurosci. 2015;16:705–18.
124. MacCallum CA, Russo EB. Practical considerations in medical cannabis administration and dosing. Eur J Intern Med. 2018;49:12–9.
125. National Academies of Sciences, Engineering and Medicine. Report. The health effects of cannabis and cannabinoids. Washington DC: The National Academies Press; 2017.
126. Rock EM, et al. Cannabinoid regulation of acute and anticipatory nausea. Cannabis Cannabinoid Res. 2016;1(1):113–21.
127. Russo EB. Cannabinoids in the management of difficult to treat pain. Ther Clin Risk Manag. 2008;4(1):245–59.
128. Torres S, Lorente M, Rodriguez-Formes F, et al. A combined preclinical therapy of cannabinoids and temozolomide against glioma. Mol Cancer Ther. 2011;10(1):90–103.
129. Mechoulam R, Fride E, Di Marzo V. Endocannabinoids. Eur J Pharmacol. 1998;359:1–18.
130. Gardner EL. Endocannabinoid signaling system and brain reward: Emphasis on dopamine. Pharmacol Biochem Behav. 2005;81:263–84.
131. Pertwee RG, Ross RA. Cannabinoid receptors and their ligands. Prostaglandins Leukot Essent Fatty Acids. 2002;66:101–21.
132. Pisanu A, Acquas E, Feno S, et al. Modulation of Δ^9-THC-induced increase of cortical and hippocampal acetylcholine release by micro opioid and D(1) dopamine receptors. Neuropharmacology. 2006;50:661–70.

133. Pistis M, Ferraro L, Pira L, et al. Δ^9-tetrahydrocannabinol decreases extracellular GABA and increases extracellular glutamate and dopamine levels in the rat prefrontal cortex: an in vivo microdialysis study. Brain Res. 2002;6:155–8.
134. Patel S, Hillard CJ. Pharmacological evaluation of cannabinoid receptor ligands in a mouse model of anxiety: further evidence for an anxiolytic role for endogenous cannabinoid signaling. J Pharmacol Exp Ther. 2006;318:304–11.
135. Jenny M, et al. The potential role of cannabinoids in modulating serotonergic signaling by their influence on tryptophan metabolism. Pharmaceuticals. 2010;3:2647–60.
136. Yuan M, Kiertscher SM, Cheng Q, et al. Δ^9-Tetrahydrocannabinol regulates Th1/Th2 cytokine balance in activated human T cells. J Neuroimmunol. 2002;133:124–31.
137. Sarne Y, Toledano R, Rachmany L, et al. Reversal of age-related cognitive impairments in mice by an extremely low dose of tetrahydrocannabinol. Neurobiol Aging. 2018;61:177–86.
138. Rosenthaler S, Pöhn B, Kolmanz C, et al. Differences in receptor binding affinity of several phytocannabinoids do not explain their effects on neural cell cultures. Neurotoxicol Teratol. 2014;46:49–56.
139. Rock EM, Kopstick RL, Limebeer CL, Parker LA. Tetrahydrocannabinolic acid reduces nausea-induced conditioned gaping in rats and vomiting in *Suncus murinus*. Br J Pharmacol. 2013;170(3):641–8.
140. Moreno-Sanz G. Can you pass the acid test? Critical review and novel therapeutic perspectives of Δ^9-tetrahydrocannabinolic acid. Cannabis Cannabinoid Res. 2016;1(1):124–30.
141. Verhoeckx KC, Korthout HA, van Meeteren-Kreikamp AP, et al. Unheated *Cannabis sativa* extracts and its major compound THC-acid have potential immuno-modulating properties not mediated by CB1 and CB2 receptor coupled pathways. Int Immunopharmacol. 2006; 6(4): 656–65.
142. Tontonoz P, Spiegelman BM. Fat and beyond: the diverse biology of PPARγ. Annu Rev Biochem. 2008;77:289–312.
143. Quintanilla RA, Utreras E, Cabezas-Opazo FA. Role of PPARγ in the differentiation and function of neurons. PPAR Res. 2014;2014:768594.
144. Palomares B, Ruiz-Pino F, Garrido-Rodriguez M, et al. Tetrahydrocannabinolic acid A (THCA-A) reduces adiposity and prevents metabolic disease caused by diet-induced obesity. Biochem Pharmacol. 2020;171:113693.
145. Moldzio R, Pacher T, Krewenka C, et al. Effects of cannabinoids Δ(9)-tetrahydrocannabinol, Δ(9)-tetrahydrocannabinolic acid and cannabidiol in MMP+ affected murine mesencephalic cultures. Phytomedicine. 2012;19:819–24.
146. Ruhaak LR, Feith J, Karlsson PC, et al. Evaluation of the cyclooxygenase inhibiting effects of six major cannabinoids isolated from *Cannabis sativa*. Biol Pharm Bull. 2011;34:774–8.
147. De Petrocellis L, Ligresti A, Schiano Moriello A, et al. Non-THC cannabinoids inhibit prostate carcinoma growth in vitro and in vivo: pro-apoptotic effects and underlying mechanisms. Br J Pharmacol. 2013;168:79–102.
148. Izzo AA, Capasso R, Aviello G, et al. Inhibitory effect of cannabichromene, a major non-psychotropic cannabinoid extracted from *Cannabis sativa*, on inflammation-induced hypermotility in mice. Br J Pharmacol. 2012;166:1444–60.
149. Maione S, Piscitelli F, Gatta L, et al. Non-psychoactive cannabinoids modulate the descending pathway of antinociception in anaesthetized rats through several mechanisms of action. Br J Pharmacol. 2011;162(3):584–96.
150. Abioye A, Ayodele O, Marinkovic A, et al. Δ9-Tetrahydrocannabivarin (THCV): a commentary on potential therapeutic benefit for the management of obesity and diabetes. J Cannabis Res. 2020;2:6.
151. Riedel G, Fadda P, McKillop-Smith S, et al. Synthetic plant-derived cannabinoid receptor antagonists show hypophagic properties in fasted and non-fasted mice. Br J Pharmacol. 2009;156:1154–66.

152. Wargent ET, Zaibi MS, Silvestri C, et al. The cannabinoid Δ^9-tetrahydrocannabivarin (THCV) ameliorates insulin sensitivity in two mouse models of obesity. Nutr Diabetes. 2013;3(5):e68.
153. Nuutinen T. Medicinal properties of terpenes found in *Cannabis sativa* and *Humulus lupulus*. Eur J Med Chem. 2018;157:198–228.
154. LaVigne JE, Hecksel R, Keresztes A, Streicher JM. *Cannabis sativa* terpenes are cannabimimetic and selectively enhance cannabinoid activity. Sci Rep. 2021;11:8232.
155. McPartland JM, Russo EB. Cannabis and cannabis extracts: greater than the sum of their parts? J Cannabis Ther. 2001;14:103–32.
156. Bahi A, Al Mansouri S, Al Memari E, et al. β-Caryophyllene, a CB2 receptor agonist produces multiple behavioral changes relevant to anxiety and depression in mice. Physiol Behav. 2014;135:119–24.
157. Baldissera MD, Souza CF, Grando TH, et al. β-caryophyllene reduces atherogenic index and coronary risk index in hypercholesterolemic rats: the involvement of cardiac oxidative damage. Chem Biol Interact. 2017;270:9–14.
158. de Oliveira CC, de Oliveira CV, Grigoletto J, et al. Anticonvulsant activity of β-caryophyllene against pentylenetetrazol-induced seizures. Epilepsy Behav. 2016;56:26–31.
159. Fidyt K, Fiedorowicz A, Strzadala L, Szumny A. β-carophyllene and β-carophyllene oxide-natural compounds of anticancer and analgesic properties. Cancer Med. 2016;5:3007–17.
160. Sharma C, Al Kaabi JM, Nurulain SM, et al. Polypharmacological properties and therapeutic potential of β-caryophyllene: a dietary phytocannabinoid of pharmaceutical promise. Curr Pharm Des. 2016;22:3237–64.
161. Cyr C, Arboleda MF, Aggarwal SK, et al. Cannabis in palliative care: current challenges and practical recommendations. Ann Palliat Med. 2018;7(4):463–77.
162. Di Giacomo S, Di Sotto A, Mazzanti G, Wink M. Chemosensitizing properties of β-caryophyllene and β-caryophyllene oxide in combination with doxorubicin in human cancer cells. Anticancer Res. 2017;37:1191–6.
163. Youssef DA, El-Fayoumi M, Mahmoud MF. Beta-caryophyllene protects against diet-induced dyslipidemia and vascular inflammation in rats: Involvement of CB2 and PPAR-γ receptors. Chem Biol Interact. 2019;297:16–24.
164. Binet L, Binet P, Miocque M, Roux M, Bernier A. Recherches sur les propriétés pharmacodynamiques (action sédative et action spasmolytique) de quelques alcools terpeniques aliphatiques. Ann Pharm Fr. 1972;30:611–6.
165. Cornwell PA, Barry BW. Sesquiterpene components of volatile oils as skin penetration enhancers for the hydrophilic permeant 5-fluorouracil. J Pharm Pharmacol. 1994;46:261–9.
166. Arruda DC, D'Alexandri FL, Katzin AM, Uliana SRB. Antileishmanial activity of the terpene nerolidol. Antimicrob Agents Chemother. 2005;49(5):1679–87.
167. Abou Laila M, Sivakumar T, Yokoyama N, Igarashi I. Inhibitory effect of terpene nerolidol on the growth of *Babesia* parasites. Parasitol Int. 2010;59(2):278–82.
168. Lee SJ, Han JI, Lee GS, et al. Antifungal effect of eugenol and nerolidol against Microsporum gypseum in a guinea pig model. Biol Pharm Bull. 2007;30(1):184–8.
169. Brehm-Stecher BF, Johnson EA. Sensitization of *Staphylococcus aureus* and *Escherichia coli* to antibiotics by the sesquiterpenoids nerolidol, farnesol, bisabolol, and apritone. Antimicrob Agents Chemother. 2003;47(10):3357–60.
170. Kubo I, Morimitsu Y. Cytotoxicity of green tea flavor compounds against two solid tumor cells. J Agric Food Chem. 1995;43:1626–8.
171. Nibret E, Wink M. Trypanocidal and antileukaemic effects of the essential oils of *Hagenia abyssinica*, *Leonotis ocymifolia*, *Moringa stenopetala*, and their main individual constituents. Phytomedicine. 2010;17:911–20.
172. Wattenberg LW. Inhibition of azoxymethane-induced neoplasia of the large bowel by 3-hydroxy-3,7,11-trimethyl-1,6,10-dodecatriene (nerolidol). Carcinogenesis. 1991;12:151–2.

173. O'Brien KA, Xue CC. The theoretical framework of Chinese medicine. In: Leung P-C, Xue CC, Cheng Y-C, Hrsg. A comprehensive guide to Chinese medicine. 2. Aufl. New Jersey: World Scientific Press; 2016. S. 29–66
174. Black N, Stockings E, Campbell G, et al. Cannabinoids for the treatment of mental disorders and symptoms of mental disorders: a systematic review and meta-analysis. Lancet Psychiatry. 2019;6:995–1010.
175. Grinspoon L, Bakalar JB. Marihuana, the forbidden medicine. New Haven: Yale University Press; 1997.
176. Gallily R, Yekhtin Z, Hanuš LO. Overcoming the bell-shaped dose-response of can- nabidiol by using cannabis extract enriched in cannabidiol. Pharmacology & Pharmacy. 2015;6:75–85.
177. Coulter I. Evidence based complementary and alternative medicine. What role for sociology? Annual Conference Australian Sociological Association, University of New England, Armidale, NSW, Australia, 6 Dec 2003.
178. Lewin DI. Meta-analysis: a new standard or clinical fool's gold? J NIH Res. 1996;8:310–31.
179. Sterne JAC, Gavaghan D, Egger M. Publication and related bias in meta-analysis: power of statistical tests and prevalence in the literature. Ann Intern Med. 2000;133:420–9.
180. Grotenhermen F. Pharmacokinetics and pharmacodynamics of cannabinoids. Anesthesiology. 1997;86:24–33.
181. Nadulski T, Pragst F, Weinberg G, et al. Randomized, double-blind, placebo controlled study about the effects of cannabidiol (CBD) on the pharmacokinetics of Δ^9-tetrahydrocannabinol (THC) after oral application of THC verses standardized cannabis extract. Ther Drug Monit. 2005;27:799–810.
182. Mechoulam R, Gallily R. Cannabidiol: an overview of some pharmacological aspects. J Clin Pharmacol. 2002;42:11–9.
183. Paudel KS, Hammell DC, Agu R, et al. Cannabidiol bioavailability after nasal and transdermal application: effect of permeation enhancers. Drug Dev Ind Pharm. 2010;36(9):1088–97.
184. Goulle JP, Saussereau E, Lacroix C. Delta 9 tetrahydrocannabinol pharmacokinetics. Ann Pharm Fr. 2008;66(4):232–44.
185. McGilveray IJ. Pharmacokinetics of cannabinoids. Pain Res Manag. 2005;10(Suppl A):15A–22A.
186. Ohlsson A, Lindgren JE, Wahlen A, et al. Plasma delta-9-tetrahydrocannabinol concentrations and clinical effects after oral and intravenous administration and smoking. Clin Pharmacol Ther. 1980;28(3):409–16.
187. Huestis MA. Human cannabinoid pharmacokinetics. Chem Biodivers. 2007;4:1770–804.
188. Abramovici H. Information for health care professionals: cannabis (marihuana, marijuana) and the cannabinoids. Health Canada 2013. http://www.hc-sc.gc.ca/dhp-mps/alt_formats/pdf/marihuana/med/infoprof-eng.pdf. Zugegriffen: 13. Jan 2026.
189. United Nations. The International Drug Control Conventions Schedules of the Single Convention on Narcotic Drugs of 1961 as amended by the 1972 Protocol, as at 24 May 2019. United Nations, New York, 2019. https://undocs.org/ST/CND/1/Add.1/Rev.5. Zugegriffen: 12. Sept 2019.
190. Encyclopedia.com. Single convention on narcotic drugs. Encyclopedia of drugs, alcohol, and addictive behavior. https://www.encyclopedia.com/education/encyclopedias-almanacs-transcripts-and-maps/single-convention-narcotic-drugs. Zugegriffen: 14. Sept 2019.
191. World Health Organization (WHO). Cannabis Review Questions and Answers. World Health Organization (WHO), 2018d. http://www.who.int/medicines/access/controlledsubstances/Cannabis_Review_QA_26July2018.pdf. Zugegriffen: 9. Okt 2018.

Angststörungen 5

Einleitung

Angststörungen und Depressionen sind die beiden am häufigsten vorkommenden Formen psychischer Erkrankungen und verursachen sowohl erhebliches persönliches Leid als auch eine hohe soziale und wirtschaftliche Belastung [1]. Chronische Schmerzen, Angststörungen und Depressionen treten häufig gemeinsam auf. Im Vergleich zur Allgemeinbevölkerung erfüllen Menschen mit chronischen Schmerzen bis zu viermal häufiger die diagnostischen Kriterien für Stimmungs- und Angststörungen [2].

Umfragen zeigen, dass Cannabis häufig zur Linderung von Angst, Stress, Depressionen und Schlafstörungen verwendet wird [3–7]. Eine frühe Umfrage aus dem Jahr 1986 ergab, dass 72 % der täglichen Cannabiskonsumenten angaben, Cannabis zur Entspannung oder zur Linderung von Anspannung zu verwenden [8]. Eine US-amerikanische Umfrage ergab, dass 50 % der medizinischen Cannabispatienten, die Cannabis zur Schmerzbehandlung einsetzten, berichteten, dass es auch Angst und Stress linderte [9]. Eine weitere Umfrage unter 1429 medizinischen Cannabiskonsumenten ergab, dass der am häufigsten genannte Grund für die medizinische Verwendung von Cannabis die Behandlung von Schmerzen, Angst und Depressionen war (>58 % zur Behandlung von Angst und >50 % zur Behandlung von Depressionen) [10]. Weitere Querschnittsstudien zeigten, dass Patienten mit posttraumatischer Belastungsstörung (PTBS) angaben, Cannabis zur Bewältigung von Übererregung und Schlafproblemen zu verwenden [11–13]. Eine systematische Übersichtsarbeit und Metaanalyse empirischer Studien zur patientenberichteten Verwendung von medizinischem Cannabis bei Schmerzen, Angst und Depressionen (13 Studien) ergab, dass 51,7 % der Befragten medizinisches Cannabis gegen Angst verwendeten (34,7 % zur Linderung von Depressionssymptomen und 67,2 % gegen Schmerzen) [14].

In den USA, wo medizinisches Cannabis verfügbar ist, sind die Verschreibungen für angstlösende Medikamente ebenfalls deutlich zurückgegangen

K. O'Brien und P. Blair, *Medizinisches Cannabis und CBD in der psychischen Gesundheitsversorgung*, https://doi.org/10.1007/978-3-032-14521-5_5

[15]. Es scheint zudem, dass Frauen häufiger Cannabis zur Bewältigung von Angst einsetzen als Männer [16]. Diese Erkenntnis wird durch eine weitere Studie mit 1513 Patienten einer medizinischen Cannabisapotheke in Neuengland gestützt, in der 71,8 % angaben, seit Beginn der medizinischen Cannabistherapie ihren Konsum von angstlösenden Medikamenten reduziert zu haben [17].

Weiter entfernt, in Australien, wurde 2016 die *Cannabis As Medicine Study (CAMS-16)* durchgeführt, bei der 1748 Australier befragt wurden, die Cannabis aus medizinischen Gründen verwendeten – noch vor der Legalisierung des medizinischen Gebrauchs (Freizeitkonsum ist in den meisten Bundesstaaten und Territorien weiterhin illegal, mit Ausnahme des Australian Capital Territory, das die Nutzung Anfang 2020 legalisierte). Die häufigsten Gründe für die medizinische Verwendung von Cannabis waren Angst (50,7 %), Rückenschmerzen (50,0 %), Depressionen (49,3 %), Schlafprobleme (43,5 %), Nackenschmerzen (25,6 %) und PTBS (22,9 %). Über 80 % der Befragten gaben an, dass medizinisches Cannabis ihre Zielbeschwerden wirksam lindere [18]. Die Übereinstimmung der angegebenen Verwendungszwecke für medizinisches Cannabis allein in diesen Ländern legt nahe, dass Cannabis nicht nur aus reinem Freizeitinteresse oder wegen psychotroper Effekte konsumiert wird. Umfragen zeigen zudem, dass medizinisches Cannabis auch die Lebensqualität verbessert und Angst lindert [19].

Dieses Kapitel

Während sich die derzeitige pharmakologische Behandlung affektiver Störungen vor allem auf die Verstärkung der monoaminergen (vor allem Serotonin, Dopamin) Transmission konzentriert, rückt in der Literatur zunehmend die Rolle von Neuropeptiden, Zytokinen und bioaktiven Lipiden bei der Pathogenese von Angst- und Stimmungsstörungen in den Fokus [20]. Das Endocannabinoidsystem (ECS) ist ein komplexes und hoch entwickeltes Signalsystem. Dieses Kapitel untersucht, wie das ECS an Angst beteiligt ist und welche präklinischen und klinischen Evidenzen für den Einsatz von medizinischem Cannabis in der Behandlung vorliegen. Während wir uns auf die Evidenz zu CBD und THC konzentrieren, betrachten wir auch einige weitere Pflanzeninhaltsstoffe, darunter Terpene. Abschließend stellen wir zwei Fallbeispiele aus der Praxis von Philip Blair vor, einschließlich Dosierungstipps für Behandler.

Ein Hinweis zur Vorsicht: Ein Großteil der präklinischen Forschung (Tierversuche) wird mit gereinigten Isolaten von CBD und THC durchgeführt. Wir müssen uns jedoch bewusst machen, dass Cannabis eine Pflanze mit mindestens 540 sekundären Metaboliten ist und andere Phytocannabinoide sowie Terpene eine klare Rolle für die therapeutischen Effekte spielen, einschließlich der Behandlung von Angststörungen. Dies sollte bei der Interpretation von Forschungsergebnissen berücksichtigt werden, die sich häufig auf reine Isolate und nicht auf Ganzpflanzenpräparate beziehen. Wir empfehlen daher, bei der Übertragung der Ergebnisse von Studien mit synthetischen Einzelsubstanzen auf Vollspektrum-Pflanzenarzneimittel Vorsicht walten zu lassen. Stattdessen sollte geprüft werden, ob sich Wirksamkeit und Sicherheitsprofile unterscheiden, was die Auswahl in der klinischen

Praxis leiten kann. Nach diesem kurzen Exkurs wollen wir uns nun eingehender mit dem Thema Angst beschäftigen.

Angst: Überblick

Angst ist eine natürliche und in der Regel kurzlebige Reaktion auf eine stressige Situation. Wer war nicht schon einmal vor einem Vorstellungsgespräch, einer Prüfung, einem Date oder sogar vor einem Arztbesuch etwas ängstlich? Die American Psychological Association [21] definiert Angst als „ein Gefühl, das durch Anspannung, besorgte Gedanken und körperliche Veränderungen wie erhöhten Blutdruck gekennzeichnet ist". Pathologisch wird Angst jedoch dann, wenn die emotionale Reaktion im Verhältnis zur Ursache (d. h. in Dauer, Intensität oder Häufigkeit) unverhältnismäßig ist und eine normale Lebensführung verhindert [22].

Eine Angststörung ist gekennzeichnet durch schwere, häufige, wiederkehrende und anhaltende Angstsymptome. Angststörungen sind sehr häufig. Sie betreffen jährlich etwa 14 % der Australier und sind die häufigste Form psychischer Störungen in Australien [23]. In den USA hatten schätzungsweise 19,1 % der Erwachsenen im vergangenen Jahr irgendeine Angststörung, und schätzungsweise 31,1 % der Erwachsenen erleben im Laufe ihres Lebens eine Angststörung [24]. Die Prävalenz einer Angststörung im vergangenen Jahr war bei Frauen (23,4 %) höher als bei Männern (14,3 %) [24]. Angststörungen weisen Merkmale von übermäßiger Furcht und Angst auf, die psychische und körperliche Symptome verursachen können, was wiederum zu erheblichem Leidensdruck führt und die Funktionsfähigkeit im sozialen, beruflichen oder anderen Lebensbereichen beeinträchtigen kann [22].

Arten von Angststörungen

Angststörungen können sich in unterschiedlichen Formen und über verschiedene Zeiträume manifestieren. So kann Angst kontinuierlich und täglich auftreten (generalisierte Angststörung) oder sich in akuten und lähmenden Episoden extremer Angst äußern (Panikstörung) [25].

Es gibt sechs Haupttypen von Angststörungen:

- **Generalisierte Angststörung:** gekennzeichnet durch anhaltende, übermäßige Sorgen, oft in Bezug auf Alltagssituationen, z. B. Arbeit, Familie, Gesundheit
- **Soziale Angststörung (SAD):** gekennzeichnet durch starke Angst davor, von anderen negativ beurteilt oder kritisiert zu werden, was dazu führt, dass die betroffene Person soziale Situationen meidet
- **Zwangsstörung (OCD):** gekennzeichnet durch Zwänge (wiederkehrende, anhaltende und belastende Gedanken, Bilder oder Impulse) oder durch Zwangshandlungen (Ausführen repetitiver Verhaltensweisen, Rituale oder mentaler Akte, z. B. wiederholtes Händewaschen) oder beides

- **Panikstörung**: gekennzeichnet durch wiederholte und unerwartete Panikattacken ohne erkennbaren Auslöser
- **Spezifische Phobie**: gekennzeichnet durch extreme Angst und Furcht vor bestimmten Objekten oder Situationen, z. B. Arachnophobie
- **Agoraphobie:** gekennzeichnet durch intensive Angst an Orten oder in Situationen, in denen die betroffene Person das Gefühl hat, im Notfall nicht schnell entkommen oder Hilfe bekommen zu können (z. B. in einer Menschenmenge) [23]

Assoziierte Komorbiditäten

Angst tritt häufig gemeinsam mit anderen Erkrankungen auf, darunter Depressionen, Schlafstörungen und chronische Schmerzen, um nur einige zu nennen. In einem Zeitraum von 12 Monaten wird geschätzt, dass 10–20 % der Erwachsenen während einer Episode einer Angst- oder depressiven Störung ihren Hausarzt aufsuchen, wobei mehr als die Hälfte von ihnen an einer zweiten komorbiden Angst- oder depressiven Störung leidet [26]. Die Komorbidität von Angst und Depression ist mit einer stärkeren Chronifizierung, langsameren Genesung, erhöhten Rückfallraten und größerer psychosozialer Beeinträchtigung sowie einer erhöhten Inanspruchnahme medizinischer Leistungen [26] und damit verbundenen wirtschaftlichen und gesellschaftlichen Kosten verbunden. Schätzungsweise 58 % der Patienten mit einer Major Depression haben im Laufe ihres Lebens auch eine Angststörung [27].

Schlafstörungen wie Insomnie treten ebenfalls komorbid mit Angststörungen auf. Einige Studien deuten darauf hin, dass bei einer Assoziation von Schlafstörungen mit Angststörungen eine erhöhte Morbidität besteht. So ist bei Patienten mit PTBS Insomnie mit einer erhöhten Wahrscheinlichkeit für suizidales Verhalten, Depressionen und Substanzmissbrauch assoziiert [28]. Wenig überraschend wird die Beziehung zwischen Insomnie und Angststörungen auch durch das Vorliegen einer komorbiden Major Depression beeinflusst [29].

Angst ist eine von mehreren Komorbiditäten chronischer Schmerzen. Angst kann auch eine Reaktion auf Symptome anderer Erkrankungen sein, zum Beispiel bei Asthma [30], und kann sich im Zusammenhang mit Todesangst äußern, etwa bei Krebspatienten [31].

In der westlichen Medizin werden diese Erkrankungen häufig getrennt behandelt, wobei unterschiedliche Medikamente eingesetzt werden, was oft zu Polypharmazie führt und mit allen potenziellen Nebenwirkungen und Arzneimittelinteraktionen einhergeht – ein Symptom eines reduktionistischen Ansatzes. Der Vorteil pflanzlicher Arzneimittel besteht darin, dass oft ein einzige Pflanze (wie im Fall von Cannabis) oder eine Kombination von Pflanzen (wie in der chinesischen Medizin) mehrere Komorbiditäten gleichzeitig behandeln kann. Sicherlich könnte *Cannabis sativa* in der Lage sein, mehrere Komorbiditäten gleichzeitig zu adressieren.

Behandlung von Angst

Die beiden Hauptansätze zur Behandlung sind Psychotherapie und Pharmakotherapie. Weitere Maßnahmen umfassen Lebensstilinterventionen wie Bewegung, Alkoholkarenz, Stressmanagement und Entspannungstechniken, gesunde Ernährung und ausreichenden Schlaf.

Die kognitive Verhaltenstherapie ist eine wirksame Form der Psychotherapie, bei der dem Patienten spezifische Fähigkeiten zur Verbesserung der Symptome vermittelt werden. Sie beinhaltet eine Expositionstherapie, bei welcher der Patient schrittweise mit dem Auslöser seiner Angst konfrontiert wird, um das Vertrauen zu stärken, dass er die Situation (den Auslöser, das Objekt) und die Angstsymptome effektiv bewältigen kann [32].

Häufig eingesetzte anxiolytische Medikamente sind Antidepressiva (darunter selektive Serotoninwiederaufnahmehemmer, trizyklische Antidepressiva, tetrazyklische Antidepressiva und Monoaminoxidasehemmer), Antikonvulsiva (z. B. Pregabalin) und Sedativa (z. B. Benzodiazepine und Betablocker [zur kurzfristigen Linderung]), die alle auf verschiedene physiologische Signalwege wirken [33]. Medikamente sind jedoch nicht immer wirksam und können eine Vielzahl unterschiedlicher Nebenwirkungen verursachen [34].

Pathomechanismen bei Angst

Angst ist gekennzeichnet durch unspezifische und chronische Besorgnis und Erregung im Zusammenhang mit dem potenziellen Eintreten einer zukünftigen Bedrohung [35]. Angststörungen können als maladaptive Furchtreaktionen betrachtet werden, die aus einer Dysregulation der Hirnnetzwerke resultieren, die an der Entstehung von Furcht beteiligt sind. Gesunde Menschen können einschätzen, ob eine Situation einer bereits erlebten ähnelt oder sich von ihr unterscheidet, und angemessen reagieren. Menschen mit Angststörungen zeigen häufig eine Übergeneralisierung von Furchtreaktionen auf emotionale Reize. Bei Angststörungen wie PTBS besteht eine erhöhte Reaktivität auf neutrale Reize, die dem früheren aversiven Ereignis ähneln, selbst wenn Hinweise auf Sicherheit vorliegen [36]. PTBS wird in Kap. 6 behandelt.

Viele Hinweise deuten darauf hin, dass Angststörungen auf einer Fehlregulation der Hirnnetzwerke beruhen, die unsere emotionalen Reaktionen auf bedrohliche Reize steuern [37]. Es gibt mehrere pathomechanistische Grundlagen der Angst. Der neurobiologische Ansatz legt nahe, dass Angst mit einer Dysregulation der normalen Top-down-Kontrolle durch den medialen präfrontalen Kortex (mPFC) über die Aktivität der Amygdala assoziiert ist [35]. Es gibt auch Hinweise darauf, dass Entzündungen beteiligt sind [38], und bei einigen Angststörungen spielt auch das noradrenerge System eine Rolle. Auch die Neurotransmitter Serotonin und GABA sind beteiligt.

Rolle der Amygdala und des präfrontalen Kortex bei Angst

Die Amygdala spielt die zentrale Rolle bei der Regulation von Angst. Weitere beteiligte Hirnareale sind der präfrontale Kortex (PFC) und der vordere cinguläre Gyrus, Bereiche des Kortex, die glutamaterge (exzitatorische) Projektionen zum und von der basolateralen Amygdala (BLA) empfangen und senden sowie gleichzeitig mit der Amygdala aktiviert werden, wenn ein emotionaler Reiz auftritt [37].

Instinktive Reaktionen auf eine Bedrohung (vermittelt über die Amygdala) und die darauffolgenden Regulationsprozesse (vermittelt durch den PFC, der die emotionale Bedeutung der Reize signalisiert) werden als „Bottom-up"- bzw. „Top-down"-Antworten bezeichnet. Der mediale PFC (mPFC) reguliert das Angstempfinden, indem er die neuronale Aktivität der BLA moduliert. Dorsalere kortikale Regionen sind für die bewusste Kontrolle von Angst verantwortlich, ventralere Areale für die unbewusste Kontrolle. Die Top-down-Kontrolle durch den mPFC hemmt normalerweise die Aktivität der Amygdala [37] und ist mit einer Reduktion von Angst verbunden, was durch funktionelle Neuroimaging-Studien belegt wird, die eine erhöhte PFC- und eine verringerte Amygdalaaktivität während erfolgreicher Emotionsregulation zeigen [35].

Bei Angststörungen sind jedoch die dynamischen Interaktionen zwischen Amygdala und mPFC, die es uns ermöglichen, auf Reize zu reagieren und unsere emotionalen Antworten zu regulieren, beeinträchtigt oder dysreguliert [35]. Funktionelle Neuroimaging-Studien zeigen Veränderungen im präfrontal-cingulären Amygdalaschaltkreis, der an der Emotionsregulation beteiligt ist [39]. Funktionelle Bildgebung bei Menschen mit hoher Trait-Angst zeigt eine erhöhte Reaktivität der Amygdala bei gleichzeitig verringerter Aktivität im PFC als Reaktion auf Bedrohung, wobei ähnliche Veränderungen der Konnektivität bei Angststörungen nachgewiesen wurden, einschließlich Hyperaktivität der Amygdala sowie sowohl Hyper- als auch Hypoaktivität des PFC und des cingulären Kortex (verschiedene Studien fanden Hyper- und Hypoaktivität des PFC, abhängig von der Region im PFC, der Art der Angststörung und dem Studiendesign) [39, 40]. Beispielsweise zeigten funktionelle Bildgebungsstudien bei hoch ängstlichen, ansonsten gesunden Personen eine erhöhte Amygdalaaktivität, während andere Studien eine verringerte Aktivität des vmPFC und dmPFC fanden (obwohl einige eine verminderte vmPFC- und erhöhte dmPFC-Aktivität fanden, was darauf hindeutet, dass diese Subregionen unterschiedliche Rollen bei Angst spielen könnten) [35]. In einigen Studien zu generalisierter Angststörung (GAS) und PTBS wurde eine Hypoaktivität des mPFC festgestellt [37], während andere Studien darauf hinweisen, dass der mPFC bei GAS hyperaktiv ist [40].

Bei der sozialen Angststörung (SAD) zeigten funktionelle MRT-Studien eine erhöhte Amygdalareaktivität beim Betrachten von strengen Gesichtsausdrücken sowie neutralen Gesichtern im Vergleich zu gesunden Kontrollen [41–43]. Die Amygdalareaktivität korrelierte mit der Schwere der Symptome und der Trait-Angst bei Betroffenen mit SAD [35, 41, 42, 44]. Weitere Studien fanden eine signifikant reduzierte funktionelle Konnektivität zwischen medialem orbitofrontalen Kortex und linker Amygdala [45], ein Ausbleiben der Rekrutierung des mPFC [46] sowie strukturelle Veränderungen wie eine beeinträchtigte strukturelle Integrität des Fasciculus uncinatus (kompaktes Nervenfaserbündel, das die Amygdala und den orbitofrontalen Kortex verbindet) [47], alles Hinweise auf eine gestörte Konnektivität zwischen Amygdala und mPFC [35].

Auch der Locus coeruleus (LC) ist an Angst beteiligt, und es ist bekannt, dass GABA-Projektionen angstrelevante Informationen von der Amygdala zu verschiedenen Hirnstammzentren, einschließlich des LC, übertragen, und dass der LC noradrenerge Projektionen zum Hippocampus und zur Amygdala liefert. Die Verbindungen zwischen diesen Hirnregionen könnten bei der Regulation von durch oxidativen Stress vermittelter Angst eine wichtige Rolle spielen, worauf im Folgenden noch eingegangen wird [48].

Serotonin bei Angst

Serotonin ist als zentraler Modulator der Emotionsregulation und der Aktivität des PFC-cingulären Amygdalakomplexes bekannt, ebenso wie das Serotoninsystem (Rezeptoren, Serotonintransporter), das bei durch Bedrohung ausgelösten Emotionen und Trait-Angst eine Rolle spielt. Der Serotonintransporter ist das Ziel selektiver Serotoninwiederaufnahmehemmer (SSRIs), die zur Behandlung von Angst eingesetzt werden. Polymorphismen im Serotonintransportergen wurden mit Trait-Angst-Niveaus und veränderten PFC-cingulären Amygdalaschaltkreisen in Verbindung gebracht [39].

Hohe Trait-Angst (Veranlagung zu erhöhter Angst und Furcht) ist mit einem erhöhten Risiko für Angststörungen (sowie Depressionen) assoziiert. Ein Experiment an Primaten fand einen Zusammenhang zwischen angstähnlichem Verhalten und erhöhter Expression des Serotonintransporters im rechten ventrolateralen PFC und, am stärksten, in der Amygdala. Angstähnliches Verhalten wurde durch Blockade der Serotoninwiederaufnahme in der Amygdala (durch Injektion eines SSRI in die Amygdala) vermindert. Die Autoren schlussfolgerten, dass ihre Ergebnisse darauf hindeuten, dass eine hohe Expression des Serotonintransporters in der Amygdala zum Phänotyp der hohen Trait-Angst beiträgt [39].

Beteiligung des noradrenergen Systems an Angst

Zahlreiche Studien haben die Rolle des noradrenergen Systems bei Angststörungen untersucht, wobei sich viele davon auf die Panikstörung konzentrierten. Eine Übersichtsarbeit klinischer Studien zur Rolle zentraler noradrenerger Dysfunktion bei Angststörungen kam zu dem Schluss, dass es bei der Panikstörung Hinweise auf eine noradrenerge Dysfunktion gibt, mit einer erhöhten Basalsekretion von Noradrenalin sowie einer gesteigerten Reaktivität als Antwort auf Herausforderungen des noradrenergen Systems. Für andere Angstformen wie PTBS sind die Ergebnisse jedoch widersprüchlich, und in Studien zur generalisierten Angststörung zeigen die meisten keinen Unterschied zwischen normalen Probanden und

GAS-Betroffenen. Ebenso gibt es bei Zwangsstörungen keine Unterschiede, wobei nur wenige Daten zu sozialen und anderen Phobien vorliegen [49].

Beteiligung von GABA an Angst

GABA ist ein weiterer wichtiger Neurotransmitter, der an der Emotionsregulation, einschließlich Angst, beteiligt ist. Die neuronalen Schaltkreise in der Amygdala bestehen aus GABAergen Interneuronen, wobei GABA eine Schlüsselrolle bei der Modulation von Angstreaktionen unter normalen und pathologischen Bedingungen spielt [37]. Am $GABA_A$-Rezeptor gibt es allosterische Bindungsstellen, die eine präzise Regulation der Hemmung von Neuronen in der Amygdala ermöglichen. Die neuronale Hemmung ist in Angstzuständen herabgesetzt, was möglicherweise auf Veränderungen der Spiegel endogener Modulatoren dieser allosterischen Bindungsstellen und auf Veränderungen in der Zusammensetzung des $GABA_A$-Rezeptors zurückzuführen ist [37]. Benzodiazepine, die zur Behandlung von Angst eingesetzt werden, binden an $GABA_A$-Rezeptoren, verstärken die GABAerge Neurotransmission und führen so zu Anxiolyse, Sedierung, Entspannung der quergestreiften Muskulatur und antikonvulsiven Effekten [33].

Immunsystemische Dysfunktion und Entzündung bei Angststörungen

Es gibt eine wachsende Evidenzbasis, die einen Zusammenhang zwischen Entzündung und Angst sowie Depression unterstützt. Obwohl der genaue kausale Mechanismus noch nicht vollständig geklärt ist [50], fügen sich die Puzzleteile allmählich zusammen.

Anhaltender Stress und chronische Erkrankungen stellen eine dauerhafte Herausforderung für das Immunsystem dar. Dabei kann die Entzündungsreaktion zur Pathophysiologie verschiedener psychischer Erkrankungen beitragen [38]. Das Immunsystem erzeugt die Zytokinsignalisierung, die wiederum eine Rolle bei der Regulation von Stimmung, synaptischer Plastizität, neuroendokrinen Reaktionen und dem Neurotransmitterstoffwechsel im Gehirn spielt. Eine Dysregulation des Immunsystems im zentralen Nervensystem (ZNS) kann zu einer Vielzahl von Störungen führen, darunter Angst, Depression, Schlafstörungen und kognitive Beeinträchtigungen [38]. Studien am Menschen zeigen ebenfalls, dass erhöhte Angstsymptome mit einer beeinträchtigten zellulären Immunität (zelluläre und humorale Immunantworten) assoziiert sind (z. B. Zhou et al. [51], Arranz et al. [52], [53]) und mit einem erhöhten Infektionsrisiko einhergehen [54]. So zeigte beispielsweise eine Studie an Frauen, dass bei ängstlichen Frauen eine verminderte Chemotaxis und Phagozytose (sowie eine verminderte Aktivität von natürlichen Killerzellen [NK], verminderte Freisetzung von Interleukin-2 [IL-2] und Gesamtantioxidanzienaktivität sowie erhöhte Spiegel von Superoxidanionen und Tumornekrosefaktor-α [TNF-α] und erhöhter Plasmakortisolspiegel) vorlagen [52].

Entzündung und Angst

Systemische Entzündungen gehen mit Störungen der Emotionsregulation einher, die mit der Pathophysiologie sowohl von Angst als auch von Depression in Verbindung gebracht werden [50, 55]. Angst erhöht das Risiko für entzündliche Erkrankungen, wobei eine gesteigerte Entzündungsaktivität bei ängstlichen Menschen zu diesem erhöhten Risiko beitragen kann [56]. Beispielsweise erhöht Angst das Risiko für kardiovaskuläre Erkrankungen unabhängig von Depression [57].

Es wurde wiederholt festgestellt, dass Entzündungen angstbezogene Hirnregionen beeinflussen, darunter Amygdala, Insula und anteriorer cingulärer Kortex [55]. Die Quelle der Entzündung kann bei verschiedenen Individuen variieren, es wird jedoch angenommen, dass sie das Ergebnis einer Kombination aus Lebensstilfaktoren (z. B. Ernährung, Bewegung, Gewicht, Schlaf), genetischer Veranlagung zu Entzündungen, Erkrankungen sowie Stress- und/oder Traumaexposition ist, wobei entzündliche Signale das Gehirn beeinflussen und zu angst- und stimmungsbezogenen Symptomen führen. Diese Entzündungssignale können lokal sein (Zytokine, die lokale Entzündungssignalwege und Mikroglia aktivieren) oder periphere entzündliche Zytokine betreffen, die ins Gehirn gelangen, die Blut-Hirn-Schranke überwinden und das lokale Immunsystem aktivieren [55].

Tierstudien zum Zusammenhang zwischen systemischer Entzündung, Neuroinflammation und Angst

Mehrere Tierstudien haben gezeigt, dass unter experimentell induzierter systemischer Entzündung ein verstärktes angstähnliches Verhalten auftritt [58–60], was über jene Hirnareale vermittelt zu werden scheint, die an der Emotionsregulation beteiligt sind (Amygdala, Insula, PFC) [50]. Tierstudien liefern klare Hinweise auf einen Zusammenhang zwischen erhöhten Spiegeln verschiedener Zytokine und angstähnlichem Verhalten, darunter erhöhte IL-6- und TNF-α-Spiegel [61, 62]. Die genetische Deletion des IFN-γ-Gens war dabei mit einer erhöhten Emotionalität bei Mäusen assoziiert [63].

Studien an Mäusen zeigen, dass aktivierte Monozyten und Makrophagen als Reaktion auf von aktivierten Mikroglia produzierte Chemokine (die wiederum auf Zytokinsignalisierung aus der Peripherie reagieren) ins Gehirn migrieren. Diese Immunzellen wandern in perivaskuläre und meningeale Räume und können Angst und Depression zugrunde liegen oder zu diesen beitragen, wie in Tiermodellen von stressinduzierter Angst und Depression gezeigt wurde [55, 64, 65]. Die Wanderung von Monozyten aus der Milz ins Gehirn trägt zur Wiederherstellung von Angst bei stresssensibilisierten Mäusen bei, was zeigt, dass Neuroinflammation nach Stresssensibilisierung zu Stimmungsstörungen führt und darauf hindeutet, dass neuroimmune Interaktionen rezidivierenden Angststörungen (z. B. PTBS) zugrunde liegen können [65].

In weiteren Mausexperimenten führte wiederholte soziale Niederlage bei Mäusen zu einer erhöhten Entzündungskapazität von $CD11b^+$-Zellen im Gehirn, was angstähnliches Verhalten auf eine Weise förderte, die von Interleukin (IL)-1 und β-adrenergen Rezeptoren abhängig ist [64]. Wurden sozial unterlegene Mäuse mit

Lipopolysaccharid injiziert, führte dies zu einer Zunahme entzündlicher ZNS-Makrophagen, einer verstärkten Mikrogliaaktivierung und anhaltendem sozialen Rückzug [64].

Humanstudien zum Zusammenhang zwischen Entzündung und Angst
Humanstudien bestätigen, dass Entzündungen mit Angst in Zusammenhang stehen. Hohe Entzündungswerte wurden bei Patienten mit generalisierter Angststörung [66], Panikstörung [67] und PTBS [55, 67, 68] beobachtet. Positive Korrelationen wurden zwischen Angst und mehreren entzündlichen Zytokinen, darunter TNF-α, IL-6 und C-reaktives Protein (CRP), nachgewiesen [52, 69]. So zeigte beispielsweise eine Studie an kardiovaskulär gesunden Probanden, dass der Angstwert bei Männern signifikant positiv mit CRP, TNF-α, Homocystein und Fibrinogen korrelierte, während er bei Frauen positiv mit CRP, Leukozytenzahl, IL-6, Homocystein und Fibrinogen assoziiert war, was zeigt, dass Angst mit Entzündungs- und Gerinnungsmarkern zusammenhängt [69]. Erhöhte Zustandsangst wurde auch als Reaktion auf experimentelle Immunherausforderungen beobachtet, was sich in erhöhten Spiegeln proinflammatorischer Zytokine widerspiegelt [70, 71].

Eine randomisierte kontrollierte Studie untersuchte die neuronalen Mechanismen, die entzündungsinduzierter Angst zugrunde liegen, indem bei 43 gesunden Männern eine vorübergehende systemische Entzündung induziert wurde (niedrig dosierte Lipopolysaccharidinjektion im Vergleich zu Kochsalzlösung in der Kontrollgruppe) und vor sowie 3,5 Stunden nach der Injektion eine funktionelle Magnetresonanztomografie im Ruhezustand durchgeführt wurde. Die Studie zeigte, dass akute systemische Entzündung die zeitliche Varianz und funktionelle Konnektivität in den an der Emotionsregulation beteiligten Hirnregionen/-netzwerken verändert [50].

Welche Mechanismen könnten erklären, wie Entzündung Angst verursacht?
Die potenziellen Wirkmechanismen, die Entzündung mit Angst und anderen affektiven Störungen verbinden, werden von Felger gut beschrieben [55]. Sie erklärt, dass bei Patienten mit Angst- und affektiven Störungen die Entzündung als Reaktion auf Stress, Ernährung, Lebensstilfaktoren und Erkrankungen erhöht ist.

Das angeborene Immunsystem wird aktiviert, ein Prozess, der intrazelluläre Signaltransduktionswege und prozytokine Oligomere (Inflammasomen) umfasst, die entzündliche Zytokine freisetzen. Diese Zytokine sind mit erhöhtem oxidativen Stress und der Produktion von reaktiven Sauerstoffspezies (ROS) und reaktiven Stickstoffspezies (RNS) assoziiert, was wiederum zur Oxidation von Tetrahydrobiopterin (BH4) beiträgt. BH4 wird für die Synthese von Monoaminen durch bestimmte Enzyme (Phenylalaninhydroxylase, Tryptophanhydroxylase und Tyrosinhydroxylase) benötigt. Ein reduzierter BH4-Spiegel führt dann zu einer verminderten Synthese der Monoamine Serotonin (5-HT), Dopamin und Noradrenalin [55].

Entzündliche Zytokine können auch das Enzym Indolamin-2,3-Dioxygenase (IDO) erhöhen, was zu einer vermehrten Bildung von Kynurenin und dessen neurotoxischen Metaboliten führt, die wiederum das Glutamatsignalisierung beeinflussen. Infolge von Entzündungen im Gehirn bzw. Neuroinflammation wird Glutamat von Mikroglia freigesetzt, während die Aufnahme durch Astrozyten reduziert ist, was zu einem Überschuss an Glutamatstimulation führt. Die neuronalen Schaltkreise im Gehirn werden verändert, darunter solche in den Basalganglien, im PFC und in den motorischen Schaltkreisen sowie in den mit Angst und Furcht assoziierten Hirnregionen (Amygdala, präfrontale und insuläre Schaltkreise), was dann zu Symptomen von Angst und Depression beitragen kann [55].

Oxidativer Stress

Oxidativer Stress entsteht, wenn die im Körper gebildeten Oxidanzien (z. B. Wasserstoffperoxid, Superoxid, Stickstoffmonoxid) die zelluläre Kapazität zur Entfernung von Oxidanzien und zur Reparatur von Schäden übersteigen [38, 72]. Dies kann auf eine erhöhte Bildung von ROS oder RNS oder auf eine beeinträchtigte Abwehr gegen diese zurückzuführen sein (z. B. Erschöpfung enzymatischer Antioxidanzien wie Superoxiddismutase, Katalase und Glutathionperoxidase oder Erschöpfung nicht enzymatischer Antioxidanzien wie Glutathion, Vitamin C, Vitamin A, Vitamin E und Selen [72]). Folgen von oxidativem Stress im Gehirn sind eine gestörte neuronale Signalübertragung, mitochondriale Dysfunktion und die Hemmung der Neurogenese, was jeweils wiederum zu weiter steigendem oxidativen Stress beitragen kann – ein Teufelskreis [72].

Sowohl Human- als auch Tierforschung deuten darauf hin, dass oxidativer Stress an Angst beteiligt ist. Eine Studie an Mäusen zeigte Hinweise auf oxidativen Stress in den zentralen und peripheren Systemen ängstlicher Mäuse, wobei ein Ungleichgewicht des oxidativen Status in neuronalen und glialen Zellen im Kleinhirn und Hippocampus, in Neuronen der Großhirnrinde und in peripheren Leukozyten bei Mäusen mit angstähnlichem Verhalten festgestellt wurde [73]. Eine weitere Studie in einem Rattenmodell für fetale Alkoholspektrumstörungen fand, dass angst- und depressionsähnliche Verhaltensweisen mit erhöhtem oxidativen Stress einhergingen und dass körperliche Bewegung einen schützenden Effekt hatte [74].

Auch Humanstudien unterstützen die Beteiligung veränderter, mit oxidativem Stress assoziierter Mechanismen bei Angst, wobei mehrere Studien eine Zunahme von Markern für oxidativen Stress, eine erhöhte Aktivität antioxidativer Enzyme (wie Superoxiddismutase) und eine Abnahme der Blutspiegel von Antioxidanzien (einschließlich Glutathion, Vitamin E und Selen) im Zusammenhang mit Angst zeigen (siehe Hovatta et al. [72]).

Dies erinnert uns an die Bedeutung von Ernährung und Lebensstil, die essenzielle Nährstoffe liefern und gleichzeitig oxidierte Lebensmittel sowie schädliche Substanzen und Expositionen vermeiden, um eine optimale Funktion unseres Körpers einschließlich der Fähigkeit zur Bekämpfung von oxidativem Stress zu gewährleisten.

Für eine vertiefende Betrachtung der Rolle von Entzündung und oxidativem Stress bei Angst siehe Hovatta et al. [72] und Salim et al. [38].

Neurogenese und Hippocampus

Neurogenese ist der Prozess, durch den neue Neuronen gebildet werden, während Neuroplastizität der Prozess ist, durch den das Gehirn sich selbst reorganisiert und neue Verbindungen bildet [75]. Bei Säugetieren findet eine signifikante adulte Neurogenese in zwei Hirnregionen statt: im Bulbus olfactorius (neugeborene Neuronen wandern von der subventrikulären Zone der Seitenventrikel zum Bulbus olfactorius) und in der Körnerzellschicht (Stratum granulosum) des Gyrus dentatus im Hippocampus (neugeborene Neuronen werden lokal in der subgranulären Zone gebildet und wandern in die Körnerzellschicht des Gyrus dentatus ein, wo sie zu glutamatergen Körnerzellen des Hippocampus werden) [76, 77].

Der Gyrus dentatus des Hippocampus spielt eine Rolle bei Emotionen, Stimmung, Angst, Stressreaktion sowie Gedächtnis und Lernen. Das Striatum ist nicht nur an der motorischen Koordination beteiligt, sondern auch an der Regulation von Belohnung, Vergnügen, Motivation und Aversion [78]. Die adulte Neurogenese findet in einer „neurogenen Nische" statt, die das komplexe lokale Umfeld beschreibt, das neuronale Vorläuferzellen unterstützt. Selbsterneuernde neuronale Stammzellen in der subgranulären Zone des Hippocampus bilden neue Neuronen und Astrozyten [77].

Während ihrer Reifung entwickeln diese neugeborenen Neuronen Neuriten (Ausstülpungen des Zellkörpers) in einem Prozess, der als „Neuritogenese" bezeichnet wird; diese entwickeln sich schließlich zu Axonen und Dendriten [79]. Synaptogenese ist der Prozess der Bildung neuer Synapsen.

Adulte hippocampale Neuronen und Stressreaktion

Forschungen haben gezeigt, dass hippocampale Neuronen, die im Erwachsenenalter gebildet werden, für die normale Ausprägung der Stressreaktion notwendig sind, sowohl hinsichtlich der endokrinen als auch der Verhaltensaspekte [80]. Es wird angenommen, dass die Neurogenese die Stressreaktion abpuffert, indem sie das durch den Hippocampus vermittelte Feedback auf die Hypothalamus-Hypophysen-Nebennierenrinden-Achse (HPA) aktiviert und Gedächtnis sowie Lernen beeinflusst [80, 81].

Es ist bekannt, dass Stress Veränderungen der hippocampalen Funktion verursacht, auch wenn die spezifischen Mechanismen noch nicht vollständig verstanden sind. Es wird angenommen, dass maladaptive plastische Veränderungen beteiligt sind, die mit neuronaler Atrophie oder Verlust, Veränderungen an Dendriten (verringerte Länge, Komplexität) und einer verminderten Dornenfortsatzdichte einhergehen, wie sie in Tiermodellen für chronischen Stress gefunden wurden (ein Dornenfortsatz ist eine kleine Ausstülpung eines Dendriten, der an einer Synapse Input von einem Axon erhält) [81].

Verschiedene Studien haben gezeigt, dass chronischer Stress die Mechanismen der Neuroplastizität im limbischen System stören kann, was mit dem Auftreten von Angst- und affektiven Störungen assoziiert ist [81, 82]. Stress kann die Neurogenese beeinträchtigen [81]; Studien zur Depression zeigen eine verringerte dendritische Komplexität und eine verminderte Expression von Proteinen, die an Synaptogenese und Überleben im Hippocampus beteiligt sind [83]. Erkenntnisse aus solchen Studien (bei Depression) könnten auch für Angststörungen relevant sein. CBD könnte eine Rolle bei der Behebung dieses spezifischen pathomechanistischen Prozesses spielen, der Angst zugrunde liegt, wie wir später sehen werden.

Die „neurogene Theorie der Depression“, die besagt, dass eine beeinträchtigte adulte hippocampale Neurogenese (AHN) Depression auslöst (und dass die Wiederherstellung der Funktion zur Genesung von Depression führt), wurde auf Angststörungen ausgeweitet [84].

Dies wird durch Befunde gestützt, wonach die adulte hippocampale Neurogenese in vielen Tiermodellen für Depression (und Angst) sowie in sozialen Stressmodellen bei Primaten beeinträchtigt ist und dass Patienten mit Angst und Depression kleinere Gyri dentati aufweisen (im MRT und post mortem), was auf eine gestörte AHN hindeutet [84, 85].

Neuritogenese und Angst

Wie zuvor erläutert, ist Neuritogenese die Bildung neuer Axone und Dendriten an den Zellkörpern von Neuronen [79]. Neurogenese, Synaptogenese und neuronales Überleben werden teilweise durch die Signalübertragung der Glykogensynthase-Kinase 3β vermittelt, wobei GSK3β sowie synaptische Proteine wie Synapsin a/b und das postsynaptische Dichteprotein 95 ebenfalls an der dendritischen Umstrukturierung beteiligt sind [81].

Dieser Prozess der Neuritogenese, der für die Umprogrammierung unseres Gehirns für Lernen und neue Erfahrungen von entscheidender Bedeutung ist, könnte eine wesentliche Rolle bei Angst und Depression spielen. Dies wird durch präklinische Forschung gestützt. So zeigten beispielsweise in einer detaillierten Studie zur primären Neuritogenese und Dornenfortsatzmorphologie von Neuronen Verhaltenstests an Mäusen mit verringerter Dornenfortsatzdichte im mPFC angstähnliche Verhaltensweisen und sensomotorische Defizite [79]. In einer Studie mit einem Autismusmodell führte die genetische Deletion des Auts2-Gens bei Mäusen zu Defekten in der neuronalen Migration und Neuritogenese im sich entwickelnden Kortex, die mit Verhaltensauffälligkeiten in angstbezogenen Emotionen und Gedächtnisfunktionen korrelierten [86].

Das Endocannabinoidsystem bei Angst

Tier- und Humanstudien deuten darauf hin, dass das ECS an unserer Stressreaktion und an Angst beteiligt ist. Die kortikolimbische Region des Gehirns umfasst den PFC, die Amygdala (insbesondere die BLA) und den Hippocampus. Diese Bereiche sind alle an unserer Stressreaktion, Emotionen, emotionalem Gedächtnis, Belohnung und angstbezogenen Verhaltensweisen beteiligt, und das ECS ist in diesen Regionen weitverbreitet, einschließlich CB1-Rezeptoren, Anandamid (AEA), 2-Arachidonoylglycerol (2-AG) und Fettsäureamidhydrolase (FAAH) [4, 87–89]. Interessanterweise wurde das „Runner’s High“, ein Gefühl von Euphorie und Angstreduktion, früher hauptsächlich der Produktion endogener Endorphine zugeschrieben. Es ist jedoch inzwischen bekannt, dass nach dem Laufen sowohl die Blutspiegel von Endorphinen als auch von AEA erhöht sind und dass die damit verbundene Angstreduktion auf intakte CB1-Rezeptoren in GABAergen Neuronen im Vorderhirn angewiesen ist [90].

Die Rolle des serotonergen Systems bei der Regulation von Angst ist gut bekannt. Die Verbindung zwischen dem ECS und dem serotonergen System wird durch Befunde belegt, die zeigen, dass es eine Wechselwirkung zwischen CB1-Rezeptoren und 5-HT-Rezeptoren in Rattencerebellum- und Rindersynapsenmembranen gibt, sowie eine Ko-Expression von CB1-Rezeptoren und verschiedenen 5-HT-Rezeptorsubtypen in neuronalen Subpopulationen im Kleinhirn und Vorderhirn [91].

Um die Auswirkungen von Cannabinoiden auf Angst zu verstehen, wurde umfangreiche Forschung mit Substanzen betrieben, die gezielt das ECS beeinflussen, sowie mit genetisch veränderten Knock-out-Mausmodellen (z. B. mit einem Mangel an CB1-Rezeptoren). Solche Studien liefern Hinweise darauf, dass das ECS über die Aktivierung von CB1-Rezeptoren an der Regulation des emotionalen Verhaltens beteiligt ist. Die Behandlung von Ratten mit dem CB1-Rezeptorantagonisten Rimonabant (vom Markt genommen wegen inakzeptabler psychischer Nebenwirkungen) führte zu angstauslösenden Reaktionen [92]. CB1-Rezeptoragonisten zeigen einen bimodalen Effekt: Niedrige Dosen wirken anxiolytisch, höhere Dosen anxiogen, wobei ähnliche bimodale Effekte auch bei CB1-Rezeptorantagonisten beobachtet wurden [93].

Einige Studien mit CB1-Rezeptor-Knock-out-Mäusen fanden in Angstsituationen angstauslösende Reaktionen [93], beispielsweise eine Erhöhung des basalen Angstniveaus [94]. Allerdings wurde dies nicht in allen Experimenten beobachtet. Die scheinbaren Widersprüche könnten darauf zurückzuführen sein, dass CB1-Rezeptoren sowohl auf glutamatergen (exzitatorischen) als auch auf GABAergen (inhibitorischen) Neuronen vorkommen und die experimentellen Bedingungen jeweils eine der beiden Populationen stärker beeinflussen. Zudem unterscheiden sich die anxiolytischen und anxiogenen Effekte einer pharmakologischen Verstärkung des ECS in Tiermodellen je nach beteiligter Hirnregion. Ein Beispiel: Wird THC in den PFC injiziert, fördert es anxiolytische Effekte, während eine Injektion in die BLA eine angstauslösende Reaktion hervorruft [93].

Das Wissen über die Rolle des ECS bei der Modulation von Stimmungen, einschließlich Angst, ist somit noch unvollständig und erscheint teilweise widersprüchlich. Wir sind noch dabei, die verschiedenen Wege und Nuancen zu erforschen, wie dieses zelluläre Signalsystem uns bei der Emotionsregulation unterstützt. Der beste Ansatz, um die Grundlagen des ECS zu verstehen, besteht darin, das Konzept der Modulation oder Regulation durch Phyto- und Endocannabinoide zu akzeptieren, anstatt von einer einheitlichen Wirkung (Agonismus, Antagonismus) in allen Geweben und physiologischen Zuständen auszugehen.

Werfen wir einen Blick auf einige der Forschungsergebnisse zur Beteiligung des ECS an Angst, wohl wissend, dass das Bild noch nicht vollständig ist und die Evidenzlage stetig wächst.

HPA-Achse bei Angst

Die HPA-Achse spielt eine wichtige Rolle bei Stress, Angst und Depression, und das ECS ist daran beteiligt. Die Aktivierung der HPA-Achse ist eine gemeinsame Reaktion auf alle Arten von Bedrohungen. Das System ist darauf ausgelegt, kurzfristige Bedrohungen zu bewältigen, aber eine anhaltende Stressbelastung kann zu einem Verlust des regulierenden negativen Rückkopplungsmechanismus führen, was zu dauerhaft erhöhten Glukokortikoidspiegeln führt, welche die neuronale Plastizität und Neurogenese im Gehirn verändern [95, 96]. Daraus ergibt sich, dass Stress zu veränderter oder verringerter Neuroplastizität führen kann, was mit Angst- und schweren depressiven Störungen in Verbindung gebracht wird [95, 97].

Nach Balsevich et al. [98] beeinflussen Glukokortikoide unmittelbar die globale Verschiebung des Membranlipidstoffwechsels hin zu Stoffwechselwegen für die Synthese der antiinflammatorischen AEA und 2-AG und weg von der Produktion der entzündungsfördernden Arachidonsäure. Die Hemmung der Cyclooxygenase-2-(COX-2)-Synthese durch Glukokortikoide unterstützt diesen Mechanismus, indem sie die Synthese proinflammatorischer Prostaglandine sowie endocannabinoidabgeleiteter Prostanoide unterdrückt [99]. Chronischer Stress und chronische Glukokortikoidexposition scheinen jedoch die neuronale Architektur negativ zu beeinflussen, indem sie eine Atrophie der dendritischen Äste, eine Verringerung der Dichte der Dornenfortsätze und Veränderungen ihrer Morphologie verursachen [100].

Qin et al. [101] fanden heraus, dass durch chronische stressinduzierte Glukokortikoide die endocannabinoide Signalübertragung herunterreguliert wurde und das Auftreten von Angst mit genomischen Veränderungen auf nukleärer Ebene (epigenetisch) assoziiert war.

Endocannabinoide, Cannabinoidrezeptoren und Angst

Stress führt zu einer Abnahme der AEA-Spiegel in mehreren limbischen Hirnarealen [102, 103]. Dies legt nahe, dass Defizite in der AEA-Signalübertragung zu durch Stress induziertem angstähnlichen Verhalten beitragen [20]. Es wurde festgestellt, dass ein durch Stress verursachter AEA-Mangel mit angstähnlichem Verhalten korreliert [20]. Bei gesunden menschlichen Probanden wurde festgestellt, dass die Spiegel von zirkulierendem AEA und verwandten Fettsäureethanolamiden bei akutem psychosozialen Stress ansteigen [104].

Enzyme des ECS

Verschiedene Studien haben versucht, die Enzyme zu beeinflussen, die an der Synthese und dem Abbau der Endocannabinoide beteiligt sind, und dabei signifikante therapeutische Effekte gezeigt. Bei Mäusen stieg das Angstniveau an und die AEA-Spiegel im gesamten Gehirn waren 24 Stunden nach einem Fußschock reduziert. Eine Vorbehandlung mit einem FAAH-Inhibitor (denken Sie daran, dass FAAH das Enzym ist, das AEA abbaut) verhinderte den durch akuten Stress verursachten Abfall von AEA und verhinderte das verstärkte angstähnliche Verhalten, vermittelt durch die Wirkung von AEA an den CB1-Rezeptoren [20].

Die Hemmung des MAGL-Enzyms, das 2-AG abbaut, reduziert ebenfalls Angst [105–107]. Ein Mangel an DAGL (Diacylglycerollipase α, das Enzym, das an der Synthese von 2-AG beteiligt ist) führt jedoch zu erhöhter Angst, die mit einem deutlichen Rückgang von 2-AG im Gehirn einhergeht. MAGL-Inhibitoren verhinderten diesen Rückgang von 2-AG und die Zunahme der Angst. Allerdings können MAGL-Inhibitoren, die 2-AG erhöhen (das im Gegensatz zu AEA ein voller Agonist an CB1-Rezeptoren ist, während AEA ein partieller Agonist ist), auch zu einer Desensibilisierung der Rezeptoren führen [108].

TRPV1

Die Regulation von Angst erfolgt jedoch nicht ausschließlich über CB1-Rezeptor-abhängige Prozesse [93]. Es wurde festgestellt, dass AEA biphasische oder bimodale Eigenschaften besitzt: Es wirkt in niedrigen Dosen anxiolytisch an CB1-Rezeptoren und in höheren Dosen anxiogen am Transient-Receptor-Potential-Vanilloid-Typ-1-(TRPV1)-Kanal [109, 110]. TRPV1 wird in vielen Hirnarealen exprimiert, darunter Hippocampus, Basalganglien und Kortex [111]. CB1-Rezeptoren und TRPV1-Kanäle haben entgegengesetzte Effekte auf die Angstregulation: Die Aktivierung der CB1-Rezeptoren und die Antagonisierung der TRPV1-Kanäle führen bei Mäusen zu anxiolytischen Reaktionen [112]. Das Gleichgewicht zwischen CB1-Rezeptoraktivierung und TRPV1-Kanalaktivierung ist daher entscheidend für die Regulation von Angst [113].

Wissenschaftliche Evidenz: CBD in der Behandlung von Angst

Präklinische Evidenz unterstützt die akute Anwendung von CBD bei verschiedenen Angstformen, darunter generalisierte Angststörung, Panikstörung, soziale Angststörung, Zwangsstörung und PTBS; allerdings gibt es nur wenige Studien zur chronischen Dosierung von CBD [114]. Es gibt eine wachsende Zahl klinischer Studien, die ebenfalls die Annahme stützen, dass CBD einen Platz in der Behandlung von Angst beim Menschen haben könnte, wobei auch hier der Großteil der Forschung auf akute Dosierungen beschränkt ist. Weitere Studien sind erforderlich, um die Langzeitanwendung von CBD bei der Behandlung von Angst und in den verschiedenen Untergruppen von Angststörungen zu untersuchen.

In diesem Abschnitt werden wir die potenziellen Wirkmechanismen prüfen, durch die CBD als Anxiolytikum wirken könnte, und anschließend Tier- und Humanstudien zur Wirksamkeit betrachten.

Wirkmechanismen von CBD bei Angst

Die Wirkmechanismen von CBD als Anxiolytikum sind noch nicht vollständig geklärt. Die Regulation von Angst und die Verarbeitung erlernter Furcht umfassen nach aktuellem Verständnis 5-HT_{1A}-Rezeptoren, TRPV1-Kanäle und endocannabinoide Signalwege [113]. CBD wirkt agonistisch am 5-HT_{1A}-Rezeptor und teilt ähnliche Mechanismen mit Lithium, was die potenzielle Rolle von CBD in der Behandlung von affektiven Störungen unterstützt [115].

CBD interagiert jedoch mit mehreren weiteren Rezeptoren, die furcht- und angstbezogene Verhaltensweisen regulieren, darunter CB1-Rezeptoren, CB2-Rezeptoren und GPR55 [114, 116]. Weitere Forschung ist erforderlich, um die Beteiligung anderer potenzieller Mechanismen zu untersuchen, durch die CBD das Verhalten beeinflussen könnte, darunter die Hemmung der Adenosinaufnahme, inverser Agonismus an CB2-Rezeptoren, CB1-Rezeptorantagonismus, GPR55-Antagonismus, PPAR-γ-Rezeptoragonismus, Erhöhung des intrazellulären Kalziums [117], FAAH-Hemmung [81] und TRPV1-Aktivierung [118].

Insgesamt deuten die Forschungsergebnisse darauf hin, dass die akuten anxiolytischen Effekte von CBD wahrscheinlich auf die Förderung der 5-HT_{1A}-vermittelten Neurotransmission in den für Abwehrreaktionen relevanten Hirnregionen wie dem dorsalen periaquäduktalen Grau (DPAG), dem Nucleus striae terminalis und dem medialen präfrontalen Kortex (PFC) zurückzuführen sind. Im Gegensatz dazu konnten andere Wirkungen von CBD, darunter die Hemmung von Zwangshandlungen, verstärkte Furchtextinktion und beeinträchtigte Rekonsolidierung aversiver Erinnerungen, die Blockade anxiogener Folgen von chronischem unvorhersehbaren Stress sowie die Förderung der adulten Hippocampusneurogenese (AHN), auf die Potenzierung der AEA-vermittelten Neurotransmission zurückzuführen sein, während die Aktivierung von TRPV1 an der antipsychotischen Wirkung beteiligt sein könnte [117].

Dies ist ein komplexes Bild, das noch nicht vollständig verstanden ist. Im Folgenden einige Forschungsergebnisse.

CBD und das serotonerge System

Obwohl CBD mit mehreren Rezeptoren interagieren kann, deuten die Hinweise darauf hin, dass seine anxiolytische Wirkung auf seine Wirkung auf das serotonerge System zurückzuführen ist, vermutlich durch eine direkte Wirkung auf 5-HT_{1A}-Rezeptoren im Bereich des mittleren DPAG, der die autonomen und Verhaltensreaktionen auf Bedrohungen steuert [119, 120]. Untersuchungen zeigen, dass die durch Injektionen von CBD ausgelöste anxiolytische Wirkung, sei es systemisch oder in die Inter-DPAG-Region bei Ratten, durch einen 5-HT_{1A}-Rezeptorantagonisten blockiert wurde [119, 121]. Weitere Hirnareale, die an der Kontrolle von Angst beteiligt sind, spielen ebenfalls eine Rolle bei der Abschwächung von Angstreaktionen [122, 123].

Die akuten Effekte von CBD auf Angst sind dosisabhängig: Niedrige und mittlere, nicht aber hohe Dosen erwiesen sich als wirksam. Die Effekte niedriger und mittlerer Dosen wurden durch 5-HT_{1A}-Rezeptorantagonisten blockiert. Nach Blockade der TRPV1-Kanäle wurden hohe Dosen von CBD wirksam. Dies legt nahe, dass die anxiolytischen Effekte niedriger und mittlerer Dosen von reinem CBD über die 5-HT_{1A}-Rezeptoren vermittelt werden, während höhere Dosen die TRPV1-Kanäle aktivieren [113]. Die Aktivierung der TRPV1-Kanäle fördert Angstzustände, sodass dies jegliche anxiolytische Wirkung über die 5-HT_{1A}-Rezeptoren aufheben könnte, was erklärt, warum höhere Dosen nicht wirksam sind [124].

Doch so einfach ist es nicht. Während Zellforschungen darauf hindeuten, dass CBD als 5-HT_{1A}-Agonist wirkt [125], legen andere Studien nahe, dass dies unter In-vivo-Bedingungen nicht der Fall ist [126]. Weitere Untersuchungen zeigten, dass die Fähigkeit von CBD, die 5-HT_{1A}-vermittelte Neurotransmission zu fördern, offenbar weder auf einer Blockade der 5-HT-Wiederaufnahme noch auf Veränderungen der 5-HT_{1A}-mRNA-Expression in der DPAG-Region nach chronischer Gabe beruht [127]. Somit scheint die Modulation des 5-HT_{1A}-Rezeptors durch CBD recht komplex zu sein und möglicherweise allosterische Interaktionen zu beinhalten [126, 128].

CBD kann möglicherweise auch direkt oder indirekt Angst regulieren, indem es PPAR-γ, equilibrative Nukleosidtransporter, weitere TRP-Kanäle und Glycinrezeptoren beeinflusst [114]. Die anxiolytische Wirkung von CBD könnte auch durch die Aktivierung von Adenosinrezeptoren vermittelt werden, die eine bedeutende Rolle bei der kardiovaskulären Funktion spielen und zudem breit gefächerte antiinflammatorische Effekte im Körper ausüben [129, 130].

Ein biphasischer Effekt von CBD (und THC) wurde auch bei der mitogeninduzierten Tryptophandegradation, katalysiert durch das Enzym Indolamin-2,3-Dioxygenase (IDO), nachgewiesen. Bei nanomolaren Konzentrationen steigerten sowohl CBD als auch THC die Enzymaktivität von IDO in peripheren mononukleären Blutzellen (engl.: peripheral blood mononuclear cell, PBMC), d. h., CBD und THC förderten den Abbau von Tryptophan. Dies erfolgte über die Aktivierung von CB1- und CB2-Rezeptoren. Bei höheren (mikromolaren) Konzentrationen hingegen regulierten sowohl THC als auch CBD die mitogenstimulierte Tryptophandegradation herunter (unterdrückte IDO-Aktivität), was unabhängig von einer Beteiligung der CB1- und CB2-Rezeptoren geschah. CBD war 2–4-mal stärker als THC in der Unterdrückung der IDO-Aktivität. Die Forschung legt einen Zusammenhang nahe, über den CBD (und THC) das serotonerge System beeinflussen könnte, wobei Störungen der serotonergen Aktivität nachweislich eine Rolle bei neuropsychiatrischen Erkrankungen spielen, einschließlich affektiver Störungen und Depression. Tryptophan spielt eine Rolle bei zellulären Immunantworten, ist aber zugleich auch die Vorstufe für die Biosynthese von Serotonin (5-HT). Es wurde festgestellt, dass CBD und THC den durch das Enzym IDO vermittelten Abbau von Tryptophan unterdrücken. Diese Unterdrückung des IDO-vermittelten Tryptophanabbaus durch CBD und THC könnte ein zusätzlicher Mechanismus sein, durch den die antidepressive Wirkung von CBD und THC mit dem serotonergen System verknüpft ist [131]. Dies könnte ein wichtiger Wirkmechanismus sein, durch den THC und CBD Stimmungsschwankungen und die Lebensqualität verbessern, insbesondere bei Erkrankungen, die durch Entzündungen bedingt sind [131].

CBD und die HPA

In Tiermodellen zum Thema Stress wurde festgestellt, dass CBD in der Lage ist, die HPA-Faktoren zu modulieren, die die Stressverarbeitung des Gehirns koordinieren. Bei *nicht gestressten* Tieren, denen CBD verabreicht wurde, zeigte sich kein Effekt auf die HPA. Akuter Fixationsstress hingegen führte zu entgegengesetzten Effekten auf die *5-HTR1A*-Genexpression, abhängig von der Hirnregion: Im Hippocampus kam es zu einer Zunahme der relativen *5-HTR1A*-Genexpression, die bei mit CBD vorbehandelten Mäusen (5, 15 und 30 mg/kg Dosen) ausblieb (d. h. blockiert wurde), während im Amygdala eine Abnahme der *5-HTR1A*-Genexpression nur durch eine Vorbehandlung mit 5 mg/kg CBD blockiert wurde. Reines CBD blockierte zudem die Effekte von akutem Stress auf die Genexpression von Corticotropin-Releasing-Faktor, Proopiomelanocortin (schlafbezogen) und Glukokortikoidrezeptor. Interessanterweise traten die meisten Effekte in einem begrenzten Dosierungsbereich von 5 bis 15 mg/kg CBD auf, was mit anderen Studien zu reinem CBD übereinstimmt [132].

CBD, Neurogenese und Neuritogenese

Ein weiterer Effekt von CBD, der das Endocannabinoidsystem (ECS) betreffen könnte, ist seine Fähigkeit, die adulte Hippocampusneurogenese (AHN) zu steigern, deren Beeinträchtigung mit der Pathogenese von Angststörungen in Verbindung gebracht wird [133, 134]. Dies ist einer der Pathomechanismen, die in einem früheren Abschnitt diskutiert wurden.

Die anxiolytische Wirkung von CBD bei chronisch gestressten Mäusen wurde nachgewiesen und hängt von der hippocampalen Neurogenese ab [81, 133]. Studien zu antidepressiven Behandlungen bei Mäusen haben gezeigt, dass eine intakte AHN eine Rolle bei deren anxiolytischen Effekten spielt [135]. In einem Parkinsonmodell scheint CBD zudem die Neuritogenese zu fördern, indem es mehrere daran beteiligte Schlüsselsubstanzen moduliert. CBD erhöhte die Zellviabilität, Differenzierung und die Expression axonaler (GAP-43) sowie synaptischer (Synaptophysin und Synapsin I) Proteine [136]. Der Mechanismus beinhaltete die Aktivierung von Tyrosinkinaserezeptoren (trkA) und trat auch in Abwesenheit des endogenen Agonisten, des Nervenwachstumsfaktors (engl.: nerve growth factor, NGF), auf [136].

Interessanterweise wurde auch gezeigt, dass ein zentrales Terpen der Cannabispflanze, β-Caryophyllen, trkA-Rezeptoren aktivieren und die Neuritogenese induzieren kann. Es scheint dies über einen Mechanismus zu tun, der unabhängig von Cannabinoidrezeptoren oder NGF ist [137].

Eine Studie an Mäusen mit einem Modell des chronischen unvorhersehbaren Stresses zeigte, dass nach 14 Tagen CBD-Injektionen anxiolytisch auf gestresste Mäuse wirkten. Dieser Effekt wurde durch CB1- und CB2-Rezeptorantagonisten, nicht aber durch einen 5-HT-$_{1A}$-Rezeptorantagonisten blockiert (was darauf hindeutet, dass die Effekte über Cannabinoidrezeptoren vermittelt wurden). Wichtig ist, dass diese Effekte mit einer erhöhten hippocampalen Neurogenese und einer erhöhten Dornenfortsatzdichte im Gyrus dentatus des Hippocampus assoziiert waren; dieser Effekt wurde durch den CB2-Rezeptorantagonisten stärker reduziert. Bei den gestressten Ratten senkte CBD die Aktivität von FAAH (dem Enzym, das für den Abbau von AEA verantwortlich ist) und erhöhte die Expression von Glykogensynthasekinase 3β (p-GSK3β), einem Protein, das teilweise Neurogenese, Synaptogenese und neuronales Überleben vermittelt. Dieser Effekt wurde durch den CB2-Rezeptorantagonisten reduziert. Die Autoren der Studie kamen zu dem Schluss, dass CBD in diesem Tiermodell die Auswirkungen von chronischem unvorhersehbaren Stress durch die Förderung der endocannabinoiden Signalübertragung (Aktivierung von Endocannabinoiden und CB1/CB2-Rezeptoren) und die Rekrutierung von intrazellulären/synaptischen Proteinen, die an Neurogenese und dendritischem Remodeling beteiligt sind, reduzieren kann [81].

CBD und der Abbau von Endocannabinoiden

CBD beeinflusst die Aufnahme und den Abbau von Endocannabinoiden, wobei die Relevanz im Hinblick auf anxiolytische Effekte nicht eindeutig ist [126]. Es wurde festgestellt, dass CBD eine indirekte Wirkung auf CB1-Rezeptoren hat, indem es den enzymatischen Abbau von AEA verhindert und so dessen Verweildauer im System verlängert [130]. Erhöhte AEA-Spiegel im Liquor cerebrospinalis wurden invers mit psychotischen Symptomen korreliert [130]. In einer randomisierten kontrollierten Studie (RCT) war die Behandlung mit CBD mit einem signifikanten Anstieg der Serum-AEA-Spiegel verbunden, der wiederum signifikant mit einer klinischen Verbesserung bei Patienten mit akuter Schizophrenie assoziiert war, was darauf hindeutet, dass die Hemmung des AEA-Abbaus zur antipsychotischen Wirkung von CBD beitragen könnte [130].

CBD, Entzündung und Immunfunktion

Wie bereits erwähnt, kann Entzündung sowohl Angststörungen als auch Depressionen zugrunde liegen [55]. Daher könnten die entzündungshemmenden Effekte von CBD relevant sein und zu seiner anxiolytischen Wirkung beitragen.

CBD und THC zeigen einen biphasischen Effekt, das heißt, sie haben sowohl hemmende als auch stimulierende Wirkungen auf die Zellen des Immunsystems. Sowohl THC als auch CBD können die TNF-α-Produktion in menschlichen NK-Zellen in peripheren mononukleären Blutzellen (PBMCs) verringern, jedoch kann THC die TNF-α-Produktion in menschlichen Monozyten erhöhen. In vielen Fällen scheinen die Effekte von CBD und THC von ihrer Konzentration abzuhängen: Die stimulierenden Wirkungen wurden bei niedrigeren (nanomolaren) Dosen beobachtet, während hemmende Wirkungen bei höheren (mikromolaren) Dosen berichtet wurden. Beispielsweise stimulierten niedrige Dosen von THC und CBD (ähnlich den Dosen beim Cannabisrauchen) die IFN-γ-Produktion, während höhere Dosen die IFN-γ-Produktion unterdrückten [43]. Ebenso scheint es einen konzentrationsabhängigen Effekt von sowohl CBD als auch THC auf Th1- und Th2-Typ-Zytokine zu geben [131].

Sowohl CBD als auch THC wurden als Regulatoren der mitogeninduzierten Th1-Typ-Immunantworten in PBMCs identifiziert. Die Behandlung von PBMCs mit entweder CBD oder THC kann dosisabhängig die mitogeninduzierte Produktion von Neopterin (Marker der zellulären Immunität) unterdrücken. Die Vorbehandlung von PBMCs mit niedrigen (nanomolaren) Dosen von THC oder CBD erhöhte die Produktion des proinflammatorischen Zytokins IFN-γ, während bei hohen Dosen die Produktion unterdrückt wurde, was die zuvor erwähnte biphasische Reaktion demonstriert [131]. Weitere Informationen zu den entzündungshemmenden Effekten von CBD finden Sie in Kap. 4.

CBD, Schlaf und Angst

Die anxiolytische Wirkung von CBD scheint an der Linderung von mit Angst verbundenen Schlafstörungen beteiligt zu sein. Tierstudien deuten darauf hin, dass CBD durch seine anxiolytische Wirkung auf das Gehirn eine durch Angst induzierte REM-Schlafdeprivation blockieren kann [138].

Tierforschung: Wirksamkeit von CBD bei Angst

Mehrere Studien an Nagetieren haben die anxiolytischen Effekte von CBD, ähnlich wie anxiolytische Medikamente, in verschiedenen Experimenten nachgewiesen [139–144].

Tiermodelle für Angst: Erhöhtes Plus-Labyrinth

Modelle für Angst bei Mäusen und Ratten verwenden häufig ein Erhöhtes Plus-Labyrinth (engl.: elevated plus-maze, EPM) als Methode zur Messung von Angst. Der EPM besteht typischerweise aus zwei gegenüberliegenden Armen, die von Wänden umgeben sind (geschlossene Arme), und zwei Armen ohne umschließende Wände (offene Arme), die erhöht sind. Der EPM-Test kann sowohl anxiolytische als auch anxiogene Arzneimitteleffekte bei Ratten nachweisen [145]. Er basiert auf der Aversion des Tieres gegenüber offenen Räumen und der Präferenz für geschlossene Räume. Die Höhe und das Fehlen von umschließenden Wänden erzeugen bei den Tieren Angst. In diesem EPM-Modell äußert sich Angst dadurch, dass das Nagetier mehr Zeit in den geschlossenen Armen und weniger Zeit in den offenen Armen des Labyrinths verbringt. Ein anxiolytischer Effekt würde sich daher durch eine Zunahme des Anteils der in den offenen Armen verbrachten Zeit (d. h. Zeit in offenen Armen/Gesamtzeit in offenen plus geschlossenen Armen) und eine Zunahme des Anteils der Eintritte in die offenen Arme (Anzahl der Eintritte in offene Arme/Gesamteintritte in offene plus geschlossene Arme) zeigen.

Angststudien bei Nagetieren

In einer Studie, die ein EPM-Modell für Angst bei Ratten verwendete, erhöhten Dosen von 2,5, 5,0 und 10,0 mg/kg reinem CBD signifikant das Eintrittsverhältnis (offen/gesamt), was auf eine anxiolytische Wirkung hinweist. Auch Diazepam (2,0 mg/kg) zeigte eine anxiolytische Wirkung. Diese Studie fand zudem, dass CBD bei einer höheren Dosis von 20,0 mg/kg nicht mehr wirksam war. Keine der CBD-Dosen veränderte die Gesamtzahl der Eintritte (Maß für die gesamte Explorationsaktivität). Die Schlussfolgerung der Studie war, dass CBD im EPM eine selektive anxiolytische Wirkung innerhalb eines begrenzten Dosisbereichs ausübt [139]. Ein begrenzter Wirkungsbereich ist typisch für Studien mit reinem CBD ohne die natürlich assoziierten Pflanzenstoffe.

In einer weiteren Rattenstudie wurde festgestellt, dass CBD in einem Angstmodell mit furchtpotenziertem EPM-Test, einem Modell für kontextuell konditionierte Angst, eine antianxiogene Wirkung ausübt [145]. Es wurde auch gezeigt, dass es das Verhalten und die autonomen stressinduzierten Reaktionen bei Ratten reduziert [143]. Männliche Ratten erhielten intraperitoneale (i.p.) Injektionen eines Vehikels (Placebo) oder von reinem CBD (1, 10 oder 20 mg/kg) und wurden 30 Minuten später für 60 Minuten fixiert, während kardiovaskuläre Reaktionen gemessen wurden. Im zweiten Experiment erhielten die Ratten i.p.-Injektionen eines 5-HT_{1A}-Rezeptorantagonisten vor der CBD-Behandlung und der Exposition gegenüber der Fixierung. Vierundzwanzig Stunden später wurden die Ratten im EPM getestet. Die Exposition gegenüber dem Fixierungsstress erhöhte erwartungsgemäß den Blutdruck und die Herzfrequenz der Ratten und induzierte 24 Stunden später eine anxiogene Reaktion im EPM. Es wurde festgestellt, dass CBD diese Effekte abschwächte und der 5-HT_{1A}-Rezeptorantagonist die Effekte von CBD blockierte. Daraus wurde geschlossen, dass CBD die akuten autonomen Stressreaktionen und die emotionalen Folgen von Angst durch die Förderung der vom 5-HT_{1A}-Rezeptor vermittelten Neurotransmission abschwächen kann [143].

Tierstudien zur chronischen CBD-Gabe

Nur wenige Studien haben die Effekte einer chronischen CBD-Gabe untersucht. In einer Studie schwächte die Behandlung mit reinem CBD über 21 Tage hinweg die Akquisition der inhibitorischen Vermeidung bei Ratten ab [146]. In einer anderen Studie zeigte sich, dass die chronische, nicht aber die akute Gabe von reinem CBD bei Mäusen in niedrigen (1 mg/kg) und hohen Dosen (50 mg/kg) eine moderate anxiolytische Wirkung hatte [147].

Einige Studien fanden keinen Effekt von CBD auf angstähnliche Reaktionen bei Ratten. Beispielsweise zeigte eine Studie mit akuter und chronischer Dosierung (14 Tage) von Ratten mit Rimonabant, CBD, CBG und THC (jeweils 2,5 mg/kg), dass Rimonabant (CB1-Rezeptorantagonist/inverser Agonist) und THC (CB1-Rezeptoragonist) beide anxiogenähnliche Reaktionen hervorriefen, während weder die akute noch die chronische Gabe von CBD und CBG angstähnliche Reaktionen veränderte (d. h. weder anxiolytische noch anxiogene Reaktionen zeigte) [148]. In einer weiteren Studie wurden Ratten akut oder chronisch über 14 Tage mit CBD

(15, 30 und 60 mg/kg) oder Kochsalzlösung (Kontrolle) oder Imipramin (30 mg/kg) behandelt. Ihr Verhalten wurde mit dem Forced-Swim-Test (zur Beurteilung von depressionsähnlichem Verhalten) und dem Open-Field-Test (zur Beurteilung von angstähnlichem Verhalten) untersucht. Anschließend wurden die BNDF-Spiegel im Hippocampus, PFC und in der Amygdala bestimmt. Diese Studie ergab, dass CBD bei einer Dosis von 30 mg/kg das depressionsähnliche Verhalten reduzierte und die BDNF-Spiegel in der Amygdala der Ratte, relevant für Depressionen, erhöhte, jedoch keinen Einfluss auf den Open-Field-Test hatte [149].

Ein weiteres Experiment ergab etwas völlig Gegenteiliges zu den anderen Studien, nämlich dass die chronische Gabe von CBD (10 mg/kg) über 14 Tage hinweg tatsächlich anxiogene Reaktionen verstärkte und die BDNF-Expression im Hippocampus und Frontalkortex (keine Veränderung im Striatum) sowie die TfkB-Expression im Hippocampus und die Phospho-ERK1/2-Expression signifikant verringerte [150]. Wie sind diese Ergebnisse zu interpretieren? In diesem Experiment scheint CBD die Expression von Proteinen *verringert* zu haben, die Antidepressiva und Anxiolytika normalerweise erhöhen würden. Diese Studie wurde jedoch in zwei wesentlichen Punkten kritisiert [151]. Erstens wurde nur eine einzige Dosis CBD (10 mg/kg) verwendet, anstatt eines Dosisbereichs, um ein klareres Dosis-Wirkungs-Profil zu erhalten. Zweitens wurde das Reporting von nur einem Teil des Angsttests (Angabe der insgesamt zurückgelegten Strecke, aber nicht der Zeit in den inneren und äußeren Zonen der Aktivitätsboxen) bemängelt, mit dem Vorschlag, dass relevantere Angsttests (z. B. EPM) ebenfalls hätten verwendet werden sollen [151].

Daraus wird ersichtlich, dass die Nuancen von Tierversuchen verstanden werden müssen, wenn wir die Ergebnisse solcher Experimente sinnvoll interpretieren wollen.

Der Unterschied in den Dosis-Wirkungs-Beziehungen bei akuter versus chronischer CBD-Exposition legt nahe, dass einige anxiolytische Effekte von CBD indirekt sind und mit Veränderungen im Gleichgewicht der Endocannabinoidliganden oder -rezeptoren zusammenhängen. Es ist wichtig zu bedenken, dass Tierversuche bestenfalls eine Annäherung an das darstellen, was beim Menschen geschehen könnte. Zudem sollte man sich vor Augen halten, dass in Tierstudien meist reines CBD-Isolat verwendet wird und es sehr wahrscheinlich ist, dass CBD-Arzneimittel aus der ganzen Pflanze (die andere Phytocannabinoide, Terpene und weitere Pflanzenstoffe enthalten) eine völlig andere Wirkung auf den Körper haben werden. Im Folgenden betrachten wir die Effekte von reinem CBD bei Angst.

Reines CBD-Isolat und die glockenförmige Dosis-Wirkungs-Kurve in Tierstudien

Verschiedene Tierstudien, welche die anxiolytische Wirkung von *reinem* CBD untersuchten, haben gezeigt, dass die Dosis-Wirkungs-Beziehung offenbar einer glockenförmigen Kurve folgt, wobei die anxiolytischen Effekte bei moderaten Dosen von CBD auftreten, jedoch nicht bei niedrigeren oder höheren Dosen

[139, 152–154]. Die Injektion von CBD in das DPAG, eines der an der Kontrolle von Angst beteiligten Areale, bei Ratten war ebenfalls mit einer glockenförmigen Kurve assoziiert [119]. Andere Studien zur akuten systemischen Anwendung von CBD ohne vorherigen Stress fanden anxiolytische Effekte oder keinen Effekt [140, 145].

Bislang wurden keine anxiogenen Effekte im Zusammenhang mit der akuten systemischen Verabreichung von CBD in Tiermodellen der generalisierten Angst festgestellt [124]. Mit anderen Worten: CBD kann Angst reduzieren, verursacht sie aber nicht. Dies steht im Gegensatz zu Tetrahydrocannabinol (THC), das in höheren Dosen anxiogen zu wirken scheint (wird später besprochen).

Warum könnten höhere Dosen von CBD unwirksam sein?

Warum höhere Dosen von (reinem) CBD als Anxiolytikum unwirksam sind, könnte an der Aktivierung von TRPV1-Rezeptoren bei höheren Dosen liegen. CBD ist in der Lage, TRPV1-Rezeptoren zu aktivieren [155], und diese Rezeptoren kommen in mehreren Hirnregionen vor, die mit der Kontrolle von Abwehr- und Stressreaktionen in Verbindung stehen, darunter mPFC, Hippocampus, Hypothalamus, DPAG und LC [156]. CBD wirkt bei hohen Konzentrationen als TRPV1-Agonist und kann dadurch möglicherweise die Inaktivierung von AEA beeinträchtigen [155]. Eine weitere Studie fand Hinweise darauf, dass hohe Dosen von CBD TRPV1-Rezeptoren im PAG aktivieren und dass die Aktivierung dieser Rezeptoren an den beobachteten glockenförmigen Dosis-Wirkungs-Kurven von CBD beteiligt sein könnte [119]. Da die Aktivierung von TPPV1-Rezeptoren anxiogene Effekte hat, würde dies die anxiolytische Wirkung verhindern [124] und sie somit effektiv aufheben.

Interessanterweise wurde diese glockenförmige Kurve auch in einer klinischen Studie mit 60 gesunden Probanden nachgewiesen: Subjektive Angstsymptome wurden mit 300 mg CBD reduziert, jedoch nicht mit 100 mg oder 900 mg CBD in der Phase nach einer simulierten öffentlichen Rede [126]. Auch in dieser Studie wurde reines CBD (kein Vollspektrum-CBD) verwendet.

Tierstudie zu reinem CBD versus CBD aus der ganzen Pflanze

In einer Tierstudie aus dem Jahr 2015 wurde die Form der Dosis-Wirkungs-Kurven für antiinflammatorische und antinozizeptive Effekte von CBD aus der ganzen Pflanze und reinem CBD-Isolat bei Ratten verglichen. Die Studie ergab, dass gereinigtes CBD mit einer umgekehrt U-förmigen (glockenförmigen) Dosis-Wirkungs-Kurve assoziiert war, während CBD aus der ganzen Pflanze für die Antinozizeption eine lineare Dosis-Wirkungs-Kurve zeigte [157]. Bei der Untersuchung der antiinflammatorischen Effekte von reinem CBD im Vergleich zu CBD aus der ganzen Pflanze zeigte die Dosis-Wirkungs-Kurve der Pfotendicke erneut eine U-förmige Kurve für das reine CBD und eine lineare Dosis-Wirkungs-Kurve für das CBD aus der ganzen Pflanze. Die Ergebnisse für das reine CBD-Isolat deuten auf ein enges therapeutisches Fenster hin, außerhalb dessen reines CBD möglicherweise nicht so wirksam ist (zumindest hinsichtlich der Reduktion von Entzündungen oder Schmerzen). Das CBD-Extrakt aus der ganzen Pflanze wirkt jedoch pharmakologisch sehr unterschiedlich, nämlich dosisabhängig (wie man es intuitiv auch erwarten würde).

Bis solche Experimente in Bezug auf Angstzustände, sowohl bei Tieren als auch beim Menschen, mit einem Vergleich von reinem Isolat und CBD aus der ganzen Pflanze wiederholt werden, bleibt dies Spekulation – könnte es einen ähnlichen Effekt auch bei Angst geben? Es ist bekannt, dass viele der Terpene anxiolytische Wirkungen haben, daher wäre dies möglich.

Tierforschung zu CBDA bei Angst

Untersuchungen an Ratten deuten darauf hin, dass Cannabidiolsäure (CBDA), die saure Vorstufe von CBD, anxiolytische Wirkungen besitzt, die durch einen 5-Hydroxytryptamin-1A-(5-HT_{1A})-Rezeptorantagonisten aufgehoben werden können [158]. In einer Rattenstudie, die das neuromotorische Verträglichkeitsprofil von CBDA als potenziellem Antiemetikum untersuchte, fanden die Forscher heraus, dass CBDA in keinem neuromotorischen Verträglichkeitstest nachteilige Auswirkungen auf die Leistung hatte und Hinweise auf anxiolytische Effekte von CBDA im habituationsbasierten Open-Field-Test vorlagen. CBDA wurde als gut verträglich und frei von den sedierenden Nebenwirkungen der Benzodiazepin-Anxiolytika eingestuft, die häufig zur Behandlung von antizipatorischer Übelkeit eingesetzt werden (diese haben eine begrenzte Wirksamkeit, erhebliche Nebenwirkungen und führen zur Abhängigkeit) [159].

In einem Angstmodell bei Ratten kehrte HU-580 (der Methylester von CBDA), nicht aber CBDA selbst, die Wirkung von Fußschock auf die angstartige Reaktion um. Angst bei Nagetieren äußert sich in der Regel durch eine verringerte Verweildauer im Lichtkasten. Es wurde festgestellt, dass HU-580 die Zeit, die Ratten nach Fußschock im hellen Bereich einer Hell-Dunkel-Box verbrachten, erhöhte. Dieser Effekt wurde durch den 5-HT_{1A}-Antagonisten WAY100635 blockiert, was auf eine Vermittlung über 5-HT_{1A}-Rezeptoren hindeutet [160]. Weitere Forschung zur sauren Form von CBD könnte in Zukunft von Interesse sein.

Humanforschung: Wirksamkeit von CBD bei Angst

Die anxiolytischen Effekte von CBD beim Menschen wurden erstmals durch die Umkehrung der anxiogenen Effekte von THC bei gleichzeitiger Verabreichung beider Substanzen nachgewiesen [161, 162]. Humanstudien unterstützen im Allgemeinen eine anxiolytische Rolle von CBD, wobei sich diese Evidenz jedoch meist auf die akute Dosierung beschränkt [114]. Eine Studie an psychiatrischen Patienten, die später noch besprochen wird, berichtete jedoch von anxiogenen Effekten bei einigen Patienten [163].

Umfragen

Wie zu Beginn des Kapitels besprochen, gibt es zahlreiche Umfragen, die darauf hindeuten, dass Personen medizinisches Cannabis einschließlich CBD für eine Vielzahl diagnostizierter Gesundheitszustände verwenden, wobei Angst eine der häufigsten Indikationen ist [3–7, 18]. Eine longitudinale, querschnittliche webbasierte Umfrage unter Patienten und Betreuern von Patienten mit diagnostizierter Erkrankung, die bei der Realm of Caring Foundation (gemeinnützige Organisation) registriert sind, verglich 808 Cannabiskonsumenten mit 468 Nichtkonsumenten. Die Studie ergab, dass Cannabiskonsumenten im Vergleich zu Nichtkonsumenten signifikant weniger Angst und Depressionen, besseren Schlaf, bessere Lebensqualität, größere Gesundheitszufriedenheit und geringere durchschnittliche Schmerzstärke angaben ($p < 0{,}05$) und 14 % weniger verschreibungspflichtige Medikamente verwendeten. Der medizinische Cannabiskonsum war mit positiven Bewertungen von Gesundheit und Lebensqualität in mehreren Bereichen assoziiert. CBD-dominante Produkte wurden häufiger verwendet als THC-dominante Produkte, mit einer mittleren CBD-Dosis von 79 mg/Tag (angepasst an das Körpergewicht: 1,4 mg/kg; Median 0,6 mg/kg; Bereich 0,01–15,7 mg/kg) und einer mittleren THC-Dosis von 3 mg/Tag (angepasst an das Körpergewicht: 0,05 mg/kg; Median 0,02 mg/kg; Bereich <0,01–0,6 mg/kg) [19].

Studien zum regionalen zerebralen Blutfluss: Angst und CBD

Eine 2004 durchgeführte Studie an 10 gesunden Männern untersuchte die Auswirkungen von CBD auf den regionalen zerebralen Blutfluss (engl.: regional cerebral blood flow, rCBF) mittels Einzelphotonen-Emissionscomputertomografie (SPECT). Die Teilnehmer wurden randomisiert entweder mit 400 mg CBD oder Placebo behandelt, wobei ein doppelblindes Cross-over-Studiendesign verwendet wurde. Es handelte sich um 99,9 % reines CBD, gelöst in Maisöl. Es gab zwei experimentelle Sitzungen im Abstand von einer Woche. Zur Beurteilung der Angst wurde eine visuelle Analogskala für die Stimmung (engl.: visual analogue mood scale, VAMS) eingesetzt[1] . Die Teilnehmer erhielten entweder das Placebo oder CBD und wurden dann einer potenziell stressigen oder angstauslösenden Aufgabe (hier: einem öffentlichen Redetest) ausgesetzt. Die Auswirkungen auf den rCBF wurden mittels SPECT beurteilt. Es zeigte sich, dass 400 mg CBD die subjektive Angst signifikant reduzierten und die Gehirnaktivität im linken parahippocampalen Gyrus zunahm, während sie im linken Amygdala-Hippocampus-Komplex, der sich bis in den Hypothalamus und auch in den linken posterioren cingulären Gyrus erstreckte, abnahm. Die anxiolytischen Effekte wurden bereits vor der angstauslösenden Situation festgestellt, was darauf hindeutet, dass CBD die antizipatorische Angst reduzieren kann [164].

Dieses Studiendesign wurde 2011 unter Einschluss von 10 Teilnehmern mit sozialer Angststörung (SAD) wiederholt. Die Teilnehmer wurden erneut randomisiert, um CBD (400 mg, 99,9 % rein, gelöst in Maisöl) oder Placebo in einem

[1] Doppelblinde Studien sind solche, bei denen weder die Teilnehmer noch die messenden Forscher wissen, welches Studienmedikament der Teilnehmer erhält: in diesem Fall das CBD oder das Placebo. Auf diese Weise wird eine Verzerrung minimiert. Ein Cross-over-Design bedeutet einfach, dass jeder Teilnehmer sowohl das CBD als auch das Placebo erhält (ohne zu wissen, in welcher Reihenfolge).

doppelblinden Cross-over-Design zu erhalten, das zwei experimentelle Sitzungen mit einem Intervall umfasste. Die VAMS wurde zur Beurteilung der subjektiven Angst eingesetzt. Die Ergebnisse zeigten, dass im Vergleich zum Placebo eine Einzeldosis CBD (400 mg) die subjektiven Angstsymptome vor und nach SPECT (antizipatorische Angst, $p < 0{,}001$) signifikant reduzierte [165]. SPECT zeigte eine reduzierte Aufnahme des Gehirnaktivitätsmarkers (Ethylcysteinat-Dimer, markiert mit Technetium-99 m [ECD]) im linken parahippocampalen Gyrus (was auf eine verringerte Aktivität hindeutet) im Gegensatz zur früheren Studie an gesunden Männern [164], die eine erhöhte Aktivität fand, was einen Unterschied zwischen gesunden Probanden und Patienten mit SAD widerspiegelt. SPECT zeigte außerdem eine verringerte ECD-Aufnahme im inferioren Temporalgyrus und eine erhöhte ECD-Aufnahme im rechten posterioren cingulären Gyrus ($p < 0{,}001$, unkorrigiert) [165].

Eine dritte Studie (doppelblind, randomisiert, placebokontrolliert) untersuchte ebenfalls den rCBF mittels funktioneller MRT bei 15 gesunden Männern, die angstauslösende Gesichter betrachteten. Jeder Scandurchgang wurde durch die Einnahme von entweder 10 mg THC, 600 mg CBD (beide etwa 99,6 % bzw. 99,9 % rein) oder Placebo als Gelatinekapseln eingeleitet. Die wichtigsten Ergebnisparameter umfassten die regionale Gehirnaktivierung (abhängig von der Blutsauerstoffsättigung), elektrodermale Aktivität (EDA) sowie objektive und subjektive Angstratings. Die Vorbehandlung mit 600 mg CBD war mit einer reduzierten Angst, einer geringeren Anzahl an EDA-Schwankungen und einer Unterdrückung der blutsauerstoffabhängigen Signale in der Amygdala sowie im anterioren und posterioren cingulären Kortex beim Betrachten stark angstauslösender Gesichter assoziiert (wobei die Unterdrückung der Amygdala- und anterioren cingulären Reaktionen mit der gleichzeitigen Reduktion der EDA-Schwankungen korrelierte). Die Forscher schlossen daraus, dass die Wirkung von CBD auf die Aktivierung in limbischen und paralimbischen Hirnregionen zu seinem anxiolytischen Effekt beitragen könnte. THC erhöhte die Angst sowie das Maß an Intoxikation, Sedierung und psychotischen Symptomen und schien hauptsächlich die Aktivierung in anderen Hirnregionen, insbesondere in den frontalen und parietalen Bereichen, zu modulieren. Die Studie kam zu dem Schluss, dass die Effekte von CBD auf limbische und paralimbische Regionen zu seiner Fähigkeit beitragen könnten, die autonome Erregung sowie die subjektive Angst zu reduzieren, während die anxiogenen Effekte von THC mit seinen Wirkungen auf andere Hirnareale zusammenhängen könnten [166].

Wie Sie sehen, verwendeten alle drei Studien nahezu reines CBD, während in der letzten Studie reines THC eingesetzt wurde. Es wäre interessant, wenn diese Studien mit Vollspektrum-CBD- und THC-haltigen medizinischen Cannabisprodukten wiederholt würden.

Beobachtungsstudie: CBD und Angst

Eine Beobachtungsstudie mit 670 Personen nutzte eine Anwendung (Releaf App™), welche die Auswirkungen des Konsums von Cannabisblüten dokumentierte; sie wurde von 2016 bis 2019 durchgeführt. Es zeigte sich eine Abnahme der Symptomintensität in 95,1 % der Cannabiskonsumsitzungen (mit einer Zunahme in 2,32 % der Sitzungen und keiner Veränderung in 2,16 % der Sitzungen). Im Durchschnitt erfuhren die Nutzer eine Reduktion der Symptomintensität um 3,47 Punkte bei Angst, 3,98 Punkte bei Stress und 4,33 Punkte bei Unruhe/Reizbarkeit (auf einer visuellen Analogskala von −5 bis +5). Mittlere und hohe THC-Werte waren der wichtigste unabhängige Prädiktor für eine verstärkte Symptomlinderung, wobei dies nur in Bezug auf Angst statistisch signifikant war. Interessanterweise waren die CBD-Werte im Allgemeinen nicht mit Veränderungen der Symptomintensität assoziiert. Cannabiskonsumenten berichteten in weniger als 13 % der Konsumsitzungen über anxiogene Effekte (z. B. sich ängstlich, gereizt, paranoid oder unruhig fühlen oder einen schnellen Puls haben), aber in der Mehrzahl (etwa 66 %) der Sitzungen berichteten sie über anxiolytische Effekte, darunter Entspannung, Glück, Friedlichkeit und Optimismus [167].

Fallstudien und Fallserien

Derzeit gibt es nur wenige veröffentlichte Fallstudien in der Literatur. Einige Beispiele für diese Studien werden im Folgenden gebracht.

Pädiatrische Fallstudie: CBD und Angst bei einer Patientin mit PTBS

Es wurde eine Fallstudie über ein 10-jähriges Mädchen mit PTBS veröffentlicht, das Angst, Aggressivität, Ungehorsam, Impulsivität, sexuell unangemessenes Verhalten, geringes Selbstwertgefühl und schlechten Schlaf zeigte. Es wurde zunächst mit folgenden Nahrungsergänzungsmitteln zur Unterstützung bei Angst und Schlaf behandelt: Melatonin (5 mg/Nacht), Magnesium (300 mg/Tag) und Diphenhydramin (25 mg/Nacht). Diese Medikamente halfen leicht, aber es hatte weiterhin Ausbrüche in der Schule und zu Hause und seine Angst blieb bestehen. Es wurde mit CBD-Präparaten (25 mg) zur Schlafenszeit sowie bei Bedarf tagsüber mit 6–12 mg sublingualem Spray gegen Angstzustände behandelt. Schlaf und Angst wurden mit der Sleep Disturbance Scale for Children (SDSC) und dem Screen for Child Anxiety-Related Disorders (SCARED) gemessen.

Das Kind erlebte eine allmähliche Verbesserung der Schlafqualität und -quantität sowie eine Abnahme der Angst, ohne Nebenwirkungen. Die Werte beider Skalen zur Messung von Schlafstörungen und Angst sanken nach dem ersten Monat und verringerten sich weiter über den 6-monatigen Beobachtungszeitraum. Der SCARED-Score lag zu Beginn bei 34, nach 2 Monaten bei 24, nach 4 Monaten bei 19, nach 5 Monaten bei 16 und nach 6 Monaten bei 18. Die SDSC-Werte lagen zu Beginn bei 59, nach 2 Monaten bei 42, nach 4 Monaten bei 41, nach 5 Monaten bei 37 und nach 6 Monaten bei 38. Diese Daten zeigen, dass es bereits nach 2 Monaten von einer Reduktion der Angst und besserem Schlaf profitierte. Die Angstscores sanken über 6 Monate weiter, während die Schlafscores nach 2 Monaten ein Plateau erreichten.

Nach 5 Monaten konnte das Mädchen in seinem eigenen Zimmer schlafen und kam in der Schule gut zurecht. Die therapeutische Strategie bestand darin, das CBD schließlich auszuschleichen und es auf lebenslange Bewältigungsstrategien wie Meditation und Yoga umzustellen [168].

Retrospektive Fallserie: CBD bei psychiatrischen Patienten
Eine große retrospektive Fallserie wurde über 3 Monate in einer ambulanten psychiatrischen Klinik durchgeführt, um die Wirkung von CBD auf Angst- und Schlafprobleme als Ergänzung zur regulären Behandlung zu untersuchen [163]. Die Studie wurde an einer Stichprobe von 72 Patienten durchgeführt, davon 47 mit Hauptbeschwerde Angst und 25 mit Hauptbeschwerde Schlafproblem. Die Angst wurde anhand der Hamilton Anxiety Rating Scale (HAM-A) mit 14 Fragen gemessen, der Schlaf mit dem Pittsburgh Sleep Quality Index (PSQI) bewertet. Auch Nebenwirkungen und Verträglichkeit wurden erfasst. Das Durchschnittsalter der Patienten mit Angst betrug 34 Jahre (18–70 Jahre), bei denen mit Schlafstörungen 36,5 Jahre (18–72 Jahre). Die in der Studie verwendeten Dosierungen reichten von 25 mg/Tag bis 175 mg/Tag.

Insgesamt zeigten die Angstscores im Studienverlauf einen stärkeren Rückgang (Verbesserung) als die Schlafscores, die nur leicht abnahmen (Verbesserung). Die Angstscores sanken innerhalb des ersten Monats und blieben für den Rest der Studie verringert.

- Bei der ersten monatlichen Bewertung berichteten 79,2 % (57/72) der Patienten eine Verbesserung der Angst, während 15,3 % (11/72) eine Verschimmerung der Angst erlebten.
- Bei der 2-Monats-Bewertung berichteten 56,5 % (23/41) der Patienten eine Verbesserung der Angst im Vergleich zum vorherigen Monat, während 19,5 % (8/41) eine Verschlechterung im Vergleich zum Vormonat angaben.
- Bei den Patienten mit Angst ($n = 47$) lag der mittlere HAM-A-Score zu Beginn bei 23,87 +/ 9,87, nach 1 Monat bei 18,02 +/ 7,56, nach 2 Monaten bei 16,35 +/ 8,80 und nach 3 Monaten bei 16,36 +/ 9,80.
- Bei den Patienten, bei denen Schlafstörung die Hauptbeschwerde war ($n = 25$), lag der mittlere HAM-A-Score zu Beginn bei 22,18 +/ 7,55, nach 1 Monat bei 17,82 +/ 9,72, nach 2 Monaten bei 17,36 +/ 10,91 und nach 3 Monaten bei 13,78 +/ 7,86.

Die Schlafscores verbesserten sich im ersten Monat bei 48 Patienten (66,7 %), schwankten jedoch im weiteren Verlauf. CBD wurde von allen bis auf drei Patienten gut vertragen (zwei brachen die CBD-Behandlung in der ersten Woche wegen Müdigkeit ab, die dritte Person wegen vermehrt sexuell unangemessenes Verhaltens, was auf Enthemmung zurückgeführt wurde, da die Angst dieser Patientin deutlich zurückgegangen war) [163].

Was lernen wir daraus?
Was lässt sich aus dieser Studie lernen? Erstens zeigen die Ergebnisse, dass CBD bei einem beträchtlichen Prozentsatz der Patienten, bei denen Angst als Hauptproblem identifiziert wurde, sowie bei Patienten mit Schlafstörungen als Hauptproblem hilfreich bei der Reduktion subjektiver Angst war. In beiden Gruppen sanken die subjektiven Angstscores (Verbesserung) über die 3 Monate hinweg. Es

zeigte sich auch in beiden Gruppen ein Trend zu Verbesserungen des Schlafs, gemessen mit dem PSQI. Die Studie untersuchte nicht, ob die Reduktionen statistisch signifikant waren.

Bei einigen Patienten stieg die Angst anstatt zu sinken. Die Studie enthält keine Analyse, warum dies der Fall war. Es gibt keine Informationen darüber, welche Arten von CBD-Präparaten die Patienten erhielten. Die meisten Patienten nahmen zudem psychiatrische Medikamente ein. Es handelte sich um eine unverblindete Studie – eine „Open-Label-Studie", was bedeutet, dass die Patienten wussten, dass sie CBD einnahmen. Daher könnte der Placeboeffekt zu den Ergebnissen beigetragen haben.

Aus der klinischen Erfahrung wissen wir zudem, dass medizinisches Cannabis individuell auf die Patienten abgestimmt werden muss. Die meisten Patienten erhielten 25 mg/Tag CBD in Kapselform. Eine kleine Anzahl erhielt 50 mg/Tag oder 75 mg/Tag, eine Patientin erhielt eine Dosis, die schrittweise auf 175 mg/Tag gesteigert wurde (diese Patientin hatte eine Vorgeschichte von Traumata und schizoaffektiver Störung). Die Ergebnisse beziehen sich daher überwiegend auf eine Dosierung von 25 mg/Tag CBD. Die Studienautoren gaben an, dass die in der Studie verwendeten Dosen (25–175 mg/Tag) deutlich niedriger waren als in anderen Studien (300–500 mg/Tag), da ihrer Erfahrung nach niedrigere Dosen eine ausreichende Wirkung zeigten und höhere Dosen, z. B. 600 mg/Tag, zu teuer wären [163]. Es ist unklar, ob eine Dosiserhöhung mit einer stärkeren Reduktion der Angst verbunden gewesen wäre. Ebenso ist nicht bekannt, ob bei den Patienten, welche die Studie abbrachen, eine Reduktion auf 25 mg/Tag einen Verbleib in der Studie und Verbesserungen bei Angst und Schlaf ermöglicht hätte. Dennoch deuten die Ergebnisse auf einen positiven Effekt von CBD in relativ niedrigen Dosen auf Angst (und Schlaf) hin und darauf, dass es von der Studienpopulation gut vertragen wurde.

Randomisierte kontrollierte Studien: CBD zur Behandlung von Angst

CBD könnte wirksam bei der Linderung bestimmter Angstformen sein. Die soziale Angststörung (SAD) ist bislang die am häufigsten untersuchte Angstform. Insbesondere zeigen klinische Studien, dass CBD die mit der Simulation von öffentlichem Sprechen (als angstauslösender Aktivität) verbundene Angst reduzieren kann [169]. In solchen Studien, in denen eine simulierte öffentliche Rede als Stressor verwendet wurde, konnte gezeigt werden, dass CBD die antizipatorische Angst, die Angst nach dem Stress und die Leistungsangst reduziert. Allerdings führt eine reale öffentliche Rede zu einem deutlich stärkeren Anstieg von Herzfrequenz, systolischem und diastolischem Blutdruck als der simulierte Test [170] und könnte daher in zukünftigen Studien eine bessere Forschungsmethode darstellen, da es interessant wäre zu sehen, ob CBD auch diese anderen physiologischen Variablen beeinflusst.

Tab. 5.1 fasst mehrere Humanstudien zusammen, welche die Wirksamkeit von CBD bei Angst untersucht haben, von denen viele an Teilnehmenden mit SAD durchgeführt wurden. Einige davon sind Studien zum rCBF, eine ist eine Fallserie und es gibt mehrere randomisierte kontrollierte Studien (RCTs).

Tab. 5.1 Humanstudien zu CBD bei Angst

Referenz	Teilnehmende (Anzahl)	Studienbeschreibung	Ergebnisse
Zuardi et al. [162]	Gesunde Probanden, *n* = 40 Teilnehmende (Durchschnittsalter 22,8 Jahre)	Doppelblinde RCT. Untersuchung der Effekte von Ipsapiron und CBD bei gesunden Probanden, die einem simulierten öffentlichen Redetest (engl.: simulated public speaking, SPS) unterzogen wurden, im Vergleich zu dem Benzodiazepin Diazepam und Placebo 4 Gruppen zu je 10: CBD (300 mg), Diazepam (10 mg), Ipsapiron (5 mg) oder Placebo als Gelatinekapseln (CBD gelöst in Maisöl, die anderen Substanzen mit Stärke vermischt) Subjektive Angst wurde mit der Visual Analogue Mood Scale (VAMS) und dem State-Trait Anxiety Inventory (STAI) gemessen	CBD verringerte die Angst nach dem SPS-Test signifikant (d. h. Angst nach Stress); Ipsapiron schwächte die durch SPS induzierte Leistungsangst (gemessen in der Mitte der Rede) ab. Diazepam wirkte vor und nach dem SPS-Test anxiolytisch, hatte jedoch keinen Einfluss auf den durch den Redetest induzierten Anstieg der Angst. Nur Ipsapiron schwächte den durch den Test induzierten Anstieg des systolischen Blutdrucks ab. Signifikante sedierende Effekte wurden nur in der Diazepam-Gruppe festgestellt
Crippa et al. [164]	*n* = 10 gesunde Männer	Effekte von CBD auf die regionale zerebrale Durchblutung (rCBF) bei gesunden Probanden mittels Einzelphotonen-Emissionscomputertomografie (SPECT) CBD (400 mg, 99,9 % rein, gelöst in Maisöl) oder Placebo, doppelblindes Cross-over-Design, 2 experimentelle Sitzungen im Abstand von 1 Woche Visuelle Analogskala für Stimmung (VAMS) zur Angstbewertung verwendet	CBD reduzierte die subjektive Angst signifikant Die Gehirnaktivität stieg im linken parahippocampalen Gyrus an und nahm im linken Amygdala-Hippocampus-Komplex ab, mit Ausdehnung auf den Hypothalamus und auch auf den linken posterioren cingulären Gyrus Anxiolytische Effekte wurden bereits vor der angstauslösenden Situation festgestellt, was darauf hindeutet, dass CBD **antizipatorische Angst** reduzieren kann
Crippa et al. [165]	*n* = 10 Patienten mit sozialer Angststörung (SAD)	Effekte von CBD auf die regionale zerebrale Durchblutung (rCBF) bei Patienten mit SAD mittels Einzelphotonen-Emissionscomputertomografie (SPECT) untersucht	Im Vergleich zu Placebo reduzierte eine Einzeldosis CBD (400 mg) die subjektiven Angstscores vor und nach SPECT signifikant (**antizipatorische Angst**, $p < 0{,}001$)

(Fortsetzung)

Tab. 5.1 (Fortsetzung)

Referenz	Teilnehmende (Anzahl)	Studienbeschreibung	Ergebnisse
		CBD (400 mg, 99,9 % rein, gelöst in Maisöl) oder Placebo, doppelblindes Cross-over-Design, 2 experimentelle Sitzungen Visuelle Analogskala für Stimmung (VAMS) zur Angstbewertung verwendet	SPECT zeigte eine reduzierte ECD-Aufnahme im linken parahippocampalen Gyrus (Hinweis auf verminderte Aktivität) im Gegensatz zur Studie von Crippa et al. [164] an gesunden Erwachsenen, die eine erhöhte Aktivität fand, was den Unterschied zwischen gesunden Probanden und SAD-Patienten widerspiegeln könnte. SPECT zeigte zudem eine reduzierte ECD-Aufnahme im inferioren Temporalgyrus und eine erhöhte ECD-Aufnahme im rechten posterioren cingulären Gyrus ($p < 0{,}001$, unkorrigiert) Die Ergebnisse deuten darauf hin, dass CBD Angst bei SAD reduziert und dies mit Effekten auf die Aktivität in limbischen und paralimbischen Hirnarealen zusammenhängt.
Fusar-Poli et al. [166]	$n = 15$ gesunde Männer	Randomisierte, doppelblinde, placebokontrollierte Studie zur Untersuchung der Effekte von THC und CBD auf die regionale Gehirnfunktion während der Emotionsverarbeitung. Die Teilnehmenden wurden an 3 separaten Terminen mittels ereignisbezogener funktioneller MRT untersucht, während sie Gesichter betrachteten, die unterschiedliche Angstniveaus hervorriefen. Jede Sitzung wurde durch die Einnahme von entweder 10 mg THC, 600 mg CBD (beide ca. 99,6 % bzw. 99,9 % rein) oder Placebo eingeleitet. Hauptzielgrößen: regionale Gehirnaktivierung (vom Blutsauerstoffgehalt abhängige Antwort), elektrodermale Aktivität (EDA) sowie objektive und subjektive Angstratings	THC war mit erhöhter Angst, Intoxikationsgrad, Sedierung und psychotischen Symptomen assoziiert. Tendenz zu reduzierter Angst unter CBD. Die Anzahl der EDA-Fluktuationen während der Verarbeitung von stark angstauslösenden Gesichtern stieg nach THC-Gabe an, nahm jedoch nach CBD-Gabe ab. CBD schwächte die vom Blutsauerstoffgehalt abhängige Signalantwort in der Amygdala sowie anteriorem und posterioren cingulären Kortex ab, während Männer stark angstauslösende Gesichter verarbeiteten; die Unterdrückung der amygdalären und anterioren cingulären Reaktionen korrelierte mit einer gleichzeitigen Reduktion der EDA-Fluktuationen. THC modulierte vor allem die Aktivierung in frontalen und parietalen Arealen.

(Fortsetzung)

Tab. 5.1 (Fortsetzung)

Referenz	Teilnehmende (Anzahl)	Studienbeschreibung	Ergebnisse
Bergamaschi et al. [169]	Patienten mit sozialer Angststörung (SAD) ($n = 24$), 12 gesunde Kontrollen	Doppelblinde Studie, $n = 24$ Patienten mit SAD im Vergleich zu $n = 12$ gesunden Kontrollen SAD-Patienten randomisiert in 2 Gruppen, 600 mg CBD oder Placebo Ergebnisvariable: Leistung im simulierten öffentlichen Redetest (SPS)	Vorbehandlung mit CBD bei SAD-Patienten reduzierte signifikant Angst, kognitive Beeinträchtigung und Unbehagen bei der Redeleistung und senkte signifikant das Alarmniveau in der antizipatorischen Rede im Vergleich zu gesunden Kontrollen SAD+ Placebo-Gruppe: höhere Angst, kognitive Beeinträchtigung, Unbehagen und Alarmniveau im Vergleich zu gesunden Kontrollen während des SPS
Zuardi et al. [126]	$n = 60$ gesunde Probanden beider Geschlechter (18–35 Jahre)	Doppelblinde, placebokontrollierte RCT. Probanden randomisiert in 5 Gruppen: Placebo, Clonazepam (1 mg) und CBD (100, 300 und 900 mg). Anschließend mussten die Probanden vor einer Gruppe, bestehend aus den übrigen Teilnehmenden, sprechen. Die Teilnehmenden füllten die Angst- und Sedationsfaktoren der visuellen Analogskala für Stimmung aus, zudem wurden Herzfrequenz und Blutdruck gemessen. Jede Sitzung umfasste vier Zeitpunkte nach Verabreichung der Behandlung oder des Placebos: -5 (Baseline), 80 (vor Test), 153 (Rede) und 216 (nach Rede)	Reines CBD verwendet (99,6 % Reinheit). 300 mg CBD reduzierten die Angst in der Phase nach der Rede; weder 100 mg noch 900 mg zeigten diesen Effekt. Ergebnisse aus Tierversuchen bestätigten, dass CBD anxiolytische Effekte mit einer dosisabhängigen, invertierten U-förmigen Kurve bei gesunden Probanden in der Phase nach der Rede auslöst. 300 mg CBD reduzierten weder den systolischen noch den diastolischen Blutdruck
Masataka [171]	37 japanische Jugendliche im Alter von 18–19 Jahren mit sozialer Angststörung (SAD) und vermeidender Persönlichkeitsstörung	Doppelblinde, placebokontrollierte RCT. Teilnehmende randomisiert zum Erhalt von Cannabisöl mit 300 mg CBD oder Placebo. SAD-Symptome wurden zu Beginn und am Ende der 4-wöchigen Behandlungsphase mit der Brief Fear of Negative Evaluation Scale (BFNE) und der Liebowitz Social Anxiety Scale (LSAS) gemessen	CBD verringerte die Angst signifikant, gemessen mit beiden Skalen; Symptomreduktion vergleichbar mit Paroxetin (häufig eingesetztes Medikament zur Behandlung dieser Erkrankung)

(Fortsetzung)

Tab. 5.1 (Fortsetzung)

Referenz	Teilnehmende (Anzahl)	Studienbeschreibung	Ergebnisse
Shannon et al. [163]	Retrospektive Fallserie in psychiatrischer Klinik (3-monatige Studie) $n = 72$ Patienten: $n = 47$ Hauptproblem Angst; $n = 25$ Hauptproblem Schlafstörung	CBD als Zusatz zur Standardbehandlung bei Angst- und Schlafstörungen (meist 25 mg/Tag in Kapsel: bei vorwiegender Angst nach dem Frühstück, bei vorwiegenden Schlafproblemen abends nach dem Abendessen)	Angstwerte sanken im ersten Monat bei 57 Patienten (79 %) und blieben vermindert. Schlafwerte verbesserten sich im ersten Monat bei 48 Patienten (67 %), schwankten jedoch im Zeitverlauf. CBD wurde gut vertragen, wenige berichteten Nebenwirkungen (2 brachen in der ersten Woche ab – Müdigkeit; 1 brach ab – sexuell inadäquates Verhalten)

Systematische Übersichten: CBD und Angstbehandlung

Eine systematische Übersichtsarbeit [172] auf Basis einer randomisierten kontrollierten Studie (RCT) mit 24 Patienten mit generalisierter sozialer Angststörung (SAD) [169] berichtete, dass eine einmalige Dosis von 600 mg CBD im Vergleich zu Placebo mit einer signifikant stärkeren Verbesserung der Angstsymptome in einem simulierten öffentlichen Redetest (SPS) assoziiert war (siehe Tab. 5.1). Diese systematische Übersichtsarbeit schloss vier RCTs (232 Patienten) zu chronischen Schmerzen ein, in denen ebenfalls Angstsymptome erfasst wurden. Die untersuchten cannabinoidhaltigen Arzneimittel waren Dronabinol, Nabilon und Nabiximols, wobei die Studiendauer variierte. Die Übersichtsarbeit kam zu dem Schluss, dass die RCTs einen größeren kurzfristigen Nutzen von Cannabinoiden gegenüber Placebo bei selbstberichteten Angstsymptomen nahelegen [172].

Eine Metaanalyse aus dem Jahr 2019 stellte fest: „Die meisten der eingeschlossenen Studien wurden an Personen durchgeführt, bei denen Depression oder Angst sekundär zu einer anderen medizinischen Erkrankung auftraten. In diesen Studien fanden wir keinen Einfluss von pharmazeutischem THC (mit oder ohne CBD) auf Depressionssymptome und nur eine geringe Reduktion der Angstsymptome." Diese systematische Übersichtsarbeit kam zu dem Schluss: „In den wenigen Studien, in denen die Teilnehmenden an einer Angststörung litten, konnten wir keinen signifikanten Nutzen von CBD auf Angstsymptome feststellen" [173]. Dies ist bemerkenswert, da die Autoren in Bezug auf diese Aussage die Studien von Bergamaschi et al. [169] und Crippa et al. [165] zitieren; tatsächlich fanden jedoch beide Studien signifikante Vorteile von CBD gegenüber Placebo, und die Studie von Bergamaschi et al. [169] ist diejenige, die in der systematischen Übersichtsarbeit von Whiting et al. [172] genannt wird, welche die Wirksamkeit von CBD bestätigt. Auf diese Studie werden wir im Abschnitt zu THC noch einmal zuruckkommen.

Es ist immer ratsam, die einzelnen Studien zu betrachten. Systematische Übersichtsarbeiten und Metaanalysen gelten in der Medizin zwar als „Goldstandard" der Evidenz, doch Forschende und Statistikexperten kennen deren Grenzen. Oft werden die jeweiligen Studiendesigns nicht berücksichtigt, die jedoch wertvolle Erkenntnisse liefern können. Durch das Zusammenführen von Zahlen aus verschiedenen Studien gehen zudem häufig Informationen verloren. Auch ist es sinnvoll, etwaige Verbindungen der Autoren zu Unternehmen mit möglichen Eigeninteressen an bestimmten Ergebnissen zu prüfen. Die Medizin ist ein politisches Feld.

Wissenschaftliche Evidenz: THC in der Behandlung von Angststörungen

Laut den Berichten der Weltgesundheitsorganisation (WHO) zu THC [174] sowie zu Cannabis und seinen Harzen [175] sind Angst, Panik und Psychosen bekannte Nebenwirkungen von Cannabis und THC bei einigen Personen. Dennoch zählt zu den Haupteffekten von THC und Cannabis eine euphorisierende Stimmung.

Bedeutet dies, dass THC bei Menschen mit Angststörungen oder Depressionen vermieden werden sollte? Nicht unbedingt. Die Dosierung von THC ist ein entscheidender Faktor. Eine der Schwierigkeiten besteht darin, dass sich viele der verfügbaren Daten zum Cannabiskonsum auf den Freizeitgebrauch beziehen, meist durch Rauchen oder Verdampfen, und die für den Freizeitmarkt gezüchteten Sorten typischerweise einen hohen THC-Gehalt aufweisen. Schauen wir uns an, was die präklinische und klinische Forschung dazu sagt.

Präklinische Forschung: Effekte von THC auf Angst

Präklinische Studien deuten darauf hin, dass eine biphasische oder bimodale Reaktion im Zusammenhang mit THC besteht: In niedrigen Dosen wirkt THC anxiolytisch, während die chronische Verabreichung hoher Dosen anxiogene Effekte hervorruft [176–178]. Tierexperimentelle Untersuchungen haben gezeigt, dass die akute Verabreichung höherer THC-Dosen unter Bedingungen starker Belastung die Angst verstärkt, indem sie die neuronale Aktivität im limbischen System und insbesondere in der Amygdala erhöht [124, 179]. Weitere potenzielle Wirkmechanismen wurden mithilfe genetischer Knock-down-Mausmodelle (selektives Ausschalten von CB1-Rezeptoren entweder in GABA- oder Glutamatneuronen) aufgeklärt. Solche Studien fanden einen anxiolytischen Effekt von Cannabinoiden bei niedrigen Dosen, vermittelt durch die CB1-Rezeptoraktivierung kortikaler glutaminerger Neuronen (wodurch die Freisetzung dieses exzitatorischen Neurotransmitters verringert wird), und einen anxiogenen Effekt bei hohen Dosen, vermittelt durch die CB1-Rezeptoraktivierung GABAerger Neuronen im Vorderhirn (wodurch die Freisetzung dieses inhibitorischen Neurotransmitters verringert wird) [108, 177]. Die CB1-Rezeptorstimulation durch niedrig dosiertes THC in angstassoziierten Hirnregionen (z. B. PFC, Amygdala und Hippocampus) bei Ratten führte zur Aktivierung verschiedener Signalwege, darunter solche, welche die CREB-Funktion/-Aktivität betreffen (vermutlich reguliert CREB das angstähnliche Verhalten bei Ratten), was möglicherweise auch dem anxiolytischen Effekt von THC zugrunde liegt [180]. Mehrere weitere präklinische Studien haben gezeigt, dass THC eine anxiolytische Wirkung haben kann [20, 91, 181–183]. Einige dieser Studien sind in Tab. 5.2 dargestellt.

Man kann jedoch nicht einfach sagen, dass niedrige Dosen anxiolytisch und hohe Dosen anxiogen wirken. Die Effekte von THC können davon abhängen, ob die Tiere gestresst waren oder nicht. In einem Experiment zeigten sowohl niedrige als auch hohe THC-Dosen bei nicht gestressten Ratten anxiolytische Effekte, während bei Ratten, die chronischem unvorhersehbaren Stress ausgesetzt waren, die niedrige Dosis anxiogene Effekte und die hohe THC-Dosis einen anxiolytischen Effekt hervorrief [182]. In diesen Experimenten wurde ausnahmslos reines THC verwendet.

Tab. 5.2 Präklinische Forschung zu THC und Angst

Referenz	Ziel der Studie	Details und Ergebnisse der Studie
Fokos und Pagini [182]	Untersuchung, wie sich die Exposition gegenüber chronischem unvorhersehbaren Stress auf die Belohnungsfunktion und Angst nach akuter THC-Gabe bei Ratten auswirkt	Männliche Ratten wurden entweder keinem Stress oder 10 Tagen chronischem unvorhersehbaren Stress ausgesetzt. Veränderungen der Belohnungsfunktion des Gehirns wurden mit dem Paradigma der intrakraniellen Selbststimulation untersucht. Angstreaktionen wurden mit dem EPM gemessen. Chronischer unvorhersehbarer Stress beeinflusste die Ausgangsschwellen für die Belohnung durch Hirnstimulation nicht, und THC war im ICSS-Paradigma weder bei gestressten noch bei nicht gestressten Ratten mit verstärkenden Effekten assoziiert. Bei nicht gestressten Tieren zeigten sowohl niedrige als auch hohe THC-Dosen anxiolytischähnliche Effekte. Bei gestressten Ratten induzierte nur die hohe THC-Dosis eine anxiolytischähnliche Reaktion, während die niedrige Dosis anxiogene Effekte hervorrief
Rubino et al. [180]	Untersuchung der Effekte von niedrig dosiertem THC auf Angst sowie Aufklärung neuroanatomischer Substrate und zellulärer Mechanismen, die dem anxiolytischen Effekt von THC zugrunde liegen	Anxiolytischer Effekt bei Dosen von 0,075–1,5 mg/kg (Dosis von 0,75 mg/kg war am wirksamsten). Vorbehandlung mit CB1-Rezeptorantagonist hob den THC-Effekt vollständig auf, was auf eine Beteiligung von CB1-Rezeptoren hindeutet. Die CFos-Expression bei Ratten, die dem EPM ausgesetzt waren: THC senkte signifikant die Menge an cFos im PFC und in der Amygdala (aber nicht in anderen Hirnarealen). Da die CREB-Funktion das angstähnliche Verhalten bei Ratten reguliert, wurde phosphoryliertes CREB in denselben Hirnarealen (PFC, Amygdala, Hippocampus, Nucleus accumbens) gemessen. Ratten, die mit THC behandelt wurden, zeigten eine signifikante Zunahme der CREB-Aktivierung im PFC (assoziiert mit erhöhter ERK-Aktivierung) und im Hippocampus (assoziiert mit verringerter CAMKII-Aktivität – Kinase, welche die CREB-Aktivierung hemmt); diese Effekte wurden durch Vorbehandlung mit dem CB1-Rezeptorantagonisten aufgehoben (was auf eine entscheidende Beteiligung der CB1-Rezeptoren hindeutet)
Berrendero und Maldonado [181]	Untersuchung der möglichen Beteiligung verschiedener Opioidrezeptoren an den durch THC induzierten anxiolytischähnlichen Reaktionen	Mäusestudie unter Verwendung der Hell-Dunkel-Box zur Messung von Angst. Die Verabreichung von niedrig dosiertem THC (0,3 mg/kg) führte zu anxiolytischen Reaktionen in der Hell-Dunkel-Box. Die Vorbehandlung mit einem CB1-Rezeptorantagonisten blockierte die anxiolytische Reaktion vollständig, was darauf hindeutet, dass der Effekt durch die CB1-Rezeptoren vermittelt wird. Die Vorbehandlung mit einem µ-Opioidrezeptor-Antagonisten und einem δ-Opioidrezeptor-Antagonisten, nicht jedoch mit einem κ-Opioidrezeptor-Antagonisten, blockierte die anxiolytischen Effekte von THC Die Ergebnisse deuten darauf hin, dass das endogene Opioidsystem an der Regulation von Angst durch Cannabinoide beteiligt ist

(Fortsetzung)

Tab. 5.2 (Fortsetzung)

Referenz	Ziel der Studie	Details und Ergebnisse der Studie
Braida et al. [91]	Untersuchung der In-vivo-Beteiligung von 5-HT_{1A}-Subtyp-Rezeptoren am durch akute Injektion von AM 404 und THC induzierten angstähnlichen Verhalten bei Sprague–Dawley-Ratten	Ratten erhielten THC (0,075–0,75 mg/kg i.p.) 30 Minuten vor und AM 404 (0,75–1,25 mg/kg i.p.) 60 Minuten vor dem EPM-Test und zeigten einen dosisabhängigen anxiolytischen Effekt (belegt durch eine Zunahme des Prozentsatzes der Gesamteintritte und der verbrachten Zeit in den offenen Armen sowie eine Abnahme der Gesamteintritte und der Zeit in den geschlossenen Armen). Der anxiolytische Effekt, der mit der maximal aktiven Dosis von sowohl THC (0,75 mg/kg) als auch AM 404 (1,25 mg/kg) erzielt wurde, wurde durch einen 5-HT_{1A}-Rezeptorantagonisten blockiert. Die Kombination einer unwirksamen Dosis von THC (0,015 mg/kg) oder AM 404 (0,015 mg/kg) mit einer unwirksamen Dosis des 5-HT_{1A}-Rezeptoragonisten führte zu einem synergistischen Effekt Die Ergebnisse deuten darauf hin, dass der durch Endo- und Phytocannabinoide erzeugte anxiolytische Effekt durch die 5-HT_{1A}-Rezeptoren moduliert wird
Liu und Burnham [183]	Untersuchung der Effekte von THC, CBD und einer Kombination aus CBD und THC (15:1-Verhältnis) in Mausmodellen für Angst (EPM) und Depression (Forced-Swim-Test, FST)	**Angstexperiment.** Männliche CD1-Mäuse (30–35 g) wurden i.p. mit CBD (0, 3, 6, 12, 24, 48 und 96 mg/kg), THC (0, 0,2, 0,4, 0,8, 1,6, 3,2 und 6,4 mg/kg), CBD + THC (0, 3 + 0,2, 6 + 0,4, 12 + 0,8, 24 + 1,6, 48 + 3,2, 96 + 6,4 mg/kg) oder Diazepam (positiver Kontrollwert, 0 und 2,5 mg/kg) injiziert. Anschließend wurden sie 5 Minuten im EPM getestet Ergebnisse: CBD zeigte in keiner Dosis signifikant anxiolytische Effekte. THC führte bei 3,2 und 6,4 mg/kg zu einer signifikanten Zunahme der in den offenen Armen des EPM verbrachten Zeit (mehr Zeit in den offenen Armen des EPM, wo Höhe und Offenheit typischerweise Angst auslösen, deutet auf weniger Angst hin) Die Kombination aus CBD + THC unterschied sich nicht von THC allein **Depressionsexperiment.** Adulte, männliche CD1-Mäuse (30–35 g) wurden i.p. mit CBD (0, 7,5, 15, 30, 60 und 120 mg/kg), THC (0, 0,5, 1, 2, 4 und 8 mg/kg), CBD + THC (0, 7,5 + 0,5, 15 + 1, 30 + 2, 60 + 4, 120 + 8 mg/kg) oder Imipramin (positiver Kontrollwert, 0 und 30 mg/kg) behandelt. Die Mäuse wurden im FST (6 Minuten) oder im Open-Field-Areal (60 Minuten) getestet. CBD wurde 60 Minuten vor dem Test injiziert; THC wurde 30 Minuten vor dem Test verabreicht. Jede Maus wurde nur einmal getestet (n = 10–15 pro Dosis) Ergebnisse: CBD zeigte in keiner Dosis signifikant antidepressive Effekte. THC verringerte die Immobilitätszeit im FST bei 2 mg/kg signifikant, ohne die Aktivität im Open-Field zu beeinflussen (was auf einen antidepressiven Effekt hindeutet) Die Kombination aus CBD + THC unterschied sich nicht von THC allein Fazit: THC zeigte sowohl anxiolytische als auch antidepressive Effekte bei bestimmten Dosierungen

Entzündungshemmende Effekte

THC zeigt starke entzündungshemmende und immunsuppressive Effekte auf verschiedene Typen von Immunzellen, darunter Makrophagen, natürliche Killerzellen (NK-Zellen) und T-Lymphozyten. Dies umfasst die Unterdrückung der mitogeninduzierten Proliferation, der IL2-Produktion, der T-zellabhängigen Antikörperantworten und der Sekretion von (proinflammatorischem) TNF-α [131]. THC kann zudem das Gleichgewicht der Th1/Th2-Zytokine in aktivierten menschlichen T-Zellen regulieren, was die Immunantwort in Richtung eines Th2-Phänotyps verschieben kann (vorteilhaft bei Erkrankungen, die durch Entzündungen gekennzeichnet sind) [184]. Wie bei CBD könnte THC auch eine Rolle bei der Reduktion oder Linderung von Angstzuständen durch seine entzündungshemmenden Effekte spielen.

Humanforschung: Effekte von Cannabis und THC auf Angst

Es gibt nur wenige Humanstudien, welche die Effekte von Cannabis und THC im Zusammenhang mit Angst untersucht haben. Dazu zählen bildgebende Untersuchungen des Gehirns, Beobachtungsstudien und eine geringe Anzahl randomisierter kontrollierter Studien (RCTs). Einige dieser veröffentlichten Studien sind im Folgenden aufgeführt.

Bildgebende Untersuchungen des Gehirns

Mehrere Studien haben funktionelle Bildgebung eingesetzt, um die Effekte von THC auf verschiedene Hirnregionen sowie auf das Ausmaß von Angst zu untersuchen. Diese unterstützen die Annahme, dass das Endocannabinoidsystem (ECS) an der Regulation von Angst beteiligt ist; sie liefern zudem Informationen über die Effekte von THC auf Angst und darüber, welche Hirnregionen involviert zu sein scheinen.

In einer Studie mit 15 gesunden männlichen Probanden wurde die regionale Hirnaktivität gemessen und Angst subjektiv an drei verschiedenen Terminen bewertet. Die Probanden erhielten randomisiert entweder 10 mg THC, 600 mg CBD oder ein Placebo. Die Studie ergab, dass 10 mg orales THC im Vergleich zum Placebo Angst und andere negative Emotionen verstärkte, während orales CBD (600 mg) zu einer leichten Abnahme der Angst führte, die jedoch die statistische Signifikanz knapp verfehlte ($p = 0{,}06$). Die THC-Gabe war mit einer erhöhten Aktivität im Precuneus und im primären Motorkortex sowie einer verminderten Aktivität im bilateralen mittleren Frontallappen und im posterioren cingulären Kortex assoziiert [166].

Eine weitere bildgebende Studie, die sich auf Veränderungen in der Amygdala bei Nichttageskonsumenten konzentrierte, zeigte, dass 7,5 mg THC die Amygdalaantworten auf bedrohliche Gesichter und die Reaktionen des anterioren cingulären Kortex auf negative emotionale Bilder reduzierte [185].

In einer weiteren Studie an gesunden Probanden wurden die Effekte einer akuten THC-Gabe (zwei Dosen, 7,5 mg und 15 mg) im Vergleich zu Placebo in separaten Testsitzungen untersucht. Die Probanden erhielten THC oder Placebo vor der Beurteilung der Gesichtsemotionserkennung und der emotionalen Reaktionen auf Bilder emotionaler Szenen. Es zeigte sich, dass THC die Erkennung von Angst und Ärger in Gesichtern signifikant beeinträchtigte, die Erkennung von Traurigkeit oder Freude jedoch nur geringfügig beeinflusste. Der Effekt auf die emotionale Bewertung stand nicht eindeutig im Zusammenhang mit den stimmungsverändernden Effekten von THC [186].

In einer späteren bildgebenden Untersuchungen an gesunden Männern wurden Leistung und Hirnaktivität in mehreren Regionen während einer Aufgabe zum Zuordnen von Reizen mit negativen Bildern (ängstliche Gesichter) und positiven Bildern (fröhliche Gesichter) nach Gabe von Placebo oder THC (9 mg) untersucht. In dieser Studie aktivierte die Aufgabe zahlreiche Hirnregionen, darunter die Amygdala, den orbitofrontalen Gyrus, den Hippocampus, den PFC, den Parietalgyrus und den Okzipitalkortex. Es wurde eine Interaktion zwischen THC und dem emotionalen Gehalt der Bilder festgestellt – die Hirnaktivität, die mit der Verarbeitung positiver Bilder assoziiert war, wurde reduziert, während die Aktivität bei der Verarbeitung ängstlicher Gesichter nach THC-Gabe erhöht war [187]. In dieser Studie wurde keine signifikante Veränderung der Amygdalaaktivität beim Betrachten unterschiedlicher Gesichter festgestellt; jedoch wurde eine Interaktion zwischen THC und der Aktivität in mehreren anderen Hirnregionen beobachtet, darunter im rechten PFC, linken Hippocampus, linken und rechten Okzipitalkortex, Vermis, rechten superioren Parietalgyrus und rechten supplementär-motorischen Areal, die alle statistisch signifikant waren [187]. Diese Studie war insofern interessant, als sie erstmals gegensätzliche Effekte von THC bei der Verarbeitung von Reizen mit positivem und negativem emotionalen Gehalt in mehreren Hirnregionen zeigte und darauf hindeutet, dass THC die offensichtliche Neigung des Gehirns zu negativen emotionalen Reizen in Richtung positiver emotionaler Reize verschiebt, was weitere Hinweise auf die Beteiligung des ECS an der Emotionsregulation liefert [187].

Es ist zu beachten, dass in all diesen Studien die Teilnehmer gesunde Erwachsene waren. Die Studien wurden nicht an Personen mit diagnostizierter Angststörung durchgeführt.

Untersuchung von Ganzpflanzencannabis: Sind manche Sorten besser zur Linderung von Angst geeignet?

Es wurden nur wenige klinische Studien durchgeführt, um festzustellen, ob bestimmte Cannabissorten bei der Linderung verschiedener medizinischer Beschwerden wirksamer sind als andere. Dies gilt auch für Angststörungen. Zudem konzentriert sich der Großteil der präklinischen Forschung auf gereinigte Cannabinoide wie gereinigtes CBD oder THC. Eine Studie untersuchte, welche Cannabissorten bei der Behandlung von Angst möglicherweise wirksamer sind, indem 442 medizinische Cannabispatienten befragt wurden, die biologisch angebautes Cannabis aus einer einzigen Quelle erhielten. Die Studie ergab, dass mehr als 50 % der Befragten (266/442) Angst als Symptom angaben, für das sie medizinisches Cannabis verwenden, und 15 % berichteten, mit einer spezifischen Angststörung diagnostiziert worden zu sein. Rund 14 % der Teilnehmer gaben Angst als Nebenwirkung von medizinischem Cannabis an [25].

Insgesamt bewerteten 260 Teilnehmer die Wirksamkeit von Cannabis zur Linderung von Angst auf einer Likertskala von 0–10 (0 = nicht wirksam, 10 = äußerst wirksam). Der Mittelwert lag bei 8,03 (95 %-KI 7,83–8,22 KI, $p = 0{,}05$; Median 8). Die Patienten wurden gebeten, die Sorten zu benennen, die am wirksamsten zur Linderung von Angst waren. Insgesamt gaben 219 bzw. 189 Teilnehmer Antworten auf die Frage nach der wirksamsten bzw. der am wenigsten wirksamen Sorte.

- Die vier am häufigsten als am wirksamsten bewerteten Sorten/Kultivare waren Bubba Kush ($n = 44$, 20,1 %), Skywalker OG Kush ($n = 39$, 17,8 %), Blueberry Lambsbread ($n = 36$, 16,4 %) und Kosher Kush ($n = 33$, 15,1 %).
- Die vier am häufigsten als am wenigsten wirksam bewerteten Chemovare waren Chocolope ($n = 22$, 11,6 %), Blueberry Lambsbread ($n = 16$, 8,5 %), CBD Shark ($n = 16$, 8,5 %) und Tangerine Dream ($n = 15$, 7,9 %).

Interessanterweise wurde Blueberry Lambsbread (eine myrcendominante Sorte) sowohl unter die vier am wenigsten *als auch* am wirksamsten bewerteten Chemovare gewählt. Die Autoren der Studie vermuten, dass dies auf biochemische Unterschiede zwischen den Patienten oder unterschiedliche Symptomursachen zurückzuführen sein könnte, die verschiedene pharmakologische Ansätze erfordern. Bei den am wirksamsten bewerteten Sorten waren die folgenden Terpene am häufigsten vertreten: trans-Nerolidol, gefolgt von Myrcen und β-Caryophyllen.

Die aktiven Bestandteile dieser acht Kultivare (vier als am wirksamsten und vier als am wenigsten wirksam bewertete) wurden anschließend mittels Hochleistungsflüssigkeitschromatografie (HPLC-MS/MS) und GC-MS analysiert, um zu untersuchen, ob Korrelationen zwischen Phytocannabinoiden und Terpenen und der anxiolytischen Wirkung bestehen. Es zeigte sich, dass THC und das Terpen trans-Nerolidol (statistisch) signifikant mit einer erhöhten anxiolytischen Aktivität korrelierten, während die folgenden (alles Terpene) signifikant mit einer verminderten anxiolytischen Aktivität assoziiert waren: Guaiol, Eucalyptol, γ-Terpinene, α-Phellandren, 3-Carene und Sabinenhydrat [25].

Bemerkenswert an dieser Studie ist, dass sie anerkennt, dass es Wirksamkeitsunterschiede – in diesem Fall bei Angst – zwischen den verschiedenen Cannabissorten gibt. Unterschiedliche Sorten weisen unterschiedliche chemische Profile (Phytocannabinoide, Terpene) auf, die für die therapeutische Wirkung im Körper verantwortlich sind. Darüber hinaus werden in dieser Studie nicht nur die Phytocannabinoide, sondern auch die Terpene untersucht.

Beobachtungsstudien

In einer Studie zur chronischen Dosierung, die ausschließlich inhalative Konsummethoden von Cannabis untersuchte (Rauchen, Verdampfen, Konzentrate, Dab Bubbler, Dab Portable), nutzten insgesamt 561 medizinische Cannabisanwender (299 Frauen und 262 Männer, Durchschnittsalter 33 Jahre, Standardabweichung

10 Jahre) eine Applikation, um Veränderungen bei Angst ($n = 770$), Depression ($n = 561$) und Stress ($n = 726$) zu dokumentieren [188]. Die durchschnittliche Anzahl der erfassten Sitzungen betrug 13,15 pro Person (Standardabweichung 38,48; Spannweite 1–972 Sitzungen). Insgesamt wurden 11.953 erfasste Inhalationssitzungen in die abschließende Datenanalyse einbezogen (es wurden nur diejenigen berücksichtigt, die ihre Symptome innerhalb von 4 Stunden nach der Inhalation erneut bewerteten).

Die Ergebnisse waren wie folgt:

- Cannabis reduzierte die Bewertungen von Angst (58 % Reduktion), Depression (50 % Reduktion) und Stress (58 % Reduktion) signifikant.
- Angstsymptome wurden in 93,5 % der erfassten Sitzungen reduziert und in 2,1 % der Sitzungen verschlimmert, in 4,4 % der Sitzungen gab es keine Veränderung; Frauen nahmen eine signifikant stärkere Reduktion der Angstsymptome wahr als Männer.
- Stress wurde in 93,3 % der erfassten Sitzungen reduziert und in 2,7 % erhöht, in 4 % der Sitzungen gab es keine Veränderung (kein Unterschied zwischen den Geschlechtern).
- Depressionssymptome wurden in 89,3 % der erfassten Sitzungen reduziert und in 3,2 % verschlimmert, in 7,5 % der Sitzungen gab es keine Veränderung (kein Unterschied zwischen den Geschlechtern).
- Cannabis mit hohem THC-Gehalt (z. B. >26,5 %)/hohem CBD-Gehalt (z. B. >11 %) war am besten geeignet, um wahrgenommene Stresssymptome zu reduzieren.
- Cannabis mit niedrigem THC-Gehalt (z. B. <5,5 %)/hohem CBD-Gehalt (z. B. >9,5 %) war am besten geeignet, um wahrgenommene Depressionssymptome zu reduzieren.

Es wurde kein offensichtlicher Dosiseffekt für Angst oder Depression gefunden; es zeigte sich, dass 2 Züge genauso wirksam waren, um Angstsymptome zu reduzieren, wie 10 oder mehr Züge (aber 2 Züge waren besser als einer). Bei Depression war 1 Zug genauso wirksam wie 10 oder mehr Züge. Für Stress bestand eine positive lineare Beziehung zwischen der Anzahl der Züge und der Reduktion der Stressbewertungen, wobei 10 oder mehr Züge die größten wahrgenommenen Stressreduktionen bewirkten. Es ist zu beachten, dass in dieser Studie fünf verschiedene Inhalationsmethoden einbezogen wurden, was die Ergebnisse beeinflusst haben könnte. Die Ausgangsbewertungen für Angst und Stress waren über die erfassten Sitzungen hinweg relativ stabil; jedoch stiegen die Ausgangsbewertungen für Depression im Verlauf der Sitzungen bzw. über die Zeit signifikant an [188].

Diese Studie ist insofern bedeutsam, als sie sich auf eine sehr häufige Methode des Konsums von medizinischem Cannabis konzentrierte, zumindest in den USA: die Inhalation [189]. Eine US-Umfrage ergab, dass über 92 % des medizinischen und nicht medizinischen Konsums über diese Methode erfolgte, während ein deutlich geringerer Prozentsatz (8 %) über die orale Einnahme stattfand [10].

Im Gegensatz dazu haben viele andere Humanstudien die orale Applikationsroute untersucht. Idealerweise sind Studien zu allen Applikationswegen erforderlich.

Retrospektive Studie: Medizinisches Cannabis reduzierte Benzodiazepinkonsum

Benzodiazepine werden häufig zur Behandlung von Angstzuständen und Schlaflosigkeit sowie bei neurologischen Erkrankungen eingesetzt. Eine retrospektive Studie wurde an 146 Patienten mit medizinischem Cannabis (Durchschnittsalter 47 Jahre, 61 % weiblich und 54 % mit vorherigem Cannabiskonsum) durchgeführt, die zu Beginn der Cannabismedikation die Einnahme von Benzodiazepinen angaben. Die Patienten verwendeten Benzodiazepine zur Behandlung von Schmerzen (47,9 %), neurologischen (7,5 %), psychiatrischen (31,9 %) und anderen (12,7 %) Erkrankungen. Nach 2 Monaten medizinischer Cannabisanwendung hatten 30,1 % den Benzodiazepinkonsum eingestellt, nach 4 bzw. 6 Monaten waren es 44,5 % bzw. 45,2 %. Es gab keinen signifikanten Unterschied im Verhältnis von CBD und THC im verwendeten Cannabis zwischen denjenigen, die Benzodiazepine absetzten, und denen, die dies nicht taten. Die Studie erfasste weder die verwendete Cannabissorte noch die Applikationsmethode [190].

Randomisierte kontrollierte Studien

In einer doppelblinden RCT mit 24 gesunden Cannabiskonsumenten wurden die Effekte des Rauchens von niedrigen und hohen THC-Dosen (1,8 % bzw. 3,6 %) im Vergleich zu Placebo auf subjektive Angstratings untersucht. In vier verblindeten Sitzungen rauchten die Teilnehmenden Cannabiszigaretten mit Placebo, THC mit niedrigem oder hohem Cannabichromengehalt (0,1 % vs. 0,5 %) sowie niedrigem oder hohem CBD-Gehalt (0,2 % vs. 1,0 %). Die subjektiven Angstratings stiegen nach dem Rauchen von Cannabis im Vergleich zu Placebo an ($p < 0,05$), wobei sich die Bewertungen nicht zwischen den Sorten mit hohem und niedrigem THC-Gehalt unterschieden. Zudem waren während des Tests von Arbeits- und episodischem Gedächtnis im Vergleich zu Placebo aktive THC-Zigaretten mit einer Leistungsabnahme, einer Reduktion der Elektroenzephalografie-(EEG)-Leistung und einer Reduktion von Komponenten der ereigniskorrelierten Potenziale (EKP) assoziiert, was auf aufmerksamkeitsbezogene Prozesse hinwies [191].

In einer doppelblinden, placebokontrollierten Studie an gesunden Erwachsenen milderten niedrige Dosen (7,5 mg) oralen THCs die selbstberichteten negativen emotionalen Effekte eines psychosozialen Stressors, während hohe Dosen (12,5 mg) das subjektive Belastungsempfinden, Angst und Depression verstärkten [192].

Systematische Übersichten

Abschließend ergab eine systematische Übersichtsarbeit (7 Studien, $n = 252$), dass pharmazeutisches THC mit oder ohne CBD die Angstsymptome bei Menschen mit anderen Erkrankungen (hauptsächlich chronische nicht tumorbedingte Schmerzen und Multiple Sklerose [MS]) verbesserte, wobei die Evidenzqualität als gering eingestuft wurde [173]. Die Autoren stellten fest:

> „Die meisten eingeschlossenen Studien wurden an Personen durchgeführt, bei denen Depression oder Angst sekundär zu einer anderen Erkrankung auftraten. In diesen Studien fanden wir keinen Einfluss von pharmazeutischem THC (mit oder ohne CBD) auf Depressionssymptome und nur eine geringe Reduktion der Angstsymptome."

Dies ist ein wichtiger Punkt – Studien sind in der Regel statistisch so ausgelegt, dass sie genügend Teilnehmende haben, um eine Veränderung der primären Zielvariable zu erkennen, aber möglicherweise nicht ausreichend viele, um Veränderungen bei sekundären Zielvariablen zu identifizieren. Das bedeutet, dass möglicherweise nicht genügend Teilnehmende in einer Studie waren, um festzustellen, ob das Medikament einen Effekt auf Angst oder Depression als sekundäre Zielvariablen hatte. Es sei zudem angemerkt, dass sich diese Übersichtsarbeit auf „pharmazeutisches THC" bezog. Daher kann dies nicht auf Vollspektrumprodukte mit THC übertragen werden.

Verringert die Zugabe von CBD zu THC dessen anxiogene Wirkung?

Sowohl präklinische als auch klinische Studien liefern einige Hinweise darauf, dass CBD in der Lage sein könnte, die weniger wünschenswerten Effekte von THC, einschließlich seiner anxiogenen Wirkungen, abzuschwächen. Die Daten aus Tierversuchen sind uneinheitlich.

Präklinische Forschung

In Tierversuchen sind die Daten uneinheitlich, ob die Zugabe von CBD zu THC die anxiogene Wirkung von THC verringern kann [193]. Die Fragestellung wird dadurch erschwert, dass verschiedene in Tierversuchen verwendete Modelle für Stress und Angst unterschiedliche Ergebnisse in Bezug auf die Wirkung von CBD auf Angst gezeigt haben [81, 193].

So zeigte beispielsweise eine Studie an Ratten, dass die akute Gabe von CBD die durch THC induzierte Reduktion der sozialen Interaktion (ein mutmaßlich angstähnliches Verhalten) abschwächte [194]. Eine andere Studie an Ratten ergab jedoch, dass CBD einige der unerwünschten Effekte, die mit chronischem THC-Konsum assoziiert sind, verstärken kann. In dieser Studie wurde ein Vergleich zwischen Ratten, die nur THC erhielten, und solchen, die sowohl CBD als auch THC bekamen, durchgeführt. Die Ratten erhielten über 21 Tage täglich ansteigende THC-Dosen (1 mg/kg, dann 3 mg/kg, dann 10 mg/kg). Einige Ratten erhielten jeweils 20 Minuten vor jeder THC-Injektion die äquivalente CBD-Dosis. Es zeigte sich, dass die Zugabe von CBD die mit chronischer THC-Gabe assoziierte Gewichtszunahme hemmte, jedoch auch die anxiogenen und lokomotorisch dämpfenden Effekte sowie die durch THC verringerte soziale Interaktion leicht verstärkte. Der Wirkmechanismus, durch den CBD die psychoaktiven und physiologischen Effekte von THC potenziert, dürfte die CYP450-Enzyme betreffen.

CYP450-Enzyme metabolisieren sowohl CBD als auch THC, sodass die Zugabe von CBD möglicherweise zu einer verzögerten Metabolisierung und Elimination von THC geführt hat [195].

Klinische Forschung

Es gibt einige klinische Studien, die untersucht haben, ob CBD in der Lage ist, einige der unerwünschten Effekte von THC, wie Angst, abzuschwächen. In einer frühen Studie mit doppelblind-kontrolliertem Studiendesign wurden 40 gesunde Männer einer von acht Versuchsgruppen zugeteilt, die (oral) Placebo, 30 mg THC, 15 mg CBD, 30 mg CBD, 60 mg CBD sowie Mischungen aus 30 mg THC und entweder 15, 30 oder 60 mg CBD erhielten. Pulsfrequenz, Zeitproduktionsaufgaben und psychologische Reaktionen wurden in zeitlichen Abständen nach der Einnahme gemessen. Die Studie ergab, dass nur 30 mg THC allein die Pulsfrequenz erhöhte, Zeitaufgaben störte und starke psychologische Reaktionen auslöste. Die psychologischen Reaktionen traten meist innerhalb von 30–50 Minuten nach der Einnahme auf, erreichten nach weiteren 30–60 Minuten ihren Höhepunkt und klangen innerhalb der nächsten 2–3 Stunden allmählich ab. Im Allgemeinen traten diese Symptome in Wellen auf, in denen die Teilnehmer starke Angstgefühle (teils bis hin zu Panik) berichteten und zwischen denen sie weniger ängstlich waren. Dosen von 15–60 mg CBD allein riefen keine derartigen Effekte hervor; sie erwiesen sich jedoch als wirksam darin, die meisten der unerwünschten Effekte von THC bei gemeinsamer Anwendung zu blockieren oder abzuschwächen. Alle CBD-Dosen konnten die Angstkomponente von THC teilweise blockieren: Selbst 15 mg CBD reduzierten die durch 30 mg THC ausgelösten psychologischen Reaktionen deutlich. Die Zugabe von CBD zu THC war nicht nur mit weniger Angst und Panik, sondern auch mit angenehmeren Effekten (assoziiert mit THC) verbunden [161].

In einer doppelblinden Studie aus dem Jahr 1982 erhielten 8 gesunde Probanden 0,5 mg/kg THC, 1 mg/kg CBD, eine Mischung aus 0,5 mg THC plus 1 mg/kg CBD, Placebo (Kontrolle) und Diazepam (Kontrolle) in unterschiedlicher Reihenfolge. Es zeigte sich, dass CBD die durch THC ausgelöste Angst sowie andere von THC induzierte Effekte (d. h. die „marihuanaähnlichen" Effekte) blockierte. In den Pulsfrequenzmessungen wurde keine Veränderung festgestellt [196].

Im Gegensatz dazu fand eine Studie mit Nabiximols (Kombination aus THC und CBD) im Vergleich zu reinem THC keinen Hinweis auf einen vorteilhaften Effekt von CBD auf Angst. In dieser Studie wurden 5 mg THC, 15 mg THC, niedrig dosierte Nabiximols (5,4 mg THC/5,0 mg CBD) und hoch dosierte Nabiximols (16,2 mg THC, 15,0 mg CBD) mit Placebo verglichen. Alle führten im Vergleich zu Placebo zu Angst; es gab jedoch keine Unterschiede zwischen reinem THC und den Kombinationen aus THC und CBD hinsichtlich der Angstmessungen [197].

In einer Studie zu Nabilon (synthetisches THC) bevorzugten Patienten, die Nabilon zur Behandlung neurogener Schmerzen einnahmen, die Cannabispflanze (die ein breiteres Spektrum an Cannabinoiden, Terpenen und anderen biologischen Verbindungen enthält) und berichteten, dass die Cannabispflanze auch die damit verbundene Angst und Depression linderte [198]. Es ist wahrscheinlich, dass die Kombination mehrerer Cannabinoide und anderer Pflanzenstoffe (z. B. Terpene) den therapeutischen Wert verbessert [199].

Systematischer Review: Das Urteil steht noch aus

Kürzlich wurde 2019 ein systematischer Review durchgeführt, ob CBD die akuten Effekte von THC beeinflussen kann. Dieser Review umfasste 16 Studien mit insgesamt 466 Teilnehmern, von denen 10 ein geringes Verzerrungsrisiko aufwiesen. Die Ergebnisse waren gemischt. In mehreren, aber nicht allen Studien wurde festgestellt, dass CBD die Effekte von THC reduzierte. In einigen Studien (aber nicht allen) wurde festgestellt, dass CBD intensive Angsterfahrungen oder psychoseähnliche Effekte von THC sowie einige der Beeinträchtigungen bei der Emotions- und Belohnungsverarbeitung abschwächte. Es gab eine erhebliche Variabilität zwischen den Studien hinsichtlich Dosis, Applikationsweg und Verhältnis von THC zu CBD, was bei einem systematischen Review nicht überrascht. Es wurde kein klares Dosis-Wirkungs-Profil gefunden. Die Autoren des Reviews kamen zu dem Schluss, dass die Ergebnisse zwar widersprüchlich seien, die Resultate jedoch darauf hindeuten würden, dass CBD mit einigen akuten Effekten von THC interagieren könnte [200].

Was schließen wir daraus?

Die oben genannten Studien konzentrierten sich auf die potenziellen Auswirkungen der Zugabe von CBD zu THC auf Angst. Es ist belegt, dass die akute Exposition gegenüber THC akute, vorübergehende und dosisabhängige Beeinträchtigungen der kognitiven Leistungsfähigkeit verursacht, einschließlich exekutiver Funktionen, verbalen Lernens, Abstraktionsvermögen, Entscheidungsfindung, Kurzzeitgedächtnis, Arbeitsgedächtnis und Aufmerksamkeit. Obwohl die klinischen Daten uneinheitlich sind, deuten einige Studien darauf hin, dass CBD einige dieser anderen unerwünschten, durch THC induzierten Effekte auf die Kognition sowie Psychosen abschwächen könnte [193].

Wir müssen noch viel mehr über die potenziellen Effekte der Zugabe von CBD zu THC auf die durch THC ausgelösten unerwünschten Wirkungen lernen. Eine wesentliche Einschränkung der aktuellen Forschung besteht darin, dass die Mehrheit der Tierversuche die potenziellen Wechselwirkungen zwischen CBD und THC mit akuter Dosierung und nicht mit chronischer Dosierung untersucht hat. Ein weiteres Problem ist, dass nur eine begrenzte Anzahl präklinischer Studien die Effekte von injiziertem THC untersucht hat, obwohl die Inhalation die häufigste Konsumform von Cannabis beim Menschen ist [193].

Für eine gute Zusammenfassung der aktuellen präklinischen und klinischen Evidenz in Bezug auf die potenziellen Effekte von CBD bei der Abschwächung der Wirkungen von THC siehe den Artikel von Boggs et al. [193].

Ganzpflanzenmedikamente und Entourage-Effekte bei Angststörungen

Ein Großteil der zuvor besprochenen Forschung bezieht sich auf CBD und THC, zwei der Hauptcannabinoide und sicherlich die am besten erforschten Phytocannabinoide. Cannabis enthält jedoch über 700 sekundäre Metaboliten. Es gibt zunehmend Hinweise auf anxiolytische Effekte einiger anderer Phytocannabinoide sowie der Terpene. Im Folgenden werden einige davon betrachtet.

Weitere Phytocannabinoide mit potenziell anxiolytischen und antidepressiven Effekten

Viele der weniger bekannten und erforschten Phytocannabinoide scheinen anxiolytische und antidepressive Effekte zu besitzen. Daher ist das Verständnis des chemischen Profils der verwendeten Cannabissorte in einem Cannabismedikament, einschließlich der minoren Cannabinoide, wichtig, da diese zusammen mit den Terpenen wahrscheinlich synergistisch zur therapeutischen Wirkung beitragen. Hier einige Beispiele:

- CBDA (Cannabidiolsäure)-Methylester: wirksamer als CBD bei der Reduktion von akuten, stressinduzierten, angstähnlichen Verhaltensweisen bei Ratten
- CBC (Cannabichromen): AEA-Aufnahmehemmer; antidepressiv im Nagermodell
- CBG (Cannabigerol): antidepressiv im Nagermodell [160, 201]

Terpene mit anxiolytischer Wirkung

Mehrere Terpene können anxiolytisch wirken, darunter:

- α-Pinen
- β-Caryophyllen
- Linalool
- Limonen
- Humulen
- Myrcen
- trans-Nerolidol und viele andere [201]

Es muss unterschieden werden zwischen Substanzen, die als Sedativa wirken, und solchen, die als anxiolytische Wirkstoffe fungieren. Viele der Terpene haben sedierende Eigenschaften, und viele Sedativa wirken ebenfalls anxiolytisch. In diesem Abschnitt wird sehr kurz auf *einige* der Forschungsergebnisse eingegangen, die darauf hindeuten, dass viele der in *Cannabis sativa* (auch in anderen Pflanzen vorkommenden) Terpene anxiolytische Effekte haben könnten. Dies ist im Kontext von Ganzpflanzenmedikamenten bedeutsam – das Terpenprofil der verschiedenen Cannabissorten oder -kultivare variiert, weshalb beim Auswählen einer Cannabissorte das Etikett (oder das Analysezertifikat) gelesen werden sollte.

Zu beachten ist, dass die meisten der folgenden Studien an Terpenen durchgeführt wurden, die aus anderen Pflanzen als *Cannabis sativa* stammen.

α-Pinen verleiht ein Kiefernaroma und kommt – wenig überraschend – in Kiefern vor. Es wurde gezeigt, dass es bei Inhalation anxiolytische und hypnotische Effekte über das GABAerge System ausübt; zudem kann es den Non-REM-Schlaf (NREM) erhöhen, ohne die REM- und Delta-Aktivität zu beeinflussen [202]. In einem Mausexperiment, bei dem die Tiere eine therapeutische Konzentration von α-Pinen (entweder 8 µl oder 32 µl ätherisches Öl von *Chamaecyparis obtusa* [EOCO] je Liter Luft) inhalierten, zeigte sich eine signifikante Zunahme der Bewegungsaktivität und der Verweildauer in den offenen Armen des EPM, was auf eine anxiolytische Reaktion hindeutet. Bei der niedrigeren Konzentration von inhaliertem α-Pinen wurde keine Zunahme der Lokomotoraktivität festgestellt, was die Autoren auf eine niedrige, konstante Konzentration von α-Pinen in bestimmten Hirnarealen zurückführen. Bei der höheren Konzentration (32 µl EOCO je Liter Luft) wurde jedoch eine Zunahme der Lokomotoraktivität und eine erhöhte Konzentration von α-Pinen in den meisten Hirnarealen festgestellt [203]. Weitere Mäusestudien fanden ebenfalls anxiolytische Effekte von inhaliertem α-Pinen [203–205].

β-Caryophyllen (BCP) ist ein wenig beachtetes Phytocannabinoid. Es ist ein häufiges Terpen in Cannabis sowie in vielen anderen Pflanzen und Kräutern, darunter schwarzer Pfeffer und Hopfen. Mausexperimente haben anxiolytische Effekte von β-Caryophyllen [206] sowie von **trans-Nerolidol** [207] gezeigt. BCP ist ein voller Agonist an CB2-Rezeptoren [206, 208], und CB2-Rezeptoren sind an der Regulation von affektiven Störungen und Angst beteiligt [209, 210]. Dieses Terpen wurde auch als Aktivator nukleärer Peroxisom-Proliferator-aktivierter Rezeptoren-α (PPAR-α) identifiziert [211]. Welche Rezeptoren an der Vermittlung der anxiolytischen Effekte von BCP beteiligt sind, wird noch erforscht, aber Studien deuten auf CB2-, PPAR-γ- und 5-HT_{1A}-Rezeptoren hin. In einer Studie wurden die anxiolytischen und antidepressiven Effekte von BCP durch Behandlung mit AM630 (CB2-Rezeptorantagonist) vollständig aufgehoben, was auf eine Beteiligung der CB2-Rezeptoren hindeutet [206]. In einer anderen Studie wurden die anxiolytischen, antioxidativen und entzündungshemmenden Effekte von BCP sowohl durch PPAR-γ- als auch durch CB2-Rezeptoren vermittelt, während die antidepressive Wirkung und die Verbesserung des Gedächtnisses ausschließlich über CB2-Rezeptoren erfolgten, hauptsächlich durch die Hochregulation von PGC-1α und BDNF [212]. In einer weiteren Studie wurde der anxiolytische Effekt von BCP durch 5-HT_{1A}-Rezeptoren vermittelt, ohne Beteiligung der GABA_A-Rezeptoren [213].

Limonen ist ein Terpen, das einen zitrusartigen Geschmack und Geruch verleiht und in verschiedenen Pflanzen, darunter Zitrusfrüchte wie Zitronen, vorkommt. Es aktiviert den Adenosinrezeptor, der an der Dopaminübertragung beteiligt ist. In einer Rattenstudie, die den Einfluss von Bestandteilen des Zitronenöls auf die Monoaminspiegel im Gehirn und Serum unter physischem und psychischem Stress untersuchte, wurde festgestellt, dass *R*-Limonen, Citral und γ-Terpinen den Anstieg des Serumkortikosteronspiegels (Stresshormon) und der zerebralen Monoaminspiegel hemmten. *S*-Limonen, das Stereoisomer von *R*-Limonen, hat eine stärkere Wirkung und hemmte den Anstieg der Gehirnmonoamine bei psychischem Stress, was die Autoren zu dem Schluss führte, dass Limonene, insbesondere *S*-Limonen, eine ausgeprägte stresslindernde Wirkung besitzen [214].

Linalool ist ein Terpen, das zum entspannenden Duft von Lavendel beiträgt und auch in Cannabis vorkommt. Linalool besitzt anxiolytische, sedierende und antineoplastische Eigenschaften, die möglicherweise auf seine modulierende Wirkung auf die Glutamat- und GABA-Neurotransmittersysteme zurückzuführen sind. Untersuchungen an Mäusemodellen für Angststörungen zeigten, dass Linalool, insbesondere das Blattöl und dessen Hauptbestandteil *S*-(+)-Linalool, die Verweildauer der Mäuse im Zentrum des Open-Field-Tests, in den offenen Armen des EPM-Tests und im beleuchteten Bereich des Hell-Dunkel-Tests signifikant erhöhte, was auf anxiolytische Effekte ohne Nebenwirkungen auf die Motorik hindeutet. Bei der Messung der Monoaminspiegel im Gehirn der Mäuse wurden verringerte Werte von Serotonin, Dopamin und Noradrenalin festgestellt, was laut Autoren mit den anxiolytischen Effekten übereinstimmt [215].

Myrcen wurde als schützend für Gehirn, Herz und Haut vor Entzündungen und oxidativem Stress sowie als antinozizeptiv beschrieben [202]. Es gibt derzeit schwache Hinweise auf eine sedierende Wirkung [202], eine Studie an Mäusen zeigte, dass hohe Dosen (200 mg/kg) die barbituratinduzierte Schlafdauer und die Muskelentspannung erhöhten [216].

N-Palmitoylethanolamid (PEA) und Angst

N-Palmitoylethanolamid (PEA) könnte eine Rolle bei der Aufrechterhaltung der zellulären Homöostase angesichts äußerer Stressoren spielen, die Entzündungen und oxidativen Stress verursachen [217]. Forschungsergebnisse deuten darauf hin, dass es auch an der Regulation von Emotionen beteiligt sein könnte.

Die Aktivierung von PPAR-α durch PEA induziert die Biosynthese von Allopregnanolon in der Peripherie, einem GABAergen Neurosteroid, das möglicherweise an affektiven Störungen beteiligt ist. Ein Mausmodell für PTBS wurde verwendet, um die Effekte der PPAR-α-Aktivierung auf das emotionale Verhalten zu untersuchen. Zwei Gruppen von Mäusen wurden untersucht – eine Gruppe, die aus sozial isolierten Mäusen bestand, und eine Kontrollgruppe, in der die Mäuse gruppenweise gehalten wurden. In diesem Experiment wurden die Neurosteroidspiegel vor und nach PEA-Behandlung mittels Chromatografie-Massenspektrometrie in verschiedenen Hirnregionen nach Exposition gegenüber einem kontextuellen Furchtkonditionierungstest (zur Messung von PTBS-ähnlichem Verhalten), dem EPM-Test (zur Messung von angstähnlichem Verhalten), dem Forced-Swim-Test (zur Messung von depressionsähnlichem Verhalten) und dem Tail-Suspension-Test (ebenfalls zur Messung von depressionsähnlichem Verhalten) bestimmt. Außerdem wurden die Spiegel neurosteroidogener Enzyme im Hippocampus der Mäuse gemessen [218].

Es zeigte sich, dass PEA die Furchtextinktion und deren Aufrechterhaltung im PTBS-simulierenden Test förderte. Zudem wurden bei sozial isolierten Mäusen ausgeprägte anxiolytische und antidepressive Effekte sowie verringerte Allopregnanolonspiegel festgestellt. Diese Effekte wurden durch PPAR-α-Deletion, PPAR-α-Antagonisten und Inhibitoren neurosteroidogener Enzyme blockiert und durch PPAR-α-Agonisten nachgeahmt. Die Verhaltensverbesserungen korrelierten mit einer durch PEA induzierten Hochregulation von PPAR-α, der Expression neurosteroidogener Enzyme und der Normalisierung der Allopregnanolonspiegel in den kortikolimbischen Hirnarealen, was zu dem Schluss führte, dass PPAR-α an der Regulation des emotionalen Verhaltens beteiligt ist. Somit könnte PPAR-α ein vielversprechendes therapeutisches Ziel für psychische Erkrankungen mit gestörter Neurosteroidogenese wie PTBS und Major Depression sein [218].

Ernährung, ECS und Angst

Mehrfach ungesättigte Omega-3-Fettsäuren (ω3 oder n3) spielen, wie wir bereits gelernt haben, eine wichtige Rolle in der Ernährungstherapie und in der Modulation des ECS. Die Bedeutung von Lipiden für die Gehirnfunktion wird dadurch verdeutlicht, dass das ZNS nach dem Fettgewebe die höchste Lipidkonzentration im Organismus aufweist (50–60 % des Trockengewichts des Gehirns) [219]. Es wird allgemein angenommen, dass sich der Mensch mit einer Ernährung entwickelt hat, bei der das Verhältnis von mehrfach ungesättigten Omega-6- zu mehrfach ungesättigten Omega-3-Fettsäuren (engl.: polyunsaturated fatty acid, PUFA) etwa 1:1 beträgt. Bei Säugetieren können Linolsäure (LA, ω6-PUFA) und Alpha-Linolensäure (ALA, ω3-PUFA) nicht de novo synthetisiert werden und müssen über die Nahrung zugeführt werden. Diese essenziellen PUFAs werden über denselben enzymatischen Weg in langkettige bioaktive Lipide umgewandelt, was bedeutet, dass LA und ALA um die Umwandlung zu Arachidonsäure (AA) und Docosahexaensäure (DHA), aber auch um den Eintritt ins Gehirn konkurrieren [220].

Eine verminderte Zufuhr von ω3-PUFAs zum Gehirn wird mit zahlreichen Hirnerkrankungen, einschließlich Depressionen und Angststörungen, in Verbindung gebracht [221]. Präklinische Studien an Nagetieren, die klinische Beobachtungen unterstützen, zeigten, dass eine ω3-PUFA-arme Ernährung bei den erwachsenen Nachkommen angstähnliche und depressionsähnliche Symptome sowie abnormales Sozialverhalten hervorruft [222]. Ratten, die mit einer ω3-PUFA-defizitären Diät gefüttert wurden, zeigten nach Stressbelastung eine Hyperreaktivität der HPA-Achse, was sich in erhöhten Plasmakortikosteronspiegeln im Vergleich zur Kontrollgruppe widerspiegelte [223].

Ist Cannabiskonsum mit Angst verbunden?

Was belegen die Daten?

Die Frage, ob Freizeitkonsum von Cannabis mit affektiven Störungen wie Angst (und Depression) assoziiert ist, wurde in zahlreichen Studien untersucht. Zu den Nebenwirkungen einer akuten Cannabisintoxikation zählen unter anderem Angstgefühle und/oder Paranoia [174, 175]. Mehrere große Querschnittserhebungen ergaben, dass Cannabiskonsumierende eine höhere Inzidenz von Angststörungen und -symptomen berichten als Nichtkonsumierende; die Art des Zusammenhangs ist jedoch nicht eindeutig [224], und ein Nachweis einer Assoziation impliziert keine Kausalität. Schauen wir uns einige dieser Studien an.

Zusammenhänge zwischen Cannabiskonsum, Cannabisabhängigkeit und Angst

Eine systematische Übersichtsarbeit von 31 Studien (mit prospektiven Kohorten- oder Querschnittsdesigns unter nicht institutionalisierten Fällen) fand positive und statistisch signifikante Zusammenhänge zwischen Angst und Cannabiskonsum (OR 1,24, 95 %-KI 1,06–1,45, $p = 0{,}006$; 15 Studien) sowie zwischen Angst und Cannabisgebrauchsstörung (OR = 1,68, 95 %-KI 1,23–2,31, $p = 0{,}001$; 13 Studien) [225]. Die Analyse von Daten des National Comorbidity Survey in den USA zeigte, dass Cannabisabhängigkeit mit einem etwa doppelt so hohen Risiko für das Vorliegen einer affektiven oder Angststörung assoziiert war [226]. Eine weitere Studie ergab, dass bei Personen mit Angststörungen die Summenscores für psychische Gesundheit (auf einer Lebensqualitätsskala, SF-12) bei regelmäßigen (aber nicht gelegentlichen) Cannabiskonsumierenden niedriger waren als bei Nichtkonsumierenden [227]. In einer australischen Studie, die Daten aus dem National Survey of Mental Health and Wellbeing 2007 auswertete, hatten Personen, die nie Cannabis konsumiert hatten, signifikant seltener eine Angststörung als Cannabiskonsumierende ohne Cannabisgebrauchsstörung (engl.: cannabis use disorder, CUD) (OR 0,7, 95 %-KI 0,5–0,9), und während Cannabiskonsumierende mit CUD signifikant häufiger eine affektive Störung hatten als Cannabiskonsumierende ohne CUD, erfüllten sie nicht häufiger die Kriterien für eine Angststörung (als Cannabiskonsumierende ohne CUD) [228].

Eine Studie untersuchte, ob die Prävalenz psychischer Störungen zwischen häufig Cannabis Konsumierenden mit und ohne Abhängigkeit und der Allgemeinbevölkerung unterschiedlich ist. Die Studie umfasste 521 junge Erwachsene (18–30 Jahre), die häufig Cannabis konsumierten. Davon erfüllten 252 die DSM-IV-Kriterien für Cannabisabhängigkeit (D+), 269 waren ohne DSM-IV-Cannabisabhängigkeit (D−). Diese wurden mit 1072 jungen Erwachsenen aus der Allgemeinbevölkerung verglichen [229]. Die Studie zeigte, dass sowohl abhängige als auch nicht abhängige häufig Cannabis Konsumierende ein höheres Risiko als die Allgemeinbevölkerung für das Vorliegen „irgendeiner psychischen Störung“

hatten, wobei das Risiko bei Abhängigen deutlich höher war als bei Nichtabhängigen (OR 14,97 bzw. 5,35, beide hochsignifikant). „Externalisierende Störungen“ (z. B. ADHS) waren bei D– (OR 8,91, $p < 0{,}001$) und D+ (OR 17,75, $p < 0{,}001$) häufiger als in der Allgemeinbevölkerung. „Internalisierende Störungen“ waren nur in der D+-Gruppe häufiger (Affektive Störung OR 4,15, $p < 0{,}001$; Angststörung OR 2,20, $p < 0{,}002$) im Vergleich zur Allgemeinbevölkerung, nicht jedoch in der D−-Gruppe. Wurden jedoch Kindheitsbelastungen und Substanzkonsum außer Cannabis berücksichtigt, wurden diese Zusammenhänge abgeschwächt und waren oft *nicht mehr signifikant.* Beispielsweise bestand weiterhin ein signifikant erhöhtes Risiko für das Vorliegen einer beliebigen 12-Monats-Störung und von Verhaltensstörungen in beiden Gruppen mit häufigem Cannabiskonsum im Vergleich zur Allgemeinbevölkerung, jedoch kein Unterschied mehr hinsichtlich „irgendeiner affektiven Störung“, Major Depression, „irgendeiner Angststörung“ und „generalisierter Angststörung“, sobald diese Störfaktoren einbezogen wurden. Mit anderen Worten: Kindheitsbelastungen und Substanzkonsum außer Cannabis erklären wahrscheinlich die Unterschiede zwischen den beiden Gruppen mit häufigem Cannabiskonsum und der Allgemeinbevölkerung eher als der Cannabiskonsum selbst. Die Prävalenz psychischer Störungen blieb in der D+-Gruppe im Vergleich zur D−-Gruppe erhöht (OR 2,40, $p < 0{,}001$) [229].

Cannabiskonsum im Jugendalter und Angst

Eine systematische Übersichtsarbeit und Metaanalyse untersuchte longitudinale und prospektive Studien, die Cannabiskonsum bei Jugendlichen unter 18 Jahren und einen möglichen Zusammenhang mit der Entwicklung von Depression, Angst und Suizidalität bewerteten. Insgesamt wurden 11 Studien ($n = 23317$ Individuen) eingeschlossen. Die Studie kam zu dem Schluss, dass bei Cannabiskonsumierenden im Vergleich zu Nichtkonsumierenden ein signifikant erhöhtes Risiko für die Entwicklung einer Depression im jungen Erwachsenenalter bestand (OR 1,37, 95 %-KI 1,16–1,62), ein erhöhtes Risiko für Suizidgedanken (OR 1,50) und Suizidversuch (OR 3,46), jedoch kein signifikant erhöhtes Risiko für Angststörungen [230].

In einer 30-jährigen Längsschnittstudie war Cannabiskonsum im Jugendalter mit Depression und Suizidalität im Erwachsenenalter, jedoch nicht mit Angststörungen assoziiert [231].

Eine Längsschnittstudie an Jugendlichen in Neuseeland untersuchte die Folgen des Cannabiskonsums im Alter von 15–16 Jahren. Die Studie ergab, dass Cannabiskonsum zwischen 15 und 16 Jahren signifikant mit Angststörungen, Major Depression und Suizidversuch (zwischen 16 und 18 Jahren) im Vergleich zu Nichtkonsum assoziiert war. Wurden jedoch andere Störfaktoren, darunter individuelle, familiäre und soziale Faktoren, in die statistische Analyse einbezogen, wurden diese Zusammenhänge zwischen Cannabiskonsum und Angst/Depression/Suizidversuch statistisch insignifikant. Dies deutet darauf hin, dass andere Faktoren und nicht der Cannabiskonsum für das erhöhte spätere Risiko dieser psychischen Erkrankungen verantwortlich waren [232]. Dies unterstreicht erneut einen sehr wichtigen Punkt in der Forschung: Potenziell störende Faktoren müssen erkannt und in die statistische Modellierung einbezogen werden.

In einer australischen Studie, einer landesweiten Befragung von 1601 Schülern im Alter von 14–15 Jahren, die über 7 Jahre nachverfolgt wurden, zeigte sich, dass etwa 60 % der Teilnehmenden bis zum Alter von 20 Jahren Cannabis konsumiert hatten und 7 % tägliche Konsumierende waren. Täglicher Konsum bei jungen Frauen war mit einem mehr als fünffach erhöhten Risiko für die Angabe von Depression und Angst assoziiert (OR 5,6, 95 %-KI 2,6–12,0). Wöchentlicher oder häufigerer Cannabiskonsum bei Jugendlichen war mit einer annähernden Verdopplung des Risikos für spätere Depression und Angst verbunden (OR 1,9, 95 %-KI 1,1–3,3). Depression und Angst im Jugendalter sagten jedoch keinen späteren wöchentlichen oder täglichen Cannabiskonsum voraus [233].

Theorien zur Erklärung des Zusammenhangs zwischen Cannabiskonsum und Angst

Mehrere große Querschnittserhebungen ergaben, dass Cannabiskonsumierende eine höhere Inzidenz von Angststörungen und -symptomen berichten als Nichtkonsumierende; die Art des Zusammenhangs ist jedoch nicht eindeutig [224]. Es gibt fünf Haupttheorien, die versuchen, den Zusammenhang zwischen Cannabiskonsum und Angst zu erklären. Diese sind:

- *Common-Factor-Theorie*: Sie schlägt vor, dass Zusammenhänge bestehen, weil beide gemeinsame Vorläufer haben, die biologische, soziale und Umweltfaktoren (z. B. Kindheitstraumata) umfassen können.
- *Selbstmedikationstheorie*: Es besteht ein Zusammenhang, weil ängstliche Personen motiviert sind, Cannabis zur Linderung ihrer Symptome zu verwenden.
- *Direkte Kausalitätstheorie*: Cannabiskonsum erhöht das Risiko für die Entwicklung einer Angststörung.
- *Reziproke Rückkopplungsschleifentheorie*: Es gibt eine gleichzeitige Verursachung von Angst und Cannabiskonsum durch gemeinsame Faktoren; jede Bedingung verschärft die andere durch direkte Kausalität und/oder Selbstmedikation.
- *Stress-Fehlattributionstheorie*: Ein Teil der gefundenen Zusammenhänge zwischen Angst und Cannabis ist darauf zurückzuführen, dass Konsumierende ihre Stresssymptomatik fälschlicherweise als Angstsymptome interpretieren [224].

Eine Studie mit 316 Teilnehmenden, die zu ihrer Cannabiskonsumgeschichte sowie zu Stress- und Angstsymptomen befragt wurden, konnte keine der ersten vier Hypothesen vollständig bestätigen; jedoch zeigte sich, dass Cannabiskonsumierende, die angaben, sich wegen Angst selbst zu medikamentieren, tatsächlich ihre Stresssymptome selbst behandelten, was die Stress-Fehlattributionstheorie stützt [224].

Leitlinien zur Behandlung von Angststörungen mit CBD

Wann sollte medizinisches Cannabis eingesetzt werden?

Eine Behandlung mit medizinischem Cannabis sollte nach einer gründlichen klinischen Beurteilung und der Umsetzung eines umfassenden Behandlungsplans, einschließlich Lebensstiländerungen, Ernährung und verhaltensorientierten Ansätzen, in Erwägung gezogen werden. Angst oder Depression können primäre Manifestationen verschiedener Krankheitsbilder sein, die umgehend adressiert werden müssen. Eine Behandlung mit medizinischem Cannabis kann auch nach dem Versagen der üblichen medikamentösen Therapie oder in Verbindung mit Erkrankungen, die bekanntermaßen mit Depressionen assoziiert sind, wie Diabetes, rheumatoide Arthritis und Malignome, in Betracht gezogen werden.

Produkttyp (Mischungen)

Ideale Mischungen sind reich an CBD und arm an THC, müssen jedoch an das Alter des Patienten, die individuelle Empfindlichkeit gegenüber Cannabinoiden oder THC, Anforderungen an Urindrogentests, Körpermasse und andere begleitende Symptome angepasst werden. Mehrere Terpene wie Caryophyllen können einen bedeutenden Bestandteil der Produktmischung darstellen und harmonieren gut mit Hanfphytocannabinoiden, um die Wirkung auf Angst, Depression und entzündliche Erkrankungen zu ergänzen. Diese Mischungen können Varianten des sogenannten Entourage-Effekts darstellen, welche die Wirksamkeit steigern und Nebenwirkungen reduzieren. Dies steht in deutlichem Gegensatz zu Einzelkomponenten-CBD oder Isolaten, die eine glockenförmige Dosis-Wirkungs-Kurve mit einem engen Wirksamkeitsfenster im Vergleich zur linearen Dosis-Wirkungs-Kurve von biologisch gewonnenem (engl.: biologically derived source, BDS) CBD zeigen.

BDS-Cannabinoide ermöglichen nicht nur geringere Mengen zur Erzielung von Vorteilen, sondern verursachen auch weniger Nebenwirkungen [157]. So wurden beispielsweise in Humanstudien zur Angstlinderung 300 mg bis 600 mg Isolat [234] eingesetzt, um Symptome zu verbessern, während in einer Fallstudie mit 47 Patienten in einer psychiatrischen Einrichtung Dosierungen von nur 25–175 mg erforderlich waren, um bei 79 % der Patienten innerhalb von 4 Wochen signifikante Verbesserungen der Angstsymptome zu erzielen, mit dem zusätzlichen Vorteil einer Schlafverbesserung bei 66 % [163]. In einer weiteren klinischen Fallserie mit PTBS, bei der Angst ein wesentliches Symptom ist, wurde die Symptomkontrolle mit durchschnittlichen Dosen von 33–48 mg BDS-CBD innerhalb von 3 Wochen erreicht [235].

Die Vorstellung, dass CBD in Anwesenheit anderer Pflanzenbestandteile die Dosis-Wirkungs-Beziehung verbessert, wird durch neuere Berichte gestützt, die zeigen, dass CBD in einem standardisierten Cannabisextrakt wirksamer oder potenter ist als reines CBD, auch hinsichtlich seiner antiproliferativen Wirkung auf Tumorzellen und seiner hemmenden Wirkung auf die Blasenkontraktilität. Die höhere Effizienz von Pflanzenextrakten könnte durch additive oder synergistische Interaktionen zwischen CBD und geringfügigen Phytocannabinoiden oder Nicht-cannabinoiden in den Extrakten erklärt werden. Die meisten Forschungen haben sich auf isolierte Einzelbestandteile traditioneller pflanzlicher Arzneimittel konzentriert. Unsere Daten legitimieren jedoch den Einsatz von Gesamtextrakten der Pflanze im Gegensatz zu synthetischen Arzneimitteln. Die beobachtete therapeutische Synergie bei Pflanzenextrakten führt zu geringeren Mengen und reduzierten Nebenwirkungen [157].

THC besitzt anxiolytische Eigenschaften, kann jedoch bei manchen Personen in unterschiedlichen Dosierungen auch anxiogen wirken. THC ist ein wertvoller Bestandteil des Vollspektrumcannabis, eine hohe Konzentration scheint jedoch nicht notwendig zu sein; niedrigere Dosen vermeiden mögliche unerwünschte psychotrope Erfahrungen. Ein gutes Beispiel sind Studien zum Medikament Sativex®, einem Cannabinoidmundspray mit THC und CBD (im Verhältnis 1,08:1), das für die Behandlung von neuropathischen Schmerzen, Spastizität und überaktiver Blase vermarktet wird. Vorläufige klinische Studien haben gezeigt, dass diese Formulierung die Angst nicht signifikant reduziert (tatsächlich wurde ein leichter, aber nicht signifikanter Anstieg dieses Symptoms berichtet) [236]. Ein höherer THC-Gehalt kann in bestimmten Situationen sinnvoll sein, um den Schlaf zu verbessern, Schmerzen zu lindern und den Bedarf an größeren Mengen CBD zu verringern, da Mischungen mit höherem THC-Gehalt tendenziell geringere Mengen CBD erfordern.

Welche Darreichungsform sollte verwendet werden?

Die beste Formulierung entspricht dem bevorzugten Lebensstil und Geschmack des Patienten. Kapseln haben eine längere Wirkungsdauer, während sublinguale Tinkturen häufig eine sofortige Linderung akuter Stresssituationen bieten. Der Behandlungsplan kann bei manchen Patienten beide Ansätze umfassen.

Dosierungsrichtlinien

Alter und Körpermasse dienen nur als grobe Orientierung für die Dosierung von Cannabinoidarzneimitteln. Im Allgemeinen sind Anfangsdosen von 15–30 mg für Personen mit einem Gewicht von 45 kg oder mehr angemessen und können nach den ersten Dosen entsprechend der Wirkung angepasst werden. Patienten im Alter von sieben Jahren oder jünger sollten mit der halben üblichen Dosis beginnen, ebenso Patienten ab 70 Jahren. Bei Personen, die als empfindlich gegenüber gängigen Medikamenten wie Paracetamol oder Aspirin bekannt sind, sollte die Behandlung mit einzelnen Tropfen einer Flüssigkeit in den Mund oder auf die Haut, beispielsweise auf den Handrücken, begonnen werden.

Die typische Reaktion erfolgt rasch, abhängig vom Verabreichungsweg, bei Anwendung von Dosen im unteren Bereich von 25–50 mg einer CBD-dominierten Formulierung im 2-mal-täglich-Schema. Die sublinguale Anwendung führt in der Regel innerhalb von 5 Minuten zu einer Wirkung, während orale Dosen 60–90 Minuten benötigen können, bevor eine beruhigende Wirkung eintritt. Häufig berichten Patienten, wenn sie danach gefragt werden, von einer allgemeinen Entspannung im Schulterbereich.

Titration und Nachsorge

Symptome von Angst (und Depression) sprechen sehr schnell auf Cannabinoide an, oft schon nach der ersten Dosis. Wenn möglich, sollte ein Mitarbeiter des Behandlungsteams am Tag der ersten Einnahme oder am Folgetag noch einmal explizit beim Patienten nachfragen, um die Anfangsreaktion zu begleiten oder zu überprüfen und mit der Titration zu beginnen, um Stimmung und Leistungsfähigkeit zu optimieren oder seltene Nebenwirkungen zu minimieren.

Passen Sie die Tagesdosis oder die Häufigkeit individuell an die Situation des Patienten an. Halten Sie diese Dosis unbegrenzt oder für einen Monat bei und erwägen Sie dann, die Dosis je nach weiterem Bedarf um bis auf die Hälfte zu reduzieren.

Oft, wie im Fall von PTBS, können Patienten eine Remission erreichen. Andere wiederum entscheiden, dass die lebensverändernden und -verbessernden Vorteile von Cannabinoiden zu wertvoll sind, um darauf zu verzichten, und machen Cannabinoide zu einem festen Bestandteil ihres medizinisch-ernährungsphysiologischen Lebensstils.

Weitere Hinweise zur Steigerung der therapeutischen Wirkung

Cannabinoide werden am besten zusammen mit einer Mahlzeit oder einem fetthaltigen Snack aufgenommen. Studien zeigen, dass langkettige Triglyzeride die Aufnahme in die intestinale Lymphe verbessern und so den hepatischen First-Pass-Effekt umgehen, was zu einer 250-fach höheren Plasmakonzentration führt [237]. Dies ist besonders relevant für Patienten mit Entzündungen, die eine Immunmodulation benötigen. Tatsächlich erreichten Cannabinoide, die zusammen mit Triglyzeriden eingenommen wurden, höhere Konzentrationen (im Mikromolarbereich) in der intestinalen Lymphe, die im allgemeinen Kreislauf nicht erreicht werden konnten, und unterdrückten so effektiv T-Zellen, die entzündungsfördernde Zytokine exprimieren [237].

Schlafstörungen sind bei Angst und Depression häufig. Die meisten Patienten berichten über eine verbesserte Tiefe und Qualität des Schlafs, aber einige wenige fühlen sich durch eine abendliche Dosis mental aktiviert. Bis der Patient Erfahrung mit der Anwendung von Cannabinoidarzneimitteln gesammelt hat, ist es ratsam, mittelkettige Triglyzeride (engl.: medium-chain triglycerides, MCT, häufig als

Trägeröl in medizinischen Cannabisprodukten verwendet) mindestens 2 Stunden vor dem Schlafengehen zu vermeiden. Sollte der Patient das Gefühl haben, nicht ausreichend zu schlafen, sollte er eine Schlaf-App auf dem Smartphone nutzen. Oft induzieren diese Programme tatsächlich einen Tiefschlaf, dessen sich der Patient nicht bewusst ist. Typischerweise berichten Patienten, sie hätten sehr wenig oder gar nicht geschlafen, verspüren jedoch keine ausgeprägte Müdigkeit.

Wechselwirkungen zwischen Arzneimitteln und Cannabis

Cannabinoide können die Arzneimittelmetabolisierung durch Modulation des Cytochrom-450-Systems, insbesondere der Isoenzymklassen CYP2C und CYP3A, in vitro und in Tiermodellen beeinflussen. Die Modulation ist jedoch relativ und dosisabhängig und tritt nur bei sehr hohen Dosen von CBD-Isolat auf, welche die üblichen Dosierungen in der medizinischen Cannabistherapie weit übersteigen. So war beispielsweise in einer Studie mit 13 Probanden (Alter 4–19 Jahre) mit Epilepsie die gleichzeitige Anwendung von Clobazam und CBD (Epidiolex, GW Pharmaceuticals) in Dosen von 20 mg/kg bis 25 mg/kg CBD mit signifikanten Erhöhungen der Clobazamblutspiegel assoziiert (interessanterweise hatten 70 % eine > 50%ige Reduktion der Anfälle, und Nebenwirkungen traten bei 77 % der Probanden auf, die durch eine Dosisreduktion von Clobazam gelindert werden konnten) [238]. Andere Antiepileptika (17 getestet) können in Verbindung mit CBD erhöht oder erniedrigt werden [239]. Ein weiterer Bericht zu Warfarin und Antiepileptika zeigte jedoch nur bei isolierten CBD-Dosen von 10 mg/kg/Tag (d. h. 700 mg CBD für eine durchschnittliche Person) einen signifikanten Anstieg des INR-Wertes [240]. Somit können Wechselwirkungen bei hochdosierten Schemata, wie sie bei therapieresistenter Epilepsie mit Isolatprodukten üblich sind, auftreten, jedoch selten bei BDS-CBD.

Fallstudien aus der Praxis von Philip Blair

Fall 1: Chronische Angststörung

Mary ist eine 61-jährige Frau mit chronischer Angststörung, die seit über 10 Jahren unter Panikattacken leidet, welche mit steigenden Dosen von Klonopin kontrolliert wurden. Auf Drängen ihrer medizinischen Betreuung möchte sie dieses Medikament absetzen. Sie hat zudem eine leichte Arthritis und nimmt zur Kontrolle ein nicht steroidales Antirheumatikum (NSAR) ein. Aufgrund ihrer Angst vor Menschenmengen unternimmt sie nur minimale Aktivitäten außerhalb des Hauses und treibt kaum Sport. Sie ist verheiratet und hat zwei erwachsene Kinder, die in anderen, weit entfernten Bundesstaaten leben. Sie raucht eine Packung Zigaretten pro Tag. Ihre Ernährung umfasst einige Fertiggerichte und verarbeitete Lebensmittel, und sie trinkt gelegentlich Gin-Tonic-Cocktails (drei Mal pro Woche).

Anamnese schließt Trauma oder Missbrauch aus. Sie hat keine militärische Erfahrung. Sie hatte keine schwerwiegenden Infektionen.

Medikamente umfassen Clonazepam 0,5 mg zweimal täglich, Ibuprofen 400 mg dreimal täglich und Lisinopril 10 mg pro Tag. Sie hat mehrfach versucht, Clonazepam abzusetzen, erlebte dabei jedoch schwere Angst- und Paniksymptome mit Schwitzen, lähmender Angst und Durchfall.

Bezüglich Cannabiskonsum berichtet sie von einigen Experimenten in ihren frühen Zwanzigern, die mit etwas Angst verbunden waren, ansonsten jedoch keine weitere Anwendung. Sie zeigte Interesse an der möglichen Verwendung von nicht psychoaktivem CBD, um ihre Angst zu reduzieren und Clonazepam absetzen zu können.

Weitere Beobachtungen: Körperlich beträgt ihr Blutdruck 140/90 mmHg (Hinweis auf leichte Hypertonie); Puls 80 bpm; Gewicht 80 kg; und Größe 177 cm. Ihre Knie sind leicht druckempfindlich, und sie geht mit einem leichten Hinken nach rechts. Es bestehen keine Schwellungen oder Beinödeme. Kognitiv ist sie klar, ohne Hinweise auf eine Depression.

Diagnosen: Panik-/Angststörung und wahrscheinliche Benzodiazepinabhängigkeit. Weitere relevante Diagnosen sind Arthrose und leichte Hypertonie.

Therapieempfehlung

Cannabisextrakt, Vollspektrum, niedriges THC/CBD-Verhältnis (1:20), 25 mg zweimal täglich mit Option auf eine zusätzliche Dosis bei Panikattacken.

Nach Kontrolle der verbleibenden Angst- und Paniksymptome sollte ein langsames Ausschleichen (Reduktion) von Clonazepam eingeleitet werden, während die CBD-Dosis bei Bedarf zur Symptomkontrolle erhöht wird.

Ebenfalls empfohlen: Ein hochwertiges Multivitaminpräparat mit Spurenelementen, Omega-3-Fettsäuren DHA/EPA (4 g/Tag) und ein langsam freisetzendes Magnesiumpräparat (400 mg pro Tag).

Klinischer Verlauf

Die initiale Gabe von 25 mg CBD war sehr wirksam zur Reduktion der Restangst und zur Verbesserung der allgemeinen Stimmung, Aktivität und des Interesses an sozialen Kontakten. Die Patientin hatte zudem weniger Knieschmerzen und einen besseren Schlaf.

Nach 2 Wochen fühlte sie sich bereit, mit dem Ausschleichen von Clonazepam zu beginnen (d. h. systematische Reduktion von Clonazepam). Sie wurde gebeten, ihre Dosis um etwa 1/8 pro Woche zu reduzieren und bei Bedarf zusätzlich Cannabis zur Symptomkontrolle einzusetzen.

In der ersten Woche traten etwas Schlaflosigkeit und verstärkte Angst auf, die sich durch eine zusätzliche Gabe von 25 mg CBD pro Tag besserten. Nach der zweiten Woche und einer weiteren Reduktion der Clonazepamdosis waren die Symptome trotz zusätzlichem CBD zu schwer zu kontrollieren, sodass sie zur vorherigen Dosis zurückkehrte. Nach einer Woche Pause konnte sie das Ausschleichen planmäßig fortsetzen, da sie Vertrauen in die Wirkung von CBD zur Symptomkontrolle und eine größere Entschlossenheit gewonnen hatte.

Nach vollständigem Absetzen von Clonazepam konnte sie die CBD-Dosis auf 25 mg zweimal täglich reduzieren und ihr Wohlbefinden aufrechterhalten. Ihr Blutdruck normalisierte sich auf 120/80 mmHg, und ihr Puls blieb bei 80 bpm. Sie begann mit täglichen Spaziergängen ohne nennenswerte Knieschmerzen und bereitete mehr Mahlzeiten aus frischen Lebensmitteln für sich und ihren Ehemann zu.

Ältere Patienten erhalten häufig Benzodiazepine zur Behandlung von Angstsymptomen mit der Zusicherung, dass diese nicht abhängig machen. Dennoch entwickeln einige eine Abhängigkeit mit schwierigen und herausfordernden Entzugssymptomen. Ausschleichprogramme über mehr als 12 Monate wurden vorgeschlagen und publiziert (siehe Ho et al. [241] und The Ashton Protocol, https://www.benzowarrior.com/tapering-methods). Für viele Menschen mit Angststörungen ist Cannabis mit niedrigem THC-Gehalt die bessere Option.

Fall 2: Posttraumatische Belastungsstörung mit ausgeprägter Angst

Dan ist ein 34-jähriger Inhaber eines Transportunternehmens und Sozialarbeiter aus Kalifornien mit einer Vorgeschichte von Drogenmissbrauch im Jugendalter. Während er seine Familie von einer entfernten Veranstaltung nach Hause fuhr, erlitt er plötzlich eine Panikattacke. Diese war begleitet von Kribbeln in Händen, Armen und Körper, Herzklopfen und dem Gefühl, ohnmächtig zu werden. Nach 4 Stunden erholte er sich, hatte jedoch in den folgenden 3 Monaten wiederholt ähnliche Episoden. Eine vollständige klinische Untersuchung ergab eine moderate Hypertonie, woraufhin er mit Losartan (ACEII-Hemmer) behandelt und die Diagnose Panikattacken gestellt wurde.

Vor und während dieser Episoden war seine einzige Medikation Zyrtec gegen saisonale Allergien, die abgesetzt wurde. Er verneinte jeglichen Konsum illegaler Drogen, Traumata, Verletzungen, Infektionen oder chemische Expositionen.

Zu seinen aktuellen Symptomen gehörten Angst vor dem Autofahren, übermäßige Vorsicht, Angst und Unwohlsein im Zusammenhang mit dem Fahren. Er hatte anhaltende Gefühle von Unruhe und negative Gedanken über sich selbst. Sein Blutdruck war unter Medikation nur grenzwertig kontrolliert. Sein Schlaf war unruhig. Die Ernährung war unauffällig, abgesehen davon, dass er gezwungen war, auf sein Lieblingsgetränk (Kaffee) zu verzichten.

Anamnese: In der Vergangenheit missbrauchte er zwischen dem 17. und 21. Lebensjahr Methamphetamin und Kokain, war in dieser Zeit obdachlos und lebte auf der Straße in San Francisco. Nach sieben stationären Entzugsversuchen gelang ihm die Rehabilitation, woraufhin er ein Onlinestudium absolvierte und eine Vollzeitbeschäftigung aufnahm. Schließlich besaß er ein eigenes Transportunternehmen, das er vier Jahre vor den aktuellen Ereignissen verkaufte.

Cannabisanamnese

Seine erste Erfahrung mit Cannabis machte er im Alter von 10 Jahren, war jedoch kein regelmäßiger Konsument. Ein Freund schlug die Verwendung von Hanf-CBD vor, doch aufgrund seiner Suchtvorgeschichte zögerte er bis jetzt, dies auszuprobieren.

Medizinische Beurteilung

Der Patient stellte sich selbst zur Beurteilung und Beratung bezüglich einer Cannabismedikation vor und suchte die Unterstützung eines anderen Arztes als seines Hausarztes. Bei der Untersuchung zeigte sich eine Form von Angst/Panik, die mit einem physiologischen Ereignis 3 Monate zuvor in Zusammenhang stand und weiterhin Symptome verursachte. Aufgrund seiner Suchtvorgeschichte und seines Wissens über viele aktuelle psychotrope Therapien als Sozialarbeiter wollte er Benzodiazepine und potenziell suchterzeugende Medikamente vermeiden.

Körperliche Untersuchung: Sein Blutdruck betrug 140/90 mmHg und der Puls 75 bpm. Er hatte einen BMI von 22 und ein Körpergewicht von 77 kg. Kognitiv war er klar und emotional stabil. Er sprach flüssig ohne Hinweise auf eine Depression. Seine geschäftlichen und privaten Angelegenheiten waren in bester Ordnung, einschließlich einer erfolgreichen Ehe mit zwei Kindern.

Therapieempfehlungen

Ein CBD-reiches, THC-armes Cannabisliquid wurde zur zweimal täglichen Anwendung und bei Bedarf bei belastenden Symptomen empfohlen. Die Anfangsdosis von 25 mg führte zu einer deutlichen Linderung und beruhigenden Wirkung. Er wurde gebeten, diese Therapie fortzusetzen und täglich mehrere klinische Parameter zu protokollieren. Nach einer Woche normalisierte sich sein Blutdruck, und er setzte seine Blutdruckmedikamente ab.

Nach einem Monat nahm er seine gewohnten Aktivitäten wieder auf, einschließlich Autofahren und Patientenkontakt als Sozialarbeiter. Er passte seine Cannabisdosis auf eine Einzeldosis von 75 mg abends an. Zwei Monate später, während einer anstrengenden Wander- und Jagdtour in Utah, stellte er fest, dass sein täglicher Cannabiskonsum Muskelkater nach ungewohnter starker körperlicher Belastung verhinderte. Nach 4 Monaten entschied er sich, ein Promotionsstudium in Psychologie zu beginnen und sich der Unterstützung anderer Suchtkranker mit nicht psychotropen Cannabinoiden zu widmen.

Kommentare

Obwohl die Diagnose nicht eindeutig war, deuten die Vorgeschichte eines belastenden Ereignisses mit ausgeprägten physiologischen Symptomen und eine Kindheit/Jugend mit negativen Erfahrungen auf eine Form der PTBS mit ausgeprägter Angst hin. Dies war mit physiologischen Blutdruckveränderungen und grenzwertigen Depressionssymptomen verbunden. Die Motivation, eine Sucht zu vermeiden, ermöglichte eine rasche Besserung und Remission durch frühzeitige Therapie. Die fortgesetzte Behandlung dient nun der Lebensqualitätssteigerung und nicht mehr der Angsttherapie. Veränderungen im Lebensweg hin zu Berufen mit empathischer Ausrichtung sind bei Menschen mit überwundenen Angst-/Stresszuständen häufig zu beobachten.

Fazit

Epidemiologische Daten zeigen, dass Angst, Stress und Depression häufige Erkrankungen sind, bei denen Menschen zur Selbstmedikation Cannabis verwenden. Das Endocannabinoidsystem ist in jenen Hirnregionen weitverbreitet, die an der Stressreaktion, Emotionen, emotionalem Gedächtnis, Belohnung und angstbezogenem Verhalten beteiligt sind. Forschungsergebnisse deuten darauf hin, dass eine Dysfunktion des Endocannabinoidsystems Teil des pathomechanistischen Geschehens bei Angststörungen ist. Präklinische Studien haben aufgezeigt, wie CBD und THC einige der zugrunde liegenden Mechanismen von Angst beeinflussen können. Präklinische und klinische Forschungsergebnisse stützen die Annahme, dass CBD bei der Behandlung von Angststörungen wirksam ist, wobei sich ein Großteil der Forschung auf die akute Dosierung bezieht. Weitere Studien zur chronischen Dosierung unter Verwendung von Ganzpflanzen-Medizinalcannabis sind erforderlich. Reines CBD zeigt offenbar eine glockenförmige Dosis-Wirkungs-Kurve, während gereinigtes THC eine bimodale Wirkung aufweist. Allerdings wirken Ganzpflanzenpräparate mit anderen Phytocannabinoiden, Terpenen und weiteren Pflanzenstoffen vermutlich ganz anders als isolierte Reinsubstanzen. Die Natur war nicht dumm, aber der Mensch ist es oft. Ein integrativer, multidisziplinärer Ansatz, der die Ursachen der Angst adressiert, ist wahrscheinlich der beste Weg, um Menschen bei der Bewältigung von Angststörungen zu helfen.

Literatur

1. Micale V, Di Marzo V, Sulcova A, et al. Endocannabinoid system and mood disorders: priming a target for new therapies. Pharmacol Ther. 2013;138:18–37.
2. Arrow BA, Hunkeler EM, Blasey CM, et al. Comorbid depression, chronic pain and disability in primary care. Psychosom Med. 2006;68:262–8.
3. Hyman SM, Sinha R. Stress-related factors in cannabis use and misuse: implications for prevention and treatment. J Subst Abus Treat. 2009;36(4):400–13.
4. Korem N, Zer-Aviv TM, Ganon-Elazar E, et al. Targeting the endocannabinoid system to treat anxiety-related disorders. J Basic Clin Physiol Pharmacol. 2016;27(3):193–202.
5. Belenduik KA, Babson KA, Vandrey R, Bonn-Miller MO. Cannabis species and cannabinoid concentration preference among sleep-disturbed medicinal cannabis users. Addict Behav. 2015;50:178–81.
6. Tringale R, Jensen C. Cannabis and insomnia. Depression. 2011;4(12):0–68.
7. Turna J, Patterson B, Van Ameringen M. Is cannabis treatment for anxiety, mood, and related disorders ready for prime time? Depress Anxiety. 2017;34(11):1006–17.
8. Johnston LD, O'Malley PM. Why do the nation's students use drugs and alcohol? Self-reported reasons from nine national surveys. J Drug Issues. 1986;16(1):29–66.
9. Webb CW, Webb SM. Therapeutic benefits of cannabis: a patient survey. Hawaii J Med Public Health. 2014;73(4):109–11.
10. Sexton M, Cuttler C, Finnell J, Mischley L. A cross-sectional survey of medical cannabis users: patterns of use and perceived efficacy. Cannabis Cannabinoid Res. 2016;1:131–8.
11. Bonn-Miller MO, Vujanovic AA, Drescher KD. Cannabis use among military veterans after residential treatment for posttraumatic stress disorder. Psychol Addict Behav. 2011;25:485–91.

12. Bremner JD, Southwick SM, Darnell A, Charney DS. Chronic PTSD in Vietnam combat veterans: course of illness and substance abuse. Am J Psychiatry. 1996;153:369–75.
13. Schierenbeck T, Riemann D, Berger M, Hornyak M. Effect of illicit recreational drugs upon sleep: cocaine, ecstasy and marijuana. Sleep Med Rev. 2008;12(5):381–9.
14. Kosiba JD, Maisto SA, Ditre JW. Patient-reported use of medical cannabis for pain, anxiety, and depression symptoms: systematic review and meta-analysis. Soc Sci Med. 2019;233:181–92.
15. Bradford AC, Bradford WD. Medical marijuana laws reduce prescription medication use in Medicare Part D. Health Aff. 2016;35(7):1230–6.
16. Cuttler C, Mischley L, Sexton M. Sex differences in cannabis use and effects: a cross-sectional survey of cannabis users. Cannabis Cannabinoid Res. 2016;1:166–75.
17. Piper BJ, DeKeuster RM, Beals ML, et al. Substitution of medical cannabis for pharmaceutical agents for pain, anxiety and sleep. J Psychopharmacol. 2017;31:569–75.
18. Lintzeris N, Driels J, Elias N, et al. Medicinal cannabis in Australia 2016: the Cannabis as Medicine Survey (CAMS-16). Med J Aust. 2018;209(5):211–6.
19. Schlienz NJ, Scalsky R, Martin EL, et al. A cross-sectional and prospective comparison of medicinal cannabis users and controls on self-reported health. Cannabis Cannabinoid Res. 2021;6(6):548–58.
20. Bluett R, et al. Central anandamide deficiency predicts stress-induced anxiety: behavioral reversal through endocannabinoid augmentation. Transl Psychiatry. 2014;4:e408.
21. American Psychological Association. Anxiety. https://www.apa.org/topics/anxiety/. Zugegriffen: 15. Febr 2020.
22. American Psychiatric Association. Diagnostic and Statistical Manual of Mental Disorders (5. Aufl.). Arlington: American Psychiatric Publishing; 2013.
23. Australian Psychological Society. Anxiety disorders. https://www.psychology.org.au/for-the-public/Psychology-topics/Anxiety. Zugegriffen: 29. Nov 2018.
24. National Institute of Mental Health. Any anxiety disorder. 2017. https://www.nimh.nih.gov/health/statistics/any-anxiety-disorder.shtml. Zugegriffen: 15. Febr 2020.
25. Kamal BS, Kamal F, Lantela DE. Cannabis and the anxiety of fragmentation – a systems approach for finding an anxiolytic cannabis chemotype. Front Neurosci. 2018;12:730.
26. Hirschfeld RM. The comorbidity of major depression and anxiety disorders: recognition and management in primary care. Prim Care Companion J Clin Psychiatry. 2001;3(6):244–54.
27. Kessler RC, Berglund P, Demler O, et al. The epidemiology of major depressive disorder: results from the National Comorbidity Survey Replication (NCS-R). JAMA. 2003;289:3095–105.
28. Asnis GM, Caneva E, Henderson MA. Treatment of insomnia in anxiety disorders. Psychiatr Times. 2012;29(1).
29. van Mill JG, Hoogendijk WJ, Vogelzangs N, et al. Insomnia and sleep duration in a large cohort of patients with major depressive disorder and anxiety disorders. J Clin Psychiatry. 2010;71:239–46.
30. Katon WJ, Richardson L, Lozano P, McCauley E. The relationship of asthma and anxiety disorders. Psychosom Med. 2004;66(3):349–55.
31. Mosher CE, Winger JG, Given BA, et al. Mental health outcomes during colorectal cancer survivorship: a review of the literature. Psychooncology. 2016;25(11):1261–70.
32. Mayo Clinic. Anxiety disorders. 2018–2021. https://www.mayoclinic.org/diseases-conditions/anxiety/diagnosis-treatment/drc-20350967. Zugegriffen: 21. Jan 2021.
33. Fuentes D, Ray SD, Holstege CP. Anxiolytics. In: Wexler, Hrsg. Encyclopedia of toxicology. 3. Aufl. Amsterdam: Elsevier; 2014. S. 280–6.
34. Davis CP. Anti-anxiety drugs (anxiolytics) side effects, list of names. https://www.medicinenet.com/anxiolytics_for_anxiety_drug_class/article.htm#what_are_anti-anxiety_anxiolytic_drugs. Zugegriffen: 21. Jan 2021.

35. Kim MJ, Loucks RA, Palmer AL, et al. The structural and functional connectivity of the amygdala: from normal emotion to pathological anxiety. Behav Brain Res. 2011;223(2):403–10.
36. Kheirbek MA, Klemenhagen KC, Sahay A, Rene H. Neurogenesis and generalization: a new approach to stratify and treat anxiety disorders. Nat Neurosci. 2012;15(12):1613–20.
37. Nuss P. Anxiety disorders and GABA neurotransmission: a disturbance of modulation. Neuropsychiatr Dis Treat. 2015;11:165–75.
38. Salim S, Chugh G, Asghar M. Chapter One – Inflammation in anxiety. Adv Protein Chem Struct Biol. 2012;88:1–25.
39. Quah S, McIver L, Roberts A, Santangelo AM. Trait anxiety mediated by amygdala serotonin transporter in the common marmoset. J Neurosci. 2020;40(24):4739–49.
40. Shin LM, Liberzon I. The neurocircuitry of fear, stress, and anxiety disorders. Neuropsychopharmacology. 2010;35(1):169–91.
41. Cooney RE, Atlas LY, Joormann J, et al. Amygdala activation in the processing of neutral faces in social anxiety disorder: is neutral really neutral? Psychiatry Res. 2006;148:55–9.
42. Stein MB, Goldin PR, Sareen J, Zorrilla LT, Brown GG. Increased amygdala activation to angry and contemptuous faces in generalized social phobia. Arch Gen Psychiatry. 2002;59:1027–34.
43. Yoon KL, Fitzgerald DA, Angstadt M, et al. Amygdala reactivity to emotional faces at high and low intensity in generalized social phobia: a 4-Tesla functional MRI study. Psychiatry Res. 2007;154:93–8.
44. Shah SG, Klumpp H, Angstadt M, Nathan PJ, Phan KL. Amygdala and insula response to emotional images in patients with generalized social anxiety disorder. J Psychiatry Neurosci. 2009;34:296–302.
45. Hahn A, Stein P, Windischberger C, et al. Reduced resting-state functional connectivity between amygdala and orbitofrontal cortex in social anxiety disorder. Neuroimage. 2011;56:881–9.
46. Goldin PR, Manber T, Hakimi S, et al. Neural bases of social anxiety disorder: emotional reactivity and cognitive regulation during social and physical threat. Arch Gen Psychiatry. 2009;66:170–80.
47. Phan KL, Orlichenko A, Boyd E, et al. Preliminary evidence of white matter abnormality in the uncinate fasciculus in generalized social anxiety disorder. Biol Psychiatry. 2009;66:691–4.
48. Salim S, Ashghar M, Taneja M, et al. Potential contribution of oxidative stress and inflammation to anxiety and hypertension. Brain Res. 2011;1404:63–71.
49. Kalk NJ, Nuss DJ, Lingford-Hughes AR. The role of central noradrenergic dysregulation in anxiety disorders: evidence from clinical studies. J Psychopharmacol. 2011;25(1):3–16.
50. Labrenz F, Ferri F, Wrede K, et al. Altered temporal variance and functional connectivity of BOLD signal is associated with state anxiety during acute systemic inflammation. Neuroimage. 2019;184:916–24.
51. Zhou FL, Zhang WG, Wei YC, et al. Impact of comorbid anxiety and depression on quality of life and cellular immunity changes in patients with digestive tract cancers. World J Gastroenterol. 2005;11:2313–8.
52. Arranz L, Guayerbas N, De la Fuente M. Impairment of several immune functions in anxious women. J Psychosom Res. 2007;62:1–8.
53. Godbout J, Glaser R. Stress-induced immune dysregulation: implications for wound healing, infectious disease and cancer. J Neuroimmune Pharmacology. 2006;1(4):421–7.
54. Aviles H, Johnson MT, Monroy FP. Effects of cold stress on spleen cell proliferation and cytokine production during chronic Toxoplasma gondii infection. Neuromodulation. 2004;11:93–102.
55. Felger JC. Imaging the role of inflammation in mood and anxiety-related disorders. Curr Neuropharmacol. 2018;16(5):533–58.

56. O'Donovan A, Hughes BM, Slavich GM, et al. Clinical anxiety, cortisol and interleukin-6: evidence for specificity in emotion-biology relationships. Brain Behav Immun. 2010;24:1074–7.
57. Kubzansky LD, Kawachi I. Going to the heart of the matter: do negative emotions cause coronary heart disease? J Psychosom Res. 2000;48:323–37.
58. Bassi GS, Kanashiro A, Santin FM, et al. Lipopolysaccharide-induced sickness behaviour evaluated in different models of anxiety and innate fear in rats. Basic Clin Pharmacol Toxicol. 2012;110:359–69.
59. Goehler LE, Lyte M, Gaykema RPA. Infection-induced viscerosensory signals from the gut enhance anxiety: implications for psychoneuroimmunology. Brain Behav Immun. 2007;21:721–6.
60. Prager G, Hadamitzky M, Engler A, et al. Amygdaloid signature of peripheral immune activation by bacterial lipopolysaccharide or staphylococcal enterotoxin B. J Neuroimmune Pharmacol. 2013;8:42–50.
61. Fiore M, Alleva E, Probert L, et al. Exploratory and displacement behavior in transgenic mice expressing high levels of brain TNF-α. Physiol Behav. 1998;63:571–6.
62. Schrott LM, Crnic LS. Increased anxiety behaviors in autoimmune mice. Behav Neurosci. 1996;110:492–502.
63. Kustova Y, Sei Y, Morse HC, Basile AS. The influence of a targeted deletion of the IFNγ gene on emotional behaviors. Brain Behav Immun. 1998;12:308–24.
64. Wohleb ES, Fenn AM, Pacenta AM, et al. Peripheral innate immune challenge exaggerated microglia activation, increased the number of inflammatory CNS macrophages, and prolonged social withdrawal in socially defeated mice. Psychoneuroendocrinology. 2012;37(9):1491–505.
65. Wohleb ES, McKim DB, Shea DT, et al. Re-establishment of anxiety in stress-sensitized mice is caused by monocyte trafficking from the spleen to the brain. Biol Psychiatry. 2014;75(12):970–81.
66. Bankier V, Barajas J, Martinez-Rumayor A, Januzzi JL. Association between C-reactive protein and generalized anxiety disorder in stable coronary heart disease patients. Eur Heart J. 2008;29:2212–7.
67. Hoge EA, Brandstetter K, Moshier S, et al. Broad spectrum of cytokine abnormalities in panic disorder and posttraumatic stress disorder. Depress Anxiety. 2009;26:447–55.
68. Spitzer C, Barnow S, Volzke H, et al. Association of posttraumatic stress disorder with low-grade elevation of C-reactive protein: evidence from the general population. J Psychiatr Res. 2010;44:15–21.
69. Pitsavos C, Panagiotakos DB, Papageorgiou C, et al. Anxiety in relation to inflammation and coagulation markers, among healthy adults: the ATTICA study. Atherosclerosis. 2006;185:320–6.
70. Lasselin J, Elsebbruch S, Lekander M, et al. Mood disturbance during experimental endotoxemia: predictors of state anxiety as a psychological component of sickness behaviour. Brain Behav Immun. 2016;57:30–7.
71. Reichenberg A, Yirmiya R, Schuld A, et al. Cytokine-associated emotional and cognitive disturbances in humans. Arch Gen Psychiatry. 2001;58:445.
72. Hovatta I, Juhila J, Donner J. Oxidative stress in anxiety and comorbid disorders. Neurosci Res. 2010;68(4):261–75.
73. Rammal H, Bouayed J, Younos C, Soulimani R. Evidence that oxidative stress is linked to anxiety-related behaviour in mice. Brain Behav Immun. 2008;22:1156–9.
74. Brocardo PS, Boehme F, Patten A, et al. Anxiety and depression-like behaviours are accompanied by an increase in oxidative stress in a rat model of fetal alcohol spectrum disorders: protective effects of voluntary physical exercise. Neuropharmacology. 2012;62:1607–18.
75. Queensland Brain Institute. What is neurogenensis? https://qbi.uq.edu.au/brain-basics/brain-physiology/what-neurogenesis. Zugegriffen: 20. Juli 2021.
76. Ernst A, Alkass K, Bernard S, et al. Neurogenesis in the striatum of the adult human brain. Cell. 2014;156(5):1072–83.

77. Song J, Olsen RHJ, Sun J, et al. Neuronal circuitry mechanisms regulating adult mammalian neurogenesis. Cold Spring Harb Perspect Biol. 2016;8(8):a018937.
78. Neurohacker Collective. What is neurogenesis? Definition, mechanisms and its role in bain plasticity. 24 Aug 2018. https://neurohacker.com/what-is-neurogenesis. Zugegriffen: 24. Febr 2021.
79. Li Q, Wang L, Ma Y, et al. P-Rex1 Overexpression results in aberrant neuronal polarity and psychosis-related behaviors. Neurosci Bull. 2019;35(6):1011–23.
80. Snyder JS, Soumier A, Brewer M, et al. Adult hippocampal neurogenesis buffers stress responses and depressive behaviour. Nature. 2011;476:458–61.
81. Fogaca MV, Campos AC, Coelho LD, et al. The anxiolytic effects of cannabidiol in chronically stressed mice are mediated by the endocannabinoid system: Role of neurogenesis and dendritic remodeling. Neuropharmacology. 2018;135:22–33.
82. Post RM. Transduction of psychosocial stress into the neurobiology of recurrent affective disorder. Am J Psychiatry. 1992;149:999–1010.
83. Samuels BA, Hen R. Neurogenesis and affective disorders. Eur J Neurosci. 2011;33:1152–9.
84. Miller BR, Hen R. The current state of the neurogenic theory of depression and anxiety. Curr Opin Neurobiol. 2015;30:51–8.
85. Boorman E, Zajkowska Z, Ahmed R, et al. Crosstalk between endocannabinoid and immune systems: a potential dysregulation in depression? Psychopharmacology. 2016;233:1591–604.
86. Hori K, Nagai T, Shan W, et al. Heterozygous disruption of autism susceptibility candidate 2 causes mpaired emotional control and cognitive memory. PLoS One. 2015;10(12):e0145979.
87. Dow-Edwards D, Silva L. Endocannabinoids in brain plasticity: cortical maturation, HPA axis function and behavior. Brain Res. 2017;1654:157–64.
88. Hill MN, Patel S, Campolongo P, et al. Functional interactions between stress and the endocannabinoid system: from synaptic signalling to behavioural output. J Neurosci. 2010;30(45):14980–6.
89. Atkinson DL, Abbot JK. Cannabinoids and the brain: the effects of endogenous and exogenous cannabinoids on brain systems and function. In: Compton MT, Manseau MW, Hrsg. The complex connection between cannabis and schizophrenia. Saint Louis: Elsevier Science and Technology; 2017.
90. Fuss J, Steinle J, Bindila L, et al. A runner's high depends on cannabinoid receptors in mice. Proc Natl Acad Sci U S A. 2015;112(42):13105–8.
91. Braida D, Limonta V, Malabarba L, et al. 5-HT_{1A} receptors are involved in the anxiolytic effect of Δ^9-tetrahydrocannabinol and AM 404, the anandamide transport inhibitor, in Sprague-Dawley rats. Eur J Pharmacol. 2007;555:156–63.
92. Navarro M, Hernández E, Muñoz RM, et al. Acute administration of the CB1 cannabinoid receptor antagonist SR 141716A induces anxiety-like responses in the rat. NeuroReport. 1997;8(2):491–6.
93. Ruehle S, Rey AA, Remmers F, et al. The endocannabinoid system in anxiety, fear memory and habituation. J Psychopharmacology (Oxford). 2012;26(1):23–39.
94. Haller J, Bakos N, Szirmay M, Ledent C, Freund TF. The effects of genetic and pharmacological blockade of the CB1 cannabinoid receptor on anxiety. Eur. J. Neurosci. 2002;16:1395–98.
95. Briones BA, Gould E. Chapter 7 – Adult Neurogenesis and Stress. Fink F, Hrsg. Stress: Physiology, Biochemistry, and Pathology. London: Academic Press; 2019. S. 79–92.
96. Hall BS, Moda RN, Liston C. Glucocorticoid mechanisms of functional connectivity changes in stress-related neuropsychiatric disorders. Neurobiol Stress. 2015;1:174–83.
97. Merkulov VM, Merkulova TI, Bondar NP. Mechanisms of brain glucocorticoid resistance in stress-induced psychopathologies. Biochem Mosc. 2017;82:351–65.
98. Balsevich GN, Petrie GN, Hill MN. Endocannabinoids: effectors of glucocorticoid signaling. Front Neuroendocrinol. 2017;47:86–108.

99. Malcher-Lopes R, Franco A, Tasker JG. Glucocorticoids shift arachidonic acid metabolism toward endocannabinoid synthesis: a non-genomic anti-inflammatory switch. Eur J Pharmacol. 2008;583:322–39.
100. Tanokashira D, Morita T, Hayash K, et al. Glucocorticoid suppresses dendritic spine development mediated by down-regulation of caldesmon expression. J Neurosci. 2012; 32(42):14583–91.
101. Qin Z, Zhou X, Pandey NR, et al. Chronic stress induces anxiety via an amygdalar intracellular cascade that impairs endocannabinoid signaling. Neuron. 2015; 85(6):1319–31.
102. Gunduz-Cinar O, Hill MN, McEwan B, Holmes A. Amygdala FAAH and anandamide: mediating protection and recovery from stress. Trends Pharmacol Sci. 2013;34:637–44.
103. Rademacher DJ, Meier SE, Shi L, et al. Effects of acute and repeated restraint stress on endocannabinoid content in the amygdala, ventral striatum, and medial prefrontal cortex in mice. Neuropharmacology. 2008;54:108–16.
104. Dlugos A, Childs E, Stuhr KL, et al. Acute stress increases circulating anandamide and other N-acylethanolamines in healthy humans. Neuropsychopharmacology. 2012;37:2416–27.
105. Kinsey SG, O'Neal ST, Long JZ, et al. Inhibition of endocannabinoid catabolic enzymes elicits anxiolytic-like effects in the marble burying assay. Pharmacol Biochem Behav. 2011;98:21–7.
106. Sciolino NR, Zhou W, Hohmann AG. Enhancement of endo-cannabinoid signaling with JZL184, an inhibitor of the 2-arachidonoylglycerolhydrolyzing enzyme monoacylglycerol lipase, produces anxiolytic effects under conditions of high environmental aversiveness in rats. Pharmacol Res. 2011;64:226–34.
107. Sumislawski JJ, Ramikie PS, Patel S. Reversible gating of endocannabinoid plasticity in the amygdala by chronic stress: a potential role for monoacylglycerol lipase inhibition in the prevention of stress-induced behavioral adaptation. Neuropsychopharmacology. 2011;36:2750–61.
108. Lutz B, Marscicano G, Maldonado R, Hillard CJ. The endocannabinoid system in guarding against fear, anxiety and stress. Nat Rev Neurosci. 2015;16:705–18.
109. Batista PA, Fogaca MV, Guimaraes FS. The endocannabinoid, endovanilloid and nitrergic systems could interact in the rat dorsolateral periaqueductal gray matter to control anxiety-like behaviours. Behav Brain Res. 2015;293:182–8.
110. Rubino T, Realini N, Castiglioni C, et al. Role in anxiety behavior of the endocannabinoid system in the prefrontal cortex. Cereb Cortex. 2008;18:1292–301.
111. Cristino L, de Petrocellis L, Pryce G, et al. Immunohistochemical localization of cannabinoid type 1 and vanilloid transient receptor potential vanilloid type 1 receptors in the mouse brain. Neuroscience. 2006;139:1405–15.
112. Micale V, Cristino L, Tamburella A, et al. Anxiolytic effects in mice of a dual blocker of fatty acid amide hydrolase and transient receptor vanilloid type-1 channels. Neuropsychopharmacology. 2009;34:593–606.
113. Papagianni EP, Stevenson CW. Cannabinoid regulation of fear and anxiety: an update. Curr Psychiatry Rep. 2019;21:38.
114. Blessing EM, Steenkamp MM, Manzanares J, Marmar CR. Cannabidiol as a potential treatment for anxiety disorders. Neurotherapeutics. 2015;12:825–36.
115. Rong C, Lee Y, Carmona DS, et al. Cannabidiol in medical marijuana: research vistas and potential opportunities. Pharmacol Res. 2017;121:213–8.
116. Mechoulam R, Peters M, Murillo-Rodriguez E, Hanus LO. Cannabidiol – recent advances. Chem Biodivers. 2007;4(8):1678–92.
117. Campos AC, Moreira FA, Gomes FV, et al. Multiple mechanisms involved in the large-spectrum therapeutic potential of cannabidiol in psychiatric disorders. Philos Trans R Soc Lond Ser B Biol Sci. 2012;367(1607):3364–78.
118. Iannotti FA, et al. Nonpsychotropic plant cannabinoids, cannabidivarin (CBDV) and cannabidiol (CBD), activate and desensitize transient receptor potential vanilloid 1 (TRPV1)

channels in vitro: potential for the treatment of neuronal hyperexcitability. ACS Chem Neurosci. 2014;5(11):1131–41.
119. Campos AC, Guimarães FS. Involvement of 5HT1A receptors in the anxiolytic-like effects of cannabidiol injected into the dorsolateral periaqueductal gray of rats. Psychopharmacology. 2008;199:223–30.
120. De Mello Schier AR, de Oliveira Ribeiro NP, Cardoso de Oliveira e Silva A, et al. Cannabidiol, a *Cannabis sativa* constituent, as an anxiolytic drug. Braz J Psychiatry. 2012;34(suppl 1):104–10.
121. Soares V, Campos AC, de Bortoli VC, et al. Intra-dorsal periaqueductal gray administration of cannabidiol blocks panic-like response by activating 5-HT1A receptors. Brain Behav Res. 2010;213(2):225–9.
122. Fogaça MV, Reis FM, Campos AC, Guimaraes FS. Effects of intra-prelimbic prefrontal cortex injection of cannabidiol on anxiety-like behavior: involvement of $5HT_{1A}$ receptors and previous stressful experience. Eur Neuropsychopharmacol. 2014;24:410–9.
123. Gomes FV, Reis DG, Alves FH, et al. Cannabidiol injected into the bed nucleus of the stria terminalis reduces the expression of contextual fear conditioning via $5\text{-}HT_{1A}$ receptors. J Psychopharmacol. 2012;26:104–13.
124. Parker LA. Cannabinoids and the Brain. Massachusetts: MIT Press; 2018.
125. Russo EB, Burnett A, Hall B, Parker KK. Agonistic properties of cannabidiol at 5-HT1a receptors. Neurochem Res. 2005;30:1037–43.
126. Zuardi AW, Rodrigues NP, Silva AL, et al. Inverted U-shaped dose-response curve of the anxiolytic effect of cannabidiol during public speaking in real life. Front Pharmacol. 2017;8:259.
127. Campos AC, de Paula SV, Carvalho MC, et al. Involvement of serotonin-mediated neurotransmission in the dorsal periaqueductal gray matter on cannabidiol chronic effects in panic-like responses in rats. Psychopharmacology. 2013b;226:13–24.
128. Rock EM, Bolognini D, Limebeer CL, et al. Cannabidiol, a non-psychotropic component of cannabis, attenuates vomiting and nausea-like behaviour via indirect agonism of $5\text{-}HT_{1A}$ somatodendritic: autoreceptors in the dorsal raphe nucleus. Br J Pharmacol. 2012;165:2620–34.
129. Lee MA. CBD: how it works. O'Shaughnessy's. 2011. Autumn. https://www.beyondthc.com/wp content/uploads/2012/08/CBDiary14 15.pdf. Zugegriffen: 14. Jan 2026.
130. Leweke RM, Piomelli D, Pahlisch F, et al. Cannabidiol enhances anandamide signaling and alleviates psychotic symptoms of schizophrenia. Transl Psychiatry. 2012;2:e94.
131. Jenny M, Schrocksnadel S, Uberall F, Fuchs D. The potential role of cannabinoids in modulating serotonergic signaling by their influence on tryptophan metabolism. Pharmaceuticals. 2010;3:2647–60.
132. Viudez-Martínez A, García-Gutiérrez MS, Manzanares J. Cannabidiol regulates the expression of hypothalamus-pituitary-adrenal axis-related genes in response to acute restraint stress. J Psychopharmacol. 2018;32(12):1379–84.
133. Campos AC, Ortega Z, Palazuelos J, et al. The anxiolytic effect of cannabidiol on chronically stressed mice depends on hippocampal neurogenesis: involvement of the endocannabinoid system. Int J Neuropsychopharmacol. 2013a;16(6):1407–19.
134. David DJ, Wang J, Samuels BA, et al. Implications of the functional integration of adult-born hippocampal neurons in anxiety-depression disorders. Neuroscientist. 2010;16(5):578–91.
135. David DJ, Samuels BA, Rainer Q, et al. Neurogenesis-dependent and -independent effects of fluoxetine in an animal model of anxiety/depression. Neuron. 2009;62(4):479–93.
136. Santos NAG, Martins NM, Sisti FM, et al. The neuroprotection of cannabidiol against MPP(+)-induced toxicity in PC12 cells involves trkA receptors, upregulation of axonal and synaptic proteins, neuritogenesis, and might be relevant to Parkinson's disease. Toxicol in Vitro. 2015;30(1 Pt B):231–40.

137. Santos NAG, Martins NM, Sisti FM, et al. The cannabinoid beta-caryophyllene (BCP) induces neuritogenesis in PC12 cells by a cannabinoid-receptor-independent mechanism. Chem Biol Interact. 2017;261:86–95.
138. Hsiao YT, Yi PL, Li CL, Chang FC. Effect of cannabidiol on sleep disruption induced by the repeated combination tests consisting of open field and elevated plus-maze in rats. Neuropharmacology. 2012;62(1):373–84.
139. Guimarães FS, Chiaretti TM, Graeff FG, Zuardi A. Antianxiety effect of cannabidiol in the elevated plus-maze. Psychopharmacology. 1990;100:558–9.
140. Moreira FA, Aguiar DC, Guimaraes FS. Anxiolytic-like effect of cannabidiol in the rat Vogel conflict test. Prog Neuro-Psychopharmacol Biol Psychiatry. 2006;30(8):1466–71.
141. Onaivi ES, Green MR, Martin BR. Pharmacological characterization of cannabinoids in the elevated plus maze. J Pharmacol Exp Ther. 1990;253:1002–9.
142. Resstel LB, Joca SR, Moreira FA, et al. Effects of cannabidiol and diazepam on behavioural and cardiovascular responses induced by contextual conditioned fear in rats. Behav Brain Res. 2006;172:294–8.
143. Resstel LB, Tavares RF, Lisboa SF, et al. 5-HT_{1A} receptors are involved in the cannabidiol-induced attenuation of behavioural and cardiovascular responses to acute restraint stress in rats. Br J Pharmacol. 2009;156(1):181–8.
144. Lemos JI, Resstel LB, Guimaraes FS. Involvement of the prelimbic prefrontal cortex on cannabidiol-induced attenuation of contextual conditioned fear in rats. Behav Brain Research. 2010;207(1):105–11.
145. Bitencourt RM, Pamplona FA, Takahashi RN. Facilitation of contextual fear memory extinction and anti-anxiogenic effects of AM404 and cannabidiol in conditioned rats. Eur Neuropsychopharmacol. 2008;18(12):849–59.
146. Campos AC, Guimarães FS. Evidence for a potential role for TRPV1 receptors in the dorsolateral periaqueductal gray in the attenuation of the anxiolytic effects of cannabinoids. Prog Neuro-Psychopharmacol Biol Psychiatry. 2009;33:1517–21.
147. Long LE, Chesworth R, Huang XF. A behavioural comparison of acute and chronic Δ^9-tetrahydrocannabinol and cannabidiol in C57BL/6JArc mice. Int J Neuropsychopharmacol. 2010;13:861–76.
148. O'Brien LD, Wills KL, Segsworth B, et al. Effect of chronic exposure to rimonabant and phytocannabinoids on anxiety-like behavior and saccharin palatability. Pharmacol Biochem Behav. 2013;103(3):597–602.
149. Réus GZ, Stringari RB, Ribeiro KF, et al. Administration of cannabidiol and imipramine induces antidepressant-like effects in the forced swimming test and increases brain-derived neurotrophic factor levels in the rat amygdala. Acta Neuropsychiatrica. 2011;23:241–8.
150. Elbatsh MM, Assareh N, Marsden CA, Kendall DA. Anxiogenic-like effects of chronic cannabidiol administration in rats. Psychopharmacology. 2012;221(2):239–47.
151. Gururajan A. Comment on: „Anxiogenic-like effects of chronic cannabidiol administration in rats" (ElBatsh MM, Assareh N, Marsden CA, Kendall DA, Psychopharmacology 2012). Psychopharmacology. 2012;222:725–6.
152. Levin R, Peres FF, Almeida V, et al. Effects of cannabinoid drugs on the deficit of prepulse inhibition of startle in an animal model of schizophrenia: the SHR strain. Front Pharmacol. 2014;5:10.
153. Nazario LR, Antonioli R, Capiotti KM, et al. Caffeine protects against memory loss induced by high and non-anxiolytic dose of cannabidiol in adult zebrafish (Danio rerio). Pharmacol Biochem Behav. 2015;135:210–6.
154. Peres FF, Levin R, Suiama MA, et al. Cannabidiol prevents motor and cognitive impairments induced by reserpine in rats. Front Pharmacol. 2016;7:343.
155. Bisogno T, Hanus L, De Petrocellis L, et al. Molecular targets for cannabidiol and its synthetic analogues: effect on vanilloid VR1 receptors and on the cellular uptake and enzymatic hydrolysis of anandamide. Br J Pharmacol. 2001;134:845–52.

156. Mezey E, Toth AE, Cortright DN, et al. Distribution of mRNA for vanilloid receptor subtype 1 (VR1), and VR1-like immunoreactivity, in the central nervous system of the rat and human. Proc Natl Acad Sci U S A. 2000;97:3655–60.
157. Gallily R, Yekhtin Z, Hanuš LO. Overcoming the bell-shaped dose-response of cannabidiol by using cannabis extract enriched in cannabidiol. Pharmacol Pharm. 2015;6:75–85.
158. Rock EM, Limebeer CL, Petrie GN, et al. Effect of prior foot shock stress and Δ^9-tetrahydrocannabinol, cannabidiolic acid, and cannabidiol on anxiety-like responding in the light-dark emergence test in rats. Psychopharmacology. 2017;234(14):2207–17.
159. Brierley DI, Samuels J, Duncan M, et al. Neuromotor tolerability and behavioural characterisation of cannabidiolic acid, a phytocannabinoid with therapeutic potential for anticipatory nausea. Psychopharmacology. 2016;233:243–54.
160. Pertwee RG, Rock EM, Guenther K, et al. Cannabidiolic acid methyl ester, a stable synthetic analogue of cannabidiolic acid, can produce 5-HT_{1A} receptor-mediated suppression of nausea and anxiety in rats. Br J Pharmacol. 2018;175(1):100–12.
161. Karniol IG, Shirakawa I, Kasinski N, et al. Cannabidiol interferes with the effects of Δ^9-tetrahydrocannabinol in man. Eur J Pharmacol. 1974;28:172–7.
162. Zuardi AW, Cosme RA, Graeff FG, Guimaraes FS. Effects of ipsapirone and cannabidiol on human experimental anxiety. J Psychopharmacol. 1993;7(1 suppl):82–8.
163. Shannon S, Lewis N, Lee H, Hughes S. Cannabidiol in anxiety and sleep: a large case series. Perm J. 2019;23:18–41.
164. Crippa JA, Zuardi AW, Garrido GE, et al. Effects of cannabidiol (CBD) on regional cerebral blood flow. Neuropsychopharmacology. 2004;29(2):417–26.
165. Crippa JAS, Derenusson GN, Ferrari TB, et al. Neural basis of anxiolytic effects of cannabidiol (CBD) in generalized social anxiety disorder: a preliminary report. J Psychopharmacol. 2011;25(1):121–30.
166. Fusar-Poli P, Crippa JA, Bhattacharyya S, et al. Distinct effects of Δ9-tetrahydrocannabinol and cannabidiol on neural activation during emotional processing. Arch Gen Psychiatry. 2009;66(1):95–105.
167. Stith SS, Li X, Diviant JP, et al. The effectiveness of inhaled *Cannabis* flower for the treatment of agitation/irritability, anxiety, and common stress. J Cannabis Res. 2020;2:47.
168. Shannon S, Opila-Lehman J. Effectiveness of cannabidiol oil for pediatric anxiety and insomnia as part of posttraumatic stress disorder: a case report. Perm J. 2016;20(4):16.
169. Bergamaschi MM, Queiroz RH, Chagas MH, et al. Cannabidiol reduces the anxiety induced by simulated public speaking in treatment-naïve social phobia patients. Neuropsychopharmacology. 2011;36(6):1219–26.
170. Zuardi AW, Crippa JA, Hallak JE, Gorayeb R. Human experimental anxiety: actual public speaking induces more intense physiological responses than simulated public speaking. Rev Bras Psiquiatr. 2013;35:248–53.
171. Masataka N. Anxiolytic effects of repeated cannabidiol treatment in teenagers with social anxiety disorders. Front Psychol. 2019;10:2466.
172. Whiting PF, Wolff R, Deshpande S, et al. Cannabinoids for medical use: a systematic review and meta-analysis. JAMA. 2015;313(24):2456–73.
173. Black N, Stockings E, Campbell G, et al. Cannabinoids for the treatment of mental disorders and symptoms of mental disorders: a systematic review and meta-analysis. Lancet Psychiatry. 2019;6(12):995–1010.
174. World Health Organization. WHO Expert Committee on Drug Dependence Review. Delta-9-tetrahydrocannabinol. Geneva: WHO; 2018a.
175. World Health Organization. WHO Expert Committee on Drug Dependence Review. Cannabis and Cannabis Resins. Geneva: WHO; 2018b.
176. Moreira FA, Kaiser N, Monory K, Lutz B. Reduced anxiety-like behaviour induced by genetic and pharmacological inhibition of the endocannabinoid-degrading enzyme fatty acid amide hydrolase (FAAH) is mediated by CB1 receptors. Neuropharmacology. 2008;54(1):141–50.

177. Rey AA, Purrio M, Viveros MP, Lutz B. Biphasic effects of cannabinoids in anxiety responses: CB1 and GABA(B) receptors in the balance of GABAergic and glutamatergic neurotransmission. Neuropsychopharmacology. 2012;37(12):2624–34.
178. Viveros MP, Marco EM, File SE. Endocannabinoid system and stress and anxiety responses. Pharmacol Biochem Behav. 2005;81:331–42.
179. Patel S, Hill MN, Hillard CJ. Effects of phytocannabinoids on anxiety, mood, and the endocrine system. In: Pertwee RG, Hrsg. Handbook of cannabis. Oxford: Oxford University Press; 2014. S. 89–207.
180. Rubino T, Sala M, Viganò D, et al. Cellular mechanisms underlying the anxiolytic effect of low doses of peripheral Δ^9-tetrahydrocannabinol in rats. Neuropsychopharmacology. 2007;32(9):2036–45.
181. Berrendero F, Maldonado R. Involvement of the opioid system in the anxiolytic-like effects induced by Δ^9-tetrahydrocannabinol. Psychopharmacology. 2002;163:111–7.
182. Fokos S, Panigis G. Effects of Δ9-tetrahydrocannabinol on reward and anxiety in rats exposed to chronic unpredictable stress. J Psychopharmacol. 2009;24(5):767–77.
183. Liu J, Burnham M. The effects of CBD and THC in animal models of depression and anxiety. Clin Neurophysiol. 2019;130(8):e118–9.
184. Yuan M, Kiertscher SM, Cheng Q, et al. Δ^9-Tetrahydrocannabinol regulates Th1/Th2 cytokine balance in activated human T cells. J Neuroimmunol. 2002;133(1–2):124–31.
185. Phan KL, Angstadt M, Golden J, et al. Cannabinoid modulation of amygdala reactivity to social signals of threat in humans. J Neurosci. 2008;28(10):2313–9.
186. Ballard ME, Bedi G, de Witt H. Effects of delta-9-tetrahydrocannabinol on evaluation of emotional images. J Psychopharmacol. 2012;26(10):1289–98.
187. Bossong MG, van Hell HH, Jager G, et al. The endocannabinoid system and emotional processing: a pharmacological fMRI study with Δ9-tetrahydrocannabinol. Eur Neuropsychopharmacol. 2013;23(12):1687–97.
188. Cuttler C, Spradlin A, McLaughlin RJ. A naturalistic examination of the perceived effects of cannabis on negative affect. J Affect Disord. 2018;235:198–205.
189. Schauer GL, King BA, Bunnell RE, et al. Toking, vaping and eating for health or fun: marijuana use patterns in adults. Am J Prev Med. 2016;50:1–8.
190. Purcell C, Davis A, Moolman N, Taylor SM. Reduction of benzodiazepine use in patients prescribed medical cannabis. Cannabis Cannabinoid Res. 2019;4(3):214–8.
191. Ilan AB, Gevins A, Coleman M, et al. Neurophysiological and subjective profile of marijuana with varying concentrations of cannabinoids. Behav Pharmacol. 2005;16:487–96.
192. Childs E, Lutz J, de Wit H. Dose-related effects of delta-9-THC on emotional responses to acute psychosocial stress. Drug Alcohol Depend. 2017;177:136–44.
193. Boggs DL, Nguyen JD, Morgenson D, et al. Clinical and preclinical evidence for functional interactions of cannabidiol and Δ^9-tetrahydrocannabinol. Neuropsychopharmacology. 2018;43(1):142–54.
194. Malone DT, Jongejan D, Taylor DA. Cannabidiol reverses the reduction in social interaction produced by low dose Δ^9-tetrahydrocannabinol in rats. Pharmacol Biochem Behav. 2009;93(2):91–6.
195. Klein C, Karanges E, Spiro A, et al. Cannabidiol potentiates Δ^9-tetrahydrocannabinol (THC) behavioural effects and alters THC pharmacokinetics during acute and chronic treatment in adolescent rats. Psychopharmacology. 2011;218:443–57.
196. Zuardi AW, Shirakawa I, Finkelfarb E, Karniol IG. Action of cannabidiol on the anxiety and other effects produced by Δ^9-THC in normal subjects. Psychopharmacology. 1982;76:245–50.
197. Karschner EL, Darwin WD, Goodwin RS, et al. Plasma cannabinoid pharmacokinetics following controlled oral Δ^9-tetrahydrocannabinol and oromucosal cannabis extract administration. Clin Chem. 2011;57(1):66–75.
198. Williamson EM, Evans FJ. Cannabinoids in clinical practice. Drugs. 2000;60(6):1303–14.

199. Marco EM, Laviola G. The endocannabinoid system in the regulation of emotions throughout lifespan: a discussion on therapeutic perspectives. J Psychopharmacol. 2011;26(1):150–63.
200. Freeman AM, Petrilli K, Lees R, et al. How does cannabidiol (CBD) influence the acute effects of delta-9-tetrahydrocannabinol (THC) in humans? A systematic review. Neuroscience. 2019;107:696–712.
201. Russo EB. Taming THC: potential cannabis synergy and phytocannabinoid-terpenoid entourage effects. Br J Pharmacol. 2011;163:1344–64.
202. Nuutinen T. Medicinal properties of terpenes found in *Cannabis sativa* and *Humulus lupulus*. Eur J Med Chem. 2018;157:198–228.
203. Kasuya H, Okada N, Kubohara M, et al. Expression of BDNF and TH mRNA in the brain following inhaled administration of α-pinene. Phytother Res. 2015;29:43–7.
204. Kasuya H, Hata E, Satou T, Yoshikawa M, et al. Effect on emotional behavior and stress by inhalation of the essential oil from Chamaecyparis obtusa. Nat Prod Commun. 2013;8:515–8.
205. Satou T, Kasuya H, Maeda K, Koike K. Daily inhalation of α-pinene in mice: Effects on behavior and organ accumulation. Phytother Res. 2014;28:1284–7.
206. Bahi A, Al Mansouri S, Al Memari E, et al. β-Caryophyllene, a CB2 receptor agonist produces multiple behavioral changes relevant to anxiety and depression in mice. Physiol Behav. 2014;135:119–24.
207. Goel R, Kaur D, Pahwa P. Assessment of anxiolytic effect of nerolidol in mice. Indian J Pharm. 2016;48:450–2.
208. Gertsch J. Anti-inflammatory cannabinoids in diet: towards a better understanding of CB2 receptor action? Commun Integr Biol. 2008;1:26–8.
209. Ashton JC. Knockout controls and the specificity of cannabinoid CB2 receptor antibodies. Br J Pharmacol. 2011;163:1113.
210. Hill MN, Gorzalka BB. The endocannabinoid system and the treatment of mood and anxiety disorders. CNS Neurol Disord Drug Targets. 2009;8:451–8.
211. Youssef DA, El-Fayoumi HM, Mahmoud MF. Beta-caryophyllene alleviates diet-induced neurobehavioral changes in rats. Biomed Pharmacother. 2019a;110:145–54.
212. Youssef DA, El-Fayoumi HM, Mahmoud MF. Beta-caryophyllene alleviates diet-induced neurobehavioral changes in rats: the role of CB2 and PPAR γ receptors. Chem Biol Interact. 2019b;297:16–24.
213. Galdino PM, Nascimento MVM, Florentino IF, et al. The anxiolytic-like effect of an essential oil derived from Spiranthera odoratissima A. St. Hil. Leaves and its major component, β-caryophyllene, in male mice. Prog Neuro-Psychopharmacol Biol Psychiatry. 2012;38:276–84.
214. Fukumoto S, Morishita A, Furutachi K, et al. Effect of flavour components in lemon essential oil on physical or psychological stress. Stress Health. 2008;24(1):3–12.
215. Cheng BH, Sheen LY, Chang ST. Evaluation of anxiolytic potency of essential oil and *S*-(+)-linalool from *Cinnamomum osmophloeum* ct. linalool leaves in mice. J Tradit Complement Med. 2015;5(1):27–34.
216. Do Vale TG, Furtado EC, Santos J, Viana G. Central effects of citral, myrcene and limonene, constituents of essential oil chemotypes from Lippia alba (Mill.) NE Brown. Phytomedicine. 2002;9:709–14.
217. Skaper S, Facci L, Barbierato M, Zusso M. N-Palmitoylethanolamine and neuroinflammation: a novel therapeutic strategy of resolution. Mol Neurobiol. 2015;52(2):1034–42.
218. Locci A, Pinna G. Stimulation of peroxisome proliferator-activated receptor-α by N-palmitoylethanolamine engages allopregnanolone biosynthesis to modulate emotional behavior. Biol Psychiatry. 2019;85(12):1036–45.
219. Larrieu T, Layé S. Food for mood: relevance of nutritional omega-3 fatty acids for depression and anxiety. Front Physiol. 2018;9:1047.

220. Bazinet RP, Layé S. Polyunsaturated fatty acids and their metabolites in brain function and disease. Nat Rev Neurosci. 2014;15:771–85.
221. Müller CP, Reichel M, Mühle C, et al. Brain membrane lipids in major depression and anxiety disorders. Biochim Biophys Acta Mol Cell Biol Lipids. 2015;1851:1052–65.
222. Bondi CO, Taha AY, Tock JL, et al. Adolescent behavior and dopamine availability are uniquely sensitive to dietary omega-3 fatty acid deficiency. Biol Psychiatry. 2014;75:38–46.
223. Levant B, Ozias MK, Davis PF, et al. Decreased brain docosahexaenoic acid content produces neurobiological effects associated with depression: interactions with reproductive status in female rats. Psychoneuroendocrinology. 2008;33:1279–92.
224. Temple EC, Driver M, Brown RF. Cannabis use and anxiety: is stress the missing piece of the puzzle? Front Psychiatry. 2014;5:168.
225. Kedzior KK, Laeber LT. A positive association between anxiety disorders and cannabis use or cannabis use disorders in the general population – a meta-analysis of 31 studies. BMC Psychiatry. 2014;14:136.
226. Agosti V, Nunes E, Levin F. Rates of psychiatric comorbidity among U.S. residents with lifetime cannabis dependence. Am J Drug Alcohol Abuse. 2002;28:643–52.
227. Lev-Ran S, Le Foll B, McKenzie K, Rehm J. Cannabis use and mental health related quality of life among individuals with anxiety disorders. J Anxiety Disord. 2012;26:799–810.
228. Teesson M, Slade T, Swift W, et al. Prevalence, correlates and comorbidity of DSM-IV cannabis use and cannabis use disorders in Australia. Aust N Z J Psychiatry. 2012;46(12):1182–92.
229. van de Pol P, Liebregts N, de Graaf R, et al. Mental health differences between frequent cannabis users with and without dependence and the general population. Addiction. 2013;108(8):1459–69.
230. Gobbi G, Atkin T, Zytynski T, et al. Association of cannabis use in adolescence and risk of depression, anxiety, and suicidality in young adulthood: a systematic review and meta-analysis. JAMA Psychiatry. 2019;76(4):426–34.
231. Hengartner MP, Angst J, Ajdacic-Gross V, et al. Cannabis use during adolescence and the occurrence of depression, suicidality and anxiety disorder across adulthood: findings from a longitudinal cohort study over 30 years. J Affect Disorders. 2020;272:98–103.
232. Ferguson DM, Horwood LJ. Early onset cannabis use and psychosocial adjustment in young adults. Addiction. 1997;92(3):279–96.
233. Patton GC, et al. Cannabis use and mental health in young people: cohort study. BMJ. 2002;325(7374):1195–8.
234. Laczkovics C, Kothgassner OD, Felnhofer A, Klier CM. Cannabidiol treatment in an adolescent with multiple substance abuse, social anxiety and depression. Neuropsychiatrie. 2021;35(1):31–4.
235. Elms L, Shannon S, Hughes S, Lewis N. Cannabidiol in the treatment of post-traumatic stress disorder: a case series. J Altern Complement Med. 2019;25(4):392–7.
236. Tambaro S, Bortolato M. Cannabinoid-related agents in the treatment of anxiety disorders: current knowledge and future perspectives. Recent Pat CNS Drug Discov. 2012;7(1):25–40.
237. Zgair A. Oral administration of cannabis with lipids leads to high levels of cannabinoids in the intestinal lymphatic system and prominent immunomodulation. Sci Rep. 2017;7(1):14542.
238. Geffrey AL, Pollack SF, Bruno PL, Thiele EA. Drug–drug interaction between clobazam and cannabidiol in children with refractory epilepsy. Epilepsia. 2015;56(8):1246–51.
239. Friedman D, et al. The effect of epidiolex (cannabidiol) on serum levels of concomitant anti-epileptic drugs. Am Epilepsy Soc. 2014:Abst 2.309.
240. Grayson L, Vines B, Nichol K, Szaflarski JP. An interaction between warfarin and cannabidiol, a case report. Epilepsy Behav Case Rep. 2018;9:10–11.
241. Ho TT, Gupta SV, Sanchez-Valle A. Prolonged clonazepam-induced withdrawal symptoms in an NAT2 ultraslow acetylator. Pharmacogenomics. 2019;20(2):69–73.

Depression

6

Einleitung

Wie bereits zuvor erörtert, gehören psychische Gesundheitsprobleme wie Depressionen und Angststörungen zu den Hauptgründen für die Selbstmedikation mit Cannabis. Eine systematische Übersichtsarbeit und Metaanalyse empirischer Studien zum patientenberichteten Einsatz von medizinischem Cannabis bei Schmerzen, Angst und Depression (13 Studien) ergab, dass 34,7 % der befragten Cannabiskonsumenten medizinisches Cannabis zur Linderung von Depressionssymptomen verwenden, während 51,7 % es gegen Angstzustände einsetzen (und 67,2 % gegen Schmerzen) [1]. Es ist bekannt, dass Depression, Angst und Schmerzen häufig komorbid auftreten [2, 3]. Wichtig ist, dass die Geschichte des Cannabiskonsums bei Depressionen fünf Jahrhunderte zurückreicht. Der Einsatz von Cannabis zur Behandlung von Depressionen in der westlichen Welt lässt sich bis ins Jahr 1621 zurückverfolgen, in dem der Oxforder Gelehrte Robert Burton (1577–1640) die Verwendung von Cannabis zur Behandlung von Depressionen in seinem Werk *Anatomy of Melancholy* erwähnt [4]. Allerdings ist die klinische Evidenz für den Einsatz von medizinischem Cannabis zur Behandlung von Depressionen weniger robust als beispielsweise für Angststörungen und zudem inkonsistent.

Dieses Kapitel
Dieses Kapitel untersucht Depressionen, einige Theorien zu ihrer Pathophysiologie und die Rolle des Endocannabinoidsystems (ESC). Es werden zudem wissenschaftliche Belege (epidemiologisch, präklinisch, klinisch) dafür betrachtet, ob medizinisches Cannabis und insbesondere Cannabidiol (CBD) und Tetrahydrocannabinol (THC) bei der Behandlung von Depressionen wirksam sein könnten oder nicht. Darüber hinaus wird untersucht, ob der Konsum von Cannabis, insbesondere der Freizeitkonsum, in kausalem Zusammenhang mit Depressionen ste-

K. O'Brien und P. Blair, *Medizinisches Cannabis und CBD in der psychischen Gesundheitsversorgung*, https://doi.org/10.1007/978-3-032-14521-5_6

hen könnte. Abschließend werden zwei Fallstudien aus der Praxis von Philip Blair vorgestellt, einschließlich Dosierungstipps für Behandler.

Der Schwerpunkt liegt überwiegend auf der Major Depression (engl.: major depressive disorder, MDD), wobei auch einige Informationen zur bipolaren Störung präsentiert werden, für die im Allgemeinen weniger wissenschaftliche Evidenz im Zusammenhang mit medizinischem Cannabiskonsum vorliegt als für MDD.

Was ist eine Depression?

Nach Angaben der Mayo Clinic ist Depression (auch als Major Depression oder klinische Depression bezeichnet) eine affektive Störung, die ein anhaltendes Gefühl von Traurigkeit und Interessenverlust verursacht, das beeinflusst, wie man fühlt, denkt und handelt, und zu zahlreichen emotionalen und körperlichen Problemen führen kann. Depressionen können sich negativ auf den Alltag auswirken, einschließlich Arbeit, Schule und Beziehungen [5].

Die Major Depression (MDD) ist gekennzeichnet durch depressive Episoden, die länger als zwei Wochen andauern und häufig mit Gefühlen von geringem Selbstwert, Schuld und Wertlosigkeit sowie starker Angst einhergehen. Es können zudem Schlaf-, Gedächtnis- und Appetitstörungen sowie Suizidgedanken auftreten [6]. Weitere Zeichen und Symptome sind: Gefühle von Traurigkeit, Leere oder Hoffnungslosigkeit; Reizbarkeit, Frustration oder Wutausbrüche; Verlust des Interesses oder der Freude an normalen Aktivitäten; Energiemangel; Selbstvorwürfe oder Grübeln über Misserfolge; häufige oder wiederkehrende Gedanken an Tod oder Suizid, Suizidversuche oder Suizid; Unruhe; Appetitlosigkeit und Gewichtsverlust oder gesteigerter Appetit und Gewichtszunahme; Konzentrations- und Denkstörungen sowie unerklärliche körperliche Beschwerden wie Kopfschmerzen oder Rückenschmerzen [5, 6].

Die weltweite Prävalenz von Depressionen wird auf 4,4 % geschätzt, wobei die Häufigkeit regional variiert [7]. Beispielsweise liegt die Prävalenz bei Männern in der westpazifischen Region bei 2,6 %, während sie bei Frauen in der afrikanischen Region 5,9 % beträgt [7]. Depression ist die weltweit führende Ursache für Behinderung, betrifft mehr als 322 Mio. Menschen und ist für 7,5 % aller mit Behinderung verbrachten Lebensjahre verantwortlich [7]. Sie betrifft mehr Frauen als Männer und kann zum Suizid führen [7].

Die bipolare Störung (engl.: bipolar disorder, BD), früher als „manisch-depressive Erkrankung" bezeichnet, ist mit extremen Stimmungsschwankungen verbunden, die emotionale Hochphasen oder Euphorie umfassen, in denen die betroffene Person sich voller Energie oder ungewöhnlich reizbar fühlt (Manie, Hypomanie), sowie Tiefphasen (Depression). Diese Stimmungsschwankungen, die selten oder mehrmals im Jahr auftreten können, beeinträchtigen die Fähigkeit, klar zu denken, und wirken sich auf Schlaf, Energie, Aktivität, Verhalten und Urteilsvermögen aus [5]. Es kann eine genetische Risikoverbindung zwischen Schizophrenie und bipolarer Störung bestehen [8].

Komorbiditäten der Depression

Evidenz aus epidemiologischen, Querschnitts- und prospektiven Studien zeigt, dass Depression, Insomnie und chronische Schmerzen sich gegenseitig beeinflussen und jeweils das Risiko für das Auftreten und/oder die Verschlimmerung der anderen erhöhen [9]. So wird beispielsweise bei bis zu 54 % der Patienten, die eine Schmerzbehandlung suchen, eine Depression berichtet [2, 10].

Auch Angststörungen und Depressionen treten komorbid auf [3]. Die Komorbidität ist hoch: Schätzungsweise 58 % der Patienten mit einer MDD haben im Laufe ihres Lebens eine Angststörung [11], wobei diese Komorbidität mit einer stärkeren Chronizität, langsameren Genesung, erhöhten Rückfallraten und größerer psychosozialer Beeinträchtigung sowie einer erhöhten Inanspruchnahme medizinischer Leistungen verbunden ist [12]. Schätzungsweise 62 % derjenigen mit generalisierter Angststörung, der häufigsten Form der Angststörung, hatten im Laufe ihres Lebens eine MDD, und 59 % hatten in den letzten 12 Monaten eine depressive Episode [3, 13, 14].

Pharmakologische Behandlung der Depression

Monoaminoxidasehemmer (MAO-Hemmer) und trizyklische Antidepressiva waren zwei Klassen von Antidepressiva, die in den 1950er-Jahren eingeführt wurden; sie waren jedoch schlecht verträglich und wiesen Toxizitätsprobleme auf. Sie wurden weitgehend durch selektive Serotoninwiederaufnahmehemmer (SSRIs), Noradrenalin-Wiederaufnahmehemmer (NRIs), Serotonin-Noradrenalin-Wiederaufnahmehemmer (SNRIs) und atypische Antidepressiva wie Mirtazapin ersetzt [15]. Eine Störung des zirkadianen Rhythmus trägt zu affektiven Störungen bei oder ist deren Folge; der melatonerge Agonist und 5-HT_{2C}-Antagonist Agomelatin besitzt antidepressive Wirkung mit einem relativ milden Nebenwirkungsprofil und ist ein weiteres Arzneimittel zur Behandlung von Depressionen [15, 16].

Probleme im Zusammenhang mit SSRIs und anderen Antidepressiva sind, dass sie Wochen oder Monate benötigen, um eine therapeutische Wirkung zu entfalten, viele Patienten therapieresistent sind (bis zu 33 %) und die Compliance aufgrund von Nebenwirkungen oft schlecht ist [17, 18]. Darüber hinaus wurde gezeigt, dass SSRIs tatsächlich Depressionen, Manien und Psychosen verursachen und paradoxerweise die Suizidgedanken und Suizide erhöhen [19].

Pathophysiologie der Depression

Die Pathogenese der Depression ist komplex. Das Monoaminmodell der Depression bildet seit den 1950er-Jahren die Grundlage für pharmakologische Ansätze, doch erklärt dieses Modell offensichtlich nicht alles, da die Forschung darauf hinweist, dass die Pathogenese auch eine Immunregulation und niedriggradige

Entzündungen (zentral, systemisch) umfasst und neurophysiologische sowie neuromorphometrische (quantitative neuroanatomische Veränderungen von Volumen, Form oder Lage) Auffälligkeiten bestehen [20, 21]. Eine beeinträchtigte adulte hippocampale Neurogenese wird ebenfalls als Auslöser für Depressionen angenommen, wobei die Wiederherstellung der Neuronenentwicklung aus neuronalen Stammzellen zur Genesung führt [22]. Weitere Faktoren sind eine Dysfunktion der HPA-Achse, abgeschwächte Stressreaktivität, die Beteiligung von N-Methyl-D-Aspartat-Rezeptoren (NMDA-Rezeptoren) und Veränderungen der BDNF-Spiegel. Wir werden einige der Schlüsselfaktoren der Pathogenese beleuchten und anschließend untersuchen, wie das ECS involviert ist.

Neuromorphometrische Veränderungen bei Depression

Depressionen sind mit Veränderungen der Gehirnmorphologie assoziiert. Bildgebende Untersuchungen haben gezeigt, dass das durchschnittliche Volumen der grauen Substanz in mehreren Hirnregionen abnorm verringert ist. Hier einige Forschungsergebnisse:

- Im Zusammenhang mit Depressionen wurden Volumenreduktionen im Hippocampus festgestellt [23–26], wobei die Kausalrichtung nicht eindeutig geklärt ist: Einige Studien deuten darauf hin, dass depressive Episoden zu einer Reduktion des Hippocampusvolumens führen, während andere Studien eine Rolle kleiner Hippocampusvolumina in der Ätiologie der Depression unterstützen [25].
- Bei Patienten mit MDD und bipolarer Störung wurden Reduktionen der grauen Substanz im präfrontalen Kortex (PFC), ventral des Genu corporis callosi (im subgenualen anteriorern cingulären Kortex, sACC), infolge einer verminderten Anzahl von Gliazellen festgestellt [27, 28]. Auch wurde eine verminderte Hirnaktivität in dieser Region bei beiden Depressionsformen beobachtet [27].
- Eine Metaanalyse fand signifikant kleinere Volumina im präfrontalen (insbesondere orbitofrontalen) und anterioren cingulären Kortex sowie im Nucleus caudatus und Putamen bei Patienten mit MDD, wobei der subgenuale anteriore cinguläre und der orbitofrontale Kortex bei unbehandelten Patienten signifikant kleiner waren als bei Patienten unter Medikation [29]. Eine weitere Metaanalyse zeigte, dass im Vergleich zu gesunden Gehirnen bei MDD eine Vergrößerung der Seitenventrikel, ein größeres Volumen der Gehirn-Rückenmarks-Flüssigkeit und kleinere Volumina mehrerer Hirnregionen, darunter die Basalganglien, der Thalamus, der Hippocampus, der Frontallappen, der orbitofrontale Kortex und der Gyrus rectus, vorlagen. Zudem wurden signifikant kleinere Hippocampusvolumina bei Patienten während depressiver Episoden im Vergleich zu Patienten in Remission festgestellt [30].
- Bei Patienten mit bipolarer Störung zeigte eine Metaanalyse von 21 Studien (660 Patienten mit bipolarer Störung im Vergleich zu 770 gesunden Kontrollen), dass im Vergleich zu gesunden Kontrollen Reduktionen der grauen Substanz in mehreren anterioren limbischen Regionen auftraten [31].

Monoaminhypothese der Depression

Die Monoaminhypothese der Depression geht davon aus, dass der Erkrankung eine Verminderung der Noradrenalin-, Serotonin- und/oder Dopaminspiegel im ZNS zugrunde liegt [32]. Gemäß jenem Modell interagieren diese Neurotransmitter mit Signalproteinen innerhalb der Zellmembran in einer Weise, die es den empfangenden Zellen ermöglicht, Signale von Glutamat und GABA zu verarbeiten; eine Störung oder Verminderung der Spiegel von NE, Serotonin oder Dopamin verändert jedoch die neuronale Signalübertragung in bestimmten Hirnregionen, die mit der Stimmung in Verbindung stehen [33]. Diese Theorie wurde durch die Erkenntnis gestützt, dass Antidepressiva (MAO-Hemmer, trizyklische Antidepressiva), welche die Spiegel dieser Neurotransmitter im Gehirn erhöhen, depressive Symptome lindern können [32]. Die Begründung war, dass die Depression auf chemische Anomalien im Gehirn zurückzuführen sein muss, wenn Chemikalien die Symptome der Depression umkehren können [15].

Allerdings haben Forschungen keine überzeugenden Hinweise auf eine primäre Funktionsstörung eines bestimmten Monoaminsystems bei Menschen mit MDD gefunden [34], sodass die genaue Rolle, die ein Mangel an Monoaminsystemen bei der Depression spielen könnte, weiterhin unbekannt ist. Eine Verminderung der Monoamine bei depressiven Patienten, die ihre Medikamente nicht einnehmen, führt nicht zur Verschlechterung der Symptome, zudem verursacht eine Monoaminverminderung bei gesunden Probanden ohne depressive Erkrankung keine Depression [32]. Außerdem kann es Wochen dauern, bis monoaminbasierte Antidepressiva depressive Symptome lindern, was darauf hindeuten könnte, dass eine neuronale Anpassung nachgeschaltet stattfindet [33]. Obwohl das Monoaminmodell der Depression weiterhin das vorherrschende Modell (und das Hauptziel pharmakologischer Interventionen) ist [15], scheinen weitere Faktoren beteiligt zu sein.

Funktion des Immunsystems, Entzündung und Depression

Forschungen zeigen, dass die Immunfunktion von Menschen mit Depressionen abnormal ist, wobei eine chronische Aktivierung des angeborenen Immunsystems auftritt [35]. Entzündungszytokine und Akut-Phase-Proteine (APPs) wurden bei einem signifikanten Anteil von Patienten mit MDD, bipolarer Störung, Angststörungen und PTBS erhöht gefunden [36]. Das Endocannabinoidsystem (ECS) und das Immunsystem wurden jeweils mit der Pathophysiologie der Depression in Verbindung gebracht, wobei sich diese Systeme gegenseitig eng regulieren. Eine dysregulierte Interaktion zwischen ECS und Immunsystem könnte an der Entstehung und Aufrechterhaltung der Depression beteiligt sein, obwohl es an Studien mangelt, die sowohl das ECS als auch das Immunsystem (gleichzeitig) bei Depression untersuchen [20].

Belege für die Beteiligung von Immunsystem und Entzündung an Depression

Boorman et al. [20] und Savitz et al. [21] fassen die aktuellen Belege für die Beteiligung des Immunsystems und von Entzündungen an der Depression zusammen, wie nachfolgend dargestellt. Zentrale Belege sind folgende:

- Es wurden Zusammenhänge zwischen Erkrankungen mit autoimmuner oder entzündlicher Grundlage wie Multipler Sklerose (MS), Diabetes, Psoriasis und Herz-Kreislauf-Erkrankungen und affektiven Störungen gefunden [37–41].
  - In einer Studie mit 86 Patienten mit MS zeigten ca. 80 % mindestens ein psychiatrisches Symptom, wobei die häufigsten Depression (59 %), Schlafstörungen (48 %), emotionale Labilität oder Reizbarkeit (42 %) und Apathie (31 %) waren [39].
  - In einer Studie zu Psoriasis hatten jene Psoriasispatienten mit Depression ein um 37 % höheres Risiko, eine Psoriasisarthritis zu entwickeln, als jene ohne Depression [42].
  - Eine Studie ergab, dass Patienten mit MDD ein um 32 % höheres Risiko für Psoriasis hatten als solche ohne [37].
  - Eine systematische Übersichtsarbeit fand, dass Depression ein unabhängiger Risikofaktor für das Auftreten verschiedener kardiovaskulärer Erkrankungen ist und dass MDD der wichtigste Risikofaktor für die Entwicklung von Herz-Kreislauf-Erkrankungen war [41].
- Studien, darunter Metaanalysen, haben erhöhte Spiegel von Entzündungsmarkern (darunter IL-6, IL-1, TNF-α, C-reaktives Protein) im peripheren Blut, Serum, Plasma und Liquor von Menschen mit Depression im Vergleich zu gesunden Personen gefunden, wobei die Schwere der Symptome bei klinisch Depressiven direkt mit den Spiegeln proinflammatorischer Zytokine assoziiert war [43].
- Depressive Menschen zeigen eine erhöhte Produktion von neurotoxischen Kynureninmetaboliten wie Chinolinsäure, einem Agonisten der NDMA-Rezeptoren, der vermutlich den Übergang von Krankheit zu Depression vermittelt [44].
- Interferon (IFN-α), das zur Behandlung von Hepatitis C eingesetzt wird, wurde als Ursache für Depressionen identifiziert [45], wobei Zahlen darauf hindeuten, dass 30 % der chronischen Hepatitis-C-Patienten, die mit IFN-α behandelt werden, eine Depression entwickeln [46].
- Gesunde Personen, denen Endotoxin verabreicht wurde, entwickelten Depressionen [47]; Typhusimpfungen führten zu erhöhtem IL-6 und einer signifikanten Stimmungsverschlechterung bei gesunden Probanden im Vergleich zu Placebo. Die entzündungsassoziierte Stimmungsverschlechterung korrelierte mit einer erhöhten Aktivität im subgenualen anterioren cingulären Gyrus (sACC, eine Hirnregion, die mit der Ätiologie der Depression in Verbindung steht) während einer Aufgabe zur Verarbeitung emotionaler Gesichter sowie mit einer reduzierten Konnektivität des sACC zu Amygdala, medialem präfrontalen Kortex, Nucleus accumbens und Sulcus temporalis superior, moduliert durch peripheres IL-6 [48].

- Mehrere entzündungshemmende Medikamente wurden als wirksam bei der Reduktion depressiver Symptome identifiziert (z. B. Aspirin, Celecoxib) [49], und viele Antidepressiva haben antiinflammatorische Effekte und modulieren die Zytokinproduktion (z. B. trizyklische Antidepressiva, SSRIs); Serotonin-Noradrenalin-Antidepressiva hemmen ebenfalls die Produktion und/oder Freisetzung proinflammatorischer Zytokine und stimulieren die Produktion antiinflammatorischer Zytokine [50].

Obwohl es Hinweise auf einen Zusammenhang zwischen Depression und systemischer Entzündung gibt, einschließlich erhöhter Blutspiegel von Entzündungszytokinen bei einigen Menschen mit Depression, ist nicht bekannt, ob dies Ursache oder Folge der Depression ist [51].

Möglicher Zusammenhang zwischen Aktivität des Immunsystems und Pathogenese der Depression

Die Aktivierung der Indolamin-2,3-Dioxygenase (IDO)-Enzymaktivität könnte ein Bindeglied zwischen der Aktivität des Immunsystems und der Pathogenese der Depression sein, wie von Jenny et al. beschrieben [52]. Sie erklären, dass der IDO-vermittelte Abbau von Tryptophan Teil der antimikrobiellen und antiproliferativen Immunantwort ist und auch Teil des Prozesses, durch den Serotonin gebildet wird (Tryptophan ist die Vorstufe für die Biosynthese von Serotonin, 5-HT). Eine Störung der serotonergen Aktivität spielt eine Rolle bei neuropsychiatrischen Erkrankungen wie Depression. In menschlichen Makrophagen ist die von T-Zellen abgeleitete IFN-γ ebenfalls an der Stimulation von IDO beteiligt, wodurch Tryptophan in ein Zwischenprodukt umgewandelt wird, das schließlich zu Kynurenin konvertiert wird, wodurch die Verfügbarkeit von Tryptophan im Kreislauf begrenzt wird. Diese Begrenzung des Tryptophans im Kreislauf hemmt die Proteinsynthese und damit das Wachstum von Bakterien, Viren, Parasiten und stark proliferierenden Tumorzellen und unterdrückt die T-Zell-Antwort. Es wurden Zusammenhänge zwischen beschleunigtem Tryptophanabbau und Blutspiegeln von IFN-γ und Neopterin bei einigen Erkrankungen mit aktivierter zellvermittelter Immunantwort (z. B. Krebs, Autoimmunerkrankungen) gefunden. Zudem wurden niedrigere Tryptophanspiegel mit einem erhöhten Depressionsrisiko bei Patienten mit Krebs (bekanntermaßen durch Entzündung unterlegt) oder unter Behandlung mit proinflammatorischen Zytokinen assoziiert [52].

Entzündung des ZNS

Studien deuten darauf hin, dass Entzündungen des zentralen Nervensystems (ZNS) und oxidativer Stress ebenfalls an der Pathogenese der Depression beteiligt sind [20, 53]. Entzündung und oxidativer Stress sind Schlüsselfaktoren für die „Neuroprogression", die bei MDD beobachtet wird, was sich in erhöhten Biomarkern für Entzündung und oxidativen Stress zeigt [53]. ZNS-Neuroinflammation kann zu Veränderungen im Neurotransmitterstoffwechsel und in der neuroendokrinen Funktion führen, wie sie typischerweise bei Depression auftreten [53]. Mikroglia spielen eine Rolle bei der Initiierung und Aufrechterhaltung der

Neuroinflammation sowie bei Reparatur- und neuroprotektiven Funktionen, wobei die Aktivierung der Mikroglia auf einem Kontinuum zwischen proinflammatorisch (M1) und antiinflammatorisch (M2) verläuft [51]. Es wird angenommen, dass die Aktivierung von Mikroglia im ZNS eine Rolle bei der Depression spielt. Dies wird dadurch gestützt, dass Tiermodelle der Depression eine veränderte Expression von Markern der Mikrogliaaktivierung und zeitabhängige Schwankungen der Konzentration von Mikroglia in Hirnarealen, die an der Stimmungsregulation beteiligt sind, zeigen [20]. Weitere Unterstützung liefern Obduktionsbefunde einer signifikanten Mikrogliose in den Gehirnen von Suizidopfern [20, 54], wobei verschiedene Studien solche Veränderungen mit bestimmten Hirnregionen in Verbindung bringen [54].

Zudem scheint es in Untersuchungen zu Suizidgedanken einen Zusammenhang zwischen dem Tryptophan-Kynurenin-Stoffwechselweg und Suizid zu geben, wobei bei MDD-Patienten mit Suizidversuchen höhere Plasmaspiegel von Tryptophan und Kynurenin berichtet wurden als bei MDD-Patienten ohne Suizidversuche [54].

Es ist jedoch zu beachten, dass nicht alle Studien bestätigen konnten, dass Neuroinflammation mit Depression assoziiert ist, wie eine Studie zeigte, die PET-Bildgebung einsetzte und fand, dass Personen mit leichter bis mittelschwerer Depression keinen Hinweis auf Neuroinflammation zeigten, gemessen am Spiegel des Neuroinflammationsmarkers Translokatorprotein (TSPO) im Vergleich zu Personen ohne Depression [51].

Fehlfunktion lymphatischer Gefäße im ZNS könnte an Depression beteiligt sein

Funktionelle lymphatische Gefäße wurden entlang der Sinus durae matris gefunden, die Flüssigkeit und Immunzellen aus dem Liquor cerebrospinalis transportieren können und mit den tiefen zervikalen Lymphknoten verbunden sind [55]. Eine Fehlfunktion dieser lymphatischen Gefäße könnte an mehreren neurologischen Erkrankungen beteiligt sein, bei denen eine veränderte Immunität eine Schlüsselrolle spielt, wie beispielsweise bei der Alzheimerkrankheit [55]. Es wurde spekuliert, dass das lymphatische System des ZNS auch über die Neuroinflammation an der Pathogenese der Depression beteiligt sein könnte [20], auch wenn dies bislang noch nicht belegt ist. Es bedarf weiterer Forschung, um dies zu bestätigen oder zu widerlegen.

Dysfunktion der HPA-Achse und Depression

Eine weitere verbreitete Theorie neben der Monoaminhypothese ist die Annahme, dass eine Dysfunktion der HPA-Achse, insbesondere eine Überaktivität, eine Schlüsselrolle bei der Depression spielt [56].

In der Literatur gibt es zahlreiche Hinweise, die diese Theorie stützen, darunter einige der folgenden:

- Nachweis einer Hypersekretion des Corticotropin-Releasing-Hormons (CRH): Die CRH-Immunreaktivität ist im Liquor von Patienten mit Depression sowie im Locus coeruleus und peripher (Plasma) erhöht.
- Erhöhte basale Kortisolspiegel (Liquor, Blut) wurden im Zusammenhang mit Depression gefunden; bildgebende Untersuchungen zeigen, dass Depression mit einer Nebennierenrindenhypertrophie assoziiert ist und bei depressiven Patienten pro Molekül ACTH (adrenocorticotropes Hormon) mehr Kortisol produziert wird als bei gesunden Kontrollen. Auch Erkrankungen wie das Cushing-Syndrom, die mit einer Hyperkortisolämie einhergehen, zeigen Symptome, die denen einer Major Depression ähneln.
- CRHR-1-Rezeptoren sind im präfrontalen Kortex von depressiven Personen (als Reaktion auf die Hypersekretion von CRH) herunterreguliert, und Glukokortikoidrezeptoren sind in der Peripherie bei depressiven Menschen herunterreguliert.
- Depressive Patienten zeigen eine Abschwächung der normalen Suppression der CRH-Aktivität, wie sie bei nicht depressiven Personen (als Teil des negativen Rückkopplungsmechanismus) zu beobachten ist, was durch den Dexamethason-Suppressionstest nachgewiesen wird (bei nicht depressiven Menschen aktiviert das synthetische Glukokortikoid Dexamethason eine negative Rückkopplungsschleife in Hypophyse, Hypothalamus und Hippocampus, was zu einer Suppression der CRH-Aktivität und einer Abnahme der Aktivität der HPA-Achse führt, erkennbar an einem Rückgang des Kortisols). Depressive Patienten zeigen eine Abschwächung der durch CRH ausgelösten ACTH-Antwort im Dexamethason-CRH-Test (siehe Hill und Gozalka [57] für Einzelstudien).

Übersteigerte und abgeschwächte autonome und neuroendokrine Stressreaktionen

Die *Reaktivitätshypothese* von Krantz und Manuck [58] besagt, dass Stress eine Kaskade von Ereignissen auslöst, die eine übersteigerte Reaktion des autonomen Nervensystems (ANS) und des neuroendokrinen Systems umfassen, was die Atherosklerose fördern kann. Die Feststellung übersteigerter Reaktionen bei Patienten mit Depression könnte erklären, wie Depression mit einem erhöhten Risiko für kardiovaskuläre Erkrankungen (engl.: cardiovascular disease, CVD) assoziiert ist [59]. Studien haben gezeigt, dass ein Überschuss an Kortisol eine Major Depression (MDD) auslösen kann und dass Personen mit erhöhtem MDD-Risiko häufig höhere basale Kortisolspiegel sowie einen ausgeprägteren Kortisolanstieg nach dem Aufwachen aufweisen [60]. In einer Studie mit pflegenden Angehörigen von Alzheimerpatienten wiesen diejenigen mit depressiven Symptomen höhere Plasmaspiegel von Noradrenalin als Reaktion auf einen psychologischen Stressor auf als jene mit geringeren Depressionswerten [61].

Es gibt jedoch sowohl Hinweise auf eine übersteigerte als auch auf eine abgeschwächte Stressreaktion im Zusammenhang mit MDD [59, 61, 62]. Eine abgeschwächte Reaktivität auf Stress wurde bei Menschen mit MDD nachgewiesen, erkennbar an einer geringeren Herzfrequenz-, systolischen Blutdruck- und Herzzeitvolumenreaktivität [63]. Ebenso ist eine beeinträchtigte Erholung belegt, wobei eine Metaanalyse ergab, dass das abgeschwächte Erholungsmuster bei schwerer depressiven Patienten und älteren Menschen ausgeprägter war [64]. Weitere Studien zeigten eine abgeschwächte Kortisolreaktivität im Zusammenhang mit Depression [65], und abgeschwächte Herzfrequenzreaktionsprofile wurden mit einer Verschlechterung depressiver Symptome assoziiert [66], wobei die letztere Studie darauf hindeutet, dass dieses abgeschwächte Reaktionsmuster nicht nur eine Folge der Depression ist [59]. Eine Studie an Vietnamkriegsveteranen ergab, dass Personen mit MDD sowie solche mit komorbider MDD und generalisierter Angststörung (GAD) niedrigere basale Kortisolspiegel aufwiesen als jene mit nur GAD oder ohne Diagnose [62]. Depressive Personen zeigten eine abgeschwächte Reaktivität im Vergleich zu depressiven Personen in Remission [67]. Reaktivität ist häufig mit einer Hochregulation der Immunität verbunden, während eine abgeschwächte Reaktivität mit einer Herunterregulation und einer eingeschränkten Fähigkeit zur Infektabwehr assoziiert sein kann [68].

Es scheint schwierig zu erklären, wie Depression sowohl mit einer übersteigerten als auch mit einer abgeschwächten Stressreaktion assoziiert sein kann; jedoch könnten die abgeschwächten Reaktionen zu einem späteren Zeitpunkt als Folge der Anpassung an Umweltstress auftreten [59]. Auch bei anderen Erkrankungen wie Diabetes finden wir ein ähnliches Muster, d. h., zu Beginn der Erkrankung sind die Insulinspiegel erhöht, aber im Verlauf vieler Jahre sinken die Insulinspiegel, da eine Dedifferenzierung der Betazellen eintritt [69]. Es gibt jedoch weitere moderierende Faktoren, welche die individuelle Reaktion beeinflussen, und es ist möglich, dass die ECS-Signalisierung eine Rolle dabei spielt, ob eine übersteigerte oder abgeschwächte Reaktion auftritt. Dies bleibt jedoch bislang eine Hypothese.

Genetische Anomalien bei Depression und ihr Zusammenhang mit Entzündungsprozessen

Es scheint eine genetische Prädisposition für die Entwicklung von Depressionen und affektiven Störungen zu geben. So analysierte eine Studie periphere mononukleäre Blutzellen und fand heraus, dass 12 proteincodierende Gene im Vergleich zwischen 29 unbehandelten Menschen mit Depression (8 mit bipolarer Störung, 21 mit Major Depression) und 24 gesunden Kontrollen unterschiedlich exprimiert waren, wobei viele dieser Gene mit neurologischen Erkrankungen und/oder Apoptose in Verbindung stehen. Es wurden zwei Haupt-Gen-Netzwerke identifiziert, von denen eines um TNF mit NF-κB-, TGF-β- und ERK-Verbindungen zentriert war, während das andere Störungen im Zellzyklus und/oder

der Kinasensignalgebung aufwies. Funktionelle MRT-Scans wurden durchgeführt, während die Teilnehmenden Bilder von Gesichtern mit unterschiedlichen Emotionen betrachteten: Personen mit Depression zeigten eine stärkere hämodynamische Antwort in der rechten Amygdala, dem linken Hippocampus und dem ventromedialen präfrontalen Kortex auf traurige im Vergleich zu fröhlichen Gesichtern als gesunde Kontrollen. Die mRNA-Spiegel bestimmter Gene korrelierten signifikant mit den hämodynamischen Antworten in Amygdala, Hippocampus und ventromedialem PFC auf traurige im Vergleich zu fröhlichen Gesichtern, wobei diese unterschiedlich exprimierten Gentranskripte signifikant mit dem Volumen von Hippocampus und Nucleus caudatus sowie der Dicke des linken subgenualen ACC korrelierten. Dies deutet auf einen potenziellen Mechanismus hin, durch den Entzündungen zu Depression führen können [21].

Weitere Studien haben verschiedene genetische Variationen mit der bipolaren Störung in Verbindung gebracht [70, 71].

Neuroplastizität bei Depression

Die Neuroplastizitätshypothese der MDD besagt, dass eine Dysfunktion der neuronalen Plastizität der zentrale Mechanismus ist, der Depressionen zugrunde liegt. Stress, Schmerz und kognitive Beeinträchtigungen können sowohl zu Depressionen als auch zu Veränderungen der neuronalen Plastizität führen [24, 72]. Die meisten Studien deuten darauf hin, dass Depression und dysregulierte neuronale Plastizität sich gegenseitig beeinflussen; es besteht jedoch kein Konsens darüber, was zuerst auftritt [73].

Die Auswirkungen der Depression auf die neuronale Plastizität sind komplex und betreffen viele Bereiche des Gehirns, darunter den Hippocampus, den PFC und die Amygdala, sowie zahlreiche Signalwege, darunter NMDA, Glutamat und Glukokortikoide [24].

Studien legen nahe, dass eine Beeinträchtigung der synaptischen Plastizität (Neurogenese, Axonverzweigung, Dendritogenese und Synaptogenese) in Schlüsselbereichen des ZNS, insbesondere im Hippocampus, an der Pathophysiologie der Depression beteiligt ist und dass veränderte neuronale Plastizität mit Veränderungen neurotropher Faktoren wie dem vom Gehirn abgeleiteten neurotrophen Faktor (BDNF) assoziiert sein kann [72]. Umweltstressoren aktivieren die HPA-Achse, wodurch das Gehirn Kortikosteroiden ausgesetzt wird, was die hippocampale Neurogenese stark herunterregulieren kann [72]. Im Folgenden betrachten wir einige Schlüsselbereiche, die beteiligt sein könnten.

Veränderte synaptische Plastizität im Hippocampus

Es gibt umfangreiche Belege dafür, dass Depressionen mit Veränderungen der Plastizität, insbesondere im Hippocampus, einhergehen, und dieser Bereich ist gut untersucht. Einige der zuvor in diesem Kapitel besprochenen Studien zeigten bereits Volumenveränderungen des Hippocampus im Zusammenhang mit MDD. Als

Teil des limbischen Systems weist der Hippocampus eine hohe Konnektivität zu den emotionsbezogenen Hirnregionen PFC und Amygdala auf, enthält hohe Konzentrationen an Glukokortikoidrezeptoren und Glutamat und reguliert die HPA-Achse [24], was ihn besonders anfällig für Stress und Depression macht [24].

Tierexperimentelle Forschung unterstützt den Zusammenhang zwischen Depression und veränderter synaptischer Plastizität im Hippocampus. So wurde in Tiermodellen der Depression festgestellt, dass chronischer und schwerer Stress das hippocampusabhängige Gedächtnis beeinträchtigt, ein Effekt, der durch Veränderungen der synaptischen Plastizität im Hippocampus erklärt werden kann [24]. In anderen Studien wurde gezeigt, dass Stress die aktivitätsabhängige, anhaltende Steigerung der synaptischen Effizienz im Hippocampus von Ratten beeinträchtigt und anhaltende Abnahmen der synaptischen Effizienz verstärkt [74]. Stress kann zudem die dendritische Verzweigung und Plastizität im Hippocampus verringern sowie die Aktivierung der HPA-Achse, erhöhte Kortikosteroidspiegel und eine Herunterregulierung der hippocampalen Neurogenese auslösen [24].

Veränderungen der synaptischen Plastizität, die durch Depression verursacht werden, stehen im Zusammenhang mit strukturellen und funktionellen Veränderungen des Hippocampus [24]. Wie bereits erwähnt, gibt es Hinweise darauf, dass Depressionen mit einem reduzierten Volumen des Hippocampus sowie des PFC assoziiert sind [23–26, 30], was ebenfalls auf eine Atrophie von Neuronen und Gliazellen bei Depressionen zurückzuführen sein könnte [24]. Tier- und Humanstudien zeigen eine Verringerung des Gesamtvolumens und einen Verlust von Neuronen im Hippocampus Erwachsener bei Stress und Depression, was durch eine chronische Antidepressivabehandlung reversibel ist [75]. Eine bidirektionale Beziehung zwischen Depression und hippocampaler Apoptose wurde ebenfalls nachgewiesen (in Nagetier-, anderen Säugetier- und Humanstudien), d. h., dass Depression hippocampale Apoptose auslösen und hippocampale Apoptose zu Depression führen kann [24].

Veränderungen der synaptischen Plastizität im präfrontalen Kortex und in der Amygdala

Veränderungen der synaptischen Plastizität bei Depression wurden auch in anderen Bereichen des limbischen Systems, dem PFC und der Amygdala, festgestellt. Depression und Stress scheinen die synaptische Plastizität in der Amygdala zu erhöhen, im Gegensatz zu den Veränderungen im Hippocampus und PFC. Bei Depressionen zeigen fMRT-Studien eine Hyperaktivität im ventromedialen PFC und eine Hypoaktivität im dorsolateralen PFC; im Gegensatz dazu wurde bei der Genesung von Depressionen unter Medikation oder Psychotherapie das Gegenteil beobachtet [24]. Eine weitere an Depression beteiligte Hirnregion ist das ventrale Striatum (Belohnungszentrum). Eine veränderte synaptische Plastizität im Hypothalamus kann bei Depressionen auf eine erhöhte mRNA-Expression von Synapsin 1 zurückzuführen sein, was zur Hyperaktivität der HPA-Achse und zu depressionsähnlichem Verhalten in Rattenmodellen beitragen kann (siehe Liu et al. [24] für Studien).

Bidirektionale Beziehung zwischen Depression und veränderter neuronaler Plastizität

Trotz der Vielzahl an Studien, die auf einen Zusammenhang zwischen Depression und veränderter neuronaler Plastizität sowie einigen der beteiligten Mechanismen hinweisen, sind die neurobiologischen Mechanismen noch nicht gut verstanden [24]. Es gibt Hinweise auf eine bidirektionale Beziehung zwischen Depression und Neuroplastizität, d. h., dass Depression zu Veränderungen der neuronalen Plastizität führen kann und umgekehrt Veränderungen der neuronalen Plastizität, z. B. durch Stress, zur Entstehung und Entwicklung von Depressionen beitragen [24]. Die Tatsache, dass viele Behandlungen der Depression, einschließlich Antidepressiva, ihre Wirkung auf Wegen entfalten, die mit neuronaler Plastizität assoziiert sind, stützt ebenfalls das Neuroplastizitätsmodell [24]. Eine gute Diskussion dieser Theorie findet sich bei Liu et al. [24].

Verminderte Spiegel des vom Gehirn abgeleiteten neurotrophen Faktors und Depression

Wie oben beschrieben, wurde vorgeschlagen, dass MDD mit einer Störung der neuronalen Plastizität assoziiert ist [24]. Die neuronale Plastizität umfasst verschiedene neurotrophe Faktoren, darunter den sogenannten vom Gehirn abgeleiteten neurotrophen Faktor (BDNF), der eine wichtige Rolle bei der neuronalen Plastizität, einschließlich der Erholung von depressiver Stimmung, spielen könnte [72, 75]. BDNF kommt im Gehirn sowie peripher im menschlichen Serum und Plasma vor und ist an der Modulation neuronaler Netzwerke beteiligt [75]. BDNF bindet an und aktiviert die tropomyosinbezogenen Kinase-B-(TrkB)-Rezeptoren, was zu mehreren intrazellulären Signalkaskaden führt, darunter solche, die durch den „mammalian target of rapamycin complex 1" (mTORC1) reguliert werden, was eine schnelle Proteinsynthese und Synaptogenese bewirkt [18].

Es wurde gezeigt, dass Stress und Depression die BDNF-Spiegel und die Expression seines Rezeptors TrkB im Hippocampus und PFC senken [18], sowohl in Tiermodellen der Depression als auch bei Menschen mit MDD [75]. In Tierstudien konnte gezeigt werden, dass durch Stress induzierte Reduktionen der BDNF-Expression oder -Aktivität im Hippocampus durch Antidepressiva verhindert werden [75]. Ebenso zeigten klinische Studien verminderte BDNF-Spiegel im Serum oder Plasma bei unbehandelten MDD-Patienten und eine Wiederherstellung der BDNF-Funktion infolge einer antidepressiven Behandlung [75]. Es wurde festgestellt, dass Antidepressiva die BDNF-Aktivität und die neuronale Plastizität, einschließlich Neurogenese, Synaptogenese und Reifung von Neuronen, fördern [75].

Neurogene Theorie der Depression

Beim Menschen kommen täglich etwa 700 neue Körnerzellen im adulten Gyrus dentatus des Hippocampus hinzu. Ein weiteres Modell der Depression ist die *neurogene Theorie der Depression*, die erstmals im Jahr 2000 formal aufgestellt wurde [22]. Sie besagt, dass eine beeinträchtigte adulte hippocampale Neurogenese (AHN) Depressionen auslöst und die Wiederherstellung der Funktion zur Genesung von Depressionen führt [22]. Diese neurogene Theorie wurde auf Angststörungen ausgeweitet [22].

Obwohl noch spekulativ, wird diese Theorie durch mehrere Befunde gestützt, darunter die folgenden:

- Die adulte hippocampale Neurogenese wurde in vielen Tiermodellen der Depression (und Angst) sowie in sozialen Stressmodellen bei Primaten als beeinträchtigt festgestellt.
- Antidepressiva können die adulte hippocampale Neurogenese in Tiermodellen steigern, wenn die Tiere gestresst sind.
- Patienten mit Depression (und Angst) weisen einen kleineren Gyrus dentatus auf (im MRT und post mortem), was auf eine beeinträchtigte AHN hindeutet.
- Depressive Patienten unter Medikation weisen post mortem eine größere Gesamtzahl an Körnerzellen und einen größeren Gyrus dentatus als nicht medikamentierte Patienten auf, wobei jedoch postmortale Studien am menschlichen Gehirn die AHN nur indirekt messen und die Effekte von Antidepressiva uneinheitlich sind.
- Erhöhte Glukokortikoide können Depressionen auslösen und die AHD beeinträchtigen [20, 22].

Die Beeinträchtigung der adulten hippocampalen Neurogenese ist jedoch nur eine von mehreren strukturellen Veränderungen im Hippocampus, die sowohl mit Depression als auch mit Angst korrelieren, wobei unklar ist, ob die Beziehung kausal ist oder lediglich ein Indikator für eine allgemeine Dysfunktion des Gyrus ist [22]. Diese Theorie bedarf weiterer Forschung.

Das glutaminerge System, N-Methyl-D-Aspartat (NDMA) und Depression

Glutamat ist ein wichtiger exzitatorischer Neurotransmitter. Es gibt Hinweise, die das glutaminerge System mit MDD und bipolarer Störung in Verbindung bringen. NMDA-Rezeptoren sind eine Untergruppe der Glutamatrezeptoren, und Veränderungen in der NMDA-Rezeptorsignalisierung werden ebenfalls als wichtiger Faktor in der Pathogenese der Depression und anderer affektiver Störungen angesehen [33, 76]. Beispielsweise wurde bei beiden Erkrankungen eine Veränderung der Glutamatspiegel sowie eine abnorme Genexpression/Konzentration/Funktion des NDMA-Rezeptors festgestellt [33]. Arzneimittel, die NMDA-Rezeptoren modulieren, wie zum Beispiel Ketamin (nicht kompetitiver NMDA-Rezeptorantagonist), haben bei Patienten mit beiden Erkrankungen positive Effekte gezeigt [76]. Auch konventionelle Antidepressiva konnten eine Modulation der NMDA-Funktion bewirken [33].

Mehrere Studien haben erhöhte Glutamatspiegel im peripheren Serum, Plasma oder Blut (z. B. [77, 78]) sowie im Liquor cerebrospinalis [79] im Zusammenhang mit MDD festgestellt. Andere Untersuchungen (mittels MRT oder anderer bildgebender Verfahren) zeigten erniedrigte Glutamat/Glutaminspiegel in mehreren Hirnregionen, die an der Verarbeitung von Stimmungen und Emotionen beteiligt sind, darunter Hippocampus, Amygdala, PFC, anteriorer cingulärer Kortex (und andere) [33, 78, 80]. Forschungen haben zudem verminderte Spiegel des wichtigsten inhibitorischen Neurotransmitters des Gehirns, γ-Aminobuttersäure (GABA), in der präfrontalen Hirnregion nachgewiesen [80]. Es wird angenommen, dass die signifikante Reduktion perineuronaler Oligodendrozyten im PFC von Patienten mit MDD und bipolarer Störung die Beziehung zwischen dem glutaminergen System und affektiven Störungen erklären könnte [33, 81]. Die Argumentation ist, dass Oligodendrozyten im PFC Glutaminsynthetase exprimieren, die für den Glutamatstoffwechsel benötigt wird, und dass eine Reduktion dieser Zellen zu Exzitotoxizität führen könnte [33].

Mehrere Hinweise deuten auf eine Beteiligung von NMDA bei MDD und bipolarer Störung hin, darunter Veränderungen der NMDA-Rezeptorfunktion, -expression und -proteinspiegel in verschiedenen Hirnregionen von Patienten mit diesen Erkrankungen sowie Einzelnukleotidpolymorphismen (SNPs) in den Genen der Untereinheiten des NMDA-Rezeptors [33].

Störungen des Serotonins bei Depression

Eine Störung der serotonergen Aktivität spielt nachweislich eine Rolle bei neuropsychiatrischen Erkrankungen, einschließlich affektiver Störungen und Depression. Die essenzielle Aminosäure Tryptophan ist eine Vorstufe der Serotoninproduktion [52]. Wie Jenny et al. [52] erläutern, findet sich bei vielen Patienten mit chronisch-entzündlichen Erkrankungen ein beschleunigter Tryptophanabbau. Dabei haben Patienten mit chronischer Entzündung eine erhöhte Anfälligkeit für Depressionen, was darauf hindeutet, dass die durch Zytokine induzierte Indolamin-2,3-Dioxygenase (IDO) eine Rolle bei psychiatrischen Erkrankungen spielen könnte [52].

Ein Zusammenhang zwischen erhöhtem Tryptophanabbau und einer erhöhten Anfälligkeit für Depressionen findet sich bei Menschen mit chronischen, durch Entzündung bedingten Erkrankungen wie Krebs [82] und bei Patienten, die eine IFN-α-Therapie (proinflammatorisch) erhalten [83]. Daher argumentieren Jenny et al. [52], dass bei entzündlichen Erkrankungen die Aktivierung von IDO (die Tryptophan abbaut und so die Serotoninbiosynthese limitiert) die Verbindung zwischen Immunsystem und Pathogenese der Depression darstellen könnte.

Serotonin-Kynurenin-Hypothese der Depression und der Zusammenhang mit Entzündung

Die Serotonin-Kynurenin-Hypothese der Depression verbindet die Serotonintheorie der Depression mit häufigen entzündlichen Erkrankungen und integriert

Stress, Entzündung, den Kynureninweg, serotonerge Neurotransmission und glutaminerge Transmission.

Es gibt zwei Stoffwechselwege des Tryptophans:

1. Methoxyindolweg (5 % des Tryptophanstoffwechsels): Tryptophan wird durch das Enzym Tryptophanhydroxylase zu Serotonin metabolisiert, das als Substrat für die Produktion von N-Acetylserotonin (NAS) dient, aus dem wiederum Melatonin gebildet wird.
2. Kynureninweg (95 % des Tryptophanstoffwechsels): Tryptophan wird durch die Enzyme Indolamin-2,3-Dioxygenase (IDO) und Tryptophan-2,3-Dioxygenase (TDO) zu Kynureninen und deren Metaboliten abgebaut [84].

IDO hemmt den Stoffwechsel in mehreren Systemen bei Säugetieren, darunter Reproduktion, Viren, Stammzellen und Nervensystem. Es gibt tatsächlich zwei IDO-Enzyme, IDO1 (über das deutlich mehr bekannt ist) und IDO2 (dessen physiologische Rolle noch unklar ist) [52].

Die Serotonin-Kynurenin-Theorie der Depression, erstmals im letzten Jahrhundert von dem russischen Forscher Izyaslav Petrovich Lapin (1930–2012) vorgeschlagen, besagt, dass bei Depressionen die durch Kortisol induzierte Aktivierung des Enzyms TDO (in der Leber lokalisiert) Tryptophan von der Serotoninproduktion weg und hin zur Kynureninproduktion lenkt, was zu einem Serotoninmangel führt. Er entdeckte, dass Kynurenin und seine Metaboliten die Gehirnfunktion beeinflussen, und schlug vor, dass Neurokynurenine an der Pathogenese der Depression beteiligt sind [85]. Heute ist bekannt, dass ein weiteres geschwindigkeitsbestimmendes Enzym im Kynureninweg des Tryptophanabbaus beteiligt ist: IDO.

Wie von Oxenkrug et al. erläutert [85], verstärkt die Hochregulation des Tryptophan-Kynurenin-Wegs den Serotoninmangel, was wiederum die Bildung von NAS und Melatonin (über den Methoxyindolweg des Tryptophanstoffwechsels) beeinflusst. Kynurenin wird über zwei Wege weiter abgebaut: den Kynurenin-(KYR)-Kynurensäure-(KYNA)-Weg und den KYR-Nikotinamidadenindinukleotid-(NAD)-Weg. Die Metaboliten des KYR-NAD-Wegs umfassen NMDA-Agonisten (Chinolinsäure, Picolinsäure) und freie Radikale; eine erhöhte Bildung von NMDA-Agonisten wurde mit einem hyperglutamatergen Status in Verbindung gebracht, der möglicherweise mit Depression assoziiert ist [86]. KYNA könnte an der Interaktion zwischen Melatonin- und Kynureninwegen beteiligt sein und zur kognitiven Beeinträchtigung bei Depression, Demenz und anderen Erkrankungen beitragen [85].

Nach Oxenkrug et al. [85] wird angenommen, dass die Hochregulation des Kynureninwegs mehreren psychischen Erkrankungen zugrunde liegt, darunter depressionassoziierte Angst, Psychose und kognitiver Abbau. Stresshormone können TDO induzieren, proinflammatorische Zytokine können die Aktivierung von IDO auslösen. Diese Hochregulation des Kynureninwegs verbindet Depression mit Erkrankungen, die mit chronischer Entzündung assoziiert sind, darunter kardiovaskuläre Erkrankungen, Adipositas, Diabetes, psychiatrische Störungen (z. B.

vaskuläre kognitive Beeinträchtigung), Hepatitis C (HCV), Psoriasis und altersassoziierte Erkrankungen. Genetische und hormonelle Faktoren regulieren den Kynureninweg, was darauf hindeutet, dass dieser Weg genetische und Umweltmechanismen der Depression vermittelt [85].

Die Komplexität dieser Theorie wurde von Ramirez et al. [87] weiter ausgeführt. Sie erklären, dass die „serotonerge und immunologische Hypothese der Depression" davon ausgeht, dass bestimmte Stressoren, z. B. Infektionen oder psychischer Stress, Toll-like-Rezeptoren (z. B. TLF-4), NF-κB, das Inflammasom NLRP3 und die Sekretion von IL-1β, IL-6 und anderen Faktoren der angeborenen Immunantwort aktivieren, was allgemeine Entzündungssymptome verursacht, die auch für depressive Erkrankungen charakteristisch sind (z. B. Dysphorie, Anhedonie). Hält der Reiz an oder tritt er innerhalb von 24 h erneut auf, wird IDO aktiviert, was den Kynurenin-Stoffwechselweg auslöst, zu einer verminderten Serotoninsynthese und einer erhöhten Synthese von Chinolinsäure führt. Chinolinsäure aktiviert dann NDMA-Rezeptoren im ZNS, stimuliert die Freisetzung proinflammatorischer Mediatoren wie IL-6 und IL-1β und verursacht eine Hyperaktivität der HPA-Achse einschließlich Kortisol, wodurch der Kynurenin-Stoffwechselweg (und damit die Produktion von Chinolinsäure und die Reduktion der Serotoninsynthese) verstärkt und so die Depression aufrechterhalten wird [87].

Die Biosynthese von IDO1 und der Kynureninweg des Tryptophanabbaus könnten neue Ziele für die Prävention und Behandlung von Depressionen sowie neurodegenerativen Erkrankungen (z. B. Alzheimerkrankheit, Huntingtonkrankheit) darstellen, da der Tryptophanabbau mit deren Entstehung in Verbindung gebracht wird [85, 88].

Wie wir später sehen werden, könnten einige der aktiven Bestandteile von Cannabis auf eines der am Kynureninweg des Tryptophanabbaus beteiligten Enzyme einwirken.

Beteiligung mehrerer Rezeptoren

Wenig überraschend sind eine Reihe von Rezeptoren oder Liganden an der Pathophysiologie der Depression beteiligt. Neben 5-HT_{1A}-Rezeptoren und Cannabinoidrezeptoren (siehe nächster Abschnitt) gehören dazu auch PPAR-γ-, GABA_A-, TRPV1- und μ-Opioidrezeptoren. Forschungen hierzu haben eine Beteiligung an antidepressiven Effekten gezeigt [89]. Eine ausführliche Diskussion hierzu würde den Rahmen dieses Buches sprengen; weiterführende Informationen finden sich beispielsweise in [89].

Das Endocannabinoidsystem bei Depression

Das Endocannabinoidsystem (ECS) ist bekannt dafür, an der Regulation von Stimmung und Depression sowie an der Modulation des serotonergen Systems des ZNS beteiligt zu sein [52]. Die Vorstellung seiner Beteiligung an Stimmung und emotionalem Verhalten, einschließlich Depression, basiert auf Beobachtungen der Auswirkungen von Cannabis auf die Stimmung [34, 90]. Wie bekannt ist, wird Cannabis von Menschen seit jeher wegen seiner stimmungsaufhellenden oder euphorisierenden Effekte verwendet, insbesondere der mit Tetrahydrocannabinol (THC) verbundenen Euphorie [90, 91]. Das Argument lautet, dass die euphorisierenden Effekte von Cannabis durch die Aktivierung des CB1-Rezeptors vermittelt werden, was darauf hindeutet, dass eine (endogene) Förderung der CB1-Rezeptorsignalisierung positive Effekte auf die Stimmung begünstigen und antidepressive Wirkungen entfalten kann [90]. Daraus ergibt sich, dass eine Störung der Signalübertragung der Cannabinoidrezeptoren in irgendeiner Weise an der Pathogenese von affektiven Störungen wie Depression beteiligt sein könnte.

Es gibt zahlreiche Hinweise, die auf eine Beteiligung des ECS an der Pathophysiologie der Depression hindeuten: (1) Es existiert eine anatomische Grundlage; (2) Studien, in denen Cannabinoidrezeptoren manipuliert werden, deuten auf eine Beteiligung hin; (3) Es gibt Hinweise auf ein Ungleichgewicht des ECS bei Depression; (4) Polymorphismen in den Genen für CB1-Rezeptoren und FAAH könnten mit Depression und affektiven Störungen assoziiert sein; (5) Viele Antidepressiva scheinen das ECS beeinflussen zu können; (6) Es scheint einen Austausch zwischen Immunsystem und ECS bei Depression zu geben; (7) Das ECS könnte eine Rolle im Neurogenesemodell der Depression spielen; und (8) Forschungsergebnisse verknüpfen die Aktivität des ECS mit zugrunde liegenden pathomechanistischen Prozessen bei Depression (viele davon sind bei Gorzalka und Hill [34] beschrieben). Wir werden jeden dieser Punkte kurz betrachten.

Anatomische Grundlage

Endocannabinoidrezeptoren, sowohl CB1- als auch CB2-Rezeptoren, sind in jenen Hirnarealen verteilt, die an der Stressantwort sowie an der Regulation von Stimmung, emotionaler Belohnung und Kognition beteiligt sind. Diese Regionen werden häufig bei Personen mit MDD als verändert beschrieben [34, 92]. Dazu gehören der kortikolimbische Bereich (PFC, Hippocampus, Amygdala), der Hypothalamus und das Kleinhirn [15].

Im Gehirn sind CB1-Rezeptoren besonders stark in den Basalganglien, dem Frontalkortex, dem Hippocampus und dem Kleinhirn konzentriert. Sie sind auch in anderen Bereichen wie dem periaquäduktalen Grau (PAG), der Amygdala, dem Nucleus accumbens, dem Thalamus und der Medulla (mittlere bis niedrige Konzentration) vorhanden. CB1-Rezeptoren finden sich zudem in nicht neuronalen Zellen wie Mikroglia, Astrozyten und Oligodendrozyten [15]. CB1-Rezeptoren gibt es auch im Nucleus raphe dorsalis (Hirnstammkern, der sich im Mittelhirn und im Pons befindet und die Hauptquelle für Serotonin ist) und im Locus coeruleus (ein aus noradrenergen Neuronen bestehender Kern im dorsalen Tegmentum pontis, der die Hauptquelle für Noradrenalin/Norepinephrin für Großhirn, Hirnstamm, Kleinhirn und Rückenmark darstellt) [15, 93].

Im Kortex existieren zwei neuronale Subpopulationen mit entgegengesetzten Wirkungen: die (inhibitorischen) GABAergen Interneuronen (hohe CB1-Rezeptorexpression) und die (exzitatorischen) glutamatergen Neuronen (relativ niedrige CB1-Rezeptorexpression). Wie von Micale et al. [15] dargelegt, wird angenommen, dass die direkte oder indirekte Modulation der Monoaminaktivität oder der GABAergen bzw. glutamatergen Neuronen den psychotropen und nicht psychotropen Effekten zugrunde liegen könnte, die mit der Aktivierung des CB1-Rezeptors assoziiert sind.

Vernetzung zwischen ECS und Hirnregionen bei der Stimmungs- und Emotionsregulation

Wie die verschiedenen Hirnregionen und das ECS bei der Regulation von Stimmung und Emotionen miteinander verknüpft sind, ist äußerst komplex. Die folgende Erklärung von Hill et al. [90] beschreibt, dass glutamaterge Pyramidenzellen im PFC (die CB1-Rezeptoren exprimieren) Axone zu serotonergen (5-HT) Neuronen und GABAergen Interneuronen im Nucleus dorsalis raphe senden. Die Aktivierung beider Zelltypen erhöht die 5-HT-Feuerrate und die Freisetzung von 5-HT (Serotonin). Die 5-HT-Neuronen innervieren den kortikolimbischen Bereich des Gehirns, der an depressiven Symptomen beteiligt ist (d. h. Amygdala, PFC, Hippocampus). Der Hippocampus sendet Afferenzen zur Hypophyse, welche die HPA-Achse reguliert, welche bei Depression als dysreguliert gilt. Darüber hinaus werden CB1-Rezeptoren auf noradrenergen Neuronen im Locus coeruleus und im Nucleus prepositus hypoglossi exprimiert (deren Axone auf noradrenerge Neuronen des Locus coeruleus enden). Der Locus coeruleus innerviert den Nucleus raphe dorsalis und die kortikolimbischen Regionen. Schließlich senden dopaminerge Neuronen aus dem ventralen tegmentalen Areal ebenfalls Axone zum Nucleus raphe dorsalis [90].

AEA, 2-AG, CB1-Rezeptoren, FAAH und MAGL wurden in serotonergen (5-HT) Neuronen im Nucleus raphe dorsalis nachgewiesen, und neben ihrer Lokalisation in monoaminergen Neuronen werden sie auch in glutamatergen (exzitatorischen) und GABAergen (inhibitorischen) Neuronen im gesamten zerebralen Kortex exprimiert [90].

Es wurde gezeigt, dass die CB1-Rezeptorsignalisierung die Aktivität der 5-HT-Neuronen im Nucleus raphe dorsalis moduliert. Eine Rattenstudie zeigte, dass der CB1-Rezeptoragonist THC antidepressive Effekte ausübte und die 5-HT-Aktivität über einen CB1-Rezeptor-abhängigen Mechanismus modulierte [94].

Belege aus Tierstudien mit Manipulation von Cannabinoidrezeptoren

Tierexperimentelle Forschung, bei der Cannabinoidrezeptoren und deren Aktivität in irgendeiner Weise manipuliert werden, liefert eine weitere Evidenzlinie für die Beteiligung des Endocannabinoidsystems (ECS) an der Pathophysiologie der Depression. Im Folgenden werden einige der Befunde betrachtet.

Belege für die Beteiligung des CB1-Rezeptors an der Regulation von Emotionen und Depression

Die Beteiligung der endocannabinoiden Signalübertragung über CB1-Rezeptoren an der Regulation von Stimmungen und emotionalem Verhalten wird durch Studien gestützt, die untersuchen, was passiert, wenn die Funktion der CB1-Rezeptoren blockiert wird. Mehrere Studien haben gezeigt, dass die genetische und pharmakologische Blockade der CB1-Rezeptoren in Tiermodellen einen depressionsähnlichen Phänotyp verursacht, einschließlich einer verminderten Reagibilität auf Belohnungsreize, Defiziten bei der Extinktion aversiver Erinnerungen, erhöhter Angst und größerer Stressanfälligkeit [95–97].

In Studien mit genetisch veränderten CB1-Rezeptor-Knock-out-Mäusen zeigten die Tiere in mehreren Untersuchungen, die unterschiedliche Methoden zur Messung depressiven Verhaltens verwendeten (z. B. Sensitivität gegenüber Belohnungsreizen, Forced-Swim-Test und Tail-Suspension-Test), ein depressionsähnliches Verhalten [97–100]. In einer Studie beispielsweise zeigten CB1-Knock-out-Mäuse unter Bedingungen chronischen unvorhersehbaren Stresses ein depressionsähnliches Verhalten [101]. Der depressive Phänotyp scheint mehrere potenzielle Wirkmechanismen zu umfassen, was vermutlich mit unserem Verständnis des ECS übereinstimmt. Es handelt sich um ein neuroregulatorisches System mit Effekten auf viele verschiedene Signalwege im Körper. Daher ist zu erwarten, dass Defizite in einem seiner Schlüsselelemente wie dem CB1-Rezeptor auf verschiedene Weise Auswirkungen haben können. So war beispielsweise in einer Studie mit CB1-Rezeptor-Knock-out-Mäusen eine gesteigerte Verzweiflung mit einer BDNF-Störung im Hippocampus assoziiert [98], und in einer anderen zeigten CB1-Rezeptor-Knock-out-Mäuse eine Hyperaktivität der HPA-Achse, was sich in erhöhten Corticosteronspiegeln nach Stressbelastung (im Vergleich zu Kontrollmäusen) äußerte [97, 102].

Die Blockade des CB1-Rezeptors mit dem Medikament Rimonabant bei Ratten induzierte einen depressiven Phänotyp, und eine chronische Behandlung war mit verminderten Serotoninspiegeln im Frontalkortex, deutlichen Reduktionen der hippocampalen Zellproliferation, des Überlebens und der BDNF-Spiegel sowie erhöhten proinflammatorischen Zytokinen assoziiert [96]. Beim Menschen wurde Rimonabant vom Markt genommen, da es schwerwiegende psychiatrische Nebenwirkungen verursachte, darunter vermehrte Depressionen, Angstzustände und Suizidalität [52, 103, 104].

Belege für die Rolle von Adipozyten-CB1-Rezeptoren bei Depression

Adipositas ist durch Entzündungsprozesse geprägt und mit Depression assoziiert [105]. In einer Studie an adipösen Ratten im Vergleich zu normalen Ratten wurde festgestellt, dass der genetische Knock-out des CB1-Rezeptors auf Adipozyten das depressionsähnliche Verhalten, Gedächtnisdefizite, Neuroinflammation und die Beeinträchtigung der adulten Neurogenese, die alle mit Adipositas assoziiert sind, abschwächte. Zudem reduzierte er die durch Adipositas induzierte

Entzündung, Gliose und Apoptose in bestimmten Hirnregionen. Verbesserungen im Stoffwechsel (einschließlich Normalisierung der Insulinresistenz und Glukoseintoleranz) gingen mit einer Normalisierung des depressionsähnlichen Verhaltens, einer gesteigerten adulten Neurogenese und einer verminderten Entzündung im Hippocampus und Hypothalamus einher [106]. Diese Studie stützt die Rolle des Adipozyten-Gehirn-Crosstalks, bei dem adipozytenspezifische CB1-Rezeptoren an durch Adipositas induziertem depressionsähnlichen Verhalten, Neuroinflammation und beeinträchtigter adulten Neurogenese im Hippocampus und Hypothalamus beteiligt sind [106]. Die Ergebnisse dieser Studie scheinen diametral entgegengesetzt zu den Befunden, die bei einer Blockade der CB1-Rezeptoren im ZNS gemacht wurden.

Wie zuvor erwähnt, zeigten CB1-Rezeptor-Knock-out-Mäuse im ZNS in mehreren Studien tatsächlich ein depressionsähnliches Verhalten [97–100]. Zudem führte die Blockade des CB1-Rezeptors mit dem Medikament Rimonabant bei Ratten zu zahlreichen depressiven Veränderungen, die spezifisch den Hippocampus betrafen [96]. In der im vorherigen Absatz erwähnten Studie an adipösen Ratten [106] hatte jedoch der periphere Knock-out des CB1-Rezeptors gegenteilige Effekte auf die Adipozyten – er war mit einer Abschwächung der Depression und einer Reduktion von Gliose und damit Neuroinflammation assoziiert. Der verbindende Mechanismus, durch den dies geschieht, ist nicht verstanden – geschieht dies über metabolische Effekte (z. B. half die Blockade peripherer Adipozyten, die Glukoseintoleranz und Insulinresistenz zu normalisieren), und wenn ja, wie? Zukünftige Forschung wird zweifellos mehr über die entscheidende Rolle des Endocannabinoidsystems bei der Vermittlung des Crosstalks, der solch tiefgreifende physiologische und Verhaltensänderungen bewirkt, aufklären.

CB2-Rezeptoren bei der Emotionsverarbeitung und Depression

CB2-Rezeptoren könnten ebenfalls eine Rolle bei der Emotionsverarbeitung spielen und sind mit Angst und Depression in Verbindung gebracht worden [107]. CB2-Rezeptoren finden sich hauptsächlich in den Zellen, Geweben und Organen des Immunsystems sowie in Entzündungszellen, in Gliazellen und in einigen Hirnregionen, z. B. im Kortex, Hippocampus, in der Amygdala, im Hypothalamus und im Kleinhirn (allerdings in deutlich geringerer Konzentration als CB1-Rezeptoren) [15], die zu den an der Emotionsregulation beteiligten Hirnregionen gehören.

Auch hier liefern Studien an Mäusen, bei denen CB2-Rezeptoren auf verschiedene Weise manipuliert werden, Hinweise auf eine Beteiligung der CB2-Rezeptoren. Mehrere in der Übersichtsarbeit von Marco et al. zusammengefasste Studien stützen die Annahme, dass CB2-Rezeptoren an der Regulation von Stimmungen beteiligt sind und eine Rolle bei der Normalisierung der verminderten BDNF-Expression bei Mäusen spielen, die chronischem unvorhersehbaren Stress ausgesetzt waren [97]. In einer Studie zeigten Mäuse, die zur Überexpression von CB2-Rezeptoren gezüchtet wurden, eine größere Resistenz gegenüber Depression und ein vermindertes depressionsähnliches Verhalten nach Stresssituationen (wie im Tail-Suspension-Test und Novelty-Suppressed-Feeding-Test gezeigt) im

Vergleich zu normalen Mäusen [108]. Dieser depressionresistente Endophänotyp war mit Veränderungen der BDNF-Spiegel assoziiert [108]. Niedrige BDNF-Spiegel im Hippocampus sind, wie bereits gezeigt wurde, mit Depression assoziiert [109] und gelten als biochemischer Marker für Depression [97].

Studien an CB2-Knock-out-Mäusen (d. h. Mäusen ohne CB2-Rezeptoren) zeigen eine erhöhte Stressanfälligkeit und ein verstärktes depressionsähnliches Verhalten, das in verschiedenen experimentellen Tests nachgewiesen wurde [97, 110]. Beim Menschen wurde in einer japanischen Studie die Q63R-Polymorphie im CB2-Rezeptorgen mit Depression assoziiert [111], was die Beteiligung der CB2-Rezeptoren an Depression weiter untermauert [97].

Weitere Hinweise auf die Beteiligung der CB2-Rezeptoren an Depression stammen aus einer Studie an Ratten, in der β-Caryophyllen, ein starker CB2-Rezeptoragonist, Angst und depressionsähnliches Verhalten reduzierte – ein Effekt, der durch einen CB2-Rezeptorantagonisten blockiert wurde [107]. Wie bereits dargestellt wurde, ist β-Caryophyllen eines der Terpene der Cannabispflanze ist, das antioxidative und andere günstige Wirkungen besitzt.

CB2-Rezeptoren sind an der Regulation von Schmerz und Entzündung beteiligt [15]. Dabei sollte bedacht werden, dass ein Teil der Pathophysiologie der Depression mit Entzündungsprozessen zusammenhängt und dass Depression und Schmerz sehr häufig komorbid auftreten.

Hinweise auf ein Ungleichgewicht des ECS bei Depression

Es gibt Hinweise auf ein Ungleichgewicht des ECS bei Depression, wobei viele präklinische (tierexperimentelle) und Humanstudien auf eine Hypofunktion hindeuten [20, 34]. Gorzalka und Hill [34] argumentierten, dass der Verlust der endocannabinoiden Signalübertragung physiologische und Verhaltenswirkungen hervorruft, die für Depression charakteristisch sind, und dass eine Blockade beim Menschen zu depressiven Symptomen sowie zu Veränderungen der Belohnungssensitivität und der kognitiv-emotionalen Verarbeitung führen kann – Befunde, die sowohl durch Tiermodelle der Depression als auch durch Humanstudien bei depressiven Patienten gestützt werden. Sie stellten die Hypothese auf, dass ein Defizit in der endocannabinoiden Signalübertragung zur Anfälligkeit für Depression oder zur Entwicklung einer depressiven Episode beitragen kann [34].

Eine erhebliche Anzahl präklinischer Befunde hat gezeigt, dass der Verlust der endocannabinoiden Signalübertragung (z. B. durch Blockade des CB1-Rezeptors) zu phänotypischen Veränderungen führen kann, die den Symptomen einer Depression beim Menschen ähneln (wie zuvor diskutiert). Weitere Hinweise, welche die Annahme stützen, dass ein endocannabinoides Defizit Depression zugrunde liegen könnte, sind Befunde, dass Stress die endocannabinoide Aktivität herunterregulieren kann und dass einige Antidepressiva die endocannabinoide Aktivität steigern können [57].

Präklinische (Tier-)Studien, die eine Dysregulation des ECS bei Depressionen implizieren

Es gibt präklinische Hinweise, welche die Annahme stützen, dass eine Hypofunktion des ECS-Signalwegs auf Ebene der Rezeptoren und Endocannabinoide an Depressionen beteiligt ist [93]. Einige der Forschungsergebnisse sind in Tab. 6.1 dargestellt. Allerdings ist die Sachlage komplizierter, da nicht alle Tiermodelle

Tab. 6.1 Beispiele für präklinische Studien, die eine Hypofunktion des ECS bei Depressionen unterstützen

Art der Hypoaktivität	Studienergebnisse
CB1-Rezeptorhypoaktivität	Genetisch veränderte CB1-Rezeptor-Knock-out-Mäuse (d. h. ohne CB1-Rezeptoren gezüchtet) zeigten signifikant mehr depressionsähnliches Verhalten als normale Mäuse und können als Tiermodell zur Erforschung von Depressionen dienen [112] Mäuse, die mit dem CB1-Rezeptorantagonisten Rimonabant behandelt wurden, zeigten verstärkt depressionsähnliches Verhalten; eine chronische Behandlung führte zu einer Abnahme des Serotoninspiegels im Frontalkortex, zu ausgeprägten Rückgängen in der hippocampalen Zellproliferation, im Überleben und im BDNF-Spiegel sowie zu einem Anstieg proinflammatorischer Zytokine [113] Chronischer unvorhersehbarer Stress bei Mäusen führte zu einer verminderten CB1-Rezeptorfunktion und einer daraus resultierenden Beeinträchtigung der endocannabinoidvermittelten Signalübertragung im Nucleus accumbens [114]
CB2-Rezeptorhypoaktivität oder verringerte Rezeptorexpression	Mäuse, die zur Überexpression von CB2-Rezeptoren gezüchtet wurden, zeigten nach Stresssituationen eine größere Resistenz gegenüber Depressionen und weniger depressionsähnliches Verhalten im Vergleich zu normalen Mäusen [108]. Dies legt nahe, dass eine Unterexpression von CB2-Rezeptoren mit Depressionen assoziiert sein könnte Ein CB2-Rezeptoragonist (β-Caryophyllen), der Mäusen intraperitoneal verabreicht wurde, senkte Depression und Angst, was durch einen CB2-Antagonisten wieder aufgehoben werden konnte [107] Eine Reduktion der CB2-Rezeptoren im Striatum, Mittelhirn und Hippocampus wird in Tiermodellen der Depression berichtet [111]
Defizite an Endocannabinoiden	Signifikant verringerte AEA-Spiegel wurden in Hirnarealen gefunden, die mit depressionsähnlichem Verhalten assoziiert sind, wie Hippocampus, Hypothalamus, Amygdala und ventrales Striatum [115] Verminderte 2-AG-Spiegel wurden im Hippocampus von Ratten unter chronischem unvorhersehbaren Stress festgestellt, während in der limbischen Region kein Effekt beobachtet wurde [116] Die Hemmung von FAAH bei Mäusen führt zu einer Reduktion depressiven Verhaltens [117–119], einschließlich durch neuropathische Schmerzen induzierten depressiven Verhaltens [120]

der Depression verringerte Spiegel von Endocannabinoiden oder Cannabinoidrezeptoren zeigen. Je nach Hirnregion wurden auch erhöhte Spiegel beider Komponenten gefunden.

Veränderungen der Cannabinoidrezeptoren

In Tiermodellen der Depression können die Auswirkungen von experimentellem Stress auf die CB1-Rezeptordichte je nach untersuchter Hirnregion variieren [93]. Einige Tiermodelle der Depression zeigten eine signifikante Zunahme der CB1-Rezeptordichte und -bindung im PFC sowie eine signifikante Abnahme im ventralen Striatum, Hypothalamus, Mittelhirn und Hippocampus [15, 93]. In einem Rattenmodell der Depression mit bilateraler Bulbektomie kam es zu einer Hochregulation und Hyperfunktionalität der CB1-Rezeptoren im PFC, die durch eine chronische Behandlung mit einem SSRI normalisiert werden konnten [94]. Chronischer unvorhersehbarer Stress erhöht die CB1-Rezeptorprotein- und mRNA-Expression im PFC, was jedoch ein kompensatorischer Effekt der reduzierten endocannabinoiden Signalübertragung infolge eines verringerten AEA-Spiegels im PFC sein könnte [115].

Einige Studien deuten darauf hin, dass auch Veränderungen in der Verfügbarkeit von CB2-Rezeptoren an Depressionen beteiligt sein könnten [107, 108, 111]. Eine Studie berichtete über eine Reduktion der CB2-Rezeptoren im Striatum, Mittelhirn und Hippocampus in Tiermodellen der Depression [111].

Veränderungen der Endocannabinoidspiegel

Während mehrere Studien unter verschiedenen Stressbedingungen (z. B. chronischer unvorhersehbarer Stress, Fixationsstress) signifikante Abnahmen der AEA-Spiegel festgestellt haben [115, 121], fanden andere Studien keine Veränderungen der AEA-Spiegel in verschiedenen Hirnregionen von Ratten [117, 122].

Mehrere Studien zu 2-AG-Spiegeln in Tiermodellen der Depression fanden erhöhte Spiegel, während andere je nach betroffener Hirnregion keine Veränderungen oder Abnahmen feststellten (siehe Micale et al. [15, 93] für Einzelstudien). Die unterschiedlichen Auswirkungen der Depression auf AEA- und 2-AG-Spiegel könnten mit den verschiedenen funktionellen Wirkungen der beiden wichtigsten Endocannabinoide zusammenhängen (siehe Boorman et al. [20] und Micale et al. [15, 93] für gute Übersichten zur präklinischen Forschung).

Die Verabreichung von Substanzen, welche die Aufnahme oder den Metabolismus von Endocannabinoiden hemmen, sowie von CB1-Rezeptoragonisten und FAAH-Inhibitoren, zeigte in Tiermodellen antidepressive Effekte [57, 118, 123, 124]. So zeigte eine Rattenstudie, dass ein FAAH-Inhibitor (URB557) und ein CB1-Rezeptoragonist das depressionsähnliche Verhalten in einem Ausmaß reduzierten, das mit dem trizyklischen Antidepressivum Imipramin vergleichbar war; diese Effekte wurden durch den CB1-Antagonisten Rimonabant blockiert, was darauf hindeutet, dass sie durch CB1-Rezeptoren vermittelt werden [124]. Die akute oder wiederholte Gabe desselben FAAH-Inhibitors war mit einer erhöhten Aktivität serotonerger Neuronen im Nucleus raphe dorsalis und noradrenerger Neuronen im

Nucleus locus coeruleus assoziiert, wobei beide Effekte über CB1-Rezeptoren vermittelt wurden (ebenfalls durch Rimonabant blockiert) [118].

Weitere Hinweise darauf, dass eine Hypofunktion des ECS an Depressionen beteiligt sein könnte, sind, dass eine Hochregulation/Verstärkung der endocannabinoiden Signalübertragung zu antidepressiven und anxiolytischen Effekten führt, die möglicherweise auf ähnliche Weise wie konventionelle Antidepressiva wirken, z. B. durch Verstärkung der serotonergen und noradrenergen Transmission, Abschwächung der Stressantwort über die HPA-Achse, Verstärkung der tonischen Aktivität des hippocampalen 5-HT_{1A}-Rezeptors, Reduktion der Signalübertragung über den 5-HT_{2A}-Rezeptor, Förderung der Neurogenese sowie Steigerung der zellulären Plastizität und Neurotropinexpression im Hippocampus [90].

Insgesamt scheint eine Hypofunktion des ECS an Tiermodellen der Depression beteiligt zu sein [15], oder zumindest kann gesagt werden, dass das ECS involviert ist.

Humanstudien: Veränderungen des ECS bei Depression

Mehrere Humanstudien stützen die Beteiligung des ECS an Depressionen, obwohl die Ergebnisse jeweils unterschiedlich sind: Einige deuten auf eine Hypofunktion, andere auf eine Hyperfunktion des ECS hin. Unklar ist dabei, ob eine Hyper- oder Hypofunktion ursächlich an der Entstehung der Depression beteiligt ist oder ob es sich um eine Reaktion auf die zahlreichen Veränderungen (die zugrunde liegenden pathomechanistischen Prozesse) handelt, um das System wieder ins Gleichgewicht zu bringen.

Veränderungen der Cannabinoidrezeptoren bei Depressionen beim Menschen

Einige Studien deuten auf eine Hochregulation der CB1-Rezeptoren hin, während andere eine Abnahme der Rezeptordichte festgestellt haben [93]. So wurden beispielsweise CB1-Rezeptoren in postmortalen Untersuchungen von Gehirnen depressiver Personen als hochreguliert gefunden [125], und bei depressiven Suizidopfern zeigte eine Studie eine um 24 % höhere CB1-Bindungsstellendichte sowie eine erhöhte CB1-Rezeptorproteinmenge im dorsolateralen PFC im Vergleich zu Kontrollen [126]. In einer anderen Studie hingegen zeigte sich kein Unterschied in der neuronalen CB1-Rezeptordichte bei Patienten mit bipolarer Störung oder Schizophrenie im Vergleich zu Kontrollen, jedoch war die Dichte der CB1-Rezeptoren in der grauen Substanz der Gliazellen bei Patienten mit MDD signifikant geringer [127].

Rimonabant, ein CB1-Rezeptorantagonist, wurde aufgrund einer Zunahme depressiver Symptome und schwerwiegender psychiatrischer Ereignisse, einschließlich Suiziden, vom Markt genommen [128], was die Bedeutung der endocannabinoiden Signalübertragung an CB1-Rezeptoren für die Stimmungsregulation unterstreicht.

Obwohl einige Tierstudien auf eine Beteiligung von CB2-Rezeptoren an der Regulation von Depressionen hindeuten [107, 108], konnten beim Menschen bislang keine Veränderungen der CB2-Rezeptoren depressiver Personen nachgewiesen werden, obwohl diese in Hirnregionen vorkommen, die mit der Stressantwort assoziiert sind [93].

Humanstudien zu Veränderungen endocannabinoider Verbindungen bei Depression

Auch hier gibt es Studien, die entweder niedrigere oder höhere Spiegel von Endocannabinoiden mit Depressionen in Verbindung bringen. So zeigte eine Studie bei Frauen mit Depressionen, dass die basalen Serumspiegel von AEA und 2-AG im Vergleich zu passenden Kontrollen signifikant reduziert waren, was auf eine periphere endocannabinoide Aktivitätsdefizienz bei Depressionen hindeutet [129]. Eine weitere Studie fand, dass die Plasmaspiegel von AEA, Palmitoylethanolamid (PEA) und Oleoylethanolamid (OEA) mit depressiver Symptomatik bei Patienten mit Burning-Mouth-Syndrom korrelierten [130]. Bei Alkoholikern mit Depressionen hingegen war der Gehalt an AEA und 2-AG im Gewebe des dorsolateralen präfrontalen Kortex höher als bei Alkoholikern ohne Depression [131].

Blutdruck, Endocannabinoide und Depression

Eine Studie fand eine positive Korrelation zwischen den Serumspiegeln von AEA und 2-AG und dem diastolischen Blutdruck sowie dem mittleren arteriellen Druck bei ambulanten, medikamentenfreien Frauen mit Depression (im Vergleich zu alters- und ethnisch passenden Kontrollen) [132]. Interessanterweise zeigte sich, dass der diastolische Blutdruck bei leichter Depression positiv mit 2-AG (aber nicht AEA) und bei Major Depression mit AEA (aber nicht 2-AG) korrelierte, was auf eine unterschiedliche Rolle von AEA und 2-AG bei Depressionen hindeutet [132].

Studie an Frauen mit leichter und schwerer Depression: Unterschiedliche Befunde

In einer klinischen Studie an Frauen mit leichter und schwerer Depression im Vergleich zu Kontrollen waren die Serumspiegel von 2-AG bei Frauen mit schwerer Depression signifikant erniedrigt, wobei diese Reduktion von 2-AG negativ mit der Dauer der depressiven Episode korrelierte (d. h., je länger die depressive Episode, desto niedriger der 2-AG-Spiegel). Im Gegensatz dazu waren bei Frauen mit schwerer Depression die AEA-Spiegel nicht mit den Symptomen der Major Depression assoziiert; jedoch korrelierten die AEA-Spiegel stark negativ mit Angst (d. h., Patientinnen mit hoher Angst hatten niedrige Serum-AEA-Spiegel) [133]. Das Gegenteil zeigte sich bei Frauen mit leichter Depression: Die 2-AG-Spiegel waren nicht signifikant erhöht und die AEA-Spiegel signifikant erhöht im Vergleich zu Kontrollen. Die Autoren der Studie vermuten, dass dies auf einen neuroprotektiven oder kompensatorischen Mechanismus bei Patientinnen mit weniger ausgeprägten depressiven Symptomen hindeuten könnte, d. h., die Endocannabinoide wirken als Puffer gegen das Fortschreiten zu einer schwereren Ausprägung der Erkrankung [133].

Vom Gehirn abgeleiteter neurotropher Faktor (BDNF) und endocannabinoide Aktivität

Es ist belegt, dass Bewegung zur Reduktion von Depressionen beiträgt [134]. Hierbei könnte ein Anstieg von BDNF könnte ein potenzieller Mechanismus sein, über den AEA antidepressive Effekte ausübt [93]. Intensive körperliche Aktivität erhöht sowohl die zirkulierenden AEA- als auch die BDNF-Spiegel, wobei diese Anstiege am Ende einer Trainingsperiode und nach 15-minütiger Erholung korreliert waren [135]. Dies legt nahe, dass der Anstieg von AEA während des Trainings einer der Faktoren sein könnte, die an der durch Bewegung induzierten Erhöhung der peripheren BDNF-Spiegel beteiligt sind, und dass erhöhte AEA-Spiegel die Rückkehr des BDNF nach dem Training auf das Ausgangsniveau verzögern könnten [135]. Es ist bekannt, dass BDNF eine wichtige Rolle bei der neuronalen Plastizität spielt, einschließlich der Erholung von depressiver Stimmung [75].

Genetische Variationen und Depression

Genetische Varianten der Gene, die für Cannabinoidrezeptoren codieren (CNR1-CB1-Rezeptoren, CNR2-CB2-Rezeptoren), können die Genexpression und Proteinsynthese verändern und dadurch die Funktion der Cannabinoidrezeptoren beeinflussen [136]. Humanstudien zu genetischen Polymorphismen deuten darauf hin, dass genetische Unterschiede im ECS Individuen für Depressionen prädisponieren oder umgekehrt eine Resistenz verleihen können [137].

Barrero et al. [138] fanden eine signifikante Assoziation zwischen Polymorphismen im CNR1 (Gen, das für den CB1-Rezeptor codiert) und Depressionen bei Patienten mit Parkinsonkrankheit. Weitere Studien deuten darauf hin, dass genetische Variationen in der CB1-Rezeptorfunktion und FAAH die Entwicklung von Depressionen und das Ansprechen auf Antidepressiva beeinflussen können [139–141]. So zeigte eine Studie an 256 kaukasischen Patienten mit Major Depression, dass eine CNR1-Genvariante (insbesondere das CNR1 rs1049353 G-Allel) ein erhöhtes Risiko für eine Therapieresistenz gegenüber Antidepressiva vermittelte, insbesondere bei Frauen mit hoher komorbider Angst. In einer Untergruppe von 33 Patienten wurden zudem fMRT-Scans durchgeführt, während ihnen verschiedene emotionale Gesichter präsentiert wurden, um die Aktivität in verschiedenen Hirnarealen zu messen. Es zeigte sich, dass Träger des CNR1 rs1049353 G-Allels eine schwächere bilaterale Amygdala-, Putamen- und Pallidumaktivität sowie eine linksseitig betonte Aktivität im Nucleus caudatus und Thalamus als Reaktion auf maskierte glückliche Gesichter aufwiesen. Diese Studie legt nahe, dass eine Variation im CNR1-Gen sowohl bei Depression als auch bei Angst eine Rolle spielen könnte, wobei dies möglicherweise durch eine subkortikale Hypoantwort auf soziale Belohnungsreize vermittelt wird [139].

Eine weitere Studie untersuchte Einzelnukleotidpolymorphismen (SNPs) im CNR1 und im Gen, das für FAAH codiert, bei kaukasischen Patienten mit rezidivierender Major Depression (83 Patienten) und bipolarer Störung (134 Patienten) im Vergleich zu 117 gesunden Personen. Patienten mit Major Depression wiesen eine signifikant höhere Häufigkeit der CNR1 1359 G/A-Genvarianten im Vergleich zu Kontrollen auf. Bipolare Patienten und solche mit einer Major Depression zeigten eine nicht signifikant und leicht erhöhte Häufigkeit der FAAH-Genvariante (AC-Phänotyp). Insgesamt deutet dies darauf hin, dass Variationen in den Genen, die für CB1-Rezeptoren und FAAH codieren, zur Anfälligkeit für affektive Störungen beitragen können [141].

Die Ergebnisse zu den Zusammenhängen zwischen genetischen Variationen der CNRs und der Prädisposition für depressive Störungen sind jedoch teilweise widersprüchlich [136]. In einer aktuellen Metaanalyse, die klären sollte, ob bestimmte genetische Varianten, insbesondere CNR1rs1049353, CNR1 AAT-Triplet-Repeat und CNR2rs2501432-Polymorphismen, mit einem erhöhten Risiko für depressive Störungen assoziiert sind, zeigte sich, dass die ersten beiden keinen Zusammenhang mit der Anfälligkeit für Depressionen aufwiesen, während ein signifikanter Zusammenhang zwischen CNR2rs2501432 und Depression bestand [136].

Antidepressiva beeinflussen das ECS

Präklinische Forschungsergebnisse zeigen, dass viele Antidepressiva die Expression von CB1-Rezeptoren sowie die Spiegel und Signalübertragung von Endocannabinoiden in den für Stimmung und Emotion relevanten Hirnarealen verändern können, was die Annahme stützt, dass das ECS an Depressionen beteiligt ist. Verschiedene Antidepressivaklassen scheinen den endocannabinoiden Tonus auf unterschiedliche Weise modulieren zu können, abhängig vom Wirkstofftyp und der betroffenen Hirnregion. Eine Hochregulation der CB1-Rezeptoren, zumindest in bestimmten Hirnarealen, scheint an den antidepressiven Effekten der Medikamente beteiligt zu sein [142]. Das Phänomen des Agonisten-Traffickings könnte die variablen Reaktionen in verschiedenen Tierexperimenten erklären [142].

Hier einige Ergebnisse aus Rattenstudien:

- Trizyklisches Antidepressivum Imipramin verringerte die CB1-Rezeptorbindung im Mittelhirn, Hypothalamus und ventralen Striatum, erhöhte jedoch CB1 im Mandelkern, während Desipramin die CB1-Rezeptorbindung im Hippocampus und Hypothalamus steigerte [115, 143].
- MAO-Hemmer Tranylcypromin senkte die AEA-Spiegel (im präfrontalen Kortex, Hippocampus, Hypothalamus), während es die CB1-Rezeptorbindung und die 2-AG-Spiegel (im präfrontalen Kortex, Hippocampus) erhöhte [144].
- SSRI Fluoxetin erhöhte die CB1-Bindungsdichte im PFC, hatte jedoch keinen Einfluss auf die AEA- oder 2-AG-Spiegel im Gehirn [144]. Für SSRIs wurde festgestellt, dass sie je nach Wirkstoff und betroffener Hirnregion entweder die CB1-Rezeptorbindung erhöhen oder verringern können [93].

Wechselwirkungen zwischen Immunsystem und ECS bei Depression

Endocannabinoide sind Immunmodulatoren, die an vielen Signalwegen beteiligt sind, wobei das ECS sowie das Immunsystem gegenseitig eng ihre Aktivitäten regulieren. Immunologisch kompetente und endocannabinoidbezogene Zellen können sich gegenseitig beeinflussen – sie können die Aktivitäten des jeweils anderen im ZNS und im peripheren Nervensystem sowohl unterdrücken als auch verstärken. Sowohl das ECS als auch das Immunsystem wurden einzeln mit der Pathogenese der Depression in Verbindung gebracht. Inzwischen gibt es Studien, die darauf hindeuten, dass diese beiden Systeme miteinander verbunden sind und dass eine Dysregulation im Dialog oder in der Kommunikation zwischen Immunsystem und ECS an der Pathophysiologie der Depression beteiligt sein könnte [20]. Weitere Studien sind erforderlich, um diese Möglichkeit genauer zu untersuchen.

Endocannabinoidsystem und das Neurogenesemodell der Depression

Das erwachsene Säugetiergehirn produziert durch den Prozess der adulten Neurogenese neue Neuronen, was hauptsächlich im hippocampalen Gyrus dentatus (DG) und in der subventrikulären Zone (SVZ) geschieht. Es gibt Hinweise darauf, dass sowohl die BDNF-Signalübertragung als auch CB1/CB2-Rezeptoren die Neurogenese unabhängig voneinander modulieren, aber wie sie miteinander interagieren, ist nicht verstanden [145].

Wie bereits zuvor dargestellt, kommt es laut dem neurogenen Modell der Depression bei Depressionen zu einer beeinträchtigten adulten hippocampalen Neurogenese [22]. Hinweise darauf, dass das ECS die hippocampale Neurogenese beeinflusst, ergeben sich aus Befunden, dass die Blockade von CB1-Rezeptoren zu einer Unterdrückung der Proliferation von Vorläuferzellen im Gyrus dentatus und zu einer Reduktion von BDNF im Hippocampus führte, während eine verstärkte endocannabinoide Signalübertragung den BDNF-Spiegel erhöhte und so die Neurogenese steigerte [20, 146]. Weitere Hinweise stammen aus Befunden, dass CB2-Rezeptoren die Proliferation neuronaler Vorläuferzellen über die Aktivierung der mTORC1-Signalübertragung fördern [147]. Dies legt nahe, dass CB2-Rezeptoragonisten vielversprechende Ziele für die Beeinflussung der Proliferation neuronaler Vorläuferzellen und damit der Neurogenese sein könnten (und dabei die potenziell berauschenden Effekte einer CB1-Rezeptoraktivierung vermieden würden) [147].

Neuere Forschungen haben eine enge Verbindung zwischen den Wirkungen von BDNF und der Signalübertragung über Cannabinoidrezeptoren gezeigt. BDNF ist ein wichtiger Modulator der postnatalen Neurogenese in SVZ und DG, wobei nachgewiesen wurde, dass seine Wirkungen unter der Kontrolle von Cannabinoidrezeptoren stehen, während umgekehrt endogenes BDNF für die durch Cannabinoide vermittelten Effekte auf die Neurogenese in SVZ und DG entscheidend ist. Es scheint also, dass Interaktionen zwischen endocannabinoider und BDNF-Signalübertragung bestehen, welche die Neurogenese auf verschiedenen Ebenen steuern. Anders ausgedrückt: Die Wirkung von BDNF auf die neuronale Differenzierung in der SVZ hängt sowohl von CB1- als auch von CB2-Rezeptoren ab, und die Effekte von CB1- und CB2-Rezeptoren sind wiederum von BDNF abhängig [145]. Solche Erkenntnisse haben wichtige Implikationen für viele Erkrankungen, bei denen die Neurogenese beeinträchtigt ist (z. B. Depression) oder bei Zuständen nach Hirnverletzungen.

Forschung zur Verbindung von ECS-Aktivität und zugrunde liegenden Pathomechanismen bei Depression

Mehrere Studien stellen eine Verbindung zwischen der neuroregulatorischen Aktivität des ECS und Pathomechanismen von affektiven Störungen wie Depression her. Diese tragen auch zu einer wachsenden Evidenzbasis bei, wie eine Beeinflussung des ECS bei Depressionen hilfreich sein könnte.

So wurden beispielsweise in einer aktuellen Studie jugendliche Ratten chronisch mit einem FAAH-Inhibitor oder einem MAGL-Inhibitor behandelt – beide reduzierten das durch maternale Vernachlässigung verursachte depressionsähnliche Verhalten, jedoch nur bei männlichen Tieren, was einen Geschlechtsunterschied zeigt. Ein solcher Effekt hing von der Aktivierung der CB1-Rezeptoren ab und war zudem mit einem erhöhten BDNF-Spiegel im Hippocampus assoziiert [123].

Eine systematische Übersichtsarbeit zu Tiermodellen affektiver Störungen kam zu dem Schluss, dass bei subchronischem Stress die Aktivierung von CB1-Rezeptoren die Entwicklung von depressionsähnlichem Verhalten (sowie von angstspezifischem Verhalten) verhindern, Neuroinflammation vorbeugen und die Neurogenese fördern kann [92]. In einer Analyse von Studien, in denen ein Entzündungsreiz wie Lipopolysaccharid (LPS) zur Induktion von depressions- und angstspezifischem Verhalten eingesetzt wurde, deuten Tierstudien darauf hin, dass bei erhöhter Entzündung die Aktivierung der endocannabinoiden Signalübertragung sowohl antiinflammatorische als auch antidepressive Effekte hat [92, 148, 149].

In der oben genannten Übersichtsarbeit [92] finden sich somit Hinweise, welche die neuroregulatorische Rolle des ECS, d. h. die endocannabinoide Signalübertragung über CB1-Rezeptoren im Gehirn, und die Prävention zentraler Pathomechanismen, die an der Depression beteiligt sind, wie beeinträchtigte Neurogenese und Neuroinflammation, miteinander verknüpfen.

Zusammenfassung

Es ist wichtig zu erkennen, dass bei Erkrankungen wie Depression wahrscheinlich viele verschiedene pathophysiologische Veränderungen gleichzeitig ablaufen. Die

Ergebnisse dieser verschiedenen Forschungsarbeiten und die dazugehörigen Theorien zeichnen ein sehr komplexes Bild. Das ECS ist eindeutig in jenen Hirnarealen vorhanden, die mit der Emotionsregulation assoziiert sind, und es gibt klare Hinweise darauf, dass das ECS bei Depressionen auf vielfältige Weise dysreguliert ist. Das ECS ist ein neuromodulatorisches zelluläres Signalsystem. Es interagiert mit vielen anderen Systemen im Körper, durch Wechselwirkungen und Kommunikation mit Neuronen, Immunzellen und anderen Zelltypen. Die Wirkungen und die Dysregulation des ECS und seiner Komponenten sollten nicht isoliert von allen anderen beteiligten Systemen betrachtet werden.

Wenn wir die verschiedenen Pathomechanismen der Depression betrachten und die Wechselbeziehungen zwischen dem ECS und anderen Systemen verstehen (z. B. seine Rolle bei Entzündungen durch die Beeinflussung der Immunfunktion), wird die entscheidende Rolle des ECS bei Depressionen deutlich. Wir beginnen auch zu erkennen, dass der pharmazeutische Ansatz, der nach der einen „Wunderwaffe" und einem einzigen pharmakologisch zu verändernden Weg sucht, bestenfalls suboptimal ist. Der Mensch ist ein komplexes Wesen. Ein reduktionistischer Ansatz zur Erklärung von Krankheit und Gesundheit wird wahrscheinlich nicht erfolgreich sein.

Wissenschaftliche Evidenz: CBD in der Behandlung von Depression

Es wurde festgestellt, dass CBD anxiolytisch wirkt; sein Potenzial zur Behandlung der Major Depression ist beim Menschen jedoch bislang weniger gut untersucht. Es gibt durchaus einige präklinische Hinweise darauf, dass CBD depressionsähnliche Verhaltensweisen reduzieren kann, und solche Forschung hat sicherlich dazu beigetragen, einige der potenziellen Wirkmechanismen von CBD zu beleuchten. Im Gegensatz dazu gibt es derzeit nur begrenzte klinische Forschung zur Wirksamkeit von CBD in der Behandlung der Depression.

Präklinische Forschung zu CBD bei der Behandlung von Depression

In der präklinischen Forschung wird der Forced-Swim-Test (FST) häufig als Modell für Depression verwendet. Hierbei werden Mäuse in einen transparenten Wassertank gesetzt und ihr fluchtbezogenes Bewegungsverhalten gemessen. Die Nagetiere schwimmen und suchen nach einem Ausweg; wenn sie jedoch aufgeben, treiben sie ziellos im Wasser dahin. In den ersten 2 Minuten schwimmen die meisten Mäuse. In den folgenden 4 Minuten treten oft Phasen der Immobilität auf, wobei die Dauer der Immobilität in jeder Minute erfasst wird. Wenn die Maus aufhört zu strampeln und nur noch so viel Bewegung macht, dass sie den Kopf über Wasser hält, gilt sie als immobil [150]. Es ist schon etwas deprimierend, allein darüber nachzudenken, welchem Grauen wir Menschen Tiere zu unserem potenziellen Nutzen im Namen der Wissenschaft aussetzen (auch wenn man an eine gewisse ausgleichende Gerechtigkeit glauben mag).

CBD-Effekte auf das serotonerge System

Mehrere Studien deuten darauf hin, dass die antidepressiven Effekte von CBD über seine Wirkung auf das serotonerge System vermittelt werden könnten.

Modelle der Depression, akuter oder chronischer Stress sowie unausweichliche aversive Reize führen häufig sowohl zu depressions- als auch zu angstsymptomatischen Erscheinungen und verändern autonome Stressindikatoren [151]. Zahlreiche Tierstudien haben gezeigt, dass CBD autonome Stressindikatoren sowie depressions- und angstsymptomatisches Verhalten reduzieren kann [152–158]. Die Effekte von CBD werden wahrscheinlich über 5-HT_{1A}-Rezeptoren vermittelt [152, 158], möglicherweise durch die Verstärkung sowohl der serotonergen als auch der glutamatergen kortikalen Signalübertragung über einen 5-HT_{1A}-Rezeptor-abhängigen Mechanismus [155].

In einer Studie an Ratten wurden CBD, AEA, ein 5-HT_{1A}-Agonist oder ein Vehikel (Kontrolle) in die infralimbischen und prälimbischen Subregionen des ventromedialen präfrontalen Kortex injiziert (Bereiche, die eine dichte serotonerge Innervation aufweisen und eine Schlüsselrolle in der Stressantwort spielen), woraufhin die Tiere dem Forced-Swim-Test (FST) oder dem Open-Field-Test (OFT) unterzogen wurden. Eine weitere CBD-Gruppe wurde entweder mit einem 5-HT_{1A}-Antagonisten oder einem CB1-Antagonisten vorbehandelt, und eine weitere Gruppe erhielt den 5-HT_{1A}-Antagonisten und anschließend AEA, um potenzielle Wirkmechanismen zu untersuchen. CBD reduzierte signifikant die Immobilitätszeit im FST (ohne Veränderungen der Lokomotorik im OFT), was auf einen antidepressiven Effekt hindeutet. Dieser antidepressive Effekt von CBD wurde sowohl durch den CB1-Rezeptorantagonisten als auch durch den 5-HT_{1A}-Antagonisten aufgehoben (letzterer blockierte auch die Wirkung von AEA und des 5-HT_{1A}-Agonisten). Die Forschenden schlussfolgerten, dass die Verabreichung von CBD in den ventrolateralen PFC einen antidepressiven Effekt induzierte, wobei der wahrscheinliche Mechanismus in der indirekten Aktivierung von CB1- und 5-HT_{1A}-Rezeptoren lag [159].

In einem Mausexperiment induzierten CBD in einer Dosis von 10 mg/kg, das noradrenerge Antidepressivum Desipramin (5 mg/kg) und das serotonerge Antidepressivum Fluoxetin (10 mg/kg) antidepressive Effekte bei Mäusen, die dem FST unterzogen wurden. Ineffektive Dosen von CBD (7 mg/kg) führten bei gleichzeitiger Gabe mit ebenfalls ineffektiven Dosen von Fluoxetin (5 mg/kg) oder Desipramin (2,5 mg/kg) zu signifikanten antidepressiven Effekten, was auf einen additiven oder synergistischen Effekt hindeutet. Bei Vorbehandlung der Mäuse mit einem Inhibitor der Serotoninsynthese wurde festgestellt, dass die durch CBD induzierten Verhaltensänderungen im FST ausblieben, was darauf hindeutet, dass zentrale serotonerge Mechanismen an der durch CBD ausgelösten antidepressiven Wirkung beteiligt sind [157].

In einer früheren Studie an Mäusen erhielten diese CBD in verschiedenen Dosierungen (3, 10, 30 und 100 mg/kg) oder Imipramin oder ein „Vehikel“ (Kontrolle) und wurden nach 30 Minuten dem FST oder einem OFT unterzogen. Eine zusätzliche Gruppe erhielt vor der Gabe von 30 mg/kg CBD einen 5-HT_{1A}-Antagonisten, wobei die depressive Aktivität mittels FST bewertet wurde. Zudem wurden die BDNF-Proteinspiegel im Hippocampus einer weiteren Gruppe von Mäusen, die 30 mg/kg CBD erhielten, vor und nach dem FST gemessen. Es zeigte sich, dass 30 mg/kg CBD die Immobilitätszeit im FST reduzierte, was bedeutet, dass das depressionsähnliche Verhalten abnahm, während das explorative Verhalten im OFT unverändert blieb. Imipramin zeigte denselben Effekt. Die Vorbehandlung mit dem 5-HT_{1A}-Antagonisten blockierte die Wirkung der Behandlung mit 30 mg/kg CBD im FST. CBD (30 mg/kg) veränderte die BDNF-Spiegel im Hippocampus der Mäuse nicht. Die Schlussfolgerung war, dass CBD einen antidepressiven Effekt hervorrufen kann, der mit dem von Imipramin vergleichbar ist, und dass die Effekte wahrscheinlich über 5-HT_{1A}-Rezeptoren vermittelt werden [158].

In einem weiteren Mausmodell der Depression (olfaktorisches Bulbektomie-Mausmodell der Depression) zeigte sich, dass CBD schnelle und anhaltende antidepressive Effekte fördert, was sich in einer Umkehr der durch die Bulbektomie induzierten Hyperaktivität und Anhedonie äußerte. CBD erhöhte signifikant die Serotonin- und Glutamatspiegel im ventromedialen PFC, ein Effekt, der durch Blockade des 5-HT_{1A}-Rezeptors verhindert wurde (diese Blockade verhinderte auch die antidepressive Wirkung). Die Autoren schlussfolgerten, dass die antidepressiven Effekte von CBD durch die Verstärkung der serotonergen und glutamatergen kortikalen Signalübertragung über einen 5-HT_{1A}-Rezeptor-abhängigen Mechanismus vermittelt werden [155].

CBD reduziert die IDO-vermittelte Tryptophandegradation

Wie bereits erläutert, ist die essenzielle Aminosäure Tryptophan ein Vorläufer der Serotoninproduktion [52]. Wir haben zuvor die Rolle von IDO kennengelernt, das durch inflammatorische Zytokine aktiviert werden kann [85]. IDO ist eines der beiden Schlüsselenzyme, die den Kynureninweg vermitteln, einen der Abbauwege von Tryptophan, dessen Hochregulation mit Depression assoziiert wurde [84, 85]. Sowohl CBD als auch THC wurden als Hemmer der IDO-vermittelten Tryptophandegradation identifiziert, was einen zusätzlichen Mechanismus darstellen könnte, über den die antidepressiven Effekte von CBD und THC wirken, insbesondere bei Erkrankungen, die durch Entzündungen bedingt sind [52]. Wir werden darauf noch einmal eingehen, wenn wir die Rolle von CBD bei der Reduktion von Neuroinflammation betrachten.

CBD kann möglicherweise depressive Symptome durch hippocampale Neurogenese reduzieren

CBD könnte depressive Symptome auch durch die Stimulation der hippocampalen Neurogenese reduzieren [160, 161]. Dies wird durch Studien gestützt, die zeigen, dass wiederholte Verabreichung von CBD an Mäuse, die chronischem unvorhersehbaren Stress ausgesetzt waren, depressions- und angstsymptomatisches Verhalten reduzierte und die Proliferation hippocampaler Vorläuferzellen sowie die Neurogenese stimulierte. Diese positiven Effekte von CBD wurden durch die genetische Ausschaltung proliferierender Vorläuferzellen verhindert. Der Mechanismus, durch den CBD die Neurogenese stimuliert, könnte auf einer Erhöhung der hippocampalen AEA-Spiegel beruhen, da eine Überexpression von FAAH die durch CBD induzierte Zellproliferation hemmt [160].

Allerdings haben nicht alle Studien dies bestätigt. In einer Übersichtsarbeit zu den Effekten des ECS auf Entzündung und Neurogenese in Tiermodellen affektiver Störungen wie Depression untersuchten zwei Studien die Effekte von CBD auf depressionsähnliches Verhalten [92], Entzündung und Neurogenese.

In einer Studie reduzierte die chronische Verabreichung von CBD das Verzweiflungsverhalten bei erwachsenen und jugendlichen Ratten; der Effekt war jedoch bei jugendlichen Ratten anders als bei erwachsenen. Bei jugendlichen Ratten war eine Dosis von 10 mg/kg wirksam bei der Reduktion des Verzweiflungsverhaltens, wie bis zu 2 Tage nach der Behandlung im FST beobachtet wurde, jedoch nicht Dosierungen von 3 mg/kg und 30 mg/kg [162]. Bei der Untersuchung hippocampaler Neurogenesemarker bei den jugendlichen Ratten war die Verabreichung von CBD in Dosierungen von 3 mg/kg und 10 mg/kg nicht mit Veränderungen der Zellproliferation oder des frühen neuronalen Überlebens im Vergleich zu Kontrolltieren assoziiert, gemessen 2 Tage nach der Behandlung, also zu dem Zeitpunkt, an dem der antidepressive Effekt festgestellt wurde. Nach 15 Tagen zeigte 10 mg/kg CBD ebenfalls keine Veränderungen dieser Marker bei den jugendlichen Ratten.

Bei erwachsenen Mäusen reduzierte die 30 mg/kg-Dosis (aber nicht 3 mg/kg oder 10 mg/kg) von CBD signifikant das depressionsähnliche Verhalten im Vergleich zu Kontrollratten, ein Effekt, der auch 21 Tage nach der Behandlung noch nachweisbar war, was auf einen anhaltenden antidepressiven Effekt von CBD hinweist. Bei erwachsenen Ratten wurden bei Verabreichung von 3 mg/kg und 10 mg/kg CBD 2 Tage nach der Behandlung sowie bei einer Dosis von 30 mg/kg 28 Tage nach der Behandlung (dies war die Dosis, bei welcher der antidepressive Effekt bei den erwachsenen Ratten beobachtet wurde) keine Veränderungen der Proliferations- oder frühen neuronalen Überlebensmarker festgestellt [162]. Es scheint also, dass CBD den antidepressiven Effekt nicht durch Modulation der hippocampalen Neurogenese bei jugendlichen oder erwachsenen Ratten erzielt, obwohl andere Studien darauf hinweisen, dass CBD die hippocampale Neurogenese induzieren kann [162–164]. Wie von Bis-Humbert et al. [162] festgestellt, könnte CBD seine antidepressiven Effekte indirekt durch Erhöhung der AEA-Spiegel (durch Hemmung der Aufnahme oder des Metabolismus) und/oder durch Aktivierung von 5-HT_{1A}-Rezeptoren ausüben [34, 155, 162].

Eine weitere Studie zeigte ebenfalls, dass sowohl einmalige als auch wiederholte (chronische) CBD-Gabe das Verzweiflungsverhalten bei nicht gestressten erwachsenen Mäusen reduzierte (ohne Einfluss auf Angstverhalten), mit einem Effekt, der mit Imipramin vergleichbar war (gemessen im Tail-Suspension-Test). Wiederholte Gabe von 3 mg/kg CBD war mit einer erhöhten Zellproliferation und Neurogenese im Gyrus dentatus und in der SVZ assoziiert. Bei wiederholter Gabe der höheren Dosis von 30 mg/kg war der antidepressive Effekt zwar weiterhin vorhanden, jedoch war dies mit einer verminderten Zellproliferation und Neurogenese im Gyrus dentatus und in der SVZ verbunden [165]. Auch diese Studie deutet darauf hin, dass die antidepressiven Effekte von CBD unabhängig von der adulten Neurogenese auftreten [165].

CBD kann BDNF und synaptische Plastizität erhöhen

Eine Studie an Mäusen zeigte den schnellen und anhaltenden antidepressiven Effekt von CBD. Bei männlichen Nagetieren induzierte eine Einzeldosis CBD dosisabhängig antidepressivähnliche Effekte (7–30 mg/kg) im FST, sowohl 30 Minuten (akut) als auch 7 Tage (anhaltend) nach der Behandlung. In einem anderen Rattenstamm unter Verwendung eines anderen Depressionsmodells (Learned-Helplessness-Paradigma) wurden ähnliche Effekte festgestellt. Es zeigte sich, dass die akuten antidepressiven Effekte (30 Minuten nach der Behandlung) mit erhöhten BDNF-Spiegeln im medialen PFC und Hippocampus sowie mit erhöhten Markern der synaptischen Plastizität (Synaptophysin und PSD95) im medialen PFC assoziiert waren. Der CBD-Effekt wurde durch die Injektion eines TrkB-Rezeptorantagonisten und eines mTOR-Inhibitors blockiert. Die Studie kam zu dem Schluss, dass CBD in der Lage ist, schnelle und anhaltende antidepressivähnliche Effekte in verschiedenen Tiermodellen der Depression zu induzieren und dass diese Wirkung mit schnellen Veränderungen der synaptischen Plastizität im mPFC assoziiert sein könnte, vermittelt durch die Aktivierung des BDNF-TrkB Signalwegs [18].

Eine weitere Studie an Mäusen zeigte, dass der hippocampale BDNF-TrkB-mTOR-Signalweg entscheidend für die antidepressivähnlichen Effekte von lokal verabreichtem CBD ist, wobei die Autoren anmerkten, dass bei systemischer Verabreichung auch andere Hirnregionen beteiligt sein könnten [166]. Es sei daran erinnert, dass TrkB der Rezeptor für BDNF ist und eine verminderte BDNF-Aktivität im Gehirn von Patienten mit MDD festgestellt wurde [75].

Es wird angenommen, dass die schnellen antidepressiven Effekte, die mit akuter CBD-Gabe assoziiert sind, auf der Aktivierung des BDNF-TrkB-mTOR-Signalwegs im mPFC beruhen, während der anhaltende Effekt mit einer verbesserten synaptischen Funktion im mPFC zusammenhängen könnte [18].

CBD reduziert Neuroinflammation

Es ist bekannt, dass CBD entzündungshemmende Effekte besitzt, und wie wir zuvor gesehen haben, gibt es Hinweise darauf, dass Entzündungen an der Pathogenese der Depression beteiligt sind. Trotz des Zusammenhangs zwischen Entzündung und Depression wurde bislang wenig Forschung zur Verbindung zwischen der Modulation von Entzündungen durch CBD und dessen antidepressiven Effekten unter Verwendung von entzündungsbasierten Tiermodellen betrieben [167]. Vor Kurzem wurde jedoch eine entsprechende Studie durchgeführt. Ein neuroinflammatorisches Mausmodell wurde etabliert, bei dem Mäusen systemisch LPS verabreicht wurde, was einen depressionsähnlichen Zustand hervorrief, wie durch gesteigerte Verhaltensverzweiflung und Anhedonie gezeigt wurde. Die Verabreichung von CBD führte zu antidepressivähnlichen Effekten (es reduzierte die Immobilitätszeit im Tail-Suspension-Test) und zu einer erhöhten Sucrosepräferenz (im Sucrose-Präferenz-Test, der zur Messung von Anhedonie eingesetzt wird, erhalten Mäuse die Wahl zwischen Wasser und Zuckerlösung). Dies war mit einer Reduktion der Aktivierung des Kynurenin-Stoffwechselwegs sowie einer Senkung der IL-6-Spiegel und der NF-κB-Aktivierung assoziiert [167]. Die Forschenden vermuten, dass die antidepressiv- und hedonieähnlichen Effekte von CBD in diesem durch LPS induzierten neuroinflammatorischen Modell auf die Reduktion der IDO-Aktivität im Gehirn zurückzuführen sein könnten [167]. Es sei hier noch einmal auf den Abschnitt zur Pathogenese der Depression verwiesen, in dem wir die Serotonin-Kynurenin-Hypothese der Depression diskutiert haben. Die Autoren dieser Studie an Mäusen erklären, dass in Tiermodellen, in denen Neuroinflammation durch LPS induziert wird, ebenso wie bei Patienten mit Depression, die neurotoxische Komponente des KYN-Stoffwechselwegs erhöht und der neuroprotektive Weg vermindert ist und dass dieses Ungleichgewicht mit depressionsähnlichem Verhalten assoziiert wurde. Sie schlagen vor, dass die Wiederherstellung des Gleichgewichts zwischen neurotoxischen und neuroprotektiven Komponenten Teil des Mechanismus sein könnte, über den die antidepressivähnlichen Effekte von CBD wirken [167].

Weitere Angriffspunkte von CBD

Neben seiner Wirkung als 5-HT_{1A}-Agonist kann CBD mehrere pharmakologische Zielstrukturen modulieren, die an Depression beteiligt sein könnten. CBD ist ein allosterischer Modulator der CB1- und CB2-Rezeptoren (hat jedoch eine geringe Affinität zu diesen), kann den Abbau von AEA hemmen (hemmt FAAH) und dessen Aufnahme verhindern (wodurch die endocannabinoide Signalübertragung an CB1- und CB2-Rezeptoren sowie TRPV1 erleichtert wird), und es kann direkt an PPAR-γ-Rezeptoren binden. Weitere pharmakologische Zielstrukturen von CBD umfassen μ-Opioidrezeptoren, Adenosin, $GABA_A$ und andere (siehe [89]).

Forschungen haben antidepressive Effekte im Zusammenhang mit der allosterischen Modulation von CB1- und CB2-Rezeptoren, der Hemmung der AEA-Aufnahme, der FAAH-Hemmung, der NF-κB-Hemmung, der iNOS-Hemmung und den μ-Opioidrezeptoren gezeigt, wobei im Hinblick auf die TRPV1-Agonisierung gemischte Ergebnisse gefunden wurden, d. h. sowohl antidepressive als auch depressive Effekte [89].

Obwohl CBD viele pharmakologische Zielstrukturen modulieren kann, die an der Pathophysiologie der Depression beteiligt sind, wurden nur wenige davon in In-vivo-Studien untersucht [89].

CBD bei der Behandlung von Depressionen mit Komorbidität Diabetes

Die Prävalenzraten von Depression und Angst sind bei Diabetespatienten mindestens doppelt so hoch, was Morbidität und Mortalität erhöht. Eine Studie an Ratten liefert Hinweise darauf, dass CBD bei der Behandlung psychiatrischer Komorbiditäten von Diabetes, einschließlich Depression, nützlich sein könnte. Die Behandlung mit CBD (nur bei der höheren Dosis von 30 mg/kg) reduzierte die ausgeprägten depressiven und anxiogenen Verhaltensweisen der diabetischen

Ratten. Die Wirkmechanismen könnten veränderte 5-HT-, Noradrenalin- und Dopaminspiegel im PFC und Hippocampus umfassen [168]. Die Behandlung führte zudem zu einer signifikanten Gewichtszunahme und einem Anstieg des Insulinspiegels (und damit zu einer Senkung der Glykämie) bei diabetischen Ratten, mit möglichem regenerativen Effekt auf die pankreatischen Betazellen. Die Autoren schlagen vor, dass CBD das Potenzial hat, sowohl die physiologischen als auch die neurobehavioralen Defizite bei Diabetes zu begrenzen [168].

CBDA in Tiermodellen der Depression

Der FST wurde in zwei verschiedenen genetischen Tiermodellen der Depression eingesetzt. Der Methylester von Cannabidiolsäure (CBDA) (HU-580) reduzierte (bei einer Dosis von 1 mg/kg) die Immobilität und erhöhte das Schwimmen in beiden Rattenstämmen im Vergleich zu den Kontrollen [169]. Wie ersichtlich ist, erfolgte die Behandlung mit CBDA in einer deutlich geringeren Dosis erfolgte als in den oben genannten CBD-Studien mit 7–30 mg/kg.

Humanforschung: CBD in der Behandlung von Depression

Es gibt deutlich weniger klinische Evidenz zur Untersuchung von CBD bei der Behandlung von Depression, und dies ist eindeutig ein Bereich, der von verstärkter Forschung profitieren könnte. Offensichtlich gibt es einige Vorteile von CBD gegenüber THC-haltigen Arzneimitteln, sollte sich dessen Nutzen bestätigen.

Fallstudien

Es wurde eine Fallstudie eines Jugendlichen (16 Jahre alt) mit multipler Substanzgebrauchsstörung (Cannabis, MDMA, Kokain und Ecstasy) veröffentlicht, der zudem an schwerer Depression, sozialer Angst und Rückzug, Derealisation, Aufmerksamkeitsdefizit, sozialer Phobie und narzisstischer Persönlichkeitsstörung litt. Er konsumierte täglich THC und nahm einmal wöchentlich MDMA, Kokain und Ecstasy ein. In den letzten 2 Jahren war er psychiatrisch behandelt worden und erhielt Sertralin (100 mg oral einmal täglich über 6 Monate). Da Antidepressiva nicht erfolgreich waren, wurde ein Therapieversuch mit CBD unternommen (beginnend mit 100 mg, titriert auf 600 mg über 3 Wochen). CBD erwies sich als sicher und gut verträglich. Nach 3 Wochen CBD-Behandlung bat er um Absetzen von Sertralin. Nach Absetzen des Antidepressivums und alleiniger Einnahme von CBD besserten sich seine Symptome von Angst und Depression sowie einfache Phobien und Symptome von Paranoia und Dissoziation weiter. Nach abruptem Absetzen des Antidepressivums zeigten sich keine Unterschiede bei den Stimmungs- und Angstsymptomen. Er stellte zudem den Konsum illegaler Drogen einschließlich THC ein, ohne Entzugssymptome zu zeigen [170]. Dies verdeutlicht die Möglichkeit, dass CBD bei der Behandlung von Menschen mit multipler Substanzgebrauchsstörung, die an Depression und weiteren psychischen Problemen leiden, hilfreich sein könnte. Und zumindest für die SSRI-Arzneimittelklasse kann das abrupte Absetzen von Antidepressiva während der Einnahme von CBD ohne nachteilige Effekte verlaufen.

Eine weitere Fallstudie, die eher informell im Internet veröffentlicht wurde [171], beschreibt eine 49-jährige Frau, die seit ihrem frühen Erwachsenenalter unter Depressionen, Angstzuständen und Essanfällen litt und zuvor mit Antidepressiva behandelt worden war, jedoch nicht in den letzten 15 Jahren. Sie verwendete medizinisches Cannabisöl mit 2,5 mg CBD einmal täglich, steigerte die Dosis nach 2 Wochen auf zweimal täglich. Sie berichtete über eine 60–70%ige Reduktion der Angst- und Depressionssymptome. Beim Wechsel des Produktes bemerkte sie ein Gefühl von Dunkelheit und Depression, Symptome, die durch die Rückkehr zum ursprünglichen Produkt gelindert wurden. Sie berichtete zudem über besseren Schlaf und mehr Energie am Tag. Nebenwirkungen wurden nicht berichtet [171].

Cannabis und THC: Hinweise auf antidepressive Effekte

In diesem Abschnitt werden wir einige der präklinischen Forschungen dazu betrachten, wie THC bei Depression wirken könnte, sowie einige Studien am Menschen.

Präklinische Studien

Frühe Studien begannen, die Wirkmechanismen von THC als Antidepressivum zu entschlüsseln, darunter die Förderung der Effekte von Noradrenalin sowie die Beeinflussung der Dopamin- und Serotoninübertragung. Frühere Studien an Ratten zeigten, dass THC die Aufnahme mehrerer Neurotransmitter (darunter Dopamin, GABA, Noradrenalin und Serotonin) in kortikale Synaptosomen verstärkte, wobei der größte Effekt auf GABA bestand und die Effekte im Kortex stärker als im Striatum waren [172].

Untersuchungen zu den Effekten synthetischer Cannabinoidagonisten [173] und FAAH-Inhibitoren (die den Abbau von Anandamid blockieren) [118] zeigten 5-HT-steigernde Mechanismen, während mehrere Studien antidepressive (und anxiolytische) Effekte in verschiedenen Tiermodellen nachwiesen [174, 175].

THC-Effekt auf das dopaminerge System

Die Rolle des nigrostriatalen dopaminergen Systems wird durch Ergebnisse aus In-vivo-Studien gestützt, die einen Anstieg der extrazellulären Dopaminspiegel nach Verabreichung von THC mittels Mikrodialyse in die nigrostriatalen und mesolimbischen Regionen des Gehirns zeigten [176, 177], sowie durch Studien, die zeigten, dass THC die Dopaminfreisetzung in Striatumschnitten von Ratten fördern kann [176]. Bei Ratten wurde der Effekt von THC auf die Dopaminübertragung durch Naloxon (allgemeiner Opioidantagonist) und Naloxonazin (μ_1-Opioidrezeptorantagonist), die in das ventrale Tegmentum infundiert wurden, blockiert. Dies deutet darauf hin, dass THC und Heroin beide ihre Effekte auf die mesolimbische Dopaminübertragung über einen gemeinsamen μ_1-Opioidrezeptormechanismus im ventralen mesenzephalen Tegmentum ausüben [177]. Eine weitere Studie an Ratten zeigte, dass die in vivo durch THC induzierte Dopaminfreisetzung von der Serotoninübertragung abhängig war [176].

THC-Effekt auf das serotonerge System

Tierexperimentelle Forschung deutet darauf hin, dass THC in niedriger Dosierung antidepressive Effekte über das serotonerge System vermitteln kann. In einer Rattenstudie führte eine wiederholte (5 Tage) intraperitoneale Behandlung mit 1 mg/kg THC zu antidepressivähnlichen Effekten im Forced-Swim-Test. Elektrophysiologische Untersuchungen zeigten, dass THC die 5-HT-Neuronenaktivität in der dorsalen Raphe über einen CB1-Rezeptor-abhängigen Mechanismus modulierte. Die akute intravenöse Gabe von 0,1–0,5 mg/kg THC führte zu variablen Effekten auf 5-HT-Neuronen (exzitatorisch, inhibitorisch und keine Wirkung). Wiederholte Verabreichung (aber nicht Einzeldosis) von 1 mg/kg THC verstärkte die tonische Aktivität der hippocampalen 5-HT_{1A}-Rezeptoren (dies entspricht einem postsynaptischen Effekt von Standardantidepressiva). Die Ergebnisse dieser Studie deuten darauf hin, dass THC in niedrigen Dosen antidepressive Effekte haben könnte und möglicherweise ähnlich wie SSRIs die 5-HT-Übertragung in der dorsalen Raphe und im Hippocampus moduliert [94].

THC-Anwendung bei jugendlichen Tieren induziert Depression

Nicht alle Tierstudien zeigten positive Ergebnisse. In einer Studie an Ratten führte die chronische Gabe von THC im Jugendalter tatsächlich zu depressionsähnlichem Verhalten, beeinträchtigtem Kurzzeitgedächtnis sowie reduzierten sozialen Interaktionen und induzierte einen anhaltenden neuroinflammatorischen Zustand im adulten PFC. Dies zeigte sich durch eine erhöhte Mikrogliaaktivierung und eine gesteigerte Expression proinflammatorischer Marker (TNF-α, iNOS und COX-2) sowie eine verminderte Expression des antiinflammatorischen IL-10 [178]. Diese Neuroinflammation war mit einer Herunterregulation der CB1-Rezeptoren auf Nervenzellen und einer Hochregulation der CB2-Rezeptoren auf Mikroglia assoziiert. Als die Forscher während der THC-Behandlung die Mikrogliaaktivierung mit dem Medikament Ibudilast blockierten, reduzierte dies signifikant die Beeinträchtigung des Kurzzeitgedächtnisses im Erwachsenenalter und verhinderte den Anstieg der proinflammatorischen Marker sowie die Hochregulation der CB2-Rezeptoren auf Mikroglia, hatte jedoch keinen Einfluss auf das depressionsähnliche Verhalten [178].

Die Autoren der Studie schlussfolgerten, dass ihre Untersuchung eine kausale Beziehung zwischen Mikrogliaaktivierung und der Entwicklung langfristiger kognitiver Veränderungen im Zusammenhang mit einer THC-Behandlung im Jugendalter unterstützt [178]. Sie wiesen jedoch darauf hin, dass der in ihrer Studie beobachtete proinflammatorische Phänotyp bei gesunden Ratten nach THC-Exposition auftritt, während in anderen Studien mit Modellen bestimmter neurologischer Erkrankungen die chronische THC-Gabe Entzündungsprozesse und den

Krankheitsverlauf reduziert. Dennoch sind die Ergebnisse ihrer Studie sehr interessant und stehen im Zusammenhang mit einem späteren Abschnitt, in dem wir Studien am Menschen diskutieren, die darauf hindeuten, dass THC-Konsum im Jugendalter mit späteren Depressionen assoziiert sein könnte (siehe nächster Abschnitt für diese Diskussion).

Studien am Menschen: Cannabis, THC und Depression

Bezüglich der Evidenz, dass Cannabis und THC bei Depressionen helfen könnten, sind die Ergebnisse verschiedener Studientypen uneinheitlich. Es gibt einige Hinweise auf einen positiven Effekt bei der Veränderung depressiver Symptome aus Querschnittserhebungen, einer prospektiven Kohortenstudie und einigen Fallberichten. Insgesamt besteht jedoch ein deutlicher Mangel an RCT-Daten. Nicht alle Studien zeigten positive Ergebnisse; einige bringen Cannabiskonsum mit Depressionen in Verbindung, wie wir gleich sehen werden.

Umfragen unter Cannabiskonsumenten

Epidemiologische Studien stützen die Wirksamkeit von Cannabis bei Depressionen, zumindest bei einigen Menschen. So zeigte eine Umfrage unter 4500 Personen, dass Cannabiskonsumenten weniger depressive Symptome aufwiesen als Nichtkonsumenten [179]. In einer Pilotstudie mit 37 Personen, die Cannabis mindestens 5000-mal konsumiert hatten, berichteten 38 % dieser langjährigen, starken Cannabiskonsumenten, dass Cannabis „häufig" ihre Depression linderte. Nur 3 % gaben an, dass es häufig Depressionen verursachte [180].

Mehrere Umfragen deuten darauf hin, dass Menschen Cannabis zur Selbstmedikation gegen depressive Symptome verwenden. Eine systematische Übersichtsarbeit und Metaanalyse empirischer Studien zum patientenberichteten Einsatz von medizinischem Cannabis bei Schmerzen, Angst und Depression (13 Studien) ergab, dass 34,7 % der befragten Cannabiskonsumenten medizinisches Cannabis zur Linderung depressiver Symptome nutzen, während 51,7 % es gegen Angst (und 67,2 % gegen Schmerzen) verwenden [1]. In Australien ergab eine Umfrage unter 1748 Australiern, die 2016 Cannabis aus medizinischen Gründen nutzten (vor der Legalisierung des medizinischen Gebrauchs), dass Depression ein häufiger Grund für die medizinische Anwendung war (49,3 % der Befragten) [181].

In der Washington-State-Umfrage (Querschnittserhebung unter 1429 Personen, die sich als medizinische Cannabiskonsumenten und nicht als Freizeitkonsumenten identifizierten, mit Teilnehmern aus 18 Ländern, überwiegend aus den USA) waren die am häufigsten berichteten Anwendungsgebiete für Cannabis Schmerzen (61 % der Befragten), Angst (58 %) und Depression (50 %). Die mittlere Wirksamkeitsbewertung für Depression lag bei 3,76 (95 %-KI 3,66–3,85) und für Angst bei 3,53 (95 %-KI 3,44–3,63) auf einer Skala von −5 bis +5 (wobei −5 eine Verschlechterung der Symptome, 0 keine Veränderung und +5 eine Verbesserung der Symptome bedeutet) [182].

Eine longitudinale, querschnittliche webbasierte Umfrage, die zwischen 2016 und 2018 durchgeführt wurde, umfasste 1276 Teilnehmer. Diese waren entweder Patienten mit einer diagnostizierten Erkrankung oder Betreuer eines Patienten mit einer diagnostizierten Erkrankung, die bei der Realm of Caring Foundation (gemeinnützige Organisation) registriert waren. Die Teilnehmer wurden eingeladen, alle 3 Monate an Folgeerhebungen teilzunehmen. Insgesamt 33 % der Teilnehmer nahmen an einer oder mehreren prospektiven Folgeerhebungen teil. Die Umfrage bewertete die Patienten hinsichtlich ihres Medikamentengebrauchs, Schmerzen, Angst, Depression, Schlaf und Lebensqualität. Die statistische Analyse erfolgte bei 808 Cannabiskonsumenten im Vergleich zu 468 Nichtkonsumenten (Kontrollgruppe). Im Vergleich zu Nichtkonsumenten berichteten Cannabiskonsumenten signifikant weniger Depression und weniger Angst (beides $p < 0{,}001$), eine bessere Lebensqualität ($p < 0{,}001$), größere Gesundheitszufriedenheit ($p < 0{,}001$) sowie geringere durchschnittliche Schmerzstärke ($p < 0{,}05$) und besseren Schlaf ($p < 0{,}01$ für Kinder und Erwachsene). Darüber hinaus berichteten Cannabiskonsumenten im Vergleich zu Nichtkonsumenten, dass sie 14 % weniger verschreibungspflichtige Medikamente verwendeten (Rate Ratio 0,86, 95 %-KI 0,77–0,96) und signifikant seltener eine Notaufnahme im vergangenen Monat aufsuchten (RR = 0,61, 95 %-KI 0,44–0,84, d. h. eine 39 % geringere Wahrscheinlichkeit) oder stationär aufgenommen wurden (RR 0,54, 95 %-KI 0,34–0,87, d. h. eine 46 % geringere Wahrscheinlichkeit) [183].

Diese Studie verfolgte die Teilnehmer auch über die Zeit (longitudinale Gesundheitssymptome), um Veränderungen der Gesundheitssymptome bei Beginn, Beendigung oder Fortführung der medizinischen Cannabisnutzung zu bewerten. Es wurden statistisch signifikante innerhalb der Person liegende Effekte von medizinischem Cannabis gefunden, was bedeutet, dass der Beginn der medizinischen Cannabisnutzung im Durchschnitt mit einer Verbesserung der Symptome und das Absetzen mit einer Verschlechterung der Symptome assoziiert war. Dies galt für Angst ($p < 0{,}001$), Depression ($p < 0{,}001$), Lebensqualität ($p < 0{,}01$), Gesundheitszufriedenheit ($p < 0{,}01$), durchschnittliche Schmerzen im vergangenen Monat ($p < 0{,}05$) und stärkste Schmerzen im vergangenen Monat ($p < 0{,}05$). Die Studie untersuchte auch, welche Arten von Cannabisprodukten von den Studienteilnehmern verwendet wurden, und stellte fest, dass CBD-dominante Produkte häufiger verwendet wurden als THC-dominante Produkte. Die mittlere CBD-Dosis betrug 79 mg/Tag (korrigiert nach Körpergewicht 1,4 mg/kg; Median 0,6 mg/kg; Bereich 0,01–15,7 mg/kg), und die mittlere THC-Dosis lag bei 3 mg/Tag (korrigiert nach Körpergewicht 0,05 mg/kg; Median 0,02 mg/kg; Bereich < 0,01–0,6 mg/kg) [183]. Diese Studie ist bedeutsam, da sie nicht nur die Reduktion unerwünschter Symptome betrachtet, sondern auch Lebensqualität und Gesundheitszufriedenheit untersucht. Weitere Forschung sollte sich verstärkt auf Gesundheit im positiven Sinne konzentrieren.

Prospektive Kohortenstudie

Eine im Jahr 2018 veröffentlichte Studie nutzte eine App, um Veränderungen bei Depression ($n = 561$), Angst ($n = 770$) und Stress ($n = 726$) bei medizinischen

Cannabiskonsumenten zu erfassen. Die Studie konzentrierte sich ausschließlich auf Inhalationsmethoden (Vaping, Rauchen, Konzentrate, Dab Bubbler, Dab Portable (n = 13.687; 74,4 % der Daten)). Die Studie ergab:

- Cannabis reduzierte die Bewertungen von Depression, Angst und Stress signifikant (um 50 %, 58 % bzw. 58 %).
- Frauen berichteten über größere Reduktionen der Angst als Folge von Cannabis als Männer.
- Cannabis mit niedrigem THC-Gehalt (z. B. <5,5 %)/hohem CBD-Gehalt (z. B. >9,5 %) war am besten geeignet, um wahrgenommene Symptome von Depression zu reduzieren.
- Cannabis mit hohem THC-Gehalt (z. B. >26,5 %)/hohem CBD-Gehalt (z. B. >11 %) war am besten geeignet, um wahrgenommene Symptome von Stress zu reduzieren.

Die Auswirkungen der Dosis auf die wahrgenommenen Veränderungen wurden für Stress, Angst und Depression untersucht. Die Ergebnisse waren wie folgt:

- Depression: kein Nachweis für Dosiseffekte (d. h., 1 Zug führte zu einer gleich großen Veränderung der Depressionsbewertung wie 10 oder mehr Züge).
- Stress: positiver, linearer Zusammenhang zwischen Dosis und wahrgenommenen Veränderungen beim Stress: 10 oder mehr Züge waren mit der größten Veränderung der Stressbewertung assoziiert.
- Angst: kurvilinearer Zusammenhang; Folgetests – 1 Zug wurde als weniger wirksam wahrgenommen als jede andere Dosis; jedoch keine weiteren signifikanten Unterschiede zwischen den anderen Dosierungen (z. B. wurden 2 Züge als ebenso wirksam wie 10 oder mehr Züge wahrgenommen) [184].

Allerdings schien der Einsatz von Cannabis zur Behandlung von Depressionen die Depression im Zeitverlauf zu verschlimmern. Während die Ausgangswerte für Angst und Stress über die beobachteten Sitzungen hinweg relativ stabil blieben, stiegen die Ausgangswerte für Depression signifikant im Zeitverlauf und mit der Anzahl der Sitzungen an. Die Autoren der Studie sahen dies als konsistent mit aktuellen Erkenntnissen an, die darauf hindeuten, dass die Verwendung von Cannabis zur Bewältigung von Belastungen mit mehr cannabisbezogenen Problemen und verstärkten Depressionssymptomen assoziiert ist [184].

Prospektive Studie: Cannabisblüten

Eine Beobachtungsstudie mit 1819 Personen wurde zwischen Juli 2016 und August 2019 durchgeführt. Teilnehmende, die sich selbst mit Cannabisblüten zur Therapie ihrer Depression behandelten, bewerteten ihre Symptome mithilfe der Releaf App™, einer App, in der sie die Symptomintensität sowie eine Auswahl an Nebenwirkungen (positiv und negativ) angeben konnten.

Im Durchschnitt berichteten 95,8 % der Nutzer nach dem Cannabiskonsum über eine Symptomlinderung, mit einer mittleren Reduktion der Symptomintensität von −3,76 Punkten (Standardabweichung 2,64, $p < 0{,}001$) auf einer visuellen Analogskala von −10 bis +10. Es gab keinen Unterschied in der Symptomlinderung zwischen Pflanzenphänotypen mit der Bezeichnung „*C. indica*“, „*C. sativa*“ und „Hybrid“. Ebenso gab es keinen Unterschied in der Symptomlinderung zwischen den Verbrennungsmethoden (d. h. Joint, Vape, Pfeife), wobei im Vergleich zu Joints das Vaping mit einer geringeren Meldung positiver und kontextspezifischer Nebenwirkungen assoziiert war.

Bei der Untersuchung der Cannabinoidspiegel war der THC-Gehalt der stärkste unabhängige Prädiktor für die Symptomlinderung. CBD-Spiegel standen im Allgemeinen nicht im Zusammenhang mit Echtzeitveränderungen der Symptomintensität. Bei bis zu 20 % der Nutzer wurden negative Nebenwirkungen festgestellt, die mit einer Zunahme der Depression einhergingen (z. B. Gefühl der Antriebslosigkeit); bei bis zu 64 % der Nutzer wurden jedoch positive Nebenwirkungen festgestellt, die mit einer Abnahme der Depression einhergingen (z. B. Gefühl von Glück, Optimismus, Frieden oder Entspannung). Ausmaß und Stärke der Nebenwirkungen variierten je nach Chemotyp. Die Autoren der Studie kamen daher zu dem Schluss, dass Cannabisblüten offenbar ein wirksames und schnell wirkendes Antidepressivum darstellen, wobei die Mehrheit der Patienten, die Cannabis verwenden, zumindest kurzfristig antidepressive Effekte erfährt [185].

Fallberichte zum Cannabiskonsum bei Depression

In Fallberichten von fünf Personen mit Depression ging die Depression dem Cannabiskonsum voraus, und der Cannabiskonsum hatte gewisse antidepressive Effekte [180]. Alle fünf Personen berichteten, dass Cannabis bei der Behandlung ihrer Depression wirksamer war als pharmazeutische Medikamente (mit Ausnahme eines Patienten, der angab, dies habe bis zur erfolgreichen Behandlung mit Venlafaxin gegolten). Drei von fünf Patienten berichteten, dass sich ihre Stimmung verschlechterte, wenn sie keinen Zugang zu Cannabis hatten, und sich bei Wiederaufnahme des Konsums zuverlässig besserte [180].

Randomisierte kontrollierte Studien zu Cannabis und THC bei Depression

Der Bericht der National Academies of Sciences, Engineering, and Medicine zu Cannabis und Cannabinoiden, veröffentlicht 2017, bewertete die Evidenz aus RCTs und systematischen Übersichtsarbeiten in Bezug auf verschiedene medizinische Indikationen, darunter Depression. Es wurde berichtet, dass keine systematischen Übersichtsarbeiten veröffentlicht wurden, die sich auf Depression als primären Endpunkt konzentrierten, und keine hochwertige Primärliteratur, d. h. RCTs zur Untersuchung der Wirkung von medizinischem Cannabis auf MDD, vorlag [186].

Eine vermutlich nach dem Bericht der National Academies veröffentlichte doppelblinde RCT untersuchte die Auswirkungen von THC auf emotionale Reaktionen auf akuten psychosozialen Stress bei 42 gesunden Probanden. Die Probanden nahmen an zwei experimentellen Sitzungen teil, eine mit psychosozialem Stress (Trier-Social-Stress-Test, TSST) und eine mit einer nicht stressigen

Aufgabe, nachdem sie 0 ($n = 13$ Teilnehmer), 7,5 mg ($n = 14$) oder 12,5 mg ($n = 15$) orales THC in Kapselform 2,5 h vor den Aufgaben erhalten hatten. Bei der Untersuchung der THC-Effekte vor den Aufgaben zeigte sich, dass 12,5 mg die Werte für Depression, Angst und Verwirrung im Vergleich zur Placebogruppe signifikant erhöhten, gemessen mit dem POMS (Profile of Mood States). Die höhere THC-Dosis (12,5 mg) erhöhte die subjektive Belastung vor der Aufgabe signifikant im Vergleich zur niedrigen THC-Gruppe (7,5 mg THC) oder Placebogruppe. Bei der Untersuchung der THC-Effekte auf die Aufgabenreaktionen zeigte sich, dass niedrige Dosen (7,5 mg) oralen THCs die selbstberichteten negativen emotionalen Effekte eines psychosozialen Stressors (d. h. TSST-induzierte Zunahme der subjektiven Belastung) abschwächten, während hohe THC-Dosen (12,5 mg) die subjektive Belastung, Depression und Angst verstärkten [187].

RCTs mit Depression als sekundärem Endpunkt

Randomisierte kontrollierte Studien bei Patienten mit primären Erkrankungen wie chronischen Schmerzen, Krebs und Multipler Sklerose fanden keine signifikanten Effekte von Nabilon und Dronabinol (beides synthetische Formen von THC) oder Nabiximols (THC und CBD im gleichen Verhältnis) auf sekundäre Symptome von Depression und Angst (z. B. [188–191]). In einer Studie mit Fibromyalgiepatienten verringerte Nabilon (synthetisches THC) die Angst signifikant, hatte jedoch keinen Effekt auf die Depression [192]. Diese Studien untersuchen *synthetisches* THC (Dronabinol, Nabilon) oder ein Produkt (Nabiximols), das eine Kombination aus THC und CBD ohne andere in Cannabis enthaltene Pflanzenstoffe ist. Es handelt sich nicht um Ganzpflanzenprodukte, die wahrscheinlich ganz andere Effekte haben als isolierte Wirkstoffe.

In einer offenen Studie zum Rauchen von Cannabis bei 28 Patienten mit Fibromyalgie im Vergleich zu 28 Nichtkonsumenten mit Fibromyalgie (Kontrollen) zeigten visuelle Analogskalen (VAS) eine signifikante Reduktion von Schmerz und Steifigkeit, eine Steigerung der Entspannung, ein erhöhtes Wohlbefinden und eine Zunahme der Schläfrigkeit. Die Komponente „psychische Gesundheit" des verwendeten Lebensqualitätsinstruments (SF-36) war bei Cannabiskonsumenten signifikant höher ($p < 0{,}05$) als bei Nichtkonsumenten [193].

Palmitoylethanolamid (PEA)-Supplementierung bei Depression

Untersuchungen mit Tiermodellen der Depression haben gezeigt, dass exogenes Palmitoylethanolamid (PEA) antidepressive Effekte besitzt [194–196]. Auch Humanstudien stützen die Annahme, dass exogenes PEA eine sinnvolle Zusatztherapie bei Depression sein könnte.

PEA ist eines der N-Acylethanolamide, die das erweiterte Endocannabinoidsystem (ECS) bilden, und ist ein endogenes Fettsäureamid mit mehreren Zielstrukturen, darunter Peroxisom-Proliferator-aktivierter Rezeptor Alpha (PPAR-α) und NMDA-Rezeptoren. Endogenes PEA übt antiinflammatorische Effekte aus, hauptsächlich durch Hemmung der Freisetzung proinflammatorischer Mediatoren aus Mastzellen, Monozyten und Makrophagen [197]. Es beeinflusst die Endocannabinoidsignalisierung indirekt durch Aktivierung von PPAR-α [195]: Es wurde gezeigt, dass PEA die CB2-Rezeptor-mRNA durch PPAR-α-Aktivierung erhöht und morphologische Veränderungen induziert, die mit einem reaktiven Mikrogliaphänotyp (erhöhte Migration und Phagozytose) assoziiert sind, was darauf hindeutet, dass die indirekte Regulation der CB2-Rezeptorexpression in Mikroglia ein potenzieller Wirkmechanismus von PEA ist [197].

PPAR-α-Agonisten könnten helfen, affektive Störungen zu regulieren, indem sie die dopaminerge (und möglicherweise auch serotonerge) neuronale Aktivität über nikotinische Acetylcholinrezeptoren beeinflussen. Wie bereits zuvor erwähnt, ist die Glutamatübertragung bei Depressionen gestört, und PEA kann glutamaterge Synapsenproteine sowie die Freisetzung oder Homöostase von Aminosäuren wiederherstellen und wurde in anderen Studien als schützend gegen NMDA-induzierten neuronalen Zelltod beschrieben [195]. Es wurde postuliert, dass PEA bei Depressionen als kompensatorischer Mechanismus ansteigt, eine Hypothese, die durch Befunde gestützt wird, wonach Antidepressiva wie Imipramin die PEA-Konzentration im Gehirn erhöhen [195].

RCT: PEA-Supplementierung bei Major Depression

Eine randomisierte kontrollierte Studie (RCT) mit 54 Patienten mit Major Depression, die entweder PEA oder Placebo als Zusatz zur laufenden Therapie mit Citalopram über 6 Wochen erhielten, ergab Hinweise darauf, dass PEA als Zusatztherapie die Symptome wirksam verbesserte. Am Ende der zweiten Woche zeigte die PEA-Gruppe eine signifikant stärkere Reduktion der Depressionswerte auf der Hamilton Depression Rating Scale im Vergleich zur Placebogruppe. Während der gesamten Studiendauer zeigte die PEA-Gruppe eine signifikant stärkere Verbesserung der depressiven Symptome und eine höhere Ansprechrate (definiert als eine Reduktion des HAM-D-Scores um 50 % oder mehr) im Vergleich zur Placebogruppe am Ende der 6 Wochen (100 % versus 74 %, $p = 0{,}01$). Es gab keinen Unterschied in der Häufigkeit von Nebenwirkungen zwischen den Gruppen [195].

Kann Cannabis Depression verursachen?

Studien zu Zusammenhängen zwischen Cannabiskonsum und Depression

Mehrere Studien haben einen Zusammenhang zwischen Cannabiskonsum und Depression berichtet [198–203], während andere Studien keinen Zusammenhang feststellen konnten [204, 205].

Eine Metaanalyse von 14 Langzeitstudien (insgesamt 76.058 Teilnehmende) ergab, dass die Odds Ratio (OR) für die Entwicklung einer Depression bei Cannabiskonsumenten im Vergleich zur Kontrollgruppe 1,17 betrug (was einem um 17 % erhöhten Risiko entspricht, 95 %-KI 1,05–1,30) und dass die OR für starke Cannabiskonsumenten im Vergleich zu Nichtkonsumenten oder Gelegenheitskonsumenten noch höher war (1,62, 95 %-KI 1,21–2,16) [203]. Eine weitere Metaanalyse (von prospektiven Kohorten- oder Querschnittsstudien mit nicht institutionalisierten Fällen) fand einen signifikanten Zusammenhang zwischen komorbider Angst und Depression und Cannabiskonsum (OR 1,68, 95 %-KI 1,17–2,40, 5 Studien) [202]. Interessanterweise war in dieser Metaanalyse der Cannabiskonsum zu Studienbeginn in 5 Studien signifikant mit einer erhöhten Wahrscheinlichkeit für Angststörungen beim Follow-up assoziiert (OR 1,28, 95 %-KI 1,06–1,54) [202].

Eine Studie, die 1994–1996 durchgeführt wurde, war eine Nachuntersuchung bzw. Neubewertung von Teilnehmenden der Baltimore-Epidemiologic-Catchment-Area-(ECA)-Studie von 1980 in den USA. In dieser Nachuntersuchung wurden 1920 der ursprünglich 1980 eingeschriebenen Teilnehmenden befragt. Es zeigte sich, dass bei Personen ohne depressive Symptome zu Studienbeginn (wie in der Originalstudie erfasst) diejenigen mit einer Diagnose von Cannabisabhängigkeit zu Studienbeginn viermal häufiger depressive Symptome beim Follow-up aufwiesen (im Vergleich zu Personen ohne Diagnose einer Cannabisabhängigkeit). Zudem hatten sie häufiger Suizidgedanken und Anhedonie während des Nachbeobachtungszeitraums [198].

Andere Studien wiederum fanden keinen Zusammenhang zwischen Cannabiskonsum und Depression. So ist der National Longitudinal Survey of Youth von 1979 eine laufende Langzeitstudie mit 12.686 Männern und Frauen in den USA, die 1979 begann. Die Analyse der Daten von 8759 Erwachsenen (im Alter von 29–37 Jahren), die 1994 zu Cannabiskonsum im vergangenen Jahr und aktueller Depression befragt wurden, ergab, dass früherer Cannabiskonsum kein signifikanter Prädiktor für Depression im Erwachsenenalter war, wenn Ausgangsunterschiede zwischen Konsumenten und Nichtkonsumenten kontrolliert wurden [204]. Eine große Metaanalyse von Studien zum Cannabiskonsum und dem Risiko affektiver psychischer Erkrankungen kam zu dem Schluss, dass die Evidenz dafür, dass Cannabis Depression beim Menschen verursacht, nicht überzeugend ist [205].

Ein zentrales Problem bei der Interpretation der oft widersprüchlichen Ergebnisse in der Literatur sind die Unterschiede zwischen den Studien hinsichtlich der Definitionen von Cannabiskonsum und Depression (sowie Angststörungen) und Unterschiede in Anzahl und Art der Störfaktoren [206]. Viele Studien, die zunächst einen scheinbaren Zusammenhang zwischen Cannabiskonsum und Depression oder Angst fanden, stellten fest, dass der Zusammenhang nach Anpassung an andere potenziell störende Faktoren verschwand [186, 205–207]. Zum Beispiel:

- In einer prospektiven Kohortenstudie mit 8598 schwedischen Männern und Frauen wurden nach 3 Jahren Nachbeobachtung und Berücksichtigung von Störfaktoren (Alkohol- und Drogenkonsum, Bildung, familiäre Spannungen, Herkunftsort, Alter, Geschlecht) keine Längsschnittzusammenhänge zwischen Cannabiskonsum und dem Auftreten von Depression/Angst oder zwischen Depression/Angst und späterem Cannabiskonsum gefunden [206].

- In einer schwedischen Männerkohorte zeigte sich ein scheinbar erhöhtes Risiko für eine stationäre Behandlung wegen Depression bei Männern, die in der Jugend starken Cannabiskonsum angaben. Dieser Zusammenhang verschwand jedoch nach Anpassung an Verhaltensauffälligkeiten in der Kindheit [207].

Cannabiskonsum in der Adoleszenz und im jungen Erwachsenenalter

Es gibt mehrere Studien, die starken Cannabiskonsum in der Adoleszenz mit der Entwicklung einer Depression im späteren Leben in Verbindung bringen (z. B. [208–210]). So zeigte eine 30 Jahre umfassende prospektive Kohortenstudie, dass Cannabiskonsum in der Adoleszenz mit einer erhöhten Wahrscheinlichkeit für Depression (adjustierte OR = 1,70, 95 %-KI = 1,24–2,32) und Suizidalität (adjustierte OR = 1,65, 95 %-KI = 1,11–2,47) im Erwachsenenalter assoziiert war, wobei ein junges Alter beim Erstkonsum und eine hohe Konsumfrequenz in der Adoleszenz das Risiko für Depression im Erwachsenenalter und Suizidalität besonders erhöhten [209].

Eine systematische Übersichtsarbeit und Metaanalyse, die 11 RCTs (23.317 Personen) einschloss, ergab, dass die Odds Ratio (OR) für die Entwicklung einer Depression bei Cannabiskonsumenten im jungen Erwachsenenalter 1,37 (95 %-KI 1,16–1,62) betrug, die OR für Suizidgedanken 1,50 (95 %-KI 1,11–2,03) und für Suizidversuch 3,46 (95 %-KI 1,5–7,84), während die OR für Angststörungen nicht signifikant war [208]. Im Gegensatz dazu fand die in der vorherigen Sektion erwähnte Metaanalyse, die ein erhöhtes Risiko für Depression bei Cannabiskonsum zeigte, keine signifikanten Wirkungsunterschiede in Abhängigkeit vom Alter der Teilnehmenden [203].

In einer australischen Studie, einer landesweiten Befragung von 1601 Schülern im Alter von 14–15 Jahren, die über 7 Jahre nachverfolgt wurden, zeigte sich, dass etwa 60 % der Teilnehmenden bis zum Alter von 20 Jahren Cannabis konsumiert hatten und 7 % tägliche Konsumenten waren. Täglicher Konsum bei jungen Frauen war mit einer mehr als fünffach erhöhten Wahrscheinlichkeit für die Angabe von Depression und Angst assoziiert (OR 5,6, 95 %-KI 2,6–12,0). Wöchentlicher oder häufigerer Cannabiskonsum bei Jugendlichen war nahezu mit einer Verdopplung des Risikos für spätere Depression und Angst verbunden (OR 1,9, 95 %-KI 1,1–3,3). Depression und Angst im Jugendalter sagten jedoch keinen späteren wöchentlichen oder täglichen Cannabiskonsum voraus [210].

Es ist bekannt, dass das Endocannabinoidsystem (ECS) insbesondere in Kindheit und Jugend, einer Phase intensiver neuronaler Veränderungen einschließlich synaptischen Prunings, besonders vulnerabel ist. Chronischer Cannabiskonsum zur Bewältigung depressiver Symptome könnte die Anfälligkeit für Depression erhöhen, indem das ECS verändert wird [184]. Wie zuvor beschrieben, zeigte eine Studie an gesunden jugendlichen Ratten, dass die Verabreichung von THC in der Adoleszenz depressionsähnliches Verhalten, Beeinträchtigung des Kurzzeitgedächtnisses und reduzierte soziale Interaktionen sowie einen anhaltenden neuroinflammatorischen Zustand im adulten präfrontalen Kortex hervorrief, was einen Hinweis auf den zugrunde liegenden kausalen Wirkmechanismus der Verhaltensdefizite bei erwachsenen Ratten liefert.

Das ECS ist jedoch anpassungsfähig: Veränderungen in der CB1-Rezeptorverfügbarkeit bei chronischen Cannabiskonsumenten sind bereits nach einer kurzen (~2-tägigen) Abstinenzphase reversibel, wobei nach 28 Tagen Abstinenz keine signifikanten Unterschiede zu gesunden Kontrollen mehr bestehen [211].

Der Großteil dieser Forschung bezieht sich auf den Freizeitkonsum von Cannabis. Weitere Forschung ist im Kontext des medizinischen Einsatzes erforderlich. Dennoch sollte ein vorsichtiger Ansatz verfolgt werden – Jugendliche sollten vom Freizeitkonsum von Cannabis (sowie anderen illegalen Drogen und Alkohol) abgehalten werden, da Cannabis potenziell schädliche Auswirkungen auf das sich noch entwickelnde ECS haben könnte.

Legalisierung des Zugangs zu medizinischem Cannabis und Suizidreduktion

Es ist bemerkenswert, dass mehrere Studien einen Zusammenhang zwischen dem legalen Zugang zu medizinischem Cannabis und einer Reduktion der Suizidraten auf Bevölkerungsebene festgestellt haben [212, 213]. Die ältere dieser Studien fand, dass die Legalisierung von medizinischem Cannabis mit einer Reduktion der Suizidrate bei Männern im Alter von 20–29 Jahren um 10,8 % (95 %-KI −17,1 bis −3,7 %) und bei Männern im Alter von 30–39 Jahren um 9,4 % (95 %-KI = −16,1 %, −2,4 %) assoziiert war [212], während die etwas jüngere der beiden Studien zeigte, dass die Legalisierung des Freizeitkonsums in Kalifornien im Jahr 1996 zu statistisch signifikanten Rückgängen bei Suiziden und Suiziden mit Schusswaffen führte, jedoch nur zu einem nicht signifikanten Rückgang bei Suiziden ohne Schusswaffen [213]. Dies unterstreicht die Notwendigkeit für Länder, die schädlichen Auswirkungen der Kriminalisierung von Cannabis und die potenziellen, auch psychischen, Vorteile einer Legalisierung zu berücksichtigen.

Wie sieht der Zusammenhang zwischen Cannabiskonsum und Depression aus?

Es gibt mindestens drei Hypothesen, die einen Zusammenhang zwischen Cannabiskonsum und Depression erklären könnten, untersucht von Harder et al. [204]. Dies sind die Selbstmedikationshypothese (d. h., Depression führt zu Cannabiskonsum), die Hypothese, dass Cannabiskonsum Depression verursacht, und die Gemeinsame-Faktoren-Hypothese (es gibt eine genetische oder umweltbedingte Ursache sowohl für Depression als auch für Cannabiskonsum) [204]. Für eine fundierte Diskussion siehe Harder et al. [204].

Es gibt Hinweise auf die Beteiligung genetischer und umweltbedingter Faktoren: Studien haben gezeigt, dass Cannabisabhängigkeit und Major Depression sowohl aus genetischen als auch aus umweltbedingten Vulnerabilitäten entstehen [214, 215]. Fu et al. [214] fanden, dass genetische Faktoren, die mit Cannabiskonsum assoziiert sind, und solche, die mit Depression assoziiert sind, moderat korreliert sind. In einer Zwillingsstudie, bei der jeweils ein Zwilling cannabisabhängig war und der andere nicht, zeigte sich, dass cannabisabhängige Personen ein signifikant höheres Risiko für Suizidgedanken und Suizidversuch hatten (OR 2,5 bzw. 2,9) als ihre nicht abhängigen Zwillinge. Cannabisabhängigkeit war mit einem erhöhten Risiko für Major Depression bei dizygoten, nicht aber bei eineiigen Zwillingen assoziiert. Es zeigte sich, dass Personen, die vor dem 17. Lebensjahr mit dem Cannabiskonsum begannen, häufiger spätere Suizidversuche unternahmen (OR 3,5, 95 %-KI 1,4–8,6), jedoch nicht häufiger an Major Depression (MDD) oder Suizidgedanken litten. Die Autoren dieser Studie schlussfolgerten, dass die Komorbidität zwischen Cannabisabhängigkeit und Major Depression wahrscheinlich auf gemeinsame genetische und umweltbedingte Vulnerabilitäten zurückzuführen ist, die für beide Erkrankungen prädisponieren [215].

Dosierungsrichtlinien für die Behandlung von Depressionen mit medizinischem Cannabis

Wann sollte medizinisches Cannabis eingesetzt werden?

Eine Behandlung mit medizinischem Cannabis sollte nach einer gründlichen klinischen Beurteilung und der Umsetzung eines umfassenden Behandlungsplans, einschließlich Lebensstiländerungen, Ernährung und verhaltensorientierten Ansätzen, in Erwägung gezogen werden. Angstzustände oder Depressionen können primäre Manifestationen verschiedener Krankheitsbilder sein, die umgehend behandelt werden müssen. Eine Therapie mit medizinischem Cannabis kann auch nach dem Versagen der üblichen medikamentösen Therapie oder in Verbindung mit Erkrankungen, die bekanntermaßen mit Depressionen assoziiert sind, wie Diabetes, rheumatoide Arthritis und Malignome, in Betracht gezogen werden.

Produkttyp (Mischungen)

Ideale Mischungen sind reich an CBD und arm an THC, müssen jedoch an das Alter des Patienten, die Empfindlichkeit gegenüber Cannabinoiden oder THC, Anforderungen an Urindrogentests, Körpermasse und andere begleitende Symptome angepasst werden. Mehrere Terpene wie Caryophyllen können einen bedeutenden Bestandteil der Produktmischung darstellen und lassen sich gut mit Hanfphytocannabinoiden kombinieren, um die Wirkung sowohl bei Angstzuständen und Depressionen als auch bei entzündlichen Erkrankungen zu ergänzen. Diese Mischungen können Varianten des „Entourage-Effekts“ darstellen, welche die Wirksamkeit steigern und Nebenwirkungen reduzieren. Dies steht in deutlichem Gegensatz zu

Einzelkomponenten wie CBD oder Isolaten, die eine glockenförmige Dosis-Wirkungs-Kurve mit einem engen Wirksamkeitsfenster im Vergleich zur linearen Dosis-Wirkungs-Kurve von pflanzlichem CBD aufweisen.

Pflanzliche Cannabinoide ermöglichen nicht nur geringere Mengen zur Erzielung von Vorteilen, sondern verursachen auch weniger Nebenwirkungen [216]. So wurden beispielsweise in Humanstudien zu Angststörungen 300 mg bis 600 mg Isolat zur Verbesserung der Symptome eingesetzt [170], während in einer Fallstudie mit 47 Patienten in einer psychiatrischen Einrichtung Dosierungen von nur 25–175 mg erforderlich waren, um bei 79 % der Patienten innerhalb von 4 Wochen signifikante Verbesserungen der Angstsymptome zu erzielen, mit dem zusätzlichen Vorteil einer Schlafverbesserung bei 66 % [217]. In einer weiteren Serie klinischer Fälle mit PTBS, bei denen Angst ein wesentliches Symptom ist, wurde die Symptomkontrolle mit durchschnittlichen Dosen von 33–48 mg pflanzlichem CBD innerhalb von 3 Wochen erreicht [218].

Die Vorteile von CBD im Zusammenspiel mit anderen Pflanzenbestandteilen werden durch neuere Berichte gestützt, die zeigen, dass CBD in einem standardisierten Cannabisextrakt wirksamer oder potenter ist als reines CBD, einschließlich des antiproliferativen Effekts auf Tumorzellen und der hemmenden Wirkung auf die Blasenkontraktilität. Die höhere Effizienz des Pflanzenextrakts könnte durch additive oder synergistische Interaktionen zwischen CBD und minoren Phytocannabinoiden oder Nichtcannabinoiden in den Extrakten erklärt werden. Wie in Kap. 4 (Überblick über medizinisches Cannabis) erwähnt, zeigte eine Metaanalyse von Beobachtungsstudien zur Behandlung therapieresistenter Epilepsie signifikant größere Verbesserungen bei den mit CBD-reichen Extrakten Behandelten im Vergleich zu den mit gereinigtem CBD Behandelten, wobei die milden und schweren Nebenwirkungen signifikant geringer waren. Die durchschnittliche Tagesdosis der mit CBD-reichen Extrakten Behandelten war signifikant niedriger als bei den mit gereinigtem CBD Behandelten [219].

Die meisten Forschungen haben sich auf isolierte Einzelbestandteile traditioneller pflanzlicher Arzneimittel konzentriert. Die meisten Daten legitimieren jedoch den Einsatz von Gesamtextrakten der Pflanze im Gegensatz zu synthetischen Arzneimitteln. Die beobachtete therapeutische Synergie bei Pflanzenextrakten führt zu geringeren Dosierungen mit reduzierten Nebenwirkungen [216, 219].

Ein THC-Anteil kann in bestimmten Fällen von Depressionen angebracht sein, um den Schlaf zu verbessern, Schmerzen zu lindern und den Bedarf an größeren Mengen CBD zu verringern, da Mischungen mit höherem THC-Gehalt tendenziell geringere Mengen CBD erfordern.

Welche Darreichungsform sollte verwendet werden?

Die beste Darreichungsform entspricht dem bevorzugten Lebensstil und Geschmack des Patienten. Kapseln haben eine längere Wirkungsdauer, während

Tinkturen sublingual oft eine sofortige Linderung akuter Stresssituationen bieten. Der Behandlungsplan kann bei manchen Patienten beide Ansätze umfassen. Selbst Kapseln können sublingual verwendet werden, wenn man den stark erdigen Geschmack weniger verarbeiteter Phytocannabinoide nicht scheut.

Dosierung

Alter und Körpermasse dienen nur als grobe Richtwerte für die Anwendung von Cannabinoiden. Im Allgemeinen sind Standardportionen (Dosen) für Personen ab 45 kg geeignet und können nach den ersten Dosen je nach Ansprechen angepasst werden. Patienten, die 70 Jahre oder älter sind, sollten mit der halben üblichen Dosis beginnen. Bei Personen, die als empfindlich gegenüber gängigen Medikamenten wie Paracetamol oder Aspirin bekannt sind, sollte mit Einzeltropfen einer flüssigen Form oder mit Hautanwendungen begonnen werden.

Die typische Reaktion bei Depressionen erfolgt rasch bei Anwendung von Dosen im unteren Bereich von 25–50 mg einer CBD-dominierten Formulierung, entweder einmal oder zweimal täglich. Im Gegensatz zu SSRIs tritt die stimmungsaufhellende Wirkung häufig unmittelbar innerhalb von Minuten oder Stunden nach der ersten Dosis ein.

Titration und Nachsorge

Symptome einer Depression sprechen sehr schnell auf Cannabinoide an, oft schon nach der ersten Dosis. Wenn möglich, sollte ein Mitarbeiter des Behandlungsteams am Tag der ersten Dosis oder am Folgetag noch einmal explizit beim Patienten nachfragen, um die Anfangsreaktion zu begleiten oder zu überprüfen und mit der Titration zu beginnen, um Stimmung und Leistungsfähigkeit zu optimieren oder seltene Nebenwirkungen zu minimieren. Wenn möglich, sollte ein Familienmitglied oder Freund den Patienten beobachten, um eine unabhängige Beurteilung der Reaktion zu ermöglichen, und man sollte sich nicht ausschließlich auf die Angaben des Patienten verlassen. Behandler können den wiederholten Einsatz eines standardisierten Depressionsfragebogens erwägen.

Passen Sie die Tagesdosis oder die Häufigkeit so an, dass sie am besten zur Situation des Patienten passt. Halten Sie diese Dosis unbegrenzt oder für einen Monat bei und erwägen Sie dann, die Dosis je nach weiterem Bedarf um bis auf die Hälfte zu reduzieren.

Oft, wie im Fall von PTBS, können Patienten eine Remission erreichen. Andere wiederum empfinden die lebensverändernden und -verbessernden Vorteile von Cannabinoiden als zu wertvoll, um darauf zu verzichten, und machen Cannabinoide zu einem festen Bestandteil ihres medizinisch-ernährungsphysiologischen Lebensstils.

Weitere Tipps zur Steigerung der therapeutischen Wirkung

Cannabinoide werden am besten zusammen mit einer Mahlzeit oder einem fetthaltigen Snack aufgenommen. Studien zeigen, dass langkettige Triglyzeride (18 Kohlenstoffatome oder mehr) die Aufnahme in die intestinale Lymphe verbessern, wodurch der hepatische First-Pass-Effekt umgangen wird und die Konzentration im Plasma um das 250-Fache erhöht wird [220]. Dies ist besonders relevant für Patienten mit Entzündungen, die eine Immunmodulation benötigen. Tatsächlich erreichten Cannabinoide, die zusammen mit Triglyzeriden eingenommen wurden, höhere Konzentrationen (im Mikromolarbereich) in der intestinalen Lymphe als im allgemeinen Kreislauf und unterdrückten so effektiv T-Zellen, die entzündungsfördernde Zytokine exprimieren [220].

Schlafstörungen sind bei Angst und Depression häufig. Die meisten Patienten berichten über eine verbesserte Tiefe und Qualität des Schlafs, aber einige wenige können durch eine abendliche Dosis mental aktiviert werden, was den Schlafbeginn erheblich verzögern kann. Bis der Patient Erfahrungen mit Tagesdosen gesammelt hat, sollte eine Behandlung mit medizinischem Cannabis mindestens 2 Stunden oder mehr vor dem Zubettgehen vermieden werden. Behandler können den Patienten ermutigen, eine Smartphone-Schlaf-App zu verwenden, um ihre Schlafmuster zu überwachen, falls sie das Gefühl haben, nicht ausreichend zu schlafen. Oft zeigen diese Programme tatsächlich eine erhebliche Menge an Tiefschlaf, von welcher der Patient nichts wusste. Typischerweise berichten Patienten, sie hätten sehr wenig oder gar nicht geschlafen, verspüren aber keine ausgeprägte Müdigkeit.

Wechselwirkungen zwischen Medikamenten und Cannabis

Cannabinoide können die Arzneimittelmetabolisierung durch Modulation des Cytochrom-450-Systems, insbesondere der Isoenzymklassen CYP2C und CYP3A, in vitro und in Tiermodellen beeinflussen. Die Modulation ist jedoch relativ und dosisabhängig und tritt nur bei sehr hohen Dosen von CBD-Isolat auf, also bei Mengen, welche die üblichen Dosierungen von medizinischem Cannabis weit überschreiten. Wie oben erwähnt, wirkte CBD gut in Kombination mit SSRI-Medikamenten und ermöglichte sogar das abrupte Absetzen von SSRI ohne Wirkverlust oder Nebenwirkungen. Ein auftretendes Problem ist das Serotoninsyndrom, wenn zwei Medikamente kombiniert werden, die den Serotoninspiegel erhöhen. Zu den Symptomen milder Fälle gehören Bluthochdruck und eine erhöhte Herzfrequenz, meist ohne Fieber. Zu den Symptomen mittelschwerer Fälle zählen hohe Körpertemperatur, Unruhe, gesteigerte Reflexe, Zittern, Schwitzen, erweiterte Pupillen und Durchfall. Es wurden jedoch keine Berichte über ein Serotoninsyndrom im Zusammenhang mit der Anwendung von CBD oder anderen natürlichen Phytocannabinoiden dokumentiert oder gemeldet, was wahrscheinlich auf die niedrige Dosierung, das Fehlen von Interferenzen und die Vielzahl positiver Wirkmechanismen zurückzuführen ist.

Fallstudien aus der Praxis von Philip Blair

Fall 1: Berufstätiger Mann mit Depression

Der Patient ist ein 53-jähriger professioneller Magier, der bis vor 5 Jahren im Allgemeinen gesund war, als er seine Anstellung in einem Freizeitpark in Los Angeles verlor, an Gewicht zunahm und Prädiabetes, Hypertonie und in der Folge Depressionen entwickelte. Seine pessimistische Einstellung beeinträchtigt seinen Beruf und seine Arbeitsmöglichkeiten erheblich. Er verneint Suizidgedanken oder -pläne und besitzt keine „echte" Schusswaffe. Er plant Reisen für internationale Auftritte und befürchtet, dass seine Depression ihn daran hindern wird. Er berichtet über geschwollene Knöchel und trotz Medikation über hohen Blutdruck. Zudem leidet er an chronischen Rückenschmerzen, die mit Paracetamol und mehreren anderen verschreibungspflichtigen Schmerzmitteln, die von einer bereits ein paar Jahre zurückliegenden Operation zur Sprunggelenksrekonstruktion „übrig geblieben" sind, nur unzureichend kontrolliert werden. In der Vergangenheit war er mit Diäten einigermaßen erfolgreich, aber die zunehmende Depression hat ihn daran gehindert, aktiv zu werden.

Der Blutdruck betrug 140/90 mmHg und das Gewicht 225 Pfund (geschätzt, da er angab, zu deprimiert zu sein, um sich zu wiegen). Der Nüchternblutzucker lag bei 6,2 mmol/l.

Medikamente: Losartan/HCTZ 100/12,5 mg, Hydrocodon/Acetaminophen 10 mg 4-mal täglich. Fluoxetin 20 mg qd (Dauer: 3 Monate).

Behandlung

Nach Durchsicht seiner Anamnese und Besprechung der Vor- und Nachteile von CBD erhielt er einen ersten Versuch mit einer liposomalen 1:20 CBD-Mischung von 5 mg (d. h. 1:20 Verhältnis THC zu CBD). Innerhalb von 10 Minuten berichtete er über eine Abnahme der Rückenschmerzen und eine Verbesserung der Stimmung. Außerdem zeigte er einen vergrößerten Bewegungsumfang des Rückens bei der Zehenberührung, beim Kopfdrehen und beim Rumpfdrehen um 15–20°. Er zeigte mehr Mimik und lächelte mit einer Erweiterung der Lidspalte. Sein Puls blieb stabil bei 70 Schlägen pro Minute.

Drei Tage später kam er zurück, um einen „Zaubertrick" vorzuführen, zu dem ihn seine Erfahrung inspiriert hatte. Er benutzte ein raffiniertes Gerät mit vier Kugeln und einer Metallstange, um metaphorisch zu erklären, wie CBD für ihn gewirkt hatte, indem es verschiedene Körpersysteme verband, sodass diese normaler funktionierten und seine Gesundheit wiederhergestellt wurde.

Einen Monat später berichtete er, CBD habe ihn komplett „umgedreht, und jetzt hat sich meine Einstellung völlig verändert." Er berichtete außerdem, dass seine Rückenschmerzen gebessert seien und er insgesamt Optimismus und Wohlbefinden verspüre. Er konnte alle Schmerzmittel absetzen.

Zu diesem Zeitpunkt hatte er seine Dosis auf 20 mg dreimal täglich angepasst. Ich schlug dem Patienten vor, auf eine Tinktur mit höherer Konzentration umzusteigen, um einen kostengünstigeren und praktischeren Ansatz zu verfolgen.

Zwei Monate später fühlte er sich bereit, „in ein gut überwachtes, vollständiges Gesundheitsprogramm“ mit einer Ernährungsberaterin einzusteigen. Er berichtete außerdem, dass sich sein Blutdruck auf 120/80 mmHg normalisiert und sein Nüchternblutzucker auf unter 5,6 mmol/l gesunken sei. Darüber hinaus bestand er darauf, die Cannabinoidtherapie auch seiner Frau vorzustellen und seine über 80-jährigen Eltern (mit Anleitung) an CBD heranzuführen, die ebenfalls eine gute Wirkung auf ihre Schmerzzustände zeigten. Später im Monat führte der Patient in der Fernsehsendung *Dancing with the Stars* eine Show auf, bei der er eine Frau in zwei Hälften sägte.

Fall 2: Junger Erwachsener mit Depression

Der Patient ist ein 18-jähriger Schüler im Abschlussjahr der Highschool, der abgesehen von Depressionen seit dem 14. Lebensjahr allgemein gesund ist. Zu seinen Symptomen gehörten der Rückzug aus sozialen Aktivitäten und eine negative Selbstwahrnehmung. Beratung brachte keine wesentlichen Veränderungen. Lexapro wurde verschrieben und führte zu Stimmungsaufhellung und verbesserten Interaktionen, war jedoch mit Gewichtszunahme verbunden. Nach 2 Jahren wurde das Medikament als nicht mehr wirksam empfunden. Lisdexamfetamin (ein Amphetaminderivat) wurde zur Behandlung einer Aufmerksamkeitsdefizit-Hyperaktivitätsstörung (ADHS) sowie einer mittelgradigen bis schweren Binge-Eating-Störung hinzugefügt.

Seine frühe Kindheit war geprägt von der Scheidung der Eltern und einer missbräuchlichen Beziehung zum Stiefvater.

Die körperliche Untersuchung war unauffällig, und es wurden keine Symptome von Flashbacks, Panik oder nächtlichen Angstzuständen festgestellt.

Pathologische Untersuchungen: Die Laborbefunde lagen im Normbereich, und biochemische Untersuchungen zeigten keine Auffälligkeiten.

Medikamente: Lisdexamfetamin.

Behandlung

Ein breit wirksames Produkt ohne THC wurde empfohlen, um mögliche Langzeitwirkungen von THC auf die Gehirnfunktion zu vermeiden. Es wurde eine flüssige Tinktur mit 25 mg zweimal täglich zusammen mit unterstützenden Omega-3-Fettsäuren und verhaltensorientierter Beratung empfohlen. Eine Ernährungsanalyse wurde empfohlen, um mögliche Mangelerscheinungen festzustellen, sowie die Durchführung eines organischen Säuretests als Indikator für Stoffwechselenzymdefekte oder Toxinbelastungen.

Nach 2 Wochen berichtete die Familie des Patienten über vermehrte Interaktionen und normalere soziale Aktivitäten. Die schulischen Leistungen verbesserten sich deutlich mit einer höheren Erledigungsrate der Aufgaben. Auch die körperliche Aktivität nahm zu und war mit moderaten Gewichtsveränderungen verbunden.

Nach 1 Monat setzten die Eltern Lisdexamfetamin ab, ohne dass sich die schulischen Leistungen verschlechterten. Eine Woche später wurde auch Escitalopram ohne Entzugs- oder Nebenwirkungen abgesetzt. Der organische Säuretest deutete auf eine abnorme Folatverstoffwechselung hin, und es wurde eine MTHFR C677T-Polymorphie festgestellt. Methylfolat wurde in sein Behandlungsschema aufgenommen, während die Besserung anhielt.

Nach 3 Monaten zeigte der Patient normale soziale Interaktionen ohne weitere Anzeichen von Rückzug, Traurigkeit oder Grübeln. Er trat einem Freizeitsportteam bei, nahm deutlich ab und spielte in einem Schultheaterstück mit. Er konnte die Cannabinoidtherapie ohne Rückfall absetzen und sie nur noch gelegentlich bei akuten Symptomen wie Lampenfieber vor Schulauftritten, Wettbewerben oder Bühnenauftritten einsetzen.

Fazit

Die Pathogenese der Depression ist komplex und multifaktoriell. Es gibt mehrere Hinweise darauf, dass das Endocannabinoidsystem an der Pathophysiologie der Depression beteiligt ist. Da es sich um ein neuroregulatorisches System handelt, muss man sich fragen, ob Veränderungen im Endocannabinoidsystem Teil der Ätiologie und Pathogenese der Depression sind oder lediglich eine Reaktion des Körpers darstellen, um Ungleichgewichte in anderen Systemen zu regulieren oder zu korrigieren – oder beides. Es gibt präklinische Forschung an Tieren und relativ begrenzte Forschung am Menschen hinsichtlich des Nutzens von CBD bei der Behandlung von Depressionen. Präklinische Studien liefern einige Hinweise auf die Wirksamkeit von THC bei der Linderung von Depressionen. Die Untersuchungsergebnisse humaner Studien bezüglich Cannabis und THC zur Linderung von Depressionen sind uneinheitlich: Einige Studien zeigen eine positive Wirkung, andere finden einen Zusammenhang zwischen Cannabiskonsum und Depression. Es besteht ein erheblicher Mangel an RCT-Daten.

Es ist wichtig zu bedenken, dass Lebensstilfaktoren, Ernährungsfaktoren, Umweltfaktoren und andere (z. B. Komorbiditäten, Medikamente) eine sehr wichtige Rolle in der Ätiologie und Pathogenese der Depression spielen können. Solche Faktoren müssen bei Patienten mit Depression berücksichtigt und adressiert werden. Ein integrativer Ansatz zur Unterstützung der Heilung des Patienten ist entscheidend.

Literatur

1. Kosiba JD, Maisto SA, Ditre JW. Patient-reported use of medical cannabis for pain, anxiety, and depression symptoms: systematic review and meta-analysis. Soc Sci Med. 2019;233:181–92.
2. Arrow BA, Hunkeler EM, Blasey CM, et al. Comorbid depression, chronic pain and disability in primary care. Psychosom Med. 2006;68:262–8.
3. Coplan JD, Aaronson CJ, Panthangi V, Kim Y. Treating comorbid anxiety and depression: psychosocial and pharmacological approaches. World J Psychiatry. 2015;5(4):366–78.

4. The Sacred Plant. The ultimate guide to CBD. US: TSP Publishing; 2020.
5. Mayo Clinic: Bipolar disorder. https://www.mayoclinic.org/diseases-conditions/bipolar-disorder/symptoms-causes/syc-20355955. Zugegriffen: 25. Jun 2020.
6. American Psychiatric Association. What is depression? https://www.psychiatry.org/patients-families/depression/what-is-depression. Zugegriffen: 6. Jan 2021.
7. World Health Organization (WHO). Depression and other common mental disorders. Geneva: Global Health Estimates; 2017.
8. Williams HJ, Craddock N, Russo G, et al. Most genome-wide significant susceptibility loci for schizophrenia and bipolar disorder reported to date cross-traditional diagnostic boundaries. Hum Mol Genet. 2011;20:387–91.
9. Finan PH, Smith MT. The comorbidity of insomnia, chronic pain, and depression: dopamine as a putative mechanism. Sleep Med Rev. 2013;17(3):173–83.
10. Demyttenaere K, Bruffaerts R, Lee S, et al. Mental disorders among persons with chronic back or neck pain: results from the world mental health surveys. Pain. 2007;129:332–42.
11. Kessler RC, Berglund P, Demler O, et al. The epidemiology of major depressive disorder: results from the National Comorbidity Survey Replication (NCS-R). JAMA. 2003;289:3095–105.
12. Hirschfeld RM. The comorbidity of major depression and anxiety disorders: recognition and management in primary care. Prim Care Companion J Clin Psychiatry. 2001;3(6):244–54.
13. Carter RM, Wittchen HU, Pfister H, Kessler RC. One-year prevalence of subthreshold and threshold DSM-IV generalized anxiety disorder in a nationally representative sample. Depress Anxiety. 2001;13(2):78–88.
14. Judd LL, Kessler RC, Paulus MP, et al. Comorbidity as a fundamental feature of generalized anxiety disorders: results from the National Comorbidity Study (NCS). Acta Psychiatr Scand Suppl. 1998;393:6–11.
15. Micale V, Tabiova K, Kucerova J, Drago F. Chapter 5 – Role of the endocannabinoid system in depression: from preclinical to clinical evidence. In: Campolongo P, Fattore L, Hrsg. Cannabinoids and modulation of emotion, memory, and motivation. New York: Springer Science + Business Media; 2015a. S. 97–129.
16. Sansone RA, Sansone LA. Agometatine: a novel antidepressant. Innov Clin Neurosci. 2011;8:10–4.
17. Connolly KR, Thase ME. Emerging drugs for major depressive disorder. Expert Opin Emerg Drugs. 2012;17:105–26.
18. Sales AJ, Fogaca MV, Sartim AG, et al. Cannabidiol induces rapid and sustained antidepressant-like effects through increased BDNF signaling and synaptogenesis in the prefrontal cortex. Mol Neurobiol. 2019;56(2):1070–81.
19. Gotzsche PC. Deadly psychiatry and organised denial. Copenhagen: Peoples Press; 2015.
20. Boorman E, Zajkowska Z, Ahmed R, et al. Crosstalk between endocannabinoid and immune systems: a potential dysregulation in depression? Psychopharmacology (Berl). 2016;233(9):1591–604.
21. Savitz J, Frank MB, Victor T, et al. Inflammation and neurological disease-related genes are differentially expressed in depressed patients with mood disorders and correlate with morphometric and functional imaging abnormalities. Brain Behav Immun. 2013;31:161–71.
22. Miller BR, Hen R. The current state of the neurogenic theory of depression and anxiety. Curr Opin Neurobiol. 2015;30:51–8.
23. Chan SW, Harmer CJ, Norbury R, et al. Hippocampal volume in vulnerability and resilience to depression. J Affect Disord. 2016;189(1):199–202.
24. Liu W, Ge T, Leng Y, et al. The role of neural plasticity in depression: from hippocampus to prefrontal cortex. Neural Plasticity. 2017;2017:6871089.
25. Sheline YI. Depression and the hippocampus: cause or effect? Biol Psychiatry. 2011;70(4):308–9.
26. Yi S. Depression and the hippocampus: cause or effect? Biol Psychiatry. 2011;70(4):308–9.

27. Drevets WC, Price JL, Simpson JR Jr, et al. Subgenual prefrontal cortex abnormalities in mood disorders. Nature. 1997;386(6627):824–7.
28. Drevets WC, Ongur D, Price DL. Neuroimaging abnormalities in the subgenual prefrontal cortex: implications for the pathophysiology of familial mood disorders. Mol Psychiatry. 1998;3(3):220–6.
29. Bora E, Harrison BJ, Davey CG, et al. Meta-analysis of volumetric abnormalities in cortico-striatal-pallidal-thalamic circuits in major depressive disorder. Psychol Med. 2012;42(4):671–81.
30. Kempton MJ, Salvador Z, Munafò MR, et al. Structural neuroimaging studies in major depressive disorder. Meta-analysis and comparison with bipolar disorder. Arch Gen Psychiatry. 2011;68(7):675–90.
31. Yu K, Cheung C, Leung M, et al. Are bipolar disorder and schizophrenia neuroanatomically distinct? An anatomical likelihood meta-analysis. Front Hum Neurosci. 2010;4:189.
32. Delgado PL. Depression: the case for a monoamine deficiency. J Clin Psychiatry. 2006;61(Suppl 6):7–11.
33. Ghasemi M, Phillips C, Trillo L, et al. The role of NMDA receptors in the pathophysiology and treatment of mood disorders. Neurosci Biobehav Rev. 2014;47:336–58.
34. Gorzalka BB, Hill MN. Putative role of endocannabinoid signaling in the etiology of depression and actions of antidepressants. Prog Neuro-Psychopharmacol Biol Psychiatry. 2011;35(7):1575–85.
35. Dantzer R, O'Connor JC, Freund GG, et al. From inflammation to sickness and depression: when the immune system subjugates the brain. Nat Rev Neurosci. 2008;9(1):46–56.
36. Felger JC. Role of inflammation in depression and treatment implications. Handb Exp Pharmacol. 2019;250:255–86.
37. Chen YH, Wang WM, Li IH, et al. Major depressive disorder increased risk of psoriasis: a propensity score matched cohort study. J Affect Disord. 2021;278:407–12.
38. Dalton EJ, Heinrichs RW. Depression in multiple sclerosis: a quantitative review of the evidence. Neuropsychology. 2005;19(2):152–8.
39. Figved N, Klevan G, Myhr KM, et al. Neuropsychiatric symptoms in patients with multiple sclerosis. Acta Psychiatr Scand. 2005;112(6):463–8.
40. Nouwen A, Winkley K, Twisk J, et al. European Depression in Diabetes (EDID) Research Consortium. Type 2 diabetes mellitus as a risk factor for the onset of depression: a systematic review and meta-analysis. Diabetologia. 2010;53(12):2480–6.
41. Van der Kooy K, van Hout H, Marwijk H, et al. Depression and the risk for cardiovascular diseases: systematic review and meta analysis. Int J Geriatr Psychiatry. 2007;22(7):613–26.
42. Lewinson RT, Vallerand IA, Lowerison MW, et al. Depression is associated with an increased risk of psoriatic arthritis among patients with psoriasis: a population-based study. J Invest Dermatol. 2017;137(4):828–35.
43. Howren MB, Lamkin DM, Suls J. Associations of depression with c-reactive protein, il-1, and il-6: a meta-analysis. Psychosom Med. 2009;71:171–86.
44. Dantzer R. Role of the kynurenine metabolism pathway in inflammation-induced depression: preclinical approaches. Curr Top Behav Neurosci. 2017;31:117–38.
45. Baraldi S, Hepgul N, Mondelli V, Pariante CM. Symptomatic treatment of interferon-α-induced depression in hepatitis C: a systematic review. J Clin Psychopharmacol. 2012;32(4):531–43.
46. Asnis GM, De La Garza R. Interferon-induced depression in chronic hepatitis c: a review of its prevalence, risk factors, biology, and treatment approaches. J Clin Gastroenterol. 2006;40(4):322–35.
47. Eisenberger NI, Inagaki TK, Rameson LT, et al. An fMRI study of cytokine-induced depressed mood and social pain: the role of sex differences. Neuroimage. 2009;47(3):881–90.
48. Harrison NA, Brydon L, Walker C, et al. Inflammation causes mood changes through alterations in subgenual cingulate activity and mesolimbic connectivity. Biol Psychiatry. 2009;66(5):407–14.

49. Müller N. COX-2 inhibitors, aspirin, and other potential anti-inflammatory treatments for psychiatric disorders. Front Psych. 2019;10:375.
50. De Berardis D, Conti CM, Serroni N, et al. The effect of newer serotonin-noradrenalin antidepressants on cytokine production: a review of the current literature. Int J Immunopathol Pharmacol. 2010;23(2):417–22.
51. Hannestad J, DellaGioia N, Gallezot J, et al. The neuroinflammation marker translocator protein is not elevated in individuals with mild-to-moderate depression: a [11C]PBR28 PET study. Brain Behav Immun. 2013;33:131–8.
52. Jenny M, Schröcksnadel S, Überall F, Fuchs D. The potential role of cannabinoids in modulating serotonergic signaling by their influence on tryptophan metabolism. Pharmaceuticals (Basel). 2010;3:2647–60.
53. Bakunina N, Pariante CM, Zunszain PA. Immune mechanisms linked to depression via oxidative stress and neuroprogression. Immunology. 2015;144(3):365–73.
54. Suzuki H, Ohgidani M, Kuwano N, et al. Suicide and microglia: recent findings and future perspectives based on human studies. Front Cell Neurosci. 2019;13:31.
55. Louveau A, Smirnov I, Keyes TJ, et al. Structural and functional features of central nervous system lymphatic vessels. Nature. 2015;523(7560):337–41.
56. Pariante CM, Lightman SL. The HPA axis in major depression: classical theories and new developments. Trends Neurosci. 2008;31(9):464–8.
57. Hill MN, Gorzalka BB. Is there a role of the endocannabinoid system in the etiology and treatment of melancholic depression? Behav Pharmacol. 2005;16:333–52.
58. Krantz DS, Manuck SB. Acute psychophysiologic reactivity and risk of cardiovascular disease: A review and methodologic critique. Psychol Bull. 1984;96(3):435–64.
59. Larkin KT, Brown LA, Tiani AG. Chapter 5 – The autonomic and neuroendocrine response to stress. In: Chantler PD, Larkin KT, Hrsg. Cardiovascular implications of stress and depression. London: Academic Press; 2020. S. 87–110.
60. Herbert J. Cortisol and depression: three questions for psychiatry. Psychol Med. 2013;43(3):449–69.
61. Mausbach BT, Dimsdale JE, Ziegler MG, et al. Depressive symptoms predict norepinephrine response to a psychological stressor task in Alzheimer's caregivers. Psychosom Med. 2005;67(4):638–42.
62. Whitaker AC, Batty GD, Gale CR, et al. Major depressive disorder, generalised anxiety disorder, and their comorbidity: associations with cortisol in the Vietnam experience study. Psychoneuroendocrinology. 2010;36(5):682–90.
63. Salomon K, Clift A, Karlsdóttir M, Rottenberg J. Major depressive disorder is associated with attenuated cardiovascular reactivity and impaired recovery among those free of cardiovascular disease. Health Psychol. 2009;28(2):157–65.
64. Burke HM, Davis MC, Otte C, Mohr DC. Depression and cortisol responses to psychological stress: a meta-analysis. Psychoneuroendocrinology. 2005;30(9):846–56.
65. Suzuki H, Belden AC, Spitznagel E, et al. Blunted stress cortisol reactivity and failure to acclimate to familiar stress in depressed and sub-syndromal children. Psychiatry Res. 2013;210(2):575–83.
66. Phillips A, Hunt K, Der G, Carroll D. Blunted cardiac reactions to acute psychological stress predict symptoms of depression five years later: evidence from a large community study. Psychophysiology. 2011;48:142–8.
67. Salomon K, Bylsma LM, White KE, et al. Is blunted cardiovascular reactivity in depression mood-state dependent? A comparison of major depressive disorder remitted depression and healthy controls. Int J Psychophysiol. 2013;90(1):50–7.
68. Carroll D, Phillips AC, Lovallo WR. Are large physiological reactions to acute psychological stress always bad for health? Soc Personal Compass (Health Section). 2009;3:725–43.
69. Weir GC, Bonner-Weir S. Five stages of evolving beta-cell dysfunction during progression to diabetes. Diabetes. 2005;53(Suppl 3):S16–21.

70. Figueiredo TC, de Oliveria JRM. Reconsidering the association between the major histocompatability complex and bipolar disorder. J Mol Neurosci. 2012;47:26–30.
71. Szabo ST, Nemeroff CB. Chapter 103 – Depression. In: Rosenberg RN, Pascual JM, Hrsg. Rosenberg's molecular and genetic basis of neurological and psychiatric disease. 5. Aufl. London: Academic Press; 2015. S. 1253–74.
72. Masi G, Brovedani P. The hippocampus, neurotrophic factors and depression: possible implications for the pharmacotherapy of depression. CNS Drugs. 2011;25(11):913–31.
73. Liu B, Liu J, Wang M, et al. From serotonin to neuroplasticity: evolvement of theories for major depressive disorder. Front Cell Neurosci. 2017;11:305.
74. Xu L, Anwyl R, Rowan MJ. Behavioural stress facilitates the induction of long-term depression in the hippocampus. Nature. 1997;387(6632):497–500.
75. Lee BH, Kim YK. The roles of BDNF in the pathophysiology of major depression and in antidepressant treatment. Psychiatry Investig. 2010;7:231–5.
76. Dang YH, Ma XC, Zhang JC, et al. Targeting of NMDA receptors in the treatment of major depression. Curr Pharm Des. 2014;20(32):5151–9.
77. Inoshita M, Umehara H, Watanage SY, et al. Elevated peripheral blood glutamate levels in major depressive disorder. Neuropsychiatr Dis Treat. 2018;14:945–53.
78. Yüksel C, Öngür D. Magnetic resonance spectroscopy studies of glutamate-related abnormalities in mood disorders. Biol Psychiatry. 2010;68(9):785–94.
79. Levine J, Panchalingam K, Rapoport A, et al. Increased cerebrospinal fluid glutamine levels in depressed patients. Biol Psychiatry. 2000;47(7):586–93.
80. Hasler G, van der Veen JW, Tumonis T, et al. Reduced prefrontal glutamate/glutamine and γ-aminobutyric acid levels in major depression determined using proton magnetic resonance spectroscopy. Arch Gen Psychiatry. 2007;64(2):193–200.
81. Vostrikov VM, Uranova NA, Orlovskaya DD, et al. Deficit of perineuronal oligodendrocytes in the prefrontal cortex in schizophrenia and mood disorders. Schizophr Res. 2007;94:273–80.
82. Murr C, Widner B, Sperner-Unterweger B, et al. Immune reaction links disease progression in cancer patients with depression. Med Hypotheses. 2000;55(2):137–40.
83. Capuron L, Neurauter G, Musselman DL, et al. Interferon-alpha-induced changes in tryptophan metabolism. Relationship to depression and paroxetine treatment. Biol Psychiatry. 2003;54(9):906–14.
84. Oxenkrug GF. Serotonin – kynurenine hypothesis of depression: historical overview and recent developments. Curr Drug Targets. 2013;14(5):514–21.
85. Oxenkrug GF. Tryptophan-kynurenine metabolism as a common mediator of genetic and environmental impacts in major depressive disorder: the serotonin hypothesis revisited 40 years later. Isr J Psychiatry Relat Sci. 2010;47(1):56–63.
86. Müller N, Schwarz M. A psychoneuroimmunological perspective to Emil Kraepelins dichotomy: schizophrenia and major depression as inflammatory CNS disorders. Eur Arch Psychiatry Clin Neurosci. 2008;258:97–106.
87. Ramirez LA, Perez-Padilla EA, Garcia-Oscos F, et al. A new theory of depression based on the serotonin/kynurenine relationship and the hypothalamic pituitary-adrenal axis. Biomedica. 2018;38(3):437–50.
88. Kwidzinski E, Bechmann I. IDO expression in the brain: a double-edged sword. J Mol Med (Berl). 2007;85(12):1351–9.
89. Silote GP, Sartima A, Sales A, et al. Emerging evidence for the antidepressant effect of cannabidiol and the underlying molecular mechanisms. J Chem Neuroanat. 2019; 98: 104–16.
90. Hill MN, Hillard CJ, Bambico FR, et al. The therapeutic potential of the endocannabinoid system for the development of a novel class of antidepressants. Trends Pharmacol Sci. 2009a;30(9):484–93.
91. World Health Organization (WHO). World Health Organization Expert Committee on drug dependence pre-review. Delta-9-tetrahydrocannabinol. Genf, 2018.

92. Giacobbe J, Marrocu A, Di Benedetto MG, et al. A systematic, integrative review of the effects of the endocannabinoid system on inflammation and neurogenesis in animal models of affective disorders. Brain Behav Immun. 2021;93:353–67.
93. Micale V, Di Marzo V, Sulcova A, et al. Endocannabinoid system and mood disorders: priming a target for new therapies. Pharmacol Ther. 2015b;138:18–37.
94. Bambico FR, Hattan PR, Garant JP, Gobbi G. Effect of delta-9-tetrahydrocannabinol on behavioral despair and on pre- and postsynaptic serotonergic transmission. Prog Neuropsychopharmacol Biol Psychiatry. 2012;38:88–96.
95. Aso E, Renoir T, Mengod G, et al. Lack of CB_1 receptor activity impairs serotonergic negative feedback. J Neurochem. 2009;109(3):935–44.
96. Beyer CE, Dwyer JM, Piesla MJ, et al. Depression-like phenotype following chronic CB1 receptor antagonism. Neurobiol Dis. 2012;39(2):148–55.
97. Marco EM, Garcia-Gutierrez MS, Bermudez-Silva F-J, et al. Endocannabinoid system and psychiatry: in search of a neurobiological basis for detrimental and potential therapeutic effects. Front Behav Neurosci. 2011;5:63.
98. Aso E, Ozaita A, Valdizan EM, et al. BDNF impairment in the hippocampus is related to enhanced despair behavior in CB1 knockout mice. J Neurochem. 2008;105:565–72.
99. Sanchis-Segura C, Cline BH, Marsicano G, et al. Reduced sensitivity to reward in CB1 knockout mice. Psychopharmacology. 2004;176:223–32.
100. Steiner MA, Wanisch K, Monory K, et al. Impaired cannabinoid receptor type 1 signaling interferes with stress-coping behavior in mice. Pharmacogenomics J. 2008;8:196–208.
101. Martin M, Ledent C, Parmentier M, et al. Involvement of CB1 cannabinoid receptors in emotional behaviour. Psychopharmacology. 2002;159(4):379–87.
102. Uriguen L, Perez-Rial S, Ledent C, et al. Impaired action of anxiolytic drugs in mice deficient in cannabinoid CB1 receptors. Neuropharmacology. 2004;46:966–73.
103. Christensen R, Kristensen PK, Bartels EM, et al. Efficacy and safety of the weight-loss drug rimonabant: a meta-analysis of randomised trials. Lancet. 2007;370(9600):1706–13.
104. Moreira FA, Crippa JA. The psychiatric side-effects of rimonabant. Braz J Psychiatry. 2009;31(2):145–53.
105. de Wit L, Luppino F, Van Straten A, et al. Depression and obesity: a meta-analysis of community-based studies. Psychiatry Res. 2010;178(2):230–5.
106. Suarez J, Rivera P, Rey AA, et al. Adipocyte cannabinoid CB1 receptor deficiency alleviates high fat diet-induced memory deficit, depressive-like behavior, neuroinflammation and impairment in adult neurogenesis. Psychoneuroendocrinology. 2019;110:104418.
107. Bahi A, Al Mansouri S, Al Memari E, et al. β-Caryophyllene, a CB_2 receptor agonist produces multiple behavioral changes relevant to anxiety and depression in mice. Physiol Behav. 2014;135:119–24.
108. Garcia-Gutierrez MS, Perez-Ortiz JM, Gutierrez-Adan A, Manzanares J. Depression-resistant endophenotype in mice overexpressing cannabinoid CB_2 receptors. Br J Pharmacol. 2010;160(7):1773–84.
109. Yu H, Chen ZY. The role of BDNF in depression on the basis of its location in the neural circuitry. Acta Pharmacol Sin. 2010;32:3–11.
110. Ortega-Alvaro A, Aracil-Fernandez A, García-Gutiérrez MS, et al. Deletion of CB2 cannabinoid receptor induces schizophrenia-related behaviors in mice. Neuropsychopharmacology. 2011;36:1489–504.
111. Onaivi ES, Ishiguro H, Gong JP, et al. Brain neuronal CB2 cannabinoid receptors in drug abuse and depression: from mice to human subjects. PLoS One. 2008;3:e1640.
112. Valverde O, Torrens M. CB1 receptor-deficient mice as a model for depression. Neuroscience. 2012;204:193–206.
113. Beyer CE, Dwyer JM, Piesla MJ, et al. Depression-like phenotype following chronic CB1 receptor antagonism. Neurobiol Dis. 2010;39:148–55.
114. Wang W, Sun D, Pan B, et al. Deficiency in endocannabinoid signaling in the nucleus accumbens induced by chronic unpredictable stress. Neuropsychopharmacology. 2010;35(11):2249–61.

115. Hill MN, Carrier EJ, McLaughlin RJ, et al. Regional alterations in the endocannabinoid system in an animal model of depression: effects of concurrent antidepressant treatment. J Neurochem. 2008a;106(6):2322–36.
116. Hill MN, Patel S, Carrier EJ, et al. Downregulation of endocannabinoid signaling in the hippocampus following chronic unpredictable stress. Neuropsychopharmacology. 2005;30:508–15.
117. Bortolato M, Mangieri RA, Fu J, et al. Anti-depressant-like activity of the fatty acid amide hydrolase inhibitor URB597 in a rat model of chronic mild stress. Biol Psychiatry. 2007;62(10):1103–10.
118. Gobbi G, Bambico FR, Mangieri R, et al. Anti-depressant like activity and modulation of brain monoaminergic transmission by blockade of anandamide hydrolysis. Proc Natl Acad Sci U S A. 2005;103:18620–5.
119. Tejeda-Martínez AR, Viveros-Paredes JM, Hidalgo-Franco GV, et al. Chronic inhibition of FAAH reduces depressive-like behavior and improves dentate gyrus proliferation after chronic unpredictable stress exposure. Behav Neurol. 2021;2021:6651492.
120. Jiang HX, Ke BW, Liu J, et al. Inhibition of fatty acid Amide hydrolase improves depressive-like behaviors independent of its peripheral antinociceptive effects in a rat model of neuropathic pain. Anesth Analg. 2019;129(2):587–97.
121. Patel S, Roelke CT, Rademacher DJ, et al. Inhibition of restraint stress-induced neural and behavioural activation by endogenous cannabinoid signalling. Eur J Neurosci. 2005;21(4):1057–69.
122. Navarria A, Tamburella A, Iannotti FA, et al. The dual blocker of FAAH/TRPV1 N-arachidonoylserotonin reverses the behaviour despair induced by stress in rats and modulates the HPA-axis. Pharmacol Res. 2014;87:151–9.
123. Alteba S, Zer-Aviv M, Tenenhaus A, et al. Antidepressant-like effects of URB597 and JZL184 in male and female rats exposed to early life stress. Eur Neuropsychopharmacol. 2020;39:70–86.
124. Adamczyk P, Golda A, McCreary AC, Filip M, Przegalinski E. Activation of endocannabinoid transmission induces antidepressant-like effects in rats. J Physiol Pharmacol. 2008;59:217–28.
125. Choi K, Le T, McGuire J, et al. Expression pattern of the cannabinoid receptor genes in the frontal cortex of mood disorder patients and mice selectively bred for high and low fear. J Psychiatr Res. 2012;46(7):882–9.
126. Hungund B, Vinod K, Kassir S, et al. Upregulation of CB 1 receptors and agonist-stimulated [35 S]GTPγS binding in the prefrontal cortex of depressed suicide victims. Molecular Psychiatry. 2004;9:184–90.
127. Koethe D, Llenos IC, Dulay JR, et al. Expression of CB1 cannabinoid receptor in the anterior cingulate cortex in schizophrenia, bipolar disorder, and major depression. J Neural Transm (Vienna). 2007;114(8):1055–63.
128. Topol EJ, Bousser MG, Fox KA, et al. Rimonabant for prevention of cardiovascular events (CRESCENDO): a randomised, multicentre, placebo-controlled trial. Lancet. 2010;376(9740):517–23.
129. Hill MN, Miller GE, Carrier EJ, et al. Circulating endocannabinoids and N-acyl ethanolamines are differentially regulated in major depression and following exposure to social stress. Psychoneuroendocrinology. 2009b;34(8):1257–62.
130. Barry A, O'Halloran KD, McKenna JP, et al. Plasma N-acylethanolamine and endocannabinoid levels in burning mouth syndrome: potential role in disease pathogenesis. J Oral Pathol Med. 2018;47(4):440–2.
131. Vinod KY, Arango V, Xie S, et al. Elevated levels of endocannabinoids and CB1 receptor-mediated G-protein signaling in the prefrontal cortex of alcoholic suicide victims. Biol Psychiatry. 2005;57:480–6.
132. Ho WS, Hill MN, Miller GE, et al. Serum contents of endocannabinoids are correlated with blood pressure in depressed women. Lipids Health Dis. 2012;11:32.

133. Hill MN, Miller GE, Ho WS, et al. Serum endocannabinoid content is altered in females with depressive disorders: a preliminary report. Pharmacopsychiatry. 2008b;41:48–53.
134. Paolucci EM, Loukov D, Bowdish DME, et al. Exercise reduces depression and inflammation but intensity matters. Biol Psychol. 2018;133:79–84.
135. Heyman E, Gamelin FX, Goekint M, et al. Intense exercise increases circulating endocannabinoid and BDNF levels in humans – possible implications for reward and depression. Psychoneuroendocrinology. 2012;37(6):844–51.
136. Kong X, Miao Q, Lu X, et al. The association of endocannabinoid receptor genes (CNR1 and CNR2) polymorphisms with depression: a meta-analysis. Medicine (Baltimore). 2019;98(46):e17403.
137. Hillard CJ, Liu QS. Endocannabinoid signaling in the etiology and treatment of major depressive illness. Curr Pharm Des. 2014;20:3795–811.
138. Barrero FJ, Ampuero I, Morales B, et al. Depression in Parkinson's disease is related to a genetic polymorphism of the cannabinoid receptor gene (CNR1). Pharmacogenomics J. 2005;5:135–41.
139. Domschke K, Dannlowski U, Ohrmann P, et al. Cannabinoid receptor 1 (CNR1) gene: impact on antidepressant treatment response and emotion processing in major depression. Eur Neuropsychopharmacol. 2008;18:751–9.
140. Juhasz G, Chase D, Pegg E, et al. CNR1 gene is associated with high neuroticism and low agreeableness and interacts with recent negative life events to predict current depressive symptoms. Neuropsychopharmacology. 2009;34:2019–27.
141. Monteleone P, Bifulco M, Maina G, et al. Investigation of CNR1 and FAAH endocannabinoid gene polymorphisms in bipolar disorder and major depression. Pharmacol Res. 2010;61:400–4.
142. McPartland JM, Guy GW, Di Marzo V. Care and feeding of the endocannabinoid system: a systematic review of potential clinical interventions that upregulate the endocannabinoid system. PLoS One. 2014;9(3):e89566.
143. Hill MN, Ho WSV, Sinopoli KJ, et al. Involvement of the endocannabinoid system in the ability of long-term tricyclic antidepressant treatment to suppress stress-induced activation of the hypothalamic-pituitary-adrenal axis. Neuropsychopharmacology. 2006;31(12):2591–9.
144. Hill MN, Ho WSV, Hillard CJ, et al. Differential effects of the antidepressants tranylcypromine and fluoxetine on limbic cannabinoid receptor binding and endocannabinoid contents. J Neural Transm. 2008c;115(12):1673–9.
145. Ferreira FF, Ribeiro FF, Rodrigues RS, et al. Brain-derived neurotrophic factor (BDNF) role in cannabinoid-mediated neurogenesis. Front Cell Neurosci. 2018;12:441.
146. Wyrofsky R, McGonigle P, Van Bockstaele EJ. Drug discovery strategies that focus on the endocannabinoid signaling system in psychiatric disease. Expert Opin Drug Discov. 2015;10(1):17–36.
147. Palazuelos J, Ortega Z, Díaz-Alonso J, et al. CB2 cannabinoid receptors promote neural progenitor cell proliferation via mTORC1 signaling. J Biol Chem. 2012;287(2):1198–209.
148. Flannery LE, Kerr DM, Finn DP, Roche M. FAAH inhibition attenuates TLR3-mediated hyperthermia, nociceptive- and anxiety-like behaviour in female rats. Behav Brain Res. 2018;353:11–20.
149. Sayd A, Anton M, Alen F, et al. Systemic administration of oleoylethanolamide protects from neuroinflammation and anhedonia induced by LPS in rats. Int J Neuropsychopharmacol. 2015;18:1–14.
150. Petit-Demouliere B, Chenu F, Bourin M. Forced swimming test in mice a review of antidepressant activity. Psychopharmacology. 2005;177:245–55.
151. Zlebnik NE, Cheer JF. Beyond the CB1 receptor: is cannabidiol the answer for disorders of motivation? Annu Rev Neurosci. 2016;39:1–17.
152. Al-alfy AT, Ivey K, Robinson K, et al. Antidepressant-like effect of Δ 9 -tetrahydrocannabinol and other cannabinoids isolated from *Cannabis sativa* L. Pharmacol Biochem Behav. 2010;95:434–42.

153. Crippa JA, Guimaraes FS, Campos AC, Zuardi AW. Translational investigation of the therapeutic potential of cannabidiol (CBD): toward a new age. Front Immunol. 2018;9:2009.
154. Granjeiro EM, Gomes FV, Guimarães FS, et al. Effects of intracisternal administration of cannabidiol on the cardiovascular and behavioral responses to acute restraint stress. Pharmacol Biochem Behav. 2011;99:743–8.
155. Linge R, Jimenez-Sanches L, Campa L, et al. Cannabidiol induces rapid-acting antidepressant-like effects and enhances cortical 5-HT/glutamate neurotransmission: role of 5-HT_{1A} receptors. Neuropharmacology. 2016;103:16–26.
156. Resstel LB, Tavares RF, Lisboa SF, et al. 5-HT_{1A} receptors are involved in the cannabidiol-induced attenuation of behavioral and cardiovascular responses to acute restraint stress in rats. Br J Pharmacol. 2009;156:181–8.
157. Sales AJ, Crestani CC, Guimaraes S, Joca SRL. Antidepressant-like effect induced by cannabidiol is dependent on brain serotonin levels. Prog Neuro-Psychopharmacol Biol Psychiatry. 2018;S0278-5846(18):30116–7.
158. Zanelati TV, Biojone C, Moreira FA, et al. Antidepressant-like effects of cannabidiol in mice: possible involvement of 5-HT_{1A} receptors. Br J Pharmacol. 2010;159(1):122–8.
159. Sartim AG, Guimaraes FS, Joca SRL. Antidepressant-like effect of cannabidiol injection into the ventral medial prefrontal cortex-possible involvement of 5-HT1A and CB1 receptors. Behav Brain Res. 2016;303:218–27.
160. Campos AC, Ortega Z, Palazuelos J, et al. The anxiolytic effect of cannabidiol on chronically stressed mice depends on hippocampal neurogenesis: involvement of the endocannabinoid system. Int J Neuropsychopharmacol. 2013;16(6):1407–19.
161. David DJ, Wang J, Samuels BA, et al. Implications of the functional integration of adult-born hippocampal neurons in anxiety-depression disorders. Neuroscientist. 2010;16:578–91.
162. Bis-Humbert C, Garcia-Cabrerizo R, Garcia-Fuster MJ. Decreased sensitivity in adolescent versus adult rats to the antidepressant-like effects of cannabidiol. Psychopharmacology. 2020;237:1621–31.
163. Luján MÁ, Castro-Zavala A, Alegre-Zurano L, Valverde O. Repeated cannabidiol treatment reduces cocaine intake and modulates neural proliferation and CB1R expression in the mouse hippocampus. Neuropharmacology. 2018;143:163–75.
164. Wolf SA, Bick-Sander A, Fabel K, et al. Cannabinoid receptor CB1 mediates baseline and activity-induced survival of new neurons in adult hippocampal neurogenesis. Cell Commun Signal. 2010;8:12.
165. Schiavon AP, Bonato JM, Milani H, et al. Influence of single and repeated cannabidiol administration on emotional behavior and markers of cell proliferation and neurogenesis in non-stressed mice. Prog Neuro-Psychopharmacol Biol Psychiatry. 2016;64:27–34.
166. Sartim AG, Sales AJ, Guimarães FS, Joca SR. Hippocampal mammalian target of rapamycin is implicated in stress-coping behavior induced by cannabidiol in the forced swim test. J Psychopharmacol. 2018;32(8):922–31.
167. Florensa-Zanuy E, Garro-Martinez E, Albert Adell A, et al. Cannabidiol antidepressant-like effect in the lipopolysaccharide model in mice: modulation of inflammatory pathways. Biochem Pharmacol. 2021;185:114433.
168. Chaves YC, Genaro K, Stern CA, et al. Two-weeks treatment with cannabidiol improves biophysical and behavioral deficits associated with experimental type-1 diabetes. Neurosci Lett. 2020;729:135020.
169. Hen-Shoval D, Amra S, Shbiro L, et al. Acute oral cannabidiolic acid methyl ester reduces depression-like behaviour in two genetic animal models of depression. Behav Brain Res. 2018;351:1–3.
170. Laczkovics C, Kothgassner OD, Felnhofer A, et al. Cannabidiol treatment in an adolescent with multiple substance abuse, social anxiety and depression. Neuropsychiatrie. 2021;35:31–4.

171. Shunney AG. CBD cases & clinical pearls: anxiety & depression. Botanical medicine, clinical pearls, mind/body. https://ndnr.com/category/botanical-medicine/. Zugegriffen: 19. März 2021.
172. Hershkowitz M, Szechtman H. Pretreatment with δ^1-tetrahydrocannabinol and psychoactive drugs: effects on uptake of biogenic amines and on behaviour. Eur J Pharmacol. 1979;59:267–76.
173. Bambico FR, Katz N, Debonnel G, Gobbi G. Cannabinoids elicit antidepressant-like behavior and activate serotonergic neurons through the medial prefrontal cortex. J Neurosci. 2007;27:11700–11.
174. Bambico FR, Gobbi G. The cannabinoid CB1 receptor and the endocannabinoid anandamide: possible antidepressant targets. Expert Opin Ther Targets. 2008;12(11):1347–66.
175. Bambico FR, Duranti A, Tontini A, Tarzia G, Gobbi G. Endocannabinoids in the treatment of mood disorders: evidence from animal models. Curr Pharm Des. 2009;15:1623–46.
176. Malone DT, Taylor DA. Modulation by fluoxetine of striatal dopamine release following Δ^9-tetrahydrocannabinol: a microdialysis study in conscious rats. Br J Pharmacol. 1999;128:21–6.
177. Tanda G, Pontieri FE, Di Chiara G. Cannabinoid and heroin activation of mesolimbic dopamine transmission by a common mu1 opioid receptor mechanism. Science. 1997;276:2048–50.
178. Zamberletti E, Gabaglio M, Prini P, et al. Cortical neuroinflammation contributes to long-term cognitive dysfunction following adolescent delta-9-tetrahydrocannabinol treatment in female rats. Eur Neuropsychopharmacol. 2015;25:2404–15.
179. Denson TF, Earleywine M. Decreased depression in marijuana users. Addict Behav. 2006;31(4):738–42.
180. Gruber AJ, Pope HG, Brown ME. Do patients use marijuana as an antidepressant? Depression. 1996;4(2):77–80.
181. Lintzeris N, Driels J, Elias N, et al. Medicinal cannabis in Australia 2016: the Cannabis as medicine survey (CAMS-16). Med J Aust. 2018;209(5):211–6.
182. Sexton M, Cuttler C, Finnell JS, Mischley LK. A cross-sectional survey of medical cannabis users: patterns of use and perceived efficacy. Cannabis Cannabinoid Res. 2016;1(1):131–8.
183. Schlienz NJ, Scalsky R, Martin EL, et al. A cross-sectional and prospective comparison of medicinal cannabis users and controls on self-reported health. Cannabis Cannabinoid Res. 2020;6(6):548–58.
184. Cuttler C, et al. A naturalistic examination of the perceived effects of cannabis on negative affect. J Affect Disord. 2018;235:198–205.
185. Li X, Diviant JP, Stith SS, et al. The effectiveness of *cannabis* flower for immediate relief from symptoms of depression. Yale J Biol Med. 2020;93(2):251–64.
186. National Academies of Sciences, Engineering & Medicine. The health effects of cannabis and cannabinoids. Washington: National Academies of Sciences, Engineering & Medicine; 2017.
187. Childs E, Lutz AA, de Wit H. Dose-related effects of delta-9-THC on emotional responses to acute psychosocial stress. Drug Alcohol Depend. 2017;177:136–44.
188. Narang S, Gibson D, Wasan AD, et al. Efficacy of dronabinol as an adjuvant treatment for chronic pain patients on opioid therapy. J Pain. 2008;9(3):254–64.
189. Portenoy RK, Ganae-Motan ED, Allende S, et al. Nabiximols for opioid-treated cancer patients with poorly controlled chronic pain: a randomized, placebo-controlled, graded-dose trial. J Pain. 2012;13:438–49.
190. Rog DJ, Nurmikko TJ, Friede T, Young CA. Randomized, controlled trial of cannabis-based medicine in central pain in multiple sclerosis. Neurology. 2005;65(6):812–9.
191. Wade DT, Makela P, Robson P, et al. Do cannabis-based medicinal extracts have general or specific effects on symptoms in multiple sclerosis? A double-blind, randomized, placebo-controlled study on 160 patients. Mult Scler J. 2004;10(4):434–41.

192. Skrabek RQ, Galimova L, Ethans K, Perry D. Nabilone for the treatment of pain in fibromyalgia. J Pain. 2008;9(2):164–73.
193. Fiz J, Duran M, Capella D, et al. Cannabis use in patients with fibromyalgia: effect on symptoms relief and health-related quality of life. PLoS One. 2011;6(4):e18440.
194. Crupi R, Paterniti IA, Ahmad A, et al. Effects of palmitoylethanolamide and luteolin in an animal model of anxiety/depression. CNS Neurol Disord Drug Targets. 2013;12:989–1001.
195. Ghazizadeh-Hashemi M, Ghajar A, Shalbafan MR, et al. Palmitoylethanolamide as adjunctive therapy in major depressive disorder: a double-blind, randomized and placebo-controlled trial. J Affect Disord. 2018;232:127–33.
196. Yu HL, Deng XQ, Li YJ, et al. N-palmitoylethanolamide, an endocannabinoid, exhibits antidepressant effects in the forced swim test and the tail suspension test in mice. Pharmacol Rep. 2011;63:834–9.
197. Guida F, Luongo L, Boccella S, et al. Palmitoylethanolamide induces microglia changes associated with increased migration and phagocytic activity: involvement of the CB2 receptor. Sci Rep. 2017;7(1):375.
198. Bovasso G. Cannabis abuse as a risk factor for depressive symptoms. Am J Psychiatry. 2001;158:2033–7.
199. Chen CY, Wagner FA, Anthony JC. Marijuana use and the risk of major depressive episode. Epidemiological evidence from the United States National Comorbidity Survey. Soc Psychiatry Psychiatr Epidemiol. 2002;37:199–206.
200. Gorfinkel LR, Stohl M, Hasin D. Association of depression with past-month cannabis use among US adults aged 20 to 59 years, 2005 to 2016. JAMA. 2020;3(8):e2013802.
201. Grant BF, Hasin DS, Stinson FS, et al. Co-occurrence of 12-month mood and anxiety disorders and personality disorders in the US: results from the national epidemiologic survey on alcohol and related conditions. J Psychiatr Res. 2005;39:1–9.
202. Kedzior LL, Laeber T. A positive association between anxiety disorders and cannabis use or cannabis use disorders in the general population: a meta-analysis of 31 studies. BMC Psychiatry. 2014;14:136.
203. Lev-Ran S, Roerecke M, Le Foll B, et al. The association between cannabis use and depression: a systematic review and meta-analysis of longitudinal studies. Psychol Med. 2014;44:797–810.
204. Harder VS, Morral AR, Arkes J. Marijuana use and depression among adults: testing for causal associations. Addiction. 2006;101(10):1463–72.
205. Moore THM, Zammit S, Lingford-Hughes A, et al. Cannabis use and risk of psychotic or affective mental health outcomes: a systematic review. Lancet. 2007;370(9584):319–28.
206. Danielsson A-K, Lundin A, Agardh E, et al. Cannabis use, depression and anxiety: a 3-year prospective population-based study. J Affect Disord. 2016;193:103–8.
207. Manrique-Garcia E, Zammit S, Dalman C, et al. Cannabis use and depression: a longitudinal study of a national cohort of Swedish conscripts. Psychiatry. 2012;12:112.
208. Gobbi G, Atkin T, Zytynski T, et al. Association of cannabis use in adolescence and risk of depression, anxiety, and suicidality in young adulthood: a systematic review and meta-analysis. JAMA Psychiat. 2019;76(4):426–34.
209. Hengartner MP, Angst J, Ajdacic-Gross V, et al. Cannabis use during adolescence and the occurrence of depression, suicidality and anxiety disorder across adulthood: findings from a longitudinal cohort study over 30 years. J Affect Disord. 2020;272:98–103.
210. Patton GC, Coffey C, Carlin J, et al. Cannabis use and mental health in young people: cohort study. BMJ. 2002;325:1195–8.
211. D'Souza CP, Cortes-Briones JA, Ranganathan M, et al. Rapid changes in CB1 receptor availability in cannabis dependent males after abstinence from cannabis. Biol Psychiatry Cogn Neurosci Neuroimaging. 2016;1(1):60–7.
212. Anderson DM, Rees DI, Sabia JJ. Medical marijuana laws and suicides by gender and age. Am J Public Health. 2014;104(12):2369–76.
213. Bartos BJ, Kubrin CE, Newark C. Medical marijuana laws and suicide. Arch Suicide Res. 2019;14:1–14.

214. Fu Q, Heath AC, Bucholz KK, et al. Shared genetic risk of major depression, alcohol dependence and marijuana dependence: contribution to antisocial personality disorder in men. Arch Gen Psychiatry. 2002;59:1125–32.
215. Lynskey MT, Glowinski AL, Todorov AA, et al. Major depressive disorder, suicidal ideation, and suicide attempt in twins discordant for cannabis dependence and early-onset cannabis use. Arch Gen Psychiatry. 2004;61(10):1026–32.
216. Gallily R, Yekhtin Z, Hanuš LO. Overcoming the bell-shaped dose-response of cannabidiol by using cannabis extract enriched in cannabidiol. Pharmacology & Pharmacy. 2015;6:75–85.
217. Shannon S, Lewis N, Lee H, Hughes S. Cannabidiol in anxiety and sleep: a large case series. Perm J. 2019;23:18–041.
218. Elms L, Shannon S, Hughes S, Lewis N. Cannabidiol in the treatment of post-traumatic stress disorder: a case series. J Altern Complement Med. 2019;25(4):392–7.
219. Pamplona FA, da Silva LR, Coan AC, et al. Potential clinical benefits of CBD-rich *cannabis* extracts over purified CBD in treatment-resistant epilepsy: observational data meta-analysis. Front Neurol. 2018;9:759.
220. Zgair A, Lee JB, Wong JCM, et al. Oral administration of cannabis with lipids leads to high levels of cannabinoids in the intestinal lymphatic system and prominent immunomodulation. Sci Rep. 2017;7(1):14542.

Posttraumatische Belastungsstörung

7

Einleitung

Beobachtungsstudien, insbesondere bei Kriegsveteranen, deuten darauf hin, dass viele Menschen Cannabis verwenden, um die mit der posttraumatischen Belastungsstörung (PTBS) verbundenen Symptome zu lindern. Querschnittsstudien haben ergeben, dass PTBS-Patienten angaben, Cannabis zur Bewältigung von Hyperarousal, zur Stressbewältigung und zum Schlafen zu verwenden [1–3]. Andere Studien haben Zusammenhänge zwischen PTBS, Cannabiskonsum und Cannabisgebrauchsstörung festgestellt [4]. Obwohl wir PTBS häufig mit den militärischen Streitkräften assoziieren, ist PTBS keineswegs nur bei diesen Männern und Frauen sowie anderen Ersthelferberufen zu finden. Bei Geflüchteten ist PTBS die am häufigsten genannte Verhaltensstörung, mit einer Prävalenz von 15 % bis 80 % [5]. Sie ist aber auch bei Frauen und Kindern infolge häuslicher Gewalt und Missbrauchs sehr häufig, einer nicht so öffentlich sichtbaren demografischen Gruppe.

Die Pathophysiologie der PTBS ist, wenig überraschend, komplex. Sie wurde als Angststörung, als Störung der Dysregulation von Furcht und der Verarbeitung von mit dem Trauma assoziierten Reizen sowie als paradoxe Gedächtnisstörung beschrieben. Wir haben bereits gesehen, dass das Endocannabinoidsystem (ECS) eng an der Regulation unserer Stressreaktion sowie an Angst und Depression beteiligt ist. Diese Zustände sind auch mit PTBS verflochten.

Dieses Kapitel
Dieses Kapitel untersucht, was PTBS ist, ihre Prävalenz, ihre Pathophysiologie und wie das Endocannabinoidsystem daran beteiligt sein könnte. Durch das Verständnis der Pathophysiologie könnten wir beginnen zu begreifen, wie medizinisches Cannabis und einige seiner wichtigsten Bestandteile bei der Behandlung der Symptome und zugrunde liegenden Mechanismen helfen könnten. Wir beleuchten die Evidenz zum Einsatz von medizinischem Cannabis bei der Behandlung von

K. O'Brien und P. Blair, *Medizinisches Cannabis und CBD in der psychischen Gesundheitsversorgung,* https://doi.org/10.1007/978-3-032-14521-5_7

PTBS, einschließlich präklinischer und klinischer Studien, und schließen mit zwei Fallbeispielen aus der Praxis von Philip Blair ab.

Was ist PTBS?

PTBS ist eine schwerwiegende psychische Erkrankung mit neurobiologischen Auffälligkeiten, die sich nach der Exposition gegenüber einem lebensbedrohlichen oder traumatischen Ereignis entwickeln kann. Sie ist durch drei Hauptsymptomgruppen gekennzeichnet:

1. Wiedererleben: Anhaltendes Wiedererleben des Traumas, Albträume und Flashbacks (des Ereignisses) sowie intensive physiologische und psychische Reaktionen auf innere und äußere Hinweise oder Reize
2. Vermeidungssymptome: Vermeidung von traumaassoziierten Reizen, Vermeidung von Orten, die an das traumatische Ereignis erinnern, Ausweichen vor Gedanken oder Gefühlen sowie Personen, die an das Trauma erinnern, emotionale Abstumpfung und vermindertes Interesse an Aktivitäten
3. Hyperarousalsymptome: Schlafstörungen (Einschlaf- oder Durchschlafstörungen), Wut, Reizbarkeit, Überwachsamkeit und übersteigerter Schreckreflex [6–8]

PTBS als Angststörung und paradoxe Gedächtnisstörung

PTBS wird als Angststörung betrachtet, die durch unangemessenes, anhaltendes und unkontrolliertes Abrufen traumatischer Erinnerungen gekennzeichnet ist [9], sowie als paradoxe Gedächtnisstörung [10]. Sie wurde auch als Störung der Dysregulation von Furcht und der Verarbeitung von mit dem Trauma assoziierten Reizen beschrieben [7]. Die Bezeichnung als „paradoxe Gedächtnisstörung" rührt daher, dass es sowohl aufdringliche Erinnerungen oder das Wiedererleben bestimmter Aspekte des Traumas (Flashbacks) als auch Amnesien für andere Aspekte gibt [10–12]. Situationen, die an das traumatische Ereignis erinnern, können aufdringliche Erinnerungen oder Flashbacks auslösen, wobei das Trauma mit hoher Erregung (emotional und sensorisch intensiv) erneut erlebt wird. Gleichzeitig treten Gedächtnisveränderungen auf, mit Schwierigkeiten beim Erinnern der entsprechenden Kontextinformationen und der chronologischen Abfolge der Ereignisse [10, 11].

Es gibt erhebliche Unterschiede zwischen Individuen hinsichtlich der Art der nach einem Trauma erlebten Symptome sowie deren Dauer und Verlauf. Wichtig ist, dass nicht jeder, der ein Trauma erlebt, eine PTBS entwickelt [13], und viele, die daran erkranken, erholen sich spontan [14]. Bei denjenigen, die remittieren, kann es zu Rückfällen kommen, und sie haben ein hohes Risiko für das Wiederauftreten von Symptomen oder einer voll ausgeprägten PTBS [15, 16]. Verschiedene Faktoren beeinflussen das Ausmaß der PTBS-Symptome und bestimmen die

Resilienz gegenüber Traumata. Dazu zählen frühe Lebenserfahrungen, genetische Veranlagung und das soziale Unterstützungsnetzwerk [17].

DSM-5-Definition

Die posttraumatische Belastungsstörung (PTBS) wird im *Diagnostic and Statistical Manual of Mental Disorders, Fifth Edition* (DSM-5) als trauma- und stressorbezogene Störung definiert [6]. Laut DSM-5 basiert die Diagnose darauf, dass die betroffene Person einem traumatischen Ereignis ausgesetzt war (Kriterium A) und anschließend die Kriterien B (intrusive Symptome), C (Vermeidung), D (negative Veränderungen in Kognitionen und/oder Stimmung) und E (Veränderungen in Erregung und Reaktivität) erfüllt, die im Folgenden näher erläutert werden (siehe Tab. 7.1). Die Dauer der Störung (Kriterien B, C, D und E) muss mehr als einen Monat betragen, und die Störung muss zu klinisch bedeutsamem Leiden oder Beeinträchtigungen in sozialen, beruflichen oder anderen wichtigen Funktionsbereichen führen und darf nicht auf die physiologischen Wirkungen einer Substanz (z. B. Medikamente oder Alkohol) oder einer anderen medizinischen Erkrankung zurückzuführen sein [6].

Im DSM-5 werden zwei Subtypen der PTBS unterschieden: der Subtyp PTBS im Vorschulalter (Diagnose bei Kindern unter 6 Jahren) und der Subtyp der dissoziativen PTBS, der verwendet wird, wenn eine Person ausgeprägte dissoziative Symptome aufweist (alle anderen PTBS-Kriterien müssen dennoch erfüllt sein) [6].

Prädisponierende Faktoren und Epigenetik

Schätzungsweise 90 % der Menschen erleben im Laufe ihres Lebens ein traumatisches Ereignis; die meisten erholen sich jedoch und entwickeln keine PTBS. Das Erleben eines traumatischen Ereignisses erhöht das Risiko, eine PTBS zu entwickeln, wobei 18–36 % der nach Trauma exponierten Patienten eine PTBS entwickeln [7]. Zu den verschiedenen prädisponierenden Risiken für PTBS zählen Stress, Depression und Trauma [7].

Epigenetische Faktoren spielen sehr wahrscheinlich eine Schlüsselrolle dabei, warum manche Menschen eine PTBS entwickeln und andere nicht [18]. Depression, Stress und Trauma führen zu unterschiedlichen DNA-Methylierungen endokriner Gene, und es ist möglich, dass dies unterschiedlichen biologischen Reaktionen auf Traumata und damit dem Risiko für die Entwicklung einer PTBS zugrunde liegt [7, 18]. Dies wird später noch ausführlicher behandelt.

Frühe belastende Kindheitserfahrungen scheinen das Risiko für PTBS zu erhöhen. So berichteten 85 % der Veteranen in einer gemeindenahen psychiatrischen Klinik des US Department of Veterans Affairs, dass sie vor dem 18. Lebensjahr mindestens eine Kategorie belastender Kindheitserfahrungen gemacht hatten, und 46 % berichteten von vier oder mehr Kategorien [19].

Tab. 7.1 DSM-5-Diagnosekriterien PTBS: Schlüsselpunkte

Kriterium	Details
A. Exposition	Exposition gegenüber tatsächlichem oder drohendem Tod, schwerer Verletzung oder sexueller Gewalt auf eine oder mehrere der folgenden Arten: (1) direktes Erleben des Ereignisses; (2) Beobachtung des Ereignisses, wie es anderen widerfährt; (3) Erfahren, dass das traumatische Ereignis einem engen Familienmitglied oder Freund widerfahren ist; oder (4) wiederholte oder extreme Konfrontation mit aversiven Details des traumatischen Ereignisses
B. Intrusionssymptome	Vorhandensein von einem oder mehreren Intrusionssymptomen: wiederkehrende, unwillkürliche und aufdringliche belastende Erinnerungen an das Ereignis; wiederkehrende belastende Träume; dissoziative Reaktionen (z. B. Flashbacks); anhaltende oder intensive psychische Belastung; ausgeprägte physiologische Reaktionen auf innere oder äußere Hinweise, die einen Aspekt des Ereignisses symbolisieren oder daran erinnern
C. Vermeidung	Anhaltende Vermeidung von mit dem traumatischen Ereignis assoziierten Reizen, beginnend nach dem traumatischen Ereignis, erkennbar an der Vermeidung oder dem Versuch, belastende Erinnerungen/Gedanken/Gefühle im Zusammenhang mit dem Ereignis zu vermeiden, oder der Vermeidung oder dem Versuch, äußere Hinweise zu vermeiden, z. B. Menschen und Orte, die belastende Erinnerungen oder Gedanken an das Ereignis hervorrufen
D. Negative Veränderungen in Kognitionen und Stimmung	Negative Veränderungen in Kognitionen und Stimmung im Zusammenhang mit dem traumatischen Ereignis, beginnend oder sich verschlechternd nach dem Ereignis, erkennbar an zwei oder mehr der folgenden Merkmale: Unfähigkeit, sich an einen wichtigen Aspekt des traumatischen Ereignisses zu erinnern (typischerweise dissoziative Amnesie und nicht durch andere Faktoren wie Kopfverletzung, Alkohol oder Drogen bedingt); anhaltende und übertriebene negative Überzeugungen über sich selbst und andere (siehe DSM-5 für weitere Informationen)
E. Deutliche Veränderungen in Erregung und Reaktivität	Deutliche Veränderungen in Erregung und Reaktivität im Zusammenhang mit dem traumatischen Ereignis, beginnend oder sich verschlechternd nach dem traumatischen Ereignis, erkennbar an einem oder mehreren der folgenden Merkmale, darunter reizbares Verhalten und Wutausbrüche mit wenig oder keiner Provokation, Überwachsamkeit, rücksichtsloses oder selbstschädigendes Verhalten und andere (siehe DSM-5 für die vollständige Liste)

American Psychiatric Association [6]

Komorbiditäten der PTBS

In mehr als 80 % der Fälle von PTBS bestehen Komorbiditäten mit anderen psychischen und somatischen Erkrankungen [20]. Die damit verbundenen affektiven, körperlichen und dissoziativen Symptome können die Alltagsfunktion, einschließlich Erwerbstätigkeit, Beziehungen und Selbstfürsorge, beeinträchtigen [20, 21].

Psychische Komorbiditäten der PTBS umfassen Angststörungen, Depressionen, Persönlichkeitsstörungen und Substanzmissbrauch [20]. Mehr als 50 % der PTBS-Betroffenen leiden auch an einer Depression, wobei die Komorbidität von PTBS und Depression ein verzögertes Phänomen ist, das später im Krankheitsverlauf auftritt [20]. Diese Komorbidität kann mit stärkerem Leidensdruck, ausgeprägterer Symptomatik, beruflicher Beeinträchtigung, globaler Behinderung und sozialer Einschränkung im Vergleich zu einer der beiden Erkrankungen allein einhergehen [20]. Eine Übersichtsarbeit aus dem Jahr 2012 kam zu dem Schluss, dass es starke Evidenz für die Annahme gibt, dass die Komorbidität von PTBS und Depression die Schwere der Symptomatik in vielen verschiedenen untersuchten Populationen moduliert und dass die Symptomschwere bei Vorliegen beider Erkrankungen höher ist als bei nur einer [20].

Es gibt Hinweise darauf, dass PTBS-Betroffene Substanzmissbrauch betreiben, um mit diesen Symptomen umzugehen: Die Raten des Substanzmissbrauchs sind bei Personen mit PTBS deutlich erhöht, wobei dieser Zusammenhang teilweise durch Schlafprobleme vermittelt wird [22].

Suizidrisiko

PTBS-Betroffene haben ein erhöhtes Suizidrisiko. Eine dänische Studie ergab, dass die Odds Ratio für den Zusammenhang zwischen PTBS und Suizid bei 9,8 lag (95 %-KI 6,7–15). Nach Kontrolle psychiatrischer und demografischer Störfaktoren lag die Odds Ratio bei 5,3 (95 %-KI 3,4–8,1). Zudem hatten Personen mit PTBS und Depression eine höhere Suizidrate als aufgrund der unabhängigen Effekte beider Erkrankungen zu erwarten wäre [23].

Schlafprobleme

Schlafstörungen (z. B. Insomnie, Tagesschläfrigkeit, Albträume) sind Leitsymptome der PTBS. Studien zeigen, dass PTBS-Betroffene mehr Stadium-1-Schlaf und weniger Tiefschlaf (was auf einen oberflächlicheren Schlaf hindeutet) sowie eine erhöhte Dichte der schnellen Augenbewegungen (engl.: rapid eye movement, REM) aufweisen [24].

Erhöhtes Krankheitsrisiko

PTBS-Betroffene haben ein erhöhtes Risiko für verschiedene Erkrankungen, die mit Entzündungsprozessen assoziiert sind, darunter Herz-Kreislauf-Erkrankungen, Autoimmunerkrankungen, Stoffwechselstörungen und Demenz [25, 26]. Bei 1456 deutschen Veteranen im Alter von 60–85 Jahren wurden Zusammenhänge zwischen PTBS und Angina Pectoris/koronarer Herzkrankheit (KHK), Herzinsuffizienz, peripherer Gefäßerkrankung, kardiovaskulären Risikofaktoren (Hypertonie, erhöhtes Cholesterin), Asthma, Osteoporose, Rückenschmerzen, Krebs, Magenbeschwerden, Hörproblemen und Schilddrüsenerkrankungen festgestellt [27]. Eine große Studie mit 666.269 Afghanistan- und Irakveteranen ergab, dass PTBS mit einer Verdopplung des Risikos für folgende Erkrankungen assoziiert war: Autoimmunthyreoiditis, chronisch-entzündliche Darmerkrankungen, rheumatoide Arthritis, Multiple Sklerose und Lupus erythematodes [28]. In dieser Studie zeigte sich, dass weibliche Veteranen ein deutlich höheres Risiko für Autoimmunerkrankungen hatten: 4,6 % im Vergleich zu 1,7 % bei männlichen Veteranen [28].

Prävalenz der PTBS

Die Lebenszeitprävalenz der PTBS ist höher als die anderer Angststörungen, einschließlich Panikstörung, Zwangsstörung und generalisierter Angststörung [29]. Jede Person, die ein Trauma erlebt, ist gefährdet, eine PTBS zu entwickeln. Es gibt zahlreiche Berufe im Bereich der Ersthelfer, die ein erhöhtes Risiko für PTBS mit sich bringen, darunter Angehörige der Streitkräfte, Polizei, Rettungsdienst, Feuerwehr, Notrufdisponenten und viele andere. Wir neigen dazu, PTBS insbesondere mit den Streitkräften in Verbindung zu bringen; eine wichtige, oft zu wenig beachtete Gruppe sind jedoch Überlebende von häuslicher Gewalt, Missbrauch oder Vernachlässigung, bei denen es sich häufig um Frauen und Kinder handelt. Eine weitere wichtige Gruppe sind Menschen, die in Kriegsgebieten leben oder aus diesen flüchten, sowie Menschen, die in extremer Armut leben.

Allgemeinbevölkerung

Daten der National Comorbidity Survey Replication (2001–2003) zeigen, dass schätzungsweise 3,6 % der US-amerikanischen Erwachsenen im vergangenen Jahr an PTBS litten, wobei der Wert bei Frauen (5,2 %) höher lag als bei Männern (1,8 %). Die Lebenszeitprävalenz der PTBS betrug 6,8 % [30]. Von den US-Erwachsenen mit PTBS im vergangenen Jahr wurden 30,2 % als leicht, 33,1 % als moderat und 36,6 % als schwer eingestuft [31]. Daten aus dem National Comorbidity Adolescent Supplement (NCS-A) zeigen, dass schätzungsweise 5,0 % der Jugendlichen im Alter von 13–18 Jahren an PTBS litten, wobei die Prävalenz bei Mädchen (8,0 %) erneut höher war als bei Jungen (2,3 %) [32].

Große Bevölkerungsstudien in Australien und Neuseeland zeigen, dass 50–75 % der Menschen mindestens ein potenziell traumatisches Ereignis (PTE) in ihrem Leben berichten, wobei die meisten zwei oder mehr angeben. PTEs sind ein Risikofaktor für die Entwicklung einer PTBS. Es ist zudem bekannt, dass sich etwa 50 % der PTBS-Fälle innerhalb von 12 Monaten nach dem Ereignis zurückbilden [33]. Die 12-Monats-Prävalenz (Personen, die in den letzten 12 Monaten an PTBS litten) wird in Australien auf 6,4 % und in den USA auf 3,6 % geschätzt [30, 33]. Frühere Zahlen (2011) beziffern die Prävalenz der PTBS in Australien auf 4,4 % (12 Monate) und 7,2 % (Lebenszeit) [34], mit höheren Raten nach spezifischen Traumata. So sind interpersonelle Traumata wie Vergewaltigung und andere sexuelle Übergriffe mit einer höheren Wahrscheinlichkeit für PTBS verbunden, und zwar in einer Größenordnung von 46,2 % bzw. 29,0 % in einer Studie mit 1698 jungen Erwachsenen (Durchschnittsalter 21 Jahre) in einer Stadt an der US-Ostküste [35].

Streitkräfte

Die Prävalenz der PTBS ist besonders hoch bei Veteranen der Streitkräfte. So zeigte eine Studie an 1938 zuvor eingesetzten Soldaten, die in Afghanistan und im Irak gedient hatten, eine aktuelle PTBS-Prävalenz von 13,8 % [36]. Eine von 1995 bis 1997 durchgeführte Studie an 11.441 Golfkriegsveteranen ergab eine aktuelle PTBS-Prävalenz von 12,1 % [37]. Weiter zurück in der jüngeren Geschichte ergab eine Studie an Vietnamkriegsveteranen eine geschätzte Lebenszeitprävalenz der PTBS von 30,9 % bei Männern und 26,9 % bei Frauen [38].

Schätzungsweise 8,3 % der Angehörigen der australischen Streitkräfte (engl.: Australian Defence Force, ADF) haben in den letzten 12 Monaten eine PTBS erlebt. ADF-Männer berichten eine höhere PTBS-Rate als Männer in der Allgemeinbevölkerung (8,1 % vs. 4,6 %). Der Einsatz selbst scheint die Rate nicht zu beeinflussen: ADF-Mitglieder, die nie im Einsatz waren, erkranken genauso häufig an PTBS wie solche, die im Einsatz waren. Die Einsatzdauer ist kein nützlicher Risikomarker; jedoch können die Anzahl und Art der Traumata sowie die Rolle während des Einsatzes (z. B. Kampf, Kampfmittelbeseitigung) hilfreich sein, um „Risikopersonen" zu identifizieren. Das Erleben mehrerer Traumata im Lebensverlauf, einschließlich des Einsatzes, ist mit einem erhöhten PTBS-Risiko assoziiert [39].

Häusliche Gewalt und sexuelle Übergriffe

PTBS kann infolge häuslicher Gewalt (auch als Gewalt in Partnerschaften bezeichnet) auftreten, die sowohl körperlichen als auch psychischen Missbrauch umfassen kann. Im Gegensatz zu einmaligen Ereignissen sind häusliche Gewalt und emotionale Misshandlung meist chronisch und treten wiederholt über längere Zeit auf; diese chronische Belastung kann zu einer chronischen PTBS führen [40]. Überlebende von Vergewaltigung und anderen Formen sexueller Gewalt haben ein höheres Risiko, eine PTBS zu entwickeln, als Überlebende anderer Traumata. Schätzungsweise 94 % der Überlebenden von Vergewaltigung/sexuellen Übergriffen entwickeln innerhalb von 2 Wochen nach dem Ereignis PTBS-Symptome, wobei etwa 50 % langfristig unter Symptomen leiden. Dies gilt in noch stärkerem Maße für betroffene Kinder (PTSD UK, kein Datum). Eine Metaanalyse zu Überlebenden von Gewalt in Partnerschaften ergab eine mittlere PTBS-Prävalenz von 64 % (48 % für Depressionen) [41].

Eine telefonische Befragung von 2181 Personen im Großraum Detroit (USA) im Alter von 18–45 Jahren ergab, dass das bedingte Risiko für PTBS nach Traumaexposition bei 9,2 % lag. Das höchste PTBS-Risiko war mit gewalttätigen Übergriffen assoziiert (20,9 %), wobei das am häufigsten als auslösendes Ereignis bei PTBS-Betroffenen genannte Trauma der unerwartete Tod eines geliebten Menschen war (31 % aller PTBS-Fälle), das von 60 % der Stichprobe erlebt wurde und mit einem moderaten PTBS-Risiko (14,3 %) verbunden war. Nach Kontrolle des Traumatyps hatten Frauen ein höheres PTBS-Risiko als Männer [42]. Eine spätere epidemiologische Studie an 1698 jungen Erwachsenen (Durchschnittsalter 21 Jahre) in einer Stadt an der US-Ostküste zeigte ebenfalls, dass Frauen nach gewalttätigen Übergriffen ein höheres PTBS-Risiko hatten als Männer, nicht jedoch nach anderen Traumata (OR 4,0, 95 %-KI 2,0–8,3) [35].

Orthodoxe Behandlung von PTBS

Die Behandlung lässt sich im Wesentlichen in zwei Kategorien einteilen: psychologische und pharmakologische Therapien. Beide Behandlungsstrategien weisen Nachteile auf, und es besteht Bedarf an weiteren Therapien, die sowohl die Pathophysiologie als auch die mit PTBS verbundenen Symptome adressieren.

Psychologische Behandlungen

Es existieren verschiedene Arten psychologischer Therapien für PTBS, darunter:

- Traumafokussierte kognitive Verhaltenstherapie (TF-KVT): eine Variante der KVT, die verschiedene Techniken umfasst, um der betroffenen Person zu helfen, ein traumatisches Ereignis zu überwinden. Die TF-KVT unterstützt die Person dabei, sich mit dem Trauma auseinanderzusetzen, indem sie sich wiederholt den Erinnerungen an das Ereignis aussetzt. Sie kombiniert kognitive Therapie, die darauf abzielt, die Denkweise zu verändern, mit Verhaltenstherapie, die das Ziel hat, das Verhalten zu verändern [43].
- Eye Movement Desensitization and Reprocessing (EMDR): zielt darauf ab, einer Person zu helfen, Erinnerungen an ein traumatisches Ereignis neu zu verarbeiten. Bei dieser Therapie werden traumaassoziierte Bilder, Überzeugungen und Körperempfindungen ins Bewusstsein gerufen, während der Therapeut die Augenbewegungen von Seite zu Seite lenkt. Ziel ist es, positivere Sichtweisen zu identifizieren, um die problemverursachenden zu ersetzen [43].
- Expositionstherapie: ist eine Form des Extinktionslernens; Patienten werden wiederholt und in zunehmendem Maße traumaassoziierten Reizen ausgesetzt, um die Furchthemmung zu fördern und die Reize ohne das Erleben extremer Furcht zu tolerieren [8].

Die britischen NICE-Leitlinien (National Institute for Health and Care Excellence) für PTBS aus dem Jahr 2018 empfehlen für Kinder und Jugendliche im Alter von 7–17 Jahren als Therapie die individuelle TF-KVT und, falls daraufhin keine Besserung eintritt, EMDR. Psychologisch fokussiertes Debriefing wird zur Prävention oder Behandlung von PTBS nicht empfohlen (es wird ausdrücklich davon abgeraten). Für Erwachsene werden weitere Therapieformen empfohlen, darunter kognitive Verarbeitungstherapie, kognitive Therapie bei PTBS, narrative

Expositionstherapie, prolongierte Expositionstherapie, computerisierte TF-KVT und EMDR [44].

Eine systematische Cochrane-Übersichtsarbeit von 70 Studien (4761 Personen) belegt die Wirksamkeit der individuellen TF-KVT, EMDR, nicht traumafokussierten KVT und Gruppen-TF-KVT bei der Behandlung chronischer PTBS bei Erwachsenen. Andere nicht traumafokussierte psychologische Therapien reduzierten die PTBS-Symptome hingegen nicht signifikant. Die Studie zeigte, dass individuelle TF-KVT, EMDR und nicht traumafokussierte KVT unmittelbar nach der Behandlung gleich wirksam sind. Zudem gibt es Hinweise darauf, dass TF-KVT und EMDR 1 bis 4 Monate nach der Behandlung der nicht traumafokussierten KVT überlegen sind [43].

Ein großes Problem bei therapiebasierten Interventionen ist die hohe Abbruchrate (38,5 % in einer Studie mit Veteranen) [45, 46].

Pharmakologische Interventionen

Laut den US-amerikanischen Leitlinien der Veterans Affairs (VA)/Department of Defense von 2010 gelten Psychotherapie und Pharmakotherapie mit selektiven Serotoninwiederaufnahmehemmern (SSRI) oder Serotonin- und Noradrenalin-Wiederaufnahmehemmern als Behandlung der ersten Wahl [21]. Weitere Wirkstoffe sind Venlafaxin, Prazosin, Monoaminoxidasehemmer, trizyklische Antidepressiva, atypische Antipsychotika und Antikonvulsiva [47, 48].

Die Wirksamkeit der empfohlenen pharmazeutischen Mittel der ersten und zweiten Wahl, die entweder allein oder in Kombination zur Behandlung von PTBS-Symptomen, einschließlich Albträumen, eingesetzt werden, ist für viele Patienten oft begrenzt [29]. Beispielsweise werden zur Behandlung des Neurotransmitterungleichgewichts Antidepressiva empfohlen, doch die Number Needed to Treat (NNT) für eine Besserung liegt bei bis zu 9 Patienten [21]. Die Remissionsraten unter Pharmakotherapie liegen bei 20–30 % [21].

Die US-amerikanischen Leitlinien der American Psychiatric Association von 2009 zur Behandlung von akuten Belastungsreaktionen und PTBS stellen fest, dass Pharmakotherapie bei kriegsbedingten Traumata weniger wirksam ist als bei ziviler PTBS [49]. Eine Cochrane-Übersichtsarbeit von 2006 liefert Hinweise darauf, dass Kriegsveteranen gegenüber Pharmakotherapie resistenter sind als andere Patientengruppen, was die Reduktion der Symptomschwere betrifft [50].

Die britischen NICE-Leitlinien für PTBS (2018) empfehlen, keine medikamentösen Behandlungen einschließlich Benzodiazepinen zur Prävention von PTBS bei Erwachsenen anzubieten, und schlagen vor, Venlafaxin oder einen selektiven Serotoninwiederaufnahmehemmer (SSRI) bei Erwachsenen mit PTBS in Erwägung zu ziehen, wenn die betroffene Person eine medikamentöse Behandlung bevorzugt. Außerdem wird empfohlen, dass Antipsychotika wie Risperidon zusätzlich zu psychologischen Therapien zur Symptomkontrolle bei Erwachsenen mit PTBS-Diagnose in Betracht gezogen werden sollten, wenn sie beeinträchtigende Symptome und Zeichen, z. B. schwere Hyperarousalsymptomatik oder psychotische

Symptome, aufweisen und ihre Symptome auf andere medikamentöse oder psychologische Therapien nicht angesprochen haben [44].

Dennoch fand die Cochrane-Übersichtsarbeit zur pharmakologischen Therapie der PTBS aus dem Jahr 2006 Belege für die Wirksamkeit einiger Medikamente bei der Behandlung von PTBS, konnte jedoch keine überlegene Wirksamkeit oder Akzeptanz für eine bestimmte Medikamentenklasse nachweisen. Die Übersichtsarbeit umfasste 35 Kurzzeit-RCTs (14 Wochen oder weniger) mit 4597 Teilnehmenden. In 17 RCTs war die Symptomschwere in den Medikamentengruppen im Vergleich zu Placebo signifikant reduziert (gewichtete mittlere Differenz –5,76, 95 %-KI –8,16 bis –3,36, $n = 2507$ Teilnehmende), und die Statistik für den Responderstatus ($n = 13$ RCTs) zeigte eine generelle Überlegenheit verschiedener Medikamente gegenüber Placebo (RR 1,49, 95 %-KI 1,28–1,73, NNT = 4,85, 95 %-KI 3,85 bis 6,25, $n = 1272$) [50]. Eine spätere Übersichtsarbeit aus dem Jahr 2012 stellte fest, dass die größte Evidenzbasis für die kurz- und langfristige Wirksamkeit für SSRI besteht, wobei Venlafaxin (selektiver NA-Wiederaufnahmehemmer) und Risperidon (atypisches Antipsychotikum) vielversprechend erscheinen, aber dass für die Wirksamkeit von Benzodiazepinen trotz ihres fortgesetzten Einsatzes keine Evidenz vorliegt. Zudem wurde festgestellt, dass der $\alpha 1$-Antagonist Prazosin und die atypischen Antipsychotika eine gewisse Wirksamkeit bei therapieresistenter PTBS zeigen [51].

Das Problem bei pharmakologischen Optionen ist nicht nur die mangelnde Wirksamkeit für viele Patienten, sondern auch das Potenzial für teils sehr schwerwiegende Nebenwirkungen. Die negativen Auswirkungen von Albträumen und Nebenwirkungen psychotroper Medikamente können andere PTBS-Symptome, wie solche im Zusammenhang mit Angst und Depression, verstärken, und weitere komorbide psychiatrische Erkrankungen können sich ebenfalls verschlechtern [29]. Es wurde festgestellt, dass SSRIs suizidale Gedanken verstärken können [52]. Darüber hinaus werden PTBS-Patienten häufig mehrere Medikamente gleichzeitig verschrieben, sodass auch potenzielle Nebenwirkungen im Zusammenhang mit Polypharmazie ein Thema sind [29].

Da weder psychologisch basierte noch pharmakologische Therapien besonders erfolgreich in der Behandlung der PTBS sind, besteht ein Bedarf an weiteren therapeutischen Optionen. Medizinisches Cannabis könnte möglicherweise eine davon sein.

Pathophysiologie der PTBS

Die Pathophysiologie der PTBS kann unterschiedliche genetische, endokrine, demografische und Umweltfaktoren umfassen, die nicht bei allen PTBS-Patienten gleichermaßen vorliegen [53]. Chronischer Stress kann mit der Pathophysiologie der PTBS interagieren [54, 55], und auch Angst ist ein Merkmal, sodass jede Diskussion der Pathophysiologie auch ein Verständnis der Auswirkungen von chronischem Stress und Angst auf die betroffene Person einschließen muss.

Wie bereits erwähnt, wird PTBS als Angststörung betrachtet, die durch eine unangemessene, anhaltende und unkontrollierte Abrufung traumatischer Erinnerungen gekennzeichnet ist [9] und zudem als paradoxe Gedächtnisstörung gilt [10]. Ihre Pathophysiologie ist komplex und umfasst maladaptierte Gedächtnisprozesse, darunter die Unfähigkeit, erlernte Furchtreaktionen zu löschen und den episodischen Abruf traumatischer Erinnerungen zu unterdrücken, ebenso wie die Unfähigkeit, Sicherheitsreize zu erwerben und/oder den Überkonsolidierungsprozess, der unmittelbar nach dem Wiedererleben von Symptomen (z. B. bei Flashbacks) auftritt, abzuschwächen [56].

Neben der gestörten Gedächtnisbildung sind zahlreiche neurophysiologische Störungen beteiligt, darunter eine dysregulierte Stressantwort und Dysfunktion der Hypothalamus-Hypophysen-Nebennierenrinden-Achse (engl.: hypothalamic-pituitary-adrenal axis, HPA-Achse), Entzündungen, morphologische und funktionelle Veränderungen in Hirnregionen, die mit Emotionsregulation und Gedächtnisbildung assoziiert sind, sowie genetische und epigenetische Faktoren. Im Folgenden wird nur ein Teil der Forschung zu diesen Faktoren dargestellt, um der Leserschaft einen Einblick in die Komplexität der Pathologie zu geben.

PTBS als Gedächtnisstörung

PTBS wird von vielen als „paradoxe Störung" des Gedächtnisses angesehen, da sie sowohl intrusive Erinnerungen an bestimmte Aspekte als auch Amnesie für andere Aspekte des traumatischen Ereignisses umfasst [10, 12]. Bei PTBS sind mehrere Gedächtnisprozesse beteiligt, darunter Erwerb, Konsolidierung, Abruf, Rekonsolidierung und Extinktion von *aversiven* Furchtgedächtnisinhalten [57].

Furcht zu empfinden ist eine natürliche Reaktion auf eine Bedrohung. Sie löst physiologische Veränderungen im Körper aus, um sich zu verteidigen oder der wahrgenommenen Gefahr zu entkommen – die klassische „Kampf-oder-Flucht"-Reaktion. Erinnerungen, die durch eine starke emotionale Bedeutung oder Signifikanz gekennzeichnet sind, neigen dazu, gut konsolidiert zu werden und werden häufig aus dem Gedächtnis abgerufen. Aus evolutionärer Sicht ist dies sinnvoll im Hinblick auf den Überlebensinstinkt, da man sich eine Bedrohung schnell ins Gedächtnis rufen und entsprechend reagieren möchte. Bei PTBS ist dieser Prozess jedoch, wie im Folgenden erläutert, maladaptiert [58].

Frühe Forschungen zeigten, dass erlernte Inhalte für eine gewisse Zeit nach dem Lernen anfällig für Störungen sind (sogenannte retroaktive Interferenz). Die *Gedächtniskonsolidierung* ist der Prozess, bei dem eine temporäre, instabile Erinnerung in eine stabilere, dauerhafte Erinnerung umgewandelt wird [59]. Die Konsolidierungsphase des Gedächtnisses scheint bei PTBS besonders wichtig zu sein und könnte für therapeutische Interventionen zugänglich sein [60].

In der tierexperimentellen Forschung zu PTBS wird das Furchtkonditionierungsparadigma verwendet, um die Prozesse des Erwerbs, der Konsolidierung, des Abrufs, der Rekonsolidierung und der Extinktion aversiver Erinnerungen zu untersuchen. Der

Ausdruck von Angst und Furcht beim Menschen entspricht in etwa dem Ausdruck von *konditionierter Furcht* bei Tieren [57]. Tierexperimentelle Forschung zu PTBS und angstbezogenen Störungen lässt sich leichter auf den Menschen übertragen als bei anderen psychischen Erkrankungen, da die neuronalen Schaltkreise, die Furcht modulieren – einschließlich der Schlüsselregionen Amygdala, präfrontaler Kortex und Hippocampus – bei allen Säugetieren gleich sind [17].

Beim *kontextuellen Furchtkonditionieren* bezeichnet der Begriff *Akquisition* die Verknüpfung eines Schocks mit dem Kontext, während sich *Konsolidierung* auf die Stabilisierung der Furchtassoziation im Langzeitgedächtnis bezieht [61].

Abruf ist die Nutzung der Furchterinnerung und ist dynamisch, da er weitere Verarbeitungsrunden auslösen kann. Diese Verarbeitung kann *Rekonsolidierung* und *Extinktion* umfassen, die beide auf unterschiedlichen Signalmechanismen und Proteinsynthese beruhen [61].

Im Prozess der *Rekonsolidierung* aktiviert der Abruf ein Zeitintervall, in dem die ursprüngliche Erinnerung instabil wird und erneut stabilisiert wird, was die Erinnerung an den Kontext bewahrt [61]. *Extinktion* ist der Prozess der erlernten Hemmung des Abrufs zuvor erworbener Reaktionen (ein Prozess, der durch Interaktionen zwischen Hippocampus, basolateraler Amygdala und ventromedialem präfrontalen Kortex initiiert und aufrechterhalten wird) [62].

Furchtextinktionslernen ist ein aktiver Prozess, bei dem eine konditionierte Furchtreaktion im Laufe der Zeit allmählich abnimmt, da das Individuum lernt, eine Reaktion vom Stimulus zu dissoziieren und dadurch die kontextuelle Erinnerung reduziert wird [61, 63, 64]. Beim Furchtextinktionslernen wird der zuvor aversive Stimulus/die Situation als nicht mehr bedrohlich gelernt, was durch viele Erfahrungen geschieht, in denen der Stimulus oder die Situation nicht mit einem aversiven Ergebnis gekoppelt ist [65]. In Tierstudien wird der konditionierte Stimulus über mehrere Durchgänge allein präsentiert, bis die konditionierte Reaktion reduziert oder eliminiert ist [66, 67].

Extinktion ist ein aktiver Lernprozess oder ein Prozess der Überlagerung (aber kein beschleunigtes Vergessen oder ein Prozess des Verlernens), bei dem angenommen wird, dass die ursprüngliche Assoziation bei PTBS nur teilweise intakt bleibt [61, 65, 67]. Drei verschiedene Wirkmechanismen wurden vorgeschlagen, um das Phänomen der Extinktion zu erklären: (1) Es wird eine neue inhibitorische Erinnerung gebildet, die mit der ursprünglichen Furchterinnerung konkurriert (assoziatives Lernen); (2) Veränderungen der synaptischen Effizienz, die während der Furchtkonditionierung induziert werden, schwächen die ursprüngliche Furchterinnerung (ebenfalls assoziatives Lernen); und (3) ein nicht assoziativer Prozess, bei dem die Reaktionsbereitschaft auf die Präsentation des nicht verstärkten konditionierten Stimulus durch Habituation abnimmt [68].

Das Erinnern der *Furchtextinktion* ist das Abrufen und Ausdrücken des erlernten „Extinktionsgedächtnisses" nach einer Verzögerung [63]. Es ist die Fähigkeit, die erlernte *Furchtextinktion* über einen längeren Zeitraum aufrechtzuerhalten. Wenn die Furchterinnerung wieder auftaucht, muss das Extinktionsgedächtnis erneut gelernt werden [65]. Es wird angenommen, dass der Abruf der Furchtextinktion die Erholung von einem psychisch traumatischen Ereignis unterstützt [63].

Notwendigkeit und Bedeutung von Schlaf für Gedächtnisprozesse

Schlaf ist wichtig für die Gedächtnisbildung. Besonders während des Schlafs werden die instabilen Gedächtnisspuren in eine langfristige Speicherung umorganisiert (obwohl dies auch im Wachzustand geschieht). Es scheint, dass während des Schlafs hippocampal-kortikale Feuermuster, die das gespeicherte Gedächtnis während der Wachphasen repräsentieren, im Schlaf an den Kortex zurückgespielt werden, wodurch die kortikokortikalen Assoziationsfasern gestärkt und so in bestehende kortikale Gedächtnisnetzwerke integriert werden [60]. Daher kann man, wenn jemand nicht richtig schläft, einige der Auswirkungen auf die Gehirnphysiologie nachvollziehen. Insomnie oder Schlafstörungen sind bei PTBS sehr häufig.

Im Hinblick auf das emotionale Gedächtnis trägt der Prozess der Gedächtniskonsolidierung dazu bei, den affektiven Tonus der Gedächtnisspur zu reduzieren (d. h., sie zu depotenzieren) und sie in konzeptualisierte Netzwerke zu integrieren, wodurch der faktische Aspekt der Gedächtnisspur gefestigt wird [69]. Bestimmte Stresshormone (z. B. Kortisol) und Neurotransmitter (z. B. Noradrenalin), die an der Amygdala wirken, scheinen den hippocampal-kortikalen Transfer zu modulieren und Emotion und Gedächtnis zu entkoppeln [70].

Tierstudien haben gezeigt, dass die Beibehaltung emotional aversiver Erinnerungen gegenüber neutralen Erinnerungen während der Gedächtniskonsolidierung durch Glukokortikoide reguliert wird, was zu einer allmählichen Umstrukturierung emotionaler Gedächtnisspuren führt [70]. In Humanstudien verstärkte Kortisol den Unterschied zwischen emotionalen und neutralen konsolidierten Erinnerungen, bevorzugte die Konsolidierung emotionaler Erinnerungen und reduzierte die Reaktivität der Amygdala, was Theorien der emotionalen Depotenzierung nach der Konsolidierung während des normalen Schlafs unterstützt [70].

Maladaptive Gedächtnisverarbeitung bei PTBS

Drei Hauptsymptomtypen sind für PTBS relevant: anhaltendes Wiedererleben des Traumas, anhaltende Hyperarousalsymptome und anhaltende Vermeidung von mit dem Trauma assoziierten Reizen sowie das Vergessen wichtiger Aspekte des Traumas. Solche Symptome spiegeln einen übermäßigen Abruf traumatischer Erinnerungen wider, die konsolidiert werden und die traumatische Gedächtnisspur verfestigen. Die Erinnerung bleibt lebendig und kann über viele Jahre hinweg Belastung auslösen [58].

Dies legt nahe, dass drei Phasen der Gedächtnisverarbeitung maladaptiv sind: *(1) Konsolidierung, (2) Extinktion und (3) Abruf.*

Gedächtniskonsolidierung scheitert bei PTBS

Warum ist das bisherige Wissen wichtig? Van Marle [60] beschreibt dies ausführlich, im Folgenden eine Zusammenfassung. Es scheint, dass bei PTBS der Prozess der Gedächtniskonsolidierung versagt. Die traumatische Gedächtnisspur verbleibt hauptsächlich in subkortikalen und primären Wahrnehmungsarealen, anstatt in kortikale Gedächtnisnetzwerke integriert zu werden, und bleibt folglich mit autonomen und perzeptuellen Markern verbunden/gekuppelt. Wird das Individuum dann einem (Trauma-)Trigger ausgesetzt, resultiert daraus eine unwillkürlich abgerufene Gedächtnisspur, die überwiegend aus primären Sinnesinformationen (z. B. Bilder, Geräusche, Gerüche) besteht, die mit physiologischen Furchtsymptomen verknüpft sind [60, 71]. Da kein autobiografischer Kontext besteht, wird die Erinnerung erneut durchlebt, wobei charakteristische PTBS-Symptome auftreten (z. B. Flashbacks, Albträume, Hyperarousal usw.). Grundsätzlich scheint der PTBS ein Mangel an Konsolidierung und emotionaler Depotenzierung traumatischer Erinnerungen zugrunde zu liegen. Zudem scheint ein erfolgreicher Transfer in vorbestehende, kortikale Gedächtnisschaltkreise die Symptome reduzieren zu können [60].

Furchtlernen und Furchtkonditionierung bei PTBS

PTBS-Symptome umfassen anhaltendes autonomes Wiedererleben des Traumas, Vermeidung traumaassoziierter Reize und Hyperarousal. Es wird angenommen, dass diese Symptome teilweise die Unfähigkeit eines Patienten widerspiegeln, „konditionierte Furcht" zu hemmen, insbesondere während der Symptome des Wiedererlebens [8].

PTBS beinhaltet erlernte Furcht, die über Jahrzehnte bestehen kann: Abnorm hohe psychophysiologische konditionierte Reaktionen auf Erinnerungen an traumatische Ereignisse können bis zu 50 Jahre nach dem traumatischen Ereignis anhalten [63]. Wird Furcht während eines traumatischen Ereignisses erworben, findet *Furchtlernen* statt, bei dem eine Assoziation zwischen einem Furchtstimulus und einer Situation, die zum Zeitpunkt des Traumas auftritt, durch einen Prozess des *assoziativen Lernens* aufrechterhalten wird. In diesem Prozess löst ein vergangenes Trauma ängstliche Reaktionen auf einen eigentlich harmlosen Stimulus oder eine harmlose Situation aus. Dieses *Furchtlernen* trägt zu den meisten mit PTBS assoziierten Symptomen bei, wie aufdringlichen Erinnerungen, Hyperarousal und Vermeidungsverhalten [65].

PTBS ist mit Defiziten beim Lernen von Furchtextinktion und beim Abruf von Furchtextinktion verbunden

Bei PTBS wird angenommen, dass ein Defizit im Furchtextinktionslernen und/oder ein Defizit in der Beibehaltung des Extinktionslernens *(Abruf der Furchtextinktion)* der Unfähigkeit zugrunde liegt, sich von den Folgen eines Traumas zu erholen [63, 65, 66]. Personen mit PTBS zeigen schlechteres Furchtextinktionslernen und schlechteren Furchtextinktionsabruf als gesunde Probanden [63, 66, 72]. Tierstudien unterstützen dies und zeigen, dass wiederholter Stress Furchterinnerungen verstärken und den Abruf der Extinktion beeinträchtigen kann [54, 55, 73].

Untersuchungen an 14 Paaren monozygoter Zwillingsbrüder aus dem Vietnamkrieg, die hinsichtlich der Kampferfahrung diskordant waren (bei 7 Paaren hatte der kampferfahrene Zwilling PTBS), zeigten: Bei der Beurteilung der Extinktionsbeibehaltung waren die Hautleitfähigkeitsreaktionen bei den PTBS-Kriegsveteranen höher als bei ihren Zwillingsbrüdern und höher als bei Nicht-PTBS-Kriegsveteranen und deren Zwillingsbrüdern. Dies zeigte, dass die Beibehaltung der Extinktion bei PTBS mangelhaft ist, und unterstützt die Schlussfolgerung, dass dieses Defizit als Folge von Kampfstress, der zu PTBS führt, erworben wird (und nicht als prädisponierender Faktor für die Entwicklung von PTBS nach Stress im Kampf) [66].

Reduziertes Furchtextinktionslernen vor der Traumaexposition korreliert mit der Schwere der PTBS-Symptome [74]. In einer Studie wurde prospektiv getestet, ob eine verminderte Fähigkeit zum Extinktionslernen ein Prädiktor für die spätere Entwicklung von PTBS sein könnte. 249 niederländische Soldaten wurden vor einem viermonatigen Einsatz in Afghanistan mit einer Konditionierungsaufgabe getestet, nach der Rückkehr wurde das PTBS-Niveau gemessen. Es zeigte sich, dass reduziertes Extinktionslernen *vor dem Einsatz* die PTBS-Schwere vorhersagte, was ebenfalls darauf hindeutet, dass vermindertes Extinktionslernen eine Rolle bei der Entwicklung von PTBS spielt [74].

Weitere Aspekte des Gedächtnisses bei PTBS

Es gibt mehrere Aspekte des Gedächtnisses und der kognitiven Verarbeitung, die eine Rolle bei der Entwicklung oder Aufrechterhaltung von PTBS spielen können, darunter Defizite im verbalen Gedächtnis, übergeneralisierte Erinnerungen, Unterdrückung von Erinnerungen, Vermeidung von Erinnerungen, negative Interpretation von Erinnerungssymptomen und negatives konzeptuelles Selbstverständnis, Integration des Traumas in die Identität, Beeinträchtigung beim Abruf freiwilliger Traumaerinnerungen und vermehrte Flashbacks [71].

Viele Theorien zu PTBS gehen davon aus, dass Betroffene eine größere Neigung haben, emotional aufgeladene Erinnerungen zu konsolidieren oder abzurufen. Weitere Defizite wie eine gestörte physiologische Habituation und pathologische Sensitivierung können ebenfalls zur verzögerten Manifestation der PTBS beitragen, was zum Wiedererleben des Traumas durch Flashbacks und Albträume sowie zur Entwicklung von Vermeidungsverhalten gegenüber Situationen führen kann, die Symptome auslösen könnten [75].

Veränderungen der Gehirnmorphologie und neurophysiologischen Funktionen bei PTBS

Mehrere für Furcht und Gedächtnis relevante Hirnareale sind bei PTBS beteiligt, darunter die Amygdala und der Hippocampus (beide sind an den frühen Stadien der Gedächtnisbildung und dem Abruf von inhibitorischer Vermeidung beteiligt) sowie der präfrontale Kortex (PFC) [76, 77]. Sowohl die posterioren als auch die anterioren Regionen des Hippocampus sind involviert, wobei der posteriore Hippocampus eine wichtige Rolle beim Gedächtnisabruf und der räumlichen Kognition spielt und der anteriore Hippocampus an emotionalem Gedächtnis und belohnungsorientiertem Verhalten beteiligt ist [77]. Im Vergleich zur posterioren Region scheint die anteriore Region des Hippocampus bevorzugt mit der Amygdala, der HPA-Achse und den limbischen präfrontalen Schaltkreisen assoziiert zu sein [77]. Weitere bei PTBS beteiligte Hirnregionen sind der Nucleus striae terminalis (engl.: bed nucleus of the stria terminalis, BNST), der eine Schnittstelle zwischen dem affektiven Vorderhirn (Amygdala, ventraler Hippocampus, medialer PFC) und den hypothalamischen sowie Hirnstammbereichen bildet. Dieser Bereich ist an neuroendokrinen, autonomen und Verhaltensreaktionen auf tatsächliche und erwartete Bedrohungen beteiligt [78].

Die Amygdala reguliert erlernte Furcht, und die basolaterale Amygdala (BLA) ist insbesondere am Erwerb der Extinktion beteiligt [17, 79]. Der PFC und der Hippocampus stehen in enger Verbindung mit der Amygdala, wobei diese Verbindungen sowohl für erlernte/konditionierte Furcht als auch für assoziatives emotionales Lernen wichtig zu sein scheinen. Der PFC reaktiviert vergangene emotionale Assoziationen, während der Hippocampus eine Rolle bei expliziten Erinnerungen an Traumata spielt, erlernte Reaktionen auf kontextuelle Hinweise sowie die kontextuelle Modulation der Extinktion erleichtert. Beide Strukturen üben eine Top-down-Kontrolle auf die Amygdala aus, was deren Aktivierung erhöhen kann – ein Phänomen, das bei PTBS-Betroffenen beobachtet wird [17, 80].

Weitere bei PTBS beteiligte Hirnregionen sind der vordere Gyrus cinguli, der orbitofrontale Kortex, der Parahippocampus, der sensomotorische Kortex und der Thalamus [17]. Neuere Forschungen deuten zudem darauf hin, dass eine noch relativ unbekannte Hirnregion, die Zona incerta, der Schlüssel zum Verständnis der Furchtkontrolle sein könnte [81].

Veränderungen der Gehirnmorphologie und -funktion bei PTBS

Veränderungen in Struktur und Funktion des Gehirns wurden in zentralen Hirnregionen festgestellt, die mit PTBS assoziiert sind, darunter eine erhöhte Aktivität der Amygdala (Furchtzentrum des Gehirns), ein verringertes Volumen des PFC (exekutive Funktion des Gehirns) und ein verringertes Volumen des Hippocampus (Gedächtniszentrum des Gehirns). Diese Veränderungen führen zu einer verstärkten Furchtreaktion, generalisierten Furchtreaktionen, erhöhter Stresssensitivität, beeinträchtigter Furchtextinktion und den mit PTBS verbundenen Symptomen [17, 21, 76]. Solche Veränderungen der Gehirnmorphologie deuten auf langfristige neuroplastische Modifikationen in diesen an der Verarbeitung emotionaler Erinnerungen beteiligten Hirnregionen hin.

So zeigten Jugendliche mit PTBS-Symptomen (aber ohne voll ausgeprägte PTBS) im Vergleich zu gesunden Jugendlichen weniger gesamtes Hirngewebe und geringere Gesamtvolumina der zerebralen grauen Substanz, mit einem besonderen Rückgang in den linken ventralen inferioren präfrontalen Arealen [82]. Bildgebende Studien zeigten eine abweichende Integrität der weißen Substanz im wichtigsten neuronalen Trakt, der den anterioren cingulären Kortex (ACC) mit der Amygdala verbindet – dem Gyrus cinguli –, was für die beeinträchtigte inhibitorische Interaktion zwischen PFC und Amygdala bei PTBS verantwortlich sein könnte [83, 84].

Diese drei Hirnregionen (Amygdala, ventromedialer PFC [vmPFC] und Hippocampus) sind an der Furchtextinktion beteiligt, wobei Extinktionserinnerungen durch einen neuronalen Schaltkreis gebildet werden, der diese drei Strukturen umfasst. Die Amygdala erhält Projektionen vom PFC und Hippocampus [17]. Inhibitorische Signale vom vmPFC dämpfen die Signale der Amygdala. Wie bereits erläutert, erfolgt bei der Entwicklung neuer Extinktionserinnerungen – wie bei jeder Erinnerung – ein allmählicher Übergang von der anfänglichen Speicherung im Hippocampus zum Neokortex. Beim Extinktionslernen muss daher die im Hippocampus gespeicherte kontextuelle Information, die mit der Furchtverknüpfung assoziiert ist, überschrieben werden [65]. Studien mit Magnetresonanztomografie (MRT) zeigen, dass die Furchtextinktion mit zunehmendem Volumen und Aktivität des vmPFC stärker ausgeprägt ist [63] und dass auch Kortisol und die Kortisolreaktivität entscheidend sind [85, 86]. Es wurde festgestellt, dass Kortisol den Furchtabruf zu Beginn der Extinktion reduziert und die Konsolidierung einer Extinktionsgedächtnisspur fördert, wobei es einen entscheidenden Einfluss auf das Amygdala-Hippocampus-vmPFC-Netzwerk ausübt, das Furcht- und Extinktionserinnerungen steuert [85]. Das Problem bei PTBS ist jedoch, dass Betroffene tendenziell niedrigere Kortisolspiegel und hypoaktive vmPFCs (und Hippocampi) aufweisen [63], was in den nächsten Abschnitten näher erläutert wird.

Tab. 7.2 zeigt zentrale Hirnareale, deren Funktionen und einige der Veränderungen, die bei PTBS auftreten können.

Präfrontaler Kortex

Bei PTBS ist der mediale PFC im Volumen reduziert und während symptomatischer Zustände sowie bei der Ausführung emotional-kognitiver Aufgaben hyporesponsiv; die Reagibilität steht in umgekehrtem Zusammenhang mit der Schwere der PTBS [88]. Zwei Subregionen des PFC sind beteiligt: der vmPFC und der dorsale anteriore cinguläre Kortex (dACC). Der dACC erscheint bei PTBS *hyper*aktiv, während die meisten (aber nicht alle) Studien zeigen, dass der vmPFC bei PTBS *hypo*aktiv ist [63]. Ein vielversprechender Befund ist jedoch, dass die Hypoaktivität des PFC therapierbar zu sein scheint: In einer australischen Studie an zivilen Traumapatienten war eine expositionsbasierte Therapie mit einer Zunahme der PFC-Aktivität und einer Abnahme der Amygdalaaktivität assoziiert [89].

Amygdala

Die Amygdala spielt eine Schlüsselrolle bei der Erkennung von Bedrohungen sowie beim Furchtlernen, dem Ausdruck von Furcht und der Verstärkung der Erinnerung an emotionale Ereignisse [84]. Bei PTBS scheint es zu geben:

- Hyperfunktion der Amygdala, die mit einer Hypoaktivität des vmPFC in Zusammenhang steht
- Beeinträchtigte Hemmung der Amygdala durch den PFC während des Extinktionslernens [75, 87]

Die Kopplung von Amygdala und vmPFC, sowohl strukturell als auch funktionell, ist wichtig für die Emotionsregulation, wobei sich bei PTBS und Angststörungen Beeinträchtigungen dieser Kopplung finden [75, 90].

Funktionelle MRT-Studien am Menschen zeigen, dass die Amygdala eine wichtige Rolle beim Erwerb und der Extinktion von konditionierter Furcht spielt, wobei während des Erwerbs von konditionierter Furcht eine stärkere Aktivierung

Tab. 7.2 Zentrale Hirnregionen, die an PTBS beteiligt sind

Hirnregion	Zweck/Funktion	Veränderungen bei PTBS
Amygdala	Erwerb und Extinktion konditionierter Furcht; assoziatives Lernen; Erkennen von Bedrohungen; Rolle beim Furchtlernen, der Furchtausprägung und der Verstärkung emotionaler Gedächtnisinhalte	Erhöhte Reagibilität auf traumatische und emotionale Reize; Hyperfunktion der Amygdala im Zusammenhang mit Hypoaktivität des vmPFC; beeinträchtigte Hemmung der Amygdala durch den PFC während des Extinktionslernens
Präfrontaler Kortex (PFC)	Emotionale Regulation	Verminderte Dichte von grauer und weißer Substanz; verminderte Reagibilität auf Trauma- und emotionale Reize; medialer PFC ist im Volumen reduziert und während symptomatischer Zustände hyporesponsiv; beeinträchtigte Hemmung der Amygdala durch den PFC während des Extinktionslernens
Hippocampus	Konditionierte Furcht, assoziatives Lernen	Erhöhte Reagibilität auf traumatische und emotionale Reize; kleinere Volumina und verminderte neuronale sowie funktionelle Integrität des Hippocampus im Zusammenhang mit PTBS
Parahippocampus	Wichtig für die Encodierung und den Abruf von Erinnerungen	Zeigt stärkere Konnektivität mit medialem PFC; verringertes Volumen
Vorderer Gyrus cinguli	Autonome Funktionen, Kognition	Verringertes Volumen; erhöhter Ruhestoffwechsel
Thalamus	Sensible Umschaltstation	Verminderter zerebraler Blutfluss
Sensorimotorischer Kortex	Koordination sensorischer und motorischer Funktionen	Symptomprovokation führt zu erhöhter Aktivierung
Orbitofrontaler Kortex	Exekutive Funktion	Verringertes Volumen

Mahan und Ressler [17], Shin et al. [87], Hill et al. [75], Shin et al. [88], Pitman et al. [84]

der Amygdala zu beobachten ist [84]. Der vmPFC (subgenualer anteriorer cingulärer Kortex) spielt eine Schlüsselrolle bei der Aufrechterhaltung des Extinktionslernens [67]. Eine Hyperfunktion der Amygdala wurde bei Patienten mit PTBS festgestellt [88], was eine übersteigerte Aktivität der Amygdala als Reaktion auf traumabezogene und generische Stimuli im Vergleich zu gesunden Kontrollpersonen zeigt [91, 92]. In einer Studie an Kriegsveteranen mit PTBS, Kontrollpersonen mit Kampferfahrung und gesunden Kontrollen führte die Exposition gegenüber Kampfgeräuschen bei allen Gruppen zu einer Aktivierung im anterioren Cingulum/medialen präfrontalen Gyrus, aber eine Aktivierung in der linken Amygdala/dem Nucleus accumbens trat nur bei den PTBS-Patienten auf [92].

Weitere Neuroimaging-Studien zeigten eine erhöhte Reagibilität der Amygdala bei PTBS-Patienten während symptomatischer Zustände und bei der Verarbeitung von nicht traumabezogenen affektiven Informationen, wobei die Reagibilität positiv mit der Symptomschwere assoziiert war [84, 88].

Einer der neurobiologischen Mechanismen, die PTBS zugrunde liegen, ist die beeinträchtigte Hemmung der Amygdala durch den PFC während des *Extinktionslernens* [8]. MRT-Studien an PTBS-Betroffenen zeigten eine stärkere Aktivierung der Amygdala (Furchtzentrum) beim Extinktionslernen. Während des Extinktionsabrufs zeigten die PTBS-Betroffenen eine geringere Aktivierung im Hippocampus (Gedächtniszentrum) und vmPFC sowie eine stärkere Aktivierung im dACC, was die Annahme unterstützt, dass die Furchtextinktion bei PTBS beeinträchtigt ist und dass eine dysfunktionale Aktivierung verschiedener Hirnstrukturen, welche die Furchtextinktion und deren Abruf vermitteln, der Beeinträchtigung der Furchtextinktion zugrunde liegt [63].

Hippocampus

Es gibt Hinweise auf kleinere Volumina sowie eine verminderte neuronale und funktionelle Integrität des Hippocampus bei PTBS [88]. Mehrere Studien fanden kleinere Hippocampusvolumina bei Veteranen [93, 94], erwachsenen Überlebenden von Kindesmissbrauch mit PTBS [95], traumatisierten Polizisten [96] und Frauen mit einer Vorgeschichte sexuellen Missbrauchs [97], wobei die Reduktion des Hippocampusvolumens zwischen 5 % und 26 % lag [94]. Dies legt nahe, dass strukturelle Veränderungen im Hippocampus ein Hinweis auf neuroanatomische Veränderungen im Zusammenhang mit PTBS sein könnten [98]. Andere Studien zeigen, dass die Aktivität des Hippocampus bei PTBS-Betroffenen während des Extinktionsabrufs niedriger ist als bei gesunden Personen [63].

Allerdings haben nicht alle Studien bei weiblichen Überlebenden häuslicher Gewalt mit PTBS solche Veränderungen gezeigt. In einer Studie wurden keine kleineren Hippocampi gefunden; jedoch wurden geringere Volumina in den supratentoriellen Schädelhöhlen sowie geringere Volumina der frontalen und okzipitalen grauen Substanz im Vergleich zu Kontrollen festgestellt. Das Volumen der supratentoriellen Schädelhöhle korrelierte invers mit der Schwere des körperlichen Missbrauchs in der Kindheit, jedoch nicht mit der Schwere der PTBS oder der Gewalt durch den Intimpartner. Die zerebralen Auffälligkeiten wurden möglicherweise als Ausdruck des Einflusses früher Traumata auf die neuronale Entwicklung oder alternativ als Hinweis auf ein Risiko für psychosoziale Belastungen interpretiert [98].

In der Literatur gibt es eine „Henne-Ei"-Diskussion darüber, ob das kleinere Hippocampusvolumen ein Risikofaktor für PTBS oder eine Folge der PTBS ist [84]. Eine Studie an eineiigen Zwillingen, die sich hinsichtlich der militärischer Kampferfahrung unterschieden, ergab, dass die kampfunerfahrenen, nicht an PTBS erkrankten Zwillinge Hippocampusvolumina aufwiesen, die denen ihrer PTBS-erkrankten Zwillinge ähnelten und niedriger waren als die von Kriegsveteranen ohne PTBS oder deren kampfunerfahrenen Zwillingen. Dies deutet darauf hin, dass ein kleineres Hippocampusvolumen ein Risikofaktor (prätraumatisch) für die spätere Entwicklung einer PTBS sein könnte [99].

Für eine sehr ausführliche Darstellung der neuroanatomischen Veränderungen siehe Pitman et al. [84].

Locus coeruleus

Postmortale Befunde deuten ebenfalls auf noradrenerge Auffälligkeiten in Form einer verminderten Zellzahl im Locus coeruleus (einem Bereich im Pons des Hirnstamms) im Zusammenhang mit PTBS hin [100].

Ein neuer Akteur: Die Zona incerta

Ein Bereich des Gehirns namens Zona incerta („unbekannte Zone") ist eine kleine Region, die unterhalb des Thalamus und oberhalb des Hirnstamms liegt und sich nur schwer von den umgebenden Hirnregionen abgrenzen lässt. Sie enthält viele verschiedene Typen von Neuronen (darunter eine Gruppe dopaminproduzierender Zellen, die möglicherweise für die Parkinsonkrankheit relevant sind). Es wird angenommen, dass diese Region an Lernen, Gedächtnis und Kognition beteiligt ist. Neuere Forschungsergebnisse deuten darauf hin, dass sie eine entscheidende Rolle dabei spielen könnte, wie wir lernen, Furcht zu kontrollieren, da sie offenbar daran beteiligt ist, wie wir lernen, belastende Erinnerungen beiseitezuschieben [81]. Sie erhält Input von der Amygdala (wo emotionale Erinnerungen wie Furcht gebildet werden) und projiziert in Areale, die an der Expression von Furcht beteiligt sind, darunter die periaquäduktale graue Substanz (im Mittelhirn), was darauf hindeutet, dass die Zona incerta an der Modulation beteiligt sein könnte, ob eine Furchterinnerung ausgedrückt wird und eine körperliche Stressreaktion auslöst oder ob sie gehemmt bzw. kontrolliert wird. In einer Studie an Mäusen, in der mittels Chemogenetik Neuronen in der Zona incerta gesteuert wurden, wurde untersucht, wie Mäuse lernten, eine nicht mehr reale Furcht zu unterdrücken. Es zeigte sich, dass die Mäuse durch die Aktivierung bestimmter Neuronen eine erlernte Furcht leichter unterdrücken und neu lernen sowie sich merken konnten, dass die frühere Bedrohung nun ungefährlich ist [81]. Die Forschungsarbeiten dieser Gruppe an der Universität Melbourne und am Florey Institute of Neuroscience and Mental Health sind besonders interessant.

Fehlregulation der Stressreaktion, Dysfunktion der HPA-Achse und Entzündung

Die Hypothalamus-Hypophysen-Nebennierenrinden-Achse (HPA-Achse) und das sympathische Nervensystem (SNS) sind für unsere Reaktion und Anpassung an Stress verantwortlich [101]. Bei PTBS kommt es zu einer Dysregulation der Neurotransmitter, was dazu führt, dass das Stressreaktionssystem nicht in der Lage ist, auf eine Situation zu reagieren, sich anzupassen und sich davon zu erholen. Neben erhöhtem Noradrenalin und erhöhter Corticotropin-Releasing-Hormon-Ausschüttung können auch ein erniedrigter Serotoninspiegel und ein erhöhter Glutamatspiegel zu den körperlichen, psychischen und emotionalen Symptomen beitragen, die mit PTBS assoziiert sind [75, 102]. Es ist bekannt, dass eine Hyperaktivität von Noradrenalin zu den Hyperarousalsymptomen beiträgt, die mit der Störung einhergehen [65, 84]. Tier- und klinische Studien deuten darauf hin, dass Neuropeptid Y (NPY) an der Pathophysiologie der PTBS beteiligt ist. NPY ist ein weitverbreitetes Neuropeptid im Gehirn und an vielen physiologischen Funktionen beteiligt. Es handelt sich um einen stressregulierenden Transmitter, der für PTBS von Bedeutung ist und reichlich in den limbischen Bereichen des Vorderhirns und im Hirnstamm vorkommt, die Stress und emotionales Verhalten regulieren [101]. Tierstudien zeigen, dass NPY eine Rolle bei der autonomen Regulation, Stressreaktionen, Angst und Furcht spielt, während genetische Studien darauf hindeuten, dass NPY-Polymorphismen mit Stressbewältigung assoziiert sind. Studien haben zudem niedrigere Konzentrationen von NPY im Liquor von Kriegsveteranen mit PTBS gefunden [101]. NPY ist auch an Schmerz, Depression, Sucht und Stoffwechsel beteiligt, die alle für Komorbiditäten der PTBS relevant sind [101]. Es gibt Hinweise darauf, dass NPY die HPA-Achse und das sympathische Nervensystem (SNS) reguliert [101].

PTBS-Symptome werden durch eine Kombination aus einer dysregulierten Stressreaktion und maladaptiven Gedächtnisprozessen aufrechterhalten, die durch den Stress eines traumatischen Ereignisses verursacht werden [65]. Während des Traumas werden übermäßige Mengen an Stresshormonen, darunter Kortisol und Noradrenalin, freigesetzt, wodurch dem traumatischen Ereignis eine emotionale Bedeutung zugewiesen wird. Dies führt in der Folge zu einer *Überkonsolidierung des Traumas* und des Kontexts/der Umgebung, in der es stattfand, da emotionale Erfahrungen bevorzugt ins Langzeitgedächtnis überführt werden. Wie Ney et al. [65] erklären, ist dieser Prozess bei PTBS jedoch verzerrt und findet in extremer Ausprägung statt, möglicherweise zumindest teilweise aufgrund der übermäßigen Hormonfreisetzung [84]. Überkonsolidierte Traumagedächtnisinhalte sind schlecht kontextualisiert und fragmentiert und kehren dann als intrusive Erinnerungen zurück, welche die Betroffenen weiterhin verfolgen [65, 71, 84, 103].

Für einen guten Überblick über die biologischen Reaktionen bei PTBS sei auf Ney et al. [65] und Pitman et al. [84] verwiesen.

Reaktivität des sympathischen Nervensystems

Es wurde gezeigt, dass die autonome Stressreaktion (ausführlich in Kap. 3 beschrieben) bei PTBS verändert ist, wobei ein Zusammenhang zwischen erhöhter Reaktivität des sympathischen Nervensystems (SNS) und verstärkter traumaassoziierter Erregung nachgewiesen wurde, und zwar in einem solchen Ausmaß, dass dieser Zusammenhang als Teil der Diagnosekriterien für PTBS dient [104]. Erhöhte Herzfrequenz- und Blutdruckreaktionen sowie stärkere Abnahmen der Herzfrequenzvariabilität (HRV) wurden bei PTBS-Betroffenen im Vergleich zu gesunden Kontrollpersonen als Reaktion auf verschiedene traumabezogene Reize in mehreren Studien festgestellt [104–106].

Dysregulation der HPA-Achse

Es gibt zahlreiche Hinweise darauf, dass die HPA-Achse bei PTBS dysreguliert ist. Während des Traumas kommt es zu einem Kortisolanstieg, gefolgt von einer Dysfunktion der HPA-Achse. Im Verlauf führt dies zu einem erniedrigten basalen Kortisolspiegel, einer Zunahme des negativen Feedbacks und daraus resultierender Hyperarousal- und Hypervigilanzsymptomatik [21]. Eine chronische noradrenerge Hyperaktivität, wie sie bei PTBS-Patienten gefunden wird, trägt vermutlich ebenfalls zu den Hyperarousalsymptomen der PTBS bei [65]. Es gibt Hinweise darauf, dass Neuropeptid Y (wie zuvor erwähnt) an der Regulation der HPA-Achse beteiligt ist. NPY wirkt direkt auf die HPA-Achse und fungiert zudem als „physiologische Bremse", um Stresstransmitter wie Noradrenalin (NE) und Corticotropin-Releasing-Hormon (CRH) zu kompensieren und zu regulieren, was für PTBS relevant ist [101].

PTBS, verminderte Kortisolspiegel und reduzierte Kortisolreaktivität auf Stress

Studien haben gezeigt, dass ein signifikanter Anteil der PTBS-Betroffenen aufgrund des negativen Feedbacks der HPA-Achse chronisch erniedrigte Kortisolspiegel aufweist [65, 107] und dass niedrigere Kortisolspiegel mit einem erhöhten Risiko für das Ausbleiben einer Remission der PTBS assoziiert sind [53]. Somit stellt Kortisol einen prädiktiven Biomarker für PTBS dar [53].

Eine Studie an weiblichen Überlebenden häuslicher Gewalt zeigte, dass jene mit PTBS – unabhängig davon, ob eine komorbide Depression vorlag oder nicht – signifikant niedrigere basale Kortisolspiegel um 9:00 Uhr morgens aufwiesen als gesunde Probandinnen oder Traumaüberlebende ohne PTBS. Frauen mit PTBS zeigten eine signifikant stärkere Kortisolsuppression im Dexamethason-Test (dieser dient zur Beurteilung der Funktion der HPA-Achse) im Vergleich zu gesunden Probandinnen oder solchen mit PTBS plus Depression, was zu dem Schluss führte, dass die HPA-Achse bei PTBS stark dysreguliert ist [107]. Während andere Studien an PTBS-Betroffenen ebenfalls eine niedrigere 24-Stunden-Kortisolausscheidung im Urin fanden, wurden in einigen Studien auch höhere Kortisolausscheidungen festgestellt, was die Art des Traumas, Komorbiditäten und das Geschlecht widerspiegeln könnte [107]. Überlebende häuslicher Gewalt erleben in der Regel wiederholte Traumata, was sich beispielsweise von einem einmaligen traumatischen Ereignis unterscheidet.

PTBS-Betroffene zeigen eine verminderte Kortisolreaktivität auf Stress [107], was problematisch ist, da die Kortisolreaktivität für das Lernen der Furchtextinktion entscheidend ist [86]. Es gibt Hinweise auf einen möglichen Zusammenhang zwischen Veränderungen der Glukokortikoidrezeptorsensitivität gegenüber Kortisol und PTBS, wobei eine erhöhte Rezeptorsensitivität zu einem verstärkten negativen Feedback und damit zu niedrigeren zirkulierenden Kortisolspiegeln führt [108].

Es ist bislang nicht abschließend geklärt, ob reduzierte Glukokortikoide Ursache oder Folge der PTBS sind oder ob sie frühe belastende Erfahrungen widerspiegeln, welche die Funktion der HPA-Achse beeinflussen [75, 109]. Veränderte

Kortisolspiegel könnten Veränderungen in regulatorischen Komponenten der HPA-Achse widerspiegeln, darunter FKBP5, ein „Chaperonprotein" für den Glukokortikoidrezeptor; Polymorphismen von FKBP5 wurden mit einem erhöhten PTBS-Risiko assoziiert [75, 110].

Die primäre Fehlfunktion könnte wiederum auf das Endocannabinoid-system (ECS) zurückzuführen sein, da CB1-Rezeptoren und afferente Fasern, die den Corticotropin-Releasing-Faktor (CRF) enthalten, im (noradrenergen) Locus coeruleus (LC) (sowohl im Kern als auch in den Peri-LC-Bereichen) kolokalisiert gefunden wurden. Der CRF ist entscheidend an der Vermittlung der stressinduzierten Aktivierung noradrenerger Neuronen im Nucleus LC beteiligt. Der LC scheint die Stressschaltzentrale des Gehirns zu sein, die pro- und antistressbezogene Schaltkreise aus Amygdala, PFC, Stria terminalis und dem paraventrikulären Kern des Hypothalamus verbindet. Dies umfasst CB1-Rezeptoren, CRF- und GABA-Synapsen. Der initiale Kortisolanstieg stimuliert die Produktion von Endocannabinoiden, die dann CB1-Rezeptoren an präsynaptischen glutamatergen Neuronen im paraventrikulären Kern (PVN) aktivieren und so die CRF-Freisetzung aus dem Hypothalamus verringern. Eine chronische Aktivierung der CB1-Rezeptoren könnte jedoch zu einer Disinhibition GABAerger Neuronen im Nucleus striae terminalis (BNST) führen. Die Stria terminalis bildet dann eine Schleife zurück zum PVN und führt letztlich zu einer anhaltend verminderten CRF-Freisetzung [111].

Synaptische Plastizität bei PTBS

Sowohl Tiermodelle der PTBS als auch neuroimagingbasierte Studien am Menschen stützen die Annahme, dass eine dysregulierte synaptische Plastizität der PTBS zugrunde liegen könnte. Synaptische Plastizität bezeichnet Veränderungen an einer Synapse infolge anhaltender synaptischer Aktivität; solche Veränderungen können morphologisch, funktionell/physiologisch oder molekularer Natur sein [17].

Forschungen zeigen, dass der BDNF-Tyrosinkinase-B-(TrkB)-Signalweg der synaptischen Plastizität zugrunde liegt und bei PTBS eine Rolle spielt. Die BDNF-TrkB-Signalübertragung ist für verschiedene Aspekte der Furchtkonditionierung und -extinktion in der Amygdala, dem Hippocampus und dem PFC erforderlich. Beispielsweise spielt die BDNF-Signalübertragung in der Amygdala eine Schlüsselrolle bei synaptischen Plastizitätsvorgängen, die an der Konsolidierung und Persistenz von Furchterinnerungen beteiligt sind, und ist zudem in verschiedenen Subregionen des PFC an der Aufrechterhaltung und Extinktion erlernter Furcht beteiligt [17]. BDNF könnte die neuronale Plastizität in zwei Regionen des PFC mit entgegengesetzten Effekten vermitteln – BDNF im prälimbischen Bereich ist für die Bildung und Expression von Furchterinnerungen erforderlich, während BDNF im infralimbischen Bereich für die Hemmung/Extinktion dieser Furcht benötigt wird. Experimente an Mäusen, bei denen BDNF aus dem Hippocampus entfernt wurde, zeigten eine deutliche Abnahme der Extinktion konditionierter Furcht (bei unverändertem Erwerb der Angstkonditionierung), was darauf hindeutet, dass eine normale hippocampale Plastizität für die kontextabhängige Extinktion konditionierter Furcht notwendig ist. Somit scheint die BDNF-Signalübertragung für die Regulation von Furcht und Emotionen bedeutsam zu sein und könnte ein therapeutisches Ziel zur Förderung der Extinktion bei PTBS darstellen [17].

Wie das Endocannabinoidsystem und tatsächlich medizinisches Cannabis möglicherweise die BDNF-Signalübertragung und synaptische Plastizität beeinflussen könnten, verdient weitere Betrachtung.

Fehlregulation von Neurotransmittern bei PTBS: GABA und Glutamat

Mahan und Ressler [17] beschreiben die verschiedenen Wirkungen von γ-Aminobuttersäure (GABA) und Glutamat. GABAerge inhibitorische Mikroschaltkreise, insbesondere in der Amygdala, scheinen an der Regulation von Erwerb, Konsolidierung, Ausdruck und Extinktion der Furchtkonditionierung beteiligt zu sein. Verschiedene Experimente haben gezeigt, dass eine GABAerge Inaktivierung der Amygdala, des PFC und von Teilen des Striatums Aspekte der konditionierten Furcht beeinträchtigt, und eine Inaktivierung des infralimbischen Kortex, der BLA und des ventralen Hippocampus die Furchtextinktion behindert. Furchtkonditionierung führt zu einer Reduktion der GABAergen Signalübertragung in der BLA, und Experimente, in denen die α1-Untereinheit des $GABA_A$-Rezeptors deletiert wurde, resultierten in einem verstärkten auditorischen Furchtlernen. Man ging ursprünglich davon aus, dass die BLA am assoziativen Lernen und der zentrale Kern der Amygdala (engl.: central nucleus of the amygdala, CeA) an der Steuerung des Furchtausdrucks beteiligt ist, aber mittlerweile ist bekannt, dass die CeA auch eine Rolle beim Erwerb von Furcht spielt, mit zwei unterschiedlichen inhibitorischen GABAergen Mikroschaltkreisen in der CeA.

Die GABAerge Signalübertragung kontrolliert die Furchtkonditionierung und -extinktion streng, wobei auch die Glutamatsignalübertragung eine Rolle spielt. Untersuchungen an Ratten zeigen, dass glutamaterge Zellen in der BLA nach der Furchtkonditionierung aktiviert werden. Glutaminerge Eingänge zur BLA stammen aus dem PFC, Hippocampus sowie sensorischen thalamischen und kortikalen Regionen. Die BLA selbst sendet glutamaterge Signale an den zentralen Kern der Amygdala (CEA), der an der Regulation inhibitorischer GABAerger Mikroschaltkreise beteiligt ist. Glutamat wirkt auf viele ionotrope (z. B. NMDA, AMPA) und metabotrope Rezeptoren (mGlu 1–8), die an der Furchtkonditionierung beteiligt sind. Die ionotropen Glutamatrezeptoren vermitteln synaptische Plastizität bei langfristigen Furchterinnerungen. Furchtkonditionierung aktiviert NMDA-Rezeptoren, die über verschiedene Mechanismen zur synaptischen Plastizität in der Amygdala beitragen. Die mGlu-Rezeptoren vermitteln synaptische Plastizität im Gehirn über G-Proteinsignalisierung und sind wichtig für die Konsolidierung der Furchtkonditionierung und -extinktion. Die Aktivierung von mGlu-Rezeptoren mit Rezeptor 1 in der BLA verstärkt das Furchtlernen, während mGlu-Rezeptorantagonisten die Konsolidierung und Extinktion der Furchtkonditionierung beeinträchtigen [17].

Weitere Rezeptor-Liganden-Systeme, die an PTBS beteiligt sind

Es wird angenommen, dass viele Rezeptor-Liganden-Systeme an der Modulation der Furchtkonditionierung beteiligt sind und wahrscheinlich zur PTBS beitragen, indem sie die GABAerge und glutamaterge Signalübertragung modulieren. Dazu gehören das Endocannabinoidsystem (ECS), dopaminerge Projektionen zur Amygdala aus dem Nucleus accumbens und dem ventralen tegmentalen Areal, Noradrenalinsignalisierung (aus dem Locus coeruleus), Acetylcholin (ACh) und Stickstoffmonoxidsynthase (NOS)-cGMP, die alle eine Rolle bei der Modulation der synaptischen Plastizität sowie bei der Konsolidierung und Extinktion der Furchtkonditionierung spielen [17].

Mahan und Ressler kommen zu dem Schluss, dass die Hoffnung besteht, Medikamente entwickeln zu können, die solche Signalwege, die an der Furchtkonditionierung und synaptischen Plastizität in der Amygdala beteiligt sind, modulieren können, was die Extinktion unangemessener Furchtassoziationen verbessern oder vielleicht sogar deren Entstehung von vornherein verhindern könnte [17]. Angesichts der Rolle des ECS als retrogrades neuromodulatorisches System scheint es möglich zu sein, zu untersuchen, wie medizinisches Cannabis und wichtige Phytocannabinoide die synaptische Plastizität beeinflussen könnten.

Zusammenhang zwischen PTBS und Entzündung

Es gibt erhebliche Hinweise in der Literatur, dass PTBS mit einer proinflammatorischen Aktivierung des Immunsystems assoziiert ist. Veteranen mit PTBS leiden an Erkrankungen wie Autoimmunerkrankungen, Herz-Kreislauf-Erkrankungen, Demenz und Entzündungen, die möglicherweise zu einer beschleunigten Alterung beitragen [25]. Betrachtet man die Ätiologie und Pathogenese solcher Erkrankungen, so sind alle in irgendeiner Weise mit Entzündungen verbunden. Interessanterweise hat David Sinclair in seinem Buch *Lifespan* das Altern selbst als Krankheit beschrieben [112].

Mehrere Querschnittsstudien liefern Hinweise darauf, dass Entzündungen an PTBS beteiligt sind, wie in der Übersichtsarbeit von Neylan und O'Donovan gut dargestellt [25]. Zum Beispiel:

- Eine Metaanalyse von 20 Studien ergab, dass wichtige Entzündungsmarker erhöht waren und die Dauer und Schwere der PTBS positiv mit 1β-Spiegeln ($p <$ 0,001) bzw. IL-6-Spiegeln assoziiert waren [113].
- Eine Fall-Kontroll-Studie zeigte ein generalisiertes proinflammatorisches Muster [114].
- Eine Studie an Veteranen ergab, dass eine erhöhte Entzündung mit aktueller PTBS, aber nicht mit remittierter PTBS assoziiert war [115].

Allerdings stellt sich auch hier die „Henne-Ei"-Frage: Sind Entzündungsfaktoren prädisponierende Risikofaktoren und somit an der Ätiologie der PTBS beteiligt, oder sind sie eine Folge der PTBS – oder gar beides? Eine Studie an Krankenschwestern legt nahe, dass eine erhöhte Entzündung sowohl ein vorbestehender Risikofaktor als auch eine Folge der PTBS sein kann [25].

Entzündung als sowohl vorbestehender Risikofaktor als auch Folge der PTBS

Krankenschwestern sind eine weitere Gruppe von Gesundheitsfachkräften, die an PTBS leiden können [116]. Die Prävalenz von PTBS bei Krankenschwestern wurde in einer US-amerikanischen Studie mit 18 % angegeben [117], war jedoch bei Notaufnahmeschwestern noch höher (bis zu 82,96 %) [118]. Die Nurses' Health Study II fand heraus, dass Frauen mit PTBS erhöhte Entzündungsmarker wie C-reaktives Protein (CRP), Intercellular Adhesion Molecule 1 (ICAM-1) und Soluble Tumor Necrosis Factor Receptor II (sTNF-RII) aufwiesen [119, 120]. Ein zentrales Ergebnis war, dass Frauen mit neu aufgetretener PTBS erhöhte Spiegel von sTNF-RII und ICAM-1 *vor der Traumaexposition* und Entwicklung der PTBS aufwiesen [119] und zudem größere Anstiege von Vascular Cell Adhesion Molecule 1 (VCAM-1) zwischen Ausgangswert und Nachuntersuchung über 10–16 Jahre zeigten [120]. Dies deutet darauf hin, dass eine erhöhte Entzündung *sowohl ein vorbestehender Risikofaktor als auch eine Folge der PTBS* sein kann [25].

ICAM-1 und VCAM-1 spielen eine wichtige Rolle bei der Aufrechterhaltung interzellulärer Barrieren (Tight Junctions), dienen aber auch dazu, Leukozyten an Endothelzellen zu binden und deren Transmigration ins Gewebe zu erleichtern. ICAM-1 wird durch die Zytokine IL-1 und TNF-α aktiviert [121]. Erhöhtes ICAM-1 ist mit verschiedenen Entzündungs- und Immunreaktionen assoziiert, einschließlich epithelialer Tumorentstehung bei Brustkrebs [122]. Erhöhte Spiegel von VCAM-1 und ICAM-1 wurden mit verschiedenen Erkrankungen wie atherosklerotischer Herz-Kreislauf-Erkrankung und Nierenerkrankung in Verbindung gebracht [123]. Andererseits kann die Aktivierung des Endocannabinoidsystems ICAM-1 und die damit verbundene Pathologie durch Reduktion der Anlagerung und Migration von Entzündungszellen herunterregulieren [124].

Zusammenhang zwischen IL-6 und noradrenerger Aktivität bei PTBS

Da bekannt ist, dass die IL-6-Sekretion durch Glukokortikoide unterdrückt und durch Katecholamine stimuliert wird und PTBS-Betroffene eine verminderte Kortisol- und erhöhte Katecholaminsekretion aufweisen, wurde eine kleine Studie an PTBS-Betroffenen durchgeführt, um den Zusammenhang zwischen Interleukin-6 (IL-6)-Spiegeln und HPA-Achsen- sowie noradrenerger Aktivität zu untersuchen. Es wurden Liquor cerebrospinalis (engl.: cerebrospinal fluid, CSF) und Blut von 11 Kriegsveteranen mit PTBS und 8 alters- und geschlechtsgematchten gesunden Kontrollen entnommen. Die mittleren und medianen IL-6-Konzentrationen im CSF waren bei PTBS-Patienten höher als bei den Kontrollen (Mittelwert 24,0 vs. 14,6, $p = 0,05$ und Median 26,7 vs. 14,3, $p < 0,03$), während die

IL-6-Spiegel im Plasma zwischen den Gruppen nicht unterschiedlich waren. Im PTBS-Kollektiv korrelierten die IL-6- und Noradrenalinspiegel im Plasma positiv, bei den gesunden Kontrollen jedoch nicht [125].

Genetische (und epigenetische) Faktoren

Es scheint, dass genetische Variationen in bestimmten Genen eine Rolle beim Risiko der Entwicklung einer PTBS spielen können [126]. Im vorherigen Kapitel wurde bereits der vom Gehirn abgeleitete neurotrophe Faktor (BDNF) behandelt. Ein häufiger Einzelnukleotidpolymorphismus (SNP) im menschlichen *BDNF*-Gen führt zu einem Val66Met-Austausch in der BDNF-Prodomänenregion. Dieser SNP ist mit Veränderungen des Gedächtnisses und einem erhöhten Risiko für die Entwicklung von Depressionen und Angststörungen beim Menschen assoziiert [127]. Met/Met-Träger zeigen eine erhöhte Aktivierung des medialen Temporallappens bei episodischen und Encodierungs-/Abrufaufgaben sowie eine stärkere Aktivität in Amygdala und PFC während Gedächtnisbildung und -abruf, ebenso wie eine beeinträchtigte Extinktionslernfähigkeit (korreliert mit veränderter Aktivierung von Amygdala, PFC und Hippocampus [17]).

Variationen im Gen, das für den Serotonintransporter (SERT, der an Serotonintransport und -wiederaufnahme beteiligt ist) codiert, einschließlich langer und kurzer Allele, wurden mit einem erhöhten PTBS-Risiko in Verbindung gebracht. Es scheint jedoch, dass die Umwelt diesen Risikoeffekt modifiziert, wobei das kurze Allel mit einem verringerten Risiko in einer Niedrigrisiko-Umgebung, aber mit einem erhöhten Risiko in einer Hochrisiko-Umgebung assoziiert ist [17].

Darüber hinaus können Polymorphismen im FK506-bindenden Protein, einem Glukokortikoid-Chaperonprotein, zu einer erhöhten Sensitivität der Amygdala/HPA-Achsen-Antwort auf Stress beitragen. Neuropsin, eine Serinprotease, ist für die stressbezogene Plastizität in der Amygdala über die Regulation der EphB2-NDMA-Rezeptoraktivierung der FKBP5-Expression von entscheidender Bedeutung [17].

Genspezifische Methylierungsmuster könnten ebenfalls potenziell mit einem erhöhten Risiko für sowie einer Resilienz gegenüber PTBS assoziiert sein [128, 129]. Forschungsergebnisse deuten darauf hin, dass ein externes traumatisches Ereignis nachgelagerte Veränderungen der Immunfunktion durch eine Reduktion des Methylierungsniveaus immunbezogener Gene induzieren kann, was auf ein biologisches Modell der Ätiologie der PTBS hindeutet [18].

Das Endocannabinoidsystem und PTBS

Das Endocannabinoidsystem (ECS) ist an der Regulation von Stress, Emotionen, Gedächtnis und Entzündungen beteiligt, weshalb es naheliegend ist, dass das ECS bei PTBS verändert sein könnte [130]. Tatsächlich wissen wir, dass das ECS eine wichtige Rolle bei der Kontrolle von Emotionen spielt und seine Dysregulation mit verschiedenen psychiatrischen Erkrankungen, einschließlich Angststörungen und Depressionen sowie PTBS, in Verbindung gebracht wird. Wenn wir PTBS betrachten, ist es wichtig, daran zu denken, dass es sich um eine Form extremer, dysregulierter Angst handelt und Depressionen häufig komorbid mit PTBS auftreten. Daher ist das, was wir in den vorherigen Kapiteln im Zusammenhang mit Angst und Depression gelernt haben, auch für PTBS relevant.

Neben seiner Schlüsselrolle bei der Aufrechterhaltung der emotionalen Homöostase [131, 132] spielt das ECS eine wichtige Rolle bei der Regulation des Gedächtnisses [10, 133–135]. CB1-Rezeptoren und Endocannabinoide finden sich in Gehirnarealen, die mit dem Gedächtnis in Verbindung stehen, und sind an der Modulation des Gedächtnisses beteiligt [134, 135]. Insbesondere kann das ECS die Konsolidierung, den Abruf und die Extinktion dauerhafter Gedächtnisspuren modulieren [10, 133], und wie wir bereits gesehen haben, sind diese Gedächtnisprozesse auch für PTBS, eine Gedächtnisstörung, relevant.

Studien zum ECS belegen seine Bedeutung für viele Aspekte der Gehirnfunktion, die alle für die Symptomatik der PTBS relevant sind: Modulation der Stressreaktion und der HPA-Achse (Stressantwort); Regulation von Stimmung, Angst und Belohnung; sowie Regulation des Gedächtnisses und der Extinktion von Furchtlernen [10, 65, 136]. Das ECS spielt unter widrigen Bedingungen eine protektive Rolle: Eine während Stress erhöhte endocannabinoide Signalübertragung dämpft die Entwicklung von Angst und reguliert die Codierung, den Abruf und die Extinktion traumatischer Erinnerungen [9]. Zunehmend zeigt die Literatur, dass es bei PTBS-Patienten Veränderungen im ECS gibt [9, 56, 137–140].

Die Aktivierung von CB1-Rezeptoren in der Amygdala kann Angst, Furcht und aversive Erinnerungen verringern, während die Aktivierung von CB1-Rezeptoren im PFC den Serotoninspiegel (eines unserer „Glückshormone“) erhöhen und Depressionen reduzieren kann. Eine gesteigerte Neurogenese, verbesserte Stimmung und Gedächtnis sowie eine Verringerung von Hypervigilanz, Hyperarousal und aufdringlichen Erinnerungen sowie eine Normalisierung des Kortisols treten auf, wenn CB1-Rezeptoren im Hippocampus agonisiert werden. Gleichzeitig kann die Stimulation der limbischen und paralimbischen Regionen zu einer Aktivität in Amygdala und Hypothalamus führen, die möglicherweise zur Regulation der HPA-Achse und des Kortisols beiträgt und so Hypervigilanz und Hyperarousal reduziert [21].

Modulation der Stressantwort durch das Endocannabinoidsystem

Wie wir in Kap. 3 gesehen haben, ist das ECS an der Regulation von Stress, sowohl akut als auch chronisch, beteiligt. Hillard argumentiert, dass chronischer variabler Stress die CB1-Signalübertragung reduziert und der daraus resultierende Mangel an endocannabinoider Signalübertragung zu negativen gesundheitlichen Folgen beitragen kann. Andererseits kann wiederholte Exposition gegenüber demselben Stress tatsächlich die CB1-Rezeptorsignalisierung sensibilisieren, was zu einer Abschwächung der Stressantwort führen kann [141].

Es wurde argumentiert, dass bei PTBS die Stressantwort maladaptiv ist und folglich ihre Symptome, einschließlich Hyperarousal, schlechten Schlafs und aufdringlichen Erinnerungen, durch eine verringerte endocannabinoide Signalübertragung begünstigt werden [75]. AEA-Spiegel steuern normalerweise die Stressantwort tonisch über die HPA-Achse. Nach akutem Stress wird FAAH aktiviert und die AEA-Spiegel sinken rasch (es sei daran erinnert, dass FAAH AEA hydrolysiert), sodass die Antwort der HPA-Achse ausgelöst wird. Es folgt ein Anstieg der Glukokortikoide, der 2-AG mobilisiert, was eine negative Rückkopplungsschleife vermittelt und die Stressantwort beendet [65]. Eine Störung der endocannabinoiden/CB1-Signalübertragung aktiviert die HPA-Achse [142, 143].

Hillard argumentiert, dass die CB1-Rezeptorsignalisierung stressresponsiv ist und dass die Aufrechterhaltung einer gesunden endocannabinoiden/CB1-Rezeptorsignalisierung die Resilienz gegenüber der Entwicklung stressbedingter Störungen fördert [141]. Die Konzentration von Endocannabinoiden und verwandten N-Acylethanolamiden (NAEs) im Blut ist bei Personen, die stressresistenter sind, höher und bei Patienten mit Depression niedriger [9, 144, 145]. Daher sind ernährungsbezogene Ansätze wie die Sicherstellung einer ausreichenden Zufuhr gesunder, mehrfach ungesättigter Omega-3-Fettsäuren zur Unterstützung einer optimalen Funktion des ECS sowie eine gesunde Ernährung, die proinflammatorische Lebensmittel einschließlich übermäßiger Mengen an mehrfach ungesättigten Omega-6- und Omega-9-Fettsäuren vermeidet, wichtig.

Viele präklinische und klinische Studien belegen die Rolle des ECS bei der Modulation der Stressantwort, sodass das ECS als mögliches therapeutisches Ziel zur Behandlung von schwerem Stress im Zusammenhang mit PTBS sowie der damit verbundenen emotionalen und kognitiven Dysfunktionen vorgeschlagen wurde [146]. Aus diesem Grund könnte das ECS auch ein potenzielles therapeutisches Ziel sein, das mehrere an PTBS beteiligte Elemente zugleich adressiert, nämlich Stress, Angst und Gedächtnis [10].

Chronischer milder Stress verändert die endocannabinoidvermittelte Neurotransmission

Chronischer milder Stress (CMS) wird häufig als Tiermodell für Depressionen verwendet und führt zu einer Herunterregulation der CB1-Rezeptoren im Hippocampus männlicher Ratten [147]. Darüber hinaus scheint er die CB1-Funktion an GABAergen Endigungen zu sensibilisieren und führt indirekt zu einer erhöhten exzitatorischen Neurotransmission, anstatt die glutaminerge Neurotransmission direkt zu beeinflussen [148], wie nachfolgend beschrieben.

CMS beeinflusst möglicherweise nicht direkt die glutaminerge Transmission, kann jedoch die CB1-Funktion an GABAergen Endigungen sensibilisieren, was zu einer geringeren Inhibition und damit zu einer erhöhten exzitatorischen Neurotransmission führt [148]. In einer Rattenstudie wurde untersucht, wie durch Stress induzierte Veränderungen der CB1-Rezeptoren die endocannabinoidvermittelte

Neurotransmission beeinflussen könnten, wobei festgestellt wurde, dass CMS die hippocampale endocannabinoidvermittelte Neurotransmission und synaptische Plastizität verändert. Ratten wurden 21 Tage lang CMS ausgesetzt. Dabei wurden In-vitro-Feldpotenzialmessungen verwendet, um die Auswirkungen von CMS auf die endocannabinoidmodulierte glutaminerge Neurotransmission in der CA1-Region des Hippocampus der Ratte zu messen. Die Anwendung eines CB1-Agonisten (WIN55,212-5) bei Ratten, die CMS ausgesetzt waren, führte zu einer 135%igen Steigerung der exzitatorischen (glutaminergen) Neurotransmission, während die CB1-Aktivierung bei nicht gestressten Ratten zu einer 30%igen Abnahme der glutaminergen Neurotransmission führte. Die Blockade der GABA-Transmission (GABA ist ein inhibitorischer Neurotransmitter) war mit einer 35%igen Abnahme der glutaminergen Neurotransmission bei Ratten, die CMS ausgesetzt waren, assoziiert [148].

CB1-Signalübertragung und Amygdala bei kurzfristiger und langfristiger Extinktion von Furcht

Das ECS spielt eine Schlüsselrolle bei der Extinktion aversiver Erinnerungen (Furchtextinktion), einem Prozess, von dem angenommen wird, dass er ein aktiver mnemonischer Vorgang ist [135]. Informationen über die Auswirkungen der CB1-Rezeptorsignalisierung bei PTBS stammen aus Tierversuchen.

In einer Studie zeigten CB1-defiziente (Knock-out-)Mäuse eine beeinträchtigte kurzfristige und langfristige Extinktion in auditorischen Furchtkonditionierungstests, während die Gedächtnisakquisition und -konsolidierung nicht betroffen waren. Wurden normale (Wildtyp-)Mäuse mit einem CB1-Rezeptorantagonisten behandelt, verhielten sie sich ähnlich wie die CB1-defizienten Mäuse. Die Mäuse wurden darauf trainiert, einen Ton mit einem Fußschock zu assoziieren (Konditionierung) und erstarrten folglich, wenn sie erneut dem Ton ausgesetzt wurden; die Reaktion war ein Indikator für aversives Gedächtnis, das bei wiederholter Tonexposition allmählich reduziert und eliminiert wird. Dieser Prozess ist stark von der Amygdala abhängig und ermöglicht die Untersuchung der verschiedenen Phasen der Gedächtnisbildung (d. h. Akquisition, Konsolidierung, Extinktion). Die Studie ergab, dass *Erwerb* und *frühe Festigung* von Gedächtnisprozessen nicht die CB1-Rezeptoren involvierten und dass Endocannabinoide nur eine geringe Rolle bei Gedächtniserwerb, -festigung und -abruf spielten; sie griffen jedoch selektiv in die *Extinktion* der Erstarrungsreaktion auf den Ton ein. Die Tonpräsentation während der Extinktionsversuche führte zu erhöhten AEA- und 2-AG-Spiegeln im basolateralen Amygdalakomplex (der die Extinktion aversiver Erinnerungen steuert). In dieser Hirnregion waren Endocannabinoide und CB1-Rezeptoren an der langfristigen Unterdrückung GABA-vermittelter inhibitorischer Ströme beteiligt, sodass die Studienautoren vorschlugen, dass Endocannabinoide die Extinktion aversiver Erinnerungen durch inhibitorische Effekte auf lokale inhibitorische (GABA-) Netzwerke innerhalb der Amygdala erleichtern [135].

Andere Studien haben ebenfalls darauf hingewiesen, dass es möglicherweise einzigartige Signalwege gibt, die an der Furchtextinktion beteiligt sind, aber nicht an der Akquisition oder Konsolidierung von Furchterinnerungen [135].

Herunterregulation der CB1-Rezeptor-mRNA im Amygdaloidkomplex und Frontalkortex bei PTBS

In einer Rattenstudie wurde untersucht, ob lang anhaltende Verhaltenseffekte der Exposition gegenüber einem Raubtier (Attrappe oder lebende Katze, ein traumatisches Ereignis für eine Ratte) mit Veränderungen des CB1-Rezeptors und Synaptophysin (SYP, ein Protein, das mit der synaptischen Funktion in Zusammenhang steht und zur indirekten Beurteilung der Anzahl von Synapsen und synaptischer Plastizitätsveränderung verwendet wird) in den für PTBS relevanten Hirnarealen (d. h. Frontalkortex, Hippocampus, Amygdaloidkomplex) assoziiert sind. Eine einmalige Exposition gegenüber dem Raubtier führte zu lang anhaltenden anxiogenen Effekten, wobei 7 Tage nach der Exposition eine Herunterregulation der CB1-mRNA-Expression im Frontalkortex und Amygdaloidkomplex, jedoch nicht im dorsalen Hippocampus, festgestellt wurde. Die Studienautoren vermuteten, dass, da CB1-Rezeptoren die glutaminerge Neurotransmission im Frontalkortex modulieren, eine Herunterregulation angstähnliche Reaktionen durch eine erhöhte Glutamatfreisetzung in limbischen Arealen wie dem Amygdaloidkomplex begünstigen könnte [142]. Die lang anhaltenden anxiogenen Effekte schienen somit mit einer Hyperaktivierung des Amygdaloidkomplexes und der Modulation von CB1-Rezeptoren in für PTBS bekannten Hirnarealen assoziiert zu sein.

Interessant war in dieser Studie auch, dass SYP im Amygdaloidkomplex hochreguliert war. Synaptische Vesikelproteine werden als potenziell an der Pathophysiologie von Depression und Schizophrenie beteiligt angesehen, und es gibt Hinweise darauf, dass PTBS ebenfalls mit plastischen Veränderungen in Zusammenhang steht [142].

Spiegel von Endocannabinoiden bei PTBS verändert

Hill et al. [75] schlagen vor, dass der Zustand eines Endocannabinoidmangels oder eine verminderte ECS-Aktivität einen Stress-Suszeptibilitäts-Endophänotyp darstellen könnte, der eine Person für die Entwicklung von Erkrankungen wie PTBS prädisponiert. Die Spiegel von Endocannabinoiden und verwandten N-Acylethanolamiden wurden bei PTBS signifikant verändert gefunden, was auf eine Beteiligung an der Pathogenese hindeutet [9, 65, 130, 137]. Allerdings erscheinen Richtung und Art der Veränderungen des ECS infolge von chronischem Stress und Trauma inkonsistent. Einige Humanstudien fanden verringerte Endocannabinoidspiegel, was die Annahme eines Endocannabinoidmangels stützen könnte, während andere erhöhte Endocannabinoidspiegel fanden (wie im Folgenden beschrieben).

Dies könnte damit zusammenhängen, wann das traumatische Ereignis stattgefunden hat.

Das Alter beim traumatischen Ereignis beeinflusst Veränderungen des ECS

Wenn ein Trauma auftritt, hat dies Auswirkungen auf die Veränderungen des ECS. Die Effekte von lang anhaltendem Stress oder Trauma hängen vom Entwicklungsalter der betroffenen Person zum Zeitpunkt des traumatischen Ereignisses, von dessen Wiederholungscharakter und von kumulativen Effekten ab [149]. Tiermodelle für Kindheitstraumata deuten darauf hin, dass ein Trauma in der Kindheit zu erhöhten Endocannabinoidspiegeln und verringerten CB1-Rezeptorspiegeln in der Kindheit, zu verringerten Endocannabinoidspiegeln und erhöhten CB1-Rezeptorspiegeln in der Adoleszenz sowie im Erwachsenenalter zu erhöhten Endocannabinoidspiegeln und verringerten CB1-Rezeptorspiegeln führt [149].

Eine Studie an Personen mit einer Vorgeschichte von Kindheitstraumata fand erhöhte Endocannabinoidspiegel. Eine weitere Studie an Personen mit bipolarer Störung und PTBS mit Kindheitstraumata zeigte erhöhte AEA- und 2-AG-Spiegel bei Personen mit bipolarer Störung sowie erhöhte OEA-Spiegel bei PTBS-Betroffenen mit Kindheitstraumata. Es gibt somit Hinweise darauf, dass bei Erwachsenen mit einer Vorgeschichte von Kindheitstraumata und PTBS erhöhte Endocannabinoid- und verringerte CB1-Rezeptorspiegel vorliegen [149].

Andererseits unterstützen präklinische und klinische Studien die Annahme, dass ein schweres Trauma im Erwachsenenalter mit verringerten Endocannabinoid- und erhöhten CB1-Rezeptorspiegeln assoziiert ist [149].

Dies legt nahe, dass im Studiendesign zur PTBS-Forschung der Zeitpunkt des traumatischen Ereignisses in die statistische Modellierung einbezogen werden sollte, da dies ein Faktor sein könnte, der die Ergebnisse beeinflusst. Wenn beispielsweise in einer PTBS-Studienpopulation einige Personen ein Trauma in der Kindheit und andere im Erwachsenenalter erlebt haben, könnte dies die Interpretation der Daten erheblich erschweren. Ebenso wäre es auch bei der Untersuchung einer Kohorte wie etwa Veteranen, die als Erwachsene im Dienst Traumata ausgesetzt waren, ratsam, mögliche traumatische Erfahrungen in der Kindheit zu berücksichtigen, da diese die Ergebnisse verfälschen könnten.

Hinweise auf veränderte Endocannabinoidspiegel in Tiermodellen der PTBS

Es gibt verschiedene Tiermodelle, die typischerweise an Ratten oder Mäusen eingesetzt werden, um Aspekte der PTBS zu untersuchen. Zu diesen Modellen zählen das Chronic-Unpredictable-Stress-(CUS)-Modell, das Single-Prolonged-Stress-(SPS)-Modell, das Shock-and-Reminder-Stress-Modell sowie das Prädatoren-Stress-Modell. Die Ergebnisse mehrerer Studien stützen die Annahme, dass eine Dysregulation des ECS an der Pathogenese der PTBS beteiligt ist, wobei mehrere Studien insbesondere verringerte AEA-Spiegel, erhöhte 2-AG-Spiegel und eine CB1-Herunterregulation in bestimmten Hirnregionen zeigen. Ergebnisse einiger Experimente mit diesen Modellen sind in Tab. 7.3 dargestellt.

Tab. 7.3 Tiermodelle der PTBS: Auswirkungen der PTBS auf das ECS

Modell	Merkmale	Studienergebnisse zeigten
Modell des chronic unpredictable stress (CUS)	Verwendet milde, unvorhersehbare und wiederholte Stressoren, um die Auswirkungen auf das ECS zu untersuchen [150]	Herunterregulation und Mangel an endocannabinoid-/CB1-vermittelten Reaktionen im Nucleus accumbens [151] Signifikant verringerte AEA-Spiegel in mehreren Hirnarealen sowie reduzierte Bindungsdichte der CB1-Rezeptoren im Hippocampus, Hypothalamus und ventralen Striatum und erhöhte Bindungsdichte der CB1-Rezeptoren im präfrontalen Kortex [152] CUS induziert kognitive Beeinträchtigungen bei Extinktion und perseverativem Verhalten (beeinträchtigt jedoch nicht das Erlernen), und verstärkt zudem hippocampusabhängige episodische Furchterinnerungen, wodurch die Anfälligkeit für PTBS erhöht wird [150]. Diese Zustände bessern sich durch CB1-Rezeptoragonisten: unterstützt die Annahme, dass PTBS durch eine ECS-Defizienz bedingt ist [147, 150]
Modell des single prolonged stress (SPS)	Dieses Modell führt zu verstärktem konditionierten Vermeidungsverhalten, beeinträchtigter Extinktion und erhöhter akustischer Schreckreaktion (ASR), negativem Feedback auf die HPA-Achse und Angst [146]	Niedrigere AEA-Spiegel in verschiedenen Hirnregionen, einschließlich basolateraler Amygdala (BLA) und CA1-Region [146] sowie Nucleus accumbens [136] und verringerte Serum-2-AG-Spiegel (jedoch keine Veränderung in BLA oder CA1) [146] CB1/CB2-Rezeptoragonist WIN55,212-2 wurde entweder systemisch oder in die BLA zu verschiedenen Zeitpunkten injiziert: Die Ergebnisse deuten darauf hin, dass es ein optimales Zeitfenster für eine Intervention mit Cannabinoiden nach einem traumatischen Ereignis geben könnte [153]
Shock-and-Reminder-Stress-Modell	Ratten werden einem Fußschock ausgesetzt, gefolgt von situativen Erinnerungen – dies führt zu einer langfristigen Beeinträchtigung der Extinktion und einer erhöhten „Schreckreaktion“ und hat sich auch als Auslöser einer langfristigen Beeinträchtigung der Furchtextinktion erwiesen [154]	FAAH-Inhibitor URG597 wurde über 3 Wochen einer Gruppe von Ratten injiziert, die dem Schock- und Erinnerungsparadigma ausgesetzt waren. Chronisch mit dem FAAH-Inhibitor behandelte Ratten zeigten eine normalisierte Schreckreaktion und normale Extinktionsreaktionen; die Wirkung des FAAH-Inhibitors war abhängig vom CB1-Rezeptor (Effekte wurden durch einen CB1-Rezeptorantagonisten blockiert). URB597 normalisierte die durch Schock/Erinnerung induzierte Hochregulation der CB1-Rezeptoren in der basolateralen Amygdala und der CA1-Region [154]

(Fortsetzung)

Tab. 7.3 (Fortsetzung)

Modell	Merkmale	Studienergebnisse zeigten
Lebensbedrohliches Traumamodell (Prädatoren-Stress-Modell)	Ein Modell: Exposition gegenüber einer Chemikalie namens 2,5-Dihydro-2,4,5-Trimethylthiazolin (TMT), einem Pheromonbestandteil von Fuchskot; ruft angstartige Verhaltensweisen hervor und wird als Modell für einen posttraumatischen Langzeitzustand von Angst verwendet [155]	Ratten zeigten nach Exposition gegenüber TMT erhöhte 2-AG-Spiegel in der Amygdala. Die Gabe eines FAAH-Inhibitors (URB597) erhöhte die AEA-Spiegel im Gehirn und verhinderte die Entwicklung von CB1-abhängigen posttraumatischen angstartigen Verhaltensweisen [155] Ratten, die TMT ausgesetzt waren, zeigten eine deutliche Zunahme der 2-AG-Mobilisierung in der Amygdala der traumatisierten Tiere mit angstartigem Verhalten, die mindestens 14 Tage nach dem Stressereignis anhielt. Systemische oder lokale pharmakologische Hemmung von MAGL unterdrückte das durch TMT ausgelöste angstartige Verhalten. Die Ergebnisse deuten darauf hin, dass ein lebensbedrohliches Trauma, in diesem Fall die Bedrohung durch einen Fuchs, langfristige Veränderungen der 2-AG-vermittelten Cannabinoidsignalisierung in der Amygdala auslöst und einen potenziellen therapeutischen Ansatzpunkt für die Behandlung von durch Trauma ausgelösten Zuständen darstellen könnte [156]

Die Behandlung von Tieren mit FAAH-Inhibitoren liefert indirekte Hinweise darauf, dass verringerte Endocannabinoidspiegel mit PTBS assoziiert sind. Eine verstärkte Behandlung erhöht die AEA-Spiegel, reduziert PTBS-Symptome und fördert die Furchtextinktion [146, 157–160].

Nachweis veränderter Endocannabinoidspiegel aus der Humanforschung

Studien zeigen signifikante Unterschiede in den Plasmakonzentrationen von Endocannabinoiden und verwandten N-Acylethanolamiden bei PTBS-Betroffenen im Vergleich zu gesunden Kontrollpersonen und Personen, die nach Traumaexposition keine PTBS entwickelten [9]. Die Ergebnisse stimmen jedoch nicht immer mit den Befunden aus Tierstudien oder anderen Humanstudien überein. Beispielsweise wiesen Überlebende des 9/11-Anschlags auf das World Trade Center in den USA, welche die diagnostischen Kriterien für PTBS erfüllten, niedrigere zirkulierende 2-AG-Spiegel auf, wobei jedoch kein signifikanter Unterschied zwischen den Gruppen (d. h. jene, welche die Kriterien für PTBS erfüllten, im Vergleich zu jenen, die dies nicht taten) in Bezug auf AEA- und Kortisolspiegel bestand [137]. Die AEA-Spiegel zeigten eine negative Beziehung zum Ausmaß der Intrusionssymptome, was mit Tierstudien übereinstimmt, die zeigen, dass ein verminderter AEA-Spiegel die Beibehaltung aversiver Erinnerungen fördert. Angesichts der Rolle von 2-AG bei der Regulation der Stressantwort unterstützen diese Befunde die Annahme, dass eine defiziente endocannabinoide Signalübertragung Teil der Glukokortikoiddysregulation bei PTBS sein könnte [137]. Die hier gefundenen Ergebnisse zu Kortisol stimmen jedoch nicht mit anderen Studien überein, die PTBS mit chronisch niedrigen Kortisolspiegeln in Verbindung bringen [53, 65, 161, 162].

Eine Studie untersuchte mittels Positronen-Emissions-Tomografie (PET) die Verfügbarkeit von CB1-Rezeptoren bei Personen mit PTBS im Vergleich zu solchen mit lebenslanger Traumaerfahrung (Trauma-Kontrollen, TK) und gesunden Kontrollen ohne derartige Vorgeschichte. Es zeigte sich, dass die AEA-Spiegel in der PTBS-Gruppe im Vergleich zur TK-Gruppe (53,1 % niedriger) und zur Gruppe der gesunden Kontrollen (58,2 % niedriger) reduziert waren. Zudem waren die Kortisolspiegel in der PTBS- und TK-Gruppe niedriger als bei den gesunden Kontrollen [139].

Im Gegensatz dazu war in einer anderen Studie an 10 Patienten mit PTBS, 9 traumaexponierten Personen ohne Hinweise auf PTBS ($n = 9$) und 29 gesunden Kontrollpersonen PTBS mit signifikant *höheren* Plasmaspiegeln von AEA, 2-AG, Oleoylethanolamid (OEA) und Stearoylethanolamid (SEA) sowie signifikant niedrigeren Spiegeln von N-Oleoyldopamin als bei gesunden Kontrollen assoziiert. Personen mit PTBS wiesen signifikant höhere Plasmaspiegel von 2-AG und PEA auf als traumaexponierte Personen ohne PTBS [9]. Dies unterscheidet sich von anderen Studien, in denen PTBS mit niedrigeren Endocannabinoid- [137, 139] und PEA-Spiegeln [130] assoziiert war. Bei den 19 traumaexponierten Personen (mit und ohne PTBS) korrelierte der Score der Clinician Administered PTSD Scale (CAPS) positiv mit den Plasmaspiegeln von PEA ($r = 0{,}55$, $p = 0{,}02$) und negativ mit den Plasmaspiegeln von Oleoyldopamin ($r = 20{,}68$, $p = 0{,}01$); die CAPS-Subskalen für

Intrusionen, Vermeidung und Hyperarousal waren alle negativ mit den Oleoyldopamin-Plasmakonzentrationen assoziiert. Die Personen in dieser Studie wiesen weitere Komorbiditäten sowie Heterogenität hinsichtlich Art und Ausmaß des Traumas auf, was diese scheinbar widersprüchlichen Ergebnisse erklären könnte [9].

Wilker et al. [130] untersuchten die Konzentrationen von PEA, OEA und SEA in Haarproben von 38 Überlebenden des Rebellenkriegs aus Norduganda mit PTBS und verglichen diese mit Proben von 38 gesunden Überlebenden des Rebellenkriegs ohne aktuelle oder lebenszeitliche PTBS. Diese drei weniger untersuchten Endocannabinoide könnten einen „Entourage-Effekt" vermitteln, indem sie selbst nicht an CB1-Rezeptoren wirken, aber die Wirkung von AEA potenzieren [150]. PTBS-Betroffene wiesen signifikant niedrigere OEA-Spiegel auf, und es bestanden starke negative Zusammenhänge zwischen allen drei N-Acylethanolamiden und der Schwere der PTBS-Symptome. Die Autoren postulierten, dass die verminderten Spiegel für den erhöhten Entzündungszustand und das Versagen der Furchtextinktion, die für PTBS charakteristisch sind, verantwortlich sein könnten [130].

Beim Menschen wurde das Vorhandensein des FAAH-385A-Allels (das für eine FAAH-Enzymvariante mit verminderter Fähigkeit zur Hydrolyse von AEA codiert) dosisabhängig mit erhöhten AEA-Spiegeln sowie erleichterter Furchtextinktion und verbessertem Extinktionsabruf assoziiert. A-Allel-Homozygote waren vor stressinduzierten Abnahmen von AEA und negativen emotionalen Stressfolgen geschützt, was darauf hindeutet, dass die AEA-Signalisierung die Stressantwort dämpfen und die Hemmung von FAAH [160] unterstützen kann.

Trotz Studien, die niedrigere AEA-Spiegel bei PTBS nahelegen (wie zuvor diskutiert), zeigen Untersuchungen gemischte Ergebnisse hinsichtlich der Wirkung von Endocannabinoiden auf die Gedächtniskonsolidierung traumatischer Ereignisse [56]. So wurde beispielsweise spekuliert, dass das beobachtete Risiko für PTBS im Zusammenhang mit der Anwendung von Propofol (einem Anästhetikum, das FAAH hemmt) durch eine verstärkte endocannabinoide Transmission mittels *Erhöhung* der AEA-Spiegel und damit durch die Förderung der Konsolidierung traumatischer Erinnerungen vermittelt werden könnte [56]. Im Gegensatz zur Forschung über Gedächtniskonsolidierung besteht in der Forschung zu den Auswirkungen von Cannabinoiden auf den Gedächtnisabruf größere Übereinstimmung, wobei die meisten Studien auf einen beeinträchtigenden Effekt von Cannabinoidagonisten auf den (traumatischen) Gedächtnisabruf hinweisen [56].

Veränderte CB1-Rezeptorlevel bei PTBS

CB1-Rezeptoren regulieren die Freisetzung vieler Neurotransmitter und sind an der Plastizität im ZNS, einschließlich der Neurogenese, beteiligt. Es wurde vorgeschlagen, dass CB1-Rezeptoren an der Modifikation defensiver Verhaltensweisen und der Konsolidierung aversiver Erinnerungen beteiligt sein könnten und die Anpassung an (akuten und chronischen) Stress durch Modulation der CB1-vermittelten Neurotransmission beeinflussen, wodurch der synaptische Informationsfluss gestört werden kann [142].

Nachweis veränderter CB1-Rezeptoren in Tiermodellen der PTBS

CB1-Rezeptoren sind entscheidend für den Prozess der Auslöschung aversiver Erinnerungen [135]. Dies wurde in einem Experiment mit Mäusen gezeigt, bei dem CB1-Rezeptoren bei zuvor furchtkonditionierten Mäusen blockiert wurden: Dies beeinträchtigte sowohl die kurzfristige als auch die langfristige Auslöschung in Furchtkonditionierungstests [135]. Tierversuche mit verschiedenen experimentellen Furcht- und Stressmodellen deuten darauf hin, dass CB1-Rezeptoren im PFC hochreguliert [163, 164] und im Hippocampus herunterreguliert sind [142, 165]. Chronischer Stress, wie er bei PTBS eine Rolle spielt, wurde ebenfalls mit einer verminderten Expression und Bindung von CB1-Rezeptoren in hippocampalen Arealen in Verbindung gebracht [166]. Siehe Tab. 7.3 für einige Studien.

CB1-Rezeptoren im präfrontalen Kortex: Hochreguliert

Mehrere Studien weisen darauf hin, dass der mediale präfrontale Kortex ein wichtiger Ort für Stressreaktionen ist, und Forschungsergebnisse deuten darauf hin, dass die endocannabinoidvermittelte Neurotransmission in diesem Hirnareal beteiligt ist [142]. Tierstudien zeigen, dass CB1-Rezeptoren empfindlich auf Stress reagieren, wobei Tiermodelle eines Furchtkonditionierungsparadigmas eine Hochregulation von CB1-Rezeptoren in Teilen des PFC gezeigt haben [163, 164]. Der ventrale Teil des medialen präfrontalen Kortex scheint an der Expression der kontextuellen Furchtkonditionierung beteiligt zu sein.

Männliche Ratten, die einer kontextuellen aversiven Konditionierungssitzung ausgesetzt waren, wurden 48 Stunden später erneut diesem aversiven Kontext ausgesetzt. Ihre Reaktionen, einschließlich Erstarrungsverhalten und kardiovaskulärer Reaktionen, wurden gemessen. Die intravenöse Gabe von AEA oder eines AEA-Transportinhibitors vor der Wiederexposition mit dem aversiven Kontext schwächte die furchtkonditionierten Reaktionen ab. Dieser Effekt wurde durch einen CB1-Rezeptorantagonisten blockiert. In einem zweiten Experiment wurde festgestellt, dass die CB1-Rezeptor-mRNA-Expression im ventralen Teil des medialen präfrontalen Kortex 48 Stunden nach der Konditionierungssitzung erhöht war. Insgesamt kam die Studie zu dem Schluss, dass die Förderung der cannabinoidvermittelten Neurotransmission im ventralen Teil des medialen PFC durch Aktivierung lokaler CB1-Rezeptoren die Expression von Furchtreaktionen abschwächt oder verringert [164].

Hippocampale CB1-Rezeptoren: Herunterreguliert

In anderen Tierversuchen wurde chronischer Stress ebenfalls mit Veränderungen der hippocampalen CB1-Rezeptoren in Verbindung gebracht [165, 167]. Der CB1-Rezeptor ist normalerweise im Hippocampus reichlich vorhanden, einem neuroanatomischen Bereich, der bei Depressionen eine wichtige Rolle spielt [165, 168]. Dort befindet er sich überwiegend auf GABAergen Interneuronen [165].

Es wird angenommen, dass hippocampale CB1-Rezeptoren eine wichtige Rolle bei der Aufrechterhaltung der synaptischen Integrität und der Neuroplastizität im Hippocampus spielen [169]. Chronischer Stress führte zu einer Herunterregulierung der CB1-Expression und zu einer signifikanten Abnahme der Menge an 2-AG im Hippocampus (ohne Effekt im limbischen Vorderhirn), was zu Problemen in der Verhaltensflexibilität beitragen und zur Entwicklung von ruminativen und perseverativen Verhaltensweisen führen könnte, wie sie bei stressbedingten psychiatrischen Störungen auftreten [142, 165]. In einer Studie, in der Ratten 21 Tage lang für 6 Stunden fixiert wurden, wurde eine autoradiografische Analyse durchgeführt, um die Dichte von den Bindungsstellen der CB1-Rezeptoren in bestimmten Regionen des Hippocampus zu messen. Chronischer Stress führte zu einer signifikanten Reduktion der CB1-Bindung im Gyrus dentatus, während sie im CA3-Bereich des Hippocampus erhöht war (ohne Effekte im CA1-Bereich oder im retrosplenialen kortikalen Gyrus und im laterodorsalen Thalamus). Die Autoren der Studie schlugen vor, dass stressinduzierte Veränderungen der CB1-Rezeptoraktivität zur stressinduzierten Modulation der Aufrechterhaltung der synaptischen Integrität und Neuroplastizität im Hippocampus beitragen könnten (angesichts der Rolle der hippocampalen CB1-Rezeptoren in diesen Prozessen) [169].

Nachweis veränderter CB1-Rezeptorlevel aus der Humanforschung

PTBS-Patienten zeigen eine erhöhte Verfügbarkeit von CB1-Rezeptoren im Gehirn, was auf eine defiziente CB1-Rezeptor-vermittelte AEA-Signalisierung in der Ätiologie der PTBS hindeuten könnte [139]. Die Positronen-Emissions-Tomografie hat im gesamten Gehirn Erhöhungen der CB1-Rezeptoren bei PTBS-Betroffenen im Vergleich zu gesunden Kontrollpersonen mit und ohne Trauma in der Vorgeschichte gezeigt. Die AEA-Spiegel waren in der PTBS-Gruppe im Vergleich zur traumaexponierten Gruppe (53,1 % niedriger) und zur gesunden Gruppe ohne Trauma (58,2 % niedriger) reduziert, und die Kortisolspiegel waren in der PTBS- und der traumaexponierten Gruppe niedriger als bei den gesunden Kontrollen. Dies steht im Einklang mit anderen Humanstudien, die niedrigere Kortisolspiegel im Zusammenhang mit PTBS gefunden haben [53, 161, 162].

Diese Studie fand zudem eine höhere Dichte von CB1-Rezeptoren unter nicht stressigen (basalen) Bedingungen bei Frauen im Vergleich zu Männern. Die Autoren postulieren, dass dies möglicherweise erklären könnte, warum PTBS bei Frauen häufiger vorkommt als bei Männern. Drei Biomarker, die gemeinsam bewertet wurden – AEA, Kortisol und der CB1-Rezeptorantagonist-Radiotracer [^{11}C]OMAR (der das Verteilungsvolumen der CB1-Rezeptoren misst) – klassifizierten fast 85 % der PTBS-Fälle korrekt. Diese Ergebnisse deuten auf eine abnormale CB1-Rezeptor-vermittelte AEA-Signalisierung in der Ätiologie der PTBS hin [139].

Medizinisches Cannabis und Cannabinoide zur Behandlung der PTBS

Es besteht Potenzial für eine Intervention in die Prozesse der aversiven Gedächtnisbildung, die bei PTBS auftreten. Bitencourt und Takahashi [57] schlagen vor, dass eine Intervention im Stadium des Erwerbs und der Konsolidierung aversiver

Erinnerungen wenig vielversprechend ist, da sie sehr bald nach einem traumatischen Ereignis erfolgen müsste und zu diesem Zeitpunkt nicht absehbar ist, ob sich eine PTBS manifestiert oder nicht. Sie halten eine Intervention in den Prozessen des Abrufs, der Rekonsolidierung und insbesondere der Extinktion für aussichtsreicher. Zur Wiederholung: Wird die aversive Erinnerung durch Abruf (Wiederexposition) reaktiviert, wird die ursprüngliche Gedächtnisspur wieder instabil und entweder rekonsolidiert oder gelöscht. Daher könnte es möglich sein, den Rekonsolidierungsprozess zu blockieren oder die Extinktion zu erleichtern. Ein Behandlungsansatz besteht darin, den konditionierten Stimulus (Geruch oder Bild) wiederholt ohne den unkonditionierten Stimulus (Gewalt, Trauma) zu präsentieren, was zu einer neuen Gedächtnisspur ohne den unkonditionierten Stimulus führt, welche die alte Spur überschreibt und so zu einer Abnahme der physiologischen und Verhaltensreaktionen auf Furcht führt. Phytocannabinoide könnten diese Mechanismen verstärken, da die Auslöschung aversiver Erinnerungen die Aktivität von CB1-Rezeptoren einschließt [135].

Wir werden einige der Forschungen zu synthetischen Cannabinoiden und anschließend epidemiologische Studien betrachten, die darauf hindeuten, dass viele Menschen mit PTBS Cannabis zur Linderung der Symptome verwenden. Danach betrachten wir, wie medizinisches Cannabis zur Linderung von PTBS-Symptomen wirken könnte, die möglichen Wirkmechanismen und schließlich einige der klinischen Studien zur Cannabisbehandlung der PTBS.

Forschung zu synthetischen Cannabinoiden bei PTBS

Die Forschung zu synthetischen Cannabinoiden (CB1- und CB2-Rezeptoragonisten) hat Einblicke in die potenziellen Wirkmechanismen von Cannabinoiden geliefert. Synthetische Agonisten haben gezeigt, dass sie die Furchtextinktion verbessern, Furchterinnerungen reduzieren, die Neuroplastizität fördern und die Konsolidierung von passivem Vermeidungsverhalten hemmen [65].

Es gibt mehrere potenzielle Wirkmechanismen, durch die Cannabinoide zur Behandlung der PTBS beitragen könnten, gestützt durch Studien mit synthetischen Cannabinoidagonisten. Hier einige davon:

- Durch sofortige Gabe nach dem Trauma kann in den Konsolidierungsprozess des Gedächtnisses eingegriffen und so die Auswirkung der nachfolgenden traumatischen Erinnerung reduziert werden. Dies gilt als weniger gut durch Forschung belegt.
- Beeinträchtigung des Abrufs oder der Erinnerung (das Hervorholen gespeicherter Informationen aus dem Langzeitgedächtnis ins Bewusstsein). Die Theorie besagt, dass eine reaktivierte Gedächtnisspur wieder instabil wird und zur Aktualisierung erneut rekonsolidiert werden muss. Eine nur schwach und unvollständig abgerufene Erinnerung wird mit geringerer Wahrscheinlichkeit rekonsolidiert. Die Beeinträchtigung des Gedächtnisabrufs durch Cannabinoide ist durch Tierstudien gut belegt.

- Förderung der Extinktion, bei der ein zuvor mit einer negativen emotionalen Erfahrung assoziierter Stimulus, der Angst und Furcht auslöste, in einen nicht bedrohlichen verwandelt wird. Dies könnte der vielversprechendste Bereich sein [56].

Tiermodelle der PTBS: Studien zu synthetischen Cannabinoidagonisten

Pharmaunternehmen haben naturgemäß ein Interesse an der Entwicklung synthetischer Medikamente, die das ECS gezielt beeinflussen und Funktionsstörungen bei bestimmten Erkrankungen lindern könnten, da diese patentierbar sind. Dennoch kann die Forschung mit synthetischen Cannabinoidagonisten auch Aufschluss darüber geben, wie THC selbst wirken könnte, da es ein partieller CB1/CB2-Agonist ist. Insgesamt unterstützen Tierstudien eine starke fördernde Wirkung von Cannabinoidagonisten auf Extinktionsprozesse, die offenbar durch CB1-Rezeptoren vermittelt werden, auch wenn der Nachweis für Effekte in präklinischen PTBS-Modellen noch aussteht [56].

Beispielsweise ist WIN55,212-2 ein synthetischer, THC-ähnlicher CB1/CB2-Rezeptoragonist, der in anderen Experimenten gezeigt hat, dass es Angst und Furchtkonditionierung reduziert und die Furchtextinktion bei Nagetieren erleichtert [153, 170, 171] sowie die Abrufbarkeit von Furchterinnerungen vermindert [65, 172]. Potenzielle Mechanismen, durch die solche Agonisten das Gedächtnis beeinflussen können, sind vielfältig und umfassen eine verbesserte Neuroplastizität [65] und eine reduziertes Entzündungsgeschehen.

Cannabinoidagonisten können neuroplastische Veränderungen in Amygdala und Hippocampus beeinflussen

In einem Experiment mit einem Schock- und Erinnerungsmodell für PTBS wurde bei Ratten nach einem schweren Fußschock, gefolgt von der Exposition gegenüber Traumaerinnerungen, ein traumatisches Gedächtnis gebildet. Der Antagonist des Glukokortikoidrezeptors (GR) RU486 und der CB1/CB2-Rezeptoragonist WIN55,212-2 wurden in die basolaterale Amygdala (BLA) injiziert, was sowohl die Konsolidierung des Traumas als auch die Zunahme der akustischen Schreckreaktion bei Ratten, die Schock und Erinnerungen ausgesetzt waren, abschwächte. Im CA1-Bereich des Hippocampus beeinträchtigte der CB1/CB2-Agonist die Konsolidierung des traumatischen Gedächtnisses und schwächte die Zunahme der akustischen Schreckreaktion ab, während der GR-Antagonist keinen Effekt hatte. Interessanterweise zeigten Ratten, die Schock und Erinnerungen ausgesetzt waren, einen Monat später erhöhte CB1-Rezeptorwerte in der BLA und im CA1-Bereich, wobei dieser Anstieg durch die systemische Gabe des CB1/CB2-Agonisten nach dem Schock blockiert wurde [172]. Dies legt nahe, dass die BLA eine Schlüsselregion im Gehirn ist, in der Cannabinoide und Glukokortikoide die Konsolidierung traumatischer Erinnerungen modulieren können [172]. Es deutet zudem auf eine potenzielle Rolle von Cannabinoidagonisten bei der Beeinflussung neuroplastischer Veränderungen in Amygdala und Hippocampus hin, die infolge einer PTBS auftreten könnten.

Cannabinoidagonisten verhindern BDNF-Abnahmen in den Furchtschaltkreisen des Gehirns

Es wird angenommen, dass das Endocannabinoidsystem (ECS) und der vom Gehirn abgeleitete neurotrophe Faktor (BDNF) sowohl an PTBS als auch an Depressionen beteiligt sind. Das Protein BDNF fördert die synaptische Plastizität, das Überleben von Neuronen und die Neurogenese und spielt eine Rolle beim Furchtlernen und der Extinktion [173]. Studien zeigen, dass verringerte BDNF-Spiegel im Hippocampus, in der Amygdala und im präfrontalen Kortex (PFC) mit einer beeinträchtigten Extinktionsfähigkeit assoziiert waren [174] und eine Herunterregulierung von BDNF in der CA-Subregion des Hippocampus mit PTBS-ähnlichen Reaktionen bei Ratten verbunden war [175]. BDNF interagiert mit dem ECS bei der Vermittlung synaptischer Plastizität und neuronalen Überlebens, wobei die Hemmung von CB1-Rezeptoren zu einer Herunterregulierung von BDNF im Hippocampus führt [173, 176].

In einem Schock- und Erinnerungsmodell der PTBS verhinderte die nach dem Schock verabreichte Gabe des CB1/CB2-Rezeptoragonisten WIN depressive und PTBS-ähnliche Verhaltensweisen bei Ratten. WIN konnte zudem die durch Schock und Erinnerungen induzierten Veränderungen im sozialen Wiedererkennungsgedächtnis, passiven Bewältigungsverhalten, angstähnlichem Verhalten, Furchtabruf, Extinktion und Schreckreaktion verhindern. Es wurden signifikante negative Korrelationen zwischen depressionsähnlichem Verhalten und BDNF-Spiegeln in mehreren Hirnregionen gefunden. Die Gabe des CB1/CB2-Rezeptoragonisten WIN verhinderte die Herunterregulierung von BDNF im CA1-Bereich des Hippocampus sowie in den prälimbischen (PL) und infralimbischen (IL) Kortexarealen der Ratten [173]. Dieses Experiment legt nahe, dass CB1/CB2-Rezeptoragonisten depressive und PTBS-ähnliche Symptome nach schwerem Stress verhindern können und Veränderungen der BDNF-Spiegel in Bereichen der Furchtschaltkreise des Gehirns involviert sind [173].

Cannabinoidagonist kehrt angstähnliches Verhalten um und reduziert Entzündungen bei PTBS

Mäusestudien, die das Modell wiederholter sozialer Unterwerfung (engl.: repeated social defeat, RSD) verwenden, dienen als Modell für die immunologischen und verhaltensbezogenen Stressreaktionen beim Menschen. RSD verursacht angstähnliches Verhalten und die Freisetzung von inflammatorischen Monozyten in den Kreislauf, verlängert den Furchtzustand und beeinträchtigt die Erinnerung an die Extinktion, was mit erhöhtem IL-1β-mRNA im Gehirn assoziiert war [171]. In diesem Modell ist das angstähnliche Verhalten abhängig von der Rekrutierung der Monozyten ins Gehirn.

Im ersten Teil dieser Studie wurden Mäuse, die RSD ausgesetzt waren, vor dem Stress mit dem CB1/CB2-Agonisten WIN55,212-2 behandelt, was das durch RSD induzierte angstähnliche Verhalten und die Entzündungsreaktion umkehrte, z. B. die Ansammlung von inflammatorischen Monozyten im Gehirn und Kreislauf verringerte, die durch RSD induzierte Interleukin-1β-mRNA-Expression in Mikroglia/Makrophagen reduzierte und die (ex vivo gemessene) Reaktivität von

Mikroglia/Monozyten auf Lipopolysaccharide nach RSD senkte. Im zweiten Teil der Studie wurden dieselben Mäuse 7 Tage nach RSD einer kontextuellen Furchtkonditionierung unterzogen. RSD-exponierte Mäuse zeigten eine verlängerte und stärkere Furchtausprägung sowie eine beeinträchtigte Extinktionsspeicherung, assoziiert mit erhöhter IL-1β-Expression im Gehirn. Diese Defizite wurden durch WIN verhindert [171].

Dieses Experiment zeigt, wie die Aktivierung von Cannabinoidrezeptoren durch einen Cannabinoidagonisten in der Lage war, immunologische und neuroinflammatorische Reaktionen auf RSD zu begrenzen sowie die kurz- und langfristigen Verhaltensfolgen dieser Stressform umzukehren [171]. Somit konnten prophylaktisch verabreichte Cannabinoide die Pathophysiologie der PTBS verhindern.

Wie sieht es mit einer Cannabinoidbehandlung nach einem Trauma aus? Tatsächlich zeigte ein aktueller Bericht, dass die akute Gabe von WIN nach der Exposition von Ratten gegenüber einem einzelnen, lang anhaltenden Stressor, einem PTBS-Modell, die stressassoziierte Beeinträchtigung der Furchtextinktion abschwächte [177].

Synthetische Cannabinoide fördern die Neurogenese

In einem Rattenmodell wurde festgestellt, dass das synthetische Cannabinoid HU210 die Neurogenese im Hippocampus fördert und sowohl anxiolytische als auch antidepressive Effekte besitzt [178]. Da Forschungen gezeigt haben, dass der Hippocampus bei PTBS-Betroffenen kleiner ist, deutet dies auf eine zusätzliche therapeutische Wirkung und Rolle von Cannabinoiden in der PTBS-Behandlung hin [179].

Cannabinoideffekte auf die Konsolidierung traumatischer Erfahrungen

Auch der Zeitpunkt, zu dem Cannabinoide nützlich sein könnten – unmittelbar nach dem Trauma (innerhalb von Stunden) oder später (Tage, Wochen, Jahre) – wurde von einigen Forschern untersucht. Die Ergebnisse hinsichtlich des potenziellen Effekts von Cannabinoiden auf die Konsolidierung traumatischer Erfahrungen sind uneinheitlich. Es ist derzeit unklar, ob die Gabe von Cannabinoiden nach dem Trauma für die spätere Entwicklung einer PTBS vorteilhaft oder sogar schädlich sein könnte [56]. Nicht alle Menschen, die einem traumatischen Ereignis ausgesetzt sind, entwickeln eine PTBS, und es ist nicht einfach vorherzusagen, wer betroffen sein wird [56].

Cannabinoidagonisten beeinträchtigen den Abruf von Gedächtnisinhalten

Berardi et al. halten den Forschungsbereich, der sich auf den Gedächtnisabruf konzentriert, für vielversprechender, da hier Einigkeit darüber besteht, dass Cannabinoidagonisten den Gedächtnisabruf beeinträchtigen können [56].

Theoretisch sollte es durch die Verringerung des Abrufs traumatischer Erinnerungen möglich sein, Symptome des Wiedererlebens zu reduzieren und damit die Überkonsolidierung, welche die PTBS kennzeichnet, zu verringern, wodurch der Einfluss dieser Erinnerungen auf Angst und Stimmung abgeschwächt wird. Tierstudien zeigen, dass Cannabinoidagonisten den Gedächtnisabruf beeinträchtigen können, allerdings gibt es nur wenige Studien am Menschen zum Abruf traumatischer Erinnerungen, und diese wurden an Marihuanakonsumenten mit Gedächtnisaufgaben (z. B. Listen von Wörtern oder Zahlen, semantisches Wissen) durchgeführt. Solche Aufgaben haben wenig mit traumatischen Ereignissen bei PTBS gemeinsam, was die Relevanz einschränkt [56].

Probleme mit synthetischen Cannabinoidagonisten und -antagonisten

Angesichts all dieser vielversprechenden Hinweise auf die potenziellen Effekte von Cannabinoidrezeptoragonisten stellt sich die Frage, warum es nicht eine Vielzahl von Medikamenten zur Behandlung psychiatrischer Erkrankungen auf dem Markt gibt. Ein zentrales Problem ist, wie auch bei THC (einem partiellen CB1-Rezeptoragonisten), dass hohe Dosen Angst auslösen können [65]. Der synthetische CB1-Antagonist Rimonabant, der als Mittel zur Gewichtsreduktion vermarktet wurde, wurde aufgrund schwerwiegender psychiatrischer Nebenwirkungen (einschließlich Angst, Depression und Suizidgedanken) vom Markt genommen [180]. Es gab weitere synthetische Cannabinoide, die Anfang der 2000er-Jahre als „Designerdrogen" unter Markennamen wie Spice und K2 populär wurden. Synthetische Cannabinoide sind potenter (bis zu 100-mal potenter) und haben eine höhere Wahrscheinlichkeit für Nebenwirkungen als THC [181, 182] oder gar pflanzenbasierte Cannabisarzneimittel. Es ist zu beachten, dass das Vorhandensein von CBD in ausreichender Menge einige der unerwünschten Effekte von THC abmildern kann. Die Natur handelt nicht unvernünftig, aber der Mensch tut dies häufig.

Ein weiteres Problem bei der direkten Stimulation von Cannabinoidrezeptoren, insbesondere CB1-Rezeptoren, ist, dass sie potenziell therapeutische Effekte in einer Hirnregion und schädliche Effekte in anderen hervorrufen kann [65]. Beispielsweise kann die Verabreichung von THC in den medialen PFC Angst- und Furchtreaktionen reduzieren, während die Gabe im Nucleus accumbens die Furchtreaktivität verstärkte [183, 184].

Wie lassen sich solche Daten interpretieren? Sind abnormale Spiegel von Endocannabinoiden oder Rezeptoren ursächlich oder ein Versuch, die Homöostase wiederherzustellen? Dies ist ein Problem eines reduktionistischen und mechanistischen Ansatzes bei der Betrachtung der Wirkung von Cannabinoidagonisten, also der isolierten Betrachtung ihrer Effekte in verschiedenen Regionen, anstatt eines systemischen Ansatzes, der berücksichtigt, wie ein Agonist global wirken könnte. Letztlich sind Untersuchungen zu Wirkmechanismen nützlich, aber der Beweis liegt meist im Ergebnis – gibt es klinische Studien, die einen positiven oder negativen Effekt von Cannabinoiden belegen oder nicht?

Epidemiologische Studien zum Cannabiskonsum bei Menschen mit PTBS

Epidemiologische Studien berichten über positive Zusammenhänge zwischen nicht medizinischem Cannabiskonsum und PTBS [1, 4, 185, 186]. So fanden Cougle et al. [186], dass PTBS-Diagnosen mit einer erhöhten Wahrscheinlichkeit für eine lebenslange Geschichte des Cannabiskonsums sowie für täglichen Cannabiskonsum im vergangenen Jahr assoziiert waren.

In einer Querschnittsbefragung unter Verwendung von Daten der Canadian Community Health Survey – Mental Health (CCHS) 2012 berichteten von 24.089 geeigneten Teilnehmenden 420 (1,7 %) eine aktuelle klinische PTBS-Diagnose. Insgesamt 106 (28,2 %) dieser Gruppe gaben an, im vergangenen Jahr Cannabis konsumiert zu haben, verglichen mit 11,2 % derjenigen ohne PTBS, was auf höhere Raten der Selbstbehandlung mit Cannabis hindeutet. Bei Cannabiskonsumenten war PTBS jedoch nicht signifikant mit einer Major Depression oder Suizidgedanken assoziiert, während bei Nichtkonsumenten von Cannabis PTBS *sehr wohl* signifikant mit einer kürzlich aufgetretenen Major Depression (adjustierte Odds Ratio [OR] = 7,18, 95 %-KI 4,32–11,91) und Suizidgedanken (adjustierte OR = 4,76, 95 %-KI 2,39–9,47) assoziiert war. Diese vorläufigen epidemiologischen Befunde deuten darauf hin, dass Cannabiskonsum dazu beitragen könnte, den Zusammenhang zwischen PTBS und schweren depressiven sowie suizidalen Zuständen zu verringern [187].

Querschnittsstudien haben hohe Raten sowohl des nicht medizinischen als auch des medizinischen Cannabiskonsums zur Selbstbehandlung verschiedener mit PTBS assoziierter Symptome festgestellt, darunter Bewältigung, Schlaf, traumaassoziiertes Wiedererleben, Vermeidung und Hyperarousal [1, 2, 185]. Eine Querschnittsstudie zeigte, dass Personen mit ausgeprägten PTBS-Symptomen medizinisches Cannabis insbesondere zur Bewältigung und zur Verbesserung des Schlafs verwenden. Die Studie fand zudem, dass eine höhere Schwere der PTBS mit häufigerem medizinischen Cannabiskonsum assoziiert war. Darüber hinaus ist insbesondere der schlafmotivierte Konsum mit häufigerem medizinischen Cannabiskonsum verbunden [185].

Die akute Verabreichung von Cannabis scheint das Einschlafen zu erleichtern und den Anteil an Stadium-4-Schlaf zu erhöhen, während der REM-Schlaf reduziert wird [3]. Eine Querschnittsstudie in New Mexico ergab, dass Patienten, die medizinisches Cannabis verwendeten, eine Reduktion von 75 % der Symptome traumaassoziierter Beschwerden wie Wiedererleben, Vermeidung und Hyperarousal berichteten [188].

Aus diesen Studien geht hervor, dass viele Menschen Cannabis zur Behandlung der Symptome einer PTBS verwenden. Um dies besser zu verstehen, werden wir die Wirkmechanismen von medizinischem Cannabis und zwei seiner Hauptbestandteile – CBD und THC – näher betrachten.

Potenzielle Wirkmechanismen von medizinischem Cannabis bei der Linderung von PTBS-Symptomen

Es gibt mehrere potenzielle Mechanismen, durch die medizinisches Cannabis Symptome im Zusammenhang mit PTBS lindern könnte, darunter die folgenden:

- Die Aktivierung von CB1-Rezeptoren in der Amygdala kann potenziell aversive Erinnerungen, Angst und Furcht verringern.
- Die Aktivierung von CB1-Rezeptoren im präfrontalen Kortex kann den Serotoninspiegel erhöhen und dadurch möglicherweise Depressionen reduzieren.
- Wenn CB1-Rezeptoren im Hippocampus agonisiert werden, kann es zu einer Zunahme der Neurogenese, der Stimmung und des Gedächtnisses sowie zu einer Abnahme von Hypervigilanz, Hyperarousal und intrusiven Erinnerungen sowie zu einer Normalisierung des Kortisols kommen.
- Die Stimulation der Rezeptoren im PFC, in der Amygdala und im Hippocampus kann Angst lindern und eine Sensitivierung der CB1-Rezeptor-vermittelten G-Proteinsignalisierung im PFC verursachen, was eine Rolle bei Suizid und suizidalem Verhalten spielen könnte.
- Die Stimulation des limbischen und paralimbischen Areals kann die Aktivität in Amygdala und Hypothalamus verringern, was zur Regulation der HPA-Achse und des Kortisols beitragen und somit Hypervigilanz und Hyperarousal reduzieren könnte.
- Reduktion von Entzündungen.
- Stimulation von Neurogenese, Synaptogenese und Neuritogenese durch Effekte auf BDNF [21, 171, 173].

CBD: Wirkmechanismen und Evidenz zur Wirksamkeit aus Tierstudien

Es gibt mehrere potenzielle Mechanismen, durch die CBD die der PTBS zugrunde liegende komplexe Pathologie adressieren könnte. Wir wissen außerdem, dass CBD möglicherweise bei der Behandlung von Stress, Angst und Depression sowie von Schlafstörungen helfen kann, die allesamt Komorbiditäten der PTBS darstellen (siehe entsprechende Kapitel). Die entzündungshemmenden Effekte von CBD sind bereits bekannt, und wir wissen, dass Entzündungen mit PTBS assoziiert sind.

CBD ist in der Lage, jede Phase der aversiven Konditionierung zu beeinflussen sowie die kardiovaskulären Reaktionen und anxiogenen Effekte, die mit Stress einhergehen, zu reduzieren [57, 189]. CBD reduziert Angst über 5-HT_{1A}. Außerdem gibt es zunehmend Evidenz aus Tierstudien, dass CBD erlernte Furcht in Paradigmen, die zur Modellierung von PTBS eingesetzt werden, reduziert. CBD vermindert akut die Furchtausprägung, stört die Konsolidierung des

Furchtgedächtnisses und erleichtert die Extinktion von Furcht, was zu einer anhaltenden Abnahme der Furchtgedächtnisabrufe führen kann [190].

Im Folgenden werden einige der Forschungsarbeiten zu den Wirkmechanismen von CBD beschrieben, durch die es möglicherweise Gedächtnisaspekte im Zusammenhang mit PTBS beeinflussen kann.

CBD stört den Erwerb von Furchtlernen und die Bildung von Furchterinnerungen

Es wurde festgestellt, dass CBD den Erwerb von Furchtlernen stört. Die akute systemische Verabreichung von CBD vor der Furchtkonditionierung schwächte die Furchtausprägung während späterer Tests zum Gedächtnisabruf bei Ratten ab [191].

Kontextuelle Furchtkonditionierung ist ein Tiermodell, das sowohl zur Untersuchung von Angst als auch von Furchterinnerungen verwendet wird. Furchtreaktionen werden bei den Tieren ausgelöst, wenn sie erneut einem Kontext ausgesetzt werden, der zuvor beispielsweise mit Fußschocks assoziiert war. Während der konditionierten emotionalen Reaktion zeigen die Tiere verschiedene Verhaltensweisen, darunter Erstarrungsverhalten, Lautäußerungen, erhöhte Herzfrequenz und Blutdruck sowie weitere [192].

Untersuchungen an Mausmodellen der PTBS haben ergeben, dass CBD in der Lage ist, 1- und 7-Tage alte Furchterinnerungen zu stören, wenn es unmittelbar nach deren Abruf für 3 Minuten verabreicht wird [193]. Durch CBD-Behandlung gestörte Furchterinnerungen zeigten ohne weitere Dosierung in den folgenden 22 Tagen keinerlei Wiederherstellung, was auf eine mögliche Remission hindeutet. Es zeigte sich, dass sowohl neue als auch ältere Furchterinnerungen gleichermaßen durch CBD über eine Blockade der Rekonsolidierung gestört werden konnten, was zu einer lang anhaltenden Linderung des durch Kontextfurcht ausgelösten Erstarrens führte [193].

Die Verabreichung von CBD in die Schalenregion des Nucleus accumbens bei Ratten hemmt die spontane Feuerrate und die Burstaktivität dopaminerger Neuronen im ventralen Tegmentum sowie die Bildung aversiver, furchtbezogener assoziativer Gedächtnisse [183, 194]. Dies steht im Gegensatz zu den Befunden nach THC-Gabe in diese Hirnregion bei Ratten [183]. Die Wirkung von CBD in der Schalenregion des Nucleus accumbens ist abhängig von der $GABA_{A/B}$-Rezeptortransmission im ventralen Tegmentum [194].

Die Ergebnisse hinsichtlich des potenziellen Effekts von CBD auf die Ausprägung von Furchtgedächtnis und Furchtlernen sind jedoch widersprüchlich. Eine Studie fand, dass tägliche Injektionen von CBD über 14 Tage vor der Konditionierung die Furchtausprägung während des Abruftests erhöhten, was darauf hindeutet, dass CBD das Furchtlernen sogar förderte, während eine andere Studie mit 21-tägiger CBD-Gabe keinen Effekt auf die Furchtkonditionierung zeigte [190]. Es scheint, dass die Wirkung von CBD von der jeweils beteiligten Hirnregion abhängt: Die Injektion von CBD in den prälimbischen präfrontalen Cortex von Ratten verringerte das durch erneute Exposition gegenüber dem aversiv konditionierten Kontext ausgelöste Erstarren, während die Injektion in den infralimbischen präfrontalen Cortex die Ausprägung der kontextuellen Furchtkonditionierung erhöhte (also den gegenteiligen Effekt hatte) [192].

Ebenso reduzierte die Injektion von CBD in den prälimbischen PFC die durch Wiederexposition zum aversiv konditionierten Kontext ausgelöste Erstarrungsreaktion. Bei Injektion in den infralimbischen PFC hingegen erhöhte CBD die Ausprägung der kontextuellen Furcht [192]. Weitere Studien zeigten, dass die Aktivierung des prälimbischen Kortex für die Ausprägung erlernter Gedächtnisinhalte erforderlich ist [195].

CBD schwächt die Rekonsolidierung von Furchterinnerungen ab

In Tiermodellen wurde festgestellt, dass CBD den Prozess der Rekonsolidierung blockiert [193]. In einem Rattenmodell störte die Verabreichung von CBD unmittelbar nach dem Abruf für 3 Minuten 1- und 7-Tage alte Gedächtnisinhalte (optimale Dosis 10 mg/kg), wobei dieser Effekt mindestens eine Woche anhielt. Er wurde verhindert, wenn ein CB1-Rezeptorantagonist verabreicht wurde. Die Studie zeigt, dass sowohl neue als auch ältere Furchterinnerungen durch CBD über eine Blockade der Rekonsolidierung gestört werden können, sodass die Ratten infolgedessen kein durch Kontextfurcht ausgelöstes Erstarren zeigten. Dieser CBD-Effekt war abhängig von der Gedächtnisreaktivierung innerhalb von 6 Stunden, wobei die Ergebnisse darauf hindeuten, dass der Effekt CB1-Rezeptor-abhängig war. In den folgenden 22 Tagen zeigten die Furchterinnerungen keine Wiederherstellung, was darauf hindeutet, dass der Wirkmechanismus von CBD über die Blockade der Rekonsolidierung und nicht über eine erleichterte Extinktion erfolgte [193].

Da CBD nur eine geringe Affinität zu CB1-Rezeptoren besitzt, scheint der Wirkmechanismus indirekt zu sein, indem es Schlüsselenzyme oder möglicherweise nicht kanonische Andockstellen für diese Rezeptoren beeinflusst.

Abschwächung der Rekonsolidierung des Furchtgedächtnisses: Ganze Pflanze versus Isolat

In einem weiteren Experiment wurde festgestellt, dass sowohl CBD als auch eine Kombination aus CBD und THC (aber nicht THC allein) die Rekonsolidierung des Furchtgedächtnisses signifikant abschwächten, wenn sie unmittelbar nach dem Abruf verabreicht wurden, wobei der Effekt mindestens 7 Tage anhielt. Ratten erhielten Fußschocks (kontextuelles Training) und wurden dann 24 Stunden später erneut dem Kontext (Fußschocks) ausgesetzt. Unmittelbar nach dem Gedächtnisabruf (Recall) erhielten sie orale Isolate von entweder (1) niedrig dosiertem THC-Isolat, (2) hoch dosiertem THC-Isolat, (3) CBD-Isolat, (4) CBD plus niedrig dosiertes THC (Isolate) oder (5) CBD plus hoch dosiertes THC (Isolate), und in einer weiteren Versuchsreihe wurden diese mit pflanzlichem Ausgangsmaterial verabreicht. Das pflanzliche Material schwächte die Rekonsolidierung des erlernten Furchtgedächtnisses allein und in Kombination mit THC und CBD signifikant ab. THC war nur in der Lage, die Rekonsolidierung abzuschwächen, wenn es mit CBD oder pflanzlichem Ausgangsmaterial kombiniert wurde [196].

Diese Studie scheint die Idee eines „Entourage-Effekts" zu unterstützen, bei dem andere Phytochemikalien die therapeutische Wirkung eines bestimmten Phytocannabinoids, in diesem Fall THC (und CBD), verstärken können. Besonders interessant war, dass das pflanzliche Ausgangsmaterial allein eine therapeutische Wirkung zeigte, wobei jedoch unklar ist, welche spezifischen Phytochemikalien hierfür verantwortlich sein könnten.

CBD fördert Extinktionslernen und -beibehaltung

Die Bildung eines Furchtgedächtnisses nach einem traumatischen Ereignis bereitet den Boden für die spätere Entwicklung einer PTBS. Extinktionslernen vermindert PTBS. Wie zuvor erläutert, wird angenommen, dass eine beeinträchtigte Extinktion des Furchtgedächtnisses zur Entwicklung und Persistenz der anhaltenden Erinnerungen an das Trauma und zur Vermeidung beiträgt. Die Verstärkung des endocannabinoiden Signalwegs durch Phytocannabinoide hat sich dabei in verschiedenen Studien als förderlich für die Extinktion erwiesen [136].

Sowohl CBD als auch THC können das Extinktionslernen fördern [157, 197, 198]. Studien an Ratten haben gezeigt, dass CBD die Extinktion des kontextuellen Furchtgedächtnisses erleichtern kann und die Rolle der CB1-Rezeptoren bei der Extinktion von Kontextfurcht unterstützt, was die Ergebnisse anderer Studien zur Beteiligung des ECS an der Extinktion konditionierter Furcht untermauert [157]. Tierexperimentelle Forschung hat gezeigt, dass CBD die Extinktion der kontextuellen Furchtkonditionierung fördern kann, wenn es intrazerebroventrikulär [157] und in den infralimbischen Bereich des medialen PFC [159] infundiert wird.

CBD kann Angst vor Raubtieren reduzieren

In einem Rattenmodell der PTBS, bei dem das Trauma in der Exposition gegenüber einer Raubkatze bestand, verhinderte eine CBD-Behandlung (5 mg/kg/Tag über 7 Tage), die 1 Stunde nach der Exposition gegenüber der Katze begann, anxiogene Effekte bei den Ratten. Der wahrscheinliche Mechanismus war die Förderung der 5-HT_{1A}-Rezeptor-vermittelten Neurotransmission, was auf eine mögliche Rolle von CBD bei der Behandlung von PTBS-Symptomen hindeutet [142]. In einem weiteren Experiment mit einem Mausmodell für progressive Angst und wiederholte Kombinationstests (engl.: repeated combination test, RCT) wurde festgestellt, dass die RCTs einen anxiogenen Effekt im Erhöhten Plus-Labyrinth (engl.: elevated plus-maze, EPM) und Open-Field-Test (OFT) auslösten und PTBS-ähnliche Schlafsymptome verursachten, indem sie den Non-REM-Schlaf während der ersten Stunde nach den RCTs verringerten und den REM-Schlaf während der Stunden 4–10 nach den RCTs unterdrückten. Wurde CBD in den zentralen Kern der Amygdala mikroinjiziert, zeigte es eine anxiolytische Wirkung (nachgewiesen im EPM und OFT) und blockierte effizient die durch Angst induzierte REM-Schlafunterdrückung [199].

THC: Wirkmechanismen und Evidenz zur Wirksamkeit aus Tierstudien

THC ist ein partieller Agonist mit hoher Affinität zu sowohl CB1- als auch CB2-Rezeptoren und übt die meisten seiner Wirkungen über diese Rezeptoren aus [200].

Wie in Kap. 4 erläutert, entfaltet THC seine Effekte präsynaptisch durch Bindung an CB1-Rezeptoren und hemmt die Freisetzung anderer Neurotransmitter.

In mehreren Tierstudien wurde gezeigt, dass THC positive therapeutische Effekte im Zusammenhang mit PTBS hat, darunter:

- Verbesserung der Leistung bei Furcht- und analogen emotionalen Gedächtnisaufgaben
- Reduktion der Stressreaktion und Förderung von angstlösenden Verhaltensweisen bei milden bis moderaten Dosen
- Reduktion von durch 2-AG-Hemmung verursachter Angst
- Verminderung ängstlicher Verhaltensweisen gegenüber konditionierten Reizen (vermittelt durch CB1-Rezeptor-abhängige Störung der Gedächtniskonsolidierung im medialen PFC)
- Reduktion des Erwerbs von Furchtlernen [65]

Es wurde festgestellt, dass die Verabreichung von THC die Rekonsolidierung eines kontextuellen Furchtgedächtnisses stört, was sich in einer reduzierten konditionierten Erstarrungsreaktion über mehr als 22 Tage äußerte. Der Effekt war abhängig von der Aktivierung der CB1-Rezeptoren im medialen PFC und von Gedächtnisabruf/-reaktivierung und wurde nicht als anxiolytischer Effekt interpretiert [184]. Es wurde festgestellt, dass CBD weniger wirksam ist, um die Furchterinnerung durch die Störung der Rekonsolidierung zu verringern. Daher prüften die Forscher eine Kombination aus subwirksamen Dosen von THC und CBD in einem Verhältnis von hohem CBD- zu niedrigem THC-Gehalt. Dabei stellten sie fest, dass auch diese Kombination wirksam war [184]. Da THC ein partieller CB1-Agonist ist und CBD den Abbau sowie die Aufnahme von AEA verhindern kann, scheint der additive Effekt durch direkte und indirekte Potenzierung der CB1-vermittelten endocannabinoiden Signalübertragung zu entstehen [184].

Klinische Evidenz zur Wirksamkeit der Behandlung von PTBS mit medizinischem Cannabis

Es gibt einige klinische Hinweise darauf, dass medizinisches Cannabis PTBS-Symptome lindern kann, darunter eine Fallstudie, randomisierte kontrollierte Studien (RCTs) und systematische Übersichtsarbeiten. In Humanstudien zu PTBS werden verschiedene Messinstrumente eingesetzt. Eines der bekannteren ist die Clinician Administered PTSD Scale (CAPS-5), ein 30-Punkte-Fragebogen, der den DSM-5-Diagnosekriterien für PTBS entspricht. Mit einer 5-Punkte-Ordinalskala wird die Schwere der Symptome gemessen (von 0 = nicht vorhanden bis 4 = extrem/behindernd) bei den 20 Symptomen, die der PTBS-Diagnose zugrunde liegen. Der Untersucher kombiniert Informationen über Häufigkeit und Intensität eines Symptoms zu einer einzigen Schweregradbewertung. Der Gesamtscore der CAPS-5-Symptomschwere wird berechnet, indem die Schweregrade der 20 *DSM-5*-PTBS-Symptome aufsummiert werden.

Fallstudie zum Einsatz von Cannabis in der PTBS-Behandlung

Es gibt eine veröffentlichte Fallstudie über einen 19-jährigen Mann mit einer Vorgeschichte sexuellen Missbrauchs, der schwere PTBS-Symptome wie intensive Flashbacks, Panikattacken und Selbstverletzungen aufwies. Er hatte von anderen stationären Patienten erfahren, dass das Rauchen von Cannabisharz helfen könne, und stellte fest, dass er die dissoziativen Zustände verhindern konnte, indem er Cannabis rauchte, sobald er die Reaktivierung und Intensivierung traumatischer Erinnerungen spürte, die sich als Flashbacks äußerten. Obwohl er weiterhin Flashbacks hatte, stellte er fest, dass das Rauchen von Cannabis deren Intensität veränderte und er eine gesteigerte Fähigkeit verspürte, die kognitive Kontrolle aufrechtzuerhalten. Auch wenn er weiterhin traumatische Bilder erlebte, war er weniger in diese involviert, da ihm das Rauchen von Cannabis ermöglichte, sie auf einer „inneren Leinwand" zu betrachten. Zudem verspürte er einen geringeren Drang zur Selbstverletzung, wenn er direkt nach einem Flashback Cannabis rauchte. Auch erlebte er weniger Stress und eine deutliche Abnahme der Angst [201].

Retrospektive Studie zum Cannabiskonsum bei PTBS

Eine Studie untersuchte 404 medizinische Cannabisnutzer, die sich selbst als PTBS-Betroffene identifizierten und eine medizinische Cannabis-App nutzten, um Veränderungen ihrer Symptome im Zeitverlauf zu dokumentieren. Die App wurde über 31 Monate hinweg 11.797-mal verwendet, um PTBS-Symptome wie aufdringliche Gedanken, Flashbacks, Reizbarkeit und/oder Angst unmittelbar vor und nach dem Inhalieren von Cannabis zu erfassen. Die Studie ergab, dass alle Symptome unmittelbar nach dem Cannabiskonsum um mehr als 50 % abnahmen. In ihren statistischen Modellen sagten höhere Cannabisdosen größere Reduktionen von Angst und aufdringlichen Gedanken voraus, und die für die Behandlung von Angst verwendete Dosis stieg im Zeitverlauf an, was auf eine Toleranzentwicklung hindeutet. Mit zunehmender Zeit nahmen zudem Intrusionen und Reizbarkeit deutlich stärker ab. Die Ausgangsschwere aller Symptome blieb über die Zeit konstant, was darauf hindeutet, dass Cannabis die Symptome weder verbesserte noch verschlechterte. Die Autoren schlussfolgerten, dass Cannabis eine vorübergehende Linderung von PTBS-Symptomen bietet, aber möglicherweise keine wirksame Langzeittherapie darstellt [202].

Qualitative Forschung zu PTBS und Cannabiskonsum

Obwohl qualitative Forschung nicht die gleiche Aufmerksamkeit wie randomisierte klinische Studien erhält, ist sie wertvoll, um viele Aspekte, Nuancen und Patientenerfahrungen im Zusammenhang mit Krankheit und Behandlung eingehend zu untersuchen. So verhält es sich auch mit dem Cannabiskonsum bei PTBS-Betroffenen. Eine Fokusgruppe wurde mit 7 Militärveteranen mit chronischer PTBS gebildet, die mit medizinischem Cannabis behandelt wurden. Die Studie bezog auch 4 Partner ein, die ihre Perspektiven auf ihre Partner schilderten. Es wurden fünf zentrale Themen identifiziert: (1) Abwägung, (2) Initiierung, (3) Anwendung, (4) Absetzen und (5) verschiedene allgemeine Aspekte des medizinischen

Cannabiskonsums. Zentrale Erkenntnis der Studie war, dass die Patienten Cannabis zur Symptomkontrolle und nicht zum „Highwerden" nutzten [203].

Die Studie berichtete, dass alle 10 Teilnehmenden negative Erfahrungen und Nebenwirkungen mit anderen pharmazeutischen Medikamenten während früherer Behandlungen erwähnten. Zu den genannten Nebenwirkungen konventioneller Medikamente zählten Gefühle wie nach einem Kater, Magenschmerzen, Taubheitsgefühle, Gefühl der Trunkenheit, Leber- und Nierenprobleme sowie Desorientierung. Die folgenden Zitate aus der Studie verdeutlichen die Grenzen des pharmazeutischen Ansatzes zur Behandlung von PTBS – zumindest aus Sicht dieser Männer:

- *Peter: „Das Problem mit diesen normalen Medikamenten ist, wenn sie nicht wirken, wird noch eines dazugegeben."*
- *Dave: „Oder die Dosis wird verdoppelt!"*
- *Peter: „Oder es wird ein anderes Präparat oder ein anderer Name verschrieben. Und dann wird die Dosis wieder erhöht. Man fühlt sich den ganzen Tag benommen."*

Das Fehlen einer therapeutischen Wirkung und/oder Nebenwirkungen konventioneller Medikamente waren wichtige Faktoren für die Entscheidung der Patienten, medizinisches Cannabis in Erwägung zu ziehen. Die Teilnehmenden gaben zudem an, den Gebrauch anderer Medikamente reduzieren oder beenden zu wollen, was einige bereits getan hatten. Sie bevorzugten medizinisches Cannabis deutlich gegenüber vielen anderen Medikamenten, die sie eingenommen hatten, aufgrund des Verhältnisses von therapeutischem Nutzen zu Nebenwirkungen.

Es wurden verschiedene Cannabissorten und Dosierungen verwendet. Die meisten Patienten nahmen medizinisches Cannabisöl sublingual ein, einige nutzten die Inhalation als Applikationsweg. Es wurden mehrere therapeutische Vorteile berichtet, darunter eine verbesserte Schlafqualität sowie eine Reduktion von Albträumen und Flashbacks. Der Beginn des Cannabiskonsums wurde von allen vier teilnehmenden Partnern positiv bewertet. Die Teilnehmenden berichteten nur wenige unerwünschte Wirkungen von Cannabis, wobei die Hauptnebenwirkungen mit einer zu hohen Dosierung zusammenhingen; zwei Teilnehmende gaben an, dass ihre Albträume zurückkehrten, wenn sie die Einnahme von Cannabis beendeten [203]. Wie ersichtlich, ermöglicht es die qualitative Forschung, das Erleben von Menschen mit einer Erkrankung wie PTBS, einschließlich ihrer Erfahrungen mit Therapien wie medizinischem Cannabis, besser zu verstehen.

RCTs und systematische Übersichten

Eine systematische Übersichtsarbeit zur Wirksamkeit von medizinischem Cannabis bei der Behandlung von PTBS, veröffentlicht im Jahr 2018 [21], schloss 5 Studien ein [188, 204–207]. Drei der Studien kamen zu dem Schluss, dass Cannabis von Nutzen sein könnte, während 2 einen negativen Effekt fanden (Verschlechterung der PTBS-Symptome, wobei die klinische Bedeutung unklar ist) [21].

Eine 2019 durchgeführte systematische Übersichtsarbeit kam zu einem vielversprechenderen Ergebnis, dass Cannabis und synthetische Cannabinoide potenziell PTBS-Symptome wie Angst, Schlafstörungen und die Modulation von

Gedächtnisprozessen verbessern könnten, wobei jedoch auf die begrenzte Evidenz hinsichtlich Sicherheit und Wirksamkeit hingewiesen wurde [208]. Eine weitere systematische Übersichtsarbeit, veröffentlicht 2020, schloss 10 Studien ein, von denen nur 1 eine doppelblinde, placebokontrollierte Cross-over-Pilotstudie war. Die Autoren stellten fest, dass die Studien von geringer Qualität und mit einem mittleren bis hohen Verzerrungsrisiko behaftet waren. Sie kamen zu dem Schluss, dass Cannabinoide die PTBS-Symptomatik, insbesondere globale PTBS-Symptome, Schlafstörungen und Albträume, verringern könnten [209].

Tab. 7.4 gibt einen Überblick über ausgewählte klinische Studien zu medizinischem Cannabis und PTBS. Tab. 7.5 stellt Studien dar, die sich speziell mit THC befassen.

Neue Studien zu kurzfristigen und langfristigen Effekten von Cannabis mit unterschiedlichen THC/CBD-Verhältnissen

Zwei Studien haben die kurzfristigen und langfristigen (12 Monate) Effekte von Cannabis mit unterschiedlichen THC/CBD-Verhältnissen untersucht. In der Kurzzeitstudie, einer doppelblinden Cross-over-Studie, wurden die Teilnehmenden randomisiert, um 3 Wochen lang eine aktive Behandlung oder ein Placebo zu erhalten (Phase 1 der Studie, $n = 80$ Teilnehmende). Nach einer 2-wöchigen Auswaschphase wurden sie erneut randomisiert, um eine der anderen drei aktiven Behandlungen zu erhalten (Phase 2, $n = 74$ Teilnehmende). Die aktiven Behandlungen waren drei aktive Konzentrationen von gerauchtem Cannabis: hohes THC (etwa 12 % THC und <0,05 % CBD), hohes CBD (11 % CBD und 0,50 % THC) und THC + CBD (etwa 7,9 % THC und 8,1 % CBD), während das Placebo weniger als 0,03 % THC und weniger als 0,01 % CBD enthielt. Es wurde kein signifikanter Unterschied in der Veränderung der Schwere der PTBS-Symptome zwischen den aktiven Behandlungen und dem Placebo am Ende von Phase 1 der Studie festgestellt. Alle drei aktiven Behandlungen (gerauchtes Cannabis) wurden im Allgemeinen gut vertragen [213].

In der Studie zum Langzeitgebrauch schien das THC-dominante Cannabis mit einer Reduktion der PTBS-Symptome assoziiert zu sein, hauptsächlich durch eine Verringerung der Hyperarousalsymptome, sowie mit einer mehr als zweifachen Reduktion der Wahrscheinlichkeit einer PTBS-Diagnose nach 12 Monaten im Vergleich zu Nichtkonsumenten [214].

Klinische Studien zur Wirksamkeit von THC und synthetischem THC

Im Allgemeinen gibt es mehr Daten zu synthetischen Formen von THC als zu THC aus pflanzlichen Quellen. Wichtig ist, dass derzeit klinische Daten zur Wirksamkeit von CBD bei der Behandlung von PTBS fehlen, obwohl es Forschung zu seinen Effekten auf Stress, Angst und Schlaf gibt (in anderen Kapiteln behandelt). Dieser Bereich sollte weiterverfolgt werden, da klinische Forschung die Beteiligung des ECS an der Pathologie der PTBS unterstützt und präklinische

Tab. 7.4 Humanstudien: medizinisches Cannabis und PTBS

Referenz	Studienergebnisse
Bonn-Miller et al. [204]	Studie: Längsschnittstudie mit 260 männlichen,kampferfahrenen Militärveteranen (Durchschnittsalter 52,6 Jahre), die zwischen 2000 und 2008 in ein stationäres Rehabilitationsprogramm der Veterans Affairs für PTBS aufgenommen wurden Ergebnisse: Das Vorliegen einer Cannabisgebrauchsstörung war ein signifikanter Prädiktor für geringere Veränderungen (zwischen Aufnahme und Entlassung)in der PTBS-Schwere sowie in der Schwere der Symptomcluster Vermeidung-Betäubung und Hyperarousal
Bonn-Miller et al. [185]	Studie: Querschnittsbefragung von 170 Patienten in einer medizinischen Cannabisapotheke in Kalifornien Ergebnisse: Personen mit hohen PTBS-Werten nutzten Cannabis häufiger zur Verbesserung des Schlafs und generell zur Bewältigung im Vergleich zu Personen mit niedrigen PTBS-Werten. Die Schlafverbesserung schien der Hauptgrund für eine bewältigungsorientierte Nutzung zu sein. Die Häufigkeit des Cannabiskonsums war bei jenen mit hohen PTBS-Werten, die es zur Schlafverbesserung einsetzten, höher als bei Personen mit niedrigen PTBS-Werten oder solchen, die es nicht zur Schlafverbesserung nutzten. Dies liefert empirische Hinweise darauf, dass schlafmotivierter Konsum speziell mit häufigerer Cannabisanwendung assoziiert ist
Bonn-Miller et al. [210]	Studie: Querschnittsstudie mit 217 medizinischen Cannabisnutzern in Kalifornien (keine spezifische PTBS-Studie) Ergebnisse: Der Anteil der Befragten, die angaben,dass Cannabis einen primären Nutzen für verschiedene Symptome habe, war wie folgt: Stress (24,4 %), Angst (20,3 %), Depression (10,1 %), Insomnie (24,9 %) und generelle PTBS-Symptomatik (3,7 %)
Greer et al. [188]	Studie: Retrospektive Studie in New Mexico, in der die CAPS-Werte vor und nach der Behandlung bei 80 PTBS-Patienten, die medizinisches Cannabis einnahmen,verglichen wurden Ergebnisse: Über 75%ige Reduktion des CAPS-Symptomwerts bei Patienten während der Cannabiseinnahme im Vergleich zu Phasen ohne Cannabis; signifikante Reduktion der durch das CAPS-Instrument erfassten Symptomcluster,einschließlich Gesamtwert, Kriterium B (Wiedererleben), Kriterium C (Vermeidung) und Kriterium C (Hyperarousal)
Tull et al. [206]	Studie: 202 Patienten mit und ohne aktuelle PTBS,die nacheinander in eine Behandlungseinrichtung aufgenommen wurden Ergebnisse: Aktuelle PTBS war mit einer stärkeren emotionalen Reaktivität bei Personen ohne Cannabisabhängigkeit assoziiert; bei Cannabisabhängigen gab es jedoch keine signifikanten Unterschiede in der emotionalen Reaktivität zwischen Patienten mit und ohne PTBS. Cannabisabhängige Patienten (mit und ohne PTBS) zeigten eine geringere emotionale Reaktivität als Patienten mit PTBS oder Patienten ohne Cannabisabhängigkeit. Dies deutet darauf hin, dass PTBS-Patienten mit Cannabisabhängigkeit ein verändertes emotionales Verarbeitungsmuster aufweisen könnten, d. h. eine Abschwächung der Erregung

(Fortsetzung)

Tab. 7.4 (Fortsetzung)

Referenz	Studienergebnisse
Wilkinson et al. [207]	Studie: Retrospektive, longitudinale Beobachtungsstudie an 2276 Veteranen mit schwerer PTBS, die zwischen 1992 und 2011 in intensive PTBS-Behandlungsprogramme der Veterans Affairs aufgenommen wurden Ergebnisse: Die Teilnehmer wurden nach Cannabiskonsum vor und nach der Entlassung kategorisiert (Nie-Nutzer, Aufhörer, Fortsetzer und Starter) und zu Beginn sowie 4 Monate nach Entlassung beurteilt. Der Beginn des Cannabiskonsums verschlechterte die PTBS-Symptome mit einer moderaten Effektstärke von +0,34. Das Beenden des Cannabiskonsums verbesserte die PTBS mit einer kleinen Effektstärke von –0,18. Es bestand ein signifikanter Zusammenhang zwischen den Tagen des Cannabiskonsums und der Veränderung der PTBS-Symptome, der Schwere gewalttätigen Verhaltens, des Alkoholkonsums und des Drogenkonsums,gemessen mit validierten Skalen. Bei der Nachuntersuchung hatten Aufhörer und Nie-Nutzer niedrigere PTBS-Symptomwerte, während Starter die höchsten Werte für gewalttätiges Verhalten aufwiesen

Forschung darauf hinweist, dass CBD (und THC) wirksam bei der Behandlung bestimmter Aspekte der Gedächtnisstörungen bei PTBS sind.

Mehrere der veröffentlichten RCTs wurden mit Nabilon, einer synthetischen Form von THC, durchgeführt, weniger mit medizinischen Cannabisprodukten aus der ganzen Pflanze. Eine Studie verwendete funktionelle MRT in einem doppelblinden, randomisierten, placebokontrollierten Between-Subjects-Design mit jeweils 14 gesunden Teilnehmenden pro Gruppe, gekoppelt mit einem Pawlow'schen Furchtextinktionsparadigma, um die Effekte von oralem synthetischen THC (Dronabinol) auf die Aktivierung des vmPFC und Hippocampus 24 h nach dem Extinktionslernen zu untersuchen. Die Teilnehmenden in der THC-Gruppe zeigten eine erhöhte Aktivierung im vmPFC und Hippocampus auf einen zuvor ausgelöschten konditionierten Stimulus beim Abruf des Extinktionsgedächtnisses im Vergleich zur Placebogruppe. Dies war die erste Studie, die zeigte, dass die Gabe von THC vor der Extinktion in der Lage ist, die präfrontolimbischen Schaltkreise während der Furchtextinktion zu modulieren [159].

Klinische Studien zur Bewertung von THC und synthetischen THC-Produkten sind in Tab. 7.5 dargestellt.

Klinische Studien zur Wirksamkeit von CBD

Trotz vielversprechender präklinischer Hinweise, dass CBD bei der Behandlung von PTBS-Symptomen wirksam sein könnte, gibt es nur wenige Studien, welche die Wirksamkeit von CBD bei der Behandlung von PTBS-Symptomen untersuchen. Es existieren eine veröffentlichte Kasuistik und eine klinische Studie, die sich speziell auf PTBS konzentrieren.

Tab. 7.5 Klinische Studien: THC und PTBS

Referenz	THC-Produkt	Studienergebnisse
Roitman et al. [205]	THC-Olivenöl	Studie: 3-wöchige, offene Studie mit 10 Patienten mit chronischer PTBS unter stabiler Medikation (5 davon waren Kriegsveteranen). Die Patienten erhielten 5 mg THC-Olivenöl zweimal täglich sublingual als Zusatz zu ihrer regulären Medikation Ergebnisse: Signifikante Reduktion der Häufigkeit von Albträumen ($p < 0,04$), Schlafqualität ($p < 0,05$) und Hyperarousal (CAPS, $p < 0,02$) sowie signifikante Verbesserung der globalen Symptomschwere (CGI-5, $p < 0,02$). Leichte Nebenwirkungen bei 3 von 10 Patienten, keine führten zum Abbruch der THC-Therapie
Shalev et al. [211]		Studie: Offene Studie mit 10 PTBS-Patienten, die zweimal täglich über 3 Wochen THC erhielten Ergebnisse: Signifikante Verbesserung von Erregung, Schlafqualität und Albträumen
Jetly et al. [212]	Nabilon (synthetisches THC)	Studie: Doppelblinde, Cross-over-RCT bei kanadischen Militärangehörigen mit traumaassoziierten Albträumen trotz Standardtherapie. Zehn Teilnehmer wurden randomisiert entweder mit Nabilon (synthetisches THC, 0,5 mg titriert bis max. 3,0 mg täglich) oder Placebo für 7 Wochen behandelt,gefolgt von einer 2-wöchigen Auswaschphase und anschließender Behandlung mit dem jeweils anderen Studienmedikament für 7 Wochen. Die Auswirkungen auf Schlaf, Albträume und globalen klinischen Zustand wurden beurteilt Ergebnisse: Die Teilnehmer berichteten selbst über Schlafdauer und allgemeines Wohlbefinden. Die Studie zeigte, dass Albträume, globaler klinischer Zustand und allgemeines Wohlbefinden unter Nabilon signifikant stärker verbessert wurden ($p < 0,05$), jedoch gab es keinen Effekt auf Schlafqualität oder -quantität
Fraser et al. [29]	Nabilon (synthetisches THC)	Studie: Offene Studie an 47 PTBS-Patienten mit weiterhin therapieresistenten Albträumen. Eine Zusatztherapie mit Nabilon (synthetisches THC) wurde begonnen, mit einer Anfangsdosis von 0,5 mg 1 h vor dem Schlafengehen, titriert bis zum Wirkungseintritt, wobei die Dosis unter 6 mg täglich gehalten wurde Ergebnisse: Die durchschnittlich wirksame Dosis betrug 0,5 mg 1 h vor dem Schlafengehen (Spanne 0,2–4,0 mg). Die Mehrheit (72 %) berichtete ein vollständiges Verschwinden oder eine deutliche Reduktion der Albtraumintensität, einige berichteten Verbesserungen der Schlafdauer und -qualität sowie eine Reduktion von Flashbacks am Tag und Nachtschweiß. Bei 4 Patienten konnte die Medikation nach 4–12 Monaten Nabilontherapie erfolgreich abgesetzt werden, ohne dass erneut Albträume auftraten; bei den übrigen Patienten kam es nach Absetzen meist innerhalb der ersten beiden Nächte zu einem Wiederauftreten der Albträume, das durch erneute Nabilongabe gelindert werden konnte. Die Studienteilnehmer erhielten gleichzeitig Nabilon und eine oder mehrere psychiatrische Medikamente, die sie seit mindestens 2 Jahren einnahmen. Dreizehn Patienten (28 %) berichteten über leichte bis mäßige Nebenwirkungen wie Schwindel, Vergesslichkeit, Benommenheit und Kopfschmerzen kurz nach Beginn der Nabilontherapie, was zum Absetzen führte. Es wurde keine Toleranzentwicklung gegenüber Nabilon beobachtet. Es wurde bei den Patienten keine Toleranzentwicklung gegenüber Nabilon festgestellt

(Fortsetzung)

Tab. 7.5 (Fortsetzung)

Referenz	THC-Produkt	Studienergebnisse
Rabinak et al. [198]	Dronabinol (synthetisches THC)	Studie: Doppelblinde, placebokontrollierte RCT mit Between-Subjects-Design, bei der ein standardisiertes Pawlow'sches Furchtextinktionsparadigma und die Messung der Hautleitfähigkeit mit einer Herausforderung durch orales Dronabinol oder Placebo 2 h vor der Extinktionslernphase bei gesunden Erwachsenen ($n = 14$ THC, $n = 15$ Placebo) kombiniert wurden; die Extinktionsretention wurde 24 h nach dem Extinktionslernen gemessen Ergebnisse: Bei der Testung des Extinktionsgedächtnisses 24 h nach dem Extinktionslernen zeigten diejenigen, die THC erhalten hatten, eine verlangsamte Hautleitfähigkeitsreaktion auf einen zuvor gelöschten konditionierten Stimulus (im Vergleich zu Placebo), was darauf hindeutet, dass THC das Wiederauftreten von Furcht verhinderte. Die Studie zeigte, dass THC ausschließlich die Fähigkeit zur erfolgreichen Erinnerung an das Extinktionsgedächtnis beeinflusste (nicht jedoch das Extinktionslernen innerhalb der Sitzung), was darauf hindeuten könnte, dass die Effekte von THC speziell mit der Aufrechterhaltung und/oder erfolgreichen Abrufbarkeit des Extinktionsgedächtnisses zusammenhängen

Fallstudien

Es gibt eine veröffentlichte Kasuistik, die ein 10-jähriges Mädchen mit einer Vorgeschichte sexuellen Missbrauchs und der Diagnose PTBS beschreibt. Seine Hauptprobleme waren Angst, Schlaflosigkeit, Ausbrüche in der Schule, suizidale Gedanken und selbstschädigendes Verhalten. Das Mädchen erhielt CBD (25 mg, orale Kapseln) zur Schlafenszeit, mit 6–12 mg CBD als sublinguales Spray tagsüber bei Bedarf zur Angstlinderung. Seine Schlafqualität und -quantität verbesserten sich allmählich und seine Angst nahm ab. Nach 5 Monaten konnte es die meisten Nächte in seinem eigenen Zimmer schlafen und kam mit seiner neuen Schule zurecht. Es traten keinerlei Nebenwirkungen auf [215].

Eine Fallserie aus einer ambulanten psychiatrischen Klinik berichtete retrospektiv über 11 Patienten, die wegen PTBS über 8 Wochen mit CBD behandelt wurden [216]. PTBS wurde mit dem PCL-5-Standardfragebogen gemessen, und die durchschnittliche Tagesdosis von CBD aus einem Hanfvollspektrumextrakt betrug 48 mg. 91 % der Patienten erfuhren eine Abnahme der PTBS-Symptomschwere mit einer durchschnittlichen Symptomreduktion von 28 %. Es gab keine Studienabbrüche und keine signifikanten Nebenwirkungen. Besonders auffällig war die hohe Rate an Verbesserungen bei Albträumen und Schlafstörungen (50 % bzw. 38 %). Dieser Bericht unterstützt einen praxisnahen Ansatz, der auf den Lebensstil der Patienten eingeht und sich an klinische Situationen in einer stark frequentierten ambulanten Einrichtung anpassen lässt.

Klinische Studie

Vorläufige Forschung an gesunden Probanden unterstützt das Potenzial von CBD, Extinktionsprozesse zu beeinflussen. Es wurde festgestellt, dass CBD die Konsolidierung des Extinktionslernens fördert, wenn es gesunden Probanden nach dem Extinktionslernen verabreicht wird. In einer Studie zur Furchtkonditionierung, bei der kurze elektrische Schocks als unkonditionierte Stimuli verwendet wurden, erhielten die Teilnehmenden 32 mg CBD durch Inhalation entweder vor oder unmittelbar nach dem Extinktionsverfahren des konditionierten Stimulus, um den Effekt auf den Erwerb bzw. die Konsolidierung der Extinktion zu untersuchen. In einem Abruftest, der 48 Stunden nach der Extinktion durchgeführt wurde, zeigte die mit CBD behandelte Gruppe reduzierte subjektive Erwartungswerte für Schocks bei Präsentation des ausgelöschten konditionierten Stimulus. Außerdem zeigte sich, dass bei erneuter Kopplung des ausgelöschten Zusammenhangs durch einen weiteren kurzen Schock die Zunahme der Hautleitfähigkeitsreaktionen in den CBD-Gruppen geringer war als in der Placebogruppe [197].

Offene Pilotstudie

Philip Blair, einer der beiden Autoren des vorliegenden Buches, führte 2018 eine Pilotstudie mit 30 Militärveteranen mit selbstberichteter PTBS über einen Zeitraum von 4 Wochen durch, wobei selbst verabreichtes medizinisches Cannabis (MC) ohne Kontrollgruppe zum Einsatz kam. Insgesamt 22 Teilnehmende füllten die 2-wöchentlichen PCL-5-Fragebögen aus. Neun der 22 Teilnehmenden führten zusätzlich zur medizinischen Cannabistherapie eine Bewegungstherapie durch.

Die Teilnehmenden waren männliche und weibliche Veteranen der US Army, Navy und Air Force im Alter zwischen 24 und 70 Jahren. Keiner hatte Suizidgedanken, eine Suizidversuchsanamnese oder fühlte sich suizidgefährdet. Alle Probanden verwendeten entweder Medikamente oder hatten mit diesen keinen Erfolg. Die medizinische Cannabisformulierung war eine liposomale Form eines Hanf-Vollspektrumextrakts mit erhöhter Bioverfügbarkeit auf Basis von Sicherheitsstudien. Eine Portion von 5 mg des liposomalen Öls wurde als 5–7-fach wirksamer als eine Öltinktur eingeschätzt. Die Patienten begannen mit der Standarddosis zweimal täglich, konnten die Dosis jedoch an ihre Symptome anpassen. Die durchschnittliche selbstgewählte Dosis betrug 15 mg medizinisches Cannabis pro Tag. Die durchschnittlichen Punktwerte im PCL-5-Fragebogen vor der Therapie lagen bei 46, der höchste Wert bei 80, der niedrigste bei 25. Zur Halbzeit der Studie (2 Wochen) sank der Durchschnittswert auf 37 (−20 %). Nach 4 Wochen lag der Durchschnittswert der Gesamtgruppe bei 21 (−54 %), der schwerste Fall erreichte 52, der leichteste 7. Insgesamt verbesserten 90 % der Klienten ihre Werte. Im Durchschnitt sanken die Symptomwerte um 67 %. Die Bewegungsgruppe zeigte signifikant bessere Werte. Unter den 8 Veteranen, welche die Studie nicht abschlossen, gab es einen Krankenhausaufenthalt, der offenbar nicht mit der Studie oder CBD in Zusammenhang stand. Die anderen 7 Probanden nahmen die Anfangsprodukte ein, erschienen jedoch nicht zu den Nachuntersuchungen oder Fragebögen. Viele Klienten berichteten über eine ausreichende Symptomlinderung, um CBD vollständig abzusetzen. Andere verwendeten das Produkt weiterhin bei Bedarf für stressbedingte Symptome.

Bemerkenswert an dieser Studie sind die niedrige Dosis und die Selbsttitration. Die Gruppe hatte ein Anfangstreffen, gefolgt von gemeinsamen Fragen und Unterstützung in sozialen Medien. Die Fragebögen wurden in *Google Forms* erstellt und zur Datenerfassung in Tabellenkalkulationen umgewandelt. Leider war die Studie kurz, nicht verblindet und hatte keine Kontrollgruppe. Dennoch deutete die hohe Erfolgsrate auf ein signifikantes Ergebnis hin, das in sorgfältiger kontrollierten Studien wiederholt werden sollte [217].

Sicherheitsaspekte der Anwendung von medizinischem Cannabis bei PTBS

Trotz möglicher Vorteile besteht die Sorge hinsichtlich der Entwicklung einer Cannabisgebrauchsstörung (CUD) bei Menschen mit PTBS. PTBS-Betroffene stellen eine vulnerable Population dar, bei der Substanzkonsum und Abhängigkeit häufig sind [21]. Die Prävalenz des Cannabiskonsums bei PTBS-Patienten ist hoch: Eine Umfrage in den USA ergab, dass von 5672 US-Erwachsenen 65 % mit PTBS im Vergleich zu 41 % ohne PTBS Cannabis konsumierten [186]. Im Jahr 2009 hatten 30 % der von der Veteranenverwaltung aufgeführten Veteranen mit PTBS-Diagnose ebenfalls eine CUD, obwohl Cannabis zu diesem Zeitpunkt in keinem Bundesstaat für medizinische Zwecke zugelassen war, sodass dies vermutlich auf das Rauchen von Marihuana zurückzuführen ist [204].

Starker Cannabiskonsum und beeinträchtigte Furchtextinktion

Starker Cannabiskonsum wurde mit einer Herunterregulation der endocannabinoiden Signalübertragung und einer beeinträchtigten Furchtextinktion in Verbindung gebracht [218], ebenso wie mit anderen Nebenwirkungen wie Depression, Psychose sowie beeinträchtigter Kognition und Gedächtnis [65, 219] und weiteren (z. B. Tachykardie, Euphorie und veränderte Wahrnehmungen) [220]. Es ist daher bekannt, dass viele PTBS-Betroffene Cannabis zur Bewältigung der Krankheitssymptome verwenden, starker Konsum jedoch nachteilig sein kann.

THC kann Erinnerungen verfälschen

THC kann unerwünschte neuropsychiatrische Effekte hervorrufen, darunter Psychosen, Schizophrenie, beeinträchtigtes Gedächtnis und Lernen sowie verzerrte emotionale Salienz, was mit seiner modulierenden Rolle auf die mesolimbische dopaminerge Transmission in Verbindung gebracht wird [183].

In einem doppelblinden, placebokontrollierten Within-Subjects-Design betrachteten 23 gesunde Probanden negative, neutrale und positive Bilder (Aufgabe zur Untersuchung falscher Erinnerungen) sowie Listen semantisch verwandter Wörter (Aufgabe zum falschen Gedächtnis). Achtundvierzig Stunden später erhielten sie entweder 15 mg THC oder Placebo und führten Aufgaben zur Überprüfung ihrer Erinnerungen an die Bilder und Wörter durch. Es zeigte sich, dass THC die Anzahl falscher Erinnerungen sowohl bei der emotionalen Gedächtnis- als auch bei der falschen Gedächtnisaufgabe erhöhte, und dies sowohl für neutrale als auch für emotionale Inhalte. Dies legt nahe, dass THC die Gedächtnisabrufung negativ beeinflusst und zu einer Verzerrung neutraler und emotionaler Erinnerungen führen kann [221]. Diese Erkenntnis wird durch eine Rattenstudie gestützt, die zeigte, dass THC die Salienz der furchtbezogenen assoziativen Gedächtnisbildung durch direkte Effekte im Nucleus accumbens modulierte. Der Wirkmechanismus scheint in der Modulation der dopaminergen Transmission im ventralen Tegmentum sowie GABAergen Signalmechanismen zu liegen. Die Autoren der Studie schlagen vor, dass ihre Ergebnisse helfen könnten, die neurologischen Mechanismen zu erklären, die Cannabis mit potenziellen psychiatrischen Nebenwirkungen verbinden [183].

Medizinische Anwendung ist nicht gleich Freizeitkonsum

Der Freizeitkonsum von Cannabis ist nicht mit der medizinischen Anwendung gleichzusetzen, bei der die Dosis individuell auf den Patienten abgestimmt und langsam von einer niedrigen Dosis aufwärts titriert wird, bis ein therapeutischer Effekt eintritt. Dennoch besteht weiterhin die Möglichkeit einer Abhängigkeit bei THC-haltigen medizinischen Cannabisprodukten. Medizinische Cannabisprodukte, die CBD ohne THC enthalten, könnten in dieser Hinsicht eine sicherere Option darstellen, da CBD nicht abhängig macht [220].

Leitlinien zur Behandlung von PTBS mit medizinischem Cannabis

Wann sollte medizinisches Cannabis eingesetzt werden?

Die Aufmerksamkeit rund um das Thema PTBS hat sich bislang vor allem auf Militärveteranen konzentriert, doch tatsächlich tritt PTBS häufig auch bei Zivilisten auf, darunter eine große Zahl von Frauen und Kindern, wobei die Erkrankungsrate bei Personen, die Missbrauch und sexuelle Übergriffe erlebt haben, besonders hoch ist [222]. Patienten mit PTBS, auch aus dem Militär, berichten häufig von belastenden Kindheitserfahrungen wie Missbrauch, Vernachlässigung, Hunger und Gewalt, die zu Defiziten im Endocannabinoidsystem führen und eine Prädisposition für PTBS schaffen können. Tatsächlich berichtet jede meiner weiblichen Patientinnen mit PTBS von erheblichen belastenden Kindheitserlebnissen. Denken Sie auch daran, dass alle Ersthelfer gefährdet sind, einschließlich Notruf-Telefondisponenten.

Wie bereits erörtert, gibt es viele Symptome der PTBS, aber die häufigsten sind Übererregung, Wiedererleben, Vermeidung sowie negative Stimmungen und Gedanken. Diese Symptome können sehr beeinträchtigend sein und führen leider häufig zu Suizid. Die Erfahrung zeigt, dass diese Erkrankung ein Spektrum an Symptomen aufweisen kann, sodass viele Patienten nicht alle DSM-5-Kriterien erfüllen. Auch kann die Diagnose durch Kopfverletzungen oder Explosionstraumata erschwert werden, die ähnliche Symptome hervorrufen können. Unabhängig davon haben Patienten mit ähnlichen Symptomkomplexen dennoch eine hohe Wahrscheinlichkeit, positiv auf eine medizinische Cannabinoidtherapie zu reagieren.

Phytocannabinoide sind ein ausgezeichneter Ausgangspunkt, um eine gute Arzt-Patienten-Beziehung mit raschen Verbesserungen aufzubauen, doch bei einigen therapieresistenten Fällen können mehrere Modalitäten erforderlich sein. Behandlungsprogramme für PTBS sollten einen umfassenden Lebensstilansatz verfolgen, der Ernährung, Bewegung, psychologische Beratung, soziale Unterstützung, Schlafhygiene sowie Achtsamkeit/Gebet/Meditation einschließt. Im Idealfall sollten Rehabilitationsprogramme von einem interdisziplinären Team koordiniert werden, was jedoch selten verfügbar ist. Sie können den Patienten am besten helfen, indem Sie sich für einen konkreten Behandlungsplan einsetzen und dessen Gesamtzusammenhang erläutern.

Produkttyp (Mischungen)

Vollspektrum-Medizinalcannabis mit niedrigem THC-Gehalt ist sehr wirksam. Viele Patienten berichten von Selbstmedikation mit Cannabis mit hohem THC-Gehalt. Diese Vorgeschichte deutet darauf hin, dass hoch dosiertes THC die Symptome nur vorübergehend lindert, aber keine anhaltenden Probleme oder die Furchtkonditionierung beseitigt. Nach meiner Erfahrung können Vollspektrum-Medizinalcannabisprodukte (MC) mit hohen CBD- und niedrigen THC-Konzentrationen die Genesung fördern. Andererseits kann bei einigen Patienten ein

CBD-dominantes Vollspektrumprodukt, das THC enthält, die Angst verstärken, was auf eine Sensitivität und paradoxe Reaktion auf THC hindeutet. In solchen Fällen kann eine Mikrodosierung, bei der die Tagesdosis nur wenige Milligramm THC enthält, in Erwägung gezogen werden, oder es kann ein THC-freies Breitspektrum-MC ausprobiert werden. Tinkturen sind die bessere Wahl, wenn kleine Anpassungen erforderlich sind.

Welche Darreichungsform sollte verwendet werden?

Alle Formen von medizinischem Cannabis mit niedrigem THC-Gehalt scheinen wirksam zu sein, wobei Kapseln, die mit fetthaltiger Nahrung eingenommen werden, eine verlängerte Wirkungsdauer zeigen. Kapseln bieten zudem eine längere Wirkungsdauer, was für viele Betroffene wichtig sein kann. Öltinkturen bieten sublingual sofortige Vorteile bei Verschlimmerung von Angst- oder Paniksymptomen und ermöglichen eine einfache Dosistitration. Topisches CBD kann in Kombination mit Massage zur Verstärkung von zwischenmenschlicher Entspannung und Kommunikation, insbesondere mit Ehepartnern oder Partnern, eingesetzt werden. Es ist zu beachten, dass keine hohen CBD-Blutspiegel erforderlich sind, um diese Erkrankung zu modulieren, sodass gelegentlich ausgelassene Dosen unproblematisch sind. Meine Erfahrung zeigte zudem anhaltende Vorteile von CBD, selbst nachdem die Einnahme beendet wurde. Das Verdampfen von CBD (ohne Vitamin-E-Acetat oder THC) wurde bei einigen erfolgreich eingesetzt, jedoch habe ich orale Therapien als wirksamer empfunden.

Dosierungsrichtlinien

Die durchschnittliche Dosierung von medizinischem Cannabis in klinischen Studien unter Alltagsbedingungen lag bei etwa 50 mg CBD-Öl (d. h. CBD-dominantes Produkt, niedriger THC-Gehalt) in geteilten Dosen, üblicherweise zweimal täglich. Ermutigen Sie die Patienten, innerhalb gewisser Grenzen Anpassungen vorzunehmen, um auf besondere Situationen oder Symptomschwankungen zu reagieren. Eine Halbierung der Dosis ist für kleine Kinder und ältere Menschen angemessen. Selten sind PTBS-Patienten besonders empfindlich gegenüber Cannabinoiden, daher ist eine Einzeldosis im Bereich von 15–30 mg ein geeigneter Ausgangspunkt.

Titration und Nachsorge

Nahezu alle meine Patienten zeigten bereits mit der ersten sublingualen Dosis klinische Verbesserungen. Zeigte sich keine Reaktion, erhöhe ich die Dosis sofort. Die gängige Empfehlung lautet „langsam beginnen und langsam steigern“, aber wenn Sie oder Ihr Team den Patienten bei der ersten Dosis begleiten, erhalten Sie sofortiges Feedback, können die Reaktion dokumentieren und den Behandlungsprozess beschleunigen. Typische Reaktionen erfolgen rasch, sodass eine frühe Nachsorge dem Behandler ein genaues Bild des klinischen Verlaufs oder des Anpassungsbedarfs im Therapieprogramm vermittelt. Andererseits sind Remissionen auch nach Abschluss der Medizinalcannabistherapie häufig. Die meisten Patienten setzen jedoch eine gesunde Selbstmedikation zur Bewältigung verbleibender Alltagsbelastungen oder zur Leistungssteigerung fort.

Weitere Hinweise zur Steigerung der therapeutischen Wirkung

Cannabinoide werden am besten zusammen mit einer Mahlzeit oder einem fetthaltigen Snack aufgenommen. Studien zeigen, dass langkettige Triglyzeride (18 Kohlenstoffatome oder mehr) die Aufnahme in die intestinale Lymphe verbessern und die sofortige Leberdeaktivierung verringern.

Schlafstörungen sind bei PTBS mit belastenden Träumen häufig. Medizinische Cannabinoide können eine Sedierung für den Schlaf bewirken und oft lebhafte Träume auslösen. Dabei handelt es sich in der Regel nicht um Albträume oder das Wiedererleben von Erfahrungen, und es genügt eine beruhigende Aufklärung. Die meisten Patienten berichten über eine verbesserte Tiefe und Qualität des Schlafs, einige wenige fühlen sich jedoch geistig aktiviert. Die meisten PTBS-Patienten kommen mit einer abendlichen Dosis, auch unmittelbar vor dem Schlafengehen, gut zurecht.

Oft zeigen Schlafsoftwareprogramme tatsächlich einen erheblichen Anteil an Tiefschlaf, dessen sich der Patient nicht bewusst war. Ermutigen Sie den Patienten, eine Schlaf-App auf dem Smartphone zu nutzen, um seine Schlafmuster zu überwachen. Dies ist insbesondere bei dieser Erkrankung für die Beurteilung des Schlafs in Nachsorgegesprächen wichtig.

Wechselwirkungen mit anderen Medikamenten

PTBS-Patienten nehmen in der Regel eine Vielzahl von Medikamenten zur Symptomkontrolle ein, darunter Antidepressiva, Benzodiazepine und Neurotransmissionsmodulatoren, meist mit nur geringem Nutzen und zahlreichen Nebenwirkungen. Nach meiner Erfahrung interagiert CBD glücklicherweise selten, sodass es zusätzlich eingenommen werden kann; dennoch ist es immer ratsam, auf mögliche Wechselwirkungen zu achten. Andere Medikamente können abgesetzt werden, sobald die Symptome kontrolliert und behoben sind. Gelegentlich können Medikamente Entzugssymptome verursachen, die durch zusätzliche CBD-Gaben ausgeglichen werden können. Typische Reduktionen anderer Medikamente beginnen mit etwa einem Viertel (¼) pro Woche oder langsamer, aber in den meisten Fällen beschleunigen die Patienten die Reduktion erheblich und schließen den Prozess in der zweiten Woche ab.

Bemerkenswerterweise erreichten viele PTBS-Patienten nach 3–4 Wochen Therapie eine Remission und konnten CBD ohne Wiederauftreten von Stresssymptomen und selbstverständlich ohne Entzugserscheinungen absetzen.

Fallstudien aus der Praxis von Philip Blair

Fall 1: Luftwaffenveteranin mit PTBS

Eine 33-jährige US-Luftwaffenveteranin bat um eine Behandlung mit medizinischem Cannabis wegen PTBS, da die Veteranenverwaltung (VA) keine wirksame medizinische Therapie bieten konnte. Sie war einer Kampfflugstaffel im Irak zugeteilt und wurde während ihres Einsatzes wiederholt Zeugin, wie Piloten verstümmelt oder getötet wurden. Während ihrer aktiven Dienstzeit wurden zudem eine Depression und eine Panikstörung diagnostiziert. Bei einer Trainingsmission wurde sie schwer verletzt, musste sich einer intensiven Therapie unterziehen und wurde aus dem Dienst entlassen. Die verabreichten Medikamente verursachten erhebliche Nebenwirkungen und führten nicht zur Linderung der Symptome. Sie verließ den Dienst mit chronischen Schmerzen, Depressionen, Angstzuständen und Panikattacken und erhielt später die Diagnose PTBS. Sie nimmt NSAIDs, Zoloft und Clonazepam ein und nimmt zweimal monatlich an Gruppentherapien teil. Sie beklagte, dass sie sich durch die Medikamente wie ein Zombie fühle und nicht in der Lage sei, dauerhaft einer Arbeit nachzugehen.

Anfänglicher PCL-5: 7 von 17 Fragen wurden mit extrem schweren Symptomen bewertet.

Erstverordnung und Dosierung

Ein liposomales Vollspektrumpräparat (THC:CBD 1:20), 5 mg zweimal täglich, wurde verordnet.

Verlaufskontrolle

Der Nachbefragungsbogen nach 2 Wochen zeigte, dass alle extrem schweren Symptome gemildert waren. Zu diesem Zeitpunkt offenbarte sie, dass sie im Alter von 7 Jahren von einem Familienmitglied sexuell missbraucht worden war, was ihr erst vor 3 Jahren bewusst geworden war und ihre Depression vertieft hatte.

Nach 4 Wochen mit 7 mg zweimal täglich zeigte sich eine 60%ige Verbesserung ihrer Symptome. Ihr Ehemann bemerkte eine deutliche Veränderung ihres Verhaltens, ihrer Stimmung, ihres Aktivitätsniveaus und ihrer Gesamtleistung. Ihre Schmerzen sind deutlich gebessert, und sie ist begeistert von ihrer Arbeit bei einer Autovermietung. Sie schreibt: „Ist dieses Gefühl der Erleichterung wirklich wahr?". Und an andere Opfer von Übergriffen und Traumata gerichtet, sagte sie über medizinisches Cannabis: „Ihr solltet euch über CBD informieren, denn es kann euch helfen."

Fallkommentar

Dieser Fall ist bemerkenswert aufgrund der niedrigen Dosierung und der dramatischen Verbesserung über das gesamte Symptomenspektrum hinweg sowie der Absetzung von Benzodiazepinen zur Kontrolle der Angst. Er illustriert zudem das häufige Vorkommen belastender Kindheitserfahrungen bei Patienten mit PTBS, auch wenn diese nicht berichtet werden.

Fall 2: Sanitäter der Armee mit PTBS

Ein 28-jähriger US-Armee-Sanitäter und chirurgischer Assistent war während Kampfeinsätzen in einem Feldlazarett im Irak stationiert und erlebte mehrere Straßenbomben- und Mörserangriffe. Bei einem Vorfall wurde er kurzzeitig bewusstlos. Kurz darauf zeigten sich Symptome wie geistige Benommenheit, Angst und Depression, und es wurde PTBS diagnostiziert. 2010 wurde er entlassen und erhielt von der Veteranenverwaltung eine Nachsorge mit Beratung und einer Liste von Medikamenten, darunter Celexa, Zoloft, Prazosin, Seroquel, Wellbutrin, Effexor, Adderall, Nuvigil und Trazodon. Keines dieser Medikamente konnte die Symptome lindern, viele waren zudem mit Nebenwirkungen verbunden. Trotz verschiedener Therapieformen war er nicht in der Lage zu lernen, soziale Kontakte zu pflegen oder einer sinnvollen Arbeit nachzugehen. Er litt chronisch unter Depressionen mit extremen Stimmungsschwankungen und hatte gelegentlich Suizidgedanken.

Die körperliche Untersuchung war unauffällig, einschließlich mehrerer Gehirnaufnahmen, die keine objektiven Zeichen eines Schädel-Hirn-Traumas (engl.: traumatic brain injury, TBI) zeigten. Die Therapie der PTBS mit verschiedenen Medikamenten blieb weiterhin erfolglos. Er probierte zudem ein Markenprodukt mit medizinischem Cannabis im Verhältnis 1:1 (THC/CBD), das ihn sehr berauschte und seinen Zustand verschlechterte.

Erste Dosierung

Er wurde per Videokonferenz beurteilt, wobei ein TBI mit PTBS-Symptomen vermutet wurde. Es wurde ein Breitspektrum-CBD mit sehr niedrigem THC-Gehalt ($\leq$0,1%) empfohlen. Die erste Dosis wurde während einer Nachfolgevideokonferenz selbst verabreicht. Die Dosis betrug ein Viertel einer Einzeldosis, sublingual, und verursachte keine Nebenwirkungen. Eine zweite Anwendung mit einer vollen Einzeldosis führte zu geweiteten Augen, erhöhter Lautstärke beim Sprechen, einer um etwa eine Oktave tieferen Stimmlage und verbesserter Aussprache. Er berichtete zudem über ein Wärmegefühl im Gesicht und auf der Brust. Die visuellen Wahrnehmungsveränderungen umfassten ein Gefühl von erhöhter Helligkeit, Farbintensität, peripherem Sehen und besserer Fernsicht. Er berichtete über mehr Klarheit im Denken und in der Verarbeitung. Es traten keine Angst oder Unruhe auf. Es wurde eine zweimal tägliche Dosierung empfohlen, mit zusätzlichen Dosen bei Bedarf zur Kontrolle akuter Symptome.

Verlaufskontrolle

Eine Woche später berichtete er über bemerkenswerte Verbesserungen in allen Bereichen bei einer Dosis von 30 mg/Tag. Nach 4 Wochen wurde er per Videokonferenz interviewt. Er berichtete, dass 90 % seiner Symptome verschwunden seien und er plane, seine anderen Medikamente abzusetzen. Er hatte Pläne entwickelt, wieder ein Studium aufzunehmen und eine Karriere in der psychologischen Beratung zu verfolgen. Er erwähnte auch, dass sein Vater, der in Vietnam Chef einer Hubschrauberbesatzung war, ebenfalls enorm von einer kurzen Anwendung desselben Produkts profitiert habe.

Fallkommentar

Explosionsverletzungen können zu einer erheblichen Überlappung von PTBS-Symptomen führen und neurodegenerative Veränderungen verstärken. Radiologische Veränderungen sind subtil und zeigen oft nur Volumenveränderungen. CBD war in präklinischen Studien bei TBI wirksam und sollte auch bei Explosionsverletzungen effektiv sein. CBD kann zudem neurodegenerative Veränderungen aufhalten, die Funktion der Blut-Hirn-Schranke verbessern und Entzündungen reduzieren. Der genaue Wirkmechanismus der Besserung kann in diesem Fall nicht bestimmt werden. Eine weitere wichtige Beobachtung sind die Nebenwirkungen von THC, die mit seiner Empfindlichkeit gegenüber anderen Psychopharmaka übereinstimmen könnten. Dies deutet auf möglicherweise beeinträchtigte Stoffwechselwege für die Arzneimittelverarbeitung hin und spricht für einen Therapiebeginn mit niedrigen Dosen von Breitspektrum-Medizinalcannabinoiden.

Fall 3: Kriegsfotograf

Der Patient ist ein 66-jähriger Fotograf und Videograf eines Nachrichtennetzwerks mit 35 Jahren Erfahrung in der Berichterstattung über Kriege, Gewalt und Katastrophen weltweit, der im Verlauf der letzten 20 Jahre fortschreitende PTBS-Symptome und Beeinträchtigungen entwickelte, die nun mit medizinischem Cannabis kontrolliert werden. Nach seiner Einwanderung nach Miami war er ethnisch-rassistischer Gewalt, Missbrauch und Übergriffen ausgesetzt. Seine Leidenschaft für die Fotografie führte ihn abrupt in den Nachrichtenbereich, wobei er eine Vorliebe für die Berichterstattung über gewalttätige Situationen entwickelte, ohne davon beeinträchtigt zu sein.

2001 berichtete er über den Anschlag auf das World Trade Center am 11. September am Ground Zero und war massiver Zerstörung, menschlichem Tod und giftigen Gasen ausgesetzt. Anschließend nahm er für 6 Jahre Kriegsaufträge in Afghanistan an, war jedoch nicht persönlich Explosionen oder Kopfverletzungen ausgesetzt. 2013 bemerkte er während der Dreharbeiten zum Terroranschlag auf das Al-Shabaab-Einkaufszentrum in Nairobi, Kenia, ernsthafte Symptome wie Angst, Albträume, kalten Schweiß und Depressionen. In der Vergangenheit hatte er bei weniger ausgeprägten Symptomen Alkohol und Cannabis zur Kontrolle seiner Beschwerden und zur Fokussierung auf seine Arbeit eingesetzt.

Nach der Rückkehr nach Hause zerbrach seine 30-jährige Ehe, und er suchte Hilfe in einer kalifornischen Cannabisklinik. Cannabis besserte einige seiner Symptome, konnte sie jedoch nicht vollständig kontrollieren. Während einer Cannabismesse in Los Angeles probierte er ein medizinisches Cannabis mit hohem CBD- und niedrigem THC-Gehalt sowie einem hohen Anteil an β-Caryophyllen, das sich als außergewöhnlich wirksam zur Kontrolle seiner PTBS erwies, jedoch ohne die mit THC verbundenen Angstsymptome. Alle seine Symptome besserten sich deutlich bei einer Einnahme von etwa 25 mg zweimal täglich mit zusätzlicher Einnahme in Stressphasen. Er entschied sich für weniger gewalttätige Einsätze in Washington DC und entwickelte eine tiefe, liebevolle Beziehung zu einer neuen Partnerin. Weitere Verbesserungen in der Kontrolle der PTBS-Symptome erzielte er mit einer medizinischen Cannabismischung mit noch höherem β-Caryophyllen-Anteil. Er hat sich für den Ruhestand entschieden, übernimmt aber weiterhin ausgewählte Aufträge für das Netzwerk und stärkt seine Fitness und Resilienz in einer ländlichen Umgebung auf einem Bauernhof.

Fallkommentar

Dieser Patient weist mehrere Risikofaktoren für PTBS auf, darunter belastende Kindheitserfahrungen, mögliches Schädel-Hirn-Trauma im Jugendalter, wiederholte Gewalterfahrungen und Kontakt mit toxischen Chemikalien, die eng mit PTBS in Verbindung stehen. Er hat sich mit Alkohol und Cannabis selbst behandelt, was jedoch die Symptome nicht beseitigte, sondern die sich im Verlauf verschlimmerten. Eine Mischung aus niedrigem THC-, hohem CBD-Gehalt und β-Caryophyllen ist derzeit sehr wirksam zur Kontrolle seiner Symptome und zur Verbesserung seiner Leistungsfähigkeit und Gesundheit insgesamt.

Fazit

PTBS ist eine schwerwiegende psychische Erkrankung, die unterschiedlich als Angststörung, als eine Störung, die in der Dysregulation von Furcht und der Verarbeitung traumaassoziierter Reize besteht, sowie als paradoxe Gedächtnisstörung beschrieben wird. Es gibt Hinweise darauf, dass das Endocannabinoidsystem an der Pathophysiologie der PTBS beteiligt ist, einschließlich Befunden, dass die Spiegel von Endocannabinoiden niedriger sein können und Veränderungen der Cannabinoidrezeptoren in bestimmten Hirnregionen vorliegen. Verschiedene Forschungsansätze deuten darauf hin, dass medizinisches Cannabis eine therapeutische Rolle bei der Linderung einiger mit PTBS assoziierter Symptome spielen könnte. Tierexperimentelle Studien haben potenzielle Wirkmechanismen aufgezeigt, durch die zwei der Hauptbestandteile von Cannabis, CBD und THC, zur Beeinflussung der Pathophysiologie der PTBS beitragen und Symptome reduzieren könnten. Systematische Übersichten legen nahe, dass Cannabis und synthetische Cannabinoide das Potenzial haben, PTBS-Symptome wie Angst,

Schlafstörungen und Gedächtnisprozesse zu verbessern. Wie in den meisten klinischen Bereichen sind jedoch weitere klinische Studien zur Wirksamkeit von medizinischem Cannabis bei der Linderung von PTBS-Symptomen erforderlich.

Obwohl in diesem Kapitel keine spezifischen Ernährungs- und Lebensstilfaktoren diskutiert wurden, sollten Ärzte diese und möglicherweise weitere Faktoren bei Patienten mit PTBS berücksichtigen, um das ECS zu unterstützen, die Heilung zu fördern und Rückfälle zu verhindern. Eine schlechte Ernährung kann beispielsweise Entzündungen verstärken, die Teil der Pathomechanismen der PTBS sein können, und zu schlechtem Schlaf und Depressionen beitragen. Bewegungsmangel ist ein Risikofaktor für viele Erkrankungen, während verschiedene sportliche Aktivitäten nachweislich positive Effekte auf die körperliche und psychische Gesundheit haben. Umweltgifte, Stress am Arbeitsplatz, Belastungen im häuslichen Umfeld und viele weitere Faktoren können zu einer schlechten Gesundheit beitragen. Daher empfehlen wir wie immer, dass Ärzte einen integrativen Ansatz wählen, um alle Faktoren zu adressieren, die zur Entstehung oder Verschlechterung der PTBS bei ihren Patienten beitragen könnten.

Weiterführende Literatur

Studien, die erhöhte Zytokinspiegel im Zusammenhang mit PTBS belegen

Literatur	Studienergebnisse
Passos et al. [113]	Metaanalyse (20 Studien), die Personen mit PTBS mit gesunden Probanden vergleicht Ergebnisse: Erhöhte Spiegel der folgenden Zytokine waren mit PTBS assoziiert: Interleukin-6 (IL-6), Interleukin-1β (I1β), Tumornekrosefaktor-α (TNF-α), Interferon-γ (IFN-γ) Subgruppenanalyse von Studien, die komorbide Major Depression ausschlossen: Die drei Zytokine blieben signifikant erhöht Die Dauer der PTBS war positiv mit 1β-Spiegeln assoziiert ($p <$ 0,001), und die Schwere war positiv mit IL-6-Spiegeln assoziiert ($p =$ 0,042) [113]
Hoge et al. [114]	Fall-Kontroll-Studie zu peripheren Blutmarkern für Entzündungen Ergebnisse: Personen mit PTBS oder Panikstörung wiesen im Vergleich zu gematchten gesunden Kontrollpersonen signifikant höhere mittlere Werte bei 18 von 20 getesteten Zytokinen auf, darunter TNF-α, MIP-1α, GM-CSF, IFN-γ, IL-6, IL-1α, IL-1β, IL-2, IL-4, IL-7, IL-8, IL-10, IL12p40 und IL12p70, IL-13, IL-15, IP-10 und Eotaxin (alle $P < 0{,}0005$) Als eine Subanalyse durchgeführt wurde, waren in der reinen PTSD-Gruppe ($n = 28$) die folgenden Entzündungsmarker im Vergleich zu den abgeglichenen Kontrollen nicht mehr signifikant erhöht: GM-CSF ($P = 0{,}0071$) und IFN-γ ($P = 0{,}0072$) [114] Die Studie zeigte ein generalisiertes proinflammatorisches Muster

Literatur	Studienergebnisse
O'Donovan et al. [115]	Studie mit 735 Veteranen Ergebnisse: Eine erhöhte Entzündung war mit einer aktuellen PTBS assoziiert, jedoch nicht mit einer remittierten PTBS, d. h. die Entzündungsmarker bei remittierter PTBS waren ähnlich wie bei Veteranen ohne PTBS. Bei Patienten mit aktueller PTBS war eine erhöhte Bedrohungsreaktivität unabhängig mit einer gesteigerten Entzündungsaktivität assoziiert, wie durch höhere hsCRP-Werte ($p = 0{,}01$) und eine erhöhte Leukozytenzahl ($p = 0{,}04$) belegt wurde.

Literatur

1. Bonn-Miller MO, Vujanovic AA, Drescher KD. Cannabis use among military veterans after residential treatment for posttraumatic stress disorder. Psychol Addict Behav. 2011;25(3):485–91.
2. Bremner JD, Southwick SM, Darnell A, Charney DS. Chronic PTSD in Vietnam combat veterans: course of illness and substance abuse. Am J Psychiatry. 1996;153:369–75.
3. Schierenbeck T, Riemann D, Berger M, Hornyak M. Effect of illicit recreational drugs upon sleep: cocaine, ecstasy and marijuana. Sleep Med Rev. 2008;12(5):381–9.
4. Kevorkian S, Bonn-Miller MO, Belendiuk K, et al. Associations among trauma, posttraumatic stress disorder, cannabis use, and cannabis use disorder in a nationally representative epidemiologic sample. Psychol Addict Behav. 2015;29:633–8.
5. Aoun J, Gerges E. Post-Traumatic Stress Disorder symptoms and associated risk factors: a cross-sectional study among Syrian refugees. BJMP. 2018;11(1):a1106.
6. American Psychiatric Association. Diagnostic and Statistical Manual 5 (DSM-5). American Psychiatric Association; 2013. https://www.psychiatry.org/psychiatrists/practice/dsm. Zugegriffen: 20. Nov. 2020.
7. Heinzelmann M, Gill J. Epigenetic mechanisms shape the biological response to trauma and risk for PTSD: a critical review. Nurs Res Pract. 2013;2013:417010.
8. Norrholm SD, Jovanovic T, Olin IW, et al. Fear extinction in traumatized civilians with posttraumatic stress disorder: relation to symptom severity. Biol Psychiatry. 2011;69:556–63.
9. Hauer D, Schelling G, Gola H, et al. Plasma concentrations of endocannabinoids and related primary fatty acid amides in patients with post-traumatic stress disorder. PLoS One. 2013;8:e62741.
10. Akirav I. Targeting the endocannabinoid system to treat haunting traumatic memories. Front Behav Neurosci. 2013;7:124.
11. Brewin CR. Re-experiencing traumatic events in PTSD: new avenues in research on intrusive memories and flashbacks. Eur J Psychotraumatol. 2015;6:27180.
12. Ehlers A, Hackmann A, Michael T. Intrusive reexperiencing in posttraumatic stress disorder: phenomenology, theory, and therapy. Memory. 2004;12:403–15.
13. Perkonigg A, Kessler RC, Storz S, Wittchen HU. Traumatic events and post-traumatic stress disorder in the community: prevalence, risk factors and comorbidity. Acta Psychiatr Scand. 2000;101(1):46–59.
14. Kessler RC, Sonnega A, Bromet E, et al. Posttraumatic stress disorder in the National Comorbidity Survey. Arch Gen Psychiatry. 1995;52(12):1048–60.
15. Solomon Z, Mikulincer M. Trajectories of PTSD: a 20-year longitudinal study. Am J Psychiatry. 2006;163(4):659–66.

16. Yehuda R, Bierer LM. The relevance of epigenetics to PTSD: implications for the DSM-V. J Trauma Stress. 2009;22(5):427–34.
17. Mahan AL, Ressler KJ. Fear conditioning, synaptic plasticity and the amygdala: implications for posttraumatic stress disorder. Trends Neurosci. 2012;35(1):24–35.
18. Uddin M, Aiello AE, Wildman DE, et al. Epigenetic and immune function profiles associated with posttraumatic stress disorder. Proc Natl Acad Sci U S A. 2010;107(20):9470–5.
19. Laird CW, Alexander P. Prevalence of adverse childhood experiences among veterans. Clin Social Work J. 2019;47:384–93.
20. Shah R, Shah A, Links P. Post-traumatic stress disorder and depression comorbidity: severity across different populations. Neuropsychiatry. 2012;2(6):521–9.
21. Shishko I, Oliveira R, Moore TA, Almeida K. A review of medical marijuana for the treatment of posttraumatic stress disorder: real symptom re-leaf or just high hopes? Ment Health Clin. 2018;8(2):86–94.
22. Vandrey R, Babson KA, Herrmann ES, Bonn-Miller MO. Interactions between disordered sleep, post-traumatic stress disorder, and substance use disorders. Int Rev Psychiatry. 2014;26(2):237–47.
23. Gradus JL, Qin P, Lincoln AK, et al. Posttraumatic stress disorder and completed suicide. Am J Epidemiol. 2010;171(6):721–7.
24. Kobayashi I, Boarts JM, Delahanty DL. Polysomnographically measured sleep abnormalities in PTSD: a meta-analytic review. Psychophysiology. 2007;44:660–9.
25. Neylan TC, O'Donovan O. Inflammation and PTSD. PTSD Res Q. 2019;29(4):1–4.
26. Roberts AL, Agnew JC, Blais D, et al. Posttraumatic stress disorder and incidence of type 2 diabetes mellitus in a sample of women: a 22-year longitudinal study. JAMA Psychiatry. 2015;72(3):203–10.
27. Glaesmer H, Brahler E, Gundel H, Riedel-Heller SG. The association of traumatic experiences and posttraumatic stress disorder with physical morbidity in old age: a German population-based study. Psychosom Med. 2011;73(5):401–6.
28. O'Donovan A, Cohen BE, Seal KH, et al. Elevated risk for autoimmune disorders in Iraq and Afghanistan veterans with posttraumatic stress disorder. Biol Psychiatry. 2015;77:365–74.
29. Fraser GA. The use of a synthetic cannabinoid in the management of treatment-resistant nightmares in posttraumatic stress disorder (PTSD). CNS Neurosci Ther. 2009;15:84–8.
30. National Institutes of Health (NIH). Post-traumatic stress disorder. November 2017. https://www.nimh.nih.gov/health/statistics/post-traumatic-stress-disorder-ptsd. Zugegriffen: 23. Juli 2020.
31. Kessler RC, Chiu WT, Demler O, et al. Prevalence, severity, and comorbidity of 12-month DSM-IV disorders in the National Comorbidity Survey Replication. Arch Gen Psychiatry. 2005;62(6):617–27.
32. Merikangas KR, He JP, Burstein M, Swanson SA, Avenevoli S, Cui L, Benjet C, Georgiades K, Swendsen J. Lifetime prevalence of mental disorders in U.S. adolescents: results from the National Comorbidity Survey Replication-Adolescent Supplement (NCS-A). J Am Acad Child Adolesc Psychiatry. 2010;49(10):980–9.
33. AIPC (Australian Institute of Professional Counsellors). Prevalence, Incidence, and Risk Factors for ASD and PTSD. 27 Okt 2015. https://www.aipc.net.au/articles/prevalence-incidence-and-risk-factors-for-asd-and-ptsd/. Zugegriffen: 27. Sept. 2020.
34. McEvoy PM, Grove R, Slade T. Epidemiology of anxiety disorders in the Australian general population: findings of the 2007 Australian National Survey of Mental Health and Wellbeing. Aust & NZ J Psychiatry. 2011;45(11):957–67.
35. Breslau N, Wilcox HC, Stor CL, et al. Trauma exposure and posttraumatic stress disorder: a study of youths in urban America. J Urban Health. 2004;81(4):530–44.
36. Kulka RA, Schlenger WA, Fairbanks JA, et al. Trauma and the Vietnam War generation: report of findings from the National Vietnam Veterans Readjustment Study. New York: Brunner/Mazel, 1990. In: US Department of Veterans Affairs. PTSD: National Centre for PTSD.

https://www.ptsd.va.gov/professional/treat/essentials/epidemiology.asp#three. Zugegriffen: 23. Juli 2020.

37. Kang HK, Natelson BH, Mahan CM, et al. Post-traumatic stress disorder and chronic fatigue syndrome-like illness among Gulf War veterans: a population-based survey of 30,000 veterans. Am J Epidemiol. 2003;157(2):141–8.
38. Tanielian T, Jaycox L, Hrsg. Invisible wounds of war: psychological and cognitive injuries, their consequences, and services to assist recovery. Santa Monica, CA: RAND Corporation; 2008. In: US Department of Veterans Affairs. PTSD: National Centre for PTSD. https://www.ptsd.va.gov/professional/treat/essentials/epidemiology.asp#three. Zugegriffen: 23. Juli 2020.
39. Australian Government Department of Defence. Post-traumatic stress disorder. https://www1.defence.gov.au/adf-members-families/health-well-being/services-support-fighting-fit/mental-health-online/post-traumatic-stress-disorder. Zugegriffen: 20. Jan. 2026.
40. Peterson T. PTSD from domestic violence, emotional abuse, childhood abuse. HealthyPlace. https://www.healthyplace.com/ptsd-and-stress-disorders/ptsd/ptsd-from-domestic-violence-emotional-abuse-childhood-abuse. Zugegriffen: 1. Okt. 2020.
41. Golding JM. Intimate partner violence as a risk factor for mental disorders: a meta-analysis. J Fam Violence. 1999;14:99–132.
42. Breslau N, Kessler RC, Chilcoat HD, et al. Trauma and posttraumatic stress disorder in the community: the 1996 Detroit Area Survey of Trauma. Arch Gen Psychiatry. 1998;55(7):626–32.
43. Bisson JI, Roberts NP, Andrew M, et al. Psychological therapies for chronic post-traumatic stress disorder (PTSD) in adults. Cochrane Database Syst Rev. 2013;2013(12):CD003388.
44. NICE (National National Institute for Health and Care Excellence). Guidelines post-traumatic stress disorder. 2018. https://www.nice.org.uk/guidance/ng116/resources/post-traumatic-stress-disorder-pdf-66141601777861. Zugegriffen: 31. Marz 2021.
45. Kehle-Forbes FM, Meis LA, Spoont MR, Polusny MA. Treatment initiation and dropout from prolonged exposure and cognitive processing therapy in a VA outpatient clinic. Psychol Trauma. 2015;8:107–14.
46. Najavits LM. The problem of dropout from gold standard PTSD therapies. F1000Prime Rep. 2015;7:43.
47. Bernardy NC, Friedman MJ. Pharmacological management of posttraumatic stress disorder. Curr Opin Psychol. 2017;14:116–21.
48. Friedman MJ, Bernardy NC. Considering future pharmacotherapy for PTSD. Neurosci Lett. 2017;649:181–5.
49. Benedik DM, Friedman MJ, Zatzick DM, Ursano RJ. Guideline Watch (March 2009): practice guideline for the treatment of patients with acute stress disorder and posttraumatic stress disorder. American Psychiatric Association; 2009. https://psychiatryonline.org/pb/assets/raw/sitewide/practice_guidelines/guidelines/acutestressdisorderptsd-watch.pdf. Zugegriffen: 20. Jan. 2026.
50. Stein DJ, Ipser JC, Seedat S, Sager C, Amos T. Pharmacotherapy for post traumatic stress disorder (PTSD). Cochrane Database Syst Rev. 2006;1:CD002795.
51. Ipser JC, Stein DJ. Evidence-based pharmacotherapy of post-traumatic stress disorder (PTSD). Int J Neuropsychopharmacol. 2012;15(6):825–40.
52. Gotzsche PC. Deadly psychiatry and organized denial. Kopenhagen: People's Press; 2015.
53. Galatzer-Levy LR, Ma S, Stanikov A, et al. Utilization of machine learning for prediction of post-traumatic stress: a re-examination of cortisol in the prediction and pathways to non-remitting PTSD. Transl Psychiatry. 2017;7:e1070.
54. Hoffman AN, Lorson NG, Sanabria F, et al. Chronic stress disrupts fear extinction and enhances amygdala and hippocampal Fos expression in an animal model of post-traumatic stress disorder. Neurobiol Learn Mem. 2014;112:139–47.
55. Miracle AD, Brace MF, Huyck KD, et al. Chronic stress impairs recall of extinction of conditioned fear. Neurobiol Learn Mem. 2006;85:213–8.

56. Berardi A, Schelling G, Campolongo P. The endocannabinoid system and Post Traumatic Stress Disorder (PTSD): from preclinical findings to innovative therapeutic approaches in clinical settings. Pharmacol Res. 2016;111:668–78.
57. Bitencourt RM, Takahashi RN. Cannabidiol as a therapeutic alternative for post-traumatic stress disorder: from bench research to confirmation in human trials. Front Neurosci. 2018;12:502.
58. Trezza V, Campolongo P. The endocannabinoid system as a possible target to treat both the cognitive and emotional features of post-traumatic stress disorder (PTSD). Front Behav Neurosci. 2013;7:100.
59. Squire LR, Genzel L, Wixted JT, Morris RG. Memory consolidation. Cold Spring Harb Perspect Biol. 2015;7(8):a021766.
60. Van Marle H. PTSD as a memory disorder. Eur J Psychotraumatol. 2015;6:27633.
61. Garelick MG, Storm DR. The relationship between memory retrieval and memory extinction. Proc Natl Acade Sci U S A. 2005;102(26):9091–2.
62. Furini C, Myskiw J, Izquierdo I. The learning of fear extinction. Neurosci Biobehav Rev. 2014;47:670–83.
63. Milad MR, Pitman RK, Ellis CB, et al. Neurobiological basis of failure to recall extinction memory in posttraumatic stress disorder. Biol Psychiatry. 2009;66(12):1075–82.
64. Myers KM, Davis M. Behavioral and neural analysis of extinction. Neuron. 2002;36(4):567–84.
65. Ney LJ, Matthews A, Bruno R, Felmingham KL. Cannabinoid interventions for PTSD: where to next? Prog Neuropsychopharmacol Biol Psychiatry. 2019;93:124–40.
66. Milad MR, Orr SP, Lasko NB, et al. Presence and acquired origin of reduced recall for fear extinction in PTSD: results of a twin study. J Psychiatr Res. 2008;42:515–20.
67. Phelps EA, Delgado MR, Nearing K, Le Doux JE. Extinction learning in humans: role of the amygdala and vmPFC. Neuron. 2004;43(6):897–905.
68. Ruehle S, Rey AA, Remmers F, Lutz B. The endocannabinoid system in anxiety, fear memory and habituation. J Psychopharmacol. 2012;26(1):23–39.
69. Walker MP, van der Helm E. Overnight therapy? The role of sleep in emotional brain processing. Psychol Bull. 2009;135:731–48.
70. Van Marle HJ, Hermans EJ, Qin S, et al. The effect of exogenous cortisol during sleep on the behavioral and neural correlates of emotional memory consolidation in humans. Psychoneuroendocrinology. 2013;38(9):1639–49.
71. Brewin CR. The nature and significance of memory disturbance in posttraumatic stress disorder. Annu Rev Clin Psychol. 2011;7:203–27.
72. Zuj DV, Palmer MA, Hsu CK, et al. Impaired fear extinction associated with PTSD increases with hours-since-waking. Depress Anxiety. 2016;33(3):203–10.
73. Suvrathan A, Bennur S, Ghosh S, et al. Stress enhances fear by forming new synapses with greater capacity for long-term potentiation in the amygdala. Philos Trans R Soc Lond B Biol Sci. 2014;369(1633):20130151.
74. Lommen MJ, Engelhard IM, Sijbrandij M, et al. Pre-trauma individual differences in extinction learning predict posttraumatic stress. Behav Res Ther. 2013;51(2):63–7.
75. Hill MN, Campolongo P, Yehuda R, Patel S. Integrating endocannabinoid signaling and cannabinoids into the biology and treatment of posttraumatic stress disorder. Neuropsychopharmacology. 2018;43:80–102.
76. Heim C, Nemeroff CB. Neurobiology of posttraumatic stress disorder. CNS Spectr. 2009;14:13–24.
77. Malivoire BL, Girard TA, Patel R, Monson CM. Functional connectivity of hippocampal subregions in PTSD: relations with symptoms. BMC Psychiatry. 2018;18(1):129.
78. Goode TD, Maren S. Role of the bed nucleus of the stria terminalis in aversive learning and memory. Learn Mem. 2017;24:480–91.
79. Berlau DJ, McGaugh JL. Enhancement of extinction memory consolidation: the role of the noradrenergic and GABAergic systems within the basolateral amygdala. Learn Mem. 2006;86:123–32.

80. Ji J, Maren S. Hippocampal involvement in contextual modulation of fear extinction. Hippocampus. 2007;17:749–58.
81. Perry C, Lawrence A. Fear, memory and brain exploration. University of Melbourne, 18 Jan 2021. https://pursuit.unimelb.edu.au/articles/fear-memory-and-brain-exploration. Zugegriffen: 21. Jan. 2021.
82. Carrion VG, Weems CF, Richert K, et al. Decreased prefrontal cortical volume associated with increased bedtime cortisol in traumatized youth. Biol Psychiatry. 2010;68:491–3.
83. Kim SJ, Jeong DU, Sim ME, et al. Asymmetrically altered integrity of cingulum bundle in posttraumatic stress disorder. Neuropsychobiology. 2006;54:120–5.
84. Pitman RK, Rasmusson AM, Koenen KC, et al. Biological studies of post-traumatic stress disorder. Nat Rev Neurosci. 2012;13(11):769–87.
85. Merz CJ, Hamacher-Dang TC, Stark R, et al. Neural underpinnings of cortisol effects on fear extinction. Neuropsychopharmacology. 2018;43(2):384–92.
86. Rodrigues SM, LeDoux JE, Sapolsky RM. The influence of stress hormones on fear circuitry. Annu Rev Neurosci. 2009;32:289–313.
87. Shin LM, Shin PS, Heckers S, et al. Hippocampal function in posttraumatic stress disorder. Hippocampus. 2004;14(3):292–300.
88. Shin LM, Rauch SL, Pitman RK. Amygdala, medial prefrontal cortex, and hippocampal function in PTSD. Ann NY Acad Sci. 2006;1071:67–79.
89. Felmingham K, Kemp A, Williams L, et al. Changes in anterior cingulate and amygdala after cognitive behavior therapy of posttraumatic stress disorder. Psychol Sci. 2007;18(2):127–9.
90. Kim MJ, Loucks RA, Palmer AL, et al. The structural and functional connectivity of the amygdala: from normal emotion to pathological anxiety. Behav Brain Res. 2011;223:403–10.
91. Etkin A, Wager TD. Functional neuroimaging of anxiety: a meta-analysis of emotional processing in PTSD, social anxiety disorder, and specific phobia. Am J Psychiatry. 2007;164:1476–88.
92. Liberzon I, Taylor SF, Amdur R, et al. Brain activation in PTSD in response to trauma-related stimuli. Biol Psychiatry. 1999;45:817–26.
93. Bremner JD, Randall PR, Scott TM, et al. MRI-based measurement of hippocampal volume in posttraumatic stress disorder. Am J Psychiatry. 1995;152:973–81.
94. Pavić L, Gregurek R, Rados M, et al. Smaller right hippocampus in war veterans with posttraumatic stress disorder. Psychiatry Res. 2007; 154:191–8.
95. Bremner JD, Randall P, Vermetten E. Magnetic resonance imaging-based measurement of hippocampal volume in posttraumatic stress disorder related to childhood physical and sexual abuse – a preliminary report. Biol Psychiatry. 1997;41:23–32.
96. Lindauer RJL, Vlieger EJ, Jalinka M et al. Smaller hippocampal volume in Dutch police officers with posttraumatic stress disorder. Biol Psychiatry 2004;56:356–63.
97. Stein MB, Koverola C, Hanna C, et al. Hippocampal volume in women victimised by childhood sexual abuse. Psychol Med. 1997;27:951–9.
98. Fennema-Notestine C, Stein MB, Kennedy CM, et al. Brain morphometry in female victims of intimate partner violence with and without posttraumatic stress disorder. Biol Psychiatry. 2002;52(11):1089–101.
99. Gilbertson MW, Shenton ME, Ciszewski A, et al. Smaller hippocampal volume predicts pathologic vulnerability to psychological trauma. Nat Neurosci. 2002;5:1242–7.
100. Bracha HS, Garcia-Rill E, Mrak RE, Skinner R. Postmortem locus coeruleus neuron count in three American veterans with probable or possible war-related PTSD. J Neuropsychiatry Clin Neurosci. 2005;17:503–9.
101. Schmeltzer SN, James P, Herman JP, Sah R. Neuropeptide Y (NPY) and posttraumatic stress disorder (PTSD): a translational update. Exp Neurol. 2016;284(Part B):196–210.
102. Ravindran LN, Stein MB. Pharmacotherapy of post-traumatic stress disorder. Curr Top Behav Neurosci. 2010;2:505–25.
103. Brewin CR. Coherence, disorganization, and fragmentation in traumatic memory reconsidered: a response to Rubin et al. (2016). J Abnorm Psychol. 2016;125(7):1011–17.

104. Larkin KT, Brown LA, Tiani AG. Chapter 5 – The autonomic and neuroendocrine response to stress. In: Chantler PD, Larkin KT, Hrsg. Cardiovascular implications of stress and depression. London: Academic Press; 2020. S. 87–110.
105. Nachar N, Lavoie ME, Marchand A, et al. The effect of talking about psychological trauma with a significant other on heart rate reactivity in individuals with posttraumatic stress disorder. Psychiatry Res. 2014;19:171–6.
106. Pole N. The psychophysiology of posttraumatic stress disorder: a meta-analysis. Psychol Bull. 2007;33(5):725–46.
107. Griffin MG, Resick PA, Yehuda R. Enhanced cortisol suppression following dexamethasone administration in domestic violence survivors. Am J Psychiatry. 2005;162(6):1192–9.
108. Binder EB. The role of FKBP5, a co-chaperone of the glucocorticoid receptor in the pathogenesis and therapy of affective and anxiety disorders. Psychoneuroendocrinology. 2009;34(Suppl 1):S186–95.
109. Daskalakis NP, Lehrner A, Yehuda R. Endocrine aspects of post-traumatic stress disorder and implications for diagnosis and treatment. Endocrinol Metab Clin N Am. 2013;42:503–13.
110. Binder EB, Bradley RG, Liu W, et al. Association of FKBP5 polymorphisms and childhood abuse with risk of posttraumatic stress disorder symptoms in adults. JAMA. 2008;299:1291–305.
111. Wyrofsky R, Reyes BAS, Van Bockstaele EJ. Co-localization of the cannabinoid type 1 receptor with corticotropin-releasing factor-containing afferents in the noradrenergic nucleus locus coeruleus: implications for the cognitive limb of the stress response. Brain Struct Funct. 2017;222(7):3007–23.
112. Sinclair DA. Lifespan. Why we age and why we don't have to. New York: Atria Books; 2019.
113. Passos IC, Vasconcelos-Moreno MP, Costa LG, et al. Inflammatory markers in post-traumatic stress disorder: a systematic review, meta-analysis, and meta-regression. Lancet Psychiatry. 2015;2:1002–12.
114. Hoge EA, Brandstetter K, Moshier S, et al. Broad spectrum of cytokine abnormalities in panic disorder and posttraumatic stress disorder. Depress Anxiety. 2009;6:447–55.
115. O'Donovan A, Ahmadian AJ, Neylan TC, et al. Current posttraumatic stress disorder and exaggerated threat sensitivity associated with elevated inflammation in the Mind Your Heart Study. Brain Behav Immun. 2017;60:198–205.
116. Schuster M, Fwyer PA. Post-traumatic stress disorder in nurses: An integrative review. J Clin Nursing. 2020;29(15–16):2769–87.
117. Mealer M, Burnham EL, Goode C, et al. The prevalence and impact of post traumatic stress disorder and burnout syndrome in nurses. Depress Anxiety. 2009;26(12):1118–26.
118. Hosseininejad SM, Jahanian F, Elyasi F, et al. The prevalence of post-traumatic stress disorder among emergency nurses: a cross sectional study in northern Iran. Biomedicine (Taipei). 2019;9(3):19.
119. Sumner JA, Chen Q, Roberts AL, et al. Cross-sectional and longitudinal associations of chronic posttraumatic stress disorder with inflammatory and endothelial function markers in women. Biol Psychiatry. 2017;82:875–84.
120. Sumner JA, Chen Q, Roberts AL, et al. Posttraumatic stress disorder onset and inflammatory and endothelial function biomarkers in women. Brain Behav Immun. 2018;9:203–9.
121. Bella J, Kolatkar PR, Marlor CW, et al. The structure of the two amino-terminal domains of human ICAM-1 suggests how it functions as a rhinovirus receptor and as an LFA-1 integrin ligand. Proc Natl Acad Sci U S A. 1998;95(8):4140–5.
122. Rosette C, Roth RB, Oeth P, et al. Role of ICAM1 in invasion of human breast cancer cells. Carcinogenesis. 2005;26(5):943–50.
123. Papyianni A, Alexopoulos E, Giamalis P, et al. Circulating levels of ICAM-1, VCAM-1, and MCP-1 are increased in haemodialysis patients: association with inflammation, dyslipidaemia, and vascular events. Nephrol Dial Transplant. 2002;17(3):435–41.

124. Ramirez SH, Hasko J, Skuba A, et al. Activation of cannabinoid receptor 2 attenuates leukocyte-endothelial cell interactions and blood-brain-barrier dysfunction under inflammatory conditions. J Neurosci. 2012;32(12):4004–16.
125. Baker DG, Ekhator NN, Kasckow JW, et al. Plasma and cerebrospinal fluid interleukin-6concentrations in Posttraumatic Stress Disorder. Neuroimmunomodulation. 2001;9:209–17.
126. Koenen KC, Nugent NR, Amstadter AB. Gene-environment interaction in PTSD: review, strategy and new directions for future research. Eur Arch Psychiatry Clin Neurosci. 2008;258(2):82–96.
127. Anastasia A, Deinhardt K, Chao MV, et al. Val66Met polymorphism of BDNF alters prodomain structure to induce neuronal growth cone retraction. Nat Commun. 2013;4:2490.
128. Koenen KC, Uddin M, Chang SC, et al. SLC6A4 methylation modifies the effect of the number of traumatic events on risk for posttraumatic stress disorder. Depress Anxiety. 2011;28(8):639–47.
129. Uddin M, Galea S, Chang SC, et al. Gene expression and methylation signatures of MAN2C1 are associated with PTSD. Dis Markers. 2011;30(2–3):111–21.
130. Wilker S, Pfeiffer A, Albert T, et al. Endocannabinoid concentrations in hair are associated with PTSD severity. Psychoneuroendocrinology. 2016;67:198–206.
131. Hill MN, Gorzalka BB. The endocannabinoid system and the treatment of mood and anxiety disorders. CNS Neurol Disord Drug Targets. 2009;8:451–8.
132. Parolaro D, Realini N, Vigano D, et al. The endocannabinoid system and psychiatric disorders. Exp Neurol. 2010;224:3–14.
133. Campolongo P, Morena M, Scaccianoce S, et al. Novelty-induced emotional arousal modulates cannabinoid effects on recognition memory and adrenocortical activity. Neuropsychopharmacology. 2013;38:1276–86.
134. Hampson RE, Deadwyler SA. Role of cannabinoid receptors in memory storage. Neurobiol Dis. 1998;5:474–82.
135. Marsicano G, Wotjak CT, Azad SC, et al. The endogenous cannabinoid system controls extinction of aversive memories. Nature. 2002;418:530–4.
136. Korem N, Zer-Aviv TM, Ganon-Elazar E, et al. Targeting the endocannabinoid system to treat anxiety-related disorders. J Basic Clin Physiol Pharmacol. 2016;27(3):193–202.
137. Hill MN, Bierer LM, Makotkine I, et al. Reductions in circulating endocannabinoid levels in individuals with post-traumatic stress disorder following exposure to the World Trade Center attacks. Psychoneuroendocrinology. 2013;38:2952–61.
138. Morena M, Patel S, Bains JS, Hill MN. Neurobiological interactions between stress and the endocannabinoid system. Neuropsychopharmacology. 2016;41:80–102.
139. Neumeister A, Normandin MD, Pietrzak RH, et al. Elevated brain cannabinoid CB1 receptor availability in post-traumatic stress disorder: a positron emission tomography study. Mol Psychiatry. 2013;18:1034–40.
140. Neumeister A, Seidel J, Ragen BJ, Pietrzak RH. Translational evidence for a role of endocannabinoids in the etiology and treatment of post-traumatic stress disorder. Psychoneuroendocrinology. 2015;51:577–84.
141. Hillard CJ. Stress regulates endocannabinoid-CB1 receptor signaling. Semin Immunol. 2014:380–8.
142. Campos AC, Ferreira FR, da Silva WA, Guimaraes FS. Predator threat stress promotes long-lasting anxiety-like behaviours and modulates synaptophysin and CB1 receptors in brain areas associated with PTSD symptoms. Neurosci Lett. 2013;533:34–8.
143. Steiner MA, Wotjak CT. Role of the endocannabinoid system in regulation of the hypothalamic-pituitary-adrenocortical axis. Prog Brain Res. 2008;170:397–432.
144. Chouker A, Kaufmann I, Kreth S, Hauer D, Feuerecker M, et al. Motion sickness, stress and the endocannabinoid system. PLoS One. 2010;5:e10752.
145. Hill MN, Miller GE, Ho WS, Gorzalka BB, Hillard CJ. Serum endocannabinoid content is altered in females with depressive disorders: a preliminary report. Pharmacopsychiatry. 2008a;41:48–53.

146. Fidelman S, Zer-Aviv TM, Lange R, et al. Chronic treatment with URB597 ameliorates post-stress symptoms in a rat model of PTSD. Eur Neuropsychopharmacol. 2018;28(5):630–42.
147. Reich CG, Iskander AN, Weiss MS. Cannabinoid modulation of chronic mild stress-induced selective enhancement of trace fear conditioning in adolescent rats. J Psychopharmacol. 2013a;27(10):947–55.
148. Reich CG, Mihalik GR, Iskander AN, et al. Adolescent chronic mild stress alters hippocampal CB1 receptor-mediated excitatory neurotransmission and plasticity. Neuroscience. 2013b;253:444–54.
149. Bassir NA, Ricci B, Harpaz-Rotem I. Endocannabinoid system alterations in posttraumatic stress disorder: a review of developmental and accumulative effects of trauma. Chronic Stress (Thousand Oaks). 2019;3:2470547019864096.
150. Nia AB, Bender R, Harpaz-Rotem I. Endocannabinoid system alterations in posttraumatic stress disorder: a review of developmental and accumulative effects of trauma. Chronic Stress (Thousand Oaks). 2019;3:1–17.
151. Wang W, Sun D, Pan B, et al. Deficiency in endocannabinoid signaling in the nucleus accumbens induced by chronic unpredictable stress. Neuropsychopharmacology. 2010;35(11):2249–61.
152. Hill MN, Carrier EJ, McLaughlin RJ, et al. Regional alterations in the endocannabinoid system in an animal model of depression: effects of concurrent antidepressant treatment. J Neurochem. 2008b;106:2322–36.
153. Ganon-Elazar E, Akirav I. Cannabinoids prevent the development of behavioral and endocrine alterations in a rat model of intense stress. Neuropsychopharmacology. 2012;37:456–66.
154. Gunduz-Cinar O, MacPherson KP, Cinar R, et al. Convergent translational evidence of a role for anandamide in amygdala-mediated fear extinction, threat processing and stress-reactivity. Mol Psychiatry. 2013;18(7):813–23.
155. Danandeh A, Vozella V, Lim J, et al. Effects of fatty acid amide hydrolase inhibitor URB597 in a rat model of trauma-induced long-term anxiety. Psychopharmacology. 2018;235(11):3211–21.
156. Lim J, Igarashi M, Jung KM, et al. Endocannabinoid modulation of predator stress-induced long-term anxiety in rats. Neuropsychopharmacology. 2016;41(5):1329–39.
157. Bitencourt RM, Pamplona FA, Takahashi RN. Facilitation of contextual fear memory extinction and anti-anxiogenic effects of AM404 and cannabidiol in conditioned rats. Eur Neuropsychopharmacol. 2008;18(12):849–59.
158. Chhatwal JP, Davis M, Maguschak KA, Ressler KJ. Enhancing cannabinoid neurotransmission augments the extinction of conditioned fear. Neuropsychopharmacology. 2005;30:516–24.
159. Do Monte FH, Souza RR, Beitencourt RM, et al. Infusion of cannabidiol into infralimbic cortex facilitates fear extinction via CB1 receptors. Behav Brain Res. 2013;250:23–7.
160. Mayo LM, Asratian A, Linde J, et al. Protective effects of elevated anandamide on stress and fear-related behaviors: translational evidence from humans and mice. Mol Psychiatry. 2020;25(5):993–1005.
161. Yehuda R, Bierer LM, Schmeidler J, et al. Cortisol metabolic predictors of response to psychotherapy for PTSD in survivors of the World Trade Center attacks on September 11, 2001. Psychoneuroendocrinology. 2009;34(9):1304–13.
162. Yehuda R, Southwick SM, Nussbaum G, Wahby V, Giller EL Jr, Mason JW. Low urinary cortisol excretion in patients with posttraumatic stress disorder. J Nerv Ment Dis 1990; 178(6):366–69.
163. Choi K, Le T, McGuire J, et al. Expression pattern of cannabinoid receptor genes in the frontal cortex of mood disorder patients and mice selectively bred for high and low fear. J Psychiatr Res. 2012;46(7):882–9.

164. Lisboa SF, Reis DG, da Silva AL, et al. Cannabinoid CB1 receptors in the medial prefrontal cortex modulate the expression of contextual fear conditioning. Int J Neuropsychopharmacol. 2010;13(9):1163–73.
165. Hill MN, Patel S, Carrier EJ, et al. Downregulation of endocannabinoid signaling in the hippocampus following chronic unpredictable stress. Neuropsychopharmacology. 2005;30(3):508–15.
166. Hill MN, McEwen BS. Endocannabinoids: the silent partner of glucocorticoids in the synapse. Proc Natl Acad Sci U S A. 2009;106:4579–80.
167. Scarante FF, Vila-Verde C, Detoni V, et al. Cannabinoid modulation of the stressed hippocampus. Front Mol Neurosci. 2017;10:411.
168. MacQueen G, Frodl T. The hippocampus in major depression: evidence for the convergence of the bench and bedside in psychiatric research? Mol Psychiatry. 2011;16:252–64.
169. Hill MN, Hunter RG, McEwen BS. Chronic stress differentially regulates cannabinoid CB1 receptor binding in distinct hippocampal subfields. Eur J Pharmacol. 2009;614:66–9.
170. Lisboa SF, Gomes FV, Terzian AL, Aguiar DC, Moreira FA, Resstel LB, et al. The endocannabinoid system and anxiety. Vitam Horm. 2017;103:193–279.
171. Lisboa SF, Niraula A, Resstel LB, et al. Repeated social defeat-induced neuroinflammation, anxiety-like behaviour and resistance to fear extinction were attenuated by the cannabinoid receptor agonist WIN55,212-2. Neuropsychopharmacology. 2018;43(9):1924–33.
172. Shosan N, Akirav I. The effects of cannabinoid receptors activation and glucocorticoid receptors deactivation in the amygdala and hippocampus on the consolidation of a traumatic event. Neurobiol Learn Mem. 2017;144:248–58.
173. Burstein OR, Shoshan N, Dorona R, Akirav I. Cannabinoids prevent depressive-like symptoms and alterations in BDNF expression in a rat model of PTSD. Prog Neuropsychopharmacol Biol Psychiatry. 2018;84(Part A):129–39.
174. Psotta L, Lessmann V, Endres T. Impaired fear extinction learning in adult heterozygous BDNF knock-out mice. Neurobiol Learn Mem. 2013;103:34–8.
175. Kozlovsky N, Matar MA, Kaplan Z, et al. Long-term down-regulation of BDNF mRNA in rat hippocampal CA1 subregion correlates with PTSD-like behavioural stress response. Int J Neuropsychopharmacol. 2007;10(6):741–58.
176. Ferreira-Vieira TH, Bastos CP, Pereira GS, et al. A role for the endocannabinoid system in exercise-induced spatial memory enhancement in mice. Hippocampus. 2014;24:79–88.
177. Ganon-Elazar E, Akirav I. Cannabinoids and traumatic stress modulation of contextual fear extinction and GR expression in the amygdala-hippocampal-prefrontal circuit. Psychoneuroendocrinology. 2013;38:1675–87.
178. Jiang W, Zhang Y, Xiao L, et al. Cannabinoids promote embryonic and adult hippocampus neurogenesis and produce anxiolytic- and antidepressant-like effects. J Clin Invest. 2005;115(11):3104–16.
179. Cameron C, Watson D, Robinson J. Use of a synthetic cannabinoid in a correctional population for posttraumatic stress disorder-related insomnia and nightmares, chronic pain, harm reduction and other indications: a retrospective evaluation. J Clin Psychopharmacol. 2014;34(5):559–64.
180. Stapelton JA. Trial comes too late as psychiatric side effects end hope for rimonabant. Addiction. 2009;104(2):277–8.
181. Castaneto MS, Gorelick DA, Desrosiers NA, et al. Synthetic cannabinoids: epidemiology, pharmacodynamics, and clinical implications. Drug Alcohol Depend. 2014;144:12–41.
182. Spaderna M, Addy PH, D'Souza DC. Spicing things up: synthetic cannabinoids. Psychopharmacology. 2013;228(4):525–40.
183. Fitoussi A, Zunder J, Tan H, Laviolette SR. Delta-9-tetrhydrocannabinol potentiates fear memory salience through functional modulation of mesolimbic dopaminergic states. Eur Neuropsychopharmacol. 2018;47(11):1385–400.
184. Stern CA, Gazarini L, Vanvossen AC, et al. Δ^9-tetrahydrocannabinol alone and combined with cannabidiol mitigate fear memory through reconsolidation disruption. Eur Neuropsychopharmacol. 2015;25(6):958–65.

185. Bonn-Miller MO, Babson KA, Vandrey R. Using cannabis to help you sleep: heightened frequency of medical cannabis use among those with PTSD. Drug Alcohol Depend. 2014a;136:162–5.
186. Cougle JR, Bonn-Miller MO, Vujanovic AA, et al. Posttraumatic stress disorder and cannabis use in a nationally representative sample. Psychol Addict Behav. 2011;25(3):554–8.
187. Lake S, Kerr T, Buxton J, et al. Does cannabis use modify the effect of post-traumatic stress disorder on severe depression and suicidal ideation? Evidence from a population-based cross-sectional study of Canadians. J Psychopharmacol. 2019;34(2):181–8.
188. Greer GR, Grob CS, Halberstadt AL. PTSD symptom reports of patients evaluated for the New Mexico Medical Cannabis Program. J Psychoactive Drugs. 2014;46:73–7.
189. Resstel LB, Joca SR, Moreira FA, et al. Effects of cannabidiol and diazepam on behavioral and cardiovascular responses induced by contextual conditioned fear in rats. Behav Brain Res. 2006;172(2):294–8.
190. Lee JLC, Bertoglio LJ, Guimaraes FS, Stevenson CW. Cannabidiol regulation of emotion and emotional memory processing: relevance for treating anxiety-related and substance abuse disorders. Br J Pharmacol. 2017;174(19):3242–56.
191. Levin R, Almeida V, Peres FF, Calzavara MB, da Silva ND, Suiama MA, et al. Antipsychotic profile of cannabidiol and rimonabant in an animal model of emotional context processing in schizophrenia. Curr Pharm Des. 2012b;18:4960–5.
192. Lemos JI, Resstel LB, Guimaraes FS. Involvement of the prelimbic prefrontal cortex on cannabidiol-induced attenuation of contextual conditioned fear in rats. Behav Brain Res. 2010;207:105–11.
193. Stern CA, Gazarini L, Takahashi RN, et al. On disruption of fear memory by reconsolidation blockade: evidence from cannabidiol treatment. Neuropsychopharmacology. 2012;37(9):2132–42.
194. Norris C, Loureiro M, Kramar C, et al. Cannabidiol modulates fear memory formation through interactions with serotonergic transmission in the mesolimbic system. Neuropsychopharmacology. 2016;41:2839–50.
195. Corcoran KA, Quirk GJ. Activity in prelimbic cortex is necessary for the expression of learned, but not innate, fears. J Neurosci. 2007;27:840–4.
196. Murkar A, Kent P, Cayer C, et al. Cannabidiol and the remainder of the plant extract modulate the effects of δ9-tetrahydrocannabinol on fear memory reconsolidation. Front Behav Neurosci. 2019;13:174.
197. Das RK, Kamboj SK, Ramadas M, et al. Cannabidiol enhances consolidation of explicit fear extinction in humans. Psychopharmacology. 2013;226:781–92.
198. Rabinak CA, Angstadt M, Sripada CS, et al. Cannabinoid facilitation of fear extinction memory recall in humans. Neuropharmacology. 2013;64:396–402.
199. Hsiao YT, Yi PL, Li CL, Chang FC. Effect of cannabidiol on sleep disruption induced by the repeated combination tests consisting of open field and elevated plus-maze in rats. Neuropharmacology. 2012;62(1):373–84.
200. Ligresti A, De Petrocellis L, Di Marzo V. From phytocannabinoids to cannabinoid receptors and endocannabinoids: pleiotropic physiological and pathological roles through complex pharmacology. Physiol Rev. 2016;96(4):1593–659.
201. Passie T, Emrich HM, Karst M, et al. Mitigation of post-traumatic stress symptoms by cannabis resin: a review of the clinical and neurobiological evidence. Drug Test Anal. 2012;4(7–8):649–59.
202. LaFrance EM, Glodosky NC, Bonn-Miller M, Cuttler C. Short and long-term effects of cannabis on symptoms of Post-Traumatic Stress Disorder. J Affect Disord. 2020;274:298–304.
203. Krediet E, Janssen DGA, Heerdink ER, et al. Experiences with medical cannabis in the treatment of veterans with PTSD: results from a focus group discussion. Eur Neuropsychopharmacol. 2020;36:244–54.
204. Bonn-Miller MO, Boden MT, Vujanovic AA, Drescher KD. Prospective investigation of the impact of cannabis use disorders on posttraumatic stress disorder symptoms among veterans in residential treatment. Psychol Trauma. 2013;5(2):193–200.

205. Roitman P, Mechoulam R, Cooper-Kazaz R, Shalev A. Preliminary, open-label pilot study of add-on oral Δ9-tetrahydrocannabinol in chronic post-traumatic stress disorder. Clin Drug Invest. 2014;34:587–91.
206. Tull MT, McDermott MJ, Gratz KL, et al. Marijuana dependence moderates the effect of posttraumatic stress disorder on trauma cue reactivity in substance dependent patients. Drug Alcohol Depend. 2016;159:219–26.
207. Wilkinson ST, Stefanovics E, Rosenheck RA. Marijuana use is associated with worse outcomes in symptom severity and violent behavior in patients with posttraumatic stress disorder. J Clin Psychiatry. 2015;76(9):1174–80.
208. Orsolini L, Chiappini S, Volpe U, et al. Use of medicinal cannabis and synthetic cannabinoids in post-traumatic stress disorder (PTSD): a systematic review. Medicina (Kaunas). 2019;55(9):525.
209. Hindocha C, Cousijn Rall JM, Bloomfield MAP. The effectiveness of cannabinoids in the treatment of Posttraumatic Stress Disorder (PTSD): a systematic review. J Dual Diagn. 2020;16(1):120–39.
210. Bonn-Miller MO, Boden MT, Bucossi MM, Babson KA. Self-reported cannabis use characteristics, patterns and helpfulness among medical cannabis users. Am J Drug Alcohol Abuse. 2014b;40:23–30.
211. Shalev A, Roitman P, Mechoulam R. Pilot open label trial on oral absorbable Δ-9 THC for chronic PTSD. Israel Soc Biological Psychiatry Abstract Book, Hagoshrim, Israel, 2013.
212. Jetly R, Heber A, Fraser G, Boisvert D. The efficacy of nabilone, a synthetic cannabinoid, in the treatment of PTSD-associated nightmares: a preliminary randomized, double blind, placebo-controlled cross-over design. Psychoneuroendocrinology. 2015;51:585–8.
213. Bonn-Miller MO, Sisley S, Riggs P, et al. The short-term impact of 3 smoked cannabis preparations versus placebo on PTSD symptoms: a randomized cross-over clinical trial. PLoS One. 2021;16(3):e0246990.
214. Bonn-Miller MO, Brunstetter M, Simonian A, et al. The long-term, prospective, therapeutic impact of cannabis on PTSD. Cannabis Cannabinoid Res. 2022;7(2):214–23.
215. Shannon S, Opila-Lehman J. Effectiveness of cannabidiol oil for pediatric anxiety and insomnia as part of posttraumatic stress disorder: a case report. Perm J. 2016;20:108–11.
216. Elms L, Shannon S, Hughes S, Lewis N. Cannabidiol in the treatment of Post-Traumatic Stress Disorder: a case series. J Altern Complement Med. 2019;25(4):392–7.
217. Blair P. Pilot study: using CBD as a natural intervention for PTSD symptoms of post-service veterans. Poster Session. Integrative Healthcare Symposium, 2018, NYC.
218. Papini S, Ruglass LM, Lopez-Castro T, et al. Chronic cannabis use is associated with impaired fear extinction in humans. J Abnorm Psychol. 2017;126(1):117–24.
219. Calabrese EJ, Rubio-Casillas A. Biphasic effects of THC in memory and cognition. Eur J Clin Investig. 2018;48(5):e12920.
220. World Health Organization (WHO). World Health Organization Expert Committee on Drug Dependence. Cannabidiol (CBD) Critical Review Report. Expert Committee on Drug Dependence Fortieth Meeting Geneva, 4–7 June 2018. https://www.who.int/medicines/access/controlled-substances/CannabidiolCriticalReview.pdf. Zugegriffen: 14. Jan. 2026.
221. Doss MK, Weafer J, Gallo DA, de Wit H. Δ9-tetrahydrocannabinol at retrieval drives false recollection of neutral and emotional memories. Biol Psychiatry. 2018;84(10):743–70.
222. Dworkin ER, Jaffe AE, Bedard-Gilligan M, Fitzpatrick S. PTSD in the Year Following Sexual Assault: A Meta-Analysis of Prospective Studies. Trauma Violence Abuse. 2023;24(2):497–514.

Schlaflosigkeit

8

Einleitung

Guter Schlaf ist entscheidend für eine robuste Gesundheit. Schlaf ist etwas, das wir oft als selbstverständlich ansehen – bis wir schlecht schlafen. Schlechter Schlaf kann die meisten von uns, wenn nicht sogar alle, gelegentlich betreffen, doch bei manchen Menschen wird schlechter Schlaf chronisch. Wenn schlechter Schlaf chronisch wird, kann er die Gesundheit ernsthaft beeinträchtigen. Es wird geschätzt, dass Schlafstörungen zu bis zu 70 % aller Erkrankungen beitragen könnten [1]. Schlafmangel beeinträchtigt die kognitive Leistungsfähigkeit, verursacht Schläfrigkeit, Müdigkeit und Stimmungsschwankungen und führt in simulierten Fahrsituationen zu einer verminderten Leistungsfähigkeit [2]. Schlafstörungen sind weitverbreitet: 13–33 % der erwachsenen australischen Bevölkerung haben regelmäßig Schwierigkeiten, einzuschlafen oder durchzuschlafen [3]. In den USA lag 2014 die Prävalenz einer kurzen Schlafdauer (<7 h) bei 35,2 % [4].

Schlafstörungen gehören zu den häufigsten Gründen, warum Menschen sich mit Cannabis selbst behandeln [5, 6]. Medizinisches Cannabis hat tatsächlich eine lange Geschichte in der Behandlung von Schlafstörungen. Forschungen zeigen, dass das Endocannabinoidsystem eine wichtige Rolle bei der Regulation des Schlafs spielt.

Dieses Kapitel
In diesem Kapitel besprechen wir die häufigste Schlafstörung, die Insomnie, und untersuchen, wie medizinisches Cannabis bei deren Behandlung hilfreich sein könnte. Zunächst betrachten wir, warum Schlaf wichtig ist, welche Arten von Schlafstörungen es gibt, welche schlafregulatorischen Mechanismen bekannt sind, was Insomnie ist und wie sie behandelt wird. Anschließend beleuchten wir, wie das Endocannabinoidsystem an unserem Schlaf beteiligt ist und was im ECS bei Insomnie geschieht. Danach untersuchen wir die präklinischen und klinischen

K. O'Brien und P. Blair, *Medizinisches Cannabis und CBD in der psychischen Gesundheitsversorgung*, https://doi.org/10.1007/978-3-032-14521-5_8

Evidenzen für den Einsatz von medizinischem Cannabis, Cannabidiol (CBD) und Tetrahydrocannabinol (THC) bei der Behandlung dieser Erkrankungen. Abschließend wird Philip Blair einige Fallstudien aus seiner Praxis vorstellen.

Schlaf und Schlafgesundheit

Schlaf ist ein komplexer, reversibler Zustand, in dem die Person sich wahrnehmungsmäßig von ihrer Umgebung abkoppelt und nicht mehr auf diese reagiert [7, 8]. Schlaf besitzt eine bestimmte Architektur bzw. ein Muster, wobei der Schlaf-Wach-Rhythmus durch zwei Hauptmechanismen gesteuert wird, die wir gleich näher betrachten werden.

Schlafgesundheit wird definiert als „ein multidimensionales Muster von Schlaf und Wachheit, das an individuelle, soziale und Umweltanforderungen angepasst ist und das körperliche und geistige Wohlbefinden fördert" [7, 9].

Was kennzeichnet eine gute Schlafgesundheit? Faktoren wie Zufriedenheit, ausreichende Dauer (nicht zu kurz, nicht zu lang), angemessener Zeitpunkt sowie hohe Effizienz und anhaltende Wachheit während der Wachphasen sind Merkmale guter Schlafgesundheit [7, 9].

Warum brauchen wir Schlaf?

Schlaf ist ein integraler Bestandteil unseres biologischen Rhythmus, essenziell für die Gesundheit und bietet zyklische Zeiträume, in denen der Körper komplexe hormonelle und neurochemische Prozesse durchführen kann, die uns gesund erhalten. Während des Schlafs erfolgen zentrale physiologische Prozesse, darunter die DNA-Reparatur, der Aufbau und die Regeneration von Muskel- und Gewebestrukturen sowie die Regulation von Botenstoffen, die an der Steuerung von Körpergewicht und Stimmung beteiligt sind [10].

Zu den durch Schlaf regulierten Prozessen gehören:

- Verarbeitung von Erinnerungen und neu erlernten Aufgaben
- Fähigkeit, komplexe und abstrakte Aufgaben unter Nutzung höherer kortikaler Funktionen auszuführen
- Hunger und Appetit (über die Hormone Leptin und Ghrelin)
- Regulation des Hormonspiegels (z. B. beteiligt an der Normalisierung des Blutzuckers)
- Regeneration von Zellen (einschließlich Muskeln und Gewebe, Leberregeneration)
- DNA-Reparatur
- Gewichtsregulation
- Regulation von Stimmung und Verhalten [10]

Schlaf sowie Immun- und endokrines System

Schlaf ist für das Immun- und das endokrine System regenerativ. Er unterstützt die Erholung von den verschiedenen Einflüssen und Effekten auf unser Nervensystem und unseren Stoffwechsel während des Wachzustands [7]. Beispielsweise fördert Schlaf, insbesondere die N3-Phase des Non-REM-Schlafs (wird später noch erläutert), die Ausschüttung von Prolaktin [7]. Schlafmangel wirkt sich negativ auf die neuroendokrinen Funktionen und den Glukosestoffwechsel aus, was wiederum den Kohlenhydratstoffwechsel sowie Appetit, Energieaufnahme und Proteinsynthese beeinflussen kann [7].

Akuter Schlafmangel und gestörter Schlaf beeinträchtigen die adaptive Immunität, was vermutlich auf eine verringerte Ausschüttung von Wachstumshormon während des Tiefschlafs sowie eine erhöhte sympathische Aktivität zurückzuführen ist [11]. Die Folge davon ist eine erhöhte Anfälligkeit für Infektionskrankheiten und eine schlechtere Reaktion auf Impfstoffe [11].

Schlaf und emotionales Wohlbefinden

Schlaf ist für unser emotionales Wohlbefinden unerlässlich und spielt eine entscheidende Rolle bei der Emotionsregulation sowie der Erholung von Stress [12, 13]. Schlafmangel macht Menschen empfindlicher gegenüber emotionalen und stressauslösenden Situationen und Reizen [13]. Besonders der REM-Schlaf beeinflusst die Stimmung und Emotionen am Folgetag [13]. Veränderungen im Schlaf wirken sich wahrscheinlich sowohl auf die körperliche als auch auf die psychische Gesundheit aus, insbesondere wenn zusätzlich eine Erkrankung vorliegt [14].

Experimente haben gezeigt, dass Schlafmangel mit einer mehr als 60%igen Zunahme der emotionalen Reaktivität einhergeht, was in Hirnscans der Amygdala nachgewiesen wurde. Woran könnte das liegen? Walker erklärt, dass dies offenbar mit der Beziehung zwischen dem präfrontalen Kortex (dem Bereich, der mit rationalem Denken und Entscheidungsfindung assoziiert ist und eine Top-down-Kontrolle auf die Amygdala ausübt) und der Amygdala (Schlüsselregion für Emotionen) zusammenhängt. Nach einer durchgeschlafenen und erholsamen Nacht besteht zwischen diesen beiden Hirnregionen eine ausgewogene Beziehung, doch bei Schlafmangel kann der präfrontale Kortex die Amygdala nicht ausreichend regulieren oder kontrollieren. Außerdem ist der präfrontale Kortex bei Schlafmangel nicht in der Lage, das Striatum (assoziiert mit Impulsivität und Belohnung) zu kontrollieren, das auf angenehme Erfahrungen überaktiv reagiert. Humanexperimente haben gezeigt, dass Schlafmangel mit einem Schwanken zwischen positiven und negativen Extremen der emotionalen Valenz einhergeht, was sogar den Zusammenhang zwischen Schlafstörungen und Suizidgedanken sowie -versuchen bei Jugendlichen erklären könnte [15].

Schlaf und Gedächtnisbildung

Schlaf ist wichtig für unsere Gedächtnisbildung. Während des Schlafs werden instabile Gedächtnisspuren neu organisiert und ins Langzeitgedächtnis überführt (obwohl dies auch im Wachzustand geschieht). Im Schlaf werden hippocampalkortikale Feuermuster, die das gespeicherte Gedächtnis während des Wachzustands repräsentieren, an den Kortex zurückgespielt, wodurch die kortikokortikalen Assoziationen gestärkt und so in bestehende kortikale Gedächtnisnetzwerke integriert werden [16]. Die Leistungsfähigkeit bei abstrakten und komplexen Aufgaben, die höhere Hirnfunktionen erfordern, nimmt nach Schlafentzug stärker ab als bei einfachen Gedächtnisaufgaben [17]. Totaler Schlafentzug beeinträchtigt Aufmerksamkeit, Arbeitsgedächtnis, Entscheidungsfindung und Langzeitgedächtnis, während partieller Schlafentzug vor allem die Aufmerksamkeit, insbesondere die Vigilanz, beeinflusst [18].

Schlafen nach dem Lernen spielt eine entscheidende Rolle beim Erinnern und beim Verhindern des Vergessens. Experimente haben gezeigt, dass man nach einer Nacht Schlaf wieder Zugang zu Erinnerungen erhält, die vor dem Schlaf nicht abrufbar waren [15]. Forschungen haben auch die Vorteile eines Nickerchens bei einer Aufgabe gezeigt, bei der Probanden eine Liste von Wörtern gezeigt wurde, von denen einige zum Merken und andere zum Vergessen markiert waren. Die Hälfte der Probanden durfte ein 90-minütiges Nickerchen machen, die andere Hälfte blieb wach. Am Ende dieses Zeitraums wurden sie gebeten, so viele Wörter wie möglich zu erinnern, unabhängig davon, ob sie zum Merken oder Vergessen markiert waren. Es zeigte sich, dass je mehr Schlafspindeln auftraten (dazu gleich mehr), desto effizienter wurden die zum Merken markierten Begriffe gestärkt und die zum Vergessen bestimmten eliminiert [15]. Dieses Experiment und weitere von Walker in *Why we sleep* [15] beschriebene verdeutlichen, dass Schlaf kein zufälliger Akt der Natur ist, sondern vielmehr von intelligenter Gestaltung zeugt.

Synaptogenese

Wir benötigen Schlaf für die Gehirnentwicklung. Synaptogenese ist die Bildung neuer neuronaler Synapsen. Schlaf ist an der Synaptogenese und der neuronalen Plastizität beteiligt [15], und eine solche schlafabhängige Plastizität könnte für die Erholung von Schlafstörungen wie der Schlafapnoe wichtig sein [19]. Beim sich entwickelnden Fötus findet das Wachstum neuronaler Bahnen und Verbindungen (Synaptogenese) während des REM-Schlafs statt [15]. Werden neugeborene Ratten vom REM-Schlaf abgehalten, führt dies zu einer gestörten Entwicklung der Großhirnrinde [15].

Im Jugendalter findet das synaptische „Pruning" insbesondere während des tiefen Non-REM-Schlafs (NREM-Schlaf) statt. Anhand elektrischer Messungen der Gehirnaktivität bei einer Kohorte von Kindern über die gesamte Kindheit hinweg zeigte der Schlafforscher Irwin Feinberg, dass Kinder im mittleren und späten Kindesalter zu den Zeitpunkten der letzten neuronalen Wachstumsschübe moderate Mengen an Tiefschlaf hatten. Als das Gehirn von der Bildung neuer Verbindungen zum Pruning überging, zeigte sich ein starker Anstieg der Intensität des Tiefschlafs (d. h. des tiefen NREM-Schlafs). Sobald das Pruning nahezu abgeschlossen war, zeigten die elektrischen Messungen eine abnehmende Intensität des tiefen NREM-Schlafs [15].

Veränderungen im tiefen NREM-Schlaf wurden bereits mehrere Wochen oder Monate vor kognitiven und entwicklungsbezogenen Meilensteinen im Gehirn nachgewiesen, was darauf hindeutet, dass der Tiefschlaf die Gehirnreifung vorantreibt [15]. Tierstudien stützen diese Erkenntnisse beim Menschen. Experimente haben gezeigt, dass die Verhinderung von Tiefschlaf bei Tieren reifungsbedingte Feinabstimmung der synaptischen Konnektivität und die Entwicklung sozialer Aktivität sowie anderer Indikatoren selbstmotivierten Lernens blockierte oder verzögerte [20, 21].

Schlafbedürfnisse im Verlauf unseres Lebenszyklus

Im Allgemeinen benötigen wir mindestens 7 h qualitativ hochwertigen Schlaf pro Nacht. Wenn Menschen jede Nacht 6 oder weniger Stunden schlafen, zeigen sich objektive Hinweise auf eine gesteigerte Vigilanz, selbst wenn sie subjektiv nur minimale Schläfrigkeit verspüren [22].

Das Schlafbedürfnis verändert sich im Laufe unseres Lebens. Neugeborene gelangen zunächst in den aktiven Schlaf (REM-Schlaf), bevor sie den ruhigen Schlaf (NREM) erreichen, wobei ihr Schlafzyklus mit etwa 50 min deutlich kürzer ist. Bei der Geburt macht der REM-Schlaf etwa 50 % des Gesamtschlafs aus, und bis zum Alter von 2 Jahren sinkt dieser Anteil auf nur noch 20–25 %. Neugeborene haben keine NREM-Delta-Wellen; diese entwickeln sich erst in den ersten beiden Lebensjahren. Der Tiefschlaf (Stadium N3 des NREM-Schlafs) nimmt während der Adoleszenz im Vergleich zum Kindesalter um 40 % ab und verringert sich danach, wenn auch langsamer, bis ins hohe Alter weiter [23].

Jugendliche

Walker [15] weist in seinem Buch *Why we sleep* darauf hin, dass jugendliche Teenager einen anderen zirkadianen Rhythmus als jüngere Kinder haben und dass sich während der Pubertät der Zeitpunkt der Aktivität des suprachiasmatischen Nukleus schrittweise nach vorne verschiebt. Daher liegt das Maximum der Wachheit etwa um 21 Uhr – zu einer Zeit, in der die Eltern dieser Teenager selbst bereits müde werden. Er rät, als Eltern zu akzeptieren, dass Teenager darauf programmiert sind, zu einer anderen Zeit zu schlafen. Die gute Nachricht ist, dass sich der zirkadiane Rhythmus mit dem Übergang ins junge und mittlere Erwachsenenalter allmählich wieder auf einen früheren Zeitplan verschiebt. Er betont außerdem, dass Jugendliche erhöhtes Bedürfnis nach einer längeren Schlafdauer haben. Von ihnen zu erwarten, dass sie um 7 Uhr morgens ausgeschlafen und gut gelaunt für die Schule aufstehen, ist daher vergleichbar mit der eigenen Erfahrung, um 4 Uhr morgens aufzustehen [15]. Für diejenigen, die nicht früh zum Meditieren aufstehen: Probieren Sie es aus und sehen Sie selbst!

Walker weist außerdem darauf hin, dass Schlaf im höheren Alter problematischer sein kann, was mit gesundheitlichen Problemen und Medikamenteneinnahme zusammenhängen kann. Die Vorstellung, dass ältere Menschen weniger

Schlaf benötigen, ist laut ihm falsch: Ältere Erwachsene brauchen genauso viel Schlaf wie im mittleren Erwachsenenalter [15].

Im Alter

Die Stabilisierung des Tiefschlafs (NREM) in den frühen Zwanzigern hält nicht lange an. Der REM-Schlaf bleibt im mittleren Lebensalter weitgehend stabil; der Tiefschlaf (NREM) beginnt jedoch bereits mit Ende zwanzig, Anfang dreißig abzunehmen. Das bedeutet, wir verbringen weniger Stunden im Tiefschlaf, und die tiefen NREM-Gehirnwellen sowohl in ihrer Anzahl als auch in ihrer Amplitude und Stärke abnehmen. Bis Mitte/Ende vierzig haben wir 60–70 % des Tiefschlafs verloren, den wir als Teenager hatten, und mit 70 Jahren sind es 80–90 % [15].

Mit zunehmendem Alter wird der Schlaf zudem fragmentierter, das heißt, wir wachen nachts häufiger auf – was wiederum auf Medikamente, Krankheiten und insbesondere eine schwache Blase zurückzuführen sein kann. Durch diesen fragmentierten Schlaf sinkt die Schlafeffizienz. Bei Jugendlichen liegt die Schlafeffizienz bei etwa 95 %, während sie im Alter von achtzig Jahren oft auf unter 70–80 % fällt. Zum Vergleich: Eine Schlafeffizienz von 90 % oder mehr gilt als Kennzeichen für qualitativ hochwertigen Schlaf [15]. Das Problem einer geringeren Schlafeffizienz besteht darin, dass sie mit einem erhöhten Sterberisiko, weniger Energie und einer verminderten kognitiven Leistungsfähigkeit – insbesondere Vergesslichkeit – einhergeht [24]. Walker [15] warnt davor, dass der Zusammenhang zwischen dem gesundheitlichen Abbau im Alter und der Verschlechterung von Qualität und Quantität des Tiefschlafs oft nicht erkannt wird.

Für weitere Informationen und eine sehr empfehlenswerte Lektüre darüber, warum wir Schlaf brauchen, sei auf Matthew Walkers Buch *Why we sleep* verwiesen [15]. Ebenfalls sehr lesenswert ist das *ABC of sleep medicine* von Paul Reading [22].

Der Mechanismus des Schlafs

In diesem Abschnitt betrachten wir die Architektur des Schlafzyklus und welche inneren Mechanismen in uns wirken, um den Schlaf zu steuern: die Schlaf-Wach-Homöostase und unsere zirkadianen Rhythmen.

Architektur des Schlafs

Es gibt zwei Zustände des normalen Schlafs, die sich in der Nacht abwechseln:

1. Non-REM-Schlaf (NREM) (75–80 % der Schlafzeit)
2. REM-Schlaf (die verbleibenden 20–25 %) [23]

Bei jungen Menschen treten normalerweise 4–5 Zyklen von REM/NREM pro Nacht auf. Der tiefe NREM-Schlaf dominiert das erste Drittel der Nacht, während der REM-Schlaf das letzte Drittel dominiert [22]. Dies hat, wie wir später sehen werden, wichtige Auswirkungen.

NREM-Schlaf

Der NREM-Schlaf wurde klassischerweise in vier Stadien (1–4) unterteilt, dies wurde jedoch inzwischen auf drei Stadien revidiert: N1, N2 und N3 (vereint die Stadien 3 und 4), die der Schlaftiefe entsprechen (wobei anzumerken ist, dass viele Publikationen weiterhin auf N4 Bezug nehmen). Die Weckschwelle ist im Stadium N1 am niedrigsten, während N3 (bekannt als Tiefschlaf oder Slow-Wave-Schlaf) die tiefste Schlafphase darstellt.

Der Schlaf beginnt normalerweise im NREM-Modus und durchläuft die Stadien N1, N2 und N3 (am tiefsten); danach tritt der erste REM-Schlaf auf. NREM- und REM-Phasen wechseln sich alle 90 min ab, wobei sich das Verhältnis von NREM- zu REM-Schlaf innerhalb jedes 90-Minuten-Zyklus im Verlauf der Nacht verändert. In der ersten Nachthälfte bestehen die meisten 90-Minuten-Zyklen überwiegend aus tiefem NREM-Schlaf (Stadium N3 des NREM oder Slow-Wave-Schlaf), während in der zweiten Nachthälfte die meiste Zeit vom REM-Schlaf eingenommen wird, mit wenig oder gar keinem tiefen NREM-Schlaf [15, 23]. Walker zeigt auch, dass es einen Grund für diese Unterschiede in der Dauer der NREM- und REM-Phasen im Verlauf des Nachtschlafs gibt. Dies hängt ihm zufolge mit der Funktion des tiefen NREM-Schlafs zusammen, der dazu dient, unnötige neuronale Verbindungen zu „entfernen", während der REM-Schlaf an der Stärkung neuronaler Verbindungen beteiligt ist, was gewissermaßen eine Verfeinerungsaufgabe darstellt. Aufgrund dieser Verschiebung von REM/NREM-Schlaf in den verschiedenen Nachthälften verliert man, wenn man beispielsweise um 6 Uhr statt um 8 Uhr aufwacht (nachdem man um 0.00 Uhr eingeschlafen ist), zwar 25 % der Gesamtschlafzeit, aber 60–90 % des REM-Schlafs (da dieser in der zweiten Nachthälfte konzentriert ist). Geht man hingegen erst um 2 Uhr statt um Mitternacht ins Bett und steht um 8 Uhr auf, verliert man einen erheblichen Anteil des NREM-Schlafs [15]. Beide Szenarien haben Konsequenzen für Lernen und Gedächtnisbildung.

Der NREM-Schlaf wird im anterioren Hypothalamus (mediale und ventrolaterale präoptische Region) gefördert, wobei GABA, Adenosin sowie PGD2 an der Regulation beteiligt sind [25]. Während des NREM-Schlafs treten in der Regel nur minimale oder fragmentierte mentale Aktivität, geringe Muskelaktivität und minimale physiologische Aktivität auf; es kann zu Träumen kommen [23, 25], wobei allerdings einige Autoren auch angeben, dass in dieser Phase keine Träume auftreten [15].

Wenn wir einschlafen, fungiert der Thalamus als sensorisches Tor, das die Weiterleitung von Wahrnehmungssignalen aus unseren Sinnen (z. B. Geräusche, Berührung, Sehen) zum Kortex blockiert, und der Kortex wechselt in einen Standardmodus, den Slow-Wave-Schlaf (tiefen NREM-Schlaf) [15]. Während des NREM-Schlafs sinken unsere Körpertemperatur, Herzfrequenz und Atmung, wobei die tiefste Phase des NREM-Schlafs physiologische Veränderungen bewirkt, welche die Funktion des Immunsystems verbessern [26].

Gedächtnis

Einer der wichtigsten Prozesse, der während des NREM-Schlafs, insbesondere im Stadium N3, abläuft, ist die Konsolidierung des deklarativen Gedächtnisses [27]. Der NREM-Schlaf ist dafür verantwortlich, faktisches Wissen dauerhaft zu speichern – während des Slow-Wave-NREM-Schlafs werden Erinnerungspakete von kürzlich gemachten Erfahrungen aus dem Kurzzeitspeicher (Hippocampus, wo Erinnerungen relativ instabil sind) in den dauerhafteren und stabileren Langzeitspeicher des Kortex übertragen [15].

Schlafspindeln

Ein weiteres Phänomen, das während des NREM-Schlafs auftritt, sind die sogenannten Schlafspindeln. Schlafspindeln sind plötzliche Ausbrüche von Gehirnwellenaktivität, die sowohl in leichteren als auch in tieferen NREM-Schlafphasen auftreten. Spindeln sind an einem sich wiederholenden Aktivitätsmuster zwischen dem Hippocampus (Gedächtnisspeicherung) und dem Frontallappen (dem Bereich, der die Entscheidung über die Bedeutsamkeit trifft, d. h., entscheidet, was wichtig ist und was nicht) beteiligt. Dieser Austausch zwischen den beiden Hirnarealen findet während der Schlafspindeln 10–15-mal pro Sekunde statt und ist eine Methode des Gehirns, letztlich zu entscheiden und auszuwählen, was behalten und was verworfen werden soll [15].

REM-Schlaf

Im Gegensatz dazu treten während des REM-Schlafs charakteristische episodische schnelle Augenbewegungen (daher der Name [engl.: rapid eye movement, REM]) und Muskelatonie/-lähmung auf (spinale Motoneuronen werden durch den Hirnstamm gehemmt, wodurch der Muskeltonus unterdrückt wird), und Herz- sowie Atemfrequenz sind variabel [7, 23]. Der REM-Schlaf ist mit kognitiver Aktivität und EEG-Aktivierung assoziiert [7]. Während des REM-Schlafs treten die lebhaftesten Träume auf [15]. Aus diesen Gründen wurde der REM-Schlaf auch als „ein aktiviertes Gehirn in einem gelähmten Körper" beschrieben [23, S. 16].

Der REM-Schlaf wird hauptsächlich durch Kerne im Hirnstamm gefördert, darunter der Nucleus tegmentalis pedunculopontinus, der Nucleus tegmentalis laterodorsalis und der Nucleus pontis oralis. Die beteiligten Neurotransmitter sind Acetylcholin, Glutamat und das melaninkonzentrierende Hormon [25].

REM-Schlaf ist für die Gesundheit essenziell, und viele Schlafstörungen, einschließlich Schlafmangel, sind problematisch aufgrund der Auswirkungen auf den REM-Schlaf [23]. Forschungen zum REM-Schlaf deuten auf eine Rolle bei der Gedächtniskonsolidierung hin, und es ist wahrscheinlich, dass die Verarbeitung emotionaler Erinnerungen eine wichtige Funktion darstellt [22]. Während des REM-Schlafs werden kontextuelles Gedächtnis und Kreativität gefördert [27, 28].

Im REM-Schlaf kommt es zu einer starken Aktivierung der visuellen, motorischen, emotionalen und autobiografischen Hirnareale, während in den für rationale Denkprozesse zuständigen Bereichen eine Deaktivierung erfolgt [15]. Die emotionalen Hirnareale sind während des REM-Schlafs etwa 30 % aktiver als im Wachzustand. Die während des Träumens aktiveren Bereiche sind die visuell-räumlichen Regionen (Okzipitalkortex), der Motorkortex, der Hippocampus und angrenzende Areale (die das autobiografische Gedächtnis unterstützen) sowie die Amygdala und der cinguläre Kortex (emotionale Hirnareale) [15]. Während des REM-Schlafs wird der präfrontale Kortex (der das rationale Denken und die Top-down-Kontrolle über emotionale Hirnareale ausübt) deaktiviert. Im Traumzustand des REM-Schlafs öffnet sich das sensorische Tor des Thalamus erneut, aber anstatt äußere Wahrnehmungen (z. B. Geräusche, Berührungen usw.) zum Kortex zu leiten, lässt es diesmal Signale von Emotionen, Erinnerungen und Motivationen in die visuellen, auditiven und kinästhetischen sensorischen Kortexareale einströmen [15].

Reading [22] weist auf mehrere interessante Fakten zum REM-Schlaf hin, darunter die Tatsache, dass während des REM-Schlafs keine Thermoregulation stattfindet und daher bei zu hoher oder zu niedriger Raumtemperatur Weckreaktionen während des REM-Schlafs wahrscheinlich sind. Depressive Patienten gelangen schneller in den REM-Schlaf, und die meisten Antidepressiva verzögern oder unterdrücken den REM-Schlaf. Viele Medikamente, einschließlich Alkohol, unterdrücken ebenfalls den REM-Schlaf, wobei das Absetzen von Medikamenten zu Reboundsymptomen wie lebhaften Träumen führen kann. In Rattenexperimenten war die Verhinderung des REM-Schlafs über etwa 4 Wochen mit tödlichen Folgen für die Tiere verbunden [22].

Walker beschreibt die Rolle des Wachzustands als Aufnahme der äußeren Sinneswelt, den tiefen NREM-Schlaf als Zustand der Reflexion, der den Transfer von Informationen und die Verdichtung von Erinnerungen fördert, und den REM-Schlaf als Integrationsphase, in der vergangene Erfahrungen mit neuen verknüpft werden [15].

Innere biologische Mechanismen zur Schlafregulation

Der Schlaf-Wach-Rhythmus ist komplex und umfasst viele komplexe neurobiologische Netzwerke [29]. Im Wachzustand gibt es je nach Aktivität unterschiedliche Wachheitsgrade, wobei verschiedene kognitive Prozesse ablaufen (wie Aufmerksamkeit und Lernen) [25].

Wir verfügen über zwei innere biologische Mechanismen, die zusammenarbeiten, um unseren Schlaf-Wach-Rhythmus zu regulieren. Diese sind:

1. Prozesse der Schlaf-Wach-Homöostase (Schlafhomöostat; Schlafdruck oder das während des Wachseins zunehmende Bedürfnis nach Schlaf; eine Funktion von Schlaf und Wachheit)
2. Zirkadiane Rhythmen (endogenes Zeitsystem, gesteuert durch einen zirkadianen Oszillator)

Diese beiden Systeme arbeiten völlig unabhängig voneinander, sind jedoch in der Regel aufeinander abgestimmt [15].

Schlaf-Wach-Homöostase

Die Schlaf-Wach-Homöostase, auch als Schlafdruck (ebenfalls bekannt als Prozess S) bezeichnet, beschreibt unser angeborenes Schlafbedürfnis, das davon abhängt, wie viel Zeit seit dem letzten erholsamen Schlaf vergangen ist [30]. Normaler Schlaf ist ein angeborener Triebzustand, der sich mit anhaltender Wachheit aufbaut und nur durch Schlaf befriedigt werden kann [22]. Die Schlaf-Wach-Homöostase überwacht unser Schlafbedürfnis, und dieser homöostatische Schlafdruck erinnert den Körper nach einer bestimmten Zeit daran zu schlafen und reguliert die Schlafintensität. Das Schlafdefizit nimmt während des Wachseins zu und während des Schlafs „innerhalb eines Bereichs, der in einer Periode oszilliert, die normalerweise an Tag und Nacht gekoppelt ist", durch den zirkadianen Prozess ab (siehe unten) [7].

Rolle von Adenosin beim Schlafdruck

Die Anhäufung von Adenosin im Gehirn spielt eine Schlüsselrolle bei der Regulierung des Schlafdrucks. Im Wesentlichen sammelt sich Adenosin während des Wachseins an, wobei als Folge des zunehmenden Adenosins im Gehirn der Druck zu schlafen steigt [15]. Adenosin fördert den Schlaf und kann die Wachheit hemmen, indem es das Orexinsystem (beteiligt an Wachheit und Erregung) blockiert [31]. Während des Schlafs wird Adenosin abgebaut – dies geschieht effizient, wenn wir eine volle Nacht schlafen. Das Problem bei unzureichendem Schlaf ist jedoch, dass die Adenosinkonzentrationen zu hoch bleiben, was zu Tagesmüdigkeit führt [15].

Es wurde gezeigt, dass Adenosinagonisten cholinerge Neuronen hemmen, weshalb angenommen wird, dass eine verminderte Aktivität in den cholinergen, glutaminergen und GABAergen Zellen des mesopontinen Tegmentums den Schlaf fördern könnte. Adenosinagonisten hemmen die wachaktiven Hypocretin-/Orexinneuronen im Hypothalamus und disinhibieren oder erregen die schlafaktiven Neuronen im präoptischen/anterioren Hypothalamus und im ventrolateralen präoptischen Areal, während sie im basalen Vorderhirn die wachaktiven Neuronen hemmen [32].

Zirkadiane Rhythmen

Der zweite Prozess, der an der Schlafregulation beteiligt ist, ist der zirkadiane Rhythmus, unsere 24-stündige innere biologische Uhr (auch als Prozess C bezeichnet). Im Gegensatz zum homöostatischen Schlafprozess ist der zirkadiane Prozess unabhängig von Schlaf und Wachsein und erhält Signale aus der äußeren Umgebung [7]. Solche Signale umfassen Licht und Dunkelheit oder andere äußere Reize wie Nahrung, Temperaturveränderungen, Bewegung und sogar regelmäßig getaktete soziale Interaktionen [7, 15]. Zirkadiane Rhythmen überlagern den homöostatischen Schlafdruck und führen zu unterschiedlichen Schläfrigkeitsgraden zu verschiedenen Tageszeiten, wie etwa einem Abfall der Wachsamkeit zwischen 15:00 und 16:00 Uhr, der unabhängig vom Schlafniveau auftritt [7].

Steuerung der zirkadianen Rhythmen

Unsere 24-Stunden-Biorhythmus wird durch bestimmte Gene der inneren Uhr reguliert. Der Teil des Gehirns, der hauptsächlich für die Regulierung unserer zirkadianen Rhythmen (oder Chronobiologie) verantwortlich ist, ist der suprachiasmatische Nukleus (Teil des anterioren Hypothalamus), der aus etwa 25.000 Neuronen besteht [22, 33], wobei auch sekundäre Uhrensysteme in anderen Teilen des Gehirns und Körpers identifiziert wurden [7, 34, 35]. Alle Zellen enthalten eine zentrale innere Uhr [30]. Es wurden mehrere „zentrale zirkadiane Uhrengene" identifiziert, die an der Regulierung der zirkadianen Rhythmik beteiligt sind. Dazu gehören CLOCK, BMAL1, PER1 (period circadian clock 1), PER2 (period circadian clock 2), CRY1 (cryptochrome circadian clock 1) und CRY2 (cryptochrome circadian clock 2) [36]. Im Wesentlichen werden zirkadiane Rhythmen durch autoregulatorische genetische Rückkopplungsschleifen erzeugt, die von den Transkriptionsfaktoren CLOCK und BMAL1 gesteuert werden [35]. Wie von Lafaye et al. beschrieben [33], bildet BMAL1 mit dem CLOCK- (oder NPAS2-) Protein einen Heterodimer, der die Translation anderer spezifischer Gene, PER und CRY, aktiviert, deren mRNA sich am Morgen im Zellkern anreichert, während am Nachmittag die PER- und CRY-Proteine im Zytoplasma einen Heterodimer bilden und dann durch Caseinkinase 1 phosphoryliert werden. Dies hemmt dann am Abend die Aktivität des BMAL-CLOCK-Heteromers [33, 36].

Der zirkadiane Rhythmus ist etwas länger als 24 h: etwa 24 h und 15 min [15]. Das Gehirn nutzt sogenannte Zeitgeber, Umweltfaktoren wie Licht, Temperatur, Nahrungsverfügbarkeit und soziale Interaktionen, um die zirkadiane Uhr auf 24 h zurückzusetzen. Fotosensitive retinale Ganglienzellen im Auge leiten Informationen über Licht über den retinohypothalamischen Trakt an den suprachiasmatischen Nukleus weiter. Es gibt weitere Eingänge, darunter Afferenzen vom intergenikulären Blatt (engl.: intergeniculate leaflet, IGL) des Thalamus (zur Integration von Licht- und Nichtlichtinformationen) und serotonerge Projektionen aus den Raphekernen, welche die Uhr auf nicht photische Weise synchronisieren können und auch den Lichteinfluss beeinflussen [37].

Zirkadiane Rhythmen steuern viele verschiedene Körperfunktionen, nicht nur tägliche Schwankungen der Wachheit, sondern auch Körpertemperatur, Stoffwechsel und Hormonfreisetzung. Zirkadiane Rhythmen kontrollieren das Timing des Schlafs, indem sie bewirken, dass wir nachts schläfrig werden und morgens aufwachen, wobei sie Umweltreize (z. B. Licht, Temperatur) synchronisieren, aber sie bestehen auch ohne solche Reize fort [38].

Rolle von Melatonin bei zirkadianen Rhythmen und Schlafdruck

Melatonin beeinflusst beide Aspekte der Regulation des Schlaf-Wach-Zyklus, d. h. den zirkadianen Rhythmus (Prozess C) und den homöostatischen Schlafdruck (Prozess S). Es fördert das Einschlafen und die Schlafkontinuität auf „hypnotische" Weise, indem es Prozess S erhöht, und synchronisiert sowie verschiebt den zirkadianen Rhythmus [39].

Der suprachiasmatische Nukleus weist die Zirbeldrüse an, Melatonin ins Blut abzugeben. Dies ist der chemische Botenstoff, der dem Körper signalisiert, dass Dunkelheit eintritt. Auf diese Weise reguliert er das Timing des Schlafes; die Schlafentstehung selbst wird jedoch nur geringfügig beeinflusst [15]. Melatonin entsteht über einen Stoffwechselweg, der Serotonin und Tryptophan umfasst. Melatonin wird in der Dämmerung ausgeschüttet und erreicht seinen Höchstwert in der Mitte der Nacht [7]. Sobald der Schlaf eintritt, sinken die Melatoninspiegel langsam ab. Mit dem Auftreten von Sonnenlicht am nächsten Tag wird die Melatoninproduktion in der Zirbeldrüse unterdrückt, wobei das Fehlen von zirkulierendem Melatonin dem Gehirn und Körper signalisiert, dass der Schlaf beendet ist [7, 15]. Die meisten chronobiotischen und hypnotischen Effekte von Melatonin werden über MT1- und MT2-Rezeptoren vermittelt, die im suprachiasmatischen Nukleus in hoher Dichte vorkommen, aber auch in anderen Bereichen des Gehirns und Körpers [39]. Faktoren wie Licht, Medikamente und Verhalten können die Melatoninspiegel beeinflussen [39].

Chronotypen und zirkadiane Rhythmik

Es gibt nur einen kleinen Variationsbereich der zirkadianen Rhythmen beim Menschen; dennoch bestehen Unterschiede zwischen Menschen hinsichtlich des *Chronotyps,* also inder Verhaltensausprägung ihrer individuellen zirkadianen Rhythmik [7]. Chronotypen werden in Morgen- (14 %), intermediäre (70 %) und Abendtypen (16 %) eingeteilt [40, 41], wobei die erste Gruppe die „Lerchen“ (diejenigen, die von Natur aus früh aufstehen) und die letzte Gruppe die „Eulen“ (diejenigen, die von Natur aus spät schlafen gehen) sind. Der Chronotyp einer Person ist teilweise genetisch bestimmt, es spielen jedoch auch kulturelle und Umweltfaktoren eine Rolle [41].

Aufgrund dieses Phänomens der Chronotypen kann eine starre Gestaltung von Arbeitszeiten und Schulbeginn, um nur einige zu nennen, sehr problematisch sein. Wenn Sie beispielsweise ein Abendtyp sind, gehen Sie natürlicherweise später am Abend schlafen, benötigen aber für einen erholsamen Schlaf mindestens 8 h Schlaf. Das Aufstehen um 6 Uhr morgens für die Arbeit verkürzt diese Zeit, was, wie wir ebenfalls wissen, erheblich die Menge an REM-Schlaf reduziert. Bei Menschen vom Abendchronotyp treten stärkere gesundheitliche Beeinträchtigungen auf, darunter höhere Raten an Depressionen, Angststörungen, Herz-Kreislauf-Erkrankungen und Krebs [15].

Die Kerntemperatur des Körpers und die Melatoninspiegel sind Marker für zirkadiane Prozesse [7]. Melatonin und Adenosin sind Schlüsselsubstanzen, die an der Regulation des Schlaf-Wach-Zyklus beteiligt sind [30], wobei, wie wir später sehen werden, auch das Endocannabinoidsystem eine Rolle spielt.

Regulation des Schlaf-Wach-Zustands

Es wurden verschiedene Erklärungen dafür vorgeschlagen, wie der Schlaf-Wach-Zustand reguliert wird. Das Zwei-Prozess-Modell der Schlafregulation beschreibt die Interaktion zwischen dem zirkadianen System und dem System der Schlaf-Wach-Homöostase (Schlafdruck). Im Wesentlichen steigt die Schlaf-Wach-Homöostase

(Prozess S) während des Wachseins an und nimmt während des Schlafs ab, wobei sie mit den zirkadianen Prozessen (Prozess C) interagiert, die unabhängig von Schlaf- und Wachzuständen sind und stattdessen Umweltsignale, z. B. von Licht und anderen externen Reizen, empfangen [7]. Es wurde jedoch auch ein Drei-Stufen-Modell der Schlafregulation vorgeschlagen [42], bei dem Schläfrigkeit und Wachheit von drei Faktoren stimuliert werden: dem homöostatischen Prozess, dem zirkadianen Prozess und der Schlafträgheit, die zusätzliche Faktoren wie Einschlaflatenz, Schlafdauer und Leistungsfähigkeit berücksichtigt [7].

Das Flip-Flop-Modell des Schlaf-Wach-Zyklus
Die schlaffördernden und aktivierenden Systeme hemmen sich gegenseitig. Zur Erklärung des Schlaf-Wach-Zyklus wurde das sogenannte Flip-Flop-Modell vorgeschlagen. Im Wesentlichen verfügt das Gehirn über elektrische Schaltkreise, die ein- und ausgeschaltet werden, um die Zustände von Wachheit und Schlaf zu fördern, wobei diese Systeme sich gegenseitig hemmen (daher der Name „Flip-Flop-Modell") [7]. Durch die Aktivierung der Erregungssysteme werden schlaffördernde Neuronen gehemmt, wodurch Wachheit unterstützt wird. Umgekehrt hemmt die Aktivierung schlaffördernder Neuronen die erregungsfördernden Neuronen und erleichtert so das Einschlafen.

- **Wachzustand:** Orexinneuronen fördern die Aktivität monoaminerger Kerne. Die monoaminergen Zellen (in den Raphekernen, dem Locus coeruleus und dem tuberomammillären Kern) stimulieren direkt die Wachheit, zudem hemmen die monoaminergen Kerne die schlaffördernden Neuronen im ventrolateralen präoptischen Kern (was wiederum die Hemmung der Orexinneuronen und monoaminergen Zellen aufhebt).
- **Schlafzustand:** Neuronen des ventrolateralen präoptischen Kerns fördern den Schlaf. Die Enthemmung der Neuronen des ventrolateralen präoptischen Kerns hemmt die Orexinneuronen, wodurch die Aktivierung der monoaminergen Kerne verhindert wird. Die Neuronen des ventrolateralen präoptischen Kerns hemmen die monoaminergen Neuronen und heben damit ihre eigene Hemmung (die im Wachzustand auftritt) auf [30].

Gehirnwege, Neurotransmitter und Hormone im Schlaf-Wach-Zyklus
Mehrere Gehirnareale werden als an der Schlafkontrolle beteiligt angesehen, darunter das mesopontine Tegmentum (Teil des cholinergen Aktivierungssystems), der Hypothalamus, das basale Vorderhirn und das retikuläre Aktivierungssystem [30, 32].

- Zu den an der Wachheit beteiligten Gehirnwegen gehören: das aufsteigende retikuläre Aktivierungssystem im Hirnstamm, das monoaminerge, cholinerge, histaminerge und glycinerge Neuronen enthält. Diese projizieren in verschiedene Hirnregionen, darunter Thalamus, basales Vorderhirn und Großhirnrinde [30]. Der Wachzustand wird überwiegend durch Neuronen im lateralen und posterioren Hypothalamus (die Neurotransmitter wie Orexine/Hypocretine und Histamin synthetisieren) sowie im Hirnstamm (die Noradrenalin [Locus coeruleus],

Serotonin [dorsaler Raphekern] und Acetylcholin [Nucleus tegmentalis pedunculopontinus] synthetisieren) moduliert [25].
- Zu den an der Schlafförderung beteiligten Gehirnwegen gehören der ventrolaterale und mediale präoptische Kern, die das aufsteigende retikuläre Aktivierungssystem hemmen [30].

Neurotransmitter und Hormone bei der Regulation des Schlaf-Wach-Zyklus
Verschiedene Neurotransmitter sind an der Regulation des Schlaf-Wach-Zyklus beteiligt. Dazu gehören Serotonin, GABA, Orexin, melaninkonzentrierendes Hormon, Noradrenalin, cholinerge Neurotransmitter, Galanin und Histamin [8]. Endogene Neurotransmitter, die vorwiegend wachheitsfördernd und schlafunterdrückend wirken, sind Katecholamine, Orexin und Histamin. Zu den hauptsächlich schlaffördernden und wachheitsunterdrückenden Substanzen zählen GABA, Adenosin, Serotonin, Melatonin und Prostaglandin D2 [43]. Diese schlafregulierenden Moleküle interagieren auf komplexe Weise, wobei ihre Effekte häufig vom Milieu oder Zustand des Gehirns abhängig sind [43].

Ein Beispiel für einen der wichtigsten Neurotransmitter ist Serotonin. Es wurde früher als der entscheidende Neurotransmitter für den Schlaf angesehen, ist jedoch heute dafür bekannt, sowohl mit Wachheit als auch mit Schlaf assoziiert zu sein – abhängig von der betroffenen Hirnregion, dem Rezeptortyp und dem aktuellen Verhaltenszustand der jeweiligen Person. Im Allgemeinen sind höhere Serotoninspiegel mit Wachheit und niedrigere Spiegel mit Schlaf verbunden. Während des Schlafs sind die Serotoninspiegel im REM-Schlaf am niedrigsten. Die Acetylcholin-(ACh)-Spiegel im Gehirn steigen an, wenn die Serotoninspiegel abnehmen. Einige Antidepressiva, wie selektive Serotoninwiederaufnahmehemmer (SSRIs), hemmen den REM-Schlaf, was die Rolle von Serotonin bei der Modulation des REM-Schlafs unterstützt [44].

Wir werden in Kürze auf die Beteiligung dieser Neurotransmitter bei chronischer Insomnie eingehen.

Faktoren, die den Schlaf-Wach-Zyklus beeinflussen
Zu den Faktoren, die unseren Schlaf-Wach-Bedarf beeinflussen, gehören: Lichtexposition (größter Einfluss), Stress, medizinische Erkrankungen, Medikamente, Schlafumgebung sowie Ernährungsfaktoren und Diät. Blaues Licht, Nahrungsaufnahme, körperliche Aktivität und soziale Aktivität gelten als *Zeitgeber,* die unsere endogenen Rhythmen beeinflussen können [30]. Nachtschichtarbeitende können Schwierigkeiten haben, beim Zubettgehen einzuschlafen, und haben Probleme, bei der Arbeit wach zu bleiben, da ihr natürlicher zirkadianer Rhythmus und Schlaf-Wach-Zyklus gestört sind [38].

Arten von Schlafstörungen

Es gibt verschiedene Arten von Schlafstörungen. Während viele davon mit Schlafmangel einhergehen, kann auch übermäßiger Schlaf problematisch sein (wie beim Hypersomnolenzsyndrom). Schlaf kann sowohl hinsichtlich der Quantität (Dauer)

Tab. 8.1 Arten von Schlafstörungen

Schlafstörungen	
Insomnie Hypersomnolenz-Syndrom Narkolepsie Atembezogene Schlafstörungen (obstruktive Schlafapnoe) Restless-Legs-Syndrom Zirkadiane Schlaf-Wach-Rhythmusstörungen	Albtraumstörung Non-REM-Schlaf-Arousal-Störungen REM-Schlaf-Verhaltensstörung Substanz-/medikamenteninduzierte Schlafstörung

American Psychiatric Association [51]

als auch der Qualität betrachtet werden [45]. Insomnie ist die häufigste Ursache für Schlafmangel; es gibt jedoch auch andere Ursachen, darunter die „chronische Schlafrestriktion", definiert als eine gewohnheitsmäßige Schlafdauer von weniger als 7 h, aber mehr als 4 h pro Nacht [46]. Chronische Schlafrestriktion kann durch Arbeit, medizinische Erkrankungen oder den Lebensstil bedingt sein [2]. Schlafmangel kann auch durch totale Schlafdeprivation entstehen, wie sie bei Schichtarbeit vorkommt Er kann zudem bei Schlafstörungen wie dem Restless-Legs-Syndrom und der Schlafapnoe auftreten [2].

Eine Querschnittsbefragung in den USA zwischen 2004 und 2007 ergab, dass 28,3 % der Erwachsenen 6 oder weniger Stunden schlafen (chronische Schlafrestriktion), 8,5 % schlafen 9 oder mehr Stunden und nur 63,3 % schlafen 7 oder 8 h [47]. In Australien berichteten etwa 16,6 % und 13,9 % der mittelalten Australier über kurzen bzw. langen Schlaf [48].

Während die schädlichen Auswirkungen von Insomnie und verkürztem Schlaf gut bekannt sind, kann auch übermäßiger Schlaf die Gesundheit negativ beeinflussen: Eine lange Schlafdauer ist mit einem signifikant erhöhten Risiko für die Entwicklung oder das Versterben an koronarer Herzkrankheit (RR 1,38), Schlaganfall (RR 1,65) und kardiovaskulären Erkrankungen insgesamt (RR 1,41) assoziiert [49]. Bei Männern zeigte die europäische EGIT-RISC-Studie, dass sowohl zu wenig als auch zu viel Schlaf mit einem erhöhten Risiko für Diabetes oder eine gestörte Glukosetoleranz verbunden ist [50].

Häufige Arten von Schlafstörungen sind in Tab. 8.1 aufgeführt.

Was ist Insomnie?

Das *Diagnostic and Statistical Manual of Mental Disorders, 5th Edition* (DSM-5) definiert Insomnie als Schwierigkeiten beim Einschlafen, Durchschlafen oder nicht erholsamen Schlaf trotz ausreichender Gelegenheit zum Schlafen, verbunden mit einer Beeinträchtigung der Tagesfunktion, wobei die Symptome seit mindestens 4 Wochen bestehen [51]. Insomnie ist gekennzeichnet durch die Unfähigkeit, den Schlaf einzuleiten oder aufrechtzuerhalten, und kann auch *frühes morgendliches Erwachen* umfassen, bei dem die betroffene Person mehrere Stunden zu früh aufwacht und nicht wieder einschlafen kann. Insomnie äußert sich häufig als *über-*

mäßige Tagesschläfrigkeit, was zu funktionellen Beeinträchtigungen während des Tages führen kann [52]. Insomnie kann vorübergehend, akut oder chronisch sein:

1. **Vorübergehende Insomnie** bedeutet einige schlaflose Episoden vor oder während einer stressigen Erfahrung [29].
2. **Akute Insomnie** wird in der Regel durch ein auslösendes Ereignis verursacht und tritt über einen Zeitraum von weniger als 4 Wochen auf. Nach dem Abklingen des Ereignisses kehrt der normale Schlaf zurück [3, 51].
3. **Chronische Insomnie** ist eine Insomnie, die länger als 4 Wochen andauert [51] und dazu neigt, ein Muster von Rückfällen und Remissionen zu bilden, anstatt sich wieder aufzulösen [53]. Chronische Insomnie hat eine genetische Komponente mit Heritabilitätskoeffizienten von 42–57 % und tritt häufiger bei Frauen auf (Frauen-Männer-Verhältnis von 1,4:1, das sich nach dem 45. Lebensjahr auf 1,7:1 erhöht) [54]. Schätzungsweise 50 % der Insomniefälle sind auf psychologische Faktoren wie Stress, Angst und Depression zurückzuführen [55].

Die Definition der chronischen Insomnie ist nicht einfach, da die Beschwerden heterogen sind. Im Allgemeinen umfasst sie alle Aspekte des Schlafs, einschließlich Einleitung, Dauer, Konsolidierung und Qualität [22]. Fachleute gehen davon aus, dass mehr als 30 min Einschlafversuch oder eine vergleichbare Zeitspanne des Wachliegens nach dem Einschlafen eine signifikante Insomnie darstellen, die an den meisten Wochentagen über mehr als einen Monat bestehen und mit einer erheblichen Beeinträchtigung am Tag einhergehen muss. Dies kann Unwohlsein, Lethargie und kognitive Einschränkungen, insbesondere bei Aufgaben, die Aufmerksamkeit erfordern, umfassen und kann in schweren Fällen das Leben der Patienten dominieren [22].

Subtypen der Insomnie

Es gibt mehrere Subtypen der Insomnie (die alle im Zusammenhang mit dem Altern berichtet wurden), darunter:

- Einschlafinsomnie: anhaltende Schwierigkeiten beim Einschlafen
- Durchschlafinsomnie: Schwierigkeiten, den Schlaf aufrechtzuerhalten
- Frühmorgendliche Insomnie: gekennzeichnet durch frühes morgendliches Erwachen
- Psychophysiologische Insomnie: gekennzeichnet durch kognitive und verhaltensbezogene Elemente, Stress, Aufmerksamkeitsverzerrung und aufdringliche Gedanken [29]

Insomnie als primäres und sekundäres Phänomen
Insomnie kann ein primäres Phänomen sein, das heißt, sie spiegelt eine intrinsische Schlafstörung wider, oder sie kann mit extrinsischen Faktoren wie einer medizinischen Erkrankung, Medikamenten, Umweltfaktoren und anderen Einflüssen

zusammenhängen. Sekundäre Insomnie ist bei nahezu allen bedeutenden neurodegenerativen und psychiatrischen Erkrankungen häufig [22]. Zu den medizinischen Erkrankungen, die sekundäre Insomnie verursachen können, zählen Asthma, ösophagealer Reflux, Nykturie und Prostatahyperplasie, Schmerzsyndrome (einschließlich neuropathischer Schmerzen, Fibromyalgie, nächtlicher Kopfschmerzen) sowie neurologische Erkrankungen wie das Restless-Legs-Syndrom und Epilepsie [22].

Prävalenz der Insomnie

Insomnie ist die häufigste Schlafstörung, wobei chronische Insomnie weltweit 9–15 % der Allgemeinbevölkerung betrifft, mit einer Prävalenz von etwa 6 % in Ländern mit hohem Einkommen [56].

Die Prävalenz von kurzem Schlaf in den USA, definiert als weniger als 7 h Schlaf pro Nacht, beträgt 35,2 %, mit großer Variabilität zwischen den ethnischen Gruppen. Die altersbereinigte Prävalenz von kurzer Schlafdauer war bei Hawaianern/pazifischen Insulanern (46,3 %), nicht-hispanischen Schwarzen (45,8 %), multiethnischen Non-Hispanics (44,3 %) und amerikanischen Indigenen/Alaska Natives (40,4 %) höher als bei nicht-hispanischen Weißen (33,4 %), Hispanics (34,5 %) und Asiaten (37,5 %) [4].

Insomnie kann persistieren

Insomnie ist bei vielen Menschen häufig und anhaltend, wobei ältere Personen besonders anfällig für persistierende Symptome sind. Eine in Großbritannien durchgeführte Umfrage mit 2363 Teilnehmenden ergab, dass zu Beginn der Studie 37 % an Insomnie litten und 63 % nicht. Von denjenigen ohne Insomnie zu Studienbeginn lag die Inzidenz von Insomnie nach 12 Monaten bei 15 % und war signifikant mit Angst, Depression und Schmerzen zu Studienbeginn assoziiert. Von denjenigen, die zu Beginn Insomnie hatten, litten 67 % auch nach 12 Monaten noch daran, wobei die Persistenz signifikant mit zunehmendem Alter assoziiert war. Insomnie zu Studienbeginn war nach 12 Monaten signifikant mit Schmerzen, Angst und Depression assoziiert. Diese Studie zeigt, dass Schmerzen, Insomnie und psychische Belastungen häufig komorbid auftreten [57], worauf später noch näher eingegangen wird.

Insomnie in der alternden Bevölkerung

Oft wird übersehen, dass der Schlaf mit zunehmendem Alter atypisch wird [29]. Insomnie und übermäßige Tagesschläfrigkeit oder Hypersomnie sind häufige Schlafbeschwerden in der älteren Bevölkerung [29]. Chronische Insomnie betrifft 57 % der älteren US-amerikanischen Bevölkerung [29, 58].

Risikofaktoren für kurzen Schlaf

Es gibt mehrere Risikofaktoren sowohl für verkürzte als auch für verlängerte Schlafdauer. Die National Health Interview Survey Sample Adult Files der USA von 2004–2007, die national repräsentative Daten für 110.441 US-Erwachsene ab 18 Jahren lieferten, ergaben, dass folgende Faktoren sowohl mit kurzer als auch mit langer Schlafdauer assoziiert waren:

- Höheres Alter
- Nicht-hispanische Schwarze
- Raucher oder ehemaliger Raucher
- Niedriger Bildungsstand
- Niedriges Einkommensniveau oder wenige Einkommensquellen
- Konsum weniger oder sehr vieler alkoholischer Getränke pro Woche
- Angabe von Herz-Kreislauf-Erkrankungen, Diabetes, Depression, Untergewicht oder Aktivitätseinschränkungen [47]

Weitere Variablen, die mit kurzer Schlafdauer assoziiert sind, umfassen das Zusammenleben mit kleinen Kindern, unverheiratet sein, lange Arbeitszeiten und häufigeres Rauschtrinken [47]. Insomnie ist bei Frauen häufiger als bei Männern [60]. Weitere Faktoren, die zur Insomnie beitragen können, sind ein übermäßig sitzender Lebensstil und sehr unregelmäßige Schlaf-Wach-Rhythmen während der Woche und an Wochenenden [22].

Komorbiditäten der Insomnie

Insomnie interagiert mit verschiedenen medizinischen Erkrankungen. Komorbiditäten von Schlafstörungen umfassen:

- Chronische Schmerzen [61].
- Neurologische Erkrankungen, z. B. leiden >80 % der MS-Patienten unter belastenden Fatiguesymptomen und klagen über erhebliche Schlafstörungen [61].
- Adipositas (Risikofaktor für Krebs, Herz-Kreislauf-Erkrankungen und andere) [10].
- Veränderte Stimmungslagen, Angst und Depression [62, 63].
- MS kann auch mit Schlafapnoe assoziiert sein (die in einem Tiermodell günstig auf eine Behandlung mit THC angesprochen hat) [64].

Schlafmangel führt zu Beeinträchtigungen der kognitiven Leistungsfähigkeit, verursacht Müdigkeit, Schläfrigkeit und Stimmungsschwankungen und beeinträchtigt nachweislich die Fahrleistung in simulierten Fahrversuchen [2]. Tatsächlich wurde festgestellt, dass Schlafmangel in Bezug auf das Fahren ebenso gefährlich ist wie Alkohol [2]. Er ist außerdem mit Verkehrsunfällen, Arbeitsunfällen und einer erhöhten Gesamtmortalität assoziiert [48, 65, 66].

Teilweiser Schlafentzug wirkt sich auf den Glukosestoffwechsel und die neuroendokrine Funktion aus, was zu Veränderungen im Kohlenhydratstoffwechsel, in der Proteinsynthese, im Appetit, in der Nahrungsaufnahme und in der Proteinsynthese führen kann [7, 8]. Diese Faktoren sind natürlich für alle Menschen relevant, können aber insbesondere bei Sportlern von Bedeutung sein [8].

Insomnie und kardiovaskuläre Erkrankungen

Es wurde festgestellt, dass Insomnie mit einer Reihe von kardiovaskulären Erkrankungen [49, 65, 67] und Risikofaktoren wie Hypertonie [62, 68–70], Diabetes [71] und Adipositas [72, 73] assoziiert ist. Schlafmangel und verkürzte Schlafdauer führen zu einer verminderten Insulinsensitivität, erhöhten Kortisolspiegeln am Abend, erhöhtem Ghrelin (Hormon, das den Appetit steigert und die Fettspeicherung fördert) und vermindertem Leptin (Hormon, welches das Sättigungsgefühl fördert) [74, 75]. Eine italienische Studie über 6 Jahre ergab, dass jede zusätzliche Stunde Schlaf die Inzidenz von Adipositas um 30 % senkte [74].

Eine systematische Übersichtsarbeit zeigt, dass eine verkürzte Schlafdauer mit einem signifikant erhöhten Risiko für die Entwicklung oder das Versterben an einer koronaren Herzerkrankung (d. h. ein um 48 % erhöhtes Risiko, relatives Risiko [RR] 1,48) sowie mit einem erhöhten Schlaganfallrisiko (RR 1,15) assoziiert ist [49].

Schlaf, Adipositas und Diabetes

Sowohl zu wenig als auch zu viel Schlaf sind mit einem erhöhten Diabetesrisiko assoziiert [71]. In einer großen US-amerikanischen Studie, die zwischen 1982 und 1992 durchgeführt wurde, lag die Odds Ratio für das Auftreten von Diabetes im Beobachtungszeitraum bei Personen mit einer Schlafdauer von 5 h oder weniger bei 1,47 (95 %-KI 1,03–2,09) und bei jenen mit einer Schlafdauer von 9 h oder mehr bei 1,52 (95 %-KI 1,06–2,18) [71].

Chronische Schlafrestriktion kann das Risiko für Diabetes und Adipositas durch verschiedene Wirkmechanismen erhöhen. Dazu zählen nachteilige Auswirkungen auf die Glukosehomöostase, eine Dysregulation der neuroendokrinen Appetitkontrolle und eine Reduktion des Energieverbrauchs [76].

Studien an gesunden Probanden zeigen, dass Schlafrestriktion die Glukosehomöostase negativ beeinflusst, was mit einem raschen, ausgeprägten Rückgang der Insulinsensitivität einhergeht (der nicht durch die pankreatischen Betazellen kompensiert wird) und somit das Diabetesrisiko erhöht [76]. Viele Studien belegen, dass verkürzter Schlaf das Risiko für die Entwicklung oder das Vorliegen eines Typ-2-Diabetes und einer gestörten Glukosetoleranz erhöht [76–79]. Dieser Zusammenhang zwischen verkürztem (sowie schlechtem) Schlaf und Diabetesrisiko wird durch prospektive epidemiologische Studien in verschiedenen Populationen gestützt [76, 77, 80, 81].

Mehrere Evidenzlinien verbinden zudem verkürzten Schlaf mit Adipositas [76, 82], wobei bekannt ist, dass Adipositas ein Risikofaktor für Diabetes, andere kardiovaskuläre Erkrankungen sowie Krebs ist. Diese Evidenz umfasst Querschnittsstudien in verschiedenen Ländern, die signifikante Zusammenhänge zwischen verkürztem Schlaf und Adipositas bei Erwachsenen [82–85] und bei Kindern (z. B. Chaput et al. [86]; Seicean et al. [87]) sowie prospektive epidemiologische Studien bei Erwachsenen und Kindern (siehe Knutson und Van Cauter [76]). Eine Metaanalyse von Querschnittsstudien (über 600.000 Erwachsene) ergab eine Odds Ratio für kurze Schlafdauer und Adipositas von 1,55 [82].

Die pathomechanistischen Zusammenhänge, durch die Schlafmangel den Stoffwechsel negativ beeinflusst, umfassen eine Hochregulation der Orexinneuronen, eine gesteigerte Aktivität des sympathischen Nervensystems, erhöhte Kortisolspiegel am Abend und erhöhte Wachstumshormonspiegel am Tag, was alles zu einer erhöhten Insulinresistenz und einer verminderten Glukosetoleranz führen kann und somit das Diabetesrisiko erhöht [76].

Studien haben gezeigt, dass die neuroendokrine Kontrolle des Appetits bei Schlafrestriktion gestört wird [76]. Schlafmangel beeinflusst zwei Schlüsselhormone der Appetitregulation, Leptin (signalisiert Sättigung) und Ghrelin (signalisiert Hunger). In einer Studie an gesunden Männern, die Schlafentzug ausgesetzt waren (4 h Schlaf pro Nacht über zwei Nächte), wurde ein 18%iger Rückgang des Leptinspiegels, ein 28%iger Anstieg des Ghrelinspiegels und ein 24%iger Anstieg des Appetits festgestellt, mit verstärktem Verlangen nach Süßem, Salzigem und stärkehaltigen Lebensmitteln (z. B. Pasta, Brot) [88]. Akuter Schlafmangel ist mit einer erhöhten Nahrungsaufnahme und größeren Portionen [89, 90] sowie einer gesteigerten hedonischen Reaktion auf Nahrung und einer verminderten Fähigkeit, impulsive Reaktionen auf belohnende Nahrungsreize zu hemmen, assoziiert [91–93].

Weniger Schlafzeit kann auch bedeuten, dass mehr Zeit zum Essen bleibt. Schlafmangel und damit verbundene Tagesmüdigkeit können zu einem geringeren Energieverbrauch führen, was sowohl durch weniger körperliche Aktivität als auch durch eine verminderte nicht sportliche Aktivitätsthermogenese (engl.: non-exercise activity thermogenesis, NEAT) bedingt sein kann. Diese Reduktion des Energieverbrauchs könnte ebenfalls den Zusammenhang zwischen kurzem Schlaf und erhöhtem Risiko für Übergewicht und Adipositas erklären (NEAT) [76].

Insomnie sowie Angst, Depression und Schmerz

Insomnie wurde mit Depression [59, 62, 63], Angst [59], kognitivem Abbau [94], kortikaler Atrophie [95] und verminderter Immunfunktion [96] in Verbindung gebracht. Epidemiologische, querschnittliche und prospektive Studien zeigen, dass Insomnie, chronischer Schmerz und Depression sich gegenseitig beeinflussen und jeweils das Risiko für das Auftreten und/oder die Verschlechterung der anderen erhöhen [97].

Insomnie im Jugendalter wurde als Risikofaktor für Depressionen und Substanzmissbrauch im frühen Erwachsenenalter identifiziert [2]. Nachtschichtarbeitende verdreifachen ihr Risiko für eine psychische Erkrankung [1].

Das Vorliegen von Insomnie bei Angststörungen ist mit einer erhöhten Morbidität verbunden. Beispielsweise ist bei posttraumatischer Belastungsstörung (PTBS) Insomnie mit einer höheren Wahrscheinlichkeit für suizidales Verhalten, Depression und Substanzmissbrauch assoziiert [98]. Die Beziehung zwischen

Insomnie und Angststörungen wird zudem durch komorbide depressive Störungen beeinflusst [99]. Insomnie ist eine häufige Nebenwirkung von Antidepressiva, daher ist es wichtig, bei Patienten, die diese einnehmen und über Insomnie berichten, die potenziellen Nebenwirkungen der Antidepressiva zu überprüfen [100].

Eine Studie im Vereinigten Königreich ergab, dass Patienten mit muskuloskelettalen Schmerzen eine signifikant höhere Prävalenz von Insomnie (Differenz 25,5 %, $p < 0{,}0001$), Angst (Differenz 24,3 %, $p < 0{,}0001$) und depressiven Symptomen (Differenz 11 %, $p < 0{,}0001$) aufwiesen als solche ohne derartige Schmerzen. Patienten mit sowohl muskuloskelettalen Schmerzen als auch Insomnie zeigten signifikant höhere Angst- und Depressionssymptome im Vergleich zu Patienten mit muskuloskelettalen Schmerzen, aber ohne Insomnie ($p < 0{,}0001$); diese Unterschiede blieben auch nach Kontrolle von Alter, Geschlecht und Body-Mass-Index in der statistischen Analyse signifikant [101].

Die Schlafüberwachung von Patienten mit fortgeschrittenen Krebserkrankungen zeigte, dass Opioidbehandlung und Schmerzen den Nachtschlaf stören, die Einschlaflatenz verlängern und das Erreichen der Schlafstadien 3 und 4 des NREM-Schlafs sowie des REM-Schlafs einschränken [102]. Solche Schlafstörungen wurden auf die Opioidbehandlung selbst zurückgeführt, die zur Depression beitrug und Schmerzen verstärkte [103]. Daher besteht ein Bedarf an neuen Ansätzen im Management chronischer Schmerzen und daraus resultierender Schlafstörungen [61].

Insomnie und PTBS

Wie im vorherigen Kapitel dargestellt, sind Schlafstörungen (z. B. Insomnie, Tagesschläfrigkeit, Albträume) charakteristische Merkmale der PTBS [51, 104, 105]. Studien zeigen, dass Betroffene mit PTBS mehr Stadium-1-Schlaf und weniger Slow-Wave-Schlaf (NREM-Schlaf, Hinweis auf oberflächlicheres Schlafen) sowie eine höhere REM-Dichte aufweisen [106]. Es gibt Hinweise darauf, dass Menschen mit PTBS Substanzmissbrauch betreiben, um mit diesen Symptomen umzugehen: Die Raten des Substanzmissbrauchs sind bei PTBS-Betroffenen deutlich höher, wobei dieser Zusammenhang teilweise durch Schlafprobleme vermittelt wird [107].

Insomnie und Kognition

Es besteht weitgehende Einigkeit darüber, dass unzureichender Schlaf zu einer langsameren Reaktionsgeschwindigkeit und einer größeren Leistungsvariabilität bei einfachen Messungen von Wachsamkeit, Aufmerksamkeit und Vigilanz führt [108]. In der Literatur besteht jedoch weniger Einigkeit über die Auswirkungen von Schlafmangel auf höhere kognitive Funktionen (z. B. Wahrnehmung, Gedächtnis und exekutive Funktionen), insbesondere darüber, ob kognitive Fähigkeiten global oder spezifisch in einzelnen Bereichen beeinträchtigt werden [108].

Neuroimaging-Studien deuten darauf hin, dass der präfrontale Kortex durch Schlafmangel beeinträchtigt werden kann, aber Aufgaben zur Erfassung exekutiver Funktionen, welche die präfrontale Funktion testen, zeigen keine konsistenten Ergebnisse. Es scheint, dass einige Aspekte höherer kortikaler Funktionen auch nach Wiederherstellung von Wachsamkeit und Vigilanz durch Schlafentzug beeinträchtigt bleiben. Zunehmend gibt es Hinweise darauf, dass Schlafmangel insbesondere kognitive Systeme beeinträchtigen kann, die auf emotionalen Daten oder Informationen beruhen [108].

Insomnie und Krebs

Insomnie tritt bei Krebspatienten dreimal häufiger auf als in der Allgemeinbevölkerung [109] und betrifft bis zu 50 % der Krebspatienten [110, 111]. Es gibt viele Faktoren, die bei Krebspatienten zu Schlafstörungen führen können, darunter beispielsweise Angst und krebsbedingte Schmerzen sowie Behandlungen wie Chemotherapie, Strahlentherapie, die Anwendung von Kortikosteroiden (z. B. Dexamethason), die Verwendung von Antiepileptika (bei der Behandlung von Hirntumoren) und psychoaktive Medikamente. Bei Patienten mit Hirntumoren kann auch eine Schädigung des Hirnparenchyms durch den Tumor oder dessen operative Behandlung eine Rolle spielen [111]. Bei Patienten mit rezidivierenden Gliatumoren berichteten beispielsweise 46,8 % der Patienten über Insomnie, wobei etwa 20 % Schlafmedikamente einnahmen. In dieser Studie war die Anwendung von Kortikosteroiden signifikant mit Insomnie assoziiert [111].

Betrachtet man die Thematik aus der entgegengesetzten Richtung, so gibt es Hinweise darauf, dass Schlafstörungen und Schlafmangel mit einem erhöhten Risiko für Prostatakrebs assoziiert sind [112] und eine längere Schlafdauer mit kolorektalem Krebs [113].

Entzündung, Immunfunktion und Schlaf

Wie sich schlechter Schlaf auf zellulärer Ebene auf den Körper auswirkt, ist komplex. Schlafstörungen, einschließlich kurzer Schlafdauer, sind ein Risikofaktor für Entzündungen [45], und wie bekannt ist, liegen Entzündungen vielen (wenn nicht allen) chronischen Erkrankungen wie Herz-Kreislauf-Erkrankungen und Krebs zugrunde.

Forschungen zeigen, dass Schlaf an der Regulation von entzündlichen Zytokinen und Hormonen beteiligt ist. Schlaf ist an der nächtlichen Regulation von Interleukin-6 (IL-6) sowie des Wachstumshormons beteiligt: Die Analyse der Schlafstadien bei gesunden Männern zeigte einen nächtlichen Anstieg von IL-6, der mit dem Stadium 1–2 und dem REM-Schlaf assoziiert war (wobei die Werte während des Tiefschlafs nicht von denen im Wachzustand abwichen), und das Wachstumshormon zeigte ein ähnliches Muster. Im Gegensatz dazu zeigten Melatonin- und Kortisolspiegel keine Übereinstimmung mit dem Schlaf [114]. Die Autoren dieser Studie vermuteten, dass aufgrund des Zusammenhangs zwischen dem Anstieg von IL-6 und dem REM-Schlaf Störungen der Schlafarchitektur die schlafassoziierte IL-6-Freisetzung beeinträchtigen könnten. Sie schlagen vor, dass bei Depressionen sowie im Alter, wenn der REM-Schlaf auf Kosten des Tiefschlafs zunimmt, stark erhöhte IL-6-Werte auftreten könnten, was wiederum Auswirkungen auf das Risiko für entzündliche Erkrankungen haben könnte [114].

Schlafverlust kann eine funktionelle Veränderung der proinflammatorischen Antwort der Monozyten sowie der molekularen Prozesse, welche die zelluläre Immunaktivierung und die Induktion entzündlicher Zytokine steuern, hervorrufen. IL-6 spielt eine wichtige Rolle bei der Funktion und Regulation der peripheren mononukleären Blutzellen des Immunsystems. Es handelt sich um ein entzündliches Zytokin, das Müdigkeit und Schläfrigkeit sowie die Aktivierung der HPA-Achse verursacht [115] und unter der tonischen negativen Kontrolle von Glukokortikoiden steht [116]. Es wird bei Stress ausgeschüttet und steht unter positiver Kontrolle der Katecholamine. IL-6 stimuliert die Ausschüttung von Wachstumshormonen, hemmt die Ausschüttung des thyreoideastimulierenden Hormons und senkt die Serumlipidkonzentrationen [116].

IL-6 könnte an der Schlafregulation beteiligt sein und durch zirkadiane und homöostatische Prozesse beeinflusst werden [115]. Die zirkulierenden IL-6-Spiegel sind unter normalen Umständen tagsüber niedrig und nachts erhöht. Eine Nacht mit vollständigem Schlafentzug bei gesunden jungen Männern war mit einer signifikanten Verschiebung der zirkadianen IL-6-Sekretion verbunden, mit einer verminderten IL-6-Ausschüttung in der Nacht und einem signifikanten Anstieg der zirkulierenden IL-6-Spiegel am folgenden Tag, einhergehend mit erhöhter Schläfrigkeit und Müdigkeit [115]. Die IL-6-Werte am Tag standen in negativem Zusammenhang mit der nächtlichen Schlafdauer. Die tagsüber erhöhte IL-6-Ausschüttung könnte für die tagsüber erlebte Müdigkeit und Schläfrigkeit verantwortlich sein. Diese Studie legt nahe, dass eine gute Nachtruhe mit einer geringeren IL-6-Ausschüttung am Tag und damit einer geringeren Exposition gegenüber den proinflammatorischen Effekten dieses Zytokins verbunden ist [115].

In einer weiteren Studie wurde festgestellt, dass Schlafentzug zu einer signifikant erhöhten Monozytenproduktion von IL-6 und TNF-α sowie zu einer drei- bzw. zweifachen Steigerung der Transkription von IL-mRNA bzw. TNF-α-mRNA führte [117]. Schlafentzug war zudem mit Veränderungen des NF-κB in einer kleinen Studie mit 14 gesunden Probanden (7 Frauen, 7 Männer) assoziiert: Am Morgen nach einer Nacht mit Schlafentzug zeigte sich bei Frauen, nicht jedoch bei Männern, eine signifikant höhere Aktivierung von NF-κB in mononukleären Zellen im Vergleich zu den Morgenwerten nach ungestörtem Basisschlaf [118]. Die Autoren dieser Studie schlussfolgerten, dass die Aktivierung von NF-κB ein molekularer Weg sein könnte, über den gestörter Schlaf die inflammatorische Genexpression von Leukozyten und das Risiko für entzündungsassoziierte Erkrankungen beeinflussen könnte [118].

Bei jungen, gesunden Erwachsenen führte eine einwöchige Begrenzung des Nachtschlafs auf 6 Stunden zu signifikant erhöhter Schläfrigkeit, eingeschränkter psychomotorischer Leistungsfähigkeit und erhöhter Ausschüttung proinflammatorischer Zytokine. Dies zeigt sich in einem Anstieg des 24-Stunden-Sekretionsprofils von IL-6 (bei beiden Geschlechtern), einem Anstieg von TNF-α (bei Männern) und einer niedrigeren Kortisolspitze (im Vergleich zum Ausgangswert) [119]. Eine weitere Studie zeigte, dass eine Schlafrestriktion auf 4 h/Tag über 6 Tage mit einer signifikanten Beeinträchtigung des Glukosestoffwechsels verbunden war [120].

Metaanalyse

Eine Metaanalyse von 72 Studien ergab, dass Schlafstörungen mit statistisch signifikanten Erhöhungen der Spiegel von zwei Markern systemischer Entzündung, C-reaktives Protein (CRP) und IL-6, assoziiert waren [121]. Es sei daran erinnert, dass CRP ein Akutphasenprotein hepatischen Ursprungs ist, das nach der IL-6-Ausschüttung durch Makrophagen und T-Zellen ansteigt und Lysophosphatidylcholin auf der Oberfläche toter oder sterbender Zellen (und einiger Bakterienarten) bindet, um das Komplementsystem zu aktivieren [122]. Ein interessanter Befund, der in diesem systematischen Review berichtet wurde, ist, dass Frauen offenbar anfälliger für die schädlichen Auswirkungen von Schlafstörungen sind als Männer, da einzelne Studien größere Anstiege von CRP und IL-6, stärkere Erhöhungen von NF-κB und eine größere Zunahme der durch den Toll-like-Rezeptor 4 (TLR-4) simulierten Monozytenproduktion entzündlicher Zytokine zeigten (siehe Irwin et al. [121] für Einzelstudien).

Behandlung der Insomnie

Für die Behandlung der Insomnie stehen verschiedene Optionen zur Verfügung, darunter Empfehlungen zur Schlafhygiene, Akupunktur, psychologische Therapien wie kognitive Verhaltenstherapie, Hypnotherapie, pharmakologische Ansätze und mehr. Veränderungen wie das Einhalten eines regelmäßigen Schlafrhythmus, Bewegung, Vermeidung von Koffein, Stressreduktion und das Vermeiden von Tagschlaf können ebenfalls hilfreich sein [123].

Kognitive Verhaltenstherapie

Die kognitive Verhaltenstherapie (KVT) ist in der Regel die Therapie der ersten Wahl bei der Behandlung von Insomnie [54, 123], wobei Forschungsergebnisse darauf hindeuten, dass sie bei chronischer Insomnie ebenso wirksam oder wirksamer sein kann als medikamentöse Therapie [124, 125]. In der KVT arbeitet der Patient mit einem Therapeuten zusammen, der ihn dabei unterstützt, Überzeugungen, Gedanken und Verhaltensweisen zu identifizieren, die zu schlechtem Schlaf beitragen, und diese durch solche zu ersetzen, die guten Schlaf fördern. Zu den KVT-Techniken gehören Schlafrestriktion, Entspannungstraining, Stimuluskontrolltherapie, passives Wachbleiben und Lichttherapie [123].

Pharmakologische Ansätze

Pharmakologische Ansätze zur Behandlung der Insomnie umfassen Hypnotika und Benzodiazepine, Benzodiazepinrezeptoragonisten, Antidepressiva, Dopaminblocker, Antiepileptika, Analgetika, Antihistaminika (z. B. Medikamente mit Diphenhydramin) und Melatonin [22, 126]. Hypnotika sind die am häufigsten eingesetzte Medikamentengruppe zur Behandlung der Insomnie; es bestehen jedoch Bedenken hinsichtlich Toleranzentwicklung, morgendlicher Nebenwirkungen und in einigen Fällen Abhängigkeit [22].

Das generelle Problem bei den zur Behandlung der Insomnie eingesetzten Medikamenten ist, dass viele mit Nebenwirkungen verbunden sind, einige ein Abhängigkeitspotenzial besitzen und viele nicht gut wirken. Beispielsweise führen viele Medikamente, darunter Benzodiazepine und die meisten Antidepressiva, zwar zu Schläfrigkeit, verbessern jedoch häufig nicht die Schlafqualität, und selten erhöhen oder verbessern hypnotische oder sedierende Medikamente die tieferen NREM-Schlafstadien [22].

Pathophysiologie der Insomnie

Es wurden mehrere Modelle der Insomnie entwickelt, um deren Pathogenese zu erklären. Dazu gehören die Hyperarousaltheorie, die Local-Sleep-Theorie, das neurokognitive Modell, das REM-Schlaf-Instabilitätsmodell, das psychologische Inhibitionsmodell und das kognitive Modell [43]. Weitere Faktoren, die an der Pathophysiologie der Insomnie beteiligt sein können, sind genetische Einflüsse, neuroanatomische Veränderungen in bestimmten Hirnregionen sowie Veränderungen von Hormonen und Neurotransmittern, die an der Schlafregulation beteiligt sind. Wir werden diese kurz besprechen. Für eine ausführliche Darstellung sei auf Levenson et al. [43] verwiesen.

Hyperarousaltheorie der Insomnie

Insomnie wird als eine Störung der Übererregbarkeit sowohl des zentralen als auch des peripheren Nervensystems betrachtet, d. h. des kortikalen und autonomen Systems. Der Begriff Hyperarousal kann sich auch auf eine Übererregbarkeit emotionaler und kognitiver Prozesse beziehen. Hyperarousal wurde konzeptualisiert als „gesteigerte physiologische, affektive oder kognitive Aktivität, die das natürliche ‚Abschalten von … der Umwelt' behindert und die Wahrscheinlichkeit des Schlafs verringert" [43]. Hyperarousal kann durch objektive Marker wie erhöhte Kortisolspiegel, EEG und Herzfrequenzvariabilität nachgewiesen und auch subjektiv vom Betroffenen berichtet werden, beispielsweise durch das Gefühl, nicht abschalten zu können. Es wird angenommen, dass kognitive und affektive Übererregbarkeit zur Schlafenszeit zur Entstehung akuter und chronischer Insomnie beiträgt [43].

Laut Levenson et al. [43] bestehen trotz der Evidenz zugunsten der Hyperarousaltheorie, wie etwa Veränderungen verschiedener Marker der physiologischen Erregung (Kortisol, adrenokortikotropes Hormon) bei Insomniepatienten, noch ungelöste Fragen, darunter ob Hyperarousal Ursache oder Folge der Insomnie ist. Sie weisen zudem darauf hin, dass Therapien, die auf Hyperarousal abzielen, wie Entspannungstraining, oft weniger wirksam sind als Therapien, die auf die Förderung von Schlafprozessen wie Schlafrestriktion abzielen. Schließlich merken sie an, dass physiologische Marker des Hyperarousal ebenso gut als unzureichende Hemmung der Erregung durch schlaffördernde Prozesse interpretiert werden könnten [43].

Weitere Modelle der Insomnie

Andere Theorien der Insomnie, wie die Local-Sleep-Theorie, konzentrieren sich auf die Idee, dass die synchrone Aktivität in kortikalen Säulen lokal die Ausbreitung von langsamen Wellen in benachbarten Regionen bewirkt, was zu einem globalen Schlafzustand führt. Eine weitere Theorie basiert auf dem zuvor beschriebenen Zwei-Prozess-Modell, bei dem eine unzureichende Schlafneigung aufgrund einer Dysfunktion der S- oder C-Prozesse (Schlafdruck oder zirkadiane Prozesse) auftritt. Eine andere Theorie postuliert, dass das Übersteuern des Flip-Flop-Schalters (wie zuvor beschrieben) der Insomnie zugrunde liegt und dass eine chronische Koaktivierung von Schlaf- und Wachkreisen während der gewünschten Schlafperiode das eigentliche Problem darstellt. Andere haben vorgeschlagen, dass die Betroffenen bei Insomnie rasch zwischen Schlaf- und Wachzuständen wechseln (wie ein flackernder Schalter) [43].

Das neurokognitive Modell der Insomnie geht davon aus, dass akute Insomnie das Ergebnis maladaptiver Bewältigungsstrategien ist und sich durch konditionierte Erregung zu einer chronischen Insomnie entwickeln kann. Das REM-Schlaf-Instabilitätsmodell besagt, dass Insomnie mit einem verminderten Anteil an REM-Schlaf und einer erhöhten Anzahl von REM-EEG-Arousals zusammenhängt. Das „3P-Modell" beschreibt prädisponierende, auslösende und aufrechterhaltende Faktoren, die zur Entwicklung und Aufrechterhaltung der Insomnie beitragen. Beispiele für aufrechterhaltende Faktoren sind Verhaltensweisen und Überzeugungen, welche die Insomnie aufrechterhalten, einschließlich der Idee des „Nachholschlafs" [43].

Im kognitiven Modell der Insomnie wird argumentiert, dass Insomniepatienten zu übermäßigen Sorgen und aufdringlichen Gedanken neigen, insbesondere in Bezug auf ausreichenden Schlaf, was zu schlafbezogener Angst und erhöhter Wachsamkeit führen kann und so die Schlafstörung verstärkt. Ein verwandtes Modell ist das psychologische Inhibitionsmodell, bei dem Schlaf als automatischer Prozess betrachtet wird und Insomnie als Versagen dieses automatischen Schlafs [43].

Genetik und Insomnie

Es wird angenommen, dass genetische Faktoren eine Rolle in der Pathophysiologie der Insomnie spielen, wobei mehrere Genvarianten mit Insomnie assoziiert sind. In einer Studie aus dem Jahr 2017 mit 113.006 Personen wurden 7 Gene identifiziert, die mit Insomnie assoziiert sind, wobei das am stärksten mit Insomniebeschwerden assoziierte Gen *(MEIS1)* ebenfalls mit dem Restless-Legs-Syndrom assoziiert war. Es wurden signifikante Korrelationen zwischen Insomniebeschwerden und zehn weiteren Merkmalen gefunden, wobei starke positive genetische Korrelationen mit Angst, depressiven Symptomen, Neurotizismus und Major Depression sowie positive, aber schwächere Korrelationen mit metabolischen Merkmalen wie Typ-2-Diabetes, Taillenumfang, Taille-Hüft-Verhältnis und Body-Mass-Index festgestellt wurden. Es bestanden zudem deutliche negative genetische Korrelationen zwischen Insomniebeschwerden und subjektivem Wohlbefinden sowie Bildungsniveau [127].

Neuroanatomische und funktionelle Hirnveränderungen bei Insomnie

Untersuchungen an Tier- und Menschengehirnen haben Hirnregionen identifiziert, die mit Insomnie in Zusammenhang stehen. So wurde bei Patienten mit Insomnie im Vergleich zu Kontrollen eine Veränderung des Volumens der grauen Substanz im Kleinhirn sowie in den lingualen, präzentralen und postzentralen Gyri festgestellt [128]. Interessanterweise zeigten diese Areale auch bei Migränepatienten ein ähnliches Muster [128].

Weitere Studien am Menschen fanden eine reduzierte graue Substanz in mehreren Hirnarealen, darunter linker orbitofrontaler, präfrontaler, Precuneus- und Temporalkortex bei Insomniepatienten. In Tierstudien führten Läsionen in verschiedenen Bereichen, darunter Thalamus, Raphekern und mediobasaler präoptischer Bereich, zu Insomnie [43]. Eine Metaanalyse mittels Activation Likelihood Estimation (ALE) für multimodale Neuroimaging-Studien bei Insomnie zeigte, dass Insomniepatienten signifikante Reduktionen der grauen Substanz im rechten mittleren Frontallappen im Vergleich zu gesunden Kontrollen aufwiesen [129]. In Positronen-Emissions-Tomografie-Studien zeigte die Analyse eine verminderte relative zerebrale Glukosemetabolisierung in der rechten Amygdala, dem rechten anterioren cingulären Kortex und dem rechten posterioren cingulären Gyrus bei Insomniepatienten im Vergleich zu gesunden Kontrollen. In der Auswertung von Diffusions-Tensor-Bildgebungsstudien zeigten Insomniepatienten im Vergleich zu gesunden Kontrollen reduzierte Werte der fraktionellen Anisotropie im linken Putamen und rechten Caudatus sowie eine verminderte regionale Homogenität in mehreren Hirnregionen [129].

Beteiligung von Neurotransmittern und Hormonen bei Insomnie

Wie bereits gezeigt, sind zahlreiche Neurotransmitter und Hormone an der Regulation des Schlaf-Wach-Zyklus beteiligt. Betrachtet man die Wirkungen bestimmter Medikamente zur Behandlung der Insomnie, erkennt man, dass verschiedene Neurotransmitter adressiert werden. Beispielsweise fördern Benzodiazepinrezeptoragonisten den Schlaf, indem sie die hemmende Wirkung von GABA verstärken, während die sedierenden Effekte von Medikamenten wie Doxepin (trizyklisch) und Trazodon durch die Beeinflussung des histaminergen Erregungssystems erzielt werden. Neue Medikamente wie Suvorexant sind Orexinrezeptorantagonisten [43].

Nach Levenson et al. [43] ergibt sich aus den Studien zur Rolle von wach- und schlaffördernden Molekülen bei Insomnie kein konsistentes Muster. Während einige molekulare Studien bei Insomnie durchgeführt wurden (z. B. Untersuchungen der Spiegel von Kalzium, GABA, Melatonin, Noradrenalin, Corticotropin-Releasing-Hormon, adrenokortikotropem Hormon und Kortisol bei Insomniepatienten im Vergleich zu Kontrollen), sind die Ergebnisse uneinheitlich, auch wenn versucht wurde, die Befunde im Rahmen der Hyperarousalhypothese zu erklären. Erschwerend kommt hinzu, dass die schlafregulierenden Moleküle in komplexer Weise miteinander interagieren und die Effekte oft vom Hirnmilieu abhängen, sodass es unwahrscheinlich ist, dass Veränderungen eines einzelnen Moleküls die Erklärung für alle Fälle von Insomnie liefern – das Bild ist offenbar deutlich komplexer. Levenson et al. [43] schlagen vor, dass es sinnvoller sein könnte, chronische Insomnie als Folge eines Zusammenbruchs der alternierenden Rhythmen von wach- und schlaffördernden Molekülen im Gehirn zu betrachten.

Werfen wir nun einen Blick darauf, wie das Endocannabinoidsystem an der Schlafregulation beteiligt sein könnte und was bei Insomnie geschieht.

Das Endocannabinoidsystem und die Regulation des Schlafs

Das Endocannabinoidsystem (ECS) ist am zirkadianen Schlaf-Wach-Zyklus beteiligt, einschließlich der Aufrechterhaltung und Förderung des Schlafs, wobei das ECS die Verbindung zwischen den zirkadianen Regulationssystemen (Nucleus suprachiasmaticus) und dem physiologischen Schlafprozess darstellen könnte [37, 130]. Hinweise auf die Rolle des ECS bei zirkadianen Rhythmen stammen aus Untersuchungen, die zeigen, dass die Plasmakonzentration des Endocannabinoids N-Arachidonoylethanolamid (AEA) einen zirkadianen Rhythmus aufweist, dass ein Mangel an normalem Schlaf zu einer Dysregulation des ECS führt und dass eine Erhöhung der Cannabinoidrezeptoren an der homöostatischen Erholung des Schlafs nach nicht normalem Schlaf beteiligt ist [37, 130].

Sowohl die Endocannabinoide als auch andere nicht endocannabinoide N-Acylethanolamide (NAEs) sind am Schlaf-Wach-Zyklus beteiligt. Zwei Vertreter der NAE-Familie sind Oleoylethanolamid (OEA) und Palmitoylethanolamid (PEA), beides aktive endogene Lipide, die an PPAR-α binden (aber nicht an CB1-Rezeptoren) [25]. Oleamid ist ein weiteres endocannabinoides Amid, das am Schlaf beteiligt ist und in neuroendokrinen Zellen aus Ölsäure und Glycin ähnlich wie endogene Neurotransmitterverbindungen synthetisiert wird.

Nagetiere werden häufig zur Untersuchung des Schlaf-Wach-Zyklus eingesetzt, da sie eine ähnliche neuronale Verschaltung und Neurochemie wie der Mensch aufweisen, obwohl es wichtige Unterschiede gibt: Mäuse und Ratten sind polyphasische Schläfer und haben kürzere und häufigere Episoden von Slow-Wave-Schlaf (vergleichbar mit NREM-Schlaf) und paradoxem Schlaf (vergleichbar mit REM-Schlaf) als Menschen und verbringen mehr Zeit schlafend als Menschen (12–15 h im Vergleich zu unseren 7–8 h) [131]. Ein weiterer Unterschied ist, dass Mäuse und Ratten überwiegend nachtaktiv sind, während Menschen tagaktiv sind, also tagsüber aktiv und nachts schlafen [131]. In Rattenstudien werden die Tiere Phasen mit Licht an und Licht aus (d. h. Hell-Dunkel-Phasen) ausgesetzt: Während der Lichtphase schlafen die Ratten mehr, während die Dunkelphase mit erhöhter Wachheit und Aktivität einhergeht [131]. Ein Großteil unseres Wissens über das Endocannabinoidsystem und den Schlaf stammt aus der Forschung an Nagetieren.

Zusammenfassend werden in der Literatur die folgenden Effekte von Komponenten des ECS in Bezug auf den Schlaf-Wach-Zyklus beschrieben [25, 131]:

- Endocannabinoide:
  - AEA schwankt im Tagesverlauf in mehreren Hirnregionen (entgegengesetzt zu 2-AG): höher während der Dunkelphase des Hell-Dunkel-Zyklus (Ratten).
  - 2-AG schwankt im Tagesverlauf in mehreren Hirnregionen (entgegengesetzt zu AEA): höher während der Lichtphase des Hell-Dunkel-Zyklus (Ratten).
  - Oleamid: beteiligt an der Schlafmodulation und fördert den Schlaf.
- Cannabinoidrezeptoren:
  - CB1-Rezeptoren schwanken im Tagesverlauf.
  - CB2-Rezeptoren schwanken nicht im Tagesverlauf.
- NAEs:
  - Oleoylethanolamid (OEA) fördert das Wachsein.
  - Palmitoylethanolamid (PEA) fördert das Wachsein.

Cannabinoidrezeptoren und Schlaf

CB1-Rezeptoren sind am Schlaf beteiligt, wie in Rattenexperimenten gezeigt wurde, in denen die Antagonisierung von CB1-Rezeptoren die schlaffördernden Effekte von CB1-Agonisten und die akute Erhöhung von Endocannabinoiden blockierte [132]. AEA und 2-AG fördern den Schlaf durch Aktivierung der CB1-Rezeptoren [29]. Es wurde gezeigt, dass inverse CB1-Rezeptoragonisten den REM-Schlaf verringern, was darauf hindeutet, dass CB1-Rezeptoren die Tiefschlafphasen fördern (auch wenn keine pharmakologische Verstärkung der 2-AG- und AEA-Signalisierung vorlag) [131, 132]. Die Blockade von CB1-Rezeptoren erhöht die Wachheit und reduziert den Schlaf [25].

Wie von Kesner und Lovinger erläutert [131], sind die intrazellulären Mechanismen, die der CB1-Aktivierung nachgeschaltet sind, wahrscheinlich die ersten Schritte in der Schlafregulation, wobei die freigesetzte $G\alpha_{i/0}$-Untereinheit dann die Adenylatzyklase hemmt. Dieses Enzym katalysiert die Produktion von cAMP, wobei die cAMP-Signalisierung in der Schlafregulation streng kontrolliert ist. Der weitere Mechanismus ist komplex (siehe Kesner und Lovinger [131]); es scheint jedoch, dass der präsynaptische CB1-Rezeptor die Freisetzung verschiedener Neurotransmitter über unterschiedliche Mechanismen reduzieren kann, ähnlich wie hypnogene Pharmaka wie Benzodiazepine und nicht benzodiazepinartige Hypnotika (welche die neuronale Aktivität durch Blockade des exzitatorischen Tonus oder Verstärkung des inhibitorischen Tonus verringern). Ein weiterer Weg, wie CB1-Rezeptoren an der Schlafregulation beteiligt sein könnten, ist die Veränderung der intrazellulären Signalübertragung in Gliazellen, was durch Forschungsergebnisse gestützt wird, die zeigen, dass Neuronen im suprachiasmatischen Nukleus Endocannabinoide freisetzen, welche die Astrozytensignalisierung aktivieren, was wiederum die zirkadiane Zeitgebung beeinflusst [131].

Diurnale Schwankungen der CB1-Rezeptoren

Die Konzentration der CB1-Rezeptoren, nicht aber der CB2-Rezeptoren, schwankt im Tagesverlauf [133]. Rattenexperimente zeigen, dass die Proteinexpression der CB1-Rezeptoren im Pons (einem Bereich des Hirnstamms, der an der Regulation des Schlaf-Wach-Rhythmus und der REM-Schlaf-Generierung beteiligt ist) tageszeitlich schwankt und während der Lichtphase (wenn Mäuse in der Regel schlafen) ihren Höhepunkt erreicht [134]. Im Gegensatz dazu war die CB1-Rezeptorproteinexpression im zerebralen Kortex der Ratte während der Dunkelphase (Licht aus) am höchsten [133]. Es gibt auch tageszeitliche Schwankungen in den Genen, die für CB1-Rezeptoren codieren, wobei CB1-mRNA während der Dunkelphase am höchsten ist (keine Schwankungen bei CB2-mRNA), während die CB1-Rezeptorproteinexpression während der Lichtphase stärker ausgeprägt war [133].

Wie zuvor erläutert, sind zwei Mechanismen an der Schlafregulation beteiligt: der homöostatische Antrieb (Schlafdruck – unter Beteiligung von Adenosin) und die Prozesse des zirkadianen Rhythmus. Untersuchungen an Mäusen deuten darauf hin, dass das ECS eine Rolle bei der Regulierung der Schlafstabilität spielt, nicht jedoch bei der Vermittlung des homöostatischen Schlafdrucks [131]. So hatte beispielsweise in Mausexperimenten die Blockade der CB1-Rezeptoren keinen Einfluss auf die Gesamtschlafzeit oder die Schlafmenge nach Schlafentzug [131], was den Erwartungen an die Homöostase widerspricht. Stattdessen wurden einzelne Episoden der Schlafarchitektur möglicherweise im Sinne einer Effizienz modifiziert. Polysomnografische Untersuchungen an Mäusen stützen die Annahme, dass die Endocannabinoidsignalisierung über CB1-Rezeptoren für die Stabilität des NREM-Schlafs notwendig ist, nicht jedoch zwingend für die Schlafhomöostase, und dass die homöostatische Regulation des Schlafs auch ohne CB1-Rezeptorsignalisierung intakt bleibt [132].

CB1-Rezeptoren und Orexine/Hypocretine sowie melaninkonzentrierende Hormonneuronen

Orexin/Hypocretin-(OX)-Neuronen und melaninkonzentrierende Hormon-(MCH)-Neuronen im lateralen Hypothalamus modulieren verschiedene Phasen des Schlaf-Wach-Zyklus. OX-Neuronen sind während des Wachzustands aktiv und fördern die Wachheit, während MCH-Neuronen während des REM-Schlafs aktiv sind und den REM-Schlaf fördern [135]. In-vitro-Studien zeigen, dass die Aktivierung von CB1-Rezeptoren im lateralen Hypothalamus von Ratten MCH-Neuronen erregt und OX-Neuronen hemmt, wodurch insgesamt der Schlaf gefördert wird [136]. In einem Rattenexperiment wurde festgestellt, dass 2-AG den REM-Schlaf durch Aktivierung von CB1-Rezeptoren in MCH-Neuronen erhöht [136].

Endocannabinoide und Schlaf

Es gibt Hinweise auf eine Beteiligung des endocannabinoiden Systems (ECS) an zirkadianen Komponenten des Schlaf-Wach-Zyklus [131]. Forschungsergebnisse deuten darauf hin, dass sowohl Endocannabinoide als auch NAEs einer zirkadianen Kontrolle unterliegen [25]. AEA und 2-AG fördern den Schlaf durch Aktivierung von CB1-Rezeptoren, während NAEs das Wachsein begünstigen [25, 29]. Endocannabinoide fördern den REM-Schlaf durch Interaktion mit melaninkonzentrierenden Hormonneuronen im lateralen Hypothalamus und fördern zudem den NREM-Schlaf [25].

Endocannabinoide schwanken und folgen zirkadianer Rhythmik

Endocannabinoide zeigen tageszeitliche Schwankungen im Nervengewebe und folgen einer zirkadianen Rhythmik [37]. Tierexperimentelle Studien deuten zudem darauf hin, dass die CB1-Rezeptorsignalisierung an der zirkadianen Rhythmik beteiligt ist [137].

Studien an Ratten zeigen, dass AEA und 2-AG in mehreren Hirnregionen, darunter Hippocampus, PFC, Hypothalamus, Striatum, Pons und Nucleus accumbens sowie im Liquor cerebrospinalis, tageszeitlichen Schwankungen unterliegen, wobei die Spitzenaktivität je nach Region unterschiedlich ist [25, 29, 131]. Beispielsweise zeigen AEA und 2-AG im PFC, Striatum, Nucleus accumbens und Hippocampus (Regionen, die an Lernen, Gedächtnis und sensomotorischen Funktionen beteiligt sind) entgegengesetzte tageszeitliche Rhythmen; die AEA-Spiegel sind während der Dunkelphase höher und FAAH signifikant niedriger, während 2-AG während der Lichtphase erhöht ist [138, 139]. Im Pons sind die AEA-Spiegel während der Lichtphase niedriger und erreichen während der Dunkelphase ihr Maximum [138]. Tageszeitliche Schwankungen wurden auch bei der Aktivität der ECS-Enzyme (FAAH, MAGL, DAGL) festgestellt [139], was möglicherweise mit Schwankungen im Licht-Dunkel-Zyklus der codierenden Gene zusammenhängt [25].

In Humanstudien ist die Befundlage weniger konsistent. Eine Studie an gesunden Menschen zeigte, dass die Plasmakonzentrationen von AEA einem zirkadianen Rhythmus folgen, wobei die Konzentrationen beim Erwachen dreimal höher waren als unmittelbar vor dem Schlafengehen [37]. Nach 24 h Schlafentzug kam es zu einem Anstieg von AEA, insbesondere am Abend nach dem Schlafentzug [37]. Die Bedeutung dieses Befundes ist unklar; er könnte darauf hindeuten, dass AEA den Schlaf fördert oder dass die höhere Konzentration die Wachheit begünstigte [25]. Auch für 2-AG wurden in Humanstudien tageszeitliche Schwankungen festgestellt, mit den niedrigsten Werten in der Mitte des Schlafs (z. B. gegen 2–4 Uhr morgens) und den höchsten Werten am frühen Nachmittag [140, 141], was auf eine Beteiligung an der Förderung der Wachheit hindeutet [25].

Tierstudien: AEA

Tierstudien deuten darauf hin, dass AEA (und 2-AG) den Schlaf (NREM, REM) fördert und die Wachheit reduziert [136, 142, 143]:

- Die intrazerebroventrikuläre Verabreichung von AEA erhöhte den Tiefschlaf (Slow-Wave-Schlaf) und den REM-Schlaf auf Kosten der Wachheit, verschlechterte zudem die Gedächtniskonsolidierung und steigerte die Lokomotoraktivität [144].
- Die Injektion von AEA erhöhte die Adenosinspiegel mit einem Maximum 2–3 h nach der Injektion, zudem trat ein signifikanter Anstieg des Slow-Wave-Schlafs ebenfalls in der dritten Stunde auf. Die Schlafinduktion und der Anstieg des Adenosins wurden durch einen CB1-Rezeptorantagonisten blockiert, was darauf hindeutet, dass dieser Effekt durch CB1-Rezeptoren vermittelt wurde [143].
- FAAH-Knock-out-Mäuse (das FAAH-Gen ist ausgeschaltet, was zu erhöhten endogenen AEA-Spiegeln und reduzierten Hydrolyseraten für AEA und Oleamid führt) zeigten höhere Werte und intensivere Episoden von Slow-Wave-Schlaf als Kontrollmäuse, was die Rolle von AEA und Oleamid als Modulatoren des Schlafs unterstützt [145].
- Auch die Hemmung der AEA-Membrantransporterfunktion wurde mit einer Verstärkung des Schlafs in Verbindung gebracht [146].

Es gibt jedoch einige Inkonsistenzen. Einige Experimente zeigten, dass die Hemmung der FAAH-Aktivität (was die verfügbare Menge an AEA erhöhen sollte) die Wachheit fördert [148, 147], und eine Studie fand, dass ein FAAH-Inhibitor den NREM-Schlaf verringerte [132]. Die scheinbare Inkonsistenz der Studienergebnisse hängt wahrscheinlich mit unterschiedlichen Applikationswegen und Dosierungen zusammen, einschließlich des Zeitpunkts der Verabreichung im Licht-Dunkel-Zyklus der Nagetiere [131].

Tierstudien: 2-AG

Die Wirkung von 2-AG scheint von der Hirnregion abzuhängen und kann in einigen Regionen schlaffördernd, in anderen wachheitsfördernd sein [131]. Wurde Ratten systemisch ein MAGL-Inhibitor verabreicht, um den 2-AG-Tonus zu erhöhen, wurde der Slow-Wave-Schlaf signifikant verstärkt (leichte Reduktion des paradoxen Schlafs), wenn die Gabe unmittelbar vor der Dunkelphase erfolgte. Bei Verabreichung unmittelbar vor der Lichtphase zeigte sich hingegen ein anderer Effekt: Die Wirkung auf den paradoxen Schlaf war stärker, mit nur geringem Einfluss auf den Slow-Wave-Schlaf [132]. Diese Befunde stützen die Annahme, dass 2-AG den Schlaf fördert. In einem anderen Experiment hatte jedoch die Injektion eines MAGL-Inhibitors in den lateralen Hypothalamus den gegenteiligen Effekt und förderte die Wachheit (siehe Kesner und Lovinger [131]).

Oleamid

Oleamid ist ein Fettsäureamidlipidmolekül, das (wie AEA) durch FAAH abgebaut wird. Untersuchungen deuten darauf hin, dass es den NREM-Schlaf fördert [25, 149]. Wie dies geschieht, ist unklar: Einige Hinweise sprechen für eine Beteiligung des serotonergen Systems [150]; eine alternative Sichtweise ist, dass

Oleamid den Abbau von AEA hemmt und daher AEA für die Schlafförderung verantwortlich ist [25, 151]. Oleamid induzierte bei Ratten eine signifikante Hypomotilität und verkürzte die Einschlaflatenz, mit einer Wirkung, die mit Neurosteroiden und Benzodiazepinhypnotika vergleichbar ist. Die Oleamidspiegel im Liquor stiegen nach 6 h Schlafentzug an, was nach Ansicht der Autoren ausreichen könnte, um die serotonerge oder GABAerge Transmission zu erhöhen, und somit der Weg sein könnte, über den Oleamid den Schlaf induziert. Da die Wirkung von Oleamid nicht durch einen CB1-Rezeptorantagonisten blockiert wurde, deutet dies darauf hin, dass seine schlaffördernde Wirkung unabhängig von CB1-Rezeptoren ist [142].

N-Acylethanolamide: Oleoylethanolamid (OEA) und Palmitoylethanolamid (PEA)

Die N-Acylethanolamide (NAEs) Oleoylethanolamid (OEA; ein endogener PPAR-α-Agonist) und Palmitoylethanolamid (PEA; ein endogener Ligand für PPAR-α, GPR-55 und GPR-199) scheinen eine Rolle bei der Förderung des Wachseins zu spielen, da ihre Spiegel in Hirnregionen von Ratten, darunter Pons, Hypothalamus und Hippocampus, während der Dunkelphase des Licht-an/aus-Zyklus ihren Höhepunkt erreichen (bei Ratten ist die Dunkelphase mit erhöhter Wachsamkeit und Aktivität assoziiert) [25].

Humanstudien stützen die Annahme, dass OEA die Wachheit fördert, da es bei Probanden nach 24 h Schlafentzug erhöht war [25, 152]. Über die Wirkung von PEA auf den Schlaf beim Menschen ist wenig bekannt.

Wie tragen Veränderungen des Endocannabinoidsystems und des Alters zu Schlafstörungen bei älteren Menschen bei?

Vergleichsweise wenig ist bislang darüber bekannt, wie sich das ECS mit dem Alter verändert und wie dies möglicherweise zu den im Alter häufig auftretenden Schlafstörungen beiträgt. Tierexperimente an Ratten zeigen, dass der CB1-Rezeptor mit zunehmendem Alter abnimmt [153], während andere Untersuchungen zeigen, dass die MAGL-Spiegel (das Schlüsselenzym für den Abbau von 2-AG) im Alter erhöht sind [154]. Über Veränderungen von AEA bei Erkrankungen wie Alzheimer ist einiges bekannt, wobei die Relevanz für das normale Altern ohne Demenz unklar ist. Über die Auswirkungen des Alterns auf den Anandamidmembrantransporter (AMT) ist wenig bekannt [29], lediglich, dass CB1-Rezeptor-Knockout-Mäuse (ohne CB1-Rezeptoren gezüchtet) mit zunehmendem Alter höhere AMT-Spiegel aufwiesen als Kontrollmäuse [155]. Dies wird künftig ein wichtiges Forschungsfeld sein, nicht nur im Hinblick auf Schlafstörungen.

Die Auswirkungen des ECS auf die Schlafhomöostase und zirkadiane Rhythmen sind sehr komplex. Zwei gute Übersichtsarbeiten werden für diejenigen empfohlen, die sich weitergehend mit dem Thema beschäftigen möchten: Kesner und Lovinger [131] und Prospero-Garcia et al. [25].

Die Beteiligung des ECS an Insomnie

Es gibt Hinweise darauf, dass das ECS an der Pathogenese der Insomnie beteiligt ist. Auch hier helfen uns Studien an Nagetieren, das Verständnis zu vertiefen.

Tierstudien

Ein Rattenmodell der Insomnie ist das Modell der maternalen Deprivation, bei dem Jungtiere, die von ihren Müttern getrennt werden, gestörte Schlaf-Wach-Zyklen aufweisen, insbesondere eine generelle Reduktion des Schlafs und weniger REM-Schlaf, sowie Angst- und Depressionssymptome [25]. Wenn solchen insomnischen Ratten systemisch Oleamid verabreicht wurde, stellte sich der REM- und NREM-Schlaf wieder ein. Wurden diesen insomnischen Ratten systemisch AM251 (ein inverser CB1-Rezeptoragonist) verabreicht, verschlechterte sich die Insomnie [156]. Diese Studie legt zudem einen Zusammenhang zwischen der Modifikation der CB1-Rezeptorexpression und dem Schlaf nahe: Nach maternaler Deprivation wurden bei Ratten verminderte CB1-Rezeptorspiegel im PFC und Hippocampus nachgewiesen [156]. In einer weiteren auf dem Modell maternaler Deprivation basierenden Studie zeigten Ratten, denen 2-AG in den lateralen Hypothalamus injiziert wurde, einen signifikanten Anstieg des REM-Schlafs, der durch den inversen CB1-Rezeptoragonisten AM251 blockiert wurde [157], was darauf hindeutet, dass beide Schlafarten durch die Aktivierung des CB1-Rezeptors gefördert werden.

Diese beiden Tierstudien liefern einen gewissen Beleg für die Rolle der Endocannabinoide und des lateralen Hypothalamus bei der Förderung des REM-Schlafs [25].

Humanstudien

Es gibt nur wenige Studien am Menschen, die Veränderungen der Endocannabinoide, wenn auch widersprüchlich, mit akutem Schlafmangel in Verbindung gebracht haben [37, 93, 141, 152]. In einer Studie [152] führte Schlafentzug zu keinen signifikanten Veränderungen der AEA-Plasmakonzentrationen, während in einer anderen kleinen Studie [37] Schlafentzug mit einer signifikanten Dysregulation des zirkulierenden AEA assoziiert war.

Eine weitere Studie untersuchte die Auswirkungen von Schlafentzug auf 2-AG [141]. In einer randomisierten Cross-over-Studie mit 14 gesunden jungen Erwachsenen wurde das 24-Stunden-Profil von 2-AG unter den Bedingungen von 4 Nächten mit eingeschränktem Schlaf (4,5 h/Nacht) und 4 Nächten mit normalem Schlaf (8,5 h/Nacht) untersucht. Die Studie erfasste zudem Hunger, Appetit und Nahrungsaufnahme. Es zeigte sich eine tageszeitliche Variation der 2-AG-Konzentration, mit den niedrigsten Werten etwa in der Mitte des Schlafs/der nächtlichen

Fastenperiode und anschließendem kontinuierlichen Anstieg bis zum Nachmittag. Dies trat sowohl bei normalem Schlaf als auch bei Schlafrestriktion auf; im Fall der Schlafrestriktion war dieses Muster jedoch verstärkt, mit verzögerten und verlängerten Maximalwerten. So war beispielsweise unter Schlafrestriktion die Amplitude des 24-Stunden-Profils von 2-AG im Durchschnitt um 33 % erhöht, was auf einen Anstieg des Spitzenwerts von 2-AG um durchschnittlich 22 % zurückzuführen war. Zudem lag der Zeitpunkt des Maximums etwa 2 h später als unter normalen Schlafbedingungen. Bemerkenswert war, dass weder die niedrigste Konzentration (Tiefpunkt von 2-AG) noch deren Zeitpunkt von der Schlafdauer beeinflusst wurden. Auch die mittlere 24-Stunden-2-AG-Konzentration war für eine gegebene Person unter beiden experimentellen Bedingungen gleich (es handelte sich um eine Cross-over-Studie), obwohl die experimentellen Sitzungen durch mindestens einen Monat getrennt waren. Gleichzeitig mit dem Anstieg von 2-AG berichteten die Teilnehmenden bei Schlafrestriktion über mehr Hunger, Essverlangen, Appetit und eine größere Menge an potenziell verzehrbarer Nahrung, was die Autoren der Studie zu der Hypothese veranlasste, dass ein Anstieg peripherer Endocannabinoidspiegel der Mechanismus sein könnte, durch den chronische Schlafrestriktion zu übermäßiger Nahrungsaufnahme, insbesondere von Snacks, führt [141].

Eine weitere Studie, welche die Auswirkungen von Schlafrestriktion bei 16 gesunden Männern untersuchte, fand heraus, dass die 2-AG-Konzentrationen 1,5 h nach dem Aufwachen unter Schlafentzug (3 Nächte mit kurzem Schlaf) um 80 % höher waren als nach normalem Schlaf ($p < 0{,}05$), was mit um 25 % höheren Hungerratings im Vergleich zu normalem Schlaf einherging ($p < 0{,}05$) [93]. Dies steht im Gegensatz zur Studie von Hanlon et al. [141], die zirkulierende 2-AG-Spiegel am Nachmittag nach 4 Nächten Schlafrestriktion erhöht fand, was jedoch auf Unterschiede in den experimentellen Bedingungen zurückzuführen sein könnte [93]. In der Studie von Cedernae et al. zeigte sich am Tag 4 zwar ein Unterschied in der Plasmakonzentration um 8.30 Uhr (zwischen Schlafrestriktion und normalem Schlaf), dieser war jedoch nur vorübergehend und verschwand um 10 Uhr (d. h., es gab keinen signifikanten Unterschied mehr). Auch auf die zirkulierenden Spiegel von AEA, PEA oder OEA hatte der Schlafentzug in dieser Studie keinen erkennbaren Einfluss [93].

Cannabis in der Behandlung von Insomnie

Hinweise auf die Wirksamkeit von medizinischem Cannabis und Cannabinoiden bei der Behandlung von Schlafstörungen stammen aus Querschnittserhebungen sowie aus randomisierten kontrollierten Studien und systematischen Übersichtsarbeiten. Bereits zahlreiche frühe Studien aus den 1970er-Jahren deuteten darauf hin, dass eine akute Exposition gegenüber Cannabis oder THC mit einer verkürzten Einschlaflatenz, weniger Wachphasen nach dem Einschlafen, vermehrtem Slow-Wave-(NREM-)Schlaf und reduziertem REM-Schlaf assoziiert war

[158–161]. Diese werden im Abschnitt über Humanstudien zu THC und Schlaf später noch besprochen.

Historische Anwendung

Wir müssen nicht weit in die Geschichte zurückblicken, um festzustellen, dass Cannabis schon seit langer Zeit bei Schlafstörungen eingesetzt wird. Cannabis hat beispielsweise eine lange Tradition im Ayurveda, einer der wichtigsten indischen traditionellen Heilmethoden, und eine der Indikationen von der Antike bis heute ist die Behandlung von Insomnie [162]. Auch der schwedische Taxonom Linné erkannte Cannabis in seiner Materia Medica im 18. Jahrhundert als *narcotica* und *anodyna* an [61].

Ebenso berichteten Fachartikel aus dem 19. Jahrhundert über die schlaffördernde Wirkung von Cannabis [131]. Als einer der ersten führte der irische Arzt Sir William B. O'Shaughnessy (1809–1889) Cannabis im 19. Jahrhundert aus Indien wieder in die westliche Medizin ein, wobei Vorteile bei Schlafproblemen sowie eine Schmerzlinderung bei Rheumapatienten und vielen anderen Erkrankungen festgestellt wurden [61, 163].

Der französische Psychiater Jacques-Joseph Moreau (1804–1884) lernte Cannabis in den 1830er-Jahren auf Reisen durch den Nahen Osten kennen und brachte Haschisch nach Paris. Dort stellte er fest, dass der Cannabiskonsum bei einigen hospitalisierten Insomnikern den Schlaf verbesserte und offenbar auch Depressionen linderte [163]. Eine der Koryphäen der Medizin im Vereinigten Königreich, Sir John Russell Reynolds (1828–1896), Leibarzt von Königin Victoria, empfahl Cannabis bei Insomnie und verschrieb auch Hanftinktur bei Menstruationskrämpfen [163].

Die positiven Effekte von Cannabis auf den Schlaf wurden im 19. und frühen 20. Jahrhundert im Zusammenhang mit verschiedenen Schmerzzuständen dokumentiert, noch vor der Prohibition [163]. In jüngerer Zeit wurde die kalifornische Ärztin Marian „Mollie" Fry im Jahr 2001 verhaftet und inhaftiert, weil sie gegen das US-amerikanische Bundesgesetz zu kontrollierten Substanzen verstoßen hatte. Ihr Vergehen? Sie hatte mehreren Patienten empfohlen, Cannabis bei Schlafstörungen einzusetzen [163].

Epidemiologische Studien

Mehrere Umfragen haben ergeben, dass Menschen Cannabis zur Behandlung von Schlafproblemen verwenden [164–168]. Querschnittsstudien haben gezeigt, dass sowohl der nicht medizinische als auch der medizinische Gebrauch von Cannabis zur Bewältigung verschiedener mit PTBS assoziierter Symptome, einschließlich Schlafproblemen, sowie weiterer Symptome (Bewältigung, Schlaf, traumaassoziiertes Wiedererleben, Vermeidung und Hyperarousal) eingesetzt wird

[169–171]. Nicht alle Studien haben jedoch festgestellt, dass Cannabiskonsum mit positiven Effekten auf den Schlaf verbunden ist.

Ob das Alter ein Faktor bei der Verwendung von Cannabis zur Behandlung von Insomnie ist, ist nicht abschließend geklärt. Eine Umfrage unter medizinischen Cannabispatienten, die in drei Altersgruppen (18–30, 31–50, 51–72 Jahre) eingeteilt wurden, ergab jedoch, dass Erwachsene mittleren Alters häufiger angaben, medizinisches Cannabis gegen Insomnie zu verwenden, während ältere Erwachsene es häufiger zur Behandlung chronischer Erkrankungen wie Krebs, Glaukom und HIV/AIDS einsetzten [166].

Werfen wir einen Blick auf einige der Studien.

Positive Effekte des Cannabiskonsums auf den Schlaf

Hier sind einige Ergebnisse von Studien, die positive Effekte des Cannabiskonsums auf den Schlaf festgestellt haben:

- Eine Umfrage aus dem Jahr 1991 unter indischen Cannabiskonsumenten in Varanasi ergab, dass 90 % der Teilnehmenden Cannabis als wirksam für den Schlaf empfanden [100].
- In einer Umfrage unter 1000 Freizeitkonsumenten zweier Ausgabestellen in Colorado (USA) gaben 74 % an, Cannabis zur Förderung des Schlafs einzunehmen, und 65 % zur Schmerzlinderung. Von denjenigen, die es für den Schlaf einnahmen, berichteten 84 %, dass es sehr oder äußerst hilfreich sei, und die Mehrheit derjenigen, die rezeptfreie Schlafmittel (87 %) oder verschreibungspflichtige Schlafmittel (83 %) einnahmen, gab an, den Gebrauch dieser Medikamente reduziert oder eingestellt zu haben [164].
- Eine qualitative Studie in Norwegen, welche die medizinischen Motive von 100 Cannabiskonsumenten (ohne legalen Zugang zu medizinischem Cannabis) untersuchte, ergab, dass Cannabis zur Verbesserung der Lebensqualität, einschließlich Schlafqualität, Entspannung und Wohlbefinden sowie bei Erkrankungen wie Multipler Sklerose (MS), ADHS und Rheuma verwendet wurde [168].
- Eine Querschnittsbefragung von 170 Patienten in einer Verkaufsstelle für medizinischen Cannabis in Kalifornien ergab, dass Personen mit hohen PTBS-Werten häufiger Cannabis zur Verbesserung des Schlafs und generell zur Bewältigung verwendeten als Personen mit niedrigen PTBS-Werten. Die Schlafverbesserung schien der Hauptgrund für den bewältigungsorientierten Konsum zu sein. Die Häufigkeit des Cannabiskonsums war bei Personen mit hohen PTBS-Werten, die es zur Schlafverbesserung einsetzten, höher als bei jenen mit niedrigen PTBS-Werten oder bei denen, die es nicht zu diesem Zweck verwendeten. Dies liefert Hinweise darauf, dass schlafmotivierter Konsum besonders mit häufigerer Anwendung verbunden ist [170].
- Eine Umfrage unter australischen Cannabiskonsumenten im Jahr 2016, kurz vor der Legalisierung des medizinischen Cannabiskonsums, befragte 1748 Personen, die Cannabis aus medizinischen Gründen verwendeten. Die durchschnittliche

Anwendungsdauer betrug 9,8 Jahre. Die häufigsten Gründe für den medizinischen Cannabiskonsum waren Angstzustände (50,7 %), Rückenschmerzen (50,0 %), Depressionen (49,3 %) und Schlafprobleme (43,9 %) [167].
- Eine Umfrage aus dem Jahr 2017 unter 1513 Patienten einer Verkaufsstelle für medizinisches Cannabis in Neuengland ergab, dass 65,2 % der Befragten nach Beginn des medizinischen Cannabiskonsums den Gebrauch von Schlafmitteln reduziert hatten [172].

Nicht alle epidemiologischen Studien haben positive Ergebnisse im Zusammenhang mit Cannabiskonsum und Schlaf gezeigt. Eine Umfrage unter problematischen Alkohol- und Cannabiskonsumenten ergab, dass Cannabiskonsum mit schlechter Schlafqualität assoziiert war [173].

Umfragen, die eine Präferenz für CBD-dominante Produkte anzeigen

In einer Umfrage unter 163 Cannabiskonsumenten verwendeten 49,7 % Cannabis zur Behandlung von Insomnie und 8,5 % zur Reduktion von Albträumen. Personen mit aktueller Insomnie und längerer Einschlaflatenz berichteten signifikant häufiger von Sorten mit höheren CBD-Konzentrationen. Diejenigen, die mindestens wöchentlich Hypnotika einnahmen, verwendeten Cannabis mit geringeren THC-Konzentrationen als jene, die seltener als wöchentlich Schlafmittel einnahmen [5].

Eine longitudinale, querschnittliche Umfrage unter Patienten und deren Betreuern mit diagnostizierten Gesundheitsproblemen, die bei der Realm of Caring Foundation registriert waren, bewertete die Patienten hinsichtlich Medikamentengebrauch, Schmerzen, Angst, Depression, Schlaf und Lebensqualität. Die statistische Analyse wurde bei 108 Cannabiskonsumenten im Vergleich zu 468 Kontrollen (Nichtkonsumenten) durchgeführt. Es zeigte sich, dass Cannabiskonsumenten signifikant besseren Schlaf ($p < 0,01$ Kinder, $p < 0,01$ Erwachsene), geringere Angst und Depression (beides $p < 0,001$), bessere Lebensqualität ($p < 0,001$), größere Zufriedenheit mit der Gesundheit ($p < 0,001$) und geringere durchschnittliche Schmerzstärke ($p < 0,05$) im Vergleich zu Nichtkonsumenten aufwiesen. Zudem verwendeten Cannabiskonsumenten 14 % weniger verschreibungspflichtige Medikamente (Rate Ratio 0,86, 95 %-KI 0,77–0,96) als Nichtkonsumenten. Wie in der vorherigen Umfrage zeigte sich auch hier, dass Cannabiskonsumenten bevorzugt CBD-dominante Produkte gegenüber THC-dominanten Produkten verwendeten. Die durchschnittliche CBD-Dosis betrug 79 mg/Tag (1,4 mg/kg, Median 0,6 mg/kg, Bereich 0,01–15,7 mg/kg). Die durchschnittliche THC-Dosis lag bei 3 mg/Tag (0,05 mg/kg; Median 0,02 mg/kg; Bereich <0,01–0,6 mg/kg) [174].

Cannabiskonsum und Erwartungen an besseren Schlaf

Es ist nicht unwahrscheinlich, dass die Erwartung eines positiven Effekts von Cannabis auf den Schlaf die Ergebnisse beeinflusst. Dies wurde in einer Studie mit 152 moderaten Cannabiskonsumenten (Durchschnittsalter 31,45 Jahre, Altersspanne 21–70, durchschnittliche Konsumtage in den vorangegangenen 2 Wochen:

5,5) untersucht, in welcher der Pittsburgh Sleep Quality Index (PSQI) verwendet wurde, um den potenziellen Einfluss des Cannabiskonsums und der Erwartung, dass Cannabis ein Schlafmittel sei, auf die tatsächlichen Schlafergebnisse zu prüfen. Die Studie ergab, dass eine höhere Anzahl an Konsumtagen und die Befürwortung des Cannabiskonsums mit einer erhöhten Erwartung verbunden waren, dass Cannabis den Schlaf verbessern würde. Allerdings zeigte sich, dass die Befürwortung des Cannabiskonsums mit einer signifikant schlechteren subjektiven Schlafqualität assoziiert war [175]. Dieses Ergebnis steht eindeutig im Widerspruch zu den Erwartungen.

Beobachtungsstudie bei Insomniepatienten

In einer Studie an 409 Personen mit Insomnie führten die Teilnehmenden 1056 Sitzungen zur Einnahme von medizinischem Cannabis über eine Handy-App durch, die in Echtzeit Bewertungen des selbst wahrgenommenen Schweregrads der Insomnie und etwaiger Nebenwirkungen aufzeichnete. Die Studie ergab eine durchschnittliche Reduktion der Symptomschwere um –4,5 Punkte (Standardabweichung 2,5, $p < 0{,}001$) auf einer visuellen Analogskala (VAS) von 0–10 Punkten (die Teilnehmenden geben an, wo auf einer geraden Linie der Schweregrad ihrer Symptome liegt, wobei 0 am schwächsten und 10 am stärksten ist). Die Verwendung von Pfeifen und Vaporizern war mit einer stärkeren Symptomlinderung und mehr positiven sowie kontextspezifischen Nebenwirkungen verbunden als *Joints*. Die Vaporisierung war zudem mit weniger negativen Effekten assoziiert. CBD war dabei mit einer signifikant stärkeren Linderung der Insomnie verbunden als THC, wobei es jedoch keinen Unterschied bei den Nebenwirkungen gab [176].

RCTs und systematische Übersichtsarbeiten

Ein Bericht aus dem Jahr 2017 zu Cannabis und Cannabinoiden, erstellt von den National Academies of Sciences, Engineering, and Medicine, kam zu folgendem Ergebnis: „Mäßige Evidenz, dass Cannabis oder Cannabinoide wirksam sind, um kurzfristige Schlafergebnisse bei Personen mit schlafbezogenen Störungen im Zusammenhang mit obstruktivem Schlafapnoesyndrom, Fibromyalgie, chronischen Schmerzen und Multipler Sklerose (Cannabinoide, hauptsächlich Nabiximols) zu verbessern" [177]. Nabiximols ist eine Kombination aus THC und CBD in einem nahezu 1:1-Verhältnis. Dieser Bericht berücksichtigte nur Belege aus systematischen Übersichtsarbeiten und randomisierten kontrollierten Studien (RCTs). Das Fazit basierte auf einer Metaanalyse von Whiting et al. [178], die in 8 RCTs eine stärkere Verbesserung der Schlafqualität und in 3 RCTs eine Verbesserung der Schlafstörung durch Cannabinoide feststellte (die Ergebnisse beziehen sich hauptsächlich auf Nabiximols). Die Übersichtsarbeit der National Academies identifizierte keine klinischen Studien, welche die Wirkung von Cannabinoiden bei Patienten mit primärer chronischer Insomnie untersuchten.

Eine systematische Übersichtsarbeit analysierte 11 Studien, welche die Auswirkungen des Freizeitkonsums von Cannabis auf den Schlaf untersuchten (insgesamt 203 Teilnehmende) [179]. Alle wurden in den USA oder Kanada durchgeführt. Die Gesamtqualität der Studien war schlecht, und in vielen fehlte die Kontrolle für Störfaktoren wie Alter, Geschlecht und vorbestehende Schlafprobleme. Es ist bekannt, dass die Prävalenz von Insomnie mit dem Alter zunimmt und bei Frauen höher ist. Es gab erhebliche Unterschiede zwischen den Studien hinsichtlich der Cannabisdosis und der Anwendungsdauer. Sechs dieser Studien verwendeten objektive Messungen (Elektroenzephalogramm, EEG). Die Ergebnisse waren wenig konsistent: Eine Studie berichtete über eine Zunahme des Slow-Wave-Schlafs, drei über eine Abnahme und eine Studie fand keine Veränderung; für den REM-Schlaf fand eine Studie eine Zunahme, eine andere eine Abnahme und vier Studien keinen Effekt. Der Schlaf in Stadium 2 nahm in zwei Studien zu, während vier Studien keinen Effekt fanden. Die Einschlaflatenz stieg in einer Studie an und nahm in einer anderen mit hoher THC-Dosis ab; zwei Studien fanden keinen Effekt. Insgesamt wurde kein signifikanter Einfluss von Cannabis auf die Gesamtschlafzeit oder die Zeit im Stadium-1-Schlaf festgestellt.

Fünf Studien verwendeten subjektive Schlafmaße, häufig den PSQI. In drei dieser Studien wurde festgestellt, dass Cannabis die Einschlaflatenz (Zeit bis zum Einschlafen) verkürzte, während es in einer Studie keinen Effekt hatte und in einer weiteren nicht gemessen wurde. Keine Studie zeigte einen signifikanten Effekt auf die Anzahl der nächtlichen Aufwachphasen, die in vier Studien erfasst wurden, und keine Studie fand einen Einfluss auf das Tagesverhalten (in drei Studien untersucht). Die Ergebnisse hinsichtlich der Gesamtschlafzeit variierten. Drei Studien untersuchten Dosiseffekte, und nur eine fand, dass höhere Dosen den Schlaf verbesserten, während die anderen beiden keinen Dosiseffekt feststellten [179].

Einige negative Ergebnisse: Cannabiskonsum und Schlafstörungen

Nicht alle Studien haben positive Effekte von Cannabis auf den Schlaf festgestellt. Mehrere Studien haben tatsächlich gezeigt, dass Cannabiskonsum mit Schlafproblemen, einschließlich einer schlechteren Schlafqualität, assoziiert ist; viele dieser Studien wurden bei Kindern oder Jugendlichen durchgeführt [173, 175, 180–184].

Eine Umfrage unter 248 Alkohol- oder Cannabiskonsumenten (Durchschnittsalter 26 Jahre) ergab, dass Probleme mit der Schlafqualität häufiger berichtet wurden als übermäßige Tagesschläfrigkeit und dass eine schlechte Schlafqualität mit komorbidem Alkohol- und Cannabiskonsum assoziiert war (wobei Frauen mit problematischem Alkohol- und Cannabiskonsum schlechtere Schlafergebnisse als Männer aufwiesen) [173]. Eine Studie mit 152 moderaten Cannabiskonsumenten zeigte, dass eine erhöhte Häufigkeit des Konsums von essbaren

Cannabisprodukten signifikant mit einer schlechteren subjektiven Schlafeffizienz, einer verkürzten Schlafdauer und höheren globalen PSQI-Werten assoziiert war, was auf einen insgesamt schlechteren Schlaf hindeutet [175].

Gefährdete Jugendliche und Kinder

Jugendliche scheinen besonders gefährdet zu sein, wobei mehrere Studien auf einen Zusammenhang zwischen schlechterem Schlaf und Cannabiskonsum hinweisen. Beispielsweise wurde festgestellt, dass Jugendliche mit Insomnie 1,8-mal häufiger über Cannabiskonsum berichten als Jugendliche ohne Insomnie [183]. Eine weitere Studie bei Jugendlichen ergab, dass Jugendliche, die den Konsum jeglicher illegaler Drogen (meist Cannabis) angaben, 2,6-mal häufiger über problematischen Schlaf berichteten als jene, die keine Drogen konsumierten [180]. In einer Analyse des US-amerikanischen nationalen Youth Risk Behaviour Survey 2007 (12.154 Highschoolschüler) wurde festgestellt, dass unzureichender Schlaf mit einer altersbereinigten Odds Ratio von 1,52 (95 %-KI 1,31–1,76) für Cannabiskonsum assoziiert war [181]. Eine Studie, die eine Kohorte von 12-jährigen Kindern bis zum Alter von 18 Jahren begleitete, fand heraus, dass aktueller Cannabiskonsum im Alter von 18 Jahren mit einer schlechten Schlafqualität assoziiert war [182].

Beunruhigend ist, dass Schlafprobleme bei kleinen Kindern einen späteren Cannabiskonsum vorhersagen können. In einer prospektiven Längsschnittstudie mit 292 Jungen und 94 Mädchen aus einer Gemeinschaftsstichprobe von Hochrisikofamilien und Kontrollen wurde festgestellt, dass Schlafprobleme im Alter von 3–8 Jahren den Beginn des Konsums von Cannabis, Alkohol und Zigaretten bei Jungen (und den Beginn des Alkoholkonsums bei Mädchen) vorhersagten [184].

Störfaktoren in der Forschung

Allerdings liegen die Schwierigkeiten oft im Detail. In der Studie von Conroy et al. wurden 98 Teilnehmende mit einem Durchschnittsalter von 22,3 Jahren in tägliche Konsumenten ($n = 29$), nicht tägliche Konsumenten ($n = 49$) und Kontrollen von Nichtkonsumenten ($n = 20$) eingeteilt [185]. Es wurden vier Instrumente zur Schlafmessung eingesetzt. Es zeigte sich, dass die PSQI-Werte bei täglichen Konsumenten höher waren als bei nicht täglichen Konsumenten und Nichtkonsumenten (7,0+/−3,8 vs 4,9+/−3,2 vs 5,0+/−3,7; $p = 0{,}02$) und dass die Werte des Insomnia Severity Index (ISI) bei täglichen Konsumenten höher waren als bei nicht täglichen Konsumenten und Nichtkonsumenten (7,9+/−6,6 vs 5,1+/−4,3 vs 4,3+/−4,8; $p = 0{,}01$). Eine kovariatenadjustierte Regressionsanalyse zeigte, dass die mittleren PSQI- und ISI-Werte bei täglichen Konsumenten signifikant höher waren als bei nicht täglichen Konsumenten und Nichtkonsumenten; jedoch waren diese Assoziationen nach Adjustierung für Angst und Depression (d. h. nach statistischer Berücksichtigung dieser Faktoren im Modell) nicht mehr signifikant [185]. Im Wesentlichen bedeutet dies, dass Angst und Depression die Ursache für die Unterschiede zwischen täglichen Konsumenten und den beiden anderen Gruppen bei den PSQI- und ISI-Werten gewesen sein könnten, und nicht die Häufigkeit des Cannabiskonsums. Die Studie zeigte außerdem, dass es zwischen allen drei Gruppen keinen signifikanten Unterschied in der Epworth Sleepiness Scale (ESS) oder im Morningness Eveningness Questionnaire (MEQ) gab, obwohl tägliche Konsumenten mehr Schlafstörungen angaben als nicht tägliche Konsumenten [185].

Chronischer Konsum und Toleranz

Es gibt Hinweise darauf, dass chronische oder wiederholte Exposition gegenüber Cannabis und THC eine Toleranz gegenüber deren Wirkungen, einschließlich der schlaffördernden Effekte, hervorrufen kann, sodass höhere Dosierungen erforderlich sind, um schlaffördernde Effekte zu erzielen [131, 186]. In einer Studie beispielsweise erhielten 13 männliche Cannabiskonsumenten, die im Mittel 5,5+/−3,9 Joint-Äquivalente pro Tag rauchten, über 7 Tage rund um die Uhr orales THC (20 mg; 40−120 mg täglich). Die Teilnehmenden füllten einen Schlaffragebogen aus, um Veränderungen der Schlafcharakteristika im Zeitverlauf sowie Zusammenhänge zwischen Schlafcharakteristika und Plasmakonzentrationen von Cannabinoiden untersuchen zu können. Es zeigte sich, dass höhere abendliche THC- und 11-OH-THC-Spiegel signifikant mit einer kürzeren Einschlaflatenz, weniger Einschlafschwierigkeiten und vermehrtem Tagesschlaf am Folgetag assoziiert waren; jedoch nahm die Dauer sowohl des selbstberichteten als auch des berechneten Nachtschlafs signifikant ab (um 5,34 bzw. 3,54 min pro Nacht), was darauf hindeutet, dass eine Toleranz gegenüber den schläfrigkeitsfördernden Effekten von THC eingetreten sein könnte [186].

Schlafstörungen im Rahmen des Cannabisentzugs

Der Entzug nach chronischem Cannabiskonsum ist häufig mit Schlafstörungen wie Schlafunterbrechungen, lebhaften Träumen und einer Reduktion des Stadium-4-NREM-Schlafs assoziiert [130, 159, 187–190], wobei gestörter Schlaf bis zu 45 Tage nach Absetzen anhalten kann [191]. Schlafprobleme gehören zu den konsistentesten und problematischsten Faktoren im Zusammenhang mit Cannabisentzug, und es gibt Hinweise darauf, dass sie zu Rückfällen beitragen können [131, 192, 193]. Tatsächlich ist eines der schwerwiegendsten Symptome des Cannabisentzugs, die in Laborschlafstudien festgestellt wurden, die Schlafstörung [193].

Eine systematische Übersichtsarbeit von 36 Publikationen kam zu dem Schluss, dass der Schlaf während des Cannabisentzugs häufig unterbrochen ist, wobei die Wirkmechanismen unklar bleiben [189]. Eine Studie mit 17 starken Cannabiskonsumenten, die den Konsum einstellten, und 14 drogenfreien Kontrollen (Alter 18–30 Jahre) zeigte, dass das Absetzen des Cannabiskonsums mit polysomnografischen Messungen von Schlafstörungen im Vergleich zu Nichtkonsumenten assoziiert war, darunter eine geringere Gesamtschlafzeit, weniger NREM, schlechtere Schlafeffizienz, längere Einschlaflatenz und kürzere REM-Latenz [187]. Diese Ergebnisse werden durch weitere Studien mit starken Cannabiskonsumenten, die einen abrupten Cannabisentzug untersuchten, gestützt [188, 190]. In einer weiteren Studie mit regelmäßigen Cannabiskonsumenten war kurzfristige Abstinenz (3 Tage) vom Cannabiskonsum mit einer Reduktion von Schlafeffizienz, Gesamtschlafzeit, prozentualer Zeit im Stadium 1 und 2 des NREM-Schlafs, REM-Latenz und subjektiver Schlafqualität sowie mit einer erhöhten Einschlaflatenz und Zeit im REM-Schlaf im Vergleich zur Konsumphase assoziiert [190]. Eine frühe Schlafstudie ergab, dass beim Entzug von THC (Regime: 3 Nächte unter einer Anfangsdosis von 70 mg/Tag, die letzten 3 Nächte einer 2-wöchigen Periode mit 210 mg/Tag) eine signifikante Reduktion des Stadium-4-NREM-Schlafs auftrat, wobei die Veränderung nur in der ersten Entzugsnacht ausgeprägt war [159].

Nachweis der Wirksamkeit von CBD bei Schlafstörungen

Präklinische Studien: CBD und Schlaf

In den frühen 1970er-Jahren deuteten Forschungsergebnisse darauf hin, dass CBD eine sedierende Wirkung besitzt, basierend auf Beobachtungen, dass CBD die Fortbewegung bei Ratten verringerte [194] und bei höheren Dosen das operante Verhalten von Ratten und Tauben beeinflusste [195].

Seitdem zeigen präklinische Studien jedoch teilweise widersprüchliche Ergebnisse: Einige Tierstudien deuten darauf hin, dass CBD die Wachheit fördert oder anregend wirkt [196–200], während andere darauf hinweisen, dass CBD den Schlaf fördert [201, 202].

So führte beispielsweise die Mikrodialyseperfusion von CBD (30, 60, 90 nM) in den lateralen Hypothalamus von Ratten zu einer erhöhten Wachheit und unterdrückte den Schlaf. Dieser Effekt war mit einem Anstieg des extrazellulären Dopamins im Nucleus accumbens assoziiert. Die Perfusion von CBD in den lateralen Hypothalamus nach vollständiger Schlafdeprivation verhinderte den Schlafreboundeffekt [200].

Im Gegensatz dazu wurde eine Studie an Ratten durchgeführt, bei der die Tiere intraperitoneal mit CBD in drei verschiedenen Dosierungen (2,5 mg/kg, 10 mg/kg, 40 mg/kg) oder mit Vehikel/Placebo ($n = 7$ Ratten pro Gruppe) behandelt wurden. Die Schlafaufzeichnungen erfolgten während Licht- und Dunkelphasen über 4 Tage (mit Basisaufzeichnungen an Tag 1 und 2, Tag 3 als Testtag und Tag 4 als Nachtesttag). Am Testtag (Tag der Verabreichung) stieg während der Lichtphase der prozentuale Gesamtschlafanteil bei den Ratten der 10 mg/kg- und 40 mg/kg-Gruppen im Vergleich zum Placebo signifikant an; in der 40 mg/kg-Gruppe war auch die Einschlaflatenz signifikant erhöht (und es gab zudem einen nicht signifikanten Anstieg der Zeit im Slow-Wave-Schlaf). Am Nachtesttag war bei den mit 10 mg/kg behandelten Ratten die REM-Schlaflatenz ebenfalls signifikant verringert [202].

Es gibt Hinweise darauf, dass die Wirkung von CBD auf die Schlafqualität über seine anxiolytischen Effekte vermittelt werden könnte [130]. In einem Mausmodell für PTBS wurde beispielsweise durch wiederholte Kombinationstests (RCTs) mit Erhöhtem Plus-Labyrinth (engl.: Elevated Plus-Maze, EPM) und Open-Field-Tests (OFT) über 4 Tage Angst induziert. Dies führte zu einer Reduktion des NREM-Schlafs in der ersten Stunde nach dem RCT und zu einer Unterdrückung des REM-Schlafs in den Stunden 4–10 nach dem RCT bei den Mäusen. Wurde CBD in den zentralen Kern der Amygdala mikroinjiziert, zeigte sich ein anxiolytischer Effekt (nachgewiesen im EPM und OFT). Zudem blockierte es effizient die durch Angst induzierte REM-Schlafunterdrückung, hatte jedoch keinen Einfluss auf den NREM-Schlaf, sodass die Forscher schlussfolgerten, dass CBD die durch Angst ausgelöste REM-Schlafveränderung über einen anxiolytischen Effekt und nicht über eine direkte Schlafregulation blockieren kann [203].

Es ist möglich, dass die unterschiedlichen Ergebnisse dieser Tierstudien – also schlaffördernde oder anregende Effekte – mit den verwendeten experimentellen Bedingungen zusammenhängen, insbesondere mit den Hirnarealen, in die CBD injiziert wurde. Ergebnisse aus Studien, bei denen bestimmte Hirnregionen injiziert werden, unterscheiden sich wahrscheinlich von solchen mit systemischer Verabreichung. Letztlich besteht das Ziel der Tierforschung darin, zu verstehen, wie CBD beim Menschen wirken könnte, und wir nehmen CBD nicht ein, indem wir es in einen bestimmten Teil unseres Gehirns injizieren. Ein mechanistischer Ansatz zum Verständnis der Wirkungsweise einer komplexen Pflanze wie Cannabis oder auch eines CBD-Isolats im Körper hat seine Grenzen. Bei der Interpretation von Daten aus Tierstudien sollte zudem bedacht werden, dass in der Regel reines CBD-Isolat getestet wird (und nicht Ganzpflanzenprodukte).

Auswirkung chronischer CBD-Anwendung bei jugendlichen Ratten auf das Schlafmuster adulter Ratten

Eine aktuelle Studie an juvenilen (adoleszenten) Ratten untersuchte die Auswirkungen einer langfristigen CBD-Gabe in der Adoleszenz auf den Schlaf im Erwachsenenalter. Juvenile Ratten erhielten täglich 5 oder 30 mg/kg CBD (i.p.-Injektion) ab postnatalem Tag 30 für 2 Wochen. Am postnatalen Tag 80 wurden Schlaf-Wach-Zyklus und die Expression von NeuN untersucht [204]. NeuN ist ein Antikörper, der von Nagetieren stammt, die mit gereinigten neuronalen Zellkernen immunisiert wurden, und ist spezifisch für ein unbekanntes Kernprotein, das von den meisten Neuronen (aber nicht von Gliazellen) exprimiert wird. Damit können Neuronen von Gliazellen unterschieden werden [205].

Die Studie ergab, dass die systemische Verabreichung von CBD in der Adoleszenz im Erwachsenenalter mit folgenden Veränderungen assoziiert war:

- Erhöhte Wachheit und verringerter REM-Schlaf während der Lichtphase (normalerweise sind Ratten in dieser Zeit weniger aktiv und schlafen)
- Verringerte Wachheit und verstärkter Slow-Wave-Schlaf während der Dunkelphase (dies ist die Zeit, in der Nagetiere normalerweise aktiver sind, d. h. nachts) [204]

Darüber hinaus beeinflusste die CBD-Gabe bei den Ratten die NeuN-Expression im suprachiasmatischen Nukleus [204]. Somit war bei Ratten die chronische Verabreichung von CBD während der Adoleszenz mit Veränderungen in der neuronalen Entwicklung einer Schlüsselregion des Gehirns, die am Schlaf beteiligt ist, assoziiert, was wiederum Auswirkungen auf das Schlaf-Wach-Muster im Erwachsenenalter hatte. Die Relevanz dieser Befunde für den Menschen ist bislang unbekannt.

Zellforschung: Wirkung von CBD auf zirkadiane Uhrgene

Es ist bekannt, dass viele physiologische Funktionen des Körpers durch unseren zirkadianen Rhythmus reguliert werden. In einem Experiment an Mikrogliazellen von Mäusen, das die Wirkung von CBD und THC auf die Expression von Uhrgenen untersuchte, zeigte sich, dass CBD eine Deregulierung der zirkadianen Kerngene induzierte: CBD regulierte CLOCK herunter und ARNTL, CRY2 sowie PER1 herauf. CBD deregulierte zudem (d. h. entweder hoch- oder herunterreguliert) den zirkadianen Rhythmus weiterer nukleärer Moleküle in Mikrogliazellen, darunter RORA und RXRA (nukleäre Rezeptoren), RevErba, RORB, CREBBP, activating transcription factor 4 (AFT4), AFT5 und NFIL3 (nuclear factor, interleukin-3 regulated). Der Melatoninrezeptor 1B, Mtmr1b (myotubularin-related protein 1), wurde durch CBD ebenso herunterreguliert wie einige Dopaminrezeptoren Drd2 (Dopaminrezeptor D2) und Drd4 (Dopaminrezeptor D4) [33].

THC zeigte diesen deregulatorischen Effekt auf die zirkadiane Rhythmik in Mikrogliazellen, wie ihn CBD aufwies, nicht. Interessanterweise wurde die Wirkung von CBD sowohl unter inflammatorischen (LPS-induzierten) als auch unter nicht inflammatorischen Bedingungen getestet, wobei kein Unterschied im Effekt festgestellt wurde. Dies legt nahe, dass der Wirkmechanismus von CBD unabhängig vom neuroinflammatorischen Zustand und von Cannabinoidrezeptoren in BV-Mikrogliazellen sein könnte. Die Ergebnisse dieser Zellstudie an Mäusen deuten darauf hin, dass CBD Zellen im wachen Zustand durch Beeinflussung der Expression der zentralen Uhrgene in BV-2-Mikrogliazellen hemmen kann [33]. Klinisch könnte sich dieser Effekt in einer schnellen Anpassung an neue Zeitzonen oder Schichtarbeit äußern.

Humanstudien: CBD und Schlaf

Einige Studien, darunter Fallberichte [206], Fallserien [207] und randomisierte kontrollierte Studien [201, 208], deuten darauf hin, dass CBD wirksam zur Förderung des Schlafs sein könnte. Einige Studien legen nahe, dass CBD eine stimulierende oder wach machende Wirkung hat [209, 210], andere berichten von einer sedierenden Wirkung [201, 208], und eine fand keinen Effekt in Bezug auf Schläfrigkeit [211]. Einzelheiten siehe Tab. 8.2.

CBD, das als Zusatztherapie (zu Standardbehandlung und Medikation) eingesetzt wurde, konnte in einer offenen, retrospektiven Fallserie von 11 PTBS-Patienten einer ambulanten psychiatrischen Klinik bei einem Teil der Patienten mit häufigen Albträumen die Albträume reduzieren sowie die Schwere der PTBS-Symptomatik verringern [212].

Sedierend oder aktivierend: Was trifft zu?

Diese potenziell unterschiedlichen Effekte, d. h. sedierend oder aktivierend, könnten mit der Dosierung zusammenhängen. Es wurde angenommen, dass niedrig dosiertes CBD eher aktivierend und höher dosiertes CBD sedierend wirkt, was auch einige tierexperimentelle Daten stützen. Die Evidenz aus Humanstudien ist jedoch uneinheitlich.

So erhielten in einer klinischen Studie an Insomnikern 15 Teilnehmende orale Dosen von 40 mg, 80 mg und 160 mg CBD als Hypnotikum (in Gelkapseln). Die Kontrollmedikationen waren Nitrazepam (5 mg) und Placebo. Keine der CBD-Dosen war mit Verbesserungen bei der Schlafinduktion, der Schlaffragmentierung oder der subjektiven Schlafqualität im Vergleich zu Placebo assoziiert. Im Vergleich zu Placebo verlängerte nur die hohe CBD-Dosis (160 mg) die Schlafdauer signifikant. Alle drei CBD-Dosen reduzierten im Vergleich zu Placebo die Traumerinnerung [201]. Diese Studie scheint die Annahme zu stützen, dass für eine sedierende Wirkung höhere CBD-Dosen erforderlich sein könnten.

In der Studie von Nicholson et al. [209] waren sowohl 5 mg CBD als auch 15 mg CBD mit einer Reduktion des Stadium-3-NREM-Schlafs assoziiert, und die Kombination aus 15 mg CBD/15 mg THC war mit einer erhöhten Wachheit verbunden. Dies könnte die Annahme stützen, dass niedrig dosiertes CBD aktivierend wirkt; jedoch wurde in der Studie von Zuardi et al. [208] festgestellt, dass 1 mg/kg CBD aktivierend wirkt, was keine besonders niedrige Dosis ist, und in einer weiteren (retrospektiven) Studie waren Dosen von 25 mg/Tag bei der Verbesserung des Schlafs für die Mehrheit der Patienten wirksam [207].

Aufgrund der aktuellen Evidenz ist somit weiterhin unklar, welche Dosierungen aktivierend oder sedierend wirken. Weitere Studien sind erforderlich, um die Effekte unterschiedlicher CBD-Dosen zu klären, und es muss besser definiert werden, was als niedrige oder hohe Dosis gilt. Es ist mehr als wahrscheinlich, dass die Effekte von CBD in Bezug auf den Schlaf, d. h. potenziell aktivierend oder sedierend bei verschiedenen Dosierungen, individuell variieren – abhängig vom relativen Zustand des Endocannabinoidsystems (dem „ECS-Tonus“). Nach den klinischen Erfahrungen von Philip Blair können niedrige Dosen (15–30 mg ~0,5 mg/kg) je nach Kontext sowohl aktivierend als auch sedierend wirken. In einer wachen Umgebung wie Arbeit oder Reisen hat CBD aktivierende Effekte, während in einer Schlaf- oder Ruheumgebung dieselbe CBD-Dosis sedierend wirken kann. Dies könnte auch eine Funktion der zu diesem Zeitpunkt zirkulierenden Neurotransmitter und

Tab. 8.2 Humanstudien zu sedierenden und stimulierenden Effekten von CBD

CBD fördert Wachheit	CBD fördert Schlaf	CBD hat keinen Einfluss auf den Schlaf
Nicholson et al. [209]: Effekte von Cannabisextrakten (15 mg THC; 5 mg THC + 5 mg CBD; 15 mg THC + 15 mg CBD, Placebo; oromukosale Applikation 30 Min. ab 22 Uhr)[f] auf den Nachtschlaf, die morgendliche Leistungsfähigkeit, das Gedächtnis und die Schläfrigkeit wurden bei 8 *gesunden Probanden* (4 Männer, 4 Frauen, 21–34 Jahre) untersucht; doppelblind, placebokontrolliert, 4-fach Cross-over-Design *Ergebnisse:* Keine Effekte von 15 mg THC auf den Schlaf. Beide Dosierungen der THC/CBD-Kombination waren mit einer Abnahme des Stadium-3-Schlafs assoziiert; die höhere CBD/THC-Dosis (je 15 mg) führte zu vermehrter Wachheit Am Folgetag: 15 mg THC waren mit Gedächtnisbeeinträchtigung, verkürzter Einschlaflatenz, erhöhter Schläfrigkeit und Stimmungsveränderungen assoziiert. Bei der niedrigen CBD/THC-Kombination (je 5 mg) war die Erinnerungszeit bei der digitalen Erinnerungsaufgabe schneller. Bei der höheren CBD/THC-Kombination (je 15 mg) berichteten die Teilnehmenden über erhöhte Schläfrigkeit und Stimmungsveränderungen. 15 mg THC scheinen sedierend zu wirken und 15 mg	**Shannon und Opila-Lehman**[206]: **Fallbericht,** 27-jähriger Mann mit bipolarer Störung und Cannabisabhängigkeit. CBD-Öl wurde zu den bestehenden Medikamenten hinzugefügt (verwendet wurde CannaVest CBD-Öl[a]). Anfangsdosis 24 mg CBD-Öl, 6 Sprühstöße nach Bedarf und 2 Sprühstöße zur Nacht, mit schrittweiser Reduktion auf 18 mg/Tag, ohne Sprühstöße tagsüber und 6 Sprühstöße zur Schlafenszeit. Über einen Zeitraum von 4 Monaten konnte der Patient den Cannabiskonsum beenden, die Angst nahm ab und er konnte einen regelmäßigen Schlafrhythmus aufrechterhalten **Zuardi et al.** [208]: *11 gesunde Probanden* erhielten Placebo oder CBD[b] in Dosierungen von 300 mg ($n = 7$) oder 600 mg ($n = 4$) in zwei experimentellen Sitzungen im Doppelblindverfahren, getrennt durch mindestens 1 Woche. CBD zeigte eine sedierende Wirkung **Carlini und Cunha** [201]: Doppelblind-RCT; *15 Probanden mit Insomnie* erhielten 40 mg, 80 mg und 160 mg orale CBD-Dosen[c] sowie Placebo und 5 mg Nitrazepam; jede Woche erhielt jeder Teilnehmer ein anderes Präparat über 5 Wochen. Die Dosierung erfolgte einmal wöchentlich, 30 Min. vor dem Schlafengehen; am nächsten Morgen füllten die Teilnehmenden einen Fragebogen aus *Ergebnisse* Schlafinduktion: Die Wirkung aller 3 CBD-Dosen und von Nitrazepam auf die Schlafinduktion unterschied sich nicht signifikant vom Placebo. Es gab keinen Unterschied in der Qualität der Schlafinduktion zwischen den Gruppen	**Spindle et al.** [211]: 18 *gesunde Erwachsene* ($n = 9$ Männer, $n = 9$ Frauen) absolvierten vier doppelblinde, double-dummy Medikamentengaben, die jeweils durch mindestens 1 Woche getrennt waren. Studienmedikationen: orales CBD (100 mg), verdampftes reines CBD (synthetische kristalline Form) (100 mg), verdampftes CBD-dominantes Cannabis (100 mg CBD, 3,7 mg THC) und Placebo-Cannabis[h] Die Teilnehmenden füllten bei jeder Sitzung einen Fragebogen zu den Medikamenteneffekten aus *Ergebnisse:* Kein signifikanter Unterschied zwischen Placebo, oralem CBD und verdampftem reinen (synthetischen) CBD (100 mg) hinsichtlich Schläfrigkeit

(Fortsetzung)

Tab. 8.2 (Fortsetzung)

CBD fördert Wachheit	CBD fördert Schlaf	CBD hat keinen Einfluss auf den Schlaf
Fazit: CBD scheint wach machende Eigenschaften zu besitzen, da es die Wachaktivität während des Schlafs erhöhte und die sedierende Wirkung von 15 mg THC entgegenwirkte	Schlafqualität: Die 160 mg CBD waren mit einer signifikant verlängerten Schlafdauer im Vergleich zu Placebo assoziiert. Es gab keinen Unterschied zwischen den Gruppen mit 40 mg und 80 mg CBD und der Placebogruppe hinsichtlich der Schlafdauer. Es gab keinen Unterschied zwischen den CBD-Gruppen und Placebo bezüglich Schlaffragmentierung und Berichten über guten Schlaf	
Zuardi et al. [210]: *8 gesunde Probanden* erhielten 0,5 mg/kg THC, oder 1 mg/kg CBD, oder eine Mischung aus 0,5 mg/kg THC und 1 mg/kg CBD[g], oder Placebo oder Diazepam (10 mg) (die letzten beiden als Kontrollen) im Doppelblindverfahren (jeder Teilnehmer nahm an 5 experimentellen Sitzungen teil, jeweils im Abstand von einer Woche). Die Gabe von CBD war mit einem signifikanten Anstieg der Gefühle „klar im Kopf" und „schlagfertig" im Vergleich zu THC (0,5 mg/kg), das ein vermehrtes Gefühl von „benommen" hervorrief, assoziiert	Träume: Die Teilnehmenden berichteten bei allen 3 CBD-Dosierungen im Vergleich zu Placebo signifikant weniger Traumerinnerung **Shannon et al.** [207]: **retrospektive Fallserie,** 72 *Erwachsene aus einer ambulanten psychiatrischen Klinik* mit primären Beschwerden über schlechten Schlaf ($n = 25$) oder Angst ($n = 47$). Die meisten erhielten CBD 25 mg/Tag in Kapselform (eine kleine Zahl erhielt 50 mg/Tag oder 75 mg/Tag, und ein Patient erhielt CBD, das schrittweise auf 175 mg/Tag gesteigert wurde)[d]. Bei vorherrschenden Angstsymptomen erfolgte die Einnahme nach dem Frühstück, bei Schlafbeschwerden nach dem Abendessen *Ergebnisse*: Im Durchschnitt verbesserten sich Schlaf und Angst bei den meisten Patienten und dies hielt über die Zeit an Nachuntersuchung nach einem Monat: 79,2 % (57/72) und 66,7 % (48/72) berichteten über eine Verbesserung von Angst bzw. Schlaf; 15,3 % (11/72) und 25,0 % (18/72) berichteten über eine Verschlechterung von Angst bzw. Schlaf Nachuntersuchung nach zwei Monaten: 78,1 % (32/41) und 56,1 % (23/41) berichteten über eine Verbesserung von Angst bzw. Schlaf im Vergleich zum Vormonat; 19,5 % (8/41) und 26,8 % (11/41) berichteten über eine Verschlechterung von Angst bzw. Schlaf im Vergleich zum Vormonat	Verdampftes CBD-dominantes Cannabis war im Vergleich zu verdampftem reinen CBD mit einer signifikanten Zunahme der Schläfrigkeit assoziiert (aber nicht im Vergleich zu Placebo oder oralem CBD) [211]

(Fortsetzung)

Tab. 8.2 (Fortsetzung)

CBD fördert Wachheit	CBD fördert Schlaf	CBD hat keinen Einfluss auf den Schlaf
	In der Gruppe mit Hauptbeschwerde schlechter Schlaf: Der PSQI-Wert veränderte sich von 13,08 (Standardabweichung 3,03) zu Studienbeginn auf 10,64 (Standardabweichung 3,89) nach 1 Monat, 9,39 (Standardabweichung 3,81) nach 2 Monaten und 9,33 (Standardabweichung 4,63) nach 3 Monaten[e]. Dies deutet auf keine wirkliche Verbesserung nach dem ersten Monat hin; es wurde keine statistische Analyse des Unterschieds zwischen Ausgangswert und Nachuntersuchungen durchgeführt, um festzustellen, ob dieser signifikant war	

[a]Laut Website handelt es sich bei CannaVest CBD-Öl um ein Vollspektrum-CBD-Produkt

[b]Es werden kaum Angaben zum CBD gemacht, außer dass es von Dr. R Mechoulam (Israel) stammt, mit Alkohol gemischt und in Schokoladenbonbons eingebracht wurde (gleiches Verfahren für Placebo)

[c]Es werden kaum Angaben zum CBD gemacht, außer dass es in kristallisierter Form vorlag, vom US National Institutes of Health (NIH) geliefert und in Gelatinekapseln abgefüllt wurde

[d]Keine Angaben zum tatsächlich verwendeten CBD-Produkt

[e]Pittsburgh Sleep Quality Index (PSQI): Skala 0–21, höhere Werte bedeuten mehr schlafbezogene Probleme [Wert >5 gilt als schlechter Schläfer]

[f]CBD und THC wurden von GW Pharmaceuticals plc bereitgestellt. THC und die THC/CBD-Kombinationen wurden in 50:50 Ethanol zu Propylenglykol formuliert

[g]Es werden kaum Angaben zum CBD gemacht, außer dass es aus Israel stammt und mit 99 % Ethanol gemischt wurde

[h]Das verdampfte CBD war ein synthetisches kristallines CBD; das CBD-dominante Cannabis enthielt 10,5 % CBD, 0,39 % THC,0,02 % Δ8THC und 0,05 % Cannabinol (CBN); das Placebo-Cannabis enthielt 0,001 %THC, 0,003 % CBD und 0,005 % CBN; kein Δ^8-THC nachweisbar; das orale CBD lag in drei Formulierungen zur Beurteilung der Pharmakokinetik vor: Die ersten sechs Probanden nahmen CBD in einer Gelkapsel mit Cellulose ein; die nächsten sechs erhielten 1 ml Epidiolex; die letzten sechs nahmen CBD in 10 ml apothekenüblichem Kirschsirup ein. Die Studienergebnisse fassten die Daten aller drei Gruppen zusammen, da es keine Unterschiede zwischen den Subgruppen gab

Hormone (z. B. Melatonin) und deren Interaktionen mit CBD sein. Dies legt nahe, dass CBD durchaus ein *adaptogenes* Heilmittel sein könnte, das auf die jeweiligen Bedürfnisse des Körpers in bestimmten Zuständen reagiert.

Ein weiteres zentrales Problem der bisherigen Forschung ist, dass viele Studien an gesunden Personen durchgeführt wurden [208–211], während es nur wenige Studien an Menschen mit Insomnie gibt (z. B. Carlini und Cunha [201]). Es sind mehr Studien an tatsächlich von Insomnie Betroffenen erforderlich, da der Zustand des ECS bei Insomnikern wahrscheinlich ein anderer ist als bei Personen, die regelmäßig ausreichend oder gut schlafen. Das ECS ist schließlich eine Art homöostatischer Regulator. In zukünftigen Studien muss auch besser auf potenziell störende Einflussfaktoren geachtet werden. Zudem sollten neue Studien objektivere Schlafparameter anstelle von subjektiven Befragungen einbeziehen.

Wichtig ist, dass die Ergebnisse von Studien mit CBD-Isolaten sich wahrscheinlich von denen mit Vollspektrum-CBD-Öl unterscheiden, das zusätzliche Terpene und andere sekundäre Pflanzenstoffe enthält. Es ist zu beachten, dass Terpene ebenfalls eigene therapeutische Effekte haben und einige Terpene sedierende Wirkungen aufweisen.

CBD und Parasomnien

Die REM-Schlaf-Verhaltensstörung ist eine Parasomnie, die durch den Verlust der Muskelatonie während des REM-Schlafs gekennzeichnet ist und mit Albträumen sowie aktiven körperlichen Bewegungen während des Träumens einhergeht. Die zugrunde liegende Ursache ist nicht gut verstanden, tritt jedoch bei Synukleinopathien auf. Hirnstammkreise, welche die Atonie während des REM-Schlafs steuern, sind geschädigt, was zu zufälligen, teils heftigen Gliedmaßenbewegungen führt. In einer Fallserie von 4 Patienten mit Parkinsonkrankheit war die Behandlung mit CBD mit einer raschen und deutlichen Reduktion der Häufigkeit von REM-Schlaf-Verhaltensstörungen ohne Nebenwirkungen verbunden [213].

Restless-Legs-Syndrom

Das Restless-Legs-Syndrom (RLS) ist eine schlafbezogene Bewegungsstörung, die mit verschiedenen Erkrankungen wie Eisenmangel, Parkinsonkrankheit, Diabetes mellitus und Antidepressiva, um nur einige zu nennen, assoziiert ist. Das Syndrom äußert sich durch ein unangenehmes Gefühl in den unteren Extremitäten, das zu Bewegungsdrang führt und den Schlaf stören kann. Die Ursache kann genetisch primär oder sekundär durch Medikamente, Mineralstoffmangel oder eine Dysregulation des Dopaminsystems bedingt sein. Die Behandlung besteht meist in der Eliminierung von Medikamenten, der Korrektur von Mängeln oder einer Änderung des Lebensstils. In einer Fallstudie mit 6 Patienten mit schwerem RLS, die nicht auf Opioide, Benzodiazepine, Gabapentin oder Dopaminagonisten ansprachen, wurde durch gelegentlichen Freizeitkonsum von Cannabis oder CBD eine 100%ige Linderung erreicht [214]. Merkwürdigerweise wurden zu dieser Erkrankung keine weiteren Studien mit Cannabinoiden durchgeführt.

Wirksamkeit von THC bei Schlafstörungen

Sowohl präklinische als auch klinische Forschungsergebnisse stützen die Annahme, dass THC eine Rolle bei der Modulation des Schlafs spielen könnte. Eine der Wirkungen von THC ist die Sedierung, wobei es zwei potenzielle Wirkmechanismen gibt, die dies erklären könnten [215]. Erstens wurde festgestellt, dass Endocannabinoide die Adenosinspiegel erhöhen (was den Schlaf fördert), und zweitens werden CB1-Rezeptoren in Neuronen des lateralen Hypothalamus exprimiert, die an der Regulation des Arousalsystems beteiligt sind, was zu einer Hemmung der Arousalsysteme führt [215].

Tierstudien: THC und Schlaf

Präklinische Forschung zeigte, dass niedrige und hohe Dosen von THC mit einer signifikant erhöhten Gehirntemperatur im Vergleich zu Kontrollratten assoziiert waren und dass die zirkadianen Rhythmen weniger ausgeprägt waren. Nach Absetzen von THC kehrten sich die zirkadianen Rhythmen um, d. h., die nächtliche Gehirntemperatur beider THC-Gruppen entsprach derjenigen der Kontrollratten am Tag, was die Forschenden zu der Vermutung veranlasste, dass die zirkadiane Uhr im suprachiasmatischen Nukleus durch THC in entgegengesetzter Weise beeinflusst werden könnte [216].

Eine Studie ergab, dass 10 mg/kg THC, intravenös an Mäuse verabreicht, die schlaffördernde Wirkung von Pentobarbital verstärkte, indem die durch Phenobarbital induzierte Schlafdauer um das 3,3-Fache verlängert wurde, und dass dieser Effekt durch die gleichzeitige Gabe von CB1-Rezeptorantagonisten abgeschwächt wurde [217]. Dieses Ergebnis stützt eine frühere Studie, die zeigte, dass THC die durch Phenobarbital induzierte Schlafzeit verlängerte [218].

Die akuten Effekte verschiedener Dosierungen einer bestimmten Cannabissorte (11,5 % THC, vernachlässigbare Mengen anderer Cannabinoide), verabreicht durch Vaporisation, wurden an Ratten untersucht. Es wurden polysomnografische Aufzeichnungen wurden bei den Ratten gemacht, die unmittelbar vor der Aufzeichnung 0 mg (Kontrolle), 40 mg, 80 mg und 200 mg Cannabis erhielten. Es zeigte sich, dass die 200-mg-Dosis die NREM-Schlafzeit während der Lichtphase erhöhte, jedoch nur während der ersten Stunde der Aufzeichnung, und dass während der Dunkelphase (aktive Phase für Ratten) oder bei niedrigeren Dosen (40 mg, 80 mg) keine Veränderungen des Schlafs feststellbar waren. Dies ging einher mit einer Reduktion der EEG-Leistung in verschiedenen Kortexarealen, hauptsächlich in Hochfrequenzbändern während Wach- und REM-Schlaf und nur während der Lichtphase, sowie mit einer Abnahme der intrahemisphärischen Kohärenz der Schlafspindeln während des NREM-Schlafs in der Dunkelphase [219].

Tab. 8.3 Studien zu den Effekten von THC auf den Schlaf

Referenz	Studienmerkmale	Schlüsselresultate
Pivik et al. [161]	Untersuchung der Effekte von THC auf ungestörte und experimentell veränderte (durch REM-Deprivation) Schlafmuster bei jungen erwachsenen männlichen Probanden Studie 1 (normative Experimente): 4 Teilnehmende erhielten THC in Dosen von 61 bis 258 µg pro Kilogramm kurz vor dem Einschlafen Studie 2 (Deprivations-Experimente): $n = 2$ erhielten entweder THC (244 µg pro Kilogramm und 259 µg pro Kilogramm) oder Synhexl (semisynthetisches THC, 733 µg pro Kilogramm und 777 µg pro Kilogramm) am Morgen nach der zweiten von zwei aufeinanderfolgenden Nächten mit REM-Deprivation	Beide Experimente zeigten, dass THC mit einer Zunahme des Stadiums 4 Schlafs und einer Abnahme des REM-Schlafs assoziiert war Normative Experimente: Bei der höchsten THC-Dosis wurde eine Reduktion des Stadiums 1 und der Wachzeit nach dem Einschlafen beobachtet
Hosko et al. [220]	$N = 7$ Probanden erhielten oral THC in Dosen von 0,2 mg/kg und 0,3 mg/kg jeweils für eine Nacht	Die Probanden zeigten offenbar eine REM-Suppression und nach dem Absetzen einen Anstieg über den Ausgangswert, jedoch waren diese nicht statistisch signifikant
Cousens und DiMascio [158]	**Teilnehmer: $n = 9$ gesunde Insomniker** Teilnehmer wurden einmal pro Woche über einen Zeitraum von 6 Wochen getestet, um die Auswirkungen von THC auf die Veränderung des üblichen Schlafmusters zu untersuchen **Studienmedikation: orale Gabe** THC bestand zu 95 % aus THC in dehydriertem Alkohol in einem Getränk, das aus Fresca, Bitter Lemon und Kirschsaft sowie einigen Tropfen Mandelaroma bestand. Das Placebo war identisch, jedoch ohne THC **Dosierungen**: Die drei THC-Dosen betrugen 10 mg, 20 mg und 30 mg Die Teilnehmer erhielten THC oder Placebo 1,5 h vor der durchschnittlichen Schlafenszeit der Gruppe	Alle drei THC-Dosen verringerten die Einschlafzeit (Schlaflatenz) im Vergleich zum Placebo signifikant Nach dem Einschlafen unterschieden sich die Unterbrechungen (Anzahl der nächtlichen Erwachungen) bei keiner der THC-Dosen signifikant vom Placebo Bei der Analyse der Daten in 4-Stunden-Blöcken zeigte sich jedoch, dass THC im Zeitraum zwischen Mitternacht und 4 Uhr tendenziell mit weniger Erwachungen und weniger Wachzeit danach assoziiert war; je höher die THC-Dosis, desto ausgeprägter der Trend (statistisch jedoch nicht signifikant). Für die zweite Nachthälfte (4–8 Uhr) zeigte sich ein nicht signifikanter Trend zu vermehrter Wachzeit mit steigender THC-Dosis

(Fortsetzung)

Tab. 8.3 (Fortsetzung)

Referenz	Studienmerkmale	Schlüsselresultate
	Jeder Teilnehmer erhielt alle drei THC-Dosen sowie das Placebo, wobei die Reihenfolge der Verabreichung gemäß einem unvollständigen lateinischen Quadratdesign erfolgte	Die wichtigsten Nebenwirkungen in der Einschlafphase bei allen Dosierungen waren zeitliche Desorganisation und Stimmungsveränderungen. Die Intensität der Nebenwirkungen und die Anzahl der betroffenen Probanden stiegen mit zunehmender THC-Dosis. Die Hauptnebenwirkung am Folgetag war ein „Hangover"-Phänomen, ein anhaltendes „High" mit gewisser zeitlicher Desorganisation, wobei Intensität und Dauer mit steigender Dosis zunahmen. Die Autoren schlossen daraus, dass dieser Hangover-Effekt so ausgeprägt war, dass 30 mg als Hypnotikum nicht in Betracht gezogen werden sollte
Barratt et al. [221]	$N = 8$ Probanden rauchten 10 Nächte lang jeweils 2 Cannabiszigaretten pro Nacht (entsprechend 0,2 mg/kg THC)	Zunahme des Delta-Schlafs (kombinierte Stadien 3 & 4) während der ersten 4 Nächte, danach Abnahme. Kein signifikanter Effekt auf REM-Dauer oder Augenbewegungsaktivität
Freemon [222]	$N = 5$ Probanden 20 mg THC wurden an 4 aufeinanderfolgenden Nächten vor dem Schlaf verabreicht	REM-Dauer unter THC niedriger als im Ausgangszustand Kein Hinweis auf einen Rebound-Effekt nach Absetzen Ein Fall von frühem REM-Beginn nach Absetzen wurde beobachtet
Feinberg et al. [159]	**Teilnehmer**: $n = 7$ Probanden mit Cannabis-Erfahrung (Durchschnittsalter 25 Jahre). $N = 4$ wurden an 3 Baseline-Nächten, 3 Nächten unter einer Anfangsdosis von 70 mg THC/Tag und den letzten 3 Nächten einer 2-wöchigen Periode mit 210 mg/Tag THC sowie den ersten 3 Nächten des Entzugs untersucht. $N = 3$ weitere Probanden wurden während der letzten 3 Nächte einer 2-wöchigen Periode mit 210 mg/Tag THC und den ersten 3 Nächten des Entzugs untersucht. Die Teilnehmer lebten während der Studie im Krankenhaus **Studienmedikation**: THC wurde oral als Kapseln mit 30 mg THC in Sesamöl verabreicht. Placebo-Kapseln enthielten nur Sesamöl **Dosierungen**: 70 mg/Tag und 210 mg/Tag (siehe Ablauf oben)	Die Probanden waren zu Beginn der Hochdosis-THC-Gabe lethargisch und sediert, aber nach 5–6 Tagen mit 210 mg zeigte sich eine Toleranzentwicklung. Die Entzugsphase war mit Wachheit und Reizbarkeit verbunden THC reduzierte signifikant die Augenbewegungsaktivität während des REM-Schlafs und in geringerem Maße auch die REM-Dauer (dies war jedoch statistisch signifikant). Die unverhältnismäßige Reduktion der Augenbewegungen im Vergleich zur REM-Dauer (EM-Dichte) ähnelte den Effekten von Sedativa/Hypnotika wie Benzodiazepinen und Barbituraten. Der Entzug führte zu einem Anstieg beider Messgrößen über das Ausgangsniveau, wobei der „Rebound"-Effekt für die Augenbewegungen stärker ausgeprägt war

(Fortsetzung)

Tab. 8.3 (Fortsetzung)

Referenz	Studienmerkmale	Schlüsselresultate
	Für die 210 mg/Tag-Bedingung wurden die Kapseln um 8 Uhr, 12.00 Uhr, 18.00 Uhr, 21.00 Uhr und 4 Uhr verabreicht, wobei 60 mg vor dem Schlafengehen (22–23 Uhr) gegeben wurden Für die 70 mg-Bedingung wurden zu jedem dieser Zeitpunkte 10 mg verabreicht, mit 20 mg vor dem Schlafengehen EEG-Messungen und Augenbewegungen wurden untersucht	Es gab eine nicht signifikante Zunahme des Stadium-4-Schlafs unter THC. Beim Entzug nahm der Stadium-4-Schlaf signifikant ab, dies war jedoch nur in der ersten Nacht deutlich
Feinberg et al. [160]	**Teilnehmer**: $n = 4$ bezahlte Probanden, alle erfahrene Cannabiskonsumenten (Durchschnittsalter 25,6 Jahre) **Studienmedikation**: roher ethanolisierter Cannabisextrakt mit 29 % THC, 1,5 % CBD. Dosen von 10 mg und 30 mg THC-Gehalt wurden in Gelatinekapseln mit in 0,4 ml Ethanol gelöstem Cannabisextrakt verabreicht. Placebo-Kapseln enthielten nur die 0,4 ml Ethanol **Dosierung**: niedrige Dosis (70 mg/Tag) im Vergleich zu hoher Dosis (210 mg/Tag) Dosierungsschema: 2 Probanden begannen mit einer Anfangsdosis von 70 mg/Tag für 3 Tage und 2 Probanden mit einer hohen Dosis (210 mg) für 3 Nächte. Anschließend erhielten alle 4 Teilnehmer die hohe Dosis für die nächsten 3 Nächte. Danach wurde bei allen 4 der Entzug über die nächsten 4 Nächte gemessen, und schließlich wurde bei 2 Teilnehmern der Entzug für weitere 3 Nächte verfolgt Die Schlafdaten der vier Teilnehmer dieser Studie wurden mit denen von sieben Teilnehmern einer früheren Studie verglichen, die reines THC (96 % THC, wobei anerkannt wurde, dass weitere Phytocannabinoide vorhanden waren) erhalten hatten Methoden der Schlafstudie: EEG-Aufzeichnungen	*REM-Schlaf:* Sowohl Extrakt als auch reines THC reduzierten die Dichte der Augenbewegungen, wobei sich eine gewisse Toleranz gegenüber diesem Effekt entwickelte. Stadium 4 nahm unter der Medikation tendenziell zu. Die initiale Einnahme von 70 mg THC (entweder als Reinsubstanz oder Extrakt) reduzierte die REM-Dauer und unterdrückte die Augenbewegungen noch stärker. Die Erhöhung der Dosis auf 210 mg THC nach 3 Tagen mit 70 mg verstärkte diese Effekte geringfügig, was auf eine Toleranzentwicklung hindeutet Plötzlicher Entzug führte zu sehr hoher Dichte schneller Augenbewegungen, erhöhter REM-Dauer und einem abrupten, vorübergehenden Abfall des Stadium-4-Schlafs auf das Ausgangsniveau *NREM-Schlaf*: Gesamter NREM-Schlaf nahm während der Medikation mit abnehmendem REM zu und nahm während des REM-Rebounds im Entzug signifikant ab. Die Verteilung des NREM-Schlafs auf die Stadien 2, 3 und 4 zeigte kaum Veränderungen. Die Architektur des NREM-Schlafs war unter Hochdosis (210 mg) von reinem THC und Extrakt sowie nach abruptem Entzug im Wesentlichen normal

(Fortsetzung)

Tab. 8.3 (Fortsetzung)

Referenz	Studienmerkmale	Schlüsselresultate
		Schlaflatenz (Zeit von Licht aus bis Schlafbeginn) wurde durch THC nicht signifikant beeinflusst, außer während des unmittelbaren Entzugs, als sie sich nahezu verdoppelte. Dieser Anstieg der Schlaflatenz bei gleichbleibender Bettzeit und Wachzeit nach Schlafbeginn führte zu einer signifikanten Reduktion der Gesamtschlafzeit. Es gab keinen Anstieg der absoluten oder prozentualen Wachzeit nach Schlafbeginn im Entzugszustand
Tassarini et al. [223]	**Teilnehmer**: zwei Gruppen von Freiwilligen (21–25 Jahre) **Studienmedikation und Dosierung:** Gruppe A: $n = 7$ junge Freiwillige (21–25 Jahre), die nie zuvor Cannabis konsumiert hatten; alle erhielten eine einzelne **orale Dosis** THC in alkoholischer Lösung in Dosierungen von 0,7 mg/kg bis 1 mg/kg THC Gruppe B: 4 junge Probanden (21–25 Jahre), $n = 2$ erhielten 10 g Haschisch in Beuteln **oral** (Dosen entsprachen 1 und 1,4 mg/kg) und $n = 2$ erhielten THC in öliger Lösung in **oralen** Dosierungen von 0,7 mg/kg und 0,9 mg/kg Polygraphische Aufzeichnungen wurden durchgeführt	Gruppe A: THC war mit signifikanten Veränderungen des Nachtschlafs assoziiert, mit Verschwinden der REM-Phasen und einer Abnahme des Tiefschlafs (Stadien 3 und 4) Gruppe B: Das Schlaf-EEG wurde bei einem Probanden aufgezeichnet, der Haschisch in einer Dosis von 1,4 mg/kg erhalten hatte. Er schlief ausschließlich im Stadium-2-Schlaf, REM- oder Tiefschlafstadien wurden nicht registriert. Hohe (0,7–1 mg/kg) Einzeldosen von THC, oral in Alkohol oder öliger Lösung verabreicht, führten zu ähnlichen Effekten wie orale Dosen von Haschisch mit vergleichbarem THC-Gehalt
Freemon [224]	**Teilnehmer**: $n = 2$ Probanden, Brüder in ihren 20ern. Schliefen 27 aufeinanderfolgende Nächte im Labor und nach 4 Nächten zu Hause weitere 4 Nächte im Labor **Studienmedikation und Dosierung:** Ein Proband erhielt an 4 Ausgangsnächten Placebo, an den folgenden 14 Nächten 30 mg THC und während der 4 Entzugsnächte erneut Placebo Der andere Proband erhielt während des gesamten Studienzeitraums Placebo	Während der ersten 2 Nächte mit Placebo (nach 14 aufeinanderfolgenden Nächten mit Wirkstoff) hatten die Probanden Schwierigkeiten, einzuschlafen und durchzuschlafen. Dies ging nicht mit einer Zunahme des REM-Schlafs einher (wie es beim Entzug anderer Substanzen auftreten kann) Nach etwa 1 Woche THC-Gabe und weiterhin für eine Woche nach Absetzen des Wirkstoffs zeigte sich eine deutliche Abnahme des Tiefschlafs, NREM-Schlafs (Stadien 3 & 4)

(Fortsetzung)

Tab. 8.3 (Fortsetzung)

Referenz	Studienmerkmale	Schlüsselresultate
Zuardi et al. [210]	**Teilnehmer:** *8 gesunde Probanden* **Studienmedikation**: Probanden erhielten 0,5 mg/kg THC, oder 1 mg/kg CBD, oder eine Mischung aus 0,5 mg/kg THC & 1 mg/kg CBD, oder Placebo oder Diazepam (10 mg) (die letzten beiden als Kontrollen) im Doppelblindverfahren (jeder Proband nahm an fünf experimentellen Sitzungen teil, die jeweils durch eine Woche getrennt waren)	Die Gabe von CBD war mit einem signifikanten Anstieg der Gefühle von „klar im Kopf" & „schlagfertig" assoziiert, verglichen mit THC (0,5 mg/kg), das einen Anstieg von „benommenen" Gefühlen hervorrief
Chait [225]	**Teilnehmer**: $n = 12$ regelmäßige Cannabiskonsumenten (die 1–2 Mal pro Woche Cannabis rauchten) Untersuchung potenzieller Nebenwirkungen des Cannabiskonsums **Studienmedikation:** Vorgedrehte Cannabiszigaretten mit einem Gewicht zwischen 800 und 900 mg wurden vom National Institute on Drug Abuse bereitgestellt. Der THC-Gehalt der Zigaretten betrug 0,0 % (Placebo) oder 2,1 % (aktiv). Die Zigaretten wurden mit einem Plastikzigarettenhalter geraucht Jeder Teilnehmer wurde an 2 Wochenenden untersucht: An einem Wochenende erhielten sie Placebo-Cannabis (0 % THC), am anderen aktives Cannabis (2,1 % THC). An jedem Wochenende erhielten die Teilnehmer 40 standardisierte Züge Cannabisrauch, verabreicht in 5 separaten Rauchsitzungen am späten Nachmittag und Abend. Die Teilnehmer wurden angewiesen, in den 24 h vor den geplanten Sitzungen kein Cannabis außerhalb des Labors zu konsumieren Am Morgen nach dem Rauchen füllten die Teilnehmer eine Reihe von Fragebögen zur Bewertung des Schlafs (Leeds Sleep Evaluation Questionnaire [LSEQ]) und der Stimmung aus und führten Tests zur psychomotorischen und kognitiven Leistungsfähigkeit durch. Der LSEQ misst vier Aspekte des Schlafs: Einschlafen, Schlafqualität, Erwachen aus dem Schlaf und Verhalten nach dem Erwachen	Leeds Sleep Evaluation Questionnaire: Der mittlere LSEQ-Score unterschied sich nicht signifikant zwischen den Gruppen (Gruppenmittelwerte nach Placebo und aktivem Cannabis lagen bei 42,3 bzw. 54,4 [Skala 0–100]). Eine Subanalyse zeigte einen statistisch signifikanten Unterschied zwischen den Gruppen beim „Einschlafen", was darauf hindeutet, dass THC mit einer leichteren Einschlafbarkeit im Vergleich zu Placebo assoziiert war Die Studie fand keinen Hinweis auf eine Restintoxikation nach dem aktiven Cannabis

(Fortsetzung)

Tab. 8.3 (Fortsetzung)

Referenz	Studienmerkmale	Schlüsselresultate
Neff et al. [226]	Fallbericht: Drei Patienten mit therapieresistentem Pruritus im Zusammenhang mit cholestatischer Lebererkrankung erhielten Dronabinol Medikation: Alle Patienten begannen mit 5 mg Dronabinol zur Schlafenszeit	Alle Patienten berichteten über eine Verringerung des Pruritus und eine deutliche Verbesserung des Schlafs und konnten schließlich wieder arbeiten. Bei zwei Patienten besserte sich die Depression Nebenwirkungen: Ein Patient erlebte eine Koordinationsstörung, die sich nach Reduktion der Dosis auf 2,5 mg zurückbildete Dauer der antipruritischen Wirkung: etwa 4–6 h (deutet auf häufigere Dosierung hin)
Nicholson et al. [209]	Die Wirkung eines oromukosalen Hoch-THC-Extrakts (**Wirkstoff Dronabinol**) und eines THC/CBD-Extrakts (jeweils in Dosierungen von 5 mg und 15 mg THC-Äquivalent) wurde bei acht Probanden in einer doppelblinden Vierfach-Crossover-Studie untersucht	15 mg THC allein: hatte wenig Einfluss auf die Schlafarchitektur, reduzierte die Einschlaflatenz, beeinträchtigte das Gedächtnis, verursachte Restmüdigkeit und Stimmungsschwankungen Beide Dosierungen der THC/CBD-Kombination: assoziiert mit einer Abnahme des Stadium-3-Schlafs (im Vergleich zu Placebo) und die 15-mg-Dosis war mit einer erhöhten Wachheit im Vergleich zur 5-mg-Dosis verbunden 5 mg CBD/THC-Dosis: führte zu schnelleren Reaktionszeiten im Ziffernabruftest im Vergleich zu Placebo 15 mg THC allein: beeinträchtigte das Gedächtnis am nächsten Tag, während es bei der 15 mg CBD/15 mg THC-Kombination (Nabiximols) keine derartigen Effekte gab *Fazit:* THC wirkte sedierend, während das Vorhandensein von CBD anregend war und dazu tendierte, die THC-assoziierten Nebenwirkungen auf Kognition und Wachheit zu kompensieren

(Fortsetzung)

Tab. 8.3 (Fortsetzung)

Referenz	Studienmerkmale	Schlüsselresultate
Gorelick et al. [186]	$N = 13$ männliche chronische tägliche Cannabiskonsumenten (Durchschnittsalter 24,6 Jahre +/–3,7), die 5,5 +/–5,9 Joint-Äquivalente pro Tag rauchten; 10 davon berichteten vor Studieneinschluss keine Schlafprobleme **Studienmedikation**: orales synthetisches THC (Dronabinol) in 20-mg-Kapseln **Dosierungen**: rund um die Uhr für 7 Tage verabreicht; Tag 1: 40 mg; Tag 2–4: 100 mg; Tag 5, 6: 120 mg (40 mg–120 mg/Tag), beginnend am Nachmittag nach Aufnahme Erhebungen umfassten den St. Mary's Hospital Sleep Questionnaire (jeden Morgen ausgefüllt) sowie die Bestimmung der THC- und 11-OH-THC (aktiver Metabolit)-Plasmakonzentrationen	Höhere abendliche THC- und 11-OH-THC-Konzentrationen waren signifikant mit kürzerer Einschlaflatenz, geringerer selbst eingeschätzter Einschlafschwierigkeit und mehr Stunden Tagesschlaf am Folgetag assoziiert Dauer des berechneten und selbstberichteten Nachtschlafs nahm leicht ab (3,54 bzw. 5,34 min pro Nacht, statistisch signifikant) Hinweis: 1 Teilnehmer brach die Studie nach 1 Tag aus persönlichen Gründen ab; 2 wurden an Tag 4 entlassen (einer wegen vorzeitiger ventrikulärer Kontraktionen, ein anderer wegen psychischer Reaktion)
Farabi et al. [227]	**Teilnehmer**: $n = 15$ Patienten mit obstruktiver Schlafapnoe **Studienmedikation**: Dronabinol	Dronabinol ist mit Veränderungen in Delta- und Theta-Frequenzen sowie einer Zunahme ultradianer Rhythmen assoziiert, was mit einer Verbesserung der Apnoen und einer Abnahme der Schläfrigkeit korrelierte

Humanstudien: THC und Schlaf

Forschungsergebnisse deuten darauf hin, dass THC mit einer sedierenden Wirkung assoziiert ist [130], wobei jedoch eine Übersichtsarbeit [215] berichtete, dass 3 Studien hohe THC-Dosen mit einer aktivierenden Wirkung in Verbindung brachten, die sich in einer verlängerten Einschlaflatenz widerspiegelte.

Eine Zusammenfassung der Ergebnisse mehrerer Studien von den frühen 1970er-Jahren bis heute ist in Tab. 8.3 enthalten. Die meisten dieser Studien untersuchen die Effekte einer akuten THC-Gabe.

Wenige Studien haben die Auswirkungen des chronischen Konsums von THC auf den Schlaf untersucht. Es gibt einige Studien zum längerfristigen Cannabiskonsum, beispielsweise die Langzeitstudie von Halikas et al. [228]. Die Ergebnisse deuten darauf hin, dass einige Personen eine Toleranz gegenüber den schlaffördernden Effekten von Cannabis entwickeln können und dass der positive Effekt auf die selbstberichtete Schlafqualität bei Langzeitkonsumenten seltener ist [228].

Gezieltere Studien, einschließlich Langzeitstudien (z. B. über Wochen oder Monate der Anwendung), sind erforderlich, um die Auswirkungen verschiedener THC-Dosierungen auf unterschiedliche Aspekte des Schlafs zu untersuchen.

Eine Übersichtsarbeit zu den Effekten von Cannabis und THC auf den Schlaf aus dem Jahr 2008 kam zu dem Schluss, dass gerauchtes Cannabis und orales THC den REM-Schlaf reduzieren und dass die akute Verabreichung von Cannabis das Einschlafen sowie den Stadium-4-Schlaf zu fördern scheint. Es wurde außerdem berichtet, dass Schlafstörungen und ungewöhnliche Träume häufige Symptome eines akuten und subakuten Cannabisentzugs sind und dass eine längere Einschlaflatenz, eine Reduktion des Tiefschlafs und ein REM-Rebound ebenfalls beobachtet wurden [229].

Cannabis, THC und Schlaf als sekundärer Endpunkt

Der Einfluss auf den Schlaf wird in Studien häufig als sekundäre Zielgröße zu einer anderen im Fokus stehenden Zielgröße (der „primären Zielgröße") gemessen. In einer doppelblinden, randomisierten, placebokontrollierten Studie mit 15 gesunden Männern (die in ihrem Leben höchstens 15-mal Cannabis konsumiert hatten) wurde die funktionelle Magnetresonanztomografie eingesetzt, während sie Gesichter betrachteten, die unterschiedliche Angstniveaus auslösten. Die Teilnehmer erhielten vor der Scansitzung entweder 10 mg THC, 600 mg CBD oder Placebo. THC erhöhte Angst, Sedierung, Intoxikation und psychotische Symptome. Nach der Gabe von CBD zeigte sich ein Trend zur Reduktion der Angst [230].

In einer systematischen Übersichtsarbeit zu medizinischem Cannabis bei Schlafstörungen wurden 28 Studien mit insgesamt 3658 Teilnehmern eingeschlossen, in denen der Schlaf als Behandlungsziel bei verschiedenen Erkrankungen gemessen wurde. Zu diesen Erkrankungen zählten Schmerzen, MS, Anorexie, Krebs und Immundefizienz. Die Studienmedikationen umfassten synthetische THC-Analoga wie Dronabinol und Nabilon (14 Studien), synthetische

CBD-Analoga (4 Studien) und Nabiximols (1:1-Verhältnis von THC:CBD). Die meisten Studien verwendeten keine validierte Schlafmessung; dennoch berichteten die meisten einen signifikanten und positiven Einfluss auf den Schlaf, wobei 17 Studien eine Verbesserung des Schlafs und 1 eine Abnahme von Albträumen zeigten [179].

Nabiximols und Insomnie

Nabiximols ist ein Produkt, das pflanzlich gewonnenes THC und CBD (keine Terpene) in einem Verhältnis von etwa 1:1 enthält (2,7 mg THC : 2,5 mg CBD pro Sprühstoß). Der Wirkungseintritt erfolgt nach etwa 15–40 min. Ein Review aus dem Jahr 2007 zu Nabiximols kam zu dem Schluss, dass es in 13 verschiedenen Studien hochwirksam bei der Behandlung von schmerzinduzierter Insomnie war. Das Review fasste die Ergebnisse zahlreicher Phase-I–III-Studien (2000 Teilnehmer mit 1000 Patientenjahren Exposition) wie folgt zusammen:

- Deutliche Verbesserung subjektiver Schlafparameter bei Patienten mit einer Vielzahl von Schmerzerkrankungen, darunter Multiple Sklerose, periphere neuropathische Schmerzen, therapierefraktäre Tumorschmerzen und rheumatoide Arthritis.
- Akzeptables Nebenwirkungsprofil.
- Keine Toleranzentwicklung hinsichtlich des Nutzens auf Schmerz oder Schlaf und kein Bedarf an Dosiserhöhungen in Sicherheitsverlängerungsstudien von bis zu 4 Jahren.
- 40–50 % der Probanden erreichten eine gute oder sehr gute Schlafqualität [231].

Studien zu THC bei der Behandlung von schlafbezogenen Störungen im Zusammenhang mit PTBS

Mehrere Studien, viele davon open-label, haben die Wirksamkeit von THC bei der Linderung von Schlafproblemen im Zusammenhang mit PTBS, einschließlich Albträumen, untersucht. Im Allgemeinen unterstützen sie den Einsatz von THC zur Reduktion von Albträumen und zur Verbesserung der Schlafqualität. Die Studien sind in Tab. 8.4 dargestellt.

Tab. 8.4 Studien zur THC-Behandlung von PTBS-Betroffenen mit Schlafproblemen

Referenz	Studiendesign	Ergebnisse
Fraser [232]	Offen-label-Studie **Teilnehmer**: $n = 47$ PTBS-Patienten mit weiterhin therapieresistenten Albtrumen **Studienmedikation**: Zusatzbehandlung mit Nabilon **Dosierung**: Dosen von 0,5 mg 1 h vor dem Schlafengehen; Titration vorgesehen, wenn die Medikation gut vertragen wurde und keine ausreichende Kontrolle der Albtrume erreicht wurde. Alle blieben unter der Maximaldosis von 6mg/Tag. Die durchschnittlich wirksame Dosis betrug 0,5 mg 1 h vor dem Schlafengehen, mit einer Spanne von 0,2 mg bis 4,0 mg pro Nacht	Beendigung oder deutliche Reduktion der Albtraumintensität bei 72 % der Teilnehmer; einige berichteten über Verbesserungen der Schlafdauer, der Schlafqualität sowie eine Reduktion von Flashbacks am Tag und Nachtschweiß Erfolgreiches Absetzen der Medikation bei vier Patienten nach 4–12 Monaten Nabilon-Therapie (Albträume traten nicht mehr oder nur in abgeschwächter Form auf, sodass keine weitere medikamentöse Kontrolle erforderlich war). Bei anderen Patienten kam es nach dem Absetzen von Nabilon (meist innerhalb der ersten beiden Nächte) zu einem Wiederauftreten der Albträume, die nach Wiederaufnahme von Nabilon erneut kontrolliert werden konnten
Shalev et al. [233]	Offen-label-Studie mit zehn PTBS-Patienten, die über 3 Wochen zweimal täglich THC erhielten	Signifikante Verbesserung von Erregung, Schlafqualität und Albträumen
Roitman et al. [234]	Dreiwöchige, offen-label-Studie an zehn Patienten mit chronischer PTBS unter stabiler Medikation (fünf davon Kriegsveteranen). Die Patienten erhielten 5 mg THC in Olivenöl sublingual zweimal täglich als Zusatz zu ihrer regulären Medikation	Signifikante Reduktion der Albtraumhäufigkeit (*p*0,04), der Schlafqualitt (*p*0,05) sowie der Hyperarousal-Symptomatik (CAPS, *p*0,02) und signifikante Verbesserung der globalen Symptomschwere (CGI-5, *p*0,02)
Cameron et al. [235]	Retrospektive Studie (Aktenanalyse) **Teilnehmer**: 104 mnnliche Strafgefangene mit schwerer psychischer Erkrankung, Durchschnittsalter 32,7Jahre (Spanne 1955Jahre) **Dosierungen**: durchschnittliche Anfangsdosis 1,4 mg tglich (0,52,0mg), durchschnittliche Enddosis Nabilon 4,0 mg (Spanne 0,56,0mg). Durchschnittliche Behandlungsdauer mit Nabilon 11,2Wochen (Spanne 1Tag bis 36Wochen) Patienten mit Hepatitis C hatten eine durchschnittliche Enddosis von 4,2 mg; cannabis-naive Personen eine durchschnittliche Enddosis von 3,2 mg	Nabilon (synthetisches THC) wurde im Mittel für 3,5 Indikationen pro Patient eingesetzt; am häufigsten waren Insomnie ($n = 101$, 97,1 %), Albtrume ($n = 90$, 86,5 %) und chronische Schmerzen ($n = 68$, 65,4 %) Signifikante Reduktionen von PTBS-assoziierter Insomnie und Albträumen sowie weiterer Symptome. Medikamente mit höherem Risiko für Nebenwirkungen/Missbrauch konnten häufig nach Einleitung von Nabilon abgesetzt werden (typischerweise Antipsychotika und Sedativa/Hypnotika)

(Fortsetzung)

Tab. 8.4 (Fortsetzung)

Referenz	Studiendesign	Ergebnisse
Jetly et al. [236]	Doppelblinde, Cross-over-RCT an kanadischem Militärpersonal mit traumaassoziierten Albträumen *N* = 10 Teilnehmer, randomisiert auf entweder Nabilon (0,5 mg titriert bis max. 3,0mg tglich) oder Placebo fr 7Wochen, gefolgt von einer 2-wchigen Auswaschphase und anschlieenden Behandlung mit der jeweils anderen Studienmedikation fr 7Wochen	Signifikante Verbesserung der Albträume, jedoch kein Effekt auf Schlafqualität oder -quantität

Weitere Phytocannabinoide und Terpene in der Behandlung von Insomnie

Weitere Phytocannabinoide und Terpene könnten ebenfalls bei der Behandlung von Insomnie nützlich sein. Cannabinol (CBN) ist ein solches Phytocannabinoid, dem sedierende Eigenschaften zugeschrieben werden, wobei die Evidenz bislang überwiegend anekdotisch ist.

Cannabinol (CBN)

In einer Studie an Mäusen wurden acht halogenierte Derivate von CBN durch intrazerebroventrikuläre Injektion (50 Mikrogramm/Maus) untersucht. In einem Experiment zur Interaktion mit Pentobarbital zeigten zwei der CBN-Derivate eine signifikante Verlängerung der Schlafdauer, die anderen Derivate jedoch nicht [237].

Eine 1975 durchgeführte Studie untersuchte die Effekte von THC, CBN und einer Kombination beider Substanzen auf verschiedene Parameter bei fünf männlichen Probanden. Die Studienmedikationen waren Placebo, 50 mg CBN, 25 mg THC, 12,5 mg THC + 25 mg CBD sowie 25 mg THC + 50 mg CBN (oral), wobei die Verabreichung jeweils im Wochenabstand erfolgte. THC führte zu einer Erhöhung der Herzfrequenz, CBN nicht, und die Kombination veränderte die Wirkung von THC allein nicht. Auf einer 66-Punkte-Skala für Arzneimittelwirkungen berichteten die Teilnehmer nach THC-Einnahme, sich berauscht, betrunken, schwindlig und schläfrig zu fühlen, jedoch nicht nach CBD-Einnahme; die Kombination führte zu verstärkten Berichten über Rausch/Trunkenheit/Schwindel/Schläfrigkeit [238]. Dies könnte ein Hinweis auf einen synergistischen Effekt von CBN auf die sedierende Wirkung von THC sein; allerdings ist die Teilnehmerzahl der Studie gering. Ein direkter Nachweis einer sedierenden Wirkung von CBN allein liegt damit nicht vor.

Terpene

Mehrere Terpene sind für ihre sedierenden Effekte bekannt. Dazu zählen Myrcen und Linalool [239, 240]. Cannabissorten mit hohem Myrcengehalt, die Linalool produzieren, sind für ihre Wirksamkeit bei Schlafstörungen bekannt, da diese Terpene beruhigend und leicht sedierend wirken [100].

Diese in Cannabis vorkommenden Terpene finden sich auch in anderen Lebensmitteln und Pflanzen. Myrcen ist beispielsweise in Mangos enthalten. Daher könnte der Verzehr einer Mango einige Stunden vor dem Schlafengehen potenziell die Wirkung eines Cannabisarzneimittels verstärken, ähnlich wie Myrcen innerhalb der Cannabispflanze einen Entourage-Effekt vermittelt. Die Verwendung von Lavendelöl in Diffusoren oder Schlafkissen ist ein weiteres Beispiel für die Nutzung eines Terpens wie Linalool aus einer anderen Quelle, um einen Entourage-Effekt zu erzielen.

Ernährungsfaktoren, welche die Schlafqualität beeinflussen

Unsere Ernährung kann eine sehr wichtige Rolle für unsere Schlafqualität spielen. Es ist beispielsweise bekannt, dass Kohlenhydrate und Fette die Schlafqualität regulieren, indem sie die Dauer des REM- und NREM-Schlafs beeinflussen. Forschungen zeigen, dass Personen mit kurzer Schlafdauer mehr Energie aus Kohlenhydraten und Fetten aufnehmen [45]. Der Verzehr von Proteinen steht in positiver Korrelation mit der Schlafdauer; Personen mit normaler Schlafdauer nahmen mehr Protein zu sich als Menschen mit Insomnie [241], und bei Personen mit proteinreicher Ernährung wurden im Vergleich zu einer Kontrollgruppe weniger Wachphasen festgestellt [242]. Die in Proteinen enthaltene Aminosäure Tryptophan ist die Vorstufe von Melatonin und Serotonin und spielt eine Schlüsselrolle für die Schlafqualität [45]. Sowohl der Zeitpunkt als auch der Makronährstoffgehalt der Ernährung beeinflussen den Schlaf, und die vor dem Zubettgehen verzehrten Lebensmittel haben einen starken Einfluss darauf, wie wir schlafen, und stehen in Zusammenhang mit Schlafstörungen [45, 243, 244].

Gewohnheitsmäßig kurzer Schlaf erhöht den Appetit und die Plasmaspiegel von Ghrelin und senkt die Leptinspiegel [45]. Ghrelin, das Hormon, das den Appetit steigert, fördert den Schlaf, indem es den Tiefschlaf (Slow-Wave-Schlaf) und die nächtliche Ausschüttung von Wachstumshormon stimuliert. Die Ghrelinspiegel sind während des Schlafs hoch und beginnen einige Stunden nach dem Frühstück zu sinken. Die Wirkung von kurzem Schlaf auf Leptin kann über verschiedene Mechanismen erfolgen. Die Leptinsekretion wird durch die Aktivität des sympathischen Nervensystems gehemmt, was ein Mechanismus sein könnte, durch den die Leptinspiegel bei chronischem teilweisen Schlafmangel gesenkt werden, oder es könnte sein, dass der Rückgang des Leptins nach Schlafrestriktion einfach eine normale Anpassung an den erhöhten Energiebedarf ist, der zum längeren Wachbleiben erforderlich ist [45]. Es wird angenommen, dass orexinhaltige Neuronen im Hypothalamus die molekulare Grundlage für die Wechselwirkungen zwischen Ernährung und Schlaf bilden [45].

Epidemiologische Studien zeigen, dass eine ungesunde Ernährung mit unregelmäßigen Schlafmustern und kürzerem Schlaf assoziiert ist [45, 245–247]. Untersuchungen deuten darauf hin, dass Menschen mit schlechtem Schlaf unregelmäßige oder ungünstige Ernährungsgewohnheiten haben, darunter der Verzehr energiereicher Lebensmittel, mehr Fett und raffinierte Kohlenhydrate sowie Snacks und weniger Obst und Gemüse [45, 248, 246].

Eine ausführliche Diskussion der Ernährungsfaktoren geht über den Rahmen dieses Buches hinaus; dennoch möchten wir betonen, dass bei der Beurteilung von Faktoren, die den Schlaf beeinflussen könnten, unbedingt auch die Ernährung sowie viele andere mögliche Einflussfaktoren berücksichtigt werden sollten. Wenn Ernährungsmedizin nicht zu Ihren Fachgebieten zählt, überweisen Sie den Patienten zur ernährungsmedizinischen Beurteilung an eine Fachkraft für Ernährungsmedizin.

Eine gute Zusammenfassung der Auswirkungen der Ernährung auf den Schlaf finden Sie bei Sanlier und Sabuncular [45].

Obstruktive Schlafapnoe

Die obstruktive Schlafapnoe (OSA) ist eine häufige Form der schlafbezogenen Atmungsstörung, von der etwa 9 % der Erwachsenen in den USA betroffen sind [249]. Bei der OSA kommt es beim Betroffenen während des Schlafs wiederholt zu Atemaussetzern, gefolgt von erneutem Einsetzen der Atmung. Typischerweise machen Betroffene keuchende oder schnarchende Geräusche, während der Schlaf unterbrochen wird [52]. Zu den Symptomen und Zeichen der OSA gehören übermäßige Schläfrigkeit oder Müdigkeit, morgendliche Kopfschmerzen, Konzentrationsschwäche, kognitive Störungen, Halsschmerzen, verminderte Libido, erektile Dysfunktion, schlechte Arbeitsleistung, Persönlichkeitsveränderungen, Schnarchen, Erstickungsanfälle, unruhiger Schlaf, Nykturie, Schwitzen, Reflux, Mundtrockenheit in der Nacht und Durchschlafstörungen [22].

Die US-amerikanische National Health and Nutrition Study 2005–2008 ergab, dass 6 % der Männer und 3,1 % der Frauen eine ärztlich diagnostizierte Schlafapnoe angaben [250]. In dieser Studie wurde festgestellt, dass häufiges Schnarchen und Atemaussetzer mit einer wahrscheinlichen Major Depression assoziiert waren [250]. Die obstruktive Schlafapnoe ist ein starker, unabhängiger Risikofaktor für die spätere Entwicklung von Herz-Kreislauf-Erkrankungen und Schlaganfall [251]. Weitere Folgen der OSA sind Bluthochdruck, gestörte Entzündungsreaktionen, hormonelle Veränderungen, erhöhtes Krebsrisiko und Hirnatrophie [22]. Die OSA ist zudem stark unterdiagnostiziert: In den meisten westlichen Ländern wird weniger als ein Viertel der potenziell betroffenen Bevölkerung diagnostiziert [251].

Besonders gefährdet für OSA sind Männer mit Übergewicht und zentraler Adipositas. Neben Adipositas zählen zu den weiteren Risikofaktoren für OSA Tabakrauchen, hormonelle Faktoren (einschließlich Hypothyreose), Läsionen der oberen Atemwege, Rückenlage, sedierende Medikamente und Anästhetika [22].

Cannabinoide in der Behandlung der obstruktiven Schlafapnoe (OSA)

Das Endocannabinoidsystem (ECS) scheint an der obstruktiven Schlafapnoe (OSA) beteiligt zu sein, wobei bei Patienten mit OSA höhere Konzentrationen des Endocannabinoids Oleoylethanolamid (OEA), jedoch nicht von AEA oder 2-AG, festgestellt wurden, die mit Atembeschwerden assoziiert waren [252].

Tierexperimentelle Forschung

Tierexperimentelle Studien deuten darauf hin, dass THC bei der Reduktion der Schlafapnoe nützlich sein könnte, und liefern Hinweise auf mögliche Wirkmechanismen. In einer Rattenstudie reduzierten das exogene (Phyto-)Cannabinoid THC und das endogene Endocannabinoid (Fettsäureamid) Oleamid apnoische Ereignisse und lieferten erste Hinweise darauf, dass das ECS dazu beitragen könnte, serotoninvermittelte Symptome der obstruktiven Schlafapnoe zu unterdrücken [64]. In dieser Studie wurden 11 männlichen Ratten intraperitoneal verschiedene Dosen von THC, Oleamid und Serotonin, einzeln und in Kombination, verabreicht und polysomnografische Messungen durchgeführt. Es zeigte sich, dass sowohl THC als auch Oleamid die Atmung in allen Schlafstadien stabilisierten, mit signifikanten Reduktionen des Apnoe-Schlaf-Index um 42 % im NREM- und 58 % im REM-Schlaf. Oleamid bewirkte eine ähnliche Unterdrückung der Apnoe, und sowohl Oleamid als auch THC konnten die durch Serotonin ausgelöste Verschlechterung der Schlafapnoe blockieren. Die Autoren schlussfolgerten, dass ihre Ergebnisse darauf hindeuten, dass Endocannabinoide eine wichtige Rolle bei der Aufrechterhaltung der autonomen Stabilität während des Schlafs spielen [64].

In einem weiteren Experiment an Ratten deuteten die Ergebnisse darauf hin, dass Dronabinol (THC) das Atemmuster stabilisierte, die für die Atemregulation im Schlaf verantwortlichen oberen Atemwegsmuskeln modulierte und 5-HT-induzierte Reflexapnoen durch Wirkung an den Nodoseganglien reduzierte [253]. Während die Injektion von Dronabinol in die Nodoseganglien der Ratten die Reflexapnoe abschwächte und die Aktivität des Musculus genioglossus steigerte – ein Effekt, der durch eine präsystemische Behandlung mit CB1- und/oder CB2-Rezeptorantagonisten blockiert wurde, was darauf hindeutet, dass die Wirkung von Dronabinol über Cannabinoidrezeptoren vermittelt wurde –, zeigte die intrazerebrovaskuläre Injektion von Dronabinol keinen Effekt auf 5-HT-induzierte Apnoen oder die Aktivität des Musculus genioglossus [254]. Die Wirksamkeit von Dronabinol bei der Unterdrückung von Apnoen scheint somit eher durch periphere als durch zentrale Nervenaktivität vermittelt zu werden, und zwar durch die Hemmung der Aktivität des Nervus vagus [254].

Humanforschung

Humanstudien unterstützen die potenzielle therapeutische Rolle von THC bei der Behandlung der OSA. So war beispielsweise in einer Studie zu den Auswirkungen von Dronabinol auf objektive Messgrößen des Schlafprozesses bei Erwachsenen Dronabinol mit Veränderungen der Delta- und Thetafrequenzen sowie einer Zunahme ultradianer Rhythmen assoziiert, die mit einer Verbesserung der Apnoen und einer Abnahme der Schläfrigkeit korrelierten [227].

In einer randomisierten kontrollierten Studie (RCT) mit 73 Erwachsenen mit moderater oder schwerer obstruktiver Schlafapnoe erhielten 25 Teilnehmende Placebo, 21 Teilnehmende 2,5 mg Dronabinol und 27 Teilnehmende 10 mg Dronabinol (synthetisches THC) täglich, jeweils eine Stunde vor dem Schlafengehen, für bis zu 6 Wochen [255].

Die Ergebnisse waren wie folgt:

- Im Vergleich zu Placebo reduzierte Dronabinol dosisabhängig den Apnoe-Hypopnoe-Index (AHI):
  - 2,5 mg/Tag: Reduktion um 10,7 ± 4,4 Ereignisse/Stunde ($p = 0{,}02$)
  - 10 mg/Tag: Reduktion um 12,9 ± 4,3 Ereignisse/Stunde ($p = 0{,}003$)
- Teilnehmende mit 10 mg/Tag Dronabinol:
  - Waren insgesamt am zufriedensten mit der Behandlung ($p = 0{,}04$)
  - Verzeichneten eine Reduktion des Epworth Sleepiness Scale (ESS)-Scores um −3,8 ± 0,8 Punkte gegenüber dem Ausgangswert ($p < 0{,}0001$) und um −2,3 ± 1,2 Punkte im Vergleich zu Placebo ($p = 0{,}05$)
- Der Maintenance-of-Wakefulness-Test (MWT), die grobe Schlafarchitektur und die nächtlichen Sauerstoffparameter blieben in allen Behandlungsgruppen gegenüber dem Ausgangswert unverändert [255].

Leitlinien zur Behandlung von Insomnie mit medizinischem Cannabis

Die Behandlung von Schlafstörungen wie Insomnie mit medizinischem Cannabis sollte im Rahmen eines integrativen medizinischen Ansatzes zur Gesundheit erfolgen, der die Rolle von Stress (und Stressreduktion), Ernährung, Bewegung, Vitamin D und anderen Lebensstilfaktoren berücksichtigt. Es ist zu beachten, dass Insomnie eine Nebenwirkung mehrerer pharmazeutischer Medikamente, einschließlich Antidepressiva, sein kann, weshalb es wichtig ist, die Medikation und Nahrungsergänzungsmittel des Patienten zu überprüfen.

Bei der Behandlung ist die Schlafhygiene eines der ersten zu berücksichtigenden Elemente. Da Schlafstörungen, Angstzustände, Depressionen und Schmerzen häufig komorbid auftreten, ist es wichtig, eine gründliche Anamnese zu erheben und diese Probleme, falls vorhanden, anzugehen. Medizinisches Cannabis hat den Vorteil, dass mehrere Symptome/Zeichen gleichzeitig adressiert werden können.

Wann sollte medizinisches Cannabis eingesetzt werden?

Der Einsatz von Cannabinoiden sollte nach einer gründlichen Anamnese, Überprüfung der Verordnungen und einer allgemeinen Untersuchung in Erwägung gezogen werden. Schlafstörungen können sowohl Ursache als auch Folge vieler chronischer Erkrankungen sein und sollten daher nahezu immer behandelt werden. Meist hat bereits ein anderer Behandler ein Sedativum/Hypnotikum entweder vorübergehend oder dauerhaft verschrieben. Einige Patienten erkennen die Gefahren von Hypnotika und suchen eine Cannabisberatung, um den Übergang von der Abhängigkeit und den oft herausfordernden Entzugssymptomen zu erleichtern. Die Patienten müssen verstehen, dass die schlaffördernden Effekte von Phytocannabinoiden hochgradig individuell, aber im Allgemeinen positiv sind, indem sie die Einschlaflatenz, Dauer, Tiefe, zirkadiane Anpassungen und die Gesamtqualität des Schlafs verbessern.

Potenzielle Kandidaten für den Einsatz von medizinischem Cannabis sind:

- Patienten, die ihre Lebensqualität durch besseren Schlaf verbessern und das durch Schichtarbeit erhöhte Entzündungsrisiko reduzieren möchten
- Reisende, die Erholung, Regeneration und Anpassung an Zeitzonen während längerer Reisen optimieren möchten
- Personen, die mit anderen Medikamenten, einschließlich pflanzlicher Arzneimittel, keinen Erfolg hatten
- Personen mit Risiko für Abhängigkeit, Arzneimittelinteraktionen und Nebenwirkungen durch konventionelle Pharmaka
- Personen mit etablierten Schlafstörungen wie Restless-Legs-Syndrom, Schlafapnoe, Narkolepsie und REM-Schlaf-Verhaltensstörung [213]
- Patienten in palliativer Versorgung, die maximale kognitive Wachheit erhalten möchten

Umfassender Behandlungsplan

Medizinisches Cannabis kann primär oder sekundär bei Insomnie im Rahmen eines umfassenden Behandlungsplans eingesetzt werden. Der Teil der Behandlung, der sich mit Insomnie befasst, sollte alle relevanten Therapien einschließen, einschließlich Cannabinoiden, die wirksam sein könnten. Der Plan kann als Checkliste, Patiententagebuch und Leitfaden für die Nachsorge durch die behandelnde Person dienen. Er sollte selbstbewertete Schlafparameter und eine einfache, vielleicht fünfstufige Skala anstelle von „besser, schlechter oder etwa gleich“ enthalten (z. B. „Wie würden Sie Ihren Schlaf auf einer Skala von 1–5, wobei 1 am schlechtesten und 5 am besten ist, bewerten?“). Außerdem sollte ein Notizfeld enthalten sein, in dem Patienten bestimmte Ereignisse oder

Zusammenhänge sowie subjektive Assoziationen markieren können. Dieser Behandlungsplan oder das Protokoll sollte die primären Symptomziele enthalten, z. B. Angst, Schmerzen usw., da Insomnie in den meisten Konsultationen häufig ein sekundäres Problem ist. So bald wie möglich sollten Patient und Behandler einen Ausgangswert festlegen, an dem der Erfolg gemessen werden kann.

Schlafmessgeräte und Handy-Apps können ein wertvoller Bestandteil der Schlaferfassung und -überwachung sein. Die Apps liefern in der Regel Schlafzeiten, -dauern und -phasen, um Schlafmuster zu bestätigen und Behandlungsprogramme zu optimieren. Apps mit Wearables können Herzfrequenz und -variabilität erfassen, was zur Beurteilung allgemeiner Gesundheitsverbesserungen genutzt werden kann [256]. Patienten können sich so aktiv an der Suche nach umfassenden Lösungen beteiligen, anstatt nur nach einem Schlafmittel zu suchen.

Produkttyp (Mischungen)

Die folgenden Empfehlungen stammen von Backes [100]:

- Angst und Grübeln können erholsamen Schlaf beeinträchtigen; THC ist bei Angst und Grübeln in einer Dosierung von 1–5 mg sublingual wirksam (oder geschluckt für eine stärkere und schlaffördernde Wirkung).
- Oral eingenommenes THC wird für den Schlaf empfohlen: 5–7,5 mg eine Stunde vor dem Zubettgehen oder bei Bedarf an Bettruhe. Verdampftes Cannabis ist ebenfalls wirksam bei Insomnie, wenn es eine Stunde vor dem Schlafengehen oder bei nächtlichem Erwachen eingenommen wird.
- Die Anwendung von CBD am Tag kann nützlich sein: Die anxiolytischen Effekte von CBD helfen bei der Beruhigung, sodass Patienten besser schlafen können (es wird darauf hingewiesen, dass Beobachtungsberichte nahelegen, dass CBD Patienten mit Schlafentzug schläfrig machen kann, aber wachmachend wirkt, wenn es nach 17 Uhr oder nach Erholung vom Schlafmangel eingenommen wird).
- Cannabissorten oder -kultivare mit hohem Myrcengehalt („Purple"-Sorten, z. B. Grape Apes, Purps), die Linalool produzieren, sind für ihre Wirksamkeit bei Schlafstörungen bekannt, da diese Terpene beruhigend und leicht sedierend wirken. Kush-Sorten enthalten ebenfalls Myrcen (z. B. Bubba Kush, Hindu Kush) [100].

Selbstverständlich gelten die üblichen Empfehlungen hinsichtlich der Dosierung von THC (mit einer niedrigen Dosis beginnen und langsam steigern). Der Cannabisexperte Daniel Stein empfiehlt Cannabismedikamente mit THC plus den Terpenen Linalool und Myrcen zur Behandlung von Schlafstörungen wie Insomnie. Er schlägt eine Anfangsdosis von 2–4 mg THC pro Tag vor. Stein empfiehlt außerdem, dass auch CBD zur Behandlung von Insomnie eingesetzt werden kann, warnt jedoch, dass kleine Dosen (5–10 mg) für neue Anwender anregend wirken können und die Dosis auf 25–30 mg erhöht werden muss, um einen sedierenden Effekt zu erzielen [257]. Einige Quellen empfehlen zudem, dass indicadominante Cannabissorten für die nächtliche Anwendung ratsam sind, da sie als stärker sedierend gelten (im Gegensatz zu sativadominanten Sorten, die als anregender gelten).

Philip Blair, einer der beiden Autoren dieses Buches, hat festgestellt, dass Vollspektrum-CBD (mit niedrigem THC-Gehalt) in der oben genannten höheren Dosierung wirksam ist. Wie bereits erwähnt, können CBD-Produkte für einige sofort aktivierend, für andere jedoch sedierend wirken.

Welche Darreichungsform sollte verwendet werden?

Die beste Formulierung entspricht dem bevorzugten Lebensstil und Geschmack des Patienten. Kapseln haben eine längere Wirkungsdauer, sublinguale Tinkturen wirken jedoch möglicherweise schneller. Topische Anwendungen können einige der aktivierenden Eigenschaften von Cannabis vermeiden, da dabei die Leber umgangen wird und keine Aufnahme über den Mund erfolgt. Topische Anwendungen können sehr wirksam sein, insbesondere auf dünner Haut. Es sollte allerdings darauf geachtet werden, das Cannabisprodukt nicht an Stellen aufzutragen, an denen es die Bettwäsche verfärben könnte.

Dosierungsrichtlinien

Die optimale Dosis von medizinischem Cannabis ermöglicht ein rasches Einschlafen, gesunde Schlafphasen, minimale nächtliche Erwachungen, eine Schlafdauer von 6–8 h und ein erholtes Aufwachen. In der Regel verbessern durchschnittliche Dosierungen von medizinischem Cannabis, die auch bei anderen geringfügigen Beschwerden verwendet werden, das Schlaferlebnis (d. h. im Bereich von 25–50 mg pro Tag für ein CBD-dominantes Vollspektrumöl). Hinsichtlich des Zeitpunkts scheint aufgrund der individuellen Variabilität eine Einnahme 2 h vor dem Schlafengehen dem Gehirn Zeit zur Entspannung zu geben und die Voraussetzungen für normalen Schlaf zu schaffen. Andere Patienten haben festgestellt, dass die wirksamste Einnahme unmittelbar vor dem Schlafen oder nach einem frühen morgendlichen Erwachen erfolgt. Wie immer gilt insbesondere bei cannabisnaiven Patienten und bei Produkten mit THC der allgemeine Grundsatz „start low and go slow“ (d. h., mit einer niedrigen Dosis beginnen, dann langsam steigern, bis ein therapeutischer Effekt eintritt). Eine anfänglich unerwünschte Wirkung durch eine zu hohe THC-Dosis könnte dazu führen, dass der Patient in der Folge medizinisches Cannabis ablehnt.

Titration und Nachsorge

Cannabis verursacht keine Atemdepression, sodass Patienten ihre Anwendung titrieren können, um den Schlaf zu optimieren. Eine Schlaf-App gibt besseres Feedback darüber, was tatsächlich in der Nacht passiert ist, und kann so die Steuerung verbessern. Die meisten Patienten nehmen die größten Verbesserungen in Bezug auf die Schlafdauer und den Anteil des Tiefschlafs wahr. Schlaf-Apps können mit der behandelnden Person geteilt und gemeinsam ausgewertet werden, um objektivere Entscheidungen zu treffen. Leistungsfähigkeit, Stimmung und Aktivität können neben den primären Symptomen Indikatoren für verbesserte Schlafveränderungen sein. Nach einer Woche oder länger lässt sich ein klares Muster erkennen, das die Interpretation erleichtert und gegebenenfalls Dosierungsanpassungen ermöglicht.

Weitere Tipps zur Steigerung der therapeutischen Wirkung

Cannabis lässt sich gut mit anderen Therapien kombinieren, daher können bewährte Ansätze wie Melatonin, Magnesium oder Epsombäder (Magnesium) ergänzend eingesetzt werden. Eine neuere Erkenntnis betrifft Zink als Schlafmodulator. Der Wirkmechanismus ist noch nicht geklärt, konzentriert sich aber auf Zn^{2+}-haltige präsynaptische Vesikel, die gemeinsam mit Glutamat freigesetzt werden. Darüber hinaus findet sich Zn^{2+} auch in einigen inhibitorischen glycinergen Endigungen des Kleinhirns und im Rückenmark [258]. Interessanterweise beeinflusst CBD die Expression von Genen, die an der Zinkhomöostase in Mikrogliazellen beteiligt sind, und moduliert Zinktransporter, welche die intrazelluläre Zinkkonzentration regulieren, was für die Zytokinfreisetzung, oxidativen Stress und Immunreaktivität entscheidend ist [259]. Die Zinkdosierungen lagen zwischen 25 und 50 mg elementarem Zink vor dem Schlafengehen.

Andererseits können Patienten, die von Benzodiazepinen abhängig sind, diese Mittel sicher ausschleichen und dabei einen Teil der mit dem Entzug verbundenen Angst und Reizbarkeit kontrollieren. Ein langsames Ausschleichen wird empfohlen, aber meist stellen Patienten fest, dass sie, sobald sie Vertrauen in Cannabinoide gefasst haben, das problematische Medikament innerhalb weniger Wochen vollständig absetzen. Der großzügige Einsatz von Cannabis mildert Entzugssymptome und erhält die Alltags- und Arbeitsfähigkeit.

Reisende sind eine besondere Gruppe, die von breitbandigem Cannabis erheblich profitieren kann, um Wachheit, Schlaf und Zeitzonenübergänge unabhängig von der zurückgelegten Strecke zu regulieren. CBD besitzt die einzigartige Eigenschaft, Wachheit zu ermöglichen und den Schlaf während der entsprechenden Tagesphasen zu fördern. Darüber hinaus scheint CBD es den zirkadianen Regulatoren zu ermöglichen, zu „floaten", sodass eine schnelle und unmittelbare Anpassung an den aktuellen Standort möglich ist [33]. Im Einklang mit klinischen Beobachtungen zum therapeutischen Einsatz von Cannabis bei Insomnie wird der zirkadiane Rhythmus in Mikrogliazellen durch CBD dereguliert, um die Anpassung an Zeitzonen zu ermöglichen (dies geschieht jedoch nicht mit THC) [33].

Fallstudien aus der Praxis von Philip Blair

Fall 1: Linderung von Reisemüdigkeit und Jetlag mithilfe von CBD

Ein internationaler Unternehmensberater reiste für 2 Tage von Kalifornien nach Colorado, anschließend für 6 Tage nach Jordanien und kehrte dann nach Kalifornien zurück. Der 68-jährige Mann mit durchschnittlicher Gesundheit und Fitness bat um Unterstützung, um die körperlichen und kognitiven Anforderungen während der Reise zu bewältigen. Er hatte mehrere hochrangige Meetings und Präsentationen an beiden Orten und konnte sich keine Zwischenstopps oder Zeit zur Anpassung an die Zeitzonen leisten.

Seine einzigen Medikamente waren T4-Thyroxin, zudem nahm er verschiedene Nahrungsergänzungsmittel ein. Es wurden Kapseln mit breitbandigem CBD empfohlen, um Probleme in Ländern mit Cannabisbeschränkungen zu vermeiden. Außerdem konnten die Kapseln leicht mitgeführt und bei Bedarf eingenommen werden, wenn Symptome auftraten. Es wurde eine Dosis von 4 Kapseln pro Reisetag eingeplant und diese auf 2 Behälter verteilt, um Verlust oder Zugriffsprobleme zu vermeiden. Zusätzlich wurden bei Bedarf 80 mg Aspirin zur Verstärkung der Cannabinoidwirkung sowie Omega-3-Kapseln empfohlen.

Die Reise nach Colorado verlief ereignislos und wurde mit einer Erhaltungsdosis von 25 mg CBD zweimal täglich unterstützt. Vor einer geplanten Präsentation wurde wegen nachmittäglicher Müdigkeit eine zusätzliche Kapsel sublingual eingenommen. Die Wachsamkeit wurde gesteigert und die Angst reduziert. Zwei Tage später trat er eine 19-stündige Reise nach Jordanien über Chicago in der Economy-Klasse an. Während der Reise nahm er zusätzliche Kapseln gegen Müdigkeit und Symptome des Restless-Legs-Syndroms während des 11-stündigen ersten Jordanien-Flugabschnitts und des 13-stündigen Rückflugs ein. Der Schlaf war jeweils auf wenige Stunden am Stück begrenzt, bevor er gestört wurde oder Unbehagen auftrat.

Nach der Ankunft am Mittag nahm er erneut sublinguale Kapseln zur Steigerung der Wachsamkeit und eine Dosis am frühen Abend zur Förderung des Schlafs ein. Ein frühes morgendliches Erwachen wurde ebenfalls mit einer Kapsel ergänzt. Am Morgen war er wach und ausgeruht, nahm an allen Geschäftstreffen und Präsentationen teil und reiste ausgiebig zu wichtigen Orten in der Stadt. Bei Bedarf wurden weitere Kapseln gegen Müdigkeit, zur Vorbereitung auf Präsentationen und zur Schlafanpassung eingenommen. Er passte sich schnell an die neue Zeitzone an, ohne Beeinträchtigung. Die gleiche Strategie wurde auf der Rückreise und nach der Ankunft zu Hause in Kalifornien angewendet. Auch hier erfolgte die Zeitzonenanpassung rasch innerhalb von 2 Tagen rasch, ohne dass zusätzliche Ruhezeiten erforderlich waren.

Insgesamt wurden 48 Kapseln bereitgestellt, wobei 2 Reisetage am Anfang und Ende eingerechnet wurden, sodass sich eine Gesamtdauer von 12 Tagen ergab, benötigt wurden jedoch nur 32 Kapseln. Aspirin wurde an 4 Gelegenheiten zur Verstärkung der Cannabinoidwirkung eingesetzt.

In diesem Fall konnte breitbandiges CBD die üblichen Reisebelastungen und Symptome bewältigen, die Schlafqualität verbessern und eine schnelle Anpassung an die Zeitzonen ermöglichen. Dies erlaubte eine Spitzenleistungen und kognitive Funktionen ohne Beeinträchtigung oder anhaltende negative Nachwirkungen. Langstrecken- und ausgedehnte Reisen machen keinen Spaß, aber medizinisches Cannabis kann helfen, Unwohlsein und Schlafstörungen zu regulieren.

Fall 2: Insomnie sekundär zum Restless-Legs-Syndrom

Eine 66-jährige Frau entwickelte 3 Monate vor der Konsultation ein Restless-Legs-Syndrom (RLS). Sie hatte arbeitsbedingte körperliche und Stressverletzungen erlitten, war arbeitsunfähig und bezog eine Arbeitsunfallrente. Kürzlich wurde sie wegen einer adhäsiven Kapsulitis (im Zusammenhang mit wiederholten Bewegungen und Computerarbeit), beidseitiger Otitis externa, einer abszessbedingten Zahnextraktion vor 9 Monaten sowie einer Depression und Müdigkeit nach einer COVID-19-Infektion behandelt. In jüngeren Jahren hatte sie bereits einige Episoden von RLS, die erfolgreich mit Elavil behandelt wurden. Zudem litt sie an einer Major Depression, die folgende Medikamente erforderte: Cymbalta, Wellbutrin und Trazodon zur Schlafunterstützung. Ein Neurologe verschrieb ihr außerdem Ropinirol, einen Dopaminagonisten, der bei Parkinsonsymptomen und Restless-Legs-Syndrom (RLS) indiziert ist, jedoch traten bei ihr störende Nebenwirkungen wie Übelkeit, Durchfall sowie Gedächtnis- und Konzentrationsstörungen auf. Aufgrund dieser Nebenwirkungen setzte sie das Medikament ab. Sie ernährte sich pflanzenbasiert und nahm verschiedene Nahrungsergänzungsmittel ein, darunter eine Mischung aus Ingwer, Cayennepfeffer und schwarzem Pfeffer; Holunderbeerkapseln mit Zink; Vit C 500 mg; Vit D3 2000 IE; Vit B12 und Probiotika. Nach 3 Monaten suchte sie eine Beratung zu medizinischem Cannabis auf.

RLS wird mit verschiedenen Auffälligkeiten in Verbindung gebracht, darunter Dopaminspiegel, Eisenstoffwechsel und REM-Schlaf-Motorenthemmung. Es ist belegt, dass Cannabis all diese Mechanismen modulieren kann [198]. Bei REM-Schlafstörungen kann CBD diesen natürlichen Zyklus verändern und die Schlafqualität verbessern. CBD ist als Neurotransmittermodulator zur Aufrechterhaltung des natürlichen Gleichgewichts, einschließlich der Dopaminwege, gut etabliert [198]. Ein weiteres häufiges Problem bei RLS ist ein erhöhter hypoxieinduzierbarer Faktor 1-alpha, der mit gestörtem Eisenstoffwechsel zusammenhängt, dessen Ursache jedoch ungeklärt ist. Zwei Studien fanden eine Hypoxie in den Beinmuskeln von RLS-Patienten, ohne dass eine tatsächliche Hypoxie nachgewiesen werden konnte [260]. Es wurde gezeigt, dass CBD die Spiegel dieses Signalfaktors senkt [261].

L-DOPA wird häufig als temporäre Behandlung für RLS eingesetzt und zeigt vorübergehend gute Effekte, jedoch nicht ohne Nebenwirkungen. CBD schützt Dopaminzellen und erhöht die Anzahl der Dopaminrezeptoren im Gehirn. Es hat sich bei der Parkinsonkrankheit zur Verbesserung der Lebensqualität und nach meiner klinischen Erfahrung zur Behebung motorischer Störungen als wirksam erwiesen [262].

Für diese Patientin wurde eine hochpotente Vollspektrumtinktur (1:20 THC/CBD) in einer Anfangsdosis von 25 mg am frühen Abend gegen RLS verschrieben, jedoch wurde eine zweimal tägliche Einnahme im Hinblick auf andere Post-COVID-19-Symptome und Kapsulitis empfohlen. Die abendliche Dosis erfolgte 2 h vor dem Schlafengehen. Bemerkenswerterweise verschwanden alle RLS-Symptome bereits nach der ersten Dosis. Schlafdauer und -qualität verbesserten sich ebenso wie die mentale Konzentration und körperliche Leistungsfähigkeit. Sie konnte ihre Schulter erfolgreich mit Physiotherapie rehabilitieren. Außerdem konnte sie die meisten anderen Medikamente absetzen und ihre depressiven Symptome verschwanden. Nach 2 Monaten konnte sie die Tagesdosis halbieren und ihren symptomfreien Zustand mit einer einzelnen abendlichen Dosis von 25 mg CBD vor dem Schlafengehen aufrechterhalten. Als sie das Produkt aufgebraucht hatte, kehrte ihr RLS zurück. Ein alternatives lokales Cannabisprodukt mit 1:1 THC/CBD ¼ ml brachte keine Symptomlinderung. Sie plant, das ursprüngliche Vollspektrum-CBD-Produkt umgehend nachzubestellen.

Fazit

Schlafstörungen sind häufige und wichtige Gründe, warum Menschen sich mit Cannabis selbst behandeln. Insomnie ist mit einer Vielzahl negativer gesundheitlicher Folgen verbunden. Es wurden verschiedene Modelle der Insomnie entwickelt, um ihre Pathogenese zu erklären; weitere Faktoren wie Genetik, neuroanatomische Veränderungen im Gehirn und veränderte Neurotransmitter sind wahrscheinlich ebenfalls beteiligt. Es gibt Hinweise darauf, dass das Endocannabinoidsystem am zirkadianen Schlaf-Wach-Rhythmus beteiligt ist und möglicherweise die Verbindung zwischen den zirkadianen Regulationssystemen und dem physiologischen Schlafprozess darstellt. Präklinische und klinische Daten deuten darauf hin, dass Cannabidiol und Tetrahydrocannabinol eine Rolle bei der Behandlung von Schlafstörungen spielen könnten.

Chronische oder schwere Schlafstörungen, einschließlich Insomnie, sollten integrativ bewertet und behandelt werden und nicht lediglich durch den Austausch eines Phytocannabinoids gegen ein Benzodiazepinhypnotikum. Cannabinoide sollten aufgrund ihres ausgezeichneten Sicherheitsprofils, der sofortigen Wirkung und der positiven Nebeneffekte als Entzündungshemmer frühzeitig in der klinischen Betreuung in Betracht gezogen werden. Zudem können Cannabinoide ein guter erster Schritt sein, um eine Vertrauensbasis und ein umfassendes Behandlungsprogramm zu etablieren. Empfehlungen zur Schlafhygiene sind etwas, das Ärzte problemlos ansprechen können. Überweisungen an andere Fachkollegen können jedoch notwendig werden, um einige der ätiologischen Faktoren zu adressieren, beispielsweise Angst und Stress. Eine optimale Ernährung und Diät unterstützen nicht nur ein gut funktionierendes Endocannabinoidsystem, sondern auch einen gesunden Menschen insgesamt. Auch wenn in diesem Kapitel Ernährungs- und Umweltfaktoren nicht behandelt wurden, sollten Ärzte diese potenziell beitragenden Faktoren ebenfalls sorgfältig berücksichtigen. Es sollte immer die eigentliche Ursache der Insomnie adressiert werden.

Literatur

1. Samvat R, Osiecki H. Sleep, health and consciousness – a physician's guide. Queensland: Bio Concepts Publishing; 2009.
2. Reynolds AC, Banks S. Total sleep deprivation, chronic sleep restriction and sleep disruption. Prog Brain Res. 2010;185:91–103.
3. Cunnington D, Junge MF, Fernando AT. Insomnia: prevalence, consequences and effective treatment. Med J Aust. 2013;199(8):36–40.
4. CDC (Centers for Disease Control and Prevention). Short sleep duration among US adults. Centers for Disease Control and Prevention, 2017. https://www.cdc.gov/sleep/data_statistics.html. Zugegriffen 14 Sept 2020.
5. Belenduik KA, Babson KA, Vandrey R, Bonn-Miller MO. Cannabis species and cannabinoid concentration preference among sleep-disturbed medicinal cannabis users. Addict Behav. 2015;50:178.
6. Tringale R, Jensen C. Cannabis and insomnia. Depression. 2011;4(12):68.
7. Doherty R, Madigan S, Warrington G, Ellis J. Sleep and nutrition interactions: implications for athletes. Nutrients. 2019;11(4):822.
8. Halson SL. Sleep in elite athletes and nutritional interventions to enhance sleep. Sports Med. 2014;44:13–23.
9. Buysse DJ. Sleep health: can we define it? Does it matter? Sleep. 2014;37:9–17.
10. O'Brien K, Sali A. A clinician's guide to integrative oncology. What you should be talking about with cancer patients and why. Cham: Springer; 2017.
11. Irwin MR. Why sleep is important for health: a psychoneuroimmunology perspective. Annu Rev Psychol. 2015;66:143–72.
12. Racine C, Kalra K, Ceide M, et al. Sleep duration, insomnia symptoms and emotion regulation among black women. J Sleep Dis Ther. 2013;2(122):pii 1000122.
13. Vandekerckhove M, Cluydts R. The emotional brain and sleep: an intimate relationship. Sleep Med Rev. 2010;14(4):219–26.
14. Aghayev E, Sprott H, Bohler D, et al. Sleep quality, the neglected outcome variable in clinical studies focusing on locomotor system; a construct validation study. BMC Musculoskelet Disord. 2010;11:224.
15. Walker M. Why we sleep. London: Allen Lane; 2017.
16. Van Marle H. PTSD as a memory disorder. Eur J Psychotraumatol. 2015;6:27633.
17. Kopasz M, Loessl M, Hornyak M, et al. Sleep and memory in healthy children and adolescents – a critical review. Sleep Med Rev. 2010;14(3):167–77.
18. Alhola P, Polo-Kantola P. Sleep deprivation: impact on cognitive performance. Neuropsychiatr Dis Treat. 2007;3(5):553–67.
19. Gorgoni M, D'Atri A, Lauri G, et al. Is sleep essential for neural plasticity in humans, and how does it affect motor and cognitive recover? Neural Plasticity. 2013;2013:103949.
20. Frank MG, Issa NP, Stryker MP. Sleep enhances plasticity in the developing visual cortex. Neuron. 2001;30(1):275–87.
21. Olini N, Kurth S, Huber R. The effects of caffeine on sleep and maturational markers in the rat. PLoS One. 2013;8(9):e72539.
22. Reading P. ABC of sleep medicine. Chichester: BMJ Books; 2013.

23. Carskadon MA, Dement WC. Monitoring and staging human sleep. In: Kryger MH, Roth R, Dement WC, Hrsg. Principles and practice of sleep medicine. 5. Aufl. Philadelphia: Elsevier; 2011. S. 16–26.
24. Foley DJ, Monjan AA, Brown SL, et al. Sleep complaints among elderly persons: an epidemiological study of three communities. Sleep. 1995;6:425–32.
25. Prospero-Garcia O, Amancio-Belmont O, Becerril Melendez AL, et al. Endocannabinoids and sleep. Neurosci Behav Rev. 2016;71:671–9.
26. Harvard Health Publications. Sleep and mental health. 2009. http://www.health.harvard.edu/newsletter_article/Sleep-and-mental-health. Zugegriffen 2 Okt 2020.
27. Stickgold R. Parsing the role of sleep in memory processing. Curr Opin Neurobiol. 2013;23:847–53.
28. Boyce R, Glasgow SD, Williams S, Adamantidis A. Causal evidence for the role of REM sleep theta rhythm in contextual memory consolidation. Science. 2016;352:812–6.
29. Murillo-Rodriguez E, Budde H, Barciela Veras A, et al. The endocannabinoid system may modulate sleep disorders in aging. Curr Neuropharmacol. 2020;18:97–108.
30. Cunningham D. Insomnia- neurobiology, pathophysiology, assessment and management. PsychSceneHub, 27 Sept 2020. https://psychscenehub.com/psychinsights/insomnia-assessment-management/. Zugegriffen 15 Okt 2020.
31. Liu ZW, Gao XB. Adenosine inhibits activity of hypocretin/orexin neurons by the A1 receptor in the lateral hypothalamus: a possible sleep-promoting effect. J Neurophysiol. 2007;97:837–48.
32. Bjorness TE, Greene RW. Adenosine and sleep. Curr Neuropharmacol. 2009;7(3):238–45.
33. Lafaye G, Desterke C, Marulaz L, Benyamina A. Cannabidiol affects circadian clock core complex and its regulation in microglia cells. Addict Biol. 2019;24(5):921–34.
34. Borbély AA, Daan S, Wirz-Justice A, Deboer T. The two-process model of sleep regulation: a reappraisal. J Sleep Res. 2016;25:131–43.
35. Geoffray MM, Nicolas A, Speranza M, et al. Are circadian rhythms new pathways to understand Autism Spectrum Disorder? J Physiol (Paris). 2016;110(4, Part B):434–8.
36. Takahashi JS. Molecular components of the circadian clock in mammals. Diabetes Obes Metab. 2015;17(Suppl 1):6–11.
37. Vaughn LK, Denning G, Stuhr KL, et al. Endocannabinoid signalling: has it got rhythm? Br J Pharmacol. 2010;160(3):530–43.
38. National Institute Neurological Disorders & Stroke. Brain basics: understanding sleep2019. https://www.ninds.nih.gov/Disorders/Patient-Caregiver-Education/understanding-Sleep. Zugegriffen 14 Jan 2026.
39. Khullar A. The role of melatonin in the circadian rhythm sleep-wake cycle. Psychiatric Times. 2012;29(7):26.
40. Rosenthal L, Day R, Gerhardstein R, et al. Sleepiness/alertness among healthy evening and morning type individuals. Sleep Med. 2001;2:243–8.
41. Vitale JA, Weydahl A. Chronotype, physical activity, and sport performance: a systematic review. Sports Med. 2017;47:1859–68.
42. Åkerstedt T, Folkard S. The three-process model of alertness and its extension to performance, sleep latency, and sleep length. Chronobiol Int. 1997;14:115–23.
43. Levenson JC, Kay DB, Buysse DJ. The pathophysiology of insomnia. Chest. 2015;147(4):1179–92.
44. Ursin R. Serotonin and sleep. Sleep Med Rev. 2002;6(1):57–69.
45. Sanlier N, Sabuncular G. Relationship between nutrition and sleep quality, focusing on the melatonin biosynthesis. Sleep Biol Rhythms. 2020;18:89–99.
46. Dinges D, Rogers N, Baynard. Chronic sleep deprivation. In: Kryger MH, Roth T, Dement WC, Hrsg. Principles and practice of sleep medicine. 4. Aufl. Philadelphia: Elsevier; 2005. S. 67–76.
47. Kruger PM, Friedman EM. Sleep duration in the United States: a cross-sectional population-based study. Am J Epidemiol. 2009;169(9):1052–63.

48. Magee CA, Iverson DC, Caputi P. Factors associated with short and long sleep. Prev Med. 2009;49(6):461–7.
49. Cappuccio FP, Cooper D, D'Elia L, et al. Sleep duration predicts cardiovascular outcomes: a systematic review and meta-analysis of prospective studies. Eur Heart J. 2011;32(12):1484–92.
50. Rutters F, Besson H, Walker M, et al. The association between sleep duration, insulin sensitivity and β-cell function: the EGIR-RUISC study. J Clin Endocrinol Metab. 2016;101(9):3237–80.
51. American Psychiatric Association. Diagnosis and statistical manual of mental disorders. 5. Aufl. Arlington: American Psychiatric Publishing; 2013.
52. CDC (Centers for Disease Control and Prevention). Key sleep disorders. 2014. https://www.cdc.gov/sleep/about_sleep/key_disorders.html. Zugegriffen 14 Sept 2020.
53. Morin CM, Belanger L, LeBlanc M, et al. The natural history of insomnia: a population-based 3-year longitudinal study. Arch Intern Med. 2009;169:447–53.
54. Riemann D, Nissen C, Palagini L, Otte A, Perlis ML, Spiegelhalder K. The neurobiology, investigation, and treatment of chronic insomnia. Lancet. 2015;14:547558.
55. National Alliance on Mental Illness. Sleep disorders. 2020. https://nami.org/About-Mental-Illness/Common-with-Mental-Illness/Sleep-Disorders#. Zugegriffen 14 Sept 2020.
56. Ohayon MM. Epidemiology of insomnia: what we know and what we still need to learn. Sleep Med Rev. 2002;6:97–111.
57. Morphy H, Dunn KM, Lewis M, et al. Epidemiology of insomnia: a longitudinal study in a UK population. Sleep. 2007;30(3):274–80.
58. Abad VC, Guilleminault C. Insomnia in elderly patients: recommendations for pharmacological management. Drugs Aging. 2018;35(9):791–817.
59. Johnson EO, Roth T, Breslau N. The association of insomnia with anxiety orders and depression: exploration of the direction of risk. J Psychiatry Res. 2006a;40(8):700–8.
60. Johnson EO, Roth T, Schulz L, Breslau N. Epidemiology of DSM-IV insomnia in adolescence: lifetime prevalence, chronicity, and an emergent gender difference. Pediatrics. 2006b;117(2):247–56.
61. Russo EB, Guy GW, Robson PJ. Cannabis, pain and sleep: lessons from therapeutic clinical trials of Sativex, a cannabis-based medicine. Chem Biodivers. 2007;4:1729–43.
62. Baglioni C, Battagliese G, Feige B, et al. Insomnia as a predictor of depression: a meta-analytic evaluation of longitudinal epidemiological studies. J Affect Disord. 2011;135:10–9.
63. Taylor DJ, Lichstein KL, Durrence HH, Reidel BW, Bush AJ. Epidemiology of insomnia, depression and anxiety. Sleep. 2005;28(11):1457–64.
64. Carley DW, Pavlovic S, Janelidze M, Radulovacki M. Functional role for cannabinoids in respiratory stability during sleep. Sleep. 2002;25(4):388–95.
65. Heslop P, Smith GD, Metcalfe C, et al. Sleep duration and mortality: the effect of short or long sleep duration on cardiovascular and all-cause mortality in working men and women. Sleep Med. 2002;3(4):305–14.
66. Hublin C, Partinen M, Koskenvuo M, Kaprio J. Sleep and mortality: a population-based 22-year follow-up study. Sleep. 2007;30(10):1245–53.
67. Laugsand LE, Vatten LJ, Platou C, Jansky I. Insomnia and the risk of acute myocardial infarction: a population study. Circulation. 2011;124:2073–81.
68. Bonnet MH, Arand DL. Hyperarousal and insomnia: state of the science. Sleep Med Rev. 2010;14:9–15.
69. Gangwisch JE, Heymsfield SB, Boden-Albala B, et al. Short sleep duration as a risk factor for hypertension. Hypertension. 2006;47:833–9.
70. Vozoris NT. The relationship between insomnia symptoms and hypertension using United States population-level data. J Hypertens. 2013;31:663–71.
71. Gangwisch JE, Heymsfield SB, Boden-Albala B, et al. Sleep duration as a risk factor for diabetes incidence in a large U.S. sample. Sleep. 2007;30(12):1667–73.
72. Gangwisch JE, Malaspina D, Boden-Albala B, et al. Inadequate sleep as a risk factor for obesity: analyses of the NHANES I. Sleep. 2005;28(10):1289–96.

73. Kohatsu ND, Tsai R, Young T, et al. Sleep duration and body mass index in a rural population. Arch Intern Med. 2006;166(6):1701–5.
74. Beccuti G, Pannain S. Sleep and obesity. Curr Opin Clin Nutr Metab Care. 2011;14(4):402–12.
75. Taheri S, Lin L, Austin D, et al. Short sleep duration is associated with reduced leptin, elevated ghrelin and increased body mass index. PLoS Med. 2004;1(3):e62.
76. Knutson KL, Van Cauter E. Associations between sleep loss and increased risk of obesity and diabetes. Ann N Y Acad Sci. 2008;1129:287–304.
77. Ayas NT, White DP, Al-Delaimy WK, et al. A prospective study of self-reported sleep duration and incident diabetes in women. Diabetes Care. 2003;26(2):380–4.
78. Touma C, Pannain S. Does lack of sleep cause diabetes? Cleve Clin J Med. 2011;78(8):549–58.
79. Gottlieb DJ, Punjabi NM, Newman AB, et al. Association of sleep time with diabetes mellitus and impaired glucose tolerance. Arch Intern Med. 2005;165:863–7.
80. Chaput JP, Després JP, Bouchard C, Tremblay A. Association of sleep duration with type 2 diabetes and impaired glucose tolerance. Diabetologia. 2007;50(11):2298–304.
81. Kawakami N, Takatsuka N, Shimizu H. Sleep disturbance and onset of type 2 diabetes. Diabetes Care. 2004;27(1):282–3.
82. Cappuccio FP, Taggart FM, Kandala NB, et al. Meta-analysis of short sleep duration and obesity in children and adults. Sleep. 2008;31(5):619–26.
83. Shigeta H, Shigeta M, Nakazawa A, et al. Lifestyle, obesity, and insulin resistance. Diabetes Care. 2001;24(3):608.
84. Singh M, Drake CL, Roehrs T, et al. The association between obesity and short sleep duration: a population-based study. J Clin Sleep Med. 2005;1(4):357–63.
85. Vioque J, Torres A, Quiles J. Time spent watching television, sleep duration and obesity in adults living in Valencia, Spain. Int J Obes Relat Metab Disord. 2000;24(12):1683–8.
86. Chaput JP, Brunet M, Tremblay A. Relationship between short sleeping hours and childhood overweight/obesity: results from the „Québec en Forme“ project. Int J Obes. 2006;30(7):1080–5.
87. Seicean A, Redline S, Seicean S, et al. Association between short sleeping hours and overweight in adolescents: results from a US suburban high school survey. Sleep Breath. 2007;11(4):285 93.
88. Van Cauter E. Brief communication: sleep curtailment in healthy young men is associated with decreased leptin levels, elevated ghrelin levels, and increased hunger and appetite. Ann Intern Med. 2004;141(11):846–50.
89. Hogenkamp PS, Nilsson E, Nilsson VC, et al. Acute sleep deprivation increases portion size and affects food choice in young men. Psychoneuroendocrinology. 2013;38(9):1668–74.
90. St-Onge MP, Roberts AL, Chen J, et al. Short sleep duration increases energy intakes but does not change energy expenditure in normal-weight individuals. Am J Clin Nutr. 2011;94(2):410–6.
91. Benedict C, Brooks SJ, O'Daly OG, et al. Acute sleep deprivation enhances the brain's response to hedonic food stimuli: an fMRI study. J Clin Endocrinol Metab. 2012;97(3):E443–7.
92. Cedernaes J, Schiöth HB, Benedict C, et al. Determinants of shortened, disrupted, and mistimed sleep and associated metabolic health consequences in healthy humans. Diabetes. 2015;64(4):1073–80.
93. Cedernaes J, Fanelli F, Fazzini A, et al. Sleep restriction alters plasma endocannabinoids concentrations before but not after exercise in humans. Psychoneuroendocrinology. 2016;74:258–68.
94. Yaffe K, Falvey CM, Hoang T. Connections between sleep and cognition in older adults. Lancet Neurol. 2014;10:1017–28.
95. Sexton C, Storsve AB, Walhovd KB, Johansen-Berg H, Fjell A. Poor sleep quality is associated with increased cortical atrophy in community-dwelling adults. Neurology. 2014;83(11):967–73.

96. Savard J, Laroche L, Simard S, Ivers H, Morin C. Chronic insomnia and immune functioning. Psychosom Med. 2003;65(2):211–21.
97. Finan PH, Smith MT. The comorbidity of insomnia, chronic pain, and depression: dopamine as a putative mechanism. Sleep Med Rev. 2013;17(3):173–83.
98. Asnis GM, Caneva E, Henderson MA. Treatment of insomnia in anxiety disorders. Psychiatr Times. 2012;29(1).
99. van Mill JG, Hoogendijk WJ, Vogelzangs N, et al. Insomnia and sleep duration in a large cohort of patients with major depressive disorder and anxiety disorders. J Clin Psychiatry. 2010;71:239–46.
100. Backes M. Cannabis pharmacy. New York: Black Dog & Leventhal Publishers; 2014.
101. Sørensen L, Jensen MSA, Rathleff MS. Comorbid insomnia, psychological symptoms and widespread pain among patients suffering from musculoskeletal pain in general practice: a cross-sectional study. BMJ Open. 2019;9:e031971.
102. Parker KP, et al. 2005 ASCO Annual Meeting Proceedings. J Clin Oncol. 2005;23:8020.
103. Parker KP, et al. 2005 ASCO Annual Meeting Proceedings. J Clin Oncol. 2006;24:8526.
104. Heinzelmann M, Gill J. Epigenetic mechanisms shape the biological response to trauma and risk for PTSD: a critical review. Nurs Res Pract. 2013;2013:417010.
105. Norrholm SD, Jovanovic T, Olin IW, et al. Fear extinction in traumatized civilians with posttraumatic stress disorder: relation to symptom severity. Biol Psychiatry. 2011;69:556–63.
106. Kobayashi I, Boarts JM, Delahanty DL. Polysomnographically measured sleep abnormalities in PTSD: a meta-analytic review. Psychophysiology. 2007;44:660–9.
107. Vandrey R, Babson KA, Herrmann ES, Bonn-Miller MO. Interactions between disordered sleep, post-traumatic stress disorder, and substance use disorders. Int Rev Psychiatry. 2014;26(2):237–47.
108. Kilgore WDS. Effects of sleep deprivation on cognition. Prog Brain Res. 2010;185:105–29.
109. Palesh OG, Roscoe JA, Mustian KM, et al. Prevalence, demographics, and psychological associations of sleep disruption in patients with cancer: University of Rochester cancer center-community clinical oncology program. J Clin Oncol. 2010;28(2):292–8.
110. O'Donnell JF. Insomnia in cancer patients. Clin Cornerstone. 2004;6(1):S6–S14.
111. Robertson ME, McSherry F, Herndon JE, et al. Insomnia and its associations in patients with recurrent glial neoplasms. Springerplus. 2016;5:823.
112. Sigurdardottir L, Valdimarsdottir UA, Mucci L, et al. Insomnia among elderly men and risk of prostate cancer. J Clin Oncol. 2012;30(5):78.
113. Lu Y, Tian N, Yin J, et al. Association between sleep duration and cancer risk: a meta-analysis of prospective cohort studies. PLoS One. 2013;8(9):e74723.
114. Redwine L, Hauger RL, Gillin JC, Irwin M. Effects of sleep and sleep deprivation on interleukin-6, growth hormone, cortisol, and melatonin levels in humans. J Clin Endocrinol Metab. 2000;85(10):3597–603.
115. Vgontzas AN, Papanicolaou DA, Bixler EO, et al. Circadian interleukin-6 secretion and quantity and depth of sleep. J Clin Endocrinol Metab. 1999;84:2603–7.
116. Papanicolaou DA, Wilder RL, Manolagas SC, Chrousos GP. The pathophysiologic roles of interleukin-6 in human disease. Ann Intern Med. 1998;128(2):127–37.
117. Irwin MR, Wang M, Campomayor CO, et al. Sleep deprivation and activation of morning levels of cellular and genomic markers of inflammation. Arch Intern Med. 2006;166:1756–62.
118. Irwin MR, Wang M, Ribeiro D, et al. Sleep loss activates cellular inflammatory signaling. Biol Psychiatry. 2008;64(6):538–40.
119. Vgontzas AN, Zoumakis E, Bixler E, et al. Adverse effects of modest sleep restriction on sleepiness, performance, and inflammatory cytokines. J Clin Endocrinol Metab. 2004;89(5):2119–226.
120. Spiegel K, Leproult R, Van Cauter E. Impact of sleep debt on metabolic and endocrine function. Lancet. 1999;354:1435–9.
121. Irwin MR, Olmstead R, Carroll JE. Sleep disturbance, sleep duration, and inflammation: a systematic review and meta-analysis of cohort studies and experimental sleep deprivation. Biol Psychiatry. 2016;80:40–52.

122. Thompson D, Pepys MB, Wood SP. The physiological structure of human C-reactive protein and its complex with phosphocholine. Structure. 1999;7(2):169–77.
123. Mayo Clinic. Insomnia. 2018. https://www.mayoclinic.org/diseases-conditions/insomnia/symptoms-causes/syc-20355167. Zugegriffen 10 Okt 2020.
124. Mitchell MD, Gehman P, Perlis M, Unscheid CA. Comparative effectiveness of cognitive behavioural therapy for insomnia: a systematic review. BMC Fam Pract. 2012;13:40.
125. Mayo Clinic. Cognitive behavioral therapy. https://www.mayoclinic.org/testsprocedures/cognitive-behavioral-therapy/about/pac-20384610. Zugegriffen 10 Okt 2020.
126. WebMD. Drugs to treat insomnia. Jan 2020. https://www.webmd.com/sleep-disorders/insomnia-medications. Zugegriffen 10 Okt 2020.
127. Hammerschlag AR, Stringer S, de Leeuw CA, et al. Genome-wide association analysis of insomnia complaints identifies risk genes and genetic overlap with psychiatric and metabolic traits. Nat Genet. 2017;49(11):1584–92.
128. Chou KH, Lee PL, Liang CS, et al. Identifying neuroanatomical signatures in insomnia and migraine comorbidity. Sleep. 2021;44(3):zsaa202.
129. Wu Y, Zhuang Y, Qi J. Explore structural and functional brain changes in insomnia disorder: a PRISMA-compliant whole brain ALE meta-analysis for multimodal MRI. Medicine. 2020;99(14):e19151.
130. Babson KA, Sottile J, Morabito D. Cannabis, cannabinoids and sleep: a review of the literature. Curr Psychiatry Rep. 2017;19:23.
131. Kesner AJ, Lovinger DM. Cannabinoids, endocannabinoids and sleep. Front Mol Neurosci. 2020;13:125.
132. Pava MJ, Makriyannis A, Lovinger DM. Endocannabinoid signalling regulates sleep stability. PLoS One. 2016;11(3):e0152473.
133. Martinez-Vargas M, Morales-Gomez J, Gonzalez-Rivera R, et al. Does the neuroprotective role of anandamide display diurnal variations? Int J Mol Sci. 2013;14:23341–55.
134. Martinez-Vargas M, Murillo-Rodriguez E, Gonzalez-Rivera R, et al. Sleep modulates cannabinoid receptor 1 expression in the pons of the rat. Neuroscience. 2003;117:197–201.
135. Yamashita T, Yamanaka A. Lateral hypothalamic circuits for sleep–wake control. Curr Opin Neurobiol. 2017;44:94–100.
136. Perez-Morales M, Alberto K, Mendez-Diaz M, et al. 2-AG into the lateral hypothalamus increased REM sleep and c Fos expression in melanin concentrating hormone neurons in rats. Pharmacol Biochem Behav. 2013;108:1–7.
137. Sanford AE, Castillo E, Gannon RL. Cannabinoids and hamster circadian activity rhythms. Brain Res. 2008;1222:141–8.
138. Murillo-Rodriguez E, Desarnaud F, Prospero-Garcia O. Diurnal variation of arachidonoylethanolamine, palmitoylethanolamide and oleoylethanolamide in the brain of the rat. Life Sci. 2006a;79:30–7.
139. Valenti M, Vigano D, Casico MG, et al. Differential diurnal variations of anandamide and 2-arachidonoylglycerol levels in rat brains. Cell Mol Life Sci. 2004;61:945–50.
140. Hanlon EC, Tasali E, Leproult R, et al. Circadian rhythm of circulating levels of the endocannabinoid 2-arachidonoylglycerol. J Clin Endocrinol Metab. 2014;100:220–6.
141. Hanlon EC, Tasali E, Leproult R, et al. Sleep restriction enhances the daily rhythm of circulating levels of endocannabinoid 2-Arachidonoylglycerol. Sleep. 2016;39(3):653–64.
142. Basile AS, Hanus L, Mendelson WB. Characterization of the hypnotic properties of oleamide. Neuroreport. 1999;10:947–51.
143. Murillo-Rodriguez E, Blanco-Centurion C, Sanchez C, et al. Anandamide enhances extracellular levels of adenosine and induces sleep: an in vivo microdialysis study. Sleep. 2003;26:943–7.
144. Murillo-Rodriguez E, Sanchez-Alavez M, Navarro D, et al. Anandamide modulates sleep and memory in rats. Brain Res. 1998;812:270–4.
145. Huitron-Resendiz S, Sanchez-Alavez M, Wills DN. Characterization of the sleep-wake patterns in mice lacking fatty acid amide hydrolase. Sleep. 2004;27(5):857–65.

146. Murillo-Rodriguez E, Pastrana-Trejo JC, Salas-Crisostomo M, de-la-Cruz M. The endocannabinoid system modulating levels of consciousness, emotions and likely dream contents. CNS Neurol Disord Drug Targets. 2017;16(4):370–9.
147. Murillo-Rodríguez E, Millan-Aldaco D, Millan-Aldaco D, et al. Effects of the fatty acid amide hydrolase inhibitor URB597 on the sleep-wake cycle, c-Fos expression and dopamine levels of the rat. Eur J Pharmacol. 2007;562(1–2):82–91.
148. Murillo-Rodriguez E, Machado S, Barbosa Rosa N, et al. Revealing the role of the endocannabinoid system modulators, SR141716A, URB597 and VDM-11, in sleep homeostasis. Neurosci. 2016;339:433–49.
149. Prospero-Garcia O, Cravatt BE, Siuzdak G, et al. cis-9,10 Octadecenomamide: a novel natural lipid isolated from cat CSF with potential sleep-modulating properties. Sleep Res. 1995;24:50.
150. Yang JY, Wu CF, Wang F, et al. The serotonergic system may be involved in the sleep inducing action of oleamide in rats. Naunyn Schmiedeberg's Arch Pharmacol. 2003;368:457–62.
151. Mechoulam R, Fride E, Hanu L, et al. Anandamide may mediate sleep induction. Nature. 1997;389:25–6.
152. Koethe D, Schreiber D, Giuffrida A, et al. Sleep deprivation increases oleoylethanolamine in human cerebrospinal fluid. J Neural Transm (Vienna). 2009;116:301–5.
153. Bilkci-Gorzo A. The endocannabinoid system in normal and pathological brain ageing. Philos Trans R Soc Lond Ser B Biol Sci. 2012;367(1607):3326–41.
154. Piyanova A, Lomazzo E, Bindila L, et al. Age-related changes in the endocannabinoid system in the mouse hippocampus. Mech Ageing Dev. 2015;150:55–64.
155. Maccarrone M, Attina M, Bari M, et al. Anandamide degradation and N-acylethanolamines level in weld-type and CB1 cannabinoid receptor knockout mice of different ages. J Neurochem. 2001;78(2):339–48.
156. Reyes-Prieto NM, Romano-Lopez A, Perez-Morales CJ, et al. Oleamide restores sleep in adult rats that were subjected to maternal separation. Pharmacol Biochem Behav. 2012;103:308–12.
157. Perez-Morales M, Fajardo-Valez A, Mendez-Diaz M, et al. 2-Arachidonoylglycerol into the lateral hypothalamus improves reduced sleep in adult rats subjected to maternal separation. Neuroreport. 2014;25:1437–41.
158. Cousens K, DiMascio A. (−)δ9 THC as an hypnotic. Psychopharmacologia. 1973;33:355–64.
159. Feinberg I, Jones R, Walker JM, et al. Effects of high dosage delta-9-tetrahydrocannabinol on sleep patterns in man. Clin Pharmacol Ther. 1975;17(4):458–66.
160. Feinberg I, Jones R, Walker J, et al. Effects of marijuana extract and tetrahydrocannabinol on electroencephalographic sleep patterns. Clin Pharmacol Ther. 1976;19:782–94.
161. Pivik RT, Zarcone V, Dement WC, Hollister LE. Delta-9-tetrahydrocannabinol and synhexl: effects on human sleep patterns. Clin Pharmacol Ther. 1972;13(3):426–35.
162. Pisanti S, Bifulco M. Medical cannabis: A plurimillennial history of an evergreen. J Cell Physiol. 2019;234(6):8342–51.
163. Lee MA. Smoke Signals. New York: Scribner; 2012.
164. Bachhuber M, Arnsten JH, Wurm G. Use of cannabis to relieve pain and promote sleep by customers at an adult use dispensary. J Psychoactive Drugs. 2018;51(5):400–4.
165. Goodhines PA, Gellis LA, Kim J, et al. Self-medication for sleep in college students: concurrent and prospective associations with sleep and alcohol behaviour. Behav Sleep Med. 2019;17(3):327–41.
166. Haug NA, Padula CB, Sottile JE, et al. Cannabis use patterns and motives: a comparison of younger, middle-aged, and older medical cannabis dispensary patients. Addict Behav. 2017;72:14–20.
167. Lintzeris N, Davis J, Elias N, et al. Medicinal cannabis in Australia 2016: the Cannabis as medicine survey (CAMS-16). Med J Aust. 2018;209(5):211–6.
168. Pedersen W, Sandberg S. The medicalization of revolt: a sociological analysis of medical cannabis users. Soc Health. 2013;35(1):17–32.

169. Bonn-Miller MO, Vujanovic AA, Drescher KD. Cannabis use among military veterans after residential treatment for posttraumatic stress disorder. Psychol Addict Behav. 2011;25(3):485–91.
170. Bonn-Miller MO, Babson KA, Vandrey R. Using cannabis to help you sleep: heightened frequency of medical cannabis use among those with PTSD. Drug Alcohol Depend. 2014;136:162–5.
171. Bremner JD, Southwick SM, Darnell A, Charney DS. Chronic PTSD in Vietnam combat veterans: course of illness and substance abuse. Am J Psychiatr. 1996;153:369–75.
172. Piper BJ, DeKeuster RM, Beals ML, et al. Substitution of medical cannabis for pharmaceutical agents for pain, anxiety and sleep. J Psychopharmacol. 2017;31:569–75.
173. Ogeil RP, Phillips JG, Rajaratnma SMW, Broadbear JH. Risky drug use and effects on sleep quality and daytime sleepiness. Hum Psychopharmacol. 2015;30(5):356–63.
174. Schlienz NJ, Scalsky R, Martin EL, et al. A cross-sectional and prospective comparison of medicinal cannabis users and controls on self-reported health. Cannabis Cannabinoid Res. 2021;6(6):548–58.
175. Winiger EA, Hitchcock LN, Bryan AD, et al. Cannabis use and sleep: expectations, outcomes and the role of age. Addict Behav. 2012;112:106642.
176. Vigil JM, Stith SS, Diviant JP, et al. Effectiveness of raw, natural medical *cannabis* flower for treating insomnia under naturalistic conditions. Medicines (Basel). 2018;5(3):75.
177. National Academies of Sciences, Engineering & Medicine. The health effects of cannabis and cannabinoids. Washington DC: The National Academies Press; 2017.
178. Whiting PF, Wolff RF, Deshpande S, et al. Cannabinoids for medical use: a systematic review and meta-analysis. JAMA. 2015;313(24):2456–73.
179. Gates PJ, Albertella L, Copeland J. The effects of cannabinoid administration on sleep: a systematic review of human studies. Sleep Med Rev. 2014;18(6):477–87.
180. Johnson EO, Breslau N. Sleep problems and substance use in adolescence. Drug Alcohol Depend. 2001;64:1–7.
181. McKnight LR, Eaton DK, Lowry JB, et al. Relationships between hours of sleep and health-risk behaviors in US adolescent students. Prev Med. 2011;53(4–5):271–3.
182. Ogeil RP, Cheetham A, Mooney A, et al. Early adolescent drinking and cannabis use predicts late sleep-quality problems. Psychol Addict Behav. 2019;33(3):266–73.
183. Roane BM, Taylor DJ. Adolescent insomnia as a risk factor for early adult depression and substance abuse. Sleep. 2008;31(10):1351–6.
184. Wong MM, Brower KJ, Zucker RA. Childhood sleep problems, early onset of substance abuse and behavioural problems in adolescence. Sleep Med. 2009;10(7):787–96.
185. Conroy DA, Kurth ME, Strong DR, et al. Marijuana use patterns and sleep among community-based young adults. J Addict Dis. 2016;35(2):135–43.
186. Gorelick DA, Goodwin RS, Schwilke E, et al. Around-the-clock oral THC effects on sleep in male chronic daily cannabis smokers. Am J Addict. 2013;22:510–4.
187. Bolla KI, Lesage SR, Gambaldo CE, et al. Sleep disturbance in heavy marijuana users. Sleep. 2008;31(6):901–8.
188. Bolla KI, Lesage SR, Gamaldo CE, et al. Polysomnogram changes in marijuana users who report sleep disturbances during prior abstinence. Sleep Med. 2010;11:882–9.
189. Gates P, Albertella L, Copeland J. Cannabis withdrawal and sleep: a systematic review of human studies. Subst Abus. 2016;37(1):255–69.
190. Vandrey R, Smith MT, McCann UD, et al. Sleep disturbance and the effects of extended-release zolpidem during cannabis withdrawal. Drug Alcohol Depend. 2011;117:38–44.
191. Budney AJ, Moore BA, Vandrey RG, Hughes JR. The time course and significance of cannabis withdrawal. J Abnorm Psychol. 2003;112(3):393–402.
192. Budney AJ, Vandrey RG, Hughes JR, et al. Comparison of cannabis and tobacco withdrawal: severity and contribution to relapse. J Subst Abus Treat. 2008;35:362–8.
193. Vandrey RG, Budney AJ, Hughes JR, Liguori A. A within-subject comparison of withdrawal symptoms during abstinence from cannabis, tobacco, and both substances. Drug Alcohol Depend. 2008;92(1–3):48–54.

194. Karniol IG, Carlini EA. Pharmacological interaction between cannabidiol and δ^9-tetrahydrocannabinol. Psychopharmacologia. 1973;33(1):53–70.
195. Davis WM, Borgen LA. Effects of cannabidiol and delta-9- tetrahydrocannabinol on operant behavior. Res Commun Chem Pathol Pharmacol. 1974;9(3):453–62.
196. Guimaraes VM, et al. Cannabidiol increases Fos expression in the nucleus accumbens but not in the dorsal striatum. Life Sci. 2004;75(5):633–8.
197. Monti JM. Hypnotic like effects of cannabidiol in the rat. Psychopharmacology. 1977;55(3):263–5.
198. Murillo-Rodriguez E, Millan-Aldaco D, Palomero-Rivero M, et al. Cannabidiol, a constituent of *Cannabis sativa,* modulates sleep in rats. FEBS Lett. 2006b;580:4337–45.
199. Murillo-Rodríguez E, Millan-Aldaco D, Palomero-Rivero M, et al. Constituent cannabidiol is a wake-inducing agent. Behav Neurosci. 2008;122(6):1378–82.
200. Murillo-Rodriguez E, Palomero-Rivero M, Millan-Aldaco D, et al. Effects on sleep and dopamine levels of microdialysis perfusion of cannabidiol into the lateral hypothalamus of rats. Life Sci. 2011;88(11–12):504–11.
201. Carlini EA, Cunha JM. Hypnotic and antiepileptic effects of cannabidiol. J Clin Pharmacol. 1981;21(8–9 Suppl):417S–27S.
202. Chagas MH, et al. Effects of acute systemic administration of cannabidiol on sleep-wake cycle in rats. J Psychopharmacol. 2013;27(3):312–6.
203. Hsiao YT, et al. Effect of cannabidiol on sleep disruption induced by repeated combination tests consisting of open field and elevated plus-maze in rats. Neuropharmacology. 2012;62(1):373–84.
204. Murillo-Rodriguez E, Millan-Aldaco D, Cicconcelli D, et al. Sleep-wake cycle disturbances and NeuN-altered expression in adult rats after cannabidiol treatments during adolescence. Psychopharmacology (Berl). 2021;238(6):1437–47.
205. Watson C, Kirkcaldie M, Paxinos G. Techniques for studying the brain. In: Watson C, Kirkcaldie M, Paxinos G, Hrsg. The brain. An introduction to functional neuroanatomy. London: Academic Press; 2010. S. 153–65.
206. Shannon S, Opila-Lehman J. Cannabidiol oil for decreasing addictive use of marijuana: a case report. Integr Med. 2015;14(6):31–5.
207. Shannon S, Lewis N, Lee H, Hughes S. Cannabidiol in anxiety and sleep: a large case series. Perm J. 2019;23:18–41.
208. Zuardi AW, Guimarães FS, Moreira AC. Effect of cannabidiol on plasma prolactin, growth hormone and cortisol in human volunteers. Braz J Med Biol Res. 1993;26(2):213–7.
209. Nicholson AN, Turner C, Stone BM, Robson PJ. Effect of Δ-9-tetrahydrocannabinol and cannabidiol on nocturnal sleep and early-morning behavior in young adults. J Clin Psychopharmacol. 2004;24(3):305–13.
210. Zuardi AW, Shirakawa I, Finkelfarb E, Karniol IG. Action of cannabidiol on the anxiety and other effects produced by Δ^9-THC in normal subjects. Psychopharmacology. 1982;76(3):245–50.
211. Spindle TR, Cone EJ, Goffi E, et al. Pharmacodynamic effects of vaporized and oral cannabidiol (CBD) and vaporized CBD-dominant cannabis in infrequent cannabis users. Drug Alcohol Depend. 2020;211:107937.
212. Elms L, Shannon S, Hughes S, Lewis N. Cannabidiol in the treatment of post-traumatic stress disorder: a case series. J Altern Complement Med. 2019;25(4):392–7.
213. Chagas MHN, Eckeli AL, Zuardi AW, et al. Cannabidiol can improve complex sleep-related behaviours associated with rapid eye movement sleep behaviour disorder in Parkinson's disease patients: a case series. J Clin Pharm Ther. 2014;39(5):564–6.
214. Megelin T, Ghorayeb I. Cannabis for restless legs syndrome: a report of six patients. Sleep Med. 2017;36:182–3.
215. Babson KA, Bonn-Miller M. Sleep disturbances: implications for cannabis use, cannabis use cessation, and cannabis use treatment. Curr Addict Rep. 2014;1:109–14.
216. Perron RR, Tyson RL, Sutherland GR. Δ^9-tetrahydrocannabinol increases brain temperature and inverts circadian rhythms. Neuroreport. 2001;12:3791–4.

217. Kimura T, Takaya M, Usami N, et al. Δ^9-tetrahydrocannabinol, a major marijuana component, enhances the anesthetic effect of pentobarbital through the CB1 receptor. Forensic Toxicol. 2019;37:207–14.
218. Watanabe K, Hamajima K, Yamamoto I, Yoshimura H. Different effects of Δ^9-tetrahydrocannabinol and cannabidiol by three routes of administration on pentobarbital-induced sleeping time in mice. Res Commun Subst Abuse. 1981;2:213–20.
219. Mondino A, Cavellia M, Gonzales J, et al. Acute effect of vaporized Cannabis on sleep and electrocortical activity. Pharmacol Biochem Behav. 2019;179:113–23.
220. Hosko MJ, Kochar MS, Wang RIH. Effects of orally administered delta-9-tetrahydrocannabinol in man. Clin Pharmacol Ther. 1973;14:344–52.
221. Barratt ES, Beaver W, White R. The effects of marijuana on human sleep patterns. Biol Psychiatry. 1974;8:47–54.
222. Freemon FR. The effect of delta 9 tetrahydrocannabinol on sleep. Psychopharmacologica. 1974;35:39–44.
223. Tassarini C, Ambrosetto G, Peraita-Adrado MR, et al. The neuropsychiatric syndrome of Δ^9-tetrahydrocannabinol and cannabis intoxication in naïve subjects: a clinical and polygraphic study during wakefulness and sleep. In: Braude MC, Szara S, Hrsg. The pharmacology of marijuana. New York: Raven Press; 1976.
224. Freemon FR. The effect of chronically administered delta-9-tetrahydrocannabinol upon the polygraphically monitored sleep of normal volunteers. Drug Alcohol Depend. 1982;10(4):345–53.
225. Chait LD. Subjective and behavioral effects of marijuana the morning after smoking. Psychopharmacology. 1990;100:328–33.
226. Neff GW, O'Brien CB, Feddy KR, et al. Preliminary observation with dronabinol in patients with intractable pruritus secondary to cholestatic liver disease. Am J Gastroenterol. 2002;97:2117–9.
227. Farabi SS, et al. Impact of dronabinol on quantitative electroencephalogram (qEEG) measures of sleep in obstructive sleep apnea syndrome. J Clin Sleep Med. 2014;10(1):49–56.
228. Halikas JA, Weller RA, Morse CL, Hoffmann RG. A longitudinal study of marijuana effects. Subst Use Misuse. 1985;20:701–11.
229. Schierenbeck T, Riemann D, Berger M, Hornyak M. Effect of illicit recreational drugs upon sleep: cocaine, ecstasy, and marijuana. Sleep Med Rev. 2008;12:381–9.
230. Fusar-Poli P, Crippa JA, Bhattacharyya S, et al. Distinct effects of Δ9-tetrahydrocannabinol and cannabidiol on neural activation during emotional processing. Arch Gen Psychiatry. 2009;66(1):95–105.
231. Russo EB. Cannabidiol claims and misconceptions. Trends Pharmacol Sci. 2017;38(3):198–201.
232. Fraser GA. The use of a synthetic cannabinoid in the management of treatment-resistant nightmares in posttraumatic stress disorder (PTSD). CNS Neurosci Ther. 2009;15:84–8.
233. Shalev A, Roitman P, Mechoulam R. Pilot open label trial on oral absorbable Δ^9-THC for chronic PTSD. Hagoshrim: Israel Soc Biological Psychiatry Abstract Book; 2013.
234. Roitman P, Mechoulam R, Cooper-Kazaz R, Shalev A. Preliminary, open-label pilot study of add-on oral Δ^9-tetrahydrocannabinol in chronic post-traumatic stress disorder. Clin Drug Invest. 2014;34:587–91.
235. Cameron C, Watson D, Robinson J. Use of a synthetic cannabinoid in a correctional population for posttraumatic stress disorder-related insomnia and nightmares, chronic pain, harm reduction and other indications: a retrospective evaluation. J Clin Psychopharmacol. 2014;34(5):559–64.
236. Jetly R, Heber A, Fraser G, Boisvert D. The efficacy of nabilone, a synthetic cannabinoid, in the treatment of PTSD-associated nightmares: a preliminary randomized, double blind, placebo-controlled cross-over design. Psychoneuro. 2015;51:585–8.
237. Yoshida H, Usami N, Ohishi Y, et al. Synthesis and pharmacological effects in mice of halogenated cannabinol derivatives. Chem Pharm Bull (Tokyo). 1995;43(2):335–7.

238. Karniol IG, Shirakawa I, Takahashi RN, et al. Effects of Δ^9-tetrahydrocannabinol and cannabinol in man. Pharmacology. 1975;13:502–12.
239. Baron EP. Medicinal properties of cannabinoids, terpenes, and flavonoids in cannabis, and benefits in migraine, headache, and pain: an update on current evidence and cannabis science. Headache Curr. 2018;58(7):1139–86.
240. Nuutinen T. Medicinal properties of terpenes found in *Cannabis sativa* and *Humulus lupulus*. Eur J Med Chem. 2018;157:198–228.
241. Zhou J, Kim JE, Armstrong CL, Chen N, Campbell WW. Higher-protein diets improve indexes of sleep in energy-restricted overweight and obese adults: results from 2 randomized controlled trials. Am J Clin Nutr. 2016;103(3):766–74.
242. Lindseth G, Lindseth P, Thompson M. Nutritional effects on sleep. West J Nurs Res. 2013;35(4):497–513.
243. Afaghi A, Oconnor H, Chow CM. High-glycemic-index carbohydrate meals shorten sleep onset. Am J Clin Nutr. 2007;85(2):426–30.
244. Peuhkuri K, Sihvola N, Korpela R. Diet promotes sleep duration and quality. Nutr Res. 2012;32(5):309–19.
245. Grandner MA, Kripke DF, Naidoo N, Langer RD. Relationships among dietary nutrients and subjective sleep, objective sleep, and napping in women. Sleep Med. 2010;11(2):180–4.
246. Quick V, Byrd-Bredbenner C, White AA, Brown O, Colby S, Shoff S, et al. Eat, sleep, work, play: associations of weight status and health-related behaviors among young adult college students. Am J Health Promot. 2014;29(2):e64–72.
247. Sato-Mito N, Sasaki S, Murakami K, Okubo H, Takahashi Y, Shibata S. The midpoint of sleep is associated with dietary intake and dietary behavior among young Japanese women. Sleep Med. 2011;12(3):289–94.
248. Kim S, DeRoo LA, Sandler DP. Eating patterns and nutritional characteristics associated with sleep duration. Public Health Nutr. 2011;14(05):889–95.
249. Peppard PE, Young T, Barnet JH, et al. Increased prevalence of sleep-disordered breathing in adults. Am J Epidemiol. 2013;177(9):1006–14.
250. Wheaton AG, Perry GS, Chapman DP, Croft JB. Sleep disordered breathing and depression among U.S. adults: National Health and Nutrition Examination Survey, 2005–2008. Sleep. 2012;35(4):461–7.
251. Jennum P. Quality of life, co-morbidity and obstructive sleep apnoea. Clin Respir J. 2010;4(3):129–30.
252. Jumpertz R, Wiesner T, Bluher M, et al. Circulating endocannabinoids and N-acyl-ethanolamides in patients with sleep apnea- specific role of oleoylethanolamide. Exp Clin Endocrinol Diabetes. 2010;118(9):591–5.
253. Calik MW, Radulovacki M, Carley DW. Intranodose ganglion injections of dronabinol attenuate serotonin-induced apnea in Sprague-Dawley rat. Respir Physiol Neurobiol. 2014;190:20–4.
254. Calik MW, Carley DW. Intracerebroventricular injections of dronabinol, a cannabinoid receptor agonist, does not attenuate serotonin-induced apnea in Sprague-Dawley rats. J Negat Results Biomed. 2016;15:8.
255. Carley DW, Prasad B, Reid KJ, et al. Pharmacotherapy of apnea by cannabimimetic enhancement, the pace clinical trial: effects of dronabinol in obstructive sleep apnea. Sleep. 2018;41(1):zsx184.
256. Stein PK, Pu Y. Heart rate variability, sleep and sleep disorders. Sleep Med Rev. 2012;16(1):47–66.
257. Stein D. The sacred plant masterclass: module 6, lesson 2 – depression & sleep disorders. https://two.thesacredplant.com. Zugegriffen 14 Jan 2026.
258. Cherasse Y, Urade Y. Dietary zinc acts as a sleep modulator. Int J Mol Sci. 2017;18(11):2334.
259. Bonaventura P, Benedetti G, Albarède F, Pierre MP. Zinc and its role in immunity and inflammation. Autoimmun Rev. 2015;14(4):277–85.

260. Patton SM, et al. Hypoxia-inducible factor pathway activation in restless legs syndrome. Eur J Neurol. 2011;18(11):1329–35.
261. Solinas M, Massi P, Cinquina V, et al. Cannabidiol, a non-psychoactive cannabinoid compound, inhibits proliferation and invasion in U87-MG and T98G glioma cells through a multitarget effect. PLoS One. 2013;8(10):e76918.
262. Seeman P. Cannabidiol is a partial agonist at dopamine D2High receptors, predicting its antipsychotic clinical dose. Transl Psychiatry. 2016;6(10):e920.

wirkungen auf die [illegible]

Anpassungsfähigkeit des [illegible]

[illegible]

Hyperarousaltheorie der [illegible]

Insomnie wird als eine Störung des [illegible]
des peripheren Nervensystems [illegible]

Demenz: Alzheimerkrankheit

9

Einleitung

Demenz ist ein Begriff, der eine Gruppe von Erkrankungen beschreibt, die durch eine allmähliche Beeinträchtigung der Gehirnfunktion gekennzeichnet sind. Veränderungen können Gedächtnisverlust, kognitive Verschlechterung sowie Veränderungen in Sprache, Verhalten, Mobilität, Persönlichkeit und funktionellen Fähigkeiten umfassen [1]. Gesundheit und funktionelle Fähigkeiten nehmen mit Fortschreiten der Erkrankung ab [1]. Demenz tritt mit zunehmendem Alter immer häufiger auf und betrifft vor allem Menschen ab 65 Jahren; sie kann jedoch auch jüngere Menschen betreffen. Demenz ist eine der Hauptursachen für Behinderung im höheren Lebensalter und hat auch erhebliche Auswirkungen auf die pflegenden Angehörigen, da Betroffene in den meisten Bereichen des täglichen Lebens sehr stark auf ihre Pflegepersonen angewiesen sind [1].

Dieses Kapitel

In diesem Kapitel werden wir Demenz untersuchen, mit einem Schwerpunkt auf der häufigsten Form der Demenz, der Alzheimerkrankheit. Wir werden die Pathophysiologie besprechen, einschließlich der Rolle des Endocannabinoidsystems, und anschließend die potenziellen Wirkmechanismen von CBD und THC bei der Behandlung der Alzheimerkrankheit betrachten.

Über Demenz

Prävalenz von Demenz

Im Jahr 2015 lebten weltweit schätzungsweise 50 Mio. Menschen mit Demenz, wobei sich diese Zahl alle 20 Jahre verdoppeln soll [2]. In Australien hatten im Jahr 2020 schätzungsweise 400.000–459.000 Australier Demenz (bis zu 70 %

K. O'Brien und P. Blair, *Medizinisches Cannabis und CBD in der psychischen Gesundheitsversorgung,* https://doi.org/10.1007/978-3-032-14521-5_9

davon waren Alzheimerkrankheit) [1]. Zum Vergleich: Die Bevölkerung Australiens beträgt etwa 25 Mio. Menschen.

Die Alzheimerkrankheit, die häufigste Form der Demenz, betrifft weltweit etwa 25 Mio. Menschen [3]. Länder in Nordamerika und Westeuropa weisen die höchsten Raten der Alzheimerkrankheit auf (6,4 % bzw. 5,4 % im Alter von 60 Jahren). In Lateinamerika und China liegen die Raten bei 4,9 % bzw. 4 %, was mit der Übernahme westlicher Ernährungsweisen in diesen sich entwickelnden Regionen zusammenhängen könnte [4]. Die Prävalenz ist bei Afrikanern (die in Afrika leben) im Vergleich zu Westeuropa und Amerika deutlich niedriger [4].

Arten von Demenz

Es gibt mehrere Arten von Demenz, wobei die Grenzen zwischen den verschiedenen Demenzformen unscharf sind und eine Person gleichzeitig an mehreren Demenzformen erkranken kann [1]. Die häufigste Form der Demenz ist die Alzheimerkrankheit (im Folgenden abgekürzt mit AD [engl.: Alzheimer's disease]) (50–70 %), gefolgt von der vaskulären Demenz (20–30 %). Die Ätiologie und Pathogenese dieser beiden Formen unterscheiden sich [5]. Weitere Formen sind paralytische Demenz, Lewy-Körper-Demenz, Parkinsonkrankheit, traumatische Demenz, durch Kohlenmonoxid verursachte Demenz, Huntingtondemenz (d. h. Demenz im Zusammenhang mit der Huntingtonkrankheit) und die frontotemporale lobäre Degeneration (FTLD) [6, 7].

Risikofaktoren für Demenz

Es gibt mehrere Risikofaktoren für Demenz, darunter Alter, familiäre Vorbelastung, Rauchen, Hörverlust, Depression, Diabetes, Bluthochdruck und Adipositas [1, 8]. Eine systematische Übersichtsarbeit und Metaanalyse von 28 prospektiven Beobachtungsstudien ergab, dass bei Diabetes das Risiko für alle Demenzformen um 73 %, das Risiko für AD-Demenz um 56 % und das Risiko für vaskuläre Demenz um 127 % erhöht ist [9]. Die Risikofaktoren für AD werden im Abschnitt über die Alzheimerkrankheit behandelt.

Häufige neuropsychiatrische Symptome der Demenz

Es gibt neuropsychiatrische Symptome (Verhaltens- und psychische Symptome), die bei allen Demenzformen häufig auftreten. Dazu gehören Angst, Unruhe, Aggression, Psychosen, Essstörungen, Antriebslosigkeit und Umherwandern [5]. Die meisten Demenzpatienten erleben mindestens eines dieser Symptome [5]. Angst und Depression treten häufiger in frühen Stadien auf, während Psychosen und Aggressionen eher im fortgeschrittenen Krankheitsverlauf vorkommen [10]. Eine Riechstörung ist häufig ein Symptom einer neurodegenerativen Erkrankung, einschließlich Demenz [11]. Der Verlust des Geruchssinns oder Anosmie kann ein frühes Zeichen sein, wobei sowohl sensorische als auch zentrale Verarbeitungsstörungen in allen Komponenten des Riechens auftreten können [12]. Hyposmie kann ein frühes prädiktives Symptom im Zusammenhang mit AD sein [13] und wurde jüngst auch bei der Parkinsonkrankheit erkannt [14]. In einer Studie entwickelten 9 von 29 Patienten mit Hyposmie und leichter kognitiver Beeinträchtigung (31 %) eine AD, die innerhalb von 18 Monaten fortschritt [13].

Spezifische Symptome und Zeichen der AD werden später in diesem Kapitel besprochen.

Behandlung der Demenz

Derzeit gibt es keine anerkannten pharmazeutischen Lösungen, die den Verlauf der Demenz aufhalten können. Die Behandlung zielt auf das Management der neuropsychiatrischen Symptome ab. Die Behandlung der mit Demenz assoziierten Symptome umfasst nicht pharmakologische Interventionen, die darauf abzielen, unerfüllte körperliche und emotionale Bedürfnisse zu identifizieren, welche die Symptome auslösen könnten (Behandlung der ersten Wahl), sowie pharmakologische Interventionen (in der Regel als zweite Wahl) [5].

Die am häufigsten zur Behandlung der Demenzsymptome eingesetzten Medikamente sind atypische Antipsychotika, obwohl es nur begrenzte Hinweise auf ihre Wirksamkeit gibt und Studien sie mit Schäden wie Stürzen, zerebrovaskulären Ereignissen und Tod in Verbindung gebracht haben [5]. Weitere eingesetzte Medikamente sind Antidepressiva und Antiepileptika, für die es nur begrenzte Hinweise gibt, dass sie Unruhe und Psychosen verringern [15].

Vier Acetylcholinesterase-Hemmer (Galantamin, Donepezil, Tacrin und Rivastigmin) sind in den USA zur Verbesserung des Gedächtnisses zugelassen; es gibt jedoch keine überzeugenden Wirksamkeitsnachweise [4]. Eine Metaanalyse ergab, dass Risperidon und Olanzapin Aggressionen bei AD signifikant reduzierten und Risperidon Psychosen verringerte, jedoch waren beide Medikamente mit schwerwiegenden zerebrovaskulären Nebenwirkungen und extrapyramidalen Symptomen assoziiert [16].

Auswirkungen der Demenz auf pflegende Angehörige

Demenz hat erhebliche Auswirkungen auf die pflegenden Angehörigen der Patienten. Mit Fortschreiten der Erkrankung werden Demenzpatienten immer stärker von ihren Pflegepersonen abhängig. Es wurde festgestellt, dass die neuropsychiatrischen Symptome einen stärkeren (negativen) Einfluss auf die pflegenden Angehörigen haben und eine stärkere Vorhersagekraft für die Belastung der Pflegepersonen bei AD besitzen als der kognitive Abbau, das Krankheitsstadium oder andere Symptome wie Depression und Antriebslosigkeit [5, 17]. Auswirkungen auf die pflegenden Angehörigen sind unter anderem eine verminderte

Lebensqualität, Depression, Stress/Belastung, geringeres Einkommen und ein erhöhtes Verletzungsrisiko, falls der Patient aggressiv wird [5].

Finanzielle Auswirkungen der Demenz

Die gesellschaftlichen sowie die persönlichen und familiären Kosten der Demenz sind erheblich. Im Jahr 2018 beliefen sich die geschätzten Kosten für die Versorgung von US-Patienten mit AD und anderen Demenzformen auf 277 Mrd. US$, ohne die Kosten für unbezahlte Pflegeleistungen einzubeziehen. Etwa 60 Mrd. US$ entfielen auf direkte Ausgaben, und diese Kosten werden voraussichtlich weiter steigen [18].

Interessanterweise können die finanziellen Auswirkungen der Demenz bereits 6 Jahre vor der Diagnose beginnen. Eine Kohortenstudie mit 81.364 Medicare-Versicherten, die in Einpersonenhaushalten in den USA lebten, zeigte, dass Personen mit AD und verwandten Demenzen bis zu 6 Jahre vor der Diagnose häufiger Rechnungen nicht bezahlten und bereits 2,5 Jahre vor der Diagnose schlechtere Kreditwürdigkeit entwickelten als Personen, bei denen nie eine Diagnose gestellt wurde [19].

Alzheimerkrankheit

Die Alzheimerkrankheit (AD) ist die häufigste Form der Demenz, wobei es möglich ist, dass mehrere Demenzformen gleichzeitig auftreten. AD ist eine irreversible und fortschreitende neurodegenerative Erkrankung, die sich im Verlauf verschlechtert. Es wird angenommen, dass AD 20 oder mehr Jahre vor dem Auftreten der ersten Symptome beginnt, wobei bereits kleine Veränderungen im Gehirn stattfinden, die von der betroffenen Person nicht bemerkt werden [6]. Eine Beeinträchtigung des Kurzzeitgedächtnisses ist eines der ersten Symptome, die auftreten [3, 20]. Mit Fortschreiten der Erkrankung zeigen die Patienten weitere Symptome, darunter Verlust des Langzeitgedächtnisses, Verwirrtheit, Schlafstörungen, Sprachstörungen, Stimmungsschwankungen und Verlust der Körperfunktionen, die auf die Schädigung von Neuronen in verschiedenen betroffenen Hirnregionen zurückzuführen sind [3, 6, 21]. Menschen mit AD leben jahrelang mit den Symptomen, die im Laufe der Zeit zunehmen und die Alltagsbewältigung beeinträchtigen. Schließlich werden auch die Neuronen in den Hirnregionen, die für grundlegende Körperfunktionen wie Gehen und Schlucken zuständig sind, in Mitleidenschaft gezogen. Das Endstadium der AD ist der Tod [6].

Zwei Typen der Alzheimerkrankheit

Es gibt zwei Typen der AD: Zum einen die familiäre AD, die autosomal-dominant vererbt wird und typischerweise früh einsetzt, und zum anderen die sporadische

Form, die meist später im Leben auftritt und deren Ursachen nur unzureichend verstanden sind [22–24].

Risikofaktoren für die Alzheimerkrankheit

Die drei wichtigsten Risikofaktoren für die spät einsetzende AD sind das Alter (höheres Alter – ab 65 Jahren – ist ein Risikofaktor für die spät einsetzende AD), das Tragen der E4-Form des ApoE-Gens (codierend für Apolipoprotein) und eine familiäre Vorgeschichte von AD [6]. Weitere Risikofaktoren für AD sind Schädel-Hirn-Trauma, vaskuläre Erkrankungen einschließlich Diabetes, Adipositas und Transfettaufnahme, während die mediterrane Ernährung (gekennzeichnet durch erhöhten Anteil an einfach ungesättigtem Olivenöl und Omega-3-Fettsäuren aus Fisch), ein höheres Bildungsniveau und körperliche Aktivität das AD-Risiko senken [4, 9, 24].

Personen mit der genetischen Variante des Apolipoprotein-E-ε2-Allels (ApoE2) sind vor der Entwicklung einer AD geschützt, während das ApoE4-Allel mit der spät einsetzenden AD assoziiert ist [25]. Die Auswirkungen von Variationen im Gen, das für Apolipoprotein E codiert, werden in einem späteren Abschnitt zur Pathophysiologie behandelt.

Prävalenz neuropsychiatrischer Symptome bei Alzheimerkrankheit

Während Gedächtnisverlust und kognitive Beeinträchtigungen häufige Symptome der AD sind, treten bei dieser Erkrankung auch Verhaltensstörungen auf [7]. Über 90 % der AD-Betroffenen leiden unter Verhaltens- und psychischen Symptomen [26]. Interessanterweise war in einer Studie in Thailand [27] bei 61,3 % der AD-Patienten das Hauptsymptom neuropsychiatrischer Natur, während Gedächtnisprobleme nur bei einem vergleichsweise geringeren Prozentsatz (38,7 %) das Hauptsymptom darstellten. Riechstörungen wie Hyposmie (vermindertes Geruchsempfinden) können bereits in frühen Stadien der AD auftreten und ein frühes prädiktives Symptom der AD sein [13].

Die folgenden Zahlen aus einigen Studien geben einen Eindruck von der Prävalenz einiger häufiger neuropsychiatrischer Symptome (zusätzlich zum Gedächtnisverlust) bei AD:

- Apathie 49–71 %
- Depression 42 %
- Aggression/Agitation 35–45 %
- Angst 39 %
- Reizbarkeit 36 %
- Schlafstörung 39–56 %
- Appetit- oder Essstörung 34–51 %

- Wahnvorstellungen 31–40 %
- Abnormes motorisches Verhalten 32–61 %
- Enthemmung 17 %
- Halluzinationen 16 %
- Euphorie 6,5 % [27–29]

Wie aus den obigen Zahlen ersichtlich, sind Verhaltensstörungen wie Reizbarkeit, agitiertes Verhalten, aggressives Verhalten und abnormes motorisches Verhalten häufig [28]. Agitiertes Verhalten bezeichnet unangemessene verbale oder motorische Aktivitäten, die weder durch Bedürfnisse noch durch Verwirrtheit erklärbar sind und nicht aggressiv oder aggressiv sein können. Aggressive Verhaltenssymptome können mit oder ohne Agitation auftreten und umfassen Kämpfen, das Werfen von Gegenständen, Fluchen, Schreien, Unruhe, Umherwandern, zielloses Umhergehen, unangemessenes Entkleiden und anderes [30]. Agitation tritt bei 20–50 % der Patienten mit moderat-schwerer AD auf, ist häufig bei Bewohnern von Langzeitpflegeeinrichtungen und ist mit einer verminderten Lebensqualität, einer erhöhten Belastung der Pflegepersonen, höheren Raten an Institutionalisierung und einer erhöhten Sterblichkeit assoziiert [31]. Sie ist besonders schwer zu behandeln [31].

Es ist zu beachten, dass Agitation und aggressives Verhalten für Pflegepersonen, einschließlich Pflegepersonal und Familienangehörige, äußerst belastend und herausfordernd sein können. Die Auswirkungen solcher neuropsychologischen Symptome auf das Umfeld des Demenzpatienten sollten nicht unterschätzt werden. Im Umgang mit Demenzpatienten sollten Gesundheitsfachkräfte auch bei den Angehörigen nachfragen, wie sie mit der Situation zurechtkommen, da auch sie möglicherweise Unterstützung benötigen.

Überblick über die Pathophysiologie der Alzheimerkrankheit

Die AD ist gekennzeichnet durch einen langsamen und fortschreitenden Verlust kognitiver Funktionen, der mit Neurodegeneration und Neuroinflammation sowie einer allmählichen Degeneration und dem Absterben von Gehirnzellen einhergeht [7, 32].

Wie viele andere altersassoziierte neurologische Erkrankungen ist die AD durch Proteinopathien gekennzeichnet – die abnorme Anhäufung krankheitsspezifischer Proteinaggregate oder fehlgefalteter Proteine, die mit dem kognitiven Abbau einhergeht. Es sind mehrere zugrunde liegende Prozesse an der AD beteiligt, darunter Proteinfehlfaltung und gestörte Proteinhomöostase (Proteostase), Aktivierung der Mikroglia, oxidativer Stress und Neuroinflammation [33] sowie fortschreitende zerebrale Atrophie [34]. Die mit AD assoziierte Neurodegeneration ist durch den Verlust von Neuronen sowie Synapsenverlust und -versagen gekennzeichnet, was zu Gedächtnisverlust, kognitiven Beeinträchtigungen und Verhaltensänderungen führt [20, 35]. Tatsächlich ist der Synapsenverlust einer der

Faktoren, die am stärksten mit der kognitiven Beeinträchtigung bei AD-Patienten korrelieren [35].

Trias der Veränderungen

Die AD ist durch eine Trias der folgenden Veränderungen gekennzeichnet:

1. Extrazelluläre Ablagerungen von aggregiertem β-Amyloidpeptid
2. Intrazelluläre neurofibrilläre Bündel (engl.: neurofibrillary tangles, NFT) aus hyperphosphorylierten Tau-Proteinen
3. Neuroinflammation (einschließlich Astrogliose und Proliferation von Mikrogliazellen) [20, 32, 36]

Amyloidplaques gelten als neuropathologisches Diagnosekriterium für AD und bestehen aus extrazellulär aggregiertem β-Amyloidpeptid (engl.: amyloid β, Aβ). Intrazelluläre neurofibrilläre Bündel (bestehend aus dem mikrotubuliassoziierten Tau-Protein) sind jedoch nicht spezifisch für AD und können bei vielen neurodegenerativen Erkrankungen gefunden werden (wie progressiver supranukleärer Blickparese und Subtypen der frontotemporalen Demenz) [37].

Nach Gouras et al. [37] ist Aβ ein normales Peptid, das während des gesamten Lebens gebildet wird und nicht inhärent toxisch ist, möglicherweise sogar eine physiologische Funktion hat – im Gegensatz zu Amyloidplaques, die abnorme Läsionen aus hochaggregierten Aβ-Fibrillen darstellen. Eine Studie zeigte, dass Aβ40, sowohl in löslicher als auch in aggregierter Form, in nano- und mikromolaren Konzentrationen in zellfreien oxidativen Systemen als starkes Antioxidans wirkt (und argumentierte, dass Aβ40-Cu(I)/Fe(II)-Komplexe per se nicht für den oxidativen Schaden bei AD verantwortlich seien) [38]. Die Funktion der Aβ-Peptide ist noch nicht vollständig geklärt [37]. Die Produktion und Sekretion von Aβ wird durch synaptische Aktivität stimuliert [37].

Aggregiertes Aβ-Peptid und Alzheimerkrankheit

Es wird angenommen, dass das fehlgefaltete, aggregierte Aβ-Peptid der auslösende Trigger für die Alzheimerkrankheit (AD) ist [39], wobei die fortschreitende Akkumulation von Aβ-Protein durch ein Ungleichgewicht zwischen dessen Produktion, Aggregation und Beseitigung verursacht wird [22]. Das Proteostasenetzwerk ist das Überwachungssystem für Proteine, welches das zelluläre Proteom reguliert, einschließlich der Proteinsynthese und der Entfernung fehlgefalteter Proteine. Dieses Netzwerk weist bei vielen verschiedenen neurodegenerativen Erkrankungen, einschließlich AD, Funktionsstörungen auf. Reaktive Sauerstoffspezies (engl.: reactive oxygen species, ROS), die durch verschiedene Faktoren (einschließlich Entzündung, Alterung, krankheitsassoziierte Mutationen, Polymorphismen) entstehen, können das Gleichgewicht des Proteostasenetzwerks beeinträchtigen, oxidativen Schaden und Neuroinflammation verursachen und die Proteostase stören, was zum Zelltod führt [33].

Wie von Dash et al. erläutert [33], geschieht bei AD, wie auch bei anderen neurodegenerativen Proteinopathien, Folgendes: Es kommt wiederholt zur Produktion eines bestimmten Proteins, das fehlgefaltet und aggregiert ist, was spezifische Neuronen betrifft. Unter gesunden Bedingungen korrigiert der Körper dies: Fehlgefaltete Proteine werden entweder korrekt neu gefaltet oder durch das Qualitätskontrollsystem des Körpers, beispielsweise durch Chaperonproteine, abgebaut. Unter Bedingungen der zellulären Alterung sowie proteotoxischem Stress oder Mutation gelingt es diesen fehlgefalteten Proteinen jedoch, dem Qualitätskontrollsystem zu entkommen und zu aggregieren, wobei Strukturen entstehen, die von amorphen Ablagerungen bis hin zu hochgeordneten Amyloidfibrillenplaques reichen (die sehr resistent gegen Abbau sind). An der Proteinaggregation sind mehrere Faktoren beteiligt, darunter mitochondriale Dysfunktion, kalziuminduzierte Proteinfehlfaltung und Entzündung [33].

Amyloid-Kaskaden-Hypothese

Bei AD wird Aβ aus dem Aβ-Proteinvorläufer (engl.: amyloid-beta precursor protein, APP) gebildet. Die „Amyloid-Kaskaden-Hypothese“ besagt, dass die Spaltung von APP durch β-Sekretase und den γ-Sekretase-Komplex zu einer übermäßigen Produktion von Aβ führt, was wiederum eine Entzündung auslöst, die eine Hyperphosphorylierung von Tau induziert [32]. Tau ist ein hochlösliches Protein, das die Stabilität der Mikrotubuli in Axonen aufrechterhält, die in den Neuronen des zentralen Nervensystems (ZNS) reichlich vorhanden sind. Aggregiertes Aβ verursacht ein Ungleichgewicht verschiedener Phosphatasen und Proteinkinasen, die an der Aufrechterhaltung unterschiedlicher zellulärer Signale beteiligt sind, und fördert die Hyperphosphorylierung des Tau-Proteins. Die Hyperphosphorylierung von Tau führt zur Bildung unlöslicher intrazellulärer Aggregate, die als neurofibrilläre Bündel (NFT) bezeichnet werden [33]. Es wird angenommen, dass diese Tau-Phosphorylierung für die Neurodegeneration essenziell ist [20]. Die NFTs beeinträchtigen dann die intraneuronale Kommunikation und führen zum Zelltod [40].

Neuroinflammation

Die Rolle der Entzündung in der Pathogenese der AD wird durch epidemiologische Evidenz gestützt, einschließlich der Feststellung, dass die langfristige Einnahme nicht steroidaler Antirheumatika (NSAR) die Prävalenz der AD um 30–60 % senkt [32, 41–43]. Weitere Studien fanden erhöhte Spiegel proinflammatorischer Zytokine wie IL-1, IL-6, TNF-α oder S100β im Zusammenhang mit AD [36, 44, 45], wobei erhöhte Plasmaspiegel von C-reaktivem Protein und IL-6 bei AD-Patienten bereits lange vor dem klinischen Ausbruch der Erkrankung festgestellt wurden [32, 46, 47]. Auch ist eine Gliose bei AD sehr ausgeprägt, und die meisten Plaques sind von aktivierten Astrozyten umgeben und/oder werden von aktivierten Mikroglia infiltriert [32].

Signalwege der Neuroinflammation

Neuroinflammation ist ein Prozess, der zur Aufrechterhaltung der Homöostase im ZNS beiträgt und als Reaktion auf exogene und endogene Pathogene, Toxine, Infektionen sowie aggregierte oder modifizierte Proteine ausgelöst wird. Die Neuroinflammation wird durch Gliazellen vermittelt, insbesondere durch Mikroglia, die residenten Makrophagen des ZNS. Mikroglia sind dafür verantwortlich, die Entzündungsreaktion zu initiieren, zu verstärken und/oder auszugleichen. Sie tun dies durch die Synthese von Entzündungsmediatoren wie Zytokinen, Prostaglandinen und freien Radikalen [48].

Während Mikroglia normalerweise eine Rolle bei der Homöostase spielen, scheint eine Überaktivierung der Mikroglia an der Entstehung des proinflammatorischen Zustands, der für AD charakteristisch ist, beteiligt zu sein. Normalerweise beseitigen Mikroglia geschädigte Neuronen und sezernieren neurotrophe Faktoren, die Neuronen schützen und deren Überleben unterstützen. Bei AD sind Mikroglia jedoch überaktiviert und setzen übermäßige Mengen proinflammatorischer Faktoren wie Stickstoffmonoxid und reaktive Sauerstoffspezies (ROS) frei, was den neuronalen Zelltod fördert [49].

Die Signalwege der Neuroinflammation bei AD sind komplex; im Folgenden wird ein kurzer Überblick über die wichtigsten Aspekte gegeben (siehe Bedse et al. [22] für eine ausführlichere Darstellung). Im Wesentlichen wird angenommen, dass die Ablagerung von Aβ-neuritischen Plaques die Neuroinflammation auslöst, die schließlich zur Neurodegeneration führt [22, 50], wobei die neuroinflammatorische Reaktion parallel zum Krankheitsverlauf stattfindet [51, 52].

Die Bildung komplexer Proteinaggregate, die Aβ-Peptid enthalten, induziert eine chronische Entzündungsreaktion, die zur Aktivierung von Mikroglia (ZNS-Phagozyten) und Astrozyten führt [22] sowie zu einem Prozess der reaktiven Gliose. Diese sammeln sich an den Aβ-Plaques an, umgeben sie und versuchen, sie durch Autophagie/Phagozytose zu beseitigen [22, 36]. Beide Zelltypen produzieren proinflammatorische Substanzen, die Sekundärschäden auslösen und zur Entzündung beitragen [53, 54].

Aβ aktiviert zahlreiche Signalkaskaden in Mikroglia, darunter solche, die zur Produktion von ROS und zur Synthese von Neurotoxinen und Exzitotoxinen führen [54]. Weitere Faktoren scheinen ebenfalls beteiligt zu sein, darunter Blutgerinnungs- und Fibrinolysesysteme sowie eine veränderte Expression mehrerer interzellulärer Adhäsionsmoleküle auf Mikroglia und Astrozyten [54].

Verschiedene Kinasen werden stimuliert, welche die mitogenaktivierte Proteinkinase (MAPK) und den nukleären Faktor κB (NF-κB) aktivieren, wobei Aβ auch direkt MAPK- und Signalwege der extrazellulären Kinase (engl.: extracellular-signal regulated kinases, ERK) aktivieren kann [22]. Dies führt zur Freisetzung proinflammatorischer Zytokine, von denen Interleukin-1β (IL-1β) und

Tumornekrosefaktor alpha (TNF-α) die Hauptverantwortlichen für die chronische Entzündung bei dieser Erkrankung sind [22].

IL-1β aus Gliazellen kann die MAPK- und NF-κB-Signalwege sowohl in Astrozyten als auch in Neuronen aktivieren, was die Entzündung weiter verstärkt und zudem die Tau-Phosphorylierung auslöst [22]. Erhöhtes IL-1 steht auch im Zusammenhang mit der Entwicklung neurofibrillärer Bündel bei AD [55], wobei es Hinweise gibt, dass es auch eine günstige Rolle spielen könnte, indem es die schädlichen Effekte der Amyloidakkumulation abschwächt [36].

Aβ induziert die Apoptose neuronaler Zellen über verschiedene Mechanismen, darunter eine erhöhte Permeabilisierung lysosomaler Membranen, die Aktivierung von Caspase-3 und andere [22].

Oxidativer Stress

Oxidativer Stress ist ein zentrales Element der Pathophysiologie der AD. Es wurde gezeigt, dass die Ablagerung von Aβ zu einem durch freie Radikale induzierten oxidativen Stress führt, was sich in der Bildung von ROS, Lipidperoxidation, DNA-Oxidation und Modifikation von Proteinen durch Lipidperoxidationsprodukte widerspiegelt [56–58].

Oxidativer Stress und synaptische Dysfunktion gehören zu den frühen Ereignissen bei AD, und es wird angenommen, dass Veränderungen der neuronalen Aktivität und Signalübertragung die Verarbeitung von APP und die vermehrte Bildung von Aβ fördern, wodurch eine positive Rückkopplung entsteht, welche die Pathogenese der AD beschleunigt [59]. Somit sind oxidativer Stress, Neuroinflammation und synaptische Dysregulation/Dysfunktion Teil der Pathogenese und nicht nur das Endresultat des durch Aβ verursachten Schadens [59].

Die Freisetzung proinflammatorischer Zytokine führt letztlich zur Bildung von ROS/reaktiven Stickstoffspezies (engl.: reactive nitrogen species, RNS), mitochondrialer Dysfunktion und neuronaler Apoptose [22, 33]. Weitere Signalwege sind beteiligt, darunter eine übermäßige intrazelluläre Kalziumakkumulation, die zur Produktion von ROS/RNS führt und die Qualitätskontrollmechanismen beeinträchtigt, sowie eine übermäßige Aggregation, die mit Membransystemen interagiert und transmembrane Poren bildet, was zu einem erhöhten Kalziumeinstrom führt [33]. Darüber hinaus kann die Aktivierung bestimmter neuronaler Signalwege die synaptische Plastizität hemmen [22]. So entsteht eine neurotoxische Umgebung, die zum Fortschreiten der AD beiträgt [36, 60].

Autophagie und mTOR

Dem pathologischen Prozess liegt die Anhäufung von Aβ ohne ausreichende Beseitigung zugrunde. Ein wichtiger Mechanismus zur Beseitigung ist der Prozess der Autophagie. „Autophagie“ (ein Begriff, der wörtlich „Selbstverdauung“ bedeutet) ist der körpereigene Prozess, beschädigte oder funktionsgestörte Zellen, Organellen und Proteine zu beseitigen und deren Bestandteile anschließend zu recyceln. Sie ist entscheidend für die Aufrechterhaltung der zellulären Homöostase, wobei insbesondere Neuronen stark auf Autophagie angewiesen sind, um ihre normale Funktion zu erhalten. Proteinaggregate und beschädigte Organellen werden in eine vesikelartige Struktur, das sogenannte Autophagosom, aufgenommen und verschmelzen schließlich mit einem Lysosom, um dort abgebaut oder zerstört zu werden. Die recycelten Aminosäuren, Fettsäuren, Zucker und andere Komponenten werden in das Zytosol freigesetzt, um in verschiedenen Stoffwechselwegen wiederverwendet zu werden [61].

Autophagie ist essenziell für den Abbau und das Recycling von zellulärem Abfall und Proteinaggregaten wie Tau. Dies geschieht jedoch nicht ohne intelligente Steuerung. Es wurde festgestellt, dass Autophagierezeptoren den Inhalt von Phagosomen erkennen und Makrophagen für den inflammatorischen bzw. adaptiven Zustand zur Heilung differenzieren. Der mTOR-Signalweg ist der Hauptregulator der Autophagie und an der Steuerung der Makrophagenpolarisation beteiligt. mTOR, aktiviert durch den ERK-Signalweg, programmiert die Mikroglia dazu, die Autophagie bei einer proinflammatorischen Antwort in Verbindung mit erhöhter zellulärer Glykolyse zu verringern. Im Rahmen der Autophagiekaskade können Aβ-Produkte jedoch entweder für das zelluläre Recycling abgebaut oder zur Elimination inaktiviert werden. Dieser alternative Weg ist auf die oxidative Phosphorylierung der Mitochondrien angewiesen. Der mTOR-Signalweg kann den inflammatorischen Makrophagenweg, die Differenzierung, den Stoffwechsel und die Funktion regulieren [62]. In diesem Zusammenhang wurde die Frage nach einem möglichen Defekt der Autophagie in der Pathophysiologie neurodegenerativer Erkrankungen aufgeworfen [62].

Zwei Schlüsselsysteme zur Regulation der Autophagie

Tatsächlich gibt es zwei zentrale Systeme, welche die Autophagie regulieren: den „mammalian target of rapamycin complex 1" (mTORC1) und die durch Adenosinmonophosphat (AMP) aktivierte Proteinkinase (AMPK). Sie haben entgegengesetzte Effekte, indem sie die Autophagie hemmen bzw. aktivieren. Das mTOR-System nimmt vor allem den zellulären Ernährungs- und Energiestatus wahr (es erkennt die Verfügbarkeit von Nährstoffen und Wachstumsfaktoren). Bei niedrigem zellulären Energielevel wird AMPK aktiviert, was die Autophagie auslöst. Bei ausreichender Versorgung stimuliert mTOR Wachstum und Proliferation; bei Krebs „kapern" einige Tumoren tatsächlich mTOR für ihr Wachstum. Fasten fördert AMPK, was diesen Autophagieschalter aktivieren kann, ebenso wie bestimmte Diätregime, einschließlich Kalorienrestriktion und sehr kohlenhydratarmen/ketogenen Diäten [61]. Gleichzeitig wurde gezeigt, dass Aβ AMPK hemmt und dadurch die Eliminierung neurotoxischer Aβ-Oligomere verhindert [63].

Zusammenhänge zwischen Autophagieregulation und AD

Autophagie ist wichtig für die neuronale Homöostase, und es gibt Hinweise auf Zusammenhänge mit neurodegenerativen Erkrankungen einschließlich AD sowie vielen anderen, darunter Krebs, Herz-Kreislauf-Erkrankungen und Adipositas (ein Risikofaktor für viele Krankheiten) [61, 64]. Untersuchungen an einem Mausmodell der AD haben gezeigt, dass ein mTOR-Inhibitor die Aβ-Spiegel senken und den kognitiven Abbau aufheben kann [65]. Auch das Polyphenol Resveratrol (ein bekanntes Antioxidans, das in Trauben und Rotwein vorkommt) wurde als Aktivator des AMPK-Signalwegs identifiziert, der die autophagische Zerstörung von Aβ auslöst [66]. Berberin, einer der aktiven Bestandteile des chinesischen Heilkrauts *Huang Lian (Coptis chinensis)* sowie anderer Kräuter, wurde ebenfalls als förderlich für die Autophagie und hemmend für die Produktion von Aβ in einem Mausmodell der AD gefunden [67]. Es gibt zahlreiche potenzielle Verbindungen, die AMPK aktivieren oder mTOR und andere Ziele der Autophagie hemmen könnten (siehe Meng et al. [61]).

Veränderungen im mTOR-Signalweg im Zusammenhang mit kognitivem Abbau und AD

Mehrere Studien haben Veränderungen des mTOR-Signalwegs mit kognitivem Abbau und AD in Verbindung gebracht. Dies gilt in besonderem Maße für das Downsyndrom, das eine sehr ähnliche Pathophysiologie wie AD aufweist: Zwischen dem 40. und 50. Lebensjahr zeigen Menschen mit Downsyndrom eine AD-ähnliche Pathologie und Demenz. Die vorzeitige Neurodegeneration beim Downsyndrom (bereits ab Mitte 40) weist auf eine Dysfunktion der Mitochondrien, Neurogenese, oxidativen Stress, Proteostase und Autophagie hin, die alle mit der Trisomie des Chromosoms 21 zusammenhängen. Speziell beim Downsyndrom wurde gezeigt, dass die mTOR-Signalgebung die Aβ-Bildung sowie senile Plaques und neurofibrilläre Bündel induziert [68]. Eine erfolgreiche Behandlung oder Prävention der Demenz beim Downsyndrom könnte erhebliche Auswirkungen auf die AD haben.

Tau-Hyperphosphorylierung

Wie zuvor beschrieben, ist die Amyloidablagerung nur ein Teil der Pathogenese der AD [20]. Neben den extraneuronalen Aβ-Plaques ist die AD auch durch neurofibrilläre Bündel (NFT) gekennzeichnet, die hauptsächlich aus hyperphosphoryliertem Tau-Protein bestehen [69]. Diese intraneuronalen Aggregationen des mikrotubuliassoziierten Tau-Proteins liegen in Form von Filamenten vor [70].

Eine Studie wurde an Menschen mit AD und Demenz durchgeführt, bei denen eine Nachbeobachtung bis zum Tod erfolgte und anschließend postmortale Untersuchungen des Gehirns stattfanden. Die Studie fand moderate Korrelationen zwischen der Dichte neokortikaler NFTs und dem Schweregrad/der Ausprägung sowie der Dauer der Demenz (gemessen zu Lebzeiten anhand zweier validierter Demenzskalen), jedoch bestand keine Korrelation zwischen der Dichte seniler Plaques und dem Schweregrad der Demenz [71]. Zudem wurde festgestellt, dass die Dichte neokortikaler Plaques sehr alte Demenzpatienten von Kontrollenpersonen (ohne Demenz) unterschied [71].

Die Wechselwirkungen zwischen extrazellulären Aβ-Plaques und intrazellulären NFTs sind bislang nicht gut verstanden [69]. Forschungen haben gezeigt, dass RCAN1-Spiegel (ein Gen, das auf oxidativen Stress reagiert), GSK-3β

(Glykogensynthase-Kinase 3β) und die Tau-Phosphorylierung ansteigen, wenn kortikale Neuronen mit Aβ-Peptid inkubiert werden; dieser Effekt wird durch die Antioxidanzien Glutathion und Trolox blockiert [69]. Solche Forschungsergebnisse deuten darauf hin, dass das Aβ-Peptid als Transkriptionsfaktor bei der Tau-Hyperphosphorylierung über RCAN1 wirkt [69]. Darüber hinaus kann ein Anstieg von GSK-3β auch die weitere Aβ-Bildung fördern, indem er die AMPK-Signalwege hemmt [72].

Veränderungen, die vor den Zeichen und Symptomen der AD auftreten

Eines der Hauptprobleme, insbesondere im Hinblick auf die Entwicklung therapeutischer Strategien zur Prävention oder zum Stopp der Erkrankung, ist, dass die Aktivierung von Mikroglia und Astrozyten sowie die daraus resultierende übermäßige Zytokinproduktion Jahrzehnte vor den pathologischen Veränderungen auftreten kann, die für die Diagnose einer AD charakteristisch sind [60]. Die Aβ-Ablagerung erfolgt mindestens 20 Jahre vor dem Auftreten der Zeichen und Symptome der AD [73, 74]. Aβ kann mittels Positronen-Emissions-Tomografie (PET) oder durch eine Reduktion der Aβ-Spiegel im Liquor cerebrospinalis nachgewiesen werden, doch leider werden diese Veränderungen erst dann nachweisbar, wenn die Aβ-Ablagerung im Gehirn bereits weit fortgeschritten ist [75].

Jüngste Forschungen an Mäusen deuten darauf hin, dass die präklinische Phase der AD (d. h., wenn Aβ-Ablagerungen ohne klinische Symptome vorliegen) eine relativ späte Manifestation einer viel früheren Phase der pathogenen Aβ-*Keimbildung* sein könnte [75]. Weitere Studien zeigen, dass die Aβ-Keimbildung in den frühen Stadien der zerebralen β-Amyloidose am stärksten ist und mit Fortschreiten der Erkrankung und des Alters abnimmt [75–77].

Untersuchungen an Mäusen haben gezeigt, dass die akute Gabe eines Antikörpers, Aducanumab, im präamyloiden Stadium zu einer signifikanten Reduktion von Aβ und nachgeschalteten pathogenen Veränderungen 6 Monate später führte [75]. Dies sind vielversprechende Forschungsergebnisse. Therapeutische Interventionen, die auf dieses sehr frühe pathogene Stadium der präamyloiden Keimbildung abzielen, könnten zukünftig die größten Fortschritte ermöglichen.

Wissenschaftliche Debatte: Ist Aβ doch die zentrale toxische Entität?

Trotz der Tatsache, dass Amyloidplaques das klassische Kennzeichen der AD sind und vieles in der Literatur darauf hindeutet, dass Aβ-Oligomere und nicht die Fibrillen für die neurotoxischen Effekte von Aβ verantwortlich sind [22], gibt es mehrere Hinweise darauf, dass Amyloidplaques nicht die hauptsächliche toxische Aβ-Entität darstellen [37]. Der kognitive Abbau korreliert nicht mit dem Ausmaß dieser kortikalen Plaques. Der Verlust von Synapsen ist das wichtigste Korrelat für das Fortschreiten der Erkrankung, wobei der Verlust cholinerger Neuronen zu Defiziten in Gedächtnis und Aufmerksamkeit beiträgt [3]. Andere Studien liefern Hinweise darauf, dass Plaques und kognitive Veränderungen nicht miteinander in Zusammenhang stehen. So zeigte eine klinische Studie mit einem aktiven Aβ42-Impfstoff, dass der Impfstoff mit einer Plaquereduktion assoziiert war, der kognitive Abbau jedoch weiter fortschritt [78]. In zwei verschiedenen Mausmodellen mit chronischer synaptischer Hemmung nahm die Plaquelast ab, jedoch stiegen die Aβ42-Immunreaktivität innerhalb der Neuronen sowie der Synaptophysinspiegel und der Synapsenverlust an [79].

Weitere Forschungsergebnisse deuten darauf hin, dass die Tau-Ablagerung entscheidend für die Pathogenese der Demenz ist [80]. Ein Fallbericht zeigte, dass eine ausgedehnte Amyloidablagerung bei Menschen mit genetisch bedingter AD nicht zur Demenz führt, wenn eine zusätzliche genetische Mutation die Tau-Ablagerung verhindert [80].

Cholinerge Beteiligung an der Alzheimerkrankheit

Es gibt Hinweise darauf, dass cholinerge und glutaminerge Systeme an der Ätiologie und Pathogenese der Alzheimerkrankheit (AD) beteiligt sind. Die Spiegel von Acetylcholin (ACh) und dessen Funktion sind bei AD vermindert, was für die Erkrankung relevant ist, da dieser Neurotransmitter eine entscheidende Rolle bei der Gedächtnisbildung und Lernprozessen spielt [81]. Cholinerge Neuronen sind im Gehirn weitverbreitet, nahezu alle Gehirnareale werden von diesen Neuronen innerviert [3]. Cholinerge Neuronen finden sich vor allem in Rückenmark, Nachhirn, basalen Vorderhirn, Striatum, medialer Habenula, mesopontiner Region, Riechhöcker und in den Cajella-Inseln. Das cholinerge System ist an Gedächtnis, Lernen, Aufmerksamkeit, Schlaf, Wachheit, Stressreaktion und der Verarbeitung sensorischer Informationen beteiligt [3]. Tatsächlich ist ACh an der Modulation aller Aspekte des Gedächtnisses beteiligt, einschließlich Erwerb, Codierung, Konsolidierung, Rekonsolidierung und Abruf [3].

Cholinerge Hypothese der Alzheimerkrankheit

Der Nucleus basalis (auch Nucleus basalis Meynert, NBM, genannt) ist ein Neuronenkomplex im basalen Vorderhirn, aus dem Neuronen in den gesamten Kortex und die Amygdala projiziert werden. Bei AD kommt es zu einer selektiven und schweren Degeneration und zum Verlust von Neuronen im NBM, was zum Gedächtnisverlust beiträgt [3, 82, 83].

Die „cholinergische Hypothese der Alzheimerkrankheit“ basiert auf der Erkenntnis, dass ACh-Spiegel und -Funktion bei AD vermindert sind, dass es zu einem schweren Verlust cholinerger Neuronen im basalen Vorderhirn, insbesondere im NBM, kommt und dass die Acetylcholinesteraseaktivität reduziert ist [81]. Es scheint, dass die mit den Aβ-Oligomeren assoziierte Neurotoxizität insbesondere cholinerge Synapsen betrifft, wobei der Verlust cholinerger Synapsen stark mit kognitiven Beeinträchtigungen korreliert [3, 84].

Aufgrund der weiten Verbreitung cholinerger Neuronen kann eine Störung der cholinergen Übertragung das Kognitions- und Verhaltensspektrum umfassend beeinflussen, einschließlich der Informationsverarbeitung im Kortex und Hippocampus. Eine Unterbrechung der cholinergen Signalübertragung zum Kortex kann Aufmerksamkeit und Entscheidungsfindung nachteilig beeinflussen. Zudem kann der Verlust cholinerger Neuronen die dopaminerge Übertragung beeinträchtigen, was möglicherweise den psychiatrischen Symptomen bei AD zugrunde liegt [3].

Gedächtnisdefizite und der Schweregrad der Neuropathie bei AD korrelieren mit Veränderungen der synaptischen Übertragung im Hippocampus, insbesondere mit Veränderungen in der Expression des präsynaptischen Vesikelproteins Synaptophysin [3, 85]. Synaptophysin ist Teil des Porenkomplexes, der bei der Fusion eines Vesikels mit der präsynaptischen Membran entsteht, und bei AD wurden in bestimmten Hirnregionen niedrigere Synaptophysinspiegel festgestellt [86].

Acetylcholinesteraseaktivität ist bei AD reduziert

Wie bereits erwähnt, sind die wichtigsten cholinergen Neuronen, die bei AD betroffen sind, jene im NBM. Die Anzahl dieser Neuronen ist von etwa 500.000 im normalen Gehirn auf unter 100.000 bei fortgeschrittener AD stark reduziert [3, 87]. In den verbleibenden cholinergen Neuronen ist die Aktivität der kortikalen Cholinacetyltransferase (dieses Enzym ist für die Synthese von ACh verantwortlich) vermindert, was mit dem Schweregrad der Demenz und der Anzahl der neurofibrillären Bündel (NFTs) korreliert [88]. Weitere Studien deuten darauf hin, dass auch die Acetylcholinesterase an der Pathologie der AD beteiligt sein könnte. Auf dieser Grundlage sind mehrere Cholinesterasehemmer, darunter Rivastigmin, auf den Markt gekommen [3].

Glutaminerge Beteiligung an der Alzheimerkrankheit

Glutamat ist der am häufigsten vorkommende exzitatorische Neurotransmitter im zentralen Nervensystem (ZNS), weitverbreitet und überwiegend intrazellulär lokalisiert [24]. Der Großteil der exzitatorischen Neurotransmission wird durch Glutamat und seine Rezeptoren vermittelt, hauptsächlich ligandengesteuerte ionotrope Glutamatrezeptoren (iGluRs), die an der synaptischen Plastizität beteiligt sind (welche Lernen und Gedächtnis zugrunde liegt). Der Glutamatspiegel liegt im Ruhezustand der Synapse auf niedrigem Niveau, steigt jedoch während der synaptischen Übertragung deutlich an. Überschüssiges Glutamat wird durch ein Glutamataufnahmesystem entfernt [24].

Es gibt mehrere Hinweise darauf, dass Glutamatexzitotoxizität an der Pathogenese der AD beteiligt ist. Im Folgenden eine Zusammenfassung nach Wang und Reddy [24], deren Lektüre empfohlen wird, um die Zusammenhänge besser zu verstehen.

Eine Untergruppe der iGluRs sind die N-Methyl-D-Aspartat-(NMDA)-Rezeptoren (NMDARs), die selektiv durch NMDA aktiviert werden. Die glutaminerge Neurotransmission über NMDARs ist notwendig für das Überleben von

Neuronen (da diese Rezeptoren neuronale Überlebenswege aktivieren) sowie für die synaptische Plastizität. Es muss eine ausreichende NMDAR-Signalisierung vorhanden sein, andernfalls ist das Überleben der Nervenzellen gefährdet. Jedoch kommt es bei übermäßiger NMDAR-Aktivität zu Exzitotoxizität und Zelltod [24]. Es scheint, dass bei AD dieses empfindliche Gleichgewicht gestört ist und die glutamatvermittelte Exzitotoxizität überwiegt [24].

Der Ort der NMDARs bestimmt deren Wirkung: Die Aktivierung *synaptischer* NMDARs löst vermutlich Plastizität aus und fördert das Überleben der Zellen, während die Aktivierung *extrasynaptischer* NMDARs zum Zelltod führt. Es wird angenommen, dass ein Ungleichgewicht dieser Prozesse mit einer verstärkten Aktivierung *extrasynaptischer* NMDARs zur Neurodegeneration beiträgt, wie sie bei verschiedenen Erkrankungen einschließlich AD auftritt [24, 89].

Toxisches Aβ kann die Glutamataufnahmesysteme beeinträchtigen und so zu einem Überschuss an verfügbarem Glutamat führen, was wiederum die Exzitotoxizität und Neurodegeneration verstärkt [24]. Defizite bei der Wiederaufnahme von Glutamat durch astrogliale Zellen im synaptischen Spalt können zu einer chronischen, niedrigschwelligen Aktivierung der Rezeptoren durch Glutamat führen [81]. Toxisches Aβ kann auch direkt die Funktion der NMDARs beeinflussen. Überschüssiges Glutamat aus präsynaptischen Endigungen oder Astrozyten löst extrasynaptische NMDAR-Signalisierung aus und verschiebt das Gleichgewicht weg von der (überlebensfördernden) synaptischen NMDAR-Aktivität, wodurch Exzitotoxizität und letztlich Neurodegeneration begünstigt werden [24].

Es wird zudem angenommen, dass synaptische NMDARs durch Aβ nachteilig beeinflusst werden, was zu einer verminderten synaptischen glutaminergen Übertragung und synaptischen Plastizität führt. Im Einklang mit dem synaptischen Verlust bei AD und den später im Verlauf auftretenden neurodegenerativen Prozessen werden auch die präsynaptischen Vesikelfreisetzungsmechanismen funktionsgestört, was die Auslösung exzitatorischer Ereignisse erschwert [24].

Auch hier zeigt sich, wie fein abgestimmt der menschliche Organismus ist, wie dieses Beispiel des Gleichgewichts der NMDAR-Signalisierung zur Aufrechterhaltung eines gesunden Nervensystems verdeutlicht. Es wird auch deutlich, wie verschiedene Faktoren dieses Gleichgewicht stören und zur Neurodegeneration führen können.

Glukose, Gehirnstoffwechsel und vaskuläre Beeinträchtigungen

Eine Glukosehypometabolisierung könnte eine Schlüsselrolle in der Pathophysiologie der Demenz spielen [25]. Es gibt mehrere Forschungsansätze, die diese Annahme unterstützen. Beispielsweise wurde eine verminderte Glukoseverwertung im Gehirn von Patienten mit Alzheimerkrankheit (AD) und anderen Demenzformen nachgewiesen. Beobachtungsstudien haben gezeigt, dass Patienten mit Diabetes ein erhöhtes Risiko für die Entwicklung aller Demenzformen sowie für

AD und vaskuläre Demenz haben [9]. Menschen mit Typ-2-Diabetes haben ein 2- bis 4-fach erhöhtes Risiko, an AD zu erkranken [90].

Ist AD der neue Typ-3-Diabetes?

Eine Insulinresistenz im Gehirn könnte ein wichtiger Faktor für die zerebrale Degeneration, kognitive Beeinträchtigungen und eine erhöhte AD-Inzidenz sein [91]. Es gibt Hinweise darauf, dass Insulinmangel und Insulinresistenz im Gehirn die Neurodegeneration bei AD vermitteln können, wobei einige argumentieren, dass AD als „Typ-3-Diabetes" oder „Hirndiabetes" zu betrachten ist [91, 92]. Die Insulinresistenz im Gehirn steht im Zusammenhang mit oxidativem Stress, der wiederum mit Ceramiden, Proteinaggregaten, proinflammatorischen Zytokinen, mitochondrialen Schäden und Anomalien sowie neuronaler Zellapoptose assoziiert ist [91].

Insulin spielt eine entscheidende Rolle für das Überleben von Neuronen, die Neuroplastizität, die Kognition und das Gedächtnis. Viele der bei AD beobachteten Veränderungen wie Störungen des neuronalen Wachstums und der synaptischen Plastizität, Tau-Hyperphosphorylierung und Veränderungen des Energiestoffwechsels könnten auf eine gestörte Insulinsignalisierung im ZNS zurückzuführen sein. Hyperglykämie beeinträchtigt die Endothelfunktion und erhöht die Durchlässigkeit der Blut-Hirn-Schranke, was das Eindringen peripherer ROS-Spezies und kurzkettiger Ceramide in die zerebrale (und okulare) Zirkulation ermöglicht. Ceramide, ein wachsartiger Lipidbestandteil von Zellmembranen, wirken neurotoxisch und beeinträchtigen nachweislich die Lebensfähigkeit und den Energiestoffwechsel von Gehirnzellen, vermitteln Insulinresistenz und induzieren Entzündungen, mitochondriale Dysfunktion und oxidative Schäden an Membranen und Geweben. Sie könnten kognitive Störungen bei Patienten mit Insulinresistenz vermitteln. Aβ-Plaques und eine verringerte Dichte dendritischer Dornenfortsätze wurden mit einer Insulinresistenz im Gehirn in Verbindung gebracht [91].

Das Redoxgleichgewicht dürfte eine Schlüsselrolle bei kognitiven Veränderungen, neurodegenerativen Prozessen und der erhöhten Alzheimerinzidenz bei Patienten mit Insulinresistenz spielen. Bei AD fördern Ceramide die Bildung von Aβ-Peptiden durch β-Sekretase, die APP in Aβ spaltet. Es wird angenommen, dass die neurotoxischen Effekte von Ceramiden durch oxidativen Stress vermittelt werden, was die Beziehung zwischen Insulinresistenz im Gehirn und den bei AD beobachteten neurodegenerativen Veränderungen erklären könnte [91].

Diabetesbehandlung und AD

Eine interessante Beobachtung ist, dass bei Autopsien von Diabetikern im Gehirn nicht mehr Aβ-Plaques und Tau-Fibrillen gefunden werden als bei Menschen ohne Diabetes [25]. Warum ist das so? Möglicherweise liegt es daran, dass Diabetesmedikamente das Risiko einer AD-typischen Hirnpathologie senken [25]. In einer Studie zeigte sich, dass unbehandelte Diabetiker signifikant höhere Werte von p-Tau, t-Tau und p-Tau/Aβ1–42 aufwiesen als behandelte Diabetiker,

Prädiabetiker oder euglykämische Teilnehmer sowie höhere t-Tau/Aβ1–42-Werte als Prädiabetiker oder euglykämische Teilnehmer. Die unbehandelte Diabetikergruppe entwickelte häufiger eine Demenz als die euglykämische Gruppe (Hazard Ratio 1,602 [95 %-KI 1,057–2,429]; $p = 0{,}026$) [93].

Weitere Hinweise auf einen Zusammenhang zwischen Glukosestoffwechsel, Diabetes und AD ergeben sich aus Verbesserungen bei AD-Patienten durch den Einsatz antidiabetischer Medikamente zur Verbesserung der Insulinresistenz im Körper sowie durch Verbesserungen der mitochondrialen Funktion und Insulinantwort des Gehirns [91]. Endocannabinoide Zielstrukturen umfassen oxidativen Stress, Blut-Hirn-Schranken-Permeabilität, Glukose- und Lipidstoffwechsel sowie die Modulation nukleärer Rezeptoren.

Gene und Glukoseverwertung

Wie bereits erwähnt, sind Träger des ApoE2-Allels vor der Entwicklung einer AD geschützt, während Träger des ApoE4-Allels ein erhöhtes Risiko für eine spät einsetzende AD haben [25]. In Mausmodellen der Genotypen ApoE2, ApoE3 und ApoE4 wurden signifikante Unterschiede beim erleichterten Glukosetransporter (vermittelt den Glukoseeintritt in Neuronen) und bei der Hexokinase (Schlüsselenzym der Glykolyse) festgestellt [94]. Bei der Untersuchung der Aufnahme und des Stoffwechsels von Ketonkörpern, einer sekundären Energiequelle des Gehirns während des Fastens, zeigte sich, dass gerade die ApoE3-Gehirne ein defizitäres Profil aufwiesen (nicht die anderen Genotypen) [94]. Diese Studie ergab somit, dass die Hexokinase der entscheidende zytosolische Punkt im Glukosestoffwechselweg ist, der durch die drei verschiedenen Genotypen unterschiedlich moduliert wird. Die Autoren vermuteten, dass die Unterschiede in Expression und Aktivität der Hexokinase in den Gehirnen der drei ApoE-Genotypen die Glukoseverwertung und die Anfälligkeit für AD beeinflussen könnten [94].

Eine weitere Studie an Mäusen zeigte, dass die Glykolyse bei ApoE2-Mäusen ausgeprägter war als bei ApoE4-Mäusen und dass die ApoE2-Mäuse mit zunehmendem Alter mehr Hexokinase produzierten, während die ApoE4-Mäuse im Alter eine geringere Hexokinaseaktivität aufwiesen (und somit Glukose weniger effizient in Energie umwandeln konnten), was mit der Beobachtung übereinstimmt, dass das APOE4-Allel mit einer spät einsetzenden AD assoziiert ist [25, 29]. Im Wesentlichen bedeutet dies, dass das Gehirn der APOE4-Mäuse Glukose weniger effizient nutzt, was die energiehungrigen Gehirnzellen „aushungert“ und zu kognitiven Beeinträchtigungen führen kann [25]. Weitere Tierstudien fanden eine gestörte Glukosetransportfunktion in AD-Mausmodellen [95].

Gene und familiäre Alzheimerkrankheit

Familiäre AD wird autosomal-dominant vererbt [22, 23]. Sie wird durch genetische Mutationen in den Präsenilin-(PS1, PS2)- und APP-Genen verursacht, die einen gemeinsamen Weg in der APP-Synthese und -Proteolyse beeinflussen, was zu einer Überproduktion von Aβ-Peptid/-Protein führt.

Mutationen in den Genen, die für das Amyloidvorläuferprotein (APP), Präsenilin-1 oder Präsenilin-2 codieren, wurden mit familiären Formen der AD in Verbindung gebracht und sind assoziiert mit der Bildung von Aβ-oligomeren Strukturen und Amyloidplaques in Hirnarealen wie Hippocampus, Kortex und Amygdala. Die Evidenz für diese Theorie ist besonders im Hinblick auf familiäre AD-Formen robust, doch machen diese weniger als 5 % aller AD-Fälle aus, was darauf hindeutet, dass bei sporadischen Formen der AD weitere Faktoren eine Rolle spielen [32].

Das ApoE-Gen liefert die Vorlage für Apolipoprotein E, das am Cholesterintransport im Blut beteiligt ist. Jeder Mensch erbt eines der drei Allele/Isoformen des ApoE-Gens, ApoE2, ApoE3 und ApoE4, von jedem Elternteil, sodass es sechs mögliche ApoE-Paare gibt – E2/E2, E2/E3, E2/E4, E3/E3, E3/E4 und E4/E4 [6, 94]. Laut Bericht der Alzheimer's Association erhöht die ApoE4-Form das individuelle Risiko, an AD zu erkranken, im Vergleich zu E3, garantiert jedoch nicht, dass tatsächlich eine AD auftritt. Träger der ApoE4-Variante entwickeln AD häufiger in jüngerem Alter als Träger der E2- oder E3-Form des Gens [6]. Das Erben einer Kopie der E4-Form ist mit einem dreifach erhöhten AD-Risiko im Vergleich zu zwei Kopien der E3-Form verbunden, das Erben von zwei Kopien der E4-Form mit einem 8- bis 12-fach erhöhten Risiko [6]. Die seltene genetische Variante ApoE2 schützt vor der Entwicklung einer AD, während eine andere Variante, ApoE4, mit einem erhöhten Demenzrisiko assoziiert ist [25]. Der Grund hierfür könnte in einem veränderten Glukosestoffwechsel bei AD liegen.

Schlechter Schlaf, Aβ-Plaques und Tau-Fibrillen in der Pathophysiologie der Alzheimerkrankheit

Menschen mit schlechtem Schlaf haben ein erhöhtes AD-Risiko, wobei sich die Entwicklung von Aβ-Plaques und Tau-Fibrillen negativ auf den Schlaf auswirkt. Patienten mit Diabetes leiden häufig unter Schlafproblemen [25]. Schlafstörungen, Diabetes und AD scheinen in gewisser Weise miteinander verbunden zu sein. In einer Studie mit zwei verschiedenen AD-Mausmodellen (eines war ein Modell der Aβ-Pathologie, das andere ein Modell der Tauopathie und Neurodegeneration) wurde untersucht, ob AD-Pathologie und glykämische Schwankungen synergistisch Schlafverlust und periphere Glukoseintoleranz verursachen, was das Risiko für Typ-2-Diabetes und AD erhöhen würde [90]. Die Studie zeigte, dass Schlafstörungen das AD- und Typ-2-Diabetes-Risiko beeinflussen, indem sie die Beziehung zwischen Glukosetoleranz, zerebralem Stoffwechsel, neuronaler Aktivität und den Spiegeln von β-Amyloid/Tau verändern. Sowohl die Induktion von Hypo- als auch von Hyperglykämie führte bei AD-Mausmodellen zu weniger Schlaf, wobei die Effekte bei Mäusen mit ausgeprägterer β-Amyloid- oder Tau-Pathologie verstärkt waren [25, 90].

Ist das Alter ein Risikofaktor für die Alzheimerkrankheit?

Aktivierte Mikroglia werden in „primed“ („in Bereitschaft“), vergrößert und phagozytierend unterteilt, was die verschiedenen Aktivierungsstadien widerspiegelt [60]. Mit zunehmendem Alter kommt es zu einer Zunahme aktivierter Astrozyten, Mikroglia und neuronaler Anomalien sowie zu einer progressiven Hochregulation glialer inflammatorischer Zytokine, darunter IL-1. Dies könnte das AD-Risiko erhöhen, indem es die Bildung neuritischer Plaques begünstigt und die Schwelle für die AD-Entwicklung als Reaktion auf genetische und Umweltfaktoren verändert [60, 96].

Es bleibt jedoch die Frage: Sind diese Veränderungen ein *normaler* Teil des Alterns, oder sind sie lediglich das Resultat einer längeren Exposition gegenüber Umweltfaktoren, die uns für systemische und neuroinflammatorische Prozesse prädisponieren? Wie bereits erwähnt, umfassen die Risikofaktoren für AD viele, die als umweltbedingt gelten, darunter Schädel-Hirn-Trauma, Diabetes, Adipositas, Transfettaufnahme und Bewegungsmangel [4]. All diese Faktoren sind mit einer erhöhten systemischen Entzündungsreaktion assoziiert.

Defizite der aktuellen Behandlungen bei AD

Das Problem der derzeitigen Behandlungen besteht darin, dass AD in der Regel erst diagnostiziert wird, wenn die Erkrankung bereits weit fortgeschritten ist. Es gibt keine Behandlungen, die den Krankheitsprozess umkehren und AD heilen, wobei viele der zur Behandlung der neuropsychiatrischen Symptome/Zeichen von AD eingesetzten pharmazeutischen Interventionen mit mehreren unerwünschten Nebenwirkungen verbunden sind [5, 20].

Während sich neuere pharmakologische Ansätze auf die Reduktion der Aβ-Ablagerungen konzentriert haben, ist dies nur ein Teil der Pathophysiologie der AD. Daher könnte ein besserer Ansatz darin bestehen, AD über die vielen verschiedenen beteiligten Signalwege zu modulieren, anstatt nur über einen einzigen [20]. Der beste Ansatz ist die Primärprävention, da die Aβ-Ablagerungen mindestens 20 Jahre vor dem Auftreten von Zeichen und Symptomen beginnen [75]. Interventionen, die auf die sehr frühe pathogene Bildung kleiner Aβ-Aggregate abzielen, werden in Zukunft wahrscheinlich von Bedeutung sein. Angesichts der regulatorischen Rolle des Endocannabinoidsystems besteht großes Interesse daran, wie dieses an AD beteiligt sein könnte und ob dieses System ein nützliches therapeutisches Ziel darstellen könnte.

Das Endocannabinoidsystem bei Alzheimerkrankheit

Es gibt eindeutige Hinweise darauf, dass das Endocannabinoidsystem (ECS) an der Pathophysiologie der AD beteiligt ist. Dies ist nicht überraschend angesichts der homöostatischen, regulatorischen Rolle, die das ECS in nahezu jedem (wenn nicht allen) Systemen des Körpers spielt, sowie seiner weiten Verbreitung im zentralen Nervensystem (ZNS). Wie in den vorangegangenen Kapiteln gezeigt, ist das ECS an der Regulation von Kognition, Lernen, Gedächtnis, Emotionen, Entzündungen, Neurogenese, Neuroplastizität, Neuroimmunität und neuroendokrinen Prozessen beteiligt, ebenso wie an der Reduktion von Neuroinflammation und der Förderung von Neuroprotektion.

Wie in den vorangegangenen Kapiteln erörtert, sind im Gehirn CB1-Rezeptoren weitverbreitet, unter anderem im Kortex, Hippocampus, Kleinhirn und in den Basalganglien. Die Signalübertragung über CB1-Rezeptoren spielt eine Schlüsselrolle bei der Neuroprotektion [97]. So wurde beispielsweise in menschlichen Teratokarzinomzellen gezeigt, dass die Endocannabinoide AEA und Noladinether (2-Arachidonylglycerolether) durch Aktivierung der CB1-Rezeptoren vor Aβ-induzierter Neurotoxizität schützen [98]. CB2-Rezeptoren hingegen finden sich hauptsächlich in Verbindung mit Mikroglia (und Astrozyten), was die neuroprotektive und antiinflammatorische Rolle der CB2-Rezeptoren im ZNS unterstützt [20]. Bei Aktivierung der Mikrogliazellen werden CB2-Rezeptoren in der Mikroglia hochreguliert und wirken über einen Feedbackmechanismus hemmend auf die Immunantwort [20, 99].

Überblick über Veränderungen des Endocannabinoidsystems bei Alzheimerkrankheit

Eine systematische Übersichtsarbeit von 22 Humanstudien [100] ergab, dass bei AD offenbar folgende Veränderungen im ECS auftreten:

- **2-Arachidonylglycerol (2-AG):**
  - Postmortale Studien fanden keinen Unterschied im 2-AG-Gehalt im mittleren Frontallappen und Temporallappen zwischen AD-Patienten und Kontrollen.
  - Höhere 2-AG-Plasmaspiegel bei AD im Vergleich zu Kontrollen.
  - Erhöhte DAGL-Expression mit Fortschreiten der AD (2-AG-Synthese).
  - Erhöhte MAGL mit Fortschreiten der AD (2-AG-Abbau).
- **Anandamid (AEA):**
  - Verminderte AEA-Konzentration bei AD wurde in postmortalen Gehirnen (im Temporallappen und mittleren Frontallappen) festgestellt, jedoch keine Veränderung des Serum-AEA.
  - Erhöhte FAAH-Expression und -Aktivität (AEA-Abbau) im Zusammenhang mit AD.
- **CB1-Rezeptoren:**
  - In einigen Studien wurden in frühen Stadien der AD erhöhte CB1-Rezeptorlevel gefunden, was einen kompensatorischen Mechanismus (Hochregulation) im Zusammenhang mit reduziertem AEA widerspiegeln könnte.
  - In späteren Stadien der AD wurden in anderen Studien verringerte CB1-Rezeptorlevel festgestellt, während wiederum andere Studien keinen Unterschied der CB1-Rezeptorlevel bei AD-Fällen im Vergleich zu Kontrollen berichteten.

- **CB2-Rezeptoren:**
  - Erhöhte CB2-Rezeptorexpression und -aktivität in wichtigen Hirnarealen (z. B. Hippocampus, Parahippocampus und präfrontaler Kortex) wurden in späten AD-Stadien gefunden, möglicherweise als Reaktion auf Neuroinflammation.
- **TRPV1-Rezeptoren:**
  - Es wurden keine Veränderungen der TRPV1-Expression im Zusammenhang mit AD festgestellt.

Trotz der identifizierten Veränderungen der Komponenten des ECS gibt es weniger Belege für einen Zusammenhang zwischen Veränderungen im ECS und kognitiven Defiziten [100].

Fettsäureamidhydrolase (FAAH)
Zusätzlich zu den oben genannten Veränderungen zeigte die postmortale Untersuchung der Gehirne von Personen, die mit AD verstorben sind, eine signifikante Hochregulation der Fettsäureamidhydrolase (FAAH; das Enzym, das AEA abbaut) in Astrozyten, die neuritische Plaques umgeben. Da die Abbauprodukte von AEA Arachidonsäure (AA) umfassen und AA im Allgemeinen proinflammatorisch wirkt, könnte dies zur Entzündung beitragen [53].

Präklinische Forschung: Das Endocannabinoidsystem und Alzheimerkrankheit

Mausmodelle der Alzheimerkrankheit (AD) haben Einblicke in die pathologischen Veränderungen bei AD gegeben, einschließlich Veränderungen im Endocannabinoidsystem (ECS), sowie potenzielle Ansatzpunkte für therapeutische Interventionen. Ein beliebtes Tiermodell der AD ist das transgene Mausmodell 5xFAD (Familien-Alzheimerkrankheit), bei dem die Mäuse als Reaktion auf Amyloidablagerungen eine Mikrogliose und Astrogliose zeigen. In diesem Modell, das eine aggressive und früh einsetzende Amyloidpathologie repräsentiert, kommt es bei den Mäusen im Alter von 9–12 Monaten zu einem signifikanten Neuronenverlust und bereits ab dem 4. Monat zu kognitiven Einbußen, die mit zunehmendem Alter stark zunehmen [20]. Eine erschöpfende Darstellung der Ergebnisse aus Tierversuchen würde den Rahmen dieses Buches sprengen, daher werden wir einige der wichtigsten Erkenntnisse kurz betrachten.

In einem Experiment mit dem 5xFAD-AD-Modell hatte die pharmakologische Hemmung von FAAH (FAAH baut AEA ab) nur geringe Auswirkungen auf kognitive Beeinträchtigungen, Plaqueablagerungen und Gliose sowie auf die Expression wichtiger Zytokine und Enzyme. Die genetische Inaktivierung von FAAH (FAAH-null 5xFAD-Mäuse) führte jedoch zu einer erhöhten Expression von Entzündungszytokinen, reduzierten löslichen Amyloidspiegeln, weniger neuritischen Plaques und Gliose sowie zu einer Verhaltensverbesserung im räumlichen Gedächtnis (die nicht über CB1-Rezeptoren vermittelt wurde und unabhängig vom Angstniveau war) [50].

Weitere Studien mit Tiermodellen der AD deuten darauf hin, dass 2-AG-Spiegel bei AD erhöht sein könnten [20], was mit Humanstudien übereinstimmt, die ebenfalls erhöhte 2-AG-Plasmaspiegel bei AD festgestellt haben [101]. In einer Studie mit 41 Patienten mit wahrscheinlicher AD, altersangepasst an gesunde Kontrollpersonen, wurden bei AD-Patienten höhere 2-AG-Plasmaspiegel festgestellt, was von den Forschern als möglicher Schutzmechanismus zur Eindämmung der Neurodegeneration interpretiert wurde [101]. In einem Experiment mit homozygoten und heterozygoten 5xFAD-Mäusen wurden ein Anstieg der Diacylglycerollipase (DAGL; synthetisiert 2-AG) und ein Rückgang der Monoacylglycerollipase (MAGL; baut 2-AG ab) festgestellt. Dies könnte zu erhöhten 2-AG-Spiegeln führen und damit zu einer Desensibilisierung der CB1-Rezeptoren (was die festgestellte Reduktion der CB1-Rezeptorlevel erklären könnte). Die Autoren dieser Studie schlugen vor, dass eine Überproduktion von Endocannabinoiden eine antiinflammatorische Antwort zur Bekämpfung der durch Amyloidablagerungen verursachten Schäden widerspiegeln könnte [20].

Schützende Rolle der Endocannabinoide

Mehrere Hinweise deuten darauf hin, dass Endocannabinoide eine schützende Rolle bei AD spielen, was über verschiedene Signalwege geschieht. Beispielsweise führt die Anwendung von AEA, 2-AG und Noladinether direkt in Zellkulturen oder durch Hemmung ihrer abbauenden Enzyme zu einer erhöhten Überlebensrate von Neuronen, die toxischen Aβ-Spezies ausgesetzt sind [98, 102–104].

Wie zuvor beschrieben, induziert Aβ die Apoptose von Nervenzellen über verschiedene Mechanismen, darunter die Erhöhung der Permeabilisierung lysosomaler Membranen, die Aktivierung von Caspase-3 und andere [22]. Endocannabinoide wirken neuroprotektiv und können Lysosomen gegen die Aβ-induzierte Permeabilisierung stabilisieren (was das Zellüberleben erhöht) sowie die durch Aβ ausgelöste DNA-Fragmentierung und Caspase-3-Aktivierung verhindern [22, 105, 106]. Die 2-AG-Spiegel im Gehirn stiegen nach akuter In-vivo-Gabe von Aβ an, was erneut auf eine neuroprotektive Rolle hindeutet [22, 106].

Eine Studie an Ratten und Mäusen zeigte, dass die Injektion von β-Amyloidpeptid (BAP) in die Rattenkortizes mit Markern neuronaler Schädigung im Hippocampus und erhöhten 2-AG-Spiegeln (aber nicht AEA) assoziiert war. Die Anwendung von VDM-11, einem Inhibitor der zellulären Endocannabinoidwiederaufnahme, erhöhte die Endocannabinoidspiegel im Hippocampus der Ratte und im Mausgehirn, wenn es entweder 3 oder 7 Tage nach der BAP-Injektion und bis zum 12. bzw. 14. Tag verabreicht wurde. Der Endocannabinoidwiederaufnahmehemmer kehrte die durch BAP verursachten hippocampalen Schäden im Rattenexperiment um und reduzierte die durch Aβ induzierte Gedächtnisstörung bei Mäusen (jedoch nur, wenn er mindestens 3 Tage nach der BAP-Injektion verabreicht wurde) [106].

Beteiligung von Cannabinoidrezeptoren an der Pathologie

Es ist plausibel, dass CB1-Rezeptoren an der Pathologie der AD beteiligt sind, da sie eine entscheidende Rolle bei Gedächtnis, Kognition und Emotionsregulation spielen – alles Prozesse, die bei AD beeinträchtigt sind [20]. Im selben Experiment, das im vorherigen Abschnitt mit homozygoten und heterozygoten 5xFAD-Mäusen beschrieben wurde, waren das angstähnliche Verhalten und das Gedächtnis verändert, und die CB1-Rezeptorexpression war im Hippocampus in beiden Gruppen reduziert, was darauf hindeutet, dass dieser Rückgang mit der Gedächtnisstörung zusammenhängen könnte. Es wurde außerdem festgestellt, dass die Anzahl der Aβ-Plaques negativ mit der CB1-Rezeptorexpression und positiv mit den CB2-Rezeptorleveln assoziiert war [20].

Erhöhte GPR55- und CB2-Rezeptorlevel wurden im Hippocampus homozygoter Mäuse festgestellt und waren mit den von den Mäusen gezeigten angstähnlichen Reaktionen assoziiert, möglicherweise als Kompensationsmechanismus [20].

Es gibt Hinweise darauf, dass CB1-Rezeptor-abhängige Effekte von Cannabinoiden an vorgelagerten Ereignissen beteiligt sein könnten, die intrazelluläre oxidative Signalwege beeinflussen, beispielsweise kann die Aktivierung von CB1-Rezeptoren die Glutamattoxizität hemmen, indem sie dessen hyperpolarisierender Aktivität entgegenwirkt [107]. Wenn man bedenkt, dass Glutamatexzitotoxizität einer der Faktoren ist, die an der Pathophysiologie der AD beteiligt sein könnten, könnte die Möglichkeit, CB1-Rezeptoren durch Phytocannabinoide und verwandte Substanzen zu modulieren, therapeutisch bedeutsam sein.

Mehrere Studien stützen die Annahme, dass eine Hochregulation der CB2-Rezeptoren einen Schutzmechanismus darstellt, um Entzündungen zu begrenzen und Amyloidplaques aus dem Gehirn zu entfernen [22]. In einem Mausexperiment mit dem 5xFAD-AD-Modell wurden erhöhte CB2-Rezeptorlevel in Bereichen intensiver Entzündung und Amyloidablagerungen festgestellt, darunter Kortex, Hippocampus, Hirnstamm und Thalamus [108]. Ein In-vitro-Experiment zeigte, dass die Aktivierung von CB2-Rezeptoren die Entfernung von Aβ aus gefrorenen menschlichen Gewebeproben (von Menschen mit AD) erleichterte, und in einem Tiermodell der AD induzierte ein CB2-Rezeptoragonist die Aβ-Clearance, wobei der genaue Mechanismus, wie CB2-Rezeptoren Aβ-Plaques reduzieren, noch nicht vollständig verstanden ist [22].

Belege für die Beteiligung des ECS an AD: Experimente mit Cannabinoidrezeptoragonisten

Hinweise auf die Beteiligung von Cannabinoidrezeptoren an der AD-Pathologie finden sich auch in Tierstudien, welche die Wirkung von Cannabinoidrezeptoragonisten untersuchen. So zeigte eine Studie an Mäusen, dass die chronische Infusion eines CB1-Agonisten Neuronen schützen und die kognitive Beeinträchtigung in einem AD-Mausmodell reduzieren konnte [109]. In einer weiteren Studie mit einem genetischen AD-Mausmodell konnte ein CB2-Rezeptoragonist die Kognition verbessern, was mit einer verminderten Mikrogliaaktivität und reduzierten Spiegeln proinflammatorischer Zytokine (IL-1β, IL-6, TNF-α und IFN-γ) assoziiert war. Der

CB2-Rezeptoragonist konnte zudem die Expression von aktivem p38 und SAPK/JNK reduzieren, die Expression von inaktivem GSK-3β erhöhen und die Tau-Hyperphosphorylierung in der Nähe der Aβ-Plaques verringern [110].

Die Verstärkung von Endocannabinoiden durch Cannabinoidrezeptoragonisten hat verschiedene Effekte auf Aβ, darunter die Erhöhung der Aβ-Clearance über die Blut-Hirn-Schranke (d. h. vom Gehirn in die Peripherie) durch Steigerung der Aβ-Transportproteinspiegel, die den zellulären Abtransport ermöglichen. Endocannabinoide können über den CB1-Rezeptor PPAR-γ-Rezeptoren aktivieren, welche die Expression des Aβ-Transportproteins stimulieren [22].

Humanstudien: Hinweise auf die Beteiligung des ECS an der Alzheimerkrankheit

Es wurden mehrere postmortale Studien durchgeführt, in denen die Gehirne von Menschen mit AD mit denen von Personen ohne AD verglichen wurden (siehe Berry et al. [100]). In einer dieser Studien wurde eine Reduktion der CB1-Expression im PFC von AD-Patientengehirnen (Brodmann-Areal 10) festgestellt, diese korrelierte jedoch weder mit einem AD-Molekularmarker noch mit kognitiven Beeinträchtigungen (wohl aber mit Hypophagie) [111]. In diesen AD-Patientengehirnen war jedoch der CB2-Rezeptorlevel signifikant (40 %) höher als bei Kontrollen, und die CB2-Rezeptorspiegel korrelierten mit zwei AD-Markern, $A\beta_{42}$ und dem Score für senile Plaques (jedoch nicht mit dem kognitiven Status). Außerdem wurde eine erhöhte Expression des Gliamarkers, des sauren Gliafaserproteins, in AD-Patientengehirnen festgestellt [111]. Allerdings haben nicht alle Studien Veränderungen der CB1-Rezeptoren im Zusammenhang mit AD gefunden. Eine postmortale Untersuchung von AD-Gehirnen durch eine Arbeitsgruppe ergab keine Veränderungen der CB1-Rezeptordichte, auch nicht im Bereich der senilen Plaques [53].

Weitere postmortale Studien haben gezeigt, dass CB2-Rezeptoren und FAAH in Zellen, die mit Aβ-neuritischen Plaques assoziiert sind, überexprimiert werden und die FAAH-Aktivität in und um $A\beta_{42}$-Plaques erhöht ist [22]. Die erste Studie, die das Vorhandensein von CB2-Rezeptoren im menschlichen ZNS nachwies, wurde 2003 veröffentlicht und verglich AD-Gehirne mit gesunden Kontrollgehirnen [53]. Es wurde festgestellt, dass CB2-Rezeptoren selektiv in Mikroglia, die mit neuritischen Plaques in AD-Gehirnen assoziiert sind, hochreguliert waren (wobei die CB1-Rezeptordichte im Bereich dieser senilen Plaques nicht verändert war) und dass FAAH-Protein und -Aktivität in reaktiven Astrozyten, nicht aber in Mikroglia, hochreguliert waren [53].

Positronen-Emissions-Tomografie-Studien beim Menschen

Eine Studie, welche die Positronen-Emissions-Tomografie zur Beurteilung der CB1-Rezeptordichte bei AD-Patienten einsetzte, fand keinen Unterschied in der CB1-Rezeptorverfügbarkeit zwischen AD-Patienten und gesunden Kontrollpersonen. Es bestand keine Korrelation zwischen der CB1-Rezeptorverfügbarkeit und neuropsychologischen Testergebnissen, und die CB1-Rezeptorverfügbarkeit wurde nicht durch den ApoE-Genotyp beeinflusst. Auch zwischen Aβ-Plaqueablagerungen und CB1-Rezeptoren bei AD-Patienten wurde keine Korrelation festgestellt [112]. Wie von Bedse et al. erläutert, könnte trotz fehlender Veränderungen der CB1-Rezeptoren die Kopplung zwischen CB1-Rezeptor und Gi-Protein der Grund für die reduzierte CB1-Rezeptorsignalisierung sein; tatsächlich scheint sich die CB1-Aktivität mit dem Stadium der AD zu verändern, mit erhöhter Aktivität in einigen Hippocampusregionen und inneren Schichten des Frontalkortex in frühen AD-Stadien und verminderter CB1-Aktivität in späteren Stadien. Der Anstieg der CB1-Rezeptoraktivität im Frühstadium der AD könnte eine neuroprotektive Reaktion auf frühe neuronale Schäden widerspiegeln [22].

Medizinisches Cannabis zur Behandlung der Alzheimerkrankheit

Es gibt Hinweise darauf, dass mehrere Bestandteile von medizinischem Cannabis, wie Cannabidiol (CBD), die zugrunde liegende Pathophysiologie der Alzheimerkrankheit (AD) adressieren können [33]. Medizinisches Cannabis hat zudem das Potenzial, viele der mit AD assoziierten neuropsychiatrischen oder Verhaltenssymptome/-zeichen zu lindern, darunter Angst, Depression, Psychose, Agitation, aggressives Verhalten, Schlaflosigkeit, Unruhe, Gedächtnisverlust und Schmerzen.

Es existiert ein US-Patent auf Cannabinoide (dies umfasst CBD, THC aus der Pflanze sowie synthetische Analoga und Metaboliten) von Forschern des US-Gesundheitsministeriums in Bezug auf deren Rolle als Antioxidanzien und Neuroprotektiva, in dem unter vielen anderen Erkrankungen auch die Alzheimerkrankheit aufgeführt ist *(US-Patent Nr. 6630507 B1: Cannabinoids as Antioxidants and Neuroprotectants, 7. Oktober 2003).*

In diesem Abschnitt betrachten wir zunächst die Evidenz zur Wirksamkeit synthetischer Cannabinoidagonisten bei der Behandlung der AD und gehen anschließend darauf ein, wie verschiedene Cannabisbestandteile die neuropsychiatrischen Symptome/Zeichen der AD adressieren könnten. Wir untersuchen potenzielle Wirkmechanismen von CBD und THC bei der Behandlung der AD sowie präklinische und klinische Wirksamkeitsnachweise zentraler Cannabinoide. Abschließend diskutieren wir die wissenschaftlichen Erkenntnisse, die auf potenzielle Rollen von Terpenen, Oleamid, N-Palmitoylethanolamid und mehrfach ungesättigten Omega-3-Fettsäuren bei der Beeinflussung der Pathophysiologie der AD hinweisen.

Synthetische Cannabinoidagonisten in der Behandlung der Alzheimerkrankheit

Es ist erwähnenswert, dass zahlreiche Tierstudien die potenziellen neuroprotektiven Eigenschaften synthetischer CB1- und CB2-Agonisten bei AD untersucht haben

[113]. Studien zu synthetischen Agonisten von Cannabinoidrezeptoren in Tiermodellen der AD werden vermutlich weitgehend durch ein pharmazeutisches Modell motiviert, das nach einer patentierbaren, wirksamen Verbindung sucht. Die Ergebnisse solcher Studien sind direkt nur auf die untersuchten synthetischen Verbindungen anwendbar, liefern jedoch dennoch indirekte Hinweise darauf, wie einige der Phytocannabinoide wirken könnten (da THC ein partieller Agonist der Cannabinoidrezeptoren ist).

Beispielsweise:

- Bei mit Aβ injizierten Ratten und Mäusen wurde festgestellt, dass CB1-Agonisten, CB2-Agonisten und CB1/CB2-Rezeptoragonisten durch neuroprotektive Wirkungen Gedächtnisdefizite verhindern [113–117].
- Eine chronische Behandlung mit WIN55,212-2 (synthetischer CB1/CB2-Rezeptoragonist) in einem transgenen Mausmodell der zerebralen Amyloidose verhinderte Neuroinflammation, senkte die Aβ-Spiegel, reduzierte die mRNA-Expression von COX-2 und TNF-α (beide waren erhöht) und verbesserte die kognitive Leistungsfähigkeit [118].

Allerdings ist die Wirkung von CB1-Agonisten nicht immer positiv, und es ist möglich, dass CB1-Agonisten die AD verschlimmern, indem sie die Acetylcholinfreisetzung im Gehirn hemmen [22, 119].

Die Aktivierung von CB2-Rezeptoren konnte die Aktivität von Mikroglia und die Produktion entzündungsfördernder Zytokine reduzieren; in einem Tiermodell der AD wurde festgestellt, dass ein CB2-Agonist die Aβ-Clearance induzierte [22, 104]. In einem weiteren genetischen transgenen Mausmodell der AD verbesserte ein spezifischer CB2-Rezeptoragonist (JWH-133) die Kognition, wobei der Effekt stärker war, wenn die Gabe im präsymptomatischen Stadium erfolgte, verglichen mit dem frühen symptomatischen Stadium. Die verbesserte Kognition war mit einer verminderten Mikrogliareaktivität und reduzierten Spiegeln proinflammatorischer Zytokine (IL-1β, IL-6, TNF-α und IFN-γ) assoziiert. Die Behandlung mit dem CB2-Agonisten war zudem mit einer verminderten Expression von aktivem p38 und SAPK/JNK sowie einer reduzierten Tau-Hyperphosphorylierung in der Nähe der Aβ-Plaques verbunden. Eine chronische Behandlung veränderte jedoch weder die Aβ-Produktion noch die Ablagerung im Kortex und Hippocampus. Die Autoren schlussfolgerten, dass ihre Ergebnisse die Annahme stützen, dass die Stimulation von CB2-Rezeptoren mehrere mit der AD assoziierte Parameter verbessert, darunter Neuroinflammation, oxidative Stressschäden und -antworten, Tau-Hyperphosphorylierung um Plaques sowie Beeinträchtigungen von Gedächtnis und Lernen [110]. Diese Studie weist zudem darauf hin, dass ein früherer Behandlungsbeginn wirksamer sein könnte.

Eine Zusammenfassung der Forschung zur Wirksamkeit synthetischer CB1- und CB2-Rezeptoragonisten in Tiermodellen der AD findet sich bei Aso und Ferrer [113].

Cannabisbestandteile und Behandlung von Zielsymptomen

Tab. 9.1 zeigt potenziell vorteilhafte Cannabisbestandteile für verschiedene Zielsymptome der AD auf Basis der Pharmakologie [4, 120].

Wirkmechanismen von CBD bei der Alzheimerkrankheit

Es gibt mehrere potenzielle Wirkmechanismen, durch die CBD die mit der Alzheimerkrankheit (AD) assoziierten pathologischen Veränderungen adressieren könnte, ebenso wie einige der neuropsychiatrischen Symptome und Zeichen, wie aus In-vitro- und In-vivo-Studien hervorgeht. Diese sind in Tab. 9.2 dargestellt (zusammengefasst insbesondere nach Watt und Karl [139] sowie Dash et al. [33]).

CBD schützt vor Neuroinflammation und oxidativem Stress

Es wurde festgestellt, dass CBD auf verschiedene Weise vor Neuroinflammation schützt, was für die Alzheimerkrankheit (AD) relevant sein könnte. Es gibt Hinweise darauf, dass CBD Neuroinflammation reduzieren kann, indem es oxidativen Stress verringert, antiinflammatorische Substanzen produziert und proinflammatorische Reaktionen reguliert [33, 140, 141]. Oxidativer Stress ist an der Pathogenese vieler verschiedener neurologischer Erkrankungen beteiligt, nicht nur bei AD, sondern auch bei Parkinsonkrankheit, Chorea Huntington und amyotropher Lateralsklerose [129].

In einer Studie an Gliazellen hemmte CBD unter Stimulation mit Lipopolysaccharid die Freisetzung von TNF-α und IL-1β (proinflammatorische Zytokine) sowie von Glutamat (einem nicht zytokinvermittelten Entzündungsmediator).

Tab. 9.1 Cannabisbestandteile und potenzielle Zielsymptome der Alzheimer-Krankheit[a]

Neuropsychiatrisches Symptom	Bestandteil von Cannabis
Agitation	CBD, THC, Linalool
Aggression	CBD, THC, Linalool
Angst	CBD, THC (niedrige Dosis), Linalool
Depression	CBD, THC, Limonen
Psychose	CBD
Schlaflosigkeit/Unruhe	THC, Linalool
Schmerzen	THC, CBD
Gedächtnis	Alpha-Pinen + THC
Anorexie	THC
Neuroprotektion	CBD, THC
Reduzierte Aβ-Plaquebildung	CBD, THC, THCA

[a]Basierend auf Pharmakologie [4, 120]

Tab. 9.2 Potenzielle Wirkmechanismen von CBD bei der Alzheimer-Krankheit

Wirkung	Referenzen
Schutz vor Neuroinflammation und oxidativem Stress, Erhöhung des Zellüberlebens sowie Verringerung der ROS-Produktion und Lipidperoxidation	Mukhopadhyay et al. [121]; Iuvone et al. [97]
Regulation der Migration von Mikrogliazellen	Walter et al. [122]
Verringerung der Mikroglia-Aktivierung und Reduktion der reaktiven Gliosen	Martin-Moreno et al. [116]; Esposito et al. [123]
Schutz vor calciuminduzierter Proteinfehlfaltung; Regulation der Proteostase	Dash et al. [33]
Reduktion der Aβ-Produktion durch Induktion der APP-Ubiquitinierung	Scuderi et al. [124]
Verhinderung der Expression von Proteinen, die potenziell an der Aβ-Produktion und Tau-Phosphorylierung in mesenchymalen Stammzellen beteiligt sind; Herunterregulierung von Genen, die mit AD in Verbindung stehen, einschließlich Genen, die für Kinasen verantwortlich sind, die die Tau-Phosphorylierung und für Sekretasen, die an der Aβ-Generierung beteiligt sind, codieren	Libro et al. [125]
Hemmung der Tau-Hyperphosphorylierung in neuronalen Zellen	Esposito et al. [126]
Schutz vor Aβ-vermittelter Neurotoxizität und mikroglia-aktivierter Neurotoxizität	Janefjord et al. [104]
Hemmung des Zelltods, Induktion des Abbaus und Entfernung vorgeformter Aβ-Aggregate	Schubert et al. [127]
Reduktion der durch Aβ induzierten neuroinflammatorischen Antwort durch Verringerung der Expression proinflammatorischer Gene und proinflammatorischer Mediatoren	Esposito et al. [128]
Antioxidative Aktivität (starkes lipophiles Antioxidans)	Marsicano et al. [107]; Kim et al. [129]
Reduktion der Apoptose und damit Verbesserung des Zellüberlebens; Verbesserung der Zellvitalität	Scuderi et al. [124]; Harvey et al. [103]
Verhinderung der kortikalen und hippocampalen Neurodegeneration	Hamelink et al. [130]
Verhinderung der durch $A\beta_{1-42}$ induzierten Neuritendegeneration in humanen SH-SY5Y-Neuronzellen und Regulation des CB1-pSTAT3-Signalwegs für das Neuritenwachstum	Wang et al. [131]
Förderung der Neurogenese und Unterstützung der synaptischen Plastizität	Campos et al. [132]; Esposito et al. [123]; Campos et al. [133]
Verbesserung der Kognition	Farr et al. [134]

(Fortsetzung)

Tab. 9.2 (Fortsetzung)

Wirkung	Referenzen
Verbesserung des Gedächtnisses	Coles [135]; Cheng et al. [136]; Cheng et al. [137]
Abschwächung der Ceramidsynthese, Stimulation von Sphingosin-1-phosphat (ein wichtiger Regulator des Gefäß- und Immunsystems)	Bielawiec et al. [138]

Watt und Karl [139], Dash et al. [33]

Diese Effekte von CBD waren größtenteils rezeptorunabhängig (nur geringfügig durch Blockade des CB2-Rezeptors abgeschwächt). CBD hemmte einen Mechanismus, der die NADPH-Oxidase-vermittelte ROS-Produktion und NF-κB-abhängige Signalereignisse umfasst. Zudem konnte gezeigt werden, dass CBD die gesteigerte Glukoseaufnahme in Mikrogliazellen, die mit LPS stimuliert wurden, verhindert und diese Fähigkeit zur Hemmung der Glukoseaufnahme zu den antiinflammatorischen Effekten beitrug. CBD reduzierte das glukoseabgeleitete NAPDH, das als Kofaktor für die Aktivierung der NADPH-Oxidase und die Bildung von ROS notwendig ist. Die Autoren schlussfolgerten, dass diese Befunde darauf hindeuten, dass die antiinflammatorischen Wirkungen von CBD auf Mikroglia durch einen intrinsischen antioxidativen Effekt vermittelt werden und dieser Effekt durch die Hemmung der glukoseabhängigen NADPH-Synthese verstärkt wird [141].

Ein weiterer potenzieller Mechanismus, durch den CBD zur Reduktion von Neuroinflammation beitragen könnte, ist seine Wirkung als Blocker des Orphan-G-Protein-gekoppelten Rezeptors 55 (GPR55). CBD antagonisiert GPR55 [142]. GPR55 wird in Mikrogliazellen exprimiert und spielt in verschiedenen Modellen eine Rolle bei unterschiedlichen Aspekten der Neuroinflammation [48]. GPR55 scheint an der Arachidonsäure-(AA)-Kaskade in aktivierten Mikroglia beteiligt zu sein. Eine Studie, die einen synthetischen GPR55-Antagonisten verwendete, zeigte, dass in Mikroglia von Ratten neuroinflammatorische Parameter durch Hemmung des Prostaglandin-E2-(PGE2)-/Cyclooxygenase-2-Wegs reduziert wurden [48]. Obwohl diese Studie mit dem neuartigen GPR55-Rezeptorantagonisten KIT 10 durchgeführt wurde, ist bekannt, dass CBD GPR55 blockieren kann. Weitere Forschung könnte klären, ob CBD über einen ähnlichen Wirkmechanismus wirkt.

In einer Studie zeigte CBD in vitro neuroprotektive Effekte an Hippocampusneuronen von Rattenjungtieren, indem es sie vor dem oxidativen Stress durch Wasserstoffperoxid schützte. Wasserstoffperoxid ist ein Auslöser für oxidativstressinduzierte Apoptose [129]. Diese Forschung ist bedeutsam, da Hippocampusneuronen eine entscheidende Rolle bei der Regulation von Kognition, normalem Verhalten und Epilepsie sowie bei dysfunktionalem Verhalten spielen [143]. Frühere Studien haben die zytoprotektiven Effekte von CBD gegenüber Kleinhirngranulazellen und Oligodendrozytenvorläuferzellen gezeigt [107, 144], aber diese Studie ist die erste an Neuronen, die für die Gehirnfunktion und das Verhalten relevanter sind [129].

CBD zeigte in einem Glutamatneurotoxizitätsmodell eine höhere neuroprotektive Wirksamkeit als Vitamin E und Vitamin C [145]. CBD schützte vor Aβ-induzierter Neurotoxizität, indem es den Zelltod neuronaler, phäochromozytomartiger PC12-Zellen (bei Ratten) durch Aβ-Plaques von 39 % auf 12 % senkte sowie ROS, Lipidperoxidation, intrazelluläres Kalzium, DNA-Fragmentierung und Caspase-3-Spiegel (Caspase-3 ist ein Schlüsselenzym in der Apoptosesignalkaskade) verringerte [97].

Es wurde gezeigt, dass CBD zahlreiche verschiedene inflammatorische Zytokine reduziert, darunter IL-1β, IFN-β, TNF-α, IFN-γ, IL-6, IL-17, NO und COX-2, indem es PPAR-γ aktiviert, während es gleichzeitig IL-4 und IL-10 (antiinflammatorische Zytokine) erhöht [33, 146]. CBD kann die angeborene und adaptive Immunantwort bei chronischer Entzündung verstärken, wie in einer Tierstudie gezeigt wurde [147]. CBD kann zudem den ROS-NF-κB-Signalweg hemmen und dadurch die Glukoseaufnahme in Mikroglia senken (was für deren Aktivierung erforderlich ist) [141]. Darüber hinaus werden mehrere GPCRs (z. B. CB1R, CB2R, GPR18, GPR55 und andere) durch CBD moduliert (siehe Dash et al. [33]).

Die neuroprotektiven Wirkmechanismen von CBD gegen Neuroinflammation sind vielfältig, einige davon sind in Tab. 9.3 aufgeführt (zusammengefasst hauptsächlich nach Dash et al. [33]).

CBD, Regulation der Proteostase und Induktion der Autophagie

Wie zuvor erläutert, ist die Proteostase das Homöostasenetzwerk, welches das zelluläre Proteom (die Gesamtheit der von der Zelle exprimierten Proteine) reguliert. Abbausysteme werden über Signalwege aktiviert, die auf fehlgefaltete Proteine und Proteinaggregate reagieren; diese Aggregate werden proteolytisch über das Ubiquitin-Proteasom-System (UPS; ein selektives System im Zellkern und Zytoplasma) und die Autophagie (ein nicht selektives System im Zytoplasma) abgebaut. Es wurde gezeigt, dass CBD in mehreren Studien die Autophagie induziert, indem es verschiedene Signalwege reguliert, darunter die Hemmung von AKT und mTOR sowie die Herunterregulierung des JNK-MAPK-Signalwegs und die Förderung des Neuroprotektionseffekts durch Hemmung von JNK- und p38-MAP-Kinasen [33]. Die Modulation von mTOR durch CBD ist abhängig vom Zelltyp und -zustand [154]. In einem Parkinsonkrankheitsmodell förderte CBD die ERK-Aktivierung durch Interaktionen mit CB2-Rezeptoren und TRPV1, was zu einer verstärkten Autophagie führte [64].

Wie von Dash et al. erläutert [33], ist das Gleichgewicht der Kalziumionen entscheidend für die korrekte Proteinbildung. Ein Ungleichgewicht von Ca^{2+} stört die Proteinkonformation; ein Überschuss an intrazellulärem Ca^{2+} induziert oxidativen Stress, was zu Proteinaggregation und letztlich zum Zelltod führt. ROS oder reaktive Stickstoffspezies (RNS) können fehlgefaltete Proteine modifizieren, sie stärker oxidieren und aggregationsanfälliger machen; aggregierte Formen hemmen das Proteasomsystem, was zu einer erhöhten Akkumulation aggregierter Proteine führt. Die Interaktion von Proteinaggregaten mit bestimmten Rezeptoren kann zu einer Hochregulation von NMDA-Rezeptoren führen (ionotrope

Tab. 9.3 Neuroprotektive Wirkmechanismen von CBD

Wirkung	Referenzen
Aktiviert den Peroxisom-Proliferator-aktivierten Rezeptor Gamma (PPAR-γ), der die NF-κB-Signalgebung unterdrückt[a]	Necela et al. [148]
Reduziert verschiedene proinflammatorische Zytokine (IL-1β, IFN-β, TNF-α, INF-γ, IK-6, IL-17, COX-2) durch Aktivierung von PPAR-γ sowie Erhöhung der antiinflammatorischen Zytokine IL-4 und IL-10 und Senkung der iNOS-Expression	Rajan et al. [146]; Kozela et al. [149]
Unterdrückt die Immunantwort: verbessert die angeborene und adaptive Immunantwort	Lee et al. [147]
Unterdrückt die Aktivierung von Mikrogliazellen durch Regulation der Th17-Proliferation und des STAT1/STAT3-Gleichgewichts	Juknat et al. [150]
Hochreguliert CD4+- und CD25--T-Zellen	Kozela et al. [149]
Hemmt die Aβ-induzierte Hyperphosphorylierung des Tau-Proteins (über den Wnt/β-Catenin-Signalweg)	Esposito et al. [126]
Hemmt die p38-Phosphorylierung, wodurch neurotoxische Effekte im Zusammenhang mit unkontrollierten Immunreaktionen reduziert werden	Esposito et al. [151]
Hemmt die Expression des induzierbaren Stickstoffmonoxid-Synthase-Proteins und die Produktion von Stickstoffmonoxid in β-Amyloid-stimulierten PC12-Neuronen durch Beteiligung von p38MAP-Kinase und NF-κB	Esposito et al. [151]
Hochreguliert den brain-derived neurotropic factor (BDNF)[b], der mit den antiinflammatorischen Effekten von CBD korreliert (belegt durch verringerte TNF-α- und IL-6-Spiegel im präfrontalen Kortex und Hippocampus)	Campos et al. [152]
Besitzt eine starke lipophile antioxidative Aktivität	Marsicano et al. [107]; Kim et al. [129]
Blockiert die Aβ-induzierte Neuritendegeneration über einen CB1-vermittelten Mechanismus, indem die CB1-pSTAT3-Signalgebung für das Neuritenwachstum reguliert wird	Wang et al. [131]

[a]NF-κB spielt eine Schlüsselrolle bei der Förderung der Entzündungskaskade durch Hochregulierung von Zytokinen in aktivierten Astrozyten und Mikroglia [153]
[b]BDNF spielt eine entscheidende Rolle bei der neuronalen Entwicklung, dem Überleben von Neuronen, der synaptischen Plastizität und der kognitiven Funktion [33]

Glutamatrezeptoren, die an der Regulation von Ca^{2+}, Na^+ und K im Zytoplasma beteiligt sind) und damit zu einem übermäßigen Ca^{2+}-Einstrom und nachfolgender neuronaler Apoptose. Darüber hinaus führen anhaltende Hyperpolarisierung und Aktivierung von NMDA-Rezeptoren dazu, dass G-Protein-gekoppelte Rezeptoren (GPCRs) und spannungsabhängige Kalziumkanäle (VGCC) den Ca^{2+}-Einstrom erhöhen (was mit Neurodegeneration in Verbindung gebracht wird). Ein Überschuss an Ca^{2+} wirkt sich negativ auf die Calcineurin- und CaMKII-Signalwege aus, die mit Gedächtnisdefiziten und Depressionen bei AD in Zusammenhang stehen [33].

CBD kann durch verschiedene Mechanismen, welche die Kalziumdynamik an Synapsen beeinflussen, vor kalziuminduzierter Proteinfehlfaltung schützen. Dazu gehören die antagonistische Blockade der exzitatorischen Glutamatfreisetzung, die indirekte Regulation der Glutamatsekretion über $5\text{-}HT_{1A}$-Rezeptoren, die Hemmung der Interaktion zwischen σ1R und NMDAR (entgegengesetzter Effekt zur NMDAR-Überaktivität) sowie die Funktion als TRPV1-Agonist und VGCC-Antagonist zur Regulation des intrazellulären Kalziumspiegels (siehe Dash et al. [33]).

CBD verhindert Tau-Hyperphosphorylierung

Es wurde ebenfalls festgestellt, dass CBD die Tau-Hyperphosphorylierung in Aβ-stimulierten Nervenzellen über den Wnt/β-Catenin-Signalweg reduziert – die Aktivierung von Wnt hemmt die Tau-Proteinkinase (GSK-3β), die für die Tau-Hyperphosphorylierung und die Bildung neurofibrillärer Bündel bei AD verantwortlich ist [22, 126].

CBD verhindert durch Aβ induzierte Neuritendegeneration

In sehr aktuellen Studien konnte gezeigt werden, dass CBD Neuritenläsionen, die durch $A\beta_{1-42}$ in humanen SH-SY5Y-Zellen induziert wurden, verhindert und zudem die Expression von FAAH und CB1-Rezeptoren erhöht. In Hippocampusneuronen wurde festgestellt, dass CBD vor einer Reduktion der dendritischen Dornenfortsatzdichte schützt und die Aktivität der synaptischen Ca^{2+}/calmodulinabhängigen Proteinkinase II vor der Toxizität von $A\beta_{1-42}$ bewahrt. In einer Teilstudie an einem bestimmten Stamm des Wurms *C. elegans*, der zur Überexpression von Aβ gezüchtet wurde, konnte gezeigt werden, dass CBD die durch Aβ induzierte Neuritendegeneration über einen CB1-vermittelten Mechanismus blockiert, indem es das CB1-pSTAT3-Signal für das Neuritenwachstum reguliert und so Gesundheit und Lebensdauer dieser Würmer erhöht [131]. Solche Forschungsergebnisse belegen erneut die neuroprotektive Wirkung von CBD.

Wirkmechanismen von THC bei Alzheimerkrankheit

Zahlreiche Hinweise deuten darauf hin, dass THC eine therapeutische Behandlungsstrategie für AD darstellen könnte, die über mehrere Signalwege wirkt und unterschiedliche Funktionen erfüllt [155]. Es wurde festgestellt, dass THC mehrere für die Pathogenese der AD relevante Wirkungen besitzt, die in Tab. 9.4 dargestellt sind.

Es ist bemerkenswert, was in der letzten Studie aus Tab. 9.4 [157] als ein zentrales Ergebnis berichtet wurde: Die Verabreichung von THC an adulte Ratten, wobei niedrige Dosen verwendet wurden, war mit einer *gesteigerten* kognitiven Leistungsfähigkeit assoziiert. Dies steht Gegensatz zu anderen Studien, in denen THC mit kognitiven Beeinträchtigungen in Verbindung gebracht wurde [157,

Tab. 9.4 Wirkmechanismen von THC auf die Pathophysiologie der Alzheimer-Krankheit

Wirkung	Referenzen
Signifikante Reduktion der Fibrillen- und Aggregatbildung	Janefjord et al. [104]
Reduktion des Aβ-Spiegels in vitro bei sehr niedrigen Konzentrationen, direkte Interaktion mit dem Aβ-Peptid und Hemmung der Aggregation	Cao et al. [155]
Reduktion der GSK-3β-Spiegel (Tau-Proteinkinase, verantwortlich für Tau-Hyperphosphorylierung) und phosphoryliertem GSK-3β dosisabhängig bei niedrigen Konzentrationen	Cao et al. [155]
Niedrige THC-Dosen verbesserten die Mitochondrienfunktion und hemmten nicht die durch Melatonin vermittelte Verbesserung der Mitochondrienfunktion. Es wurde keine Toxizität festgestellt und CB1-Rezeptoren wurden nicht hochreguliert	Cao et al. [155]
Kompetitive Hemmung der Acetylcholinesterase (AChE) und Verhinderung der durch AChE induzierten Aβ-Peptid-Aggregation durch Bindung an die periphere anionische Bindungsstelle der AChE (kritischer Bereich bei der Amyloidgenese). THC erwies sich als wirksamer als aktuelle AD-Medikamente bei der Hemmung der Aβ-Aggregation	Eubanks et al. [156]
Niedrige, intraperitoneal verabreichte THC-Dosen induzieren adulte Neurogenese im Hippocampus (nachgewiesen durch verschiedene Marker, darunter Nestin), was mit einer verbesserten kognitiven Leistung bei Ratten einherging. Verbesserungen in Lern- und Gedächtnisfunktionen wurden begleitet von einer Hochregulation von Plastizitätsmarkern, Doublecortin (DCX) und BDNF	Suliman et al. [157]
Hat sich als potentes lipophiles Antioxidans erwiesen (oxidativer Stress ist ein wesentlicher Bestandteil der Pathogenese der AD)	Marsicano et al. [107]
Chronische Gabe niedriger THC-Dosen kehrte den altersbedingten Rückgang der kognitiven Funktion bei 12- und 18 Monate alten Mäusen um	Bilkei-Gorzo et al. [158]

159]. Es ist bekannt, dass der CB1-Rezeptor sowohl an der adulten Neurogenese als auch an kognitiven Funktionen beteiligt ist und dass sowohl CB1- als auch CB2-Rezeptoren die neuronale Plastizität modulieren [157, 159]. Da THC ein partieller Agonist an CB1- und CB2-Rezeptoren ist und niedrige Dosen verwendet wurden, könnte dies diese scheinbar vorteilhafte Wirkung erklären. Aus den vorangegangenen Kapiteln wissen wir, dass die Effekte von THC dosisabhängig unterschiedlich ausfallen können (z. B. anxiolytisch bei niedrigen, anxiogen bei höheren Dosen).

Wie in Kap. 4 gezeigt, wurde in einem Mausexperiment festgestellt, dass THC die Genexpressionsmuster im Hippocampus so wiederherstellte, dass die Expressionsprofile von 12 Monate alten, mit THC behandelten Mäusen denen von 2 Monate alten, unbehandelten Mäusen ähnelten. Zu den hochregulierten Transkripten gehörten Transthyretin (ein Gen, das als protektiv gegen AD gilt), BDNF (fördert die Synapsenbildung und kognitive Funktionen) und Klotho (KL) (verlängert die Lebensspanne verschiedener Spezies und verbessert die Kognition).

Nach THC-Behandlung herunterregulierte Transkripte waren Gene, die mit dem Altern assoziiert sind: Caspase-1 (beteiligt an altersbedingten kognitiven Beeinträchtigungen) und connective tissue growth factor (CTGF) (verstärkt die proapoptotische Aktivität des transformierenden Wachstumsfaktors beta [engl.: transforming growth factor-β, TGF-β]) [158].

Präklinische Evidenz für die Wirksamkeit von Cannabinoiden bei der Behandlung von Alzheimer

Tierstudien deuten darauf hin, dass CBD sowie Kombinationen aus CBD und THC bei der Behandlung einiger der mit Alzheimer assoziierten Symptome/Zeichen nützlich sein könnten.

Cannabidiol

Eine geringe Anzahl von Tierstudien hat gezeigt, dass CBD bei der Behandlung einiger neuropsychiatrischer Symptome im Zusammenhang mit Alzheimer hilfreich sein könnte. Beispielsweise haben Studien an Mäusen gezeigt, dass CBD Defizite im sozialen Wiedererkennungsvermögen verhindern kann [136], das soziale Wiedererkennen und das Erkennen von Objekten verbessert [137] und Angst reduziert [160].

- Eine Langzeitbehandlung (8 Monate) von transgenen Mäusen, die so gezüchtet wurden, dass sie Zeichen und Symptome von Alzheimer zeigen, mit CBD in einer Dosis von 20 mg/kg ab einem Alter von 2,5 Monaten verhinderte das Auftreten von Defiziten im sozialen Wiedererkennen, die sich bei diesen Mäusen normalerweise entwickeln, hatte jedoch keinen Einfluss auf Angst oder assoziatives Lernen. Die Prävention von Defiziten im sozialen Wiedererkennen durch CBD war nicht mit Veränderungen der Amyloidlast oder oxidativem Schaden assoziiert; es wurden jedoch einige subtile Veränderungen in der Neuroinflammation festgestellt [136].
- In einem transgenen Mausmodell für Alzheimer wurde festgestellt, dass eine chronische Behandlung mit CBD (20 mg/kg für 3 Wochen, intraperitoneal verabreicht) die kognitiven Beeinträchtigungen (Defizite im sozialen Wiedererkennen, Erkennen neuer Objekte) umkehren konnte, was auf ein Potenzial als Therapie für spezifische kognitive Störungen bei Alzheimer hindeutet [137].

Wirksamkeit von CBD- und THC-Kombinationen bei der Behandlung der Alzheimerkrankheit

Es gibt eine zunehmende Anzahl von Studien, welche die Kombination von CBD und THC bei neurodegenerativen Erkrankungen untersuchen [161–164], und deren Ergebnisse vielversprechend sind.

Forschungen, die CBD oder THC allein mit der Kombination aus CBD und THC vergleichen, helfen dabei herauszufinden, ob die Kombination einen zusätzlichen Vorteil bietet. Mindestens eine Studie hat dies in einem Mausmodell für

Alzheimer untersucht [162]. In dieser Studie, die ein transgenes Alzheimer-Mausmodell verwendete, wurden mehrere Vorteile der Kombination von CBD und THC gegenüber den Einzelsubstanzen festgestellt. Alle drei Substanzen bewahrten das Gedächtnis, wenn sie während der frühen symptomatischen Phase chronisch verabreicht wurden, wobei ihre die Kombination die Lernbeeinträchtigungen reduzierte. Zudem wurde eine signifikante Reduktion der löslichen Aβ42-Peptidspiegel und Veränderungen in der Plaqueusammensetzung bei den mit der Kombination (CBD plus THC) behandelten Mäusen festgestellt (das Aβ42-Peptid gilt als die toxischste Form des Aβ-Peptids). Das Redoxprotein Thioredoxin 2 und das Signalmolekül Wnt16 wurden als wichtige Substrate für die mit der Kombination von CBD plus THC assoziierten Effekte identifiziert. Behandelte Mäuse zeigten eine reduzierte Mikrogliose und Astrogliosen sowie eine verminderte Produktion von Entzündungsmolekülen, wobei dieser Effekt bei der Kombination aus CBD und THC stärker ausgeprägt war als bei den Einzelsubstanzen [162]. Die Autoren der Studie kamen zu dem Schluss, dass die Kombination aus CBD und THC ein besseres therapeutisches Profil aufweist als jede der Substanzen für sich allein [162].

Das vorherige Experiment verwendete ein Modell des frühen Stadiums der Alzheimerkrankheit [162]. In einem weiteren Experiment, diesmal in einem transgenen Mausmodell des *späten* Stadiums von Alzheimer, waren Phytocannabinoidextrakte aus einer Kombination von CBD und THC weiterhin wirksam bei der Reduktion von Gedächtnisstörungen, jedoch nicht mehr in der Lage, die Aβ-Verarbeitung zu beeinflussen oder die mit der Aβ-Ablagerung assoziierte Gliareaktivität zu reduzieren (im Gegensatz zum vorherigen Modell des frühen Stadiums). Die Studie zeigte außerdem, dass natürliche Phytocannabinoide keine Auswirkungen auf kognitive Beeinträchtigungen im Rahmen des normalen (Wildtyp-)Alterungsprozesses hatten. Der Wirkmechanismus der Kombination aus CBD und THC bei den gealterten Mäusen beinhaltete eine Reduktion der GluR2/3-Spiegel und eine Erhöhung der $GABA_A$-Rα1-Spiegel [163]. Diese beiden Experimente deuten darauf hin, dass eine frühe Intervention mit Phytocannabinoiden vorteilhafter ist als eine Behandlung, wenn der Krankheitsprozess bereits weit fortgeschritten ist; dennoch zeigte die Behandlung im Spätstadium weiterhin einen positiven Effekt auf das Gedächtnis.

Weitere Tierstudien in neuroinflammatorischen Krankheitsmodellen der Multiplen Sklerose (MS) haben gezeigt, dass THC in Kombination mit CBD die miRNA-vermittelte Neuroinflammation unterdrücken, die Proliferation von CD4+-T-Zellen reduzieren, mehrere proinflammatorische Zytokine (z. B. IL-6, IL-17, TNF-α und andere) senken und verschiedene antiinflammatorische Substanzen (darunter IL-4, IL-10, TGF-β unlandere) erhöhen kann [161, 164]. In einem Mausmodell für MS (experimentelle autoimmune Enzephalomyelitis) reduzierte die Kombination aus THC und CBD die Neuroinflammation und führte zu Veränderungen im Darmmikrobiom und Metabolom. Interessant war zudem, dass die fäkale Übertragung des durch THC plus CBD veränderten Mikrobioms die Schwere der experimentellen autoimmunen Enzephalomyelitis reduzierte [161].

Untersuchungen zu Sativex (nahezu 1:1-Verhältnis von CBD zu THC), getestet in einem Mausmodell, das weder funktionelles Parkin exprimiert noch menschliches

Tau-Protein in normaler Menge produziert („parkin-null, human tau-overexpressing") und das komplexe frontotemporale Demenz, Parkinsonismus sowie Erkrankungen der unteren Motoneuronen nachbildet, zeigten, dass Sativex die neurologischen Defizite und das abnorme Verhalten der Mäuse abschwächen konnte. Bei diesen speziell gezüchteten Mäusen reduzierte Sativex im Vergleich zu Placebo abnormes, stressbezogenes Verhalten, Aggression, die durch MAO vermittelte Produktion freier Radikale während des Dopaminabbaus im limbischen System, die Gliose im Hippocampus und Kortex, erhöhte das Verhältnis von reduziertem zu oxidiertem Glutathion im limbischen System, senkte die Spiegel der induzierbaren NOS, erhöhte die Komplex-IV-Spiegel im zerebralen Kortex, verringerte die Ablagerung von Amyloid und Tau im Hippocampus und Kortex und steigerte die Autophagie [165].

Somit zeigt sich, dass die Evidenz für den Nutzen der Kombination aus CBD und THC stetig wächst. Wir möchten ergänzen, dass es wichtig sein wird, Vollspektrumkombinationen aus CBD/THC zu untersuchen, die auch andere Pflanzenstoffe enthalten (nicht nur THC- und CBD-Isolate).

Klinische Evidenz für die Wirksamkeit von Cannabinoiden bei der Behandlung der Alzheimerkrankheit

Cannabidiol zur Behandlung von Alzheimer

Es mangelt an Humanstudien, welche die Wirksamkeit von Vollspektrum-CBD (d. h. sehr niedriges THC) bei der Behandlung von Alzheimer untersuchen, obwohl die vielversprechenden präklinischen Daten darauf hindeuten, dass viele der an der Pathogenese beteiligten Signalwege adressiert werden.

Obwohl nur an gesunden Probanden durchgeführt, zeigte eine aktuelle Studie, dass CBD den zerebralen Blutfluss im Hippocampus erhöhen kann. In einer randomisierten, doppelblinden Cross-over-Studie erhielten 15 gesunde Personen 600 mg orales CBD (oder Placebo), und der regionale zerebrale Blutfluss wurde 3 h nach Einnahme gemessen. Zusätzlich wurden das Arbeitsgedächtnis und das episodische Gedächtnis überprüft. Die Studie ergab, dass CBD den Blutfluss im Hippocampus signifikant steigerte. Hinsichtlich der Gedächtnisleistungen gab es keine Unterschiede zwischen CBD und Placebo, jedoch zeigte sich ein stärkerer, durch CBD induzierter Anstieg des orbitofrontalen Blutflusses, der signifikant mit einer verkürzten Reaktionszeit bei einer der Aufgaben (2-back-Aufgabe) korrelierte. Insgesamt deutet die Studie darauf hin, dass CBD den Blutfluss in für das Gedächtnis zentralen Hirnregionen, insbesondere im Hippocampus, erhöht, was für Erkrankungen wie Alzheimer relevant sein könnte [166]. Diese Studie sollte zukünftig an Alzheimerpatienten wiederholt werden.

Tetrahydrocannabinol zur Behandlung von Demenz einschließlich Alzheimer

Die klinische Forschung zu THC ist deutlich umfangreicher als zu CBD, wobei sich ein Großteil auf synthetisches THC bezieht (aus offensichtlichen Gründen,

z. B. finanziellen). Mehrere klinische Studien stützen die Annahme, dass THC eine vielversprechende Rolle bei der Behandlung vieler neuropsychiatrischer Symptome und Zeichen im Zusammenhang mit Demenz spielen könnte.

Tab. 9.5 fasst mehrere Studien zusammen, welche die Wirksamkeit von THC untersucht haben, wobei die meisten dieser Studien synthetische THC-Formen (z. B. Dronabinol, Namisol, Nabilon) und nur eine ein pflanzenbasiertes Öl untersuchten [170]. Viele dieser Studien schlossen Patienten mit Alzheimer sowie mit vaskulärer oder gemischter Demenz ein.

Aus diesen Studien ergibt sich ein Wirksamkeitsnachweis für die Behandlung mehrerer der nachfolgend aufgeführten Symptome oder Zeichen:

- Gesamtfunktion
- Agitation
- Aggressives und gestörtes Verhalten
- Reizbarkeit
- Schlaf
- Nächtliche motorische Aktivität
- Appetitstörungen
- Körpergewicht
- Rigidität
- Wahnvorstellungen
- Apathie
- Belastung der Pflegeperson

Siehe Tab. 9.5 für Details. Nicht alle Studien zeigten positive Ergebnisse, zum Beispiel Van den Elsen et al. [168] und Van den Elsen et al. [169].

Kombinationen von Cannabidiol und Tetrahydrocannabinol zur Behandlung der Alzheimerkrankheit

Es laufen derzeit einige klinische Studien, die Kombinationen von CBD und THC bei Demenz untersuchen (z. B. Timler et al. [174]). Eine solche Studie wurde bislang veröffentlicht (Broers et al. [173], dargestellt in Tab. 9.5). In dieser kleinen Studie an 10 Frauen mit schwerer Demenz und Verhaltensauffälligkeiten wurden signifikante Verbesserungen im Verhalten und bei der Rigidität festgestellt (letzteres erleichterte dem Pflegepersonal die tägliche Betreuung und das Umlagern erheblich). Die Studienergebnisse deuten darauf hin, dass die Kombination aus CBD und THC gut vertragen wurde (bei mehr als der Hälfte der Patientinnen konnten andere psychotrope Medikamente reduziert oder abgesetzt werden) [173].

Anekdotische Hinweise stammen aus den Beobachtungen des erfahrenen Cannabistherapeuten Jeff Hergenrather bei Demenzpatienten in einem Pflegeheim in Kalifornien, wo Patienten mit verschiedenen Cannabisprodukten behandelt wurden (THC-dominant, CBD-dominant und THCA, meist als Tinkturen oder Konfekt). Die behandelnden Ärzte stellten folgende Vorteile fest: verminderte Unruhe, gesteigerter Appetit, weniger Aggression, verbesserter Schlaf, bessere Stimmung, weniger Selbstverletzung, bessere Schmerzbehandlung, geringerer Bedarf an

Tab. 9.5 Klinische Studien zur Wirksamkeit von THC bei der Linderung neuropsychiatrischer Symptome der Demenz

Referenz	Studientyp, Teilnehmer, Medikation	Ergebnisvariablen	Ergebnisse
Herrmann et al. [31]	**Studientyp:** 14-wöchige, randomisierte, doppelblinde Crossover-Studie, jeweils 6 Wochen mit einer 1-wöchigen Auswaschphase dazwischen **Teilnehmende**: $n = 39$ Patient:innen mit moderater bis schwerer **Alzheimer-Krankheit**, Durchschnittsalter 87 +/– 10 Jahre, 77 % männlich **Studienmedikation**: Nabilon-Dosis 1,6 mg +/– 0,5 mg, Placebo Anzahl der Begleitmedikationen 12 +/– 5; Anzahl der begleitenden Psychopharmaka 1,8 +/– 0,7	**Primär**: **Agitation** (Cohen-Mansfield Agitation Inventory [CMAI]) Sekundär: NPI-NH Gesamt, NPI-NH Belastung der Pflegeperson, Kognition (sMMSE & Severe Impairment Battery [SIB] oder Alzheimer's Disease Assessment Scale of Cognition [CGIC]) & Nebenwirkungen	Signifikante Verbesserung der Agitation, gemessen mit dem CMAI Signifikante Verbesserung im NPI-NH Gesamtwert, NPI-NH Belastung der Pflegeperson, sMMSE Bei denjenigen, die die SIB abschlossen ($n = 25$), waren die Behandlungsunterschiede signifikant und zugunsten von Placebo; kein signifikanter Unterschied zwischen Nabilon & Placebo für CGIC Mehr Sedierung unter Nabilon (45 %) im Vergleich zu Placebo (16 %), aber behandlungsbegrenzende Sedierung war nicht statistisch signifikant Das Auftreten von Nebenwirkungen war während der Nabilon-Phase signifikant höher, wobei Sedierung am häufigsten war ($n = 17$ im Vergleich zu $n = 6$ bei Placebo). Bei 12 Patient:innen besserte sich die Sedierung nach Dosisreduktion von Nabilon **Fazit**: Nabilon könnte bei Agitation wirksam sein, jedoch sollten Sedierung & Kognition engmaschig überwacht werden
Woodward et al. [30]	**Studientyp**: Retrospektive systematische Aktenanalyse **Teilnehmende**: 40 stationäre Patient:innen mit **Demenz**, die mit Dronabinol wegen Verhaltens- oder Appetitstörungen behandelt wurden; 28 Frauen & 12 Männer; 13 mit Alzheimer-Krankheit, 7 mit vaskulärer Demenz, 15 mit Demenz gemischter Ätiologie, 1 mit frontotemporaler Demenz, 4 mit nicht näher bezeichneter Demenz. Aggression, Agitation und Appetitlosigkeit waren die häufigsten Zielsymptome. Durchschnittsalter: nicht berichtet **Studienmedikation**: Dronabinol als Zusatz zur bestehenden Medikation (im Mittel 3,25 gleichzeitig verabreichte Psychopharmaka vor der Ergänzung mit Dronabinol); mittlere Dosis 7,03 mg/Tag; mittlere Behandlungsdauer mit Dronabinol 16,88 Tage (Spanne 4–50 Tage)	Eine Gruppe von Psychiater:innen wertete die Krankenakten aus, um das Verhalten der Patient:innen vor Beginn der Dronabinol-Therapie und nach bis zu 7 Tagen Behandlung zu beurteilen **Ergebnisvariablen**: Pittsburgh Agitation Scale (PAS), Clinical Global Impression (CGI), Global Assessment of Functioning	Signifikante Abnahmen in allen Bereichen der Pittsburgh Agitation Scale (PAS) Signifikante Verbesserungen der CGI-Werte, Trend zu längerer Schlafdauer (im Mittel 6,47 h/Nacht vor vs. 6,79 h/Nacht während der Behandlung, $p = 0{,}0596$, jedoch keine Veränderung der Anzahl nächtlicher Aufwachereignisse) und signifikanter Anstieg des Prozentsatzes der während der Behandlung verzehrten Mahlzeiten 26 Nebenwirkungen wurden während der Behandlung berichtet, keine davon erforderte einen Abbruch der Dronabinol-Therapie: Sedierung ($n = 9$), Delirium ($n = 4$), Harnwegsinfekt ($n = 3$), Verwirrtheit ($n = 2$), wobei der Zusammenhang mit Dronabinol nicht beurteilt werden konnte **Fazit**: Dronabinol kann als Zusatztherapie bei neuropsychiatrischen Symptomen bei Demenz eingesetzt werden

(Fortsetzung)

Tab. 9.5 (Fortsetzung)

Referenz	Studientyp, Teilnehmer, Medikation	Ergebnisvariablen	Ergebnisse
Van den Elsen et al. [167]	**Studientyp**: randomisierte, doppelblinde Crossover-Studie **Studienteilnehmende**: $n = 18$ ambulant lebende Patient:innen (Durchschnittsalter 77 Jahre); 15 AD, 1 vaskuläre, 2 gemischte Demenz **Studienmedikation**: 1,5 mg Dronabinol zweimal täglich versus Placebo; jede Phase 3 Tage, gefolgt von einer 4-tägigen Auswaschphase; gleichzeitige Einnahme von Psychopharmaka und einigen anderen Medikamenten erlaubt (aber keine Opioide, trizyklische Antidepressiva)	Balance und Gang wurden mit SwayStar und GAITRite innerhalb von 2 h nach Verabreichung unter den Bedingungen Stehen mit offenen und geschlossenen Augen, Gehen mit bevorzugter Geschwindigkeit mit und ohne kognitive Doppelaufgabe beurteilt	THC erhöhte signifikant das Schwanken bei geschlossenen, nicht aber bei offenen Augen. THC erhöhte signifikant die Schrittlänge und das Rumpfschwanken beim Gehen mit bevorzugter Geschwindigkeit; keine Effekte beim Gehen mit Doppelaufgabe beobachtet. Keine Unterschiede in Anzahl und Art der Nebenwirkungen, und es traten keine Stürze während der THC-Gabe auf **Fazit**: 3 mg/Tag THC weist ein günstiges Nebenwirkungsprofil hinsichtlich Mobilität auf und wurde gut vertragen
Van den Elsen [168]	**Studientyp**: randomisierte, doppelblinde, placebokontrollierte Studie **Studienteilnehmende**: $n = 50$ Patient:innen mit AD, vaskulärer Demenz, gemischter Demenz **Studienmedikation**: 1,5 mg Namisol (reines THC) oral oder entsprechendes Placebo 3-mal täglich für 3 Wochen; $n = 24$ THC, $n = 26$ Placebo Patient:innen erhielten bei Schmerzbeschwerden (oder vermutetem Schmerz bei nicht kommunikationsfähigen Patient:innen) zusätzlich 1000 mg Paracetamol 3-mal täglich; gleichzeitige Einnahme von Psychopharmaka war erlaubt	**Primäre Zielvariable**: Neuropsychiatrische Inventar (NPI), erhoben zu Studienbeginn, nach 14 Tagen und nach 21 Tagen **Weitere**: Agitation (Cohen-Mansfield Agitation Inventory), Lebensqualität (Quality of Life-Alzheimer's Disease), Aktivitäten des täglichen Lebens (Barthel-Index)	NPS-Score reduzierte sich in beiden Behandlungsgruppen; kein signifikanter Unterschied in der Reduktion vom Ausgangswert zwischen den Gruppen Kein signifikanter Unterschied zwischen den Gruppen hinsichtlich Veränderungen bei Agitation, Lebensqualität oder Aktivitäten des täglichen Lebens Ähnliche Anzahl an Teilnehmenden mit Nebenwirkungen in beiden Gruppen; keine Effekte auf Vitalparameter, Gewicht oder episodisches Gedächtnis beobachtet **Fazit**: Orales THC mit 4,5 mg/Tag zeigte keinen Nutzen hinsichtlich NPS, wurde aber gut vertragen

(Fortsetzung)

Tab. 9.5 (Fortsetzung)

Referenz	Studientyp, Teilnehmer, Medikation	Ergebnisvariablen	Ergebnisse
Van den Elsen [169]	**Studientyp**: Randomisierte, doppelblinde, placebokontrollierte, wiederholte Crossover-Studie, bestehend aus sechs Behandlungsblöcken zu jeweils 2 Wochen **Studienteilnehmende**: 22 Patient:innen (15 Männer, Durchschnittsalter 76,4 +/– 5,3 Jahre) mit Demenz (18 AD, 1 vaskuläre Demenz, 3 gemischte Typen) **Studienmedikation**: 0,75 und 1,5 mg THC in Tablettenform (Namisol) zweimal täglich	**Primäre Zielvariable**: Veränderung des Neuropsychiatrischen Inventars (NPI) **Sekundäre Variablen**: Cohen-Mansfield Agitation Inventory (CMAI); Zarit Burden Interview (ZBI) (Bewertung der Belastung der Pflegeperson)	Kein Unterschied in der Veränderung des NPI unter THC im Vergleich zu Placebo. THC wurde gut vertragen. Kein Unterschied zwischen den Behandlungsgruppen hinsichtlich der Häufigkeit von Nebenwirkungen. Vier nicht zusammenhängende schwerwiegende Nebenwirkungen traten auf **Fazit**: Orales THC bis zu 1,5 mg zweimal täglich reduzierte Verhaltensstörungen bei Patient:innen mit Demenz nicht. Die Sicherheitsbewertung (erhoben anhand von Nebenwirkungsberichten, Vitalparametern und Mobilität) zeigte, dass die Intervention von dieser Patientengruppe gut vertragen wurde
Shelef et al. [170]	**Studientyp**: offene, prospektive Studie **Studienteilnehmer**: $n = 10$ Patienten, Durchschnittsalter 73,2 +/– 8,59 Jahre (5 Frauen, 5 Männer) mit moderater bis schwerer AD, die die Studie abgeschlossen haben (1 brach von ursprünglich 11 nach 3 Tagen ab) **Studienmedikation**: medizinisches Cannabisöl mit THC als Zusatz zur Pharmakotherapie über 4 Wochen; 2,5 mg THC zweimal täglich (bei Ausbleiben von Nebenwirkungen und keiner/geringer Verbesserung nach 2 Tagen Dosissteigerung auf 5 mg zweimal täglich und nach weiteren 2 Tagen auf die Maximaldosis von 7,5 mg THC zweimal täglich) Minimale Dosis von 2,5 mg wurde 7 Teilnehmern während der Studie verabreicht, 3 benötigten eine höhere Dosis $N = 8$ der Studienteilnehmer nahmen gleichzeitig Antipsychotika ein und 4 Cholinesterasehemmer. Begleitmedikation war erlaubt und wurde mindestens 1 Woche vor Studienbeginn nicht verändert	Neuropsychiatrische Inventarskala (NPI), Mini-Mental-Status-Test (MMSE), Clinical Global Impression Improvement (CGI-I) Skala, Clinician Global Impression Severity (CGI-S) Skala	Signifikante Reduktion des CGI-Schweregradscores (6,5–5,7, $p < 0{,}01$) und des NPI-Scores (44,4–12,8, $p < 0{,}01$). NPI-Domänen, die signifikant abnahmen, waren Wahnvorstellungen, Agitation/Aggression, Reizbarkeit, Apathie, Schlaf und Belastung der Pflegeperson Einer der ursprünglich 11 Teilnehmer brach nach 3 Tagen wegen Dysphagie ab (wahrscheinlich nicht im Zusammenhang mit medizinischem Cannabisöl); 1 Teilnehmer wurde bei 5 mg/Tag bid verwirrter – bei Dosisreduktion auf 2,5 mg bid besserte sich die Verwirrtheit; ein weiterer Patient hatte bereits vor Studieneinschluss wiederholt Stürze und stürzte während der Studie erneut, wobei er sich das Becken brach **Fazit**: Medizinisches Cannabisöl ist sicher als Zusatz zur Pharmakotherapie bei AD-Patienten

(Fortsetzung)

Tab. 9.5 (Fortsetzung)

Referenz	Studientyp, Teilnehmer, Medikation	Ergebnisvariablen	Ergebnisse
Volicer et al. [171]	**Studientyp**: placebokontrollierte, doppelblinde Crossover-Studie, jede Behandlungsphase dauerte 6 Wochen **Studienteilnehmer**: $n = 15$ Patienten mit wahrscheinlicher AD-Diagnose; finale Datenauswertung bei $n = 11$; Durchschnittsalter 72,7 +/− 4,9 Jahre, 11 Männer und 1 Frau **Studienmedikation**: Dronabinol 2,5 mg als Kapsel oder identisches Placebo zweimal täglich Begleitende psychoaktive Medikation wurde während der Studie beibehalten	Körpergewicht, BMI; Mini-Mental-Status-Test (MMSE), Katz-Index der Aktivitäten des täglichen Lebens (Katz ADL), Bedford Alzheimer Nursing Scale-Severity (BANS-S)	Das Körpergewicht der Teilnehmer stieg während der Dronabinol-Behandlung stärker an als in der Placebo-Phase Dronabinol-Behandlung war mit einer verminderten Schwere gestörten Verhaltens assoziiert, und dieser Effekt hielt in der Placebo-Phase bei denjenigen an, die zuerst Dronabinol erhalten hatten Unerwünschte Wirkungen traten in der Dronabinol-Phase häufiger auf und umfassten Euphorie, Somnolenz und Müdigkeit, ein Abbruch war jedoch nicht erforderlich 3 Patienten brachen die Studie ab (1 erlitt einen Grand-mal-Anfall, 2 entwickelten schwere interkurrente Infektionen). Ein weiterer verstarb während der Studie an einem Herzinfarkt
Walther et al. [172]	**Studientyp**: offene Pilotstudie **Studienteilnehmer**: $n = 6$ Patienten, Durchschnittsalter 81,5 Jahre (4 Frauen, 2 Männer) mit fortgeschrittener Demenz (5 mit AD, 1 mit vaskulärer Demenz) **Studienmedikation**: Dronabinol 2,5 mg täglich für 2 Wochen	**Primäre Zielvariable**: nächtliche motorische Aktivität, gemessen mittels Aktigraphie Sekundäre Variablen: Neuropsychiatrisches Inventar (NPI) und NPI-Subscores für nächtliches Verhalten, Wahnvorstellungen, Halluzinationen	Im Vergleich zum Ausgangswert führte Dronabinol zu einer signifikanten Reduktion der nächtlichen motorischen Aktivität; der NPI-Score verbesserte sich signifikant; NPI-Subscores für Agitation, abnorme Motorik und nächtliches Verhalten verbesserten sich signifikant Appetitstörungen und Reizbarkeit wurden signifikant reduziert, und es gab eine nicht signifikante Reduktion der Angst **Fazit**: Dronabinol kann nächtliche motorische Aktivität und Agitation bei schwer dementen Patienten reduzieren

(Fortsetzung)

Tab. 9.5 (Fortsetzung)

Referenz	Studientyp, Teilnehmer, Medikation	Ergebnisvariablen	Ergebnisse
Broers et al. [173]	**Studientyp**: prospektive Beobachtungsstudie **Studienteilnehmer**: $n = 10$ Patientinnen mit Demenz und schweren Verhaltensstörungen, Durchschnittsalter 79,5 Jahre **Studienmedikation**: orale Medikamentenkombination **CBD/THC-Öl**; durchschnittlich 7,6 mg THC/13,2 mg CBD täglich nach 2 Wochen; 8,8 mg THC/7,6 mg CBD nach 1 Monat; 9,0 mg THC/18,0 mg CBD nach 2 Monaten	Neuropsychiatrisches Inventar (NPI), Cohen-Mansfield Agitation Inventory (CMAI)-Score, Unified Parkinson Disease Rating Scale (insb. Item 22 Grad der Rigidität bei passiven Bewegungen), Barthel-Index für Alltagsaktivitäten, visuelle Analogskala (0–10) für das am meisten beeinträchtigende oder störende Verhalten (vom Personal bestimmt), VAS (0–10) für die am meisten beeinträchtigende Alltagsaktivität (vom Personal bestimmt)	Studie begann mit Cannabis-Tinktur (alkoholhaltig), aber 3 Patientinnen bekamen Mundgeschwüre, daher Wechsel auf Cannabisöl, verabreicht mit einem kleinen Stück Schokoladenkuchen Keine Patientin brach die Studienmedikation wegen Nebenwirkungen ab Durchschnittlicher NPI-Score sank nach 2 Monaten um 40 % (von 71,1 auf 38,3); CMAI-Score sank von 74,5 auf 47,5, Rigiditäts-Score (UPDRS) von 3,4 auf 1,7 (d. h. um 50 %); Scores für Alltagsaktivitäten sanken beide, was jedoch auf eine Verschlechterung (weniger gute Funktion) bei 2 Patientinnen zurückzuführen war, während sich 7 Patientinnen verbesserten; VAS-Score für das am meisten beeinträchtigende Verhalten (Schreien, aggressives Verhalten, Kleiderzerreißen) sank von 9 auf 5. Effekte hielten nach 2 Monaten bei den 4 Personen an, für die ein längeres Follow-up vorlag Pfleger beobachteten bei fast allen Patientinnen eine geringere Gesamtsteifigkeit, was Waschen und Transfers erleichterte. Zwei Frauen mit nahezu ständigem Schreien hörten damit fast vollständig auf; eine Patientin hörte auf, häufig zu erbrechen Die Hälfte der Patientinnen reduzierte oder beendete ihre psychotrope Medikation; 2 Patientinnen konnten Morphin komplett absetzen und 1 Patientin reduzierte um 2/3 in 2 Monaten, wobei diese 3 Patientinnen keine Obstipation mehr hatten. 1 Patientin reduzierte nach 3 Monaten den Benzodiazepinbedarf und 1 Patientin setzte nach 1 Monat ihre Antipsychotika ab Das Feedback der Angehörigen war sehr positiv. **Fazit**: Orales THC/CBD-Cannabisöl in höheren Dosierungen als in anderen Studien verbesserte Verhaltensprobleme, Rigidität und Pflege deutlich und wurde von dementen Patientinnen gut vertragen

Neuroleptika und reduzierte Anforderungen an die Pflege [4] (Persönliche Mitteilung, J. Hergenrather, Dezember 2020).

Systematische Übersichten

Eine systematische Übersichtsarbeit zur Wirksamkeit von Cannabinoiden bei der Behandlung von Demenz [26] umfasste fünf Studien, welche die Wirksamkeit von Cannabinoiden bei Anorexie [171] und Agitation bei Demenz [31, 168, 169, 175] untersuchten. Die systematische Übersichtsarbeit berichtete, dass eine Studie, die sich speziell auf den Einsatz von Dronabinol zur Behandlung von Anorexie bei Alzheimerpatienten konzentrierte [171], zeigte, dass Dronabinol 5 mg/Tag einen positiven Einfluss auf das Gewicht hatte, die Stichprobengröße jedoch klein war. Drei Studien zu THC oder Dronabinol bei der Behandlung von Agitation/Aggression [168, 169, 175] fanden keine signifikanten Unterschiede gegenüber Placebo, jedoch zeigte eine Studie mit Nabilon (1–2 mg/Tag) eine Verbesserung der Agitation im Vergleich zu Placebo [31]. Die Übersichtsarbeit stellte fest, dass keine Studien zur Anwendung von Cannabinoiden bei kognitiven Symptomen im Zusammenhang mit Demenz vorlagen. Sie kritisierte zudem das Evidenzniveau aufgrund methodischer Probleme und kleiner Stichprobengrößen und kam zu dem Schluss, dass Nabilon möglicherweise zur Behandlung von Agitation bei Demenz nützlich sein könnte, es jedoch keine überzeugenden Belege für THC gibt [26].

Eine weitere systematische Übersichtsarbeit zur Wirksamkeit von THC bei der Behandlung neuropsychiatrischer Symptome der Alzheimerkrankheit [5] umfasste 12 Studien, meist zu synthetischem THC wie Dronabinol und Nabilon. Die Forschenden kamen zu dem Schluss, dass die Wirksamkeit von Cannabinoiden zwar nicht in robusten randomisierten kontrollierten Studien belegt sei, Beobachtungsstudien jedoch vielversprechend seien, insbesondere bei therapieresistenten Symptomen im Zusammenhang mit Alzheimer. Darüber hinaus war das Sicherheitsprofil von Cannabinoiden günstig, wobei die meisten in den Studien berichteten Nebenwirkungen mild waren [5].

Wichtige Erkenntnisse

Aus diesen Studien ergeben sich einige klinisch interessante Punkte. Erstens beziehen sich die in Tab. 9.5 aufgeführten Studien überwiegend auf reines, synthetisches THC. Angesichts des Potenzials von CBD, einige der weniger wünschenswerten Effekte von THC abzumildern, sind weitere Studien erforderlich, um vollspektrale, THC-dominante medizinische Cannabisprodukte (sowie Produkte mit unterschiedlichen THC- und CBD-Verhältnissen) zu untersuchen.

Zweitens nahmen die meisten Studienteilnehmer in diesen Studien gleichzeitig andere Medikamente, darunter auch psychoaktive Substanzen, ein; THC wurde parallel angewendet. Obwohl einige Nebenwirkungen auftraten, scheinen diese insgesamt nicht besonders schwerwiegend gewesen zu sein und THC wurde relativ gut vertragen.

Drittens hatten in einer Studie, die mit einer medizinischen Cannabistinktur begann, drei Patienten Schmerzen beim Schlucken, die sich unter der Tinktur verschlimmerten, sowie Mundgeschwüre. Nach dem Wechsel auf ein medizinisches

Cannabisöl verschwanden die Geschwüre, was darauf hindeutet, dass möglicherweise der Alkohol in der Tinktur das Problem verursacht hatte [173]. Die wichtigste Erkenntnis aus dieser Studie ist, dass behandelnde Ärzte bei Patienten mit schwerer Demenz, die nicht sprechen oder sich mitteilen können, sorgfältig auf die Art des verwendeten medizinischen Cannabisprodukts achten und jede Verhaltensänderung genau beobachten und abklären sollten.

Schließlich ist ein weiterer interessanter Punkt in einigen der Studien die festgestellte Verbesserung der Belastung der Pflegepersonen [31, 170, 173]. Wie bereits erwähnt, ist die negative Auswirkung der Demenz auf das Umfeld der Betroffenen erheblich, und es ist von größter Bedeutung, dass deren Erfahrungen berücksichtigt werden.

Bemerkenswert ist, dass trotz der relativ positiven Studienergebnisse synthetisches THC in Pflegeeinrichtungen nur selten verschrieben oder verwendet wird. Dies lässt sich durch mehrere Faktoren erklären. In den USA sind diese Medikamente als kontrollierte Substanzen der Klasse III eingestuft, und ein typisches Rezept kostet derzeit 330 US-Dollar. Die von der FDA zugelassenen Indikationen sind Anorexie und durch Chemotherapie induzierte Übelkeit. Und obwohl Ärzte häufig außerhalb der zugelassenen Indikationen verschreiben, könnte das polarisierte gesellschaftliche Klima in Bezug auf Cannabis dazu führen, dass Ärzte weniger bereit sind, diese Anwendung zu erforschen. Darüber hinaus haben nur wenige Ärzte eine Ausbildung zum Endocannabinoidsystem oder zur Anwendung von Phyto- oder synthetischen Cannabinoiden erhalten.

Terpene und Demenz

Ein Großteil der Cannabisforschung bei Alzheimer konzentrierte sich, wenig überraschend, auf CBD und THC. Die Rolle der Terpene verdient jedoch weitere Beachtung, da viele Terpene möglicherweise dazu beitragen können, einige der mit Alzheimer assoziierten neurobehavioralen Symptome zu lindern. So ist beispielsweise bekannt, dass Linalool beruhigend wirkt und bei Unruhe, Aggression, Angst und Schlaflosigkeit helfen kann [4, 120].

β-Caryophyllen

β-Caryophyllen ist eines der Terpene (obwohl es an CB2-Rezeptoren bindet und daher eher als Phytocannabinoid bezeichnet werden könnte) mit ausgeprägten antiinflammatorischen und antioxidativen Eigenschaften, die therapeutisch bei der Behandlung der Alzheimerkrankheit nützlich sein könnten. Orales β-Caryophyllen konnte in einem bestimmten transgenen APP/PS1-Alzheimer-Mausmodell kognitive Beeinträchtigungen verhindern, was mit einer Reduktion von Aβ im Hippocampus und Kortex einherging. Orales β-Caryophyllen war mit einer verminderten Astrogliose und Mikrogliaaktivierung sowie mit niedrigeren COX-2-Protein- und TNF-α- sowie IL-β1-mRNA-Spiegeln im Kortex der Mäuse assoziiert. Wurde ein CB2-Rezeptorantagonist oder ein PPAR-γ-Antagonist verabreicht, wurden die schützenden Effekte signifikant aufgehoben, was zeigt, dass die antiinflammatorischen Effekte über CB2-Rezeptoren und PPAR-γ-Signalwege vermittelt werden [176].

PEA und Demenz

N-Palmitoylethanolamid (PEA) gehört zur Klasse der N-Acylethanolamidphospholipide und ist Teil des erweiterten Endocannabinoidsystems (ECS). Es handelt sich um einen Lipidmediator, der in vielen Pflanzen sowie in Zellen und Geweben von Säugetieren synthetisiert wird und aus verschiedenen Lebensmitteln, darunter Sojalecithin, Eigelb und Erdnussmehl, isoliert wurde. PEA besitzt analgetische und entzündungshemmende Eigenschaften und zeigt vielversprechende Ansätze in unterschiedlichen Bereichen, darunter Schmerz, Ekzeme sowie neurodegenerative und neuroinflammatorische Erkrankungen. Auch in der Behandlung der Alzheimerkrankheit (AD) zeigt PEA Potenzial [59].

PEA und das erweiterte Endocannabinoidsystem

Es gibt mehrere Wirkmechanismen von PEA, die für Neuroinflammation und Neurodegeneration und damit potenziell für AD relevant sind. Neben der Funktion als autakoider Agonist bei lokalen Verletzungen, der die Mastzellaktivierung herunterreguliert, kann PEA direkt PPAR-α und GPR55 aktivieren, wobei PPAR-α als Hauptzielrezeptor für die antineuroinflammatorischen Wirkungen von PEA gilt. PEA weist nur eine geringe Affinität zu den Cannabinoidrezeptoren auf; es kann jedoch indirekt die Cannabinoidrezeptoren beeinflussen, indem es als alternatives („falsches") Substrat für FAAH wirkt, was zu einer verminderten AEA-Degradation (FAAH baut AEA ab) und damit zu erhöhten AEA-Spiegeln führt. GPR55 kann Rezeptorheteromere mit entweder CB1- oder CB2-Rezeptoren bilden, was darauf hindeutet, dass PEA die CB1/CB2-Signalübertragung durch die Beeinflussung solcher Heteromere modulieren könnte. PEA kann zudem den TRPV1-Kanal indirekt über verschiedene Mechanismen aktivieren [59].

Präklinische Studien zu PEA bei AD

Mehrere In-vitro-Studien haben gezeigt, dass PEA die durch Aβ induzierte Astrozytenaktivierung abschwächen und die durch Aβ ausgelöste Neuroinflammation durch die Reduktion proinflammatorischer Moleküle und Zytokine (z. B. COX-2, IL-1B, TNF-α, PGE2 und andere) verringern kann; Forschungsergebnisse deuten auf eine Beteiligung von PPAR-α hin. PEA scheint zudem antiangiogene Eigenschaften zu besitzen, die ebenfalls für AD relevant sein könnten. PEA kann einigen der durch Aβ in kortikalen Zellen und Astrozyten ausgelösten Effekte (z. B. die Abnahme der Zellviabilität, den Anstieg des Glutamatspiegels) entgegenwirken, die Aβ-induzierte Astrozytenaktivierung reduzieren und das Überleben von Neuronen verbessern [59].

Es gibt weitere Wirkungen von PEA, die bei Demenz von potenziellem Nutzen sein könnten. PEA kann auch zur Genexpression beitragen, langfristige antiinflammatorische Effekte aufrechterhalten, proinflammatorische Enzyme verringern und die Synthese von Neurosteroiden erhöhen [177]. Neurosteroide sind Signalmoleküle, die im Gehirn aus Cholesterin synthetisiert werden, zunächst zu Pregnenolon und dann zu allen anderen endogenen Steroiden umgewandelt werden. Neurosteroide spielen eine Rolle bei neuronaler Plastizität, Lern- und Gedächtnisprozessen, Stress, Angst und Depression [178]. PEA kann zudem das Endothel vor oxidativen und entzündlichen Schäden schützen und so die Perfusion und Integrität der neurovaskulären Einheit verbessern [177].

Tiermodelle der AD zeigen ebenfalls, dass PEA vielversprechend in der Behandlung ist. Studien haben gezeigt, dass PEA kognitive Beeinträchtigungen, die durch die Injektion eines spezifischen Aβ-Proteins bei Mäusen ausgelöst wurden, reduzieren oder verhindern kann; die Lipidperoxidation im Gehirn, die Proteinnitrosylierung, die iNOS-Induktion und die Caspase-3-Aktivierung verringert; die Hochregulation von Entzündungsmediatoren (einschließlich iNOS, COX-2, IL-1β und TNF-α) blockiert; die Astrozytenaktivierung reduziert und die BDNF-Spiegel erhöht [59].

Eine sehr gute Zusammenfassung der wissenschaftlichen Evidenz zu PEA bei AD findet sich bei Beggatio et al. [59].

Studien am Menschen zu PEA bei AD

Derzeit gibt es keine veröffentlichten klinischen Studien zur Behandlung von AD und deren Symptomen mit PEA. Es existiert jedoch ein Fallbericht [177], der relevant sein könnte: Eine 67-jährige Frau mit leichter Beeinträchtigung des Kurzzeitgedächtnisses wurde 9 Monate lang mit hoch dosiertem PEALut (ein Produkt, das PEA und Luteolin enthält) behandelt. Luteolin ist ein Flavonoid mit entzündungshemmenden und antioxidativen Eigenschaften [177]. Der Sohn und der Ehemann der Patientin hatten 2,5 Jahre zuvor leichte Gedächtnisprobleme mit seither langsamer Progression bemerkt. Die Frau hatte eine familiäre Vorgeschichte von AD (Onkel, Mutter). Zu Beginn war das Hirn-MRT unauffällig; eine Hirn-Single-Photonen-Emissions-Computertomografie (SPECT) zeigte jedoch eine bilaterale Hypoperfusion in mehreren Arealen (parietal, inferior-temporal und temporo-okzipital). Nach 3 Monaten Behandlung zeigte sich eine nicht signifikante Verbesserung der kognitiven Funktion, und nach 9 Monaten eine signifikante Verbesserung des Gedächtnisses, gemessen mit einem Set validierter Tests, im Vergleich zum Ausgangswert. Interessanterweise war das Hirn-SPECT nach 9 Monaten nahezu unauffällig [177]. Es handelte sich um einen Fall von leichter kognitiver Beeinträchtigung (engl.: mild cognitive impairment, MCI), eine AD-Diagnose wurde nicht gestellt; jedoch ist MCI ein Risikofaktor für AD [177].

In diesem Fallbericht wurden keine potenziellen Störfaktoren genannt, die zur kognitiven Verbesserung beigetragen haben könnten. Wenn alle anderen Bedingungen gleich blieben und keine weiteren Änderungen in Ernährung und Lebensstil der Patientin außer der Einnahme von PEALut erfolgten, könnte dies einen therapeutischen Effekt der Kombination aus PEA und Luteolin unterstützen.

Wie bei Fallstudien häufig der Fall, liefert auch dieser Bericht Denkanstöße und wirft die Frage auf, ob der Ansatz weiterverfolgt werden sollte.

Unter diesen Bedingungen wurde gezeigt, dass die Erhöhung des endogenen PEA, entweder durch Verringerung seines Abbaus oder durch exogene Gabe, in der Lage ist, die Neuroinflammation innerhalb physiologischer Grenzen zu halten [179]. Phytocannabinoide können PEA und andere N-Acylethanolamide (NAEs) beeinflussen, indem sie das Syntheseenzym N-Acylphosphatidylethanolamid-spezifische Phospholipase D (NAPE-PLD) stimulieren. Ergebnisse zeigen, dass CBD die Spiegel von NAEs und AEA erhöht, während THC vor allem die Spiegel von Arachidonsäureprodukten ansteigen lässt [180].

Oleamid

Viele verschiedene Pflanzenstoffe haben das Potenzial, den mit AD assoziierten oxidativen Stress zu reduzieren und Zellen vor neuronaler Toxizität infolge von oxidativem Stress zu schützen [57]. In einem Mausmodell der AD wurde gezeigt, dass ein Extrakt aus dem unscheinbaren Rettich *(Raphanus raphanistrum)* die Lipidperoxidation und Aβ-Aggregation im Gehirngewebe der Mäuse reduziert, die Acetylcholin- und Katalaseaktivität im Gehirn erhöht und den durch Wasserstoffperoxid induzierten oxidativen Stress in Zellen verringert. Es wurden auch In-vivo-Verhaltenstests an den Mäusen durchgeführt. Die Ergebnisse zeigten eine Abschwächung der durch $A\beta_{1-42}$ induzierten Lern- und Gedächtnisstörung bei den mit Rettichextrakt behandelten Mäusen. Die aktive Verbindung im Rettich wurde als Oleamid identifiziert [57].

Sie erinnern sich vielleicht aus dem früheren Kapitel über das ECS, dass Oleamid ein Mitglied des erweiterten ECS ist. Oleamid wird im Körper von Tieren gebildet – es ist strukturell mit AEA verwandt und ein endogenes Amid der Fettsäure Ölsäure [57, 181]. Ölsäure ist eine wichtige einfach ungesättigte Fettsäure, die in Olivenöl und anderen Pflanzen vorkommt [181]. Eine der Wirkungen von Oleamid in unserem Körper ist die Förderung des Schlafs – reichert sich bei Schlaflosigkeit im Liquor an. Die genauen Wirkmechanismen werden noch untersucht, könnten aber Wechselwirkungen mit Neurotransmittern wie Cholinacetyltransferase beinhalten [57].

Daher scheint dieser Rettichextrakt in der Lage zu sein, Gehirnzellen vor oxidativem Stress und daraus resultierender neuronaler Toxizität zu schützen, was auf die antioxidative Aktivität von Oleamid zurückzuführen sein könnte [57]. Weitere Studien haben gezeigt, dass die Behandlung von Mikroglia mit Rettichextrakt neuronale Zellen vor der durch Mikrogliaaktivierung induzierten Neurotoxizität schützt [49]. Angesichts der Rolle von oxidativem Stress in der Pathophysiologie der AD ist es sinnvoll, darauf zu achten, dass die Ernährung von AD-Patienten reich an pflanzlichen Lebensmitteln mit hoher antioxidativer Aktivität ist.

Omega-3-Fettsäuren und Alzheimerkrankheit

Epidemiologische Studien deuten darauf hin, dass ein reduzierter Spiegel oder eine geringe Aufnahme von mehrfach ungesättigten Omega-3-Fettsäuren oder Fischkonsum mit einem erhöhten Risiko für Demenz, einschließlich AD, sowie kognitivem Abbau assoziiert ist und dass eine erhöhte diätetische Aufnahme von Docosahexaensäure (DHA) einen schützenden Effekt gegenüber AD und anderen Demenzformen hat [182]. Die neuroprotektiven Wirkmechanismen von DHA umfassen die Bildung neuroprotektiver Metaboliten und die Reduktion von Arachidonsäuremetaboliten (die häufig entzündungsfördernd sind); bei AD wurde gezeigt, dass DHA die Produktion des Aβ-Toxins begrenzt und durch Aβ induzierte Signalwege unterdrückt [182]. Dazu gehört die Hemmung von Kinasen, welche die Tau-Phosphorylierung und die Bildung neurofibrillärer Bündel fördern. Studien legen nahe, dass DHA in der Prävention und Behandlung von AD wahrscheinlich wirksamer ist, wenn die Behandlung frühzeitig begonnen wird oder in Kombination mit Antioxidanzien erfolgt [182].

Eine systematische Übersichtsarbeit (7 Studien erfüllten die Einschlusskriterien) kam zu dem Schluss, dass es Hinweise darauf gibt, dass die Supplementierung mit mehrfach ungesättigten Omega-3-Fettsäuren im Stadium des AD-Beginns, wenn nur eine geringe Beeinträchtigung der Gehirnfunktion vorliegt, von Nutzen sein kann. Die Übersichtsarbeit kam außerdem zu dem Ergebnis, dass einige Studien zwar Veränderungen der kognitiven Funktion bei schwererer AD zeigten, insgesamt jedoch nicht genügend Daten vorliegen, um die Supplementierung mit mehrfach ungesättigten Omega-3-Fettsäuren in der Behandlung der AD zu unterstützen [183]. Allerdings wurde in keiner der Studien die Aufnahme von Omega-6 kontrolliert. Dies könnte wichtig sein, da Omega-6 mit Omega-3 um die Prozesse konkurriert, die zur Bildung von antiinflammatorischen Endocannabinoidepoxiden versus überwiegend entzündungsfördernden Arachidonprodukten führen.

Weitgehend übersehen in der Literatur ist die Rolle von Omega-3 als Substrat für die erweiterten Endocannabinoid-Epoxy-Eicosanoide sowie als Ligand für den nichtkanonischen ECS-Rezeptor-ähnlichen PPAR gamma (PPAR-γ). Omega-3-Endocannabinoidepoxide werden aus Docosahexaensäure (DHA) und Eicosapentaensäure (EPA) gebildet und führen zu Epoxyeicosatriensäure-Ethanolamid (EEQ-EA) und Epoxydocosapentaensäure-Ethanolamid (EDP-EA). Sie werden endogen von aktivierten BV-2-Mikrogliazellen produziert, wobei diese Produktion als Reaktion auf Entzündungen stimuliert wird. Beide Verbindungen induzieren über CB2-Rezeptoren und PPAR-γ antiinflammatorische Zytokine und unterdrücken entzündungsfördernde. Darüber hinaus üben die Omega-3-Epoxide antiangiogene Effekte auf humane mikrovaskuläre Endothelzellen aus, wirken vasodilatatorisch auf Koronararterien und regulieren die Thrombozytenaggregation [184]. EDP-EA induziert apoptotische und antimigratorische Wirkungen, die teilweise durch eine erhöhte CB1-Rezeptorbindung und die Vermeidung des hydrolytischen Metabolismus durch FAAH vermittelt werden, was eine erhöhte Bioverfügbarkeit ermöglicht [185].

Leitlinien zur Behandlung von Demenz mit medizinischem Cannabis

Wann sollte medizinisches Cannabis eingesetzt werden?

Eine Behandlung mit medizinischem Cannabis sollte nach einer gründlichen klinischen Beurteilung und der Umsetzung eines umfassenden Behandlungsplans, einschließlich Lebensstiländerungen, Ernährung und verhaltensorientierten Ansätzen, in Erwägung gezogen werden. Schlaf ist, wie bereits zuvor erwähnt, ein wichtiger Faktor bei Alzheimer, daher ist es sehr wichtig, das Thema Schlaf nicht zu vergessen.

Bei kaum einer anderen Erkrankung können Demenz und kognitiver Abbau mit einer so breiten Palette möglicher Ursachen assoziiert sein. Eine möglichst genaue Diagnose sollte durch verhaltensbezogene Testungen und bildgebende Verfahrungen bestätigt werden. Auch schwerwiegende Stoffwechselstörungen sollten in Betracht gezogen werden, ebenso wie Polypharmazie, einschließlich häufig eingesetzter Statine, die essenzielles zerebrales Cholesterin sowie Vitamin D3, Vitamin K2, die Umwandlung des Schilddrüsenhormons, Östrogen, Testosteron und Neurosteroide reduzieren. Verhaltensdiagnostik kann besonders wertvoll sein, um einen Ausgangswert und messbare Parameter für die Behandlung mit medizinischem Cannabis zu etablieren.

Ernährungsansätze sind stark umstritten, aber es gibt Hinweise darauf, dass eine Insulinresistenz des Gehirns eng mit Alzheimer assoziiert ist, sodass einige Forscher Alzheimer als „Diabetes Typ 3“ bezeichnet haben [92]. Eine Insulinresistenz des Gehirns beeinträchtigt die Glukoseverwertung des Gehirns, unabhängig davon, wie hoch der Blutzucker ansteigt, was die erhöhten Alzheimerraten bei Typ-2-Diabetikern erklären könnte. In einer Studie aus dem Jahr 2004 hatten 81 % der an Alzheimer Verstorbenen bei der Autopsie entweder Typ-2-Diabetes oder Prädiabetes [186].

Es gibt Hinweise auf den Einsatz von mittelkettigen Triglyzeriden (engl.: medium-chain triglyceride, MCT), die als alternative Energiequelle durch die Bildung von Ketonkörpern im insulinresistenten Alzheimergehirn wirken. Eine japanische Studie aus dem Jahr 2019 zeigte, dass die Supplementierung mit einer MCT-basierten ketogenen Formel bei 20 Patienten mit leichter bis mittelschwerer Alzheimerdemenz (11 Männer, 9 Frauen, Durchschnittsalter 73,4 ± 6,0 Jahre) zu signifikanten Verbesserungen der kognitiven Funktionen führte. Insgesamt beendeten 16 der 20 Patienten das 12-wöchige Regime, in dem sie das Supplement täglich einnahmen. In Woche 8 zeigten sich signifikante Verbesserungen in unmittelbaren und verzögerten logischen Gedächtnistests im Vergleich zu den Ausgangswerten. In Woche 12 zeigten die Patienten im Vergleich zum Ausgangswert signifikante Verbesserungen im Digit-Symbol-Coding und in einem unmittelbaren logischen Gedächtnistest. Diese Ergebnisse deuten darauf hin, dass der chronische Konsum dieses MCT-basierten Supplements positive Effekte auf das verbale Gedächtnis und die Verarbeitungsgeschwindigkeit bei Patienten mit leichter bis mittelschwerer Alzheimerdemenz hatte [187].

Aktivität und Bewegung sind ebenfalls wichtige Lebensstilfaktoren im Alter und bei Demenz. Ein Review aus dem Jahr 2020 fand erhebliche Vorteile hinsichtlich der Verbesserung des Gefäßflusses, der Diabeteskontrolle, der Neurotrophine (BDNF), der verstärkten Neurogenese und des Redoxstatus des Gehirns, was potenziell die Aβ-Belastung lindern kann [188].

Daher sollten Insulinresistenz und Prädiabetes klinisch adressiert und behandelt werden, möglicherweise in Kombination mit einer Behandlung mit medizinischem Cannabis.

Ein häufiger Hinderungsgrund für eine wirksame Behandlung mit medizinischem Cannabis kann ein Omega-3-Mangel sein. CBD kann ohne ausreichende Omega-3-Zufuhr unwirksam sein [189]. Eine ausreichende Ernährung ist essenziell. Daher sollte eine Testung in Erwägung gezogen werden, wenn die Anamnese auf eine unzureichende Aufnahme von mehrfach ungesättigten Omega-3-Fettsäuren, eine vegetarische Ernährung oder einen übermäßigen Konsum von mehrfach ungesättigten Omega-6-Fettsäuren hindeutet. Studien legen nahe, dass ein optimales Verhältnis von Omega-3- zu Omega-6-Fettsäuren im Bereich von 1:2 bis 1:4 liegt [190].

Die Ziele der Behandlung mit medizinischem Cannabis sollten klar definiert werden, da die Vorteile je nach Dauer und Schwere der Demenz aufgrund chronischer und irreversibler Hirnveränderungen variieren. Eine palliative Therapie ist realistisch und kann enorme Linderung von Leiden und Verhaltensstörungen bieten. Medizinisches Cannabis kann bei vielen neurobehavioralen Aspekten der Demenz helfen und das Patientenmanagement verbessern sowie den pflegenden Angehörigen mitfühlende Erleichterung verschaffen. Medizinisches Cannabis kann auch bei sehr häufigen Schlafstörungen helfen und den Einsatz von Hypnotika und Benzodiazepinen vermeiden, die mit erheblichen Nebenwirkungen verbunden sind. Die Stabilisierung des kognitiven Abbaus ist ebenfalls ein realistisches Ziel, insbesondere wenn die Erkrankung früh erkannt wird. In einigen Fällen kann sogar eine Remission oder Umkehrung erreicht werden, was für Betroffene und Angehörige eine große Erleichterung bedeutet. Setzen Sie Ihre Ziele niedrig an, um Enttäuschungen zu vermeiden, aber geben Sie dennoch realistische Hoffnung.

Welche Formulierung (Mischung) sollte verwendet werden?

Die Hauptbeschwerde sollte die beste Anfangsformulierung nahelegen, während durch die Verwendung einer breiten Palette anderer Produkte zusätzliche Nebenwirkungen beobachtet werden können. Bei Problemen im Verhaltensmanagement (z. B. Unruhe, Aggression) empfiehlt sich die Auswahl eines medizinischen Cannabisprodukts mit stärker sedierender Wirkung, während bei Lethargie ein eher aktivierendes Produkt von Vorteil sein kann. Die Reaktionen können sehr überraschend sein, wie ich bei einer Reihe von Klienten erlebt habe – von gesteigerter Kochaktivität über Hypersexualität bis hin zu einigen wenigen Episoden kurzfristiger Schutzunterbringung, die sich rasch als Missverständnisse auflösten. Ein niedrig dosiertes THC-, hoch dosiertes CBD-Vollspektrumprodukt war bei einer Vielzahl meiner Klienten wirksam. Bei der Produktform sollte berücksichtigt werden, womit der Patient am besten zurechtkommt und was er bereit ist einzunehmen. Gibt es Probleme mit Geschmack, Konsistenz oder Schlucken?

Immer mehr Anbieter haben die Möglichkeit, individuell hergestellte Formulierungen anzubieten, die ausgewählte Cannabinoidmischungen wie CBD, CBDA, THC, THCA, D8THC, CBN oder CBG enthalten können. Darüber hinaus gibt es gute Erfahrungen mit Terpenen, die zur Verstärkung bestimmter Effekte zugesetzt werden können, wie Myrcen bei Schmerzen, Linalool für den Schlaf und Pinen für das Gedächtnis. Aufgrund seiner gut belegten neuroprotektiven Eigenschaften sollte β-Caryophyllen Bestandteil jeder Demenzmischung sein. Ein erfahrener Cannabinoidapotheker kann Sie bei der Erstellung individueller Mischungen für Ihre Patienten beraten.

Die topische Anwendung oraler Formulierungen kann besonders bei therapieresistenten Patienten oder in restriktiven Pflegeeinrichtungen oder Krankenhäusern sehr effektiv sein. In letzterem Fall kann die Einrichtung die konventionelle Therapie anrechnen, während die Familie mit einer verdeckten Cannabinoidmassage ergänzen kann. In einem meiner Fälle half dieses Vorgehen einer 76-jährigen Frau mit Demenz, einen Atemstillstand nach Aspiration zu überleben.

Wann sollte THC in Erwägung gezogen werden?

Sedierung und Toleranz können als klinische Leitlinien für die Wahl und Auswahl der Formulierung dienen. Eine frühere Cannabisnutzung oder Toleranz kann die Auswahl eines Produkts mit höherem THC-Anteil nahelegen. Die Erhöhung der Dosis von CBD-betonten Vollspektrumformulierungen (z. B. hohe CBD: niedrige THC-Verhältnisse) erhöht den Gesamt-THC-Gehalt, was möglicherweise einen Wechsel zu einer Formulierung mit mehr THC nahelegt. Eine Resistenz gegenüber der Wirkung kann ebenfalls auf die Notwendigkeit einer deutlichen Erhöhung der THC-Konzentration und Gesamtdosis hindeuten. Sie sollten die Familie daran erinnern, dass eine Behandlung mit medizinischem Cannabis keine Atemdepression verursachen und keine Toxizität hervorrufen kann.

Dosierung

Dosen im niedrigen Bereich von 15 mg CBD pro Tag waren bei durchschnittlichen Siebzigjährigen sehr wirksam. Eine Einnahme ein- oder zweimal täglich ist ausreichend, wobei zur Schlafenszeit Vorsicht geboten ist, da bei einigen Personen aktivierende Effekte von CBD auftreten können. Teilen Sie die Dosis auf, um Sedierung oder abendliche Aktivierung zu vermeiden.

Topische Applikationen in vergleichbaren Dosierungen können auf jeder Hautfläche wirksam sein. Die Pflegeperson kann die Behandlung mit medizinischem Cannabis durch therapeutische Berührungen oder Massagen ergänzen.

Titration und Nachsorge

Beginnen Sie niedrig und steigern Sie langsam bei dieser Patientengruppe. Die unmittelbaren Effekte von medizinischem Cannabis treten an Neurotransmittern und Ionenkanälen auf, während Veränderungen im Zellstoffwechsel und der Neuroinflammation 1–4 Wochen benötigen. Nachsorgetermine beim Behandler sind wertvoll, um Anpassungen am Regime vorzunehmen, da die Pflegepersonen in der Regel sehr vorsichtig sind.

Die meisten Demenzfälle zeigen eine gewisse Verbesserung, einige jedoch nicht, und hohe Dosen sind selten wirksam. Die Korrektur eines Omega-3/6-Ungleichgewichts bietet das größte Potenzial für Nonresponder.

Weitere Tipps zur Verstärkung der therapeutischen Wirkung

An erster Stelle unter den nicht cannabisbasierten Wirkstoffen steht β-Caryophyllen (BCP) als natürlicher CB2-Rezeptoragonist. Bis eine zugelassene orale Formulierung verfügbar ist, können ätherische Öle topisch auf jede Hautfläche aufgetragen werden und werden hervorragend resorbiert. Je nach Konzentration liefern 5–10 Tropfen etwa 150 mg und können zweimal täglich oder nach Bedarf verwendet werden. Für allgemeine Zwecke bevorzuge ich die Haut auf dem Handrücken, aber BCP kann auch als Analgetikum bei Gelenkschmerzen, Bissen, Verbrennungen oder Prellungen eingesetzt werden.

Eine Zusatztherapie kann mittelkettige Triglyzeride in einer Menge von 45–60 g pro Tag umfassen, um durch diätetische Supplementation die Produktion von ernährungsbedingten Ketonen (als alternativer Energiequelle) zu induzieren. Schließlich könnte das Endocannabinoid Palmitoylethanolamid (PEA) in einer Dosierung von 400–800 mg pro Tag als Zusatz bei Schmerzen und Demenz hilfreich sein. Forschungsergebnisse deuten darauf hin, dass die Kombination von PEA und Luteolin nützlich sein könnte.

Wechselwirkungen zwischen Medikamenten und Cannabis

Mehrere Medikamente, die häufig bei Patienten mit Demenz eingesetzt werden, können aufgrund von CYP450-Konkurrenz potenziell mit medizinischem Cannabis interagieren, wie Donepezil, Haloperidol, SSRI und H2-Antagonisten. Viele der potenziellen Arzneimittel-Cannabis-Wechselwirkungen im Zusammenhang mit solchen Medikamenten betreffen die Isoenzyme CYP2D6, CYP3A4, 1A2 und möglicherweise 2C, 2D6, 2E1. Einige dieser pharmazeutischen Wirkstoffe sind zudem mit einer erhöhten Sterblichkeit und einer Verschlechterung der Demenz assoziiert. Dennoch sind aufgrund der niedrigen Dosierungen von pflanzlichem medizinischen Cannabis Arzneimittelinterferenzen oder -wechselwirkungen sehr selten, und in der medizinischen Literatur wurden im Zusammenhang mit Demenz bislang keine berichtet. Dies steht in deutlichem Gegensatz zur Verwendung von reinem CBD (d. h. Isolat) wie in Epidiolex, das 10–20 mg pro kg erfordert (im Vergleich zu weniger als 1 mg/kg bei Vollspektrum-Medizinalcannabisprodukten), wobei Wechselwirkungen zwischen Medikamenten und Epidiolex insbesondere in Verbindung mit Antiepileptika berichtet wurden. Bei Benzodiazepinen kann CBD den Entzug erleichtern und gleichzeitig die beruhigende Wirkung der abgesetzten Medikamente ersetzen.

Fallbeispiele aus der Praxis von Philip Blair

Fall 1: Downsyndrom und Demenz

Eine 61-jährige Frau mit Downsyndrom (Trisomie 13) und seit Geburt leichter kognitiver Beeinträchtigung war im Allgemeinen bei guter Gesundheit, ohne wesentliche Erkrankungen oder Infektionen. Sie lebte mit ihrer verwitweten Schwester in Neufundland, Kanada, und erhielt staatliche Unterstützung durch wöchentliche Hilfskräfte. Sie benötigte keine Medikamente und war keinen bekannten Chemikalien oder Traumata ausgesetzt.

Die Patientin war kontaktfreudig, verspielt, kooperativ und freundlich.

Im Jahr 2016 entwickelte die Patientin innerhalb von 1,5 Jahren eine Demenz. Sie hörte auf zu sprechen und zu essen und wurde trotzig und wütend, zeigte Gewalt und Aggression gegenüber ihrer Schwester. Es gab keine Veränderungen bei Nahrung, Medikamenten, Infektionen, Traumata oder chemischen Expositionen. Die Schwester war nicht mehr in der Lage, sie in ihrem ländlichen zweistöckigen Haus zu versorgen.

Die Schwester berichtete: „Mein Leben ist jetzt sehr hektisch, weil Terry Demenz hat und sehr schwierig ist. Ich habe immer noch eine Pflegekraft zur Entlastung, aber nur für 35 h pro Woche, den Rest der Zeit bin ich allein. Terry hatte Anfälle, bekommt aber Medikamente dagegen, bisher wirkt es. Es ist so schrecklich, diese Demenz. Terry liebte Musik, jetzt will sie sie überhaupt nicht mehr hören, umarmt niemanden mehr, sagt nie mehr ‚Ich liebe dich' und lächelt nicht. Sie war immer so lieb und höflich, jetzt ist sie gemein und unhöflich. Wenn jemand zu Besuch kommt, sagt Terry ‚Hau ab und komm nicht wieder'."

Da die Patientin nicht kooperativ war, wurde ein topischer Ansatz gewählt. Eine Standardcreme wurde aus einem Vollspektrumpräparat mit 1:20 THC/CBD und β-Caryophyllen (BCP) hergestellt. Diese wurde zweimal täglich auf den Rücken aufgetragen und sanft in die Haut einmassiert. Die typische Dosis betrug 2 ml Cetaphilcreme pro Anwendung, mit einem Gehalt von 10 mg/ml CBD und 75 mg/ml BCP.

Nach 2 Wochen berichtete ihre Schwester Folgendes: „Dr. Blair, Terry geht es wirklich gut. Sie schläft besser und lächelt mehr, wir haben seit Monaten keine Lächeln mehr gesehen. Eine meiner Helferinnen war eine Woche nicht da, sie kam heute zur Arbeit und sieht eine positive Veränderung bei Terry. Ich hänge ein Foto von ihr an, das ich gestern gemacht habe – so ein Lächeln haben wir seit etwa einem Jahr nicht mehr gesehen. Vor der Creme hat Terry geschrien, geweint und getobt, wenn ich spazieren gegangen bin. Sowohl Grace als auch Phyllis haben mir gesagt, dass das jetzt nicht mehr vorkommt, während ich weg bin. Das ist auch für sie ein Segen. Eine weitere Sache ist mir aufgefallen (ich weiß nicht, ob das mit der Creme zu tun hat oder nicht): Ihr Stuhlgang funktioniert besser, zumindest im Moment."

Nach 4 Wochen kehrten sich die mit der Demenz verbundenen Zeichen und Symptome um, das sanfte Verhalten und normales Essverhalten wurden wiederhergestellt, und ihr Erinnerungsvermögen bei Spielen und Aktivitäten kehrte zurück.

Ihre Schwester berichtete weiter: „Terry geht es immer noch so viel besser seit der Creme, alles, was ich Ihnen als Verbesserung genannt habe, bleibt weiterhin verbessert. Es gibt noch etwas anderes. Terry hatte ihr Hörgerät 7 Monate lang nicht getragen, sie wollte es einfach nicht im Ohr haben. Jetzt lässt sie mich das Hörgerät einsetzen und nimmt es nicht mehr heraus. Früher hat sie es herausgenommen und weggeworfen. Als ich heute nach Hause kam, sagte meine Helferin Phyllis, das sei der beste Tag überhaupt, den sie mit Terry seit Beginn der Demenz erlebt habe. Sie sagte: ‚Terry hat mich kein einziges Mal angeschrien.' Ich musste ihr immer noch nichts für den Stuhlgang geben, der funktioniert seit der Creme einwandfrei. Sie schläft großartig, Gott sei Dank. Ich halte Sie auf dem Laufenden und bin für jeden guten Tag und jede gute Nacht für immer dankbar. Ich weiß, es kann nicht heilen, aber es hilft wirklich."

Ihr verbesserter Gesundheitszustand wurde durch die fortgesetzte Anwendung der medizinischen Cannabiscreme über die nächsten 2 Jahre aufrechterhalten, bevor sie an einer Aspirationspneumonie nach einem tonisch-klonischen Anfall ohne vorherige Epilepsiediagnose verstarb.

Meine Gedanken

Die Alzheimerkrankheit tritt beim Downsyndrom mit hoher Häufigkeit auf. Die Therapie wurde spät im Verlauf der Erkrankung dieser Patientin begonnen, in der Hoffnung, das Verhalten zu verbessern und Aggressionen zu reduzieren. Ein oraler Ansatz war nicht zuverlässig, daher wurde eine alternative topische Methode versucht. Die meisten Studien gehen von einer Hautresorption von weniger als 10 % aus, doch trotz der begrenzten Bioverfügbarkeit sprach die Patientin außergewöhnlich gut an. Eine Umkehr von Amyloidplaques und Tau-Fibrillen ist in der kurzen Zeit zwischen Beginn der medizinischen Cannabistherapie und dem Ansprechen unwahrscheinlich. Der wahrscheinliche Wirkmechanismus bei so schnellem Wirkungseintritt könnte eine CB1-Rezeptorantagonisierung gewesen sein. CBD ist ein schwacher, aber bekannter inverser Agonist am CB1-Rezeptor und moduliert die Aktivität dieses Rezeptors. 2019 berichteten Navarro-Romero et al. in einem

Mausmodell des Downsyndroms (DS), dass durch Blockade des CB1-Rezeptors das hippocampusabhängige Gedächtnis, die synaptische Plastizität und die adulte Neurogenese im Gyrus dentatus wiederhergestellt werden konnten [191]. Sie wiederholten die Studie in einem weiteren DS-Modell mit dysfunktionaler Tyrosin-Phosphorylierung-regulierter Kinase 1A (DYRK1A) mit denselben positiven Ergebnissen. Darüber hinaus sind CB2-Rezeptoren und die FAAH-Expression sowohl bei Alzheimer- als auch bei DS-Gliazellen verstärkt, was mit Aβ-induzierten Effekten übereinstimmt. Das in dieser topischen Therapie verwendete BCP wirkte als CB2-Agonist und modulierte diese reaktiven Gliakomponenten. CBD als FAAH-Inhibitor könnte die notwendige Synergie geliefert haben, um mehrere neuropathologische Parameter rasch umzukehren und Verbesserungen aufrechtzuerhalten.

Eine frühe Behandlung des DS könnte die Alzheimerkrankheit verhindern, aber könnte sie auch die Gehirnentwicklung und Leistungsfähigkeit bei jungen Patienten verbessern? Beim Downsyndrom ist das Chromosom 21 verdreifacht, was zu einem Überschuss an neuropathogenen Genprodukten führt, die zur mTOR-Aktivierung beitragen. Eine frühe Cannabinoidtherapie könnte mehrere der DS-Fehlfunktionen ausgleichen, darunter mTOR-Aktivierung, übermäßige CB1-Rezeptoraktivierung, verbesserte Neuroplastizität, synaptischen Vesikeltransport, mitochondrialen Schutz und Biogenese sowie die Reduktion der Aβ-Bildung durch Regulation von APP. Vielleicht würde eine frühe Behandlung es Kindern mit DS ermöglichen, eine höhere kognitive Leistungsfähigkeit zu erreichen und neurodegenerative Erkrankungen zu verzögern oder zu verhindern.

Wir sollten das Schicksal der engagierten Pflegepersonen bei Demenz nicht vergessen, die ständig emotional, verhaltensmäßig, finanziell und medizinisch unter Stress stehen. Sie leiden häufig unter Erschöpfung, Schlafmangel, Angst und Depressionen sowie möglichen muskuloskelettalen Verletzungen durch die häusliche Pflege. Wir haben gezeigt, dass der Einsatz von Cannabinoiden Angst, Unruhe und Stress bei Demenzpatienten reduzieren kann. Auch die Pflegepersonen selbst könnten direkt profitieren. Der Einsatz von Cannabinoiden bei pflegenden Angehörigen kann eine wesentliche Unterstützung für deren Stressbewältigung bei der Betreuung ihrer Liebsten bieten. Pflegepersonal in stationären Einrichtungen für psychische Erkrankungen ist eine weitere potenzielle Zielgruppe für eine cannabinoidbasierte Entlastungstherapie. Eine Studie aus dem Jahr 2021 berichtete über 21 im Gesundheitswesen tätige Personen, die während der COVID-19-Pandemie hohen körperlichen und emotionalen Belastungen ausgesetzt waren und klinische Hilfe suchten. Die Mitarbeitenden wurden vor und nach der Gabe von 165 mg gereinigtem Cannabidiol ohne THC zweimal täglich über 4 Wochen auf Angst, Depression, Schlaflosigkeit und emotionale Erschöpfung untersucht [192]. Alle vier Indizes verbesserten sich bei allen Probanden rasch, und die Effekte hielten ohne weitere Dosierung bis zu 8 Wochen an. Es traten keine Nebenwirkungen auf, es gab keine Studienabbrüche, und alle Teilnehmenden arbeiteten während der Studie weiter.

Fall 2: Vaskuläre Demenz, kompliziert durch Trauma und Infektion

Obwohl dieser Fall weder von mir stammt noch Alzheimer betrifft, enthält er mehrere lehrreiche Aspekte. Er wurde 2019 veröffentlicht [193].

Ein 81-jähriger Großvater aus Israel, verheiratet und Vater von 6 Kindern, wurde erstmals 2012 mit Demenz diagnostiziert, 7 Jahre nach seinem ersten zerebrovaskulären Ereignis und unmittelbar nach seinem zweiten. Er lebte mit seiner Frau zu Hause, hatte eine 24-Stunden-Betreuung und war aufgrund schwerer Spastik auf einen Rollstuhl angewiesen und benötigte Hilfe bei den meisten alltäglichen Aufgaben. Er war zudem Diabetiker und hatte Bluthochdruck. Seit den ersten beiden zerebrovaskulären Ereignissen 2005 und 2012 hatte er zudem eine Reihe von intrazerebralen Blutungen nach einem Verkehrsunfall erlitten. 2016 wurde ein VP-Shunt eingesetzt, woraufhin es zu Krampfanfällen kam. Außerdem hatte er wiederkehrende Harnwegsinfektionen und Lungenentzündungen, weshalb er mehrfach hospitalisiert wurde. 2016 wurde eine Tracheotomie durchgeführt und eine Ernährungssonde gelegt; bei Vorstellung 2019 wurde er ausschließlich über die Sonde ernährt. Der Patient nahm sechs verschiedene Medikamente gegen seine diversen Erkrankungen und Symptome, darunter Carbidopa/Levodopa. Der Patient war die meiste Zeit schläfrig, konnte nicht sprechen oder mit anderen kommunizieren, und aufgrund der schweren Spastik war das Umsetzen vom Bett in den Rollstuhl und zurück zunehmend schwierig.

Um seine Spastik zu lindern, wurde eine CBD-Therapie begonnen (dreimal täglich ein Tropfen CBD Öl für etwa 7 Tage, anschließend Steigerung auf 4 Tropfen pro Tag). Innerhalb weniger Tage zeigte er Anzeichen von Wachheit und sprach einige Worte mit der Familie. Einen Monat später war er weiterhin wacher und ansprechbarer, sagte gelegentlich einige Worte, bewegte die Lippen und versuchte, mehr zu sagen. Der Patient konnte auch länger als nur wenige Sekunden Blickkontakt mit seiner Umgebung halten. Seine Spastik war deutlich reduziert.

Meine Gedanken

Dies war ein Fall einer langjährigen Demenz von über 7 Jahren seit Beginn und schien eine vaskuläre Demenz zu sein, die durch Trauma und Infektion (laut Anamnese) kompliziert war. Die schwere Spastik erschwerte die Betreuung, daher wurde CBD eingeführt. Üblicherweise wird THC zur Behandlung von Spastizität verwendet und war in Israel auch verfügbar.

Wir können die erste positive Reaktion nach etwa 10 Tagen annehmen, insbesondere im Bereich der Kognition, gefolgt von Verbesserungen der Spastik. Die Behandelnden gingen auf das Hauptproblem ein, nämlich die Schwierigkeiten beim Bettenwechseln. Aus klinischer Perspektive war der anatomisch-pathologische Zustand als stabil einzuschätzen, was durch Bildgebung und frühere vaskuläre Ereignisse gestützt wurde. Zu beachten sind die niedrigen Dosen von nur 4 Tropfen, das fortgeschrittene Alter und die lange Erholungszeit von einem Monat. Da CBD verlorenes oder geschädigtes Gewebe nicht wiederherstellen kann, wurde vermutlich eine der anderen, nicht offensichtlichen Ursachen der Hirndysfunktion verbessert, was zumindest eine begrenzte kognitive und körperliche Verbesserung ermöglichte. Wir müssen bei der Prognoseeinschätzung bei allen Demenzformen vorsichtig sein.

Fall 3: Vaskuläre Demenz

Der Patient ist ein 82-jähriger Mann, der in Florida lebt. Er ist ein Veteran des Koreakriegs mit Behinderung, der vor 4 Jahren einen Schlaganfall erlitt und bei dem vaskuläre Demenz, PTBS, Diabetes mellitus mit Neuropathie sowie ein familiärer Tremor diagnostiziert wurden; er nimmt 15 Medikamente ein. Tatsächlich war bereits in wenigen Monaten ein intrakranieller Eingriff geplant, um den Tremor zu dämpfen, wobei eine Parkinsonkrankheit nicht vermutet wurde. Im vergangenen Jahr saß er auf einem Stuhl, sah fern, interagierte kaum und sprach fast nicht. Er war depressiv, stur und unfähig, sich an aktuelle Ereignisse zu erinnern. Nachts schlief er schlecht und war besonders nach Sonnenuntergang desorientiert.

Die Ehefrau und die Tochter konsultierten mich, und es wurde ein Vollspektrumpräparat aus medizinischem Cannabis mit niedrigem THC-Gehalt empfohlen, beginnend mit einer Dosis von 7,5 mg CBD einmal täglich. In der Nacht nach der ersten Einnahme schlief er bis zum Morgen durch und verkündete, dass er mehr CBD wolle. Drei Tage später begann er, viermal täglich CBD einzunehmen. Bereits nach 3 Tagen reagierte er erstmals seit Jahren wieder schmerzempfindlich auf die Injektionen im Rahmen der Diabetesbehandlung. Seine Kraft und Energie verbesserten sich, sein Tremor beruhigte sich und seine Kognition wurde klarer. Er begann, Zukunftspläne zu schmieden und erzählte seine persönlichen Geschichten aus dem Koreakrieg, die zuvor nicht bekannt waren, mit lebendigen und genauen Details. Bei einer Kirchenveranstaltung verkündete er seine Heilung vor der Gemeinde. Der Pastor hielt ihn für wahnhaft, räumte jedoch im Nachhinein ein, dass Joes „Erweckungsreden" tatsächlich klar und logisch waren.

Da er seit 4 Jahren nicht mehr gefahren war, war die Familie besorgt, als der Patient darauf bestand, zu seinem PTBS-Gruppentreffen bei der Veteranenverwaltung selbst zu fahren. Am nächsten Tag fuhr er mit seiner Frau die 60 Meilen über eine stark befahrene Autobahn, wechselte bei Regenwetter mehrfach die Fahrspuren – ohne Zwischenfall. Er wusste genau, wohin er wollte. Zu Hause spricht er ununterbrochen und ist sich über Datum, Uhrzeit, Ort und aktuelle Ereignisse voll im Klaren. Einmal war er emotional bewegt von den verheerenden Wetterereignissen in Neuengland und wollte nach Massachusetts fahren, um zu helfen. Die Familie hatte jedoch keine Schwierigkeiten, ihn von diesem Vorhaben abzubringen, da er im Gespräch seine eigenen Grenzen voll verstand. Inzwischen läuft er ohne Hilfe, erledigt persönliche Angelegenheiten eigenständig und mit Klarheit und hält eine freudige Stimmung aufrecht, die im starken Kontrast zu seinen früheren Suizidgedanken steht. Darüber hinaus sind trotz gesteigerten Appetits seine Blutzuckerwerte stetig von mittleren 200ern auf 130 gesunken.

Bei einem Nachsorgetermin zu Hause nach einem Monat erwartete der Patient meinen Besuch mit Spannung und sprach mich mit Namen an, obwohl wir uns zuvor nie begegnet waren. Er war voll orientiert, kannte die aktuellen Ereignisse und meldete sich freiwillig für öffentliche Interviews und sogar für die Medien. Während meines Gesprächs mit der Familie war er voll kooperativ, vernünftig und sehr scharfsinnig. Er gab sogar eine gesteigerte Libido zu, mit einer passenden, wenn auch peinlichen Beschreibung seiner Gefühle. Seine Familie kontrolliert seinen CBD-Konsum sorgfältig, und er stimmt dem zu.

Einen Monat später bedankte sich der Patient in einem Telefoninterview bei mir dafür, dass ich ihm geholfen habe, „wiedergeboren" zu werden und nicht mehr wie ein „Gemüse" zu leben. Er gab zu, dass sein Gehirn noch nicht im „obersten Stockwerk" arbeite, aber er habe große Hoffnung auf eine vollständige Genesung. Obwohl die Familie von den Verbesserungen begeistert ist, brachte seine Besserung einige Veränderungen für ihre Zukunft mit sich, da er nun nicht mehr bereit war, in ein Pflegeheim zu gehen.

Meine Anmerkungen

Bei diesem Patienten könnten mehrere Ursachen für seine Demenz vorliegen: ein früherer kognitiver Abbau, gefolgt von einem Schlaganfall sowie sein zugrunde liegender, unkontrollierter Diabetes. CBD scheint rasche, umfassende systemische Verbesserungen auf physischer, metabolischer und kognitiver Ebene ausgelöst zu haben, ohne erkennbare Nebenwirkungen bei sehr niedrigen Dosen. Zudem könnte sich seine lebenslange PTBS verbessert haben, da er nun in der Lage ist, öffentlich die tragischen Geschichten seiner gefallenen Kameraden und sein unerklärtes Überleben zu erzählen. Der Patient zeigte Anzeichen einer vaskulären Demenz. Eine dramatische Verbesserung der Gesundheit eines Achtzigjährigen wird von der Familie nicht immer positiv aufgenommen.

Fazit

Demenz, insbesondere die mit der Alzheimerkrankheit assoziierte, ist weitverbreitet. Die Symptome und Zeichen sind verheerend und gehen weit über den bloßen Gedächtnisverlust hinaus. Ätiologie und Pathogenese der Alzheimerkrankheit sind äußerst komplex, und vieles ist noch unbekannt. Das Endocannabinoidsystem ist auf verschiedene Weise an der Pathogenese beteiligt. Wissenschaftliche Erkenntnisse deuten darauf hin, dass eine frühzeitige Behandlung der Alzheimerkrankheit vorteilhaft ist. Da die derzeitigen pharmazeutischen Interventionen den Krankheitsverlauf nicht aufhalten und mit Nebenwirkungen verbunden sind, besteht Raum für andere Therapien, einschließlich medizinischem Cannabis. Präklinische und klinische Forschungsergebnisse deuten darauf hin, dass CBD, THC und viele andere Pflanzenstoffe wie einige Terpene und PEA bei der Behandlung der neurobehavioralen Aspekte der Erkrankung nützlich sein könnten. Medizinisches Cannabis kann ein wertvoller Bestandteil eines ganzheitlichen Ansatzes zur Behandlung der Alzheimerkrankheit sein, der eine Vielzahl von Faktoren wie Ernährung, Bewegung, Stressreduktion und andere berücksichtigt. Letztlich jedoch, wie die chinesische Medizin und andere traditionelle Heilmethoden lehren, müssen wir die Wurzel der Krankheit angehen. Es bleiben Fragen offen: Warum erkranken heute so viele Menschen an Demenz, und welche Faktoren in unserer Umwelt tragen dazu bei? Eines steht fest: Viele (die meisten?) der chronischen Krankheiten, welche die Menschheit plagen, sind von uns selbst verursacht.

Literatur

1. Australian Institute of Health and Welfare (AIHW). Dementia. 23 Jul 2020. https://www.aihw.gov.au/reports/australias-health/dementia. Zugegriffen 20 Nov 2020.
2. Prince M, Wimo A, Guerchet M, et al. The World Alzheimer Report 2015. The global impact of dementia. An analysis of prevalence, incidence, costs and trends. London: Alzheimer's Disease International; 2015.
3. Ferreira-Vieira TH, Guimaraes IM, Silva FR, Ribeiro FM. Alzheimer's disease: targeting the cholinergic system. Curr Neuropharmacol. 2016;14(1):101–15.
4. Russo EB. Cannabis therapeutics and the future of neurology. Front Integr Neurosci. 2018;12:51.
5. Hillen JB, Soulsby N, Alderman C, Caughey GE. Safety and effectiveness of cannabinoids for the treatment of neuropsychiatric symptoms in dementia: a systematic review. Ther Adv Drug Saf. 2019;10:2042098619846993.
6. Alzheimer's Association. 2019 Alzheimer's disease facts and figures. Alzheimers Dement. 2019;15(3):321–87.
7. Kim SH, Yang JW, Kim KH, et al. A review of studies of marijuana for Alzheimer's disease; focusing on CBD, THC. J Pharmacopuncture. 2019;22(4):225–30.
8. Livingston G, Sommerlad A, Orgeta V, et al. Dementia prevention, intervention and care. Lancet. 2017;390:2673–734.
9. Gudala K, Bansal D, Schifano F, Bhansali A. Diabetes mellitus and risk of dementia: a meta-analysis of prospective observational studies. J Diabetes Investig. 2013;4(6):640.
10. Sawa GM, Zacchi J, Mathews FE, et al. Prevalence, correlates and course of behavioural and psychological symptoms of dementia in the population. Br J Psychiatry. 2009;194:202–19.
11. Alves J, Petrosyan A, Magalhães R. Olfactory dysfunction in dementia. World J Clin Cases. 2014;2(11):661–7.
12. Yamagishi M, Ishizuka Y, Seki K. Pathology of olfactory mucosa in patients with Alzheimer's disease. Ann Otol Rhinol Laryngol. 1994;103:421–7.
13. Fioretti A, Fusetti M, Eibenstein A. The predictive role of hyposmia in Alzheimer's disease. In: The clinical spectrum of Alzheimer's disease- the charge towards comprehensive diagnostic and therapeutic strategies, 2011. https://www.intechopen.com/books/the-clinical-spectrum-of-alzheimer-s-disease-the-charge-toward-comprehensive-diagnostic-and-therapeutic-strategies/the-predictive-role-of-hyposmia-in-alzheimer-s-disease. Zugegriffen 29 Dez 2020.
14. Oppo V, Melis M, Melis M, et al. „Smelling and tasting" Parkinson's Disease: using senses to improve the knowledge of the disease. Front Aging Neurosc. 2020;12:43.
15. Seitz DP, Afuniru N, Gruneir A, et al. Antidepressants for agitation and psychosis in dementia. Cochrane Database Syst Rev. 2011:CD008191.
16. Ballard C, Waite J. The effectiveness of atypical antipsychotics for the treatment of aggression and psychosis in Alzheimer's disease. Cochrane Database Syst Rev. 2006;1:CD003476.
17. Allegri RF, Sarasola D, Serrano CM, et al. Neuropsychiatric symptoms as a predictor of caregiver burden in Alzheimer's disease. Neuropsychiatr Dis Treat. 2006;2:105–10.

18. Preidt R. The high cost of Alzheimer's. WebMD, 2018. https://www.webmd.com/alzheimers/news/20180320/the-high-costs-of-alzheimers#1. Zugegriffen 28 Dez 2020.
19. Nicholas LH, Langa KM, Bynum JP, et al. Financial presentation of Alzheimer disease and related dementias. JAMA Intern Med. 2021;181(2):220–7.
20. Medina-Vera D, Rosell-Valle C, Lopez-Gambero AJ, et al. Imbalance of endocannabinoid/lysophosphatidylinositol receptors marks the severity of Alzheimer's disease in a preclinical model: a therapeutic opportunity. Biology. 2020;9:377.
21. Waldemar G, Dubois B, Emre M, et al. Recommendations for the diagnosis and management of Alzheimer's disease and other disorders associated with dementia: EFNS guideline. Eur J Neurol. 2007;14(1):e1–26.
22. Bedse G, Romano A, Lavecchia AM, et al. The role of endocannabinoid signaling in the molecular mechanisms of neurodegeneration in Alzheimer's disease. J Alzheimers Dis. 2015;43:1115–36.
23. Cruts M, Van Broekhoven C. Molecular genetics of Alzheimer's disease. Ann Med. 1998;30:560–5.
24. Wang R, Reddy PH. Role of glutamate and NMDA receptors in Alzheimer's disease. J Alzheimers Dis. 2017;54(4):1041–8.
25. Kuehn B. Alzheimer research, glucose metabolism moves to centre stage. JAMA. 2020;323(4):297–9.
26. Charernboon T, Lerthattaslip T, Supasitthumrong T. Effectiveness of cannabinoids for treatment of dementia: a systematic review of randomized controlled trials. Clin Gerontol. 2020;18:1–9.
27. Charernboon T, Phanasathit M. Prevalence of neuropsychiatric symptoms in Alzheimer's disease: a cross-sectional descriptive study in Thailand. J Med Assoc Thai. 2014;97(5):560–5.
28. Ikeda M. Early diagnosis and memory clinic for Alzheimer's disease. Psychogeriatrics. 2004;4(4):130–2.
29. Zhao QF, Tan L, Wang HF, et al. The prevalence of neuropsychiatric symptoms in Alzheimer's disease: systematic review and meta-analysis. J Affect Disord. 2016;190:264–71.
30. Woodward MR, Harper DG, Stolya A, et al. Dronabinol for the treatment of agitation and aggressive behavior in acutely hospitalized severely demented patients with noncognitive behavioral symptoms. Am J Geriatr Psychiatry. 2014;22(4):415–9.
31. Herrmann N, et al. Randomized placebo-controlled trial of Nabilone for agitation in Alzheimer's disease. Am J Geriatr Psychiatry. 2019;27(11):1161–73.
32. Bonnet AE, Marchalant Y. Potential therapeutical contributions of the endocannabinoid system towards aging and Alzheimer's disease. Aging Dis. 2015;6(5):400–5.
33. Dash R, Ali C, Jahan I, et al. Emerging potential of cannabidiol in reversing proteinopathies. Ageing Res Rev. 2021;65:101209.
34. Fox NC, Schott J. Imaging cerebral atrophy: normal ageing to Alzheimer's disease. Lancet. 2004;363(9406):392–4.
35. Crews L, Masliah E. Molecular mechanisms of neurodegeneration in Alzheimer's disease. Hum Mol Genet. 2010;19(R1):R12–20.
36. Shaftel SS, Griffin WS, O'Banion MK. The role of interleukin-1 in neuroinflammation and Alzheimer disease: an evolving perspective. J Neuroinflammation. 2008;5:7.
37. Gouras GK, Olsson TT, Hansson O. β-Amyloid peptides and amyloid plaques in Alzheimer's disease. Neurotherapeutics. 2015;12(1):3–11.
38. Baruch-Suchodolsky R, Fischer B. Aβ40, either soluble or aggregated, is a remarkably potent antioxidant in cell-free oxidative systems. Biochemistry. 2009;48(20):4354–70.
39. Long JM, Holtzman DM. Alzheimer disease: an update on pathobiology and treatment strategies. Cell. 2019;179(2):312–39.
40. Bonnet AE, Marchalant Y. Potential therapeutical contributions of the endocannabinoid system towards aging and Alzheimer's disease. Aging Dis. 2015;6(5):400–5.

41. McGeer PL, Schulzer M, McGeer EG. Arthritis and anti-inflammatory agents as possible protective factors for Alzheimer's disease: a review of 17 epidemiologic studies. Neurology. 1996;47(2):425–32.
42. Stewart WF, Kawas C, Corrada M, Metter EJ. Risk of Alzheimer's disease and duration of NSAID use. Neurology. 1997;48(3):626–32.
43. Vlad SC, Miller DR, Kowall NW, Felson DT. Protective effects of NSAIDs on the development of Alzheimer disease. Neurology. 2008;70(19):1672–7.
44. Akiyama H, Barger S, Barnum S, et al. Inflammation and Alzheimer's disease. Neurobiol Aging. 2000;21(3):383–421.
45. Griffin WS, Sheng JG, Royston MC, et al. Glial-neuronal interactions in Alzheimer's disease: the potential role of a „cytokine cycle" in disease progression. Brain Pathol. 1998;8(1):65–72.
46. Engelhart MJ, Geerlings MI, Meijer J, et al. Inflammatory proteins in plasma and the risk of dementia: the Rotterdam study. Arch Neurol. 2004;61(5):668–72.
47. Schmidt R, Schmidt H, Curb JD, et al. Early inflammation and dementia: a 25-year follow-up of the Honolulu-Asia Aging Study. Ann Neurol. 2002;52(2):168–74.
48. Saliba SW, Glaser F, Denkers A, et al. Effects of a novel GPR55 antagonist on the arachidonic acid cascade in LPS-activated primary microglial cells. Int J Mol Sci. 2021;22:2503.
49. Do MH, Kim M, Sang-Yoon C, et al. Wild radish (*Raphanus sativus* var. *hortensis f. raphanistroides*) root extract protects neuronal cells by inhibiting microglial activation. Appl Biol Chem. 2021;64(1):1–9.
50. Vazquez C, Tolon RM, Grande MT, et al. Endocannabinoid regulation of amyloid-induced neuroinflammation. Neurobiol Aging. 2015;36(11):3008–19.
51. Sheng JG, Mrak RE, Griffin WS. Glial-neuronal interactions in Alzheimer disease: progressive association of IL-alpha+ microglia and S100beta+ astrocytes with neurofibrillary tangle stages. J Neuropathol Exp Neurol. 1997a;56(3):285–90.
52. Sheng JG, Mrak RE, Griffin WS. Neuritic plaque evolution in Alzheimer's disease is accompanied by transition of activated microglia from primed to enlarged to phagocytic forms. Acta Neuropathol (Berl). 1997b;94(1):1–5.
53. Benito C, Núñez E, Tolón RM, et al. Cannabinoid CB2 receptors and fatty acid amide hydrolase are selectively overexpressed in neuritic plaque-associated glia in Alzheimer's disease brains. J Neurosci. 2003;23(35):11136–41.
54. Strohmeyer R, Rogers J. Molecular and cellular mediators of Alzheimer's disease inflammation. J Alzheimers Dis. 2001;3(1):131–57.
55. Li Y, Liu L, Barger SE, Griffin WST. Interleukin-1 mediates pathological effects of microglia on tau phosphorylation and on synaptophysin synthesis in cortical neurons through a p38-MAPK pathway. J Neurosci. 2003;23:1605–11.
56. Cheignon C, Tomas M, Bonnefont-Rouselot D, et al. Oxidative stress and the amyloid beta peptide in Alzheimer's disease. Redox Biol. 2018;14:450–64.
57. Choi SJ, Park CK, Shin DH. Protective effects of radish extract against neurotoxicity in mice and PC12 cells. J Med Food. 2020;23(5):523–34.
58. Rivas-Arancibia S, Rodriguez-Martinez E, Mendez-Barcia A, et al. Oxidative stress, inflammation and formation of beta-amyloid 1-42 in brain. In: Ahmad R, Hrsg. Free radicals and diseases. Rijeka: InTechOpen; 2016. S. 113–30.
59. Beggiato S, Tomasini MC, Ferraro L. Palmitoylethanolamide (PEA) as a potential therapeutic agent in Alzheimer's disease. Front Pharmacol. 2019;10:821.
60. Mrak RE, Griffin WS. Glia and their cytokines in progression of neurodegeneration. Neurobiol Aging. 2005;26:349–54.
61. Meng T, Lin S, Zhuang H, et al. Recent progress in the role of autophagy in neurological diseases. Cell Stress. 2019;3(5):141–61.
62. Wu MY, Lu JH. Autophagy and macrophage functions: inflammatory response and phagocytosis. Cell. 2019;9(1):70.

63. Seixas da Silva G, Melo HM, Lourenco MV, et al. Amyloid-β oligomers transiently inhibit AMP-activated kinase and cause metabolic defects in hippocampal neurons. J Biol Chem. 2017;292(18):7395–406.
64. Gugliandolo A, Pollastro F, Bramanti P, Mazzon E. Cannabidiol exerts protective effects in an in vitro model of Parkinson's disease activating AKT/mTOR pathway. Fitoterapia. 2020;143:104553.
65. Spilman P, Podlutskaya N, Hart MJ, et al. Inhibition of mTOR by rapamycin abolishes cognitive deficits and reduces amyloid-β levels in a mouse model of Alzheimer's disease. PLoS One. 2010;5(4):e9979.
66. Vingtdeux V, Giliberto L, Zhao H, et al. AMP-activated protein kinase signaling activation by resveratrol modulates amyloid-β peptide metabolism. J Biol Chem. 2010;285(12):9100–13.
67. Huang M, Jiang X, Liang Y, et al. Berberine improves cognitive impairment by promoting autophagic clearance and inhibiting production of β-amyloid in APP/tau/PS1 mouse model of Alzheimer's disease. Exp Gerontol. 2017a;91:25–33.
68. Domenico F, Tramutola A, Foppoli C, et al. mTOR in Down syndrome: role in Aβ and tau neuropathology and transition to Alzheimer disease-like dementia. Free Radic Biol Med. 2018;114:94–101.
69. Loret AL, Badia MC, Giraldo E, et al. Alzheimer's amyloid-β toxicity and tau hyperphosphorylation are linked via RCAN1. J Alzheimers Dis. 2011;27(4):701–9.
70. Simic G, Babic M, Wray S. Tau protein hyperphosphorylation and aggregation in Alzheimer's disease and other tauopathies, and possible neuroprotective strategies. Biomolecules. 2016;6(1):6.
71. Berg L, McKeel DW, Miller JP, et al. Neuropathological indexes of Alzheimer's disease in demented and nondemented persons aged 80 years and older. Arch Neurol. 1993;50(4):349–58.
72. Cai Z, Li B, Zhao B. Down-regulation of amyloid-β through AMPK activation by inhibitors of GSK-3β in SH-SY5Y and SH-SY5Y-AβPP695 cells. J Alzheimers Dis. 2012;29(1):89–98.
73. McDade E, et al. Longitudinal cognitive and biomarker changes in dominantly inherited Alzheimer disease. Neurology. 2018;91:e1295–306.
74. Villemagne VL, Dore V, Burnham SC, et al. Imaging tau and amyloid-β proteinopathies in Alzheimer disease and other conditions. Nat Rev Neurol. 2018;14:225–36.
75. Uhlmann RE, Rother C, Rasmussen J, et al. Acute targeting of pre-amyloid seeds in transgenic mice reduces Alzheimer-like pathology later in life. Nat Neurosci. 2020;23(12):1580–8.
76. Aoyagi A, et al. Aβ and tau prion-like activities decline with longevity in the Alzheimer's disease human brain. Sci Transl Med. 2019;11:eaat8462.
77. Ye L, et al. Aβ seeding potency peaks in the early stages of cerebral β-amyloidosis. EMBO Rep. 2017;18:1536–44.
78. Holmes C, Boche D, Wilkinson D, et al. Long-term effects of $A\beta_{42}$ immunisation in Alzheimer's disease: follow-up of a randomised, placebo-controlled phase I trial. Lancet. 2008;372:216–23.
79. Tampellini D, Capetillo-Zarate E, Dumont M, et al. Effects of synaptic modulation on β-Amyloid, synaptophysin, and memory performance in Alzheimer's disease transgenic mice. J Neurosci. 2010;30(43):14299–304.
80. Arboleda-Velasquez JF, Lopera F, O'Hare M, et al. Resistance to autosomal dominant Alzheimer's disease in an APOE3 Christchurch homozygote: a case report. Nat Med. 2019;25:1680–3.
81. Francis PT. The interplay of neurotransmitters in Alzheimer's disease. CNS Spectr. 2005;10(Suppl 18):6–9.
82. Whitehouse PJ, Price DL, Clark AW, et al. Alzheimer disease: evidence for selective loss of cholinergic neurons in the nucleus basalis. Ann Neurol. 1981;10(2):122–6.

83. Whitehouse PJ, Price DL, Struble RG, et al. Alzheimer's disease and senile dementia: loss of neurons in the basal forebrain. Science. 1982;215(4537):1237–9.
84. Terry RD, Masliah E, Salmon DP, et al. Physical basis of cognitive alterations in Alzheimer's disease: synapse loss is the major correlate of cognitive impairment. Ann Neurol. 1991;30(4):572–80.
85. Selkoe DJ. Alzheimer's disease is a synaptic failure. Science. 2002;298(5594):789–91.
86. Tannenburg RK, Dodd PR. Excitatory and neurodegenerative disease. In: Schwartzkroin PA, Hrsg. Encyclopedia of basic epilepsy research. London: Academic Press; 2009. S. 114–9.
87. Schliebs R, Arendt T. The significance of the cholinergic system in the brain during aging and in Alzheimer's disease. J Neural Transm (Vienna). 2006;113(11):1625–44.
88. Wilcock GK, Esiri MM, Bowen DM, Smith CC. Alzheimer's disease. Correlation of cortical choline acetyltransferase activity with the severity of dementia and histological abnormalities. J Neurol Sci. 1982;57(2–3):407–17.
89. Hardingham GE, Bading H. Synaptic versus extrasynaptic NMDA receptor signalling: implications for neurodegenerative disorders. Nat Rev Neurosci. 2010;11(10):682–96.
90. Carroll CM, Stanley M, Pait M, et al. Aging and pathology cause sleep disruptions and altered metabolism in mouse models of Alzheimer's disease. Program 651.23. 2019 neuroscience Meeting Planner. Chicago: Society for Neuroscience; 2019.
91. Maciejczyk M, et al. Insulin resistance and oxidative stress in the brain: what's new? Int J Mol Sci. 2019;20:874.
92. de la Monte SM. Type 3 diabetes is sporadic Alzheimer's disease: mini-review. Eur Neuropsychopharmacol. 2014;24(12):1954–60.
93. McIntosh EC, Nation DA. Importance of treatment status in links between diabetes type 2 and Alzheimer's disease. Diabetes Care. 2019;42(5):972–9.
94. Wu L, Zhang X, Zhao L. Human ApoE isoforms differentially modulate brain glucose and ketone metabolism: implications for Alzheimer's disease risk reduction and early intervention. J Neurosci. 2018;38(30):6665–81.
95. Barger SE, Hendrix RD, Ou Y, et al. Alzheimer-related pathology impairs peripheral glucose tolerance by disrupting glucose transporter 1 localization and cerebral glucose delivery. Program 651.09.2019 Neuroscience Meeting Planner. Chicago: Society for Neuroscience; 2019.
96. Sheng JG, Mrak RE, Griffin WST. Enlarged and phagocytic, but not primed, IL-1α-immunoreactive microglia increase with age in normal human brain. Acta Neuropathol. 1998;95:229–34.
97. Iuvone T, Esposito G, Esposito R, et al. Neuroprotective effect of cannabidiol, a non-psychoactive component from *Cannabis sativa*, on β-amyloid-induced toxicity in PC12 cells. J Neurochem. 2004;89:134–41.
98. Milton NG. Anandamide and noladin ether prevent neurotoxicity of the human amyloid-β peptide. Neurosci Lett. 2002;332(2):127–30.
99. Koppel J, Davies P. Targeting the endocannabinoid system in Alzheimer's disease. J Alzheimers Dis. 2008;15:495–504.
100. Berry AJ, Zubko O, Reeves SJ, Howard RJ. Endocannabinoid system alterations in Alzheimer's disease: a systematic review of human studies. Brain Res. 2020;1749:147135.
101. Altamura C, Ventriglia M, Martin MG, et al. Elevation of plasma 2-arachidonylglycerol levels in Alzheimer's disease patients as a potential protective mechanism against neurodegenerative decline. J Alzheimers Dis. 2015;46:497–506.
102. Chen X, Zhang J, Chen C. Endocannabinoid 2-arachidonoylglycerol protects neurons against β-amyloid insults. Neuroscience. 2011;178:159–68.
103. Harvey BS, Ohlsson KS, Mååg JL, et al. Contrasting protective effects of cannabinoids against oxidative stress and amyloid-β evoked neurotoxicity in vitro. Neurotoxicology. 2012;33(1):138–46.

104. Janefjord E, Mååg JL, Harvey BS, Smid SD. Cannabinoid effects on β amyloid fibril and aggregate formation, neuronal and microglial-activated neurotoxicity in vitro. Cell Mol Neurobiol. 2014;34(1):31–42.
105. Noonan J, Tanveer R, Klompas A, et al. Endocannabinoids prevent β-amyloid-mediated lysosomal destabilization in cultured neurons. J Biol Chem. 2010;285:38543–54.
106. van der Stelt M, Mazzola C, Esposito G, et al. Endocannabinoids and β-amyloid-induced neurotoxicity *in vivo*: effect of pharmacological elevation of endocannabinoid levels. Cell Mol Life Sci. 2006;63(12):1410–24.
107. Marsicano G, Moosmann B, Hermann H, et al. Neuroprotective properties of cannabinoids against oxidative stress: role of the cannabinoid receptor CB1. J Neurochem. 2002;80(3):448–56.
108. Lopez A, Aparicio N, Pazos MR, et al. Cannabinoid CB_2 receptors in the mouse brain: relevance for Alzheimer's disease. J Neuroinflammation. 2018;15(1):158.
109. Aso E, Palomer E, Juvés S, et al. CB1 agonist ACEA protects neurons and reduces the cognitive impairment of AβPP/PS1 mice. J Alzheimers Dis. 2012;30(2):439–59.
110. Aso E, Juvés S, Maldonado R, Ferrer I. CB2 cannabinoid receptor agonist ameliorates Alzheimer-like phenotype in AβPP/PS1 mice. J Alzheimers Dis. 2013;35(4):847–58.
111. Solas M, Francis PT, Franco R, Ramirez MJ. CB2 receptor and amyloid pathology in frontal cortex of Alzheimer's disease patients. Neurobiol Aging. 2013;34:805–8.
112. Ahmad R, Goffin K, Van den Stock J, et al. In vivo type 1 cannabinoid receptor availability in Alzheimer's disease. Eur Neuropsychopharmacol. 2014;24(2):242–50.
113. Aso E, Ferrer I. Cannabinoids for treatment of Alzheimer's disease: moving toward the clinic. Front Pharmacol. 2014;5:37.
114. Fakhfouri G, Ahmadiani A, Rahimian R, et al. WIN55212-2 attenuates amyloid-beta-induced neuroinflammation in rats through activation of cannabinoid receptors and PPAR-γ pathway. Neuropharmacology. 2012;63(4):653–66.
115. Haghani M, Shabani M, Javan M, et al. CB1 cannabinoid receptor activation rescues amyloid β-induced alterations in behaviour and intrinsic electrophysiological properties of rat hippocampal CA1 pyramidal neurones. Cell Physiol Biochem. 2012;29(3–4):391–406.
116. Martín-Moreno AM, Reigada D, Ramírez BG, et al. Cannabidiol and other cannabinoids reduce microglial activation in vitro and in vivo: relevance to Alzheimer's disease. Mol Pharmacol. 2011;79(6):964–73.
117. Wu J, Bie B, Yang H, Xu JJ, et al. Activation of the CB2 receptor system reverses amyloid-induced memory deficiency. Neurobiol Aging. 2013;34(3):791–804.
118. Martín-Moreno AM, Brera B, Spuch C, et al. Prolonged oral cannabinoid administration prevents neuroinflammation, lowers β-amyloid levels and improves cognitive performance in Tg APP 2576 mice. J Neuroinflammation. 2012;9:8.
119. Bisogno T, Di Marzo V. The role of the endocannabinoid system in Alzheimer's disease: facts and hypotheses. Curr Pharm Des. 2008;14:2299–3305.
120. Russo EB, Marcu J. Cannabis pharmacology: the usual suspects and a few promising leads. Adv Pharmacol. 2017;80:67–134.
121. Mukhopadhyay P, Rajesh M, Horváth B, et al. Cannabidiol protects against hepatic ischemia/reperfusion injury by attenuating inflammatory signaling and response, oxidative/nitrative stress, and cell death. Free Radic Biol Med. 2011;50:1368–81.
122. Walter L, Franklin A, Witting A, et al. Nonpsychotropic cannabinoid receptors regulate microglial cell migration. J Neurosci. 2003;23:1398–405.
123. Esposito G, Scuderi C, Valenza M, et al. Cannabidiol reduces Aβ-induced neuroinflammation and promotes hippocampal neurogenesis through PPARγ involvement. PLoS One. 2011;6:e28668.
124. Scuderi C, Steardo L, Esposito G. Cannabidiol promotes amyloid precursor protein ubiquitination and reduction of beta amyloid expression in $SHSY5Y^{APP+}$ cells through PPARγ involvement. Phytother Res. 2014;28(7):1007–13.

125. Libro R, Diomede F, Scionti D, et al. Cannabidiol modulates the expression of Alzheimer's disease-related genes in mesenchymal stem cells. Int J Mol Sci. 2017;18:26.
126. Esposito G, De Filippis D, Carnuccio R, et al. The marijuana component cannabidiol inhibits β-amyloid-induced tau protein hyperphosphorylation through Wnt/β-catenin pathway rescue in PC12 cells. J Mol Med (Berl). 2006a;84(3):253–8.
127. Schubert D, Kepchia D, Liang Z, et al. Efficacy of cannabinoids in a pre-clinical drug screening platform for Alzheimer's disease. Mol Neurobiol. 2019;56:7719–30.
128. Esposito G, Scuderi C, Savani C, et al. Cannabidiol *in vivo* blunts β-amyloid induced neuroinflammation by suppressing IL-1β and iNOS expression. Br J Pharmacol. 2007;151:1272–9.
129. Kim J, Choi JY, Choi IS. Neuroprotective effect of cannabidiol against hydrogen peroxide in hippocampal neuron culture. Cannabis Cannabinoid Res. 2021;6(1):40–7.
130. Hamelink C, Hampson A, Wink DA, et al. Comparison of cannabidiol, antioxidants, and diuretics in reversing binge ethanol-induced neurotoxicity. J Pharmacol Exp Ther. 2005;314:780–8.
131. Wang Z, Peng Z, Xie Y, et al. Cannabidiol regulates CB1-pSTAT3 signaling for neurite outgrowth, prolongs lifespan, and improves health span in Caenorhabditis elegans of Aβ pathology models. FASEB J. 2021;35(5):e21537.
132. Campos AC, Ortega Z, Palazuelos J, et al. The anxiolytic effect of cannabidiol on chronically stressed mice depends on hippocampal neurogenesis: involvement of the endocannabinoid system. Int J Neuropsychopharmacol. 2013;16(6):1407–19.
133. Campos AC, Fogaca MV, Scarante FF, et al. Plastic and neuroprotective mechanisms involved in the therapeutic effects of cannabidiol in psychiatric disorders. Front Pharmacol. 2017;8:18.
134. Farr SA, Goodland MN, Niehoff ML, Young BJ. Cannabidiol (CBD) improves cognition and decreases anxiety in the SAMP8 mouse model of Alzheimer's. FASEB J. 2020;34(S1):1.
135. Coles M. Evaluation of the therapeutic potential of low dose chronic cannabidiol (CBD) treatment to reverse deficits of APPSwe/PS1ΔE9 transgenic female mice. PhD thesis, University of Western Sydney, 2019. https://researchdirect.westernsydney.edu.au/islandora/object/uws%3A57347. Zugegriffen 8 Dez 2020.
136. Cheng D, Spiro AS, Jenner AM, et al. Long-term cannabidiol treatment prevents the development of social recognition memory deficits in Alzheimer's disease transgenic mice. J Alzheimers Dis. 2014a;42:1383–96.
137. Cheng D, Low JK, Logge W, et al. Chronic cannabidiol treatment improves social and object recognition in double transgenic APP_{swe}/PSIΔ E9 mice. Psychopharmacology. 2014b;231:3009–17.
138. Bielawiec P, Harasim-Symbor E, Konstantynowicz-Nowick K, et al. Chronic Cannabidiol administration attenuates skeletal muscle de novo ceramide synthesis pathway and related metabolic effects in a rat model of high-fat diet-induced obesity. Biomol Ther. 2020;10(9):1241.
139. Watt G, Karl T. In vivo evidence for therapeutic properties of cannabidiol (CBD) for Alzheimer's disease. Front Pharmacol. 2017;8:20.
140. De Ternay J, Naassila M, Nourredine M, et al. Therapeutic prospects of cannabidiol for alcohol use disorder and alcohol-related damages on the liver and the brain. Front Pharmacol. 2019;10:627.
141. Dos-Santos-Pereira M, Guimaraes FS, Del-Bel E, et al. Cannabidiol prevents LPS-induced microglial inflammation by inhibiting ROS/NF-κB-dependent signaling and glucose consumption. Glia. 2020;68(3):561–73.
142. Kaplan J. What is the GPR55 receptor and why is it important in CBD's benefits? Leafly, 4 Apr 2018. https://www.leafly.com/news/science-tech/health-benefits-cbd-on-g-protein-coupled-receptor-55. Zugegriffen 3 Dez 2019.
143. Lupia CR, Hu Y, Devinsky O, et al. Cannabinoids as hippocampal network administrators. Neuropharmacology. 2017;124:25–37.

144. Mecha M, Torrao AS, Mestre L, et al. Cannabidiol protects oligodendrocyte progenitor cells from inflammation-induced apoptosis by attenuating endoplasmic reticulum stress. Cell Death Dis. 2012;3:e331.
145. Hampson AJ, Grimaldi M, Axelrod J, Wink D. Cannabidiol and (−)Δ^9-tetrahydrocannabinol are neuroprotective antioxidants. Proc Natl Acad Sci U S A. 1998;95:8268–73.
146. Rajan TS, De Nicola GR, Iori R, et al. Anticancer activity of glucomoringin isothiocyanate in human malignant astrocytoma cells. Fitoterapia. 2016;110:1–7.
147. Lee WS, Erdelyi K, Matyas C, et al. Cannabidiol limits T cell-mediated chronic autoimmune myocarditis: implications to autoimmune disorders and organ transplantation. Mol Med. 2016;22:136–46.
148. Necela BM, Su W, Thompson EA. Toll-like receptor 4 mediates cross-talk between peroxisome proliferator-activated receptor γ and nuclear factor-κB in macrophages. Immunology. 2008;125:344–58.
149. Kozela E, Juknat A, Kaushansky N, et al. Cannabidiol, a non-psychoactive cannabinoid, leads to EGR2-dependent anergy in activated encephalitogenic T cells. J Neuroinflammation. 2015;12:52.
150. Juknat A, Pietr M, Kozela E, et al. Differential transcriptional profiles mediated by exposure to the cannabinoids cannabidiol and Δ^9-tetrahydrocannabinol in BV-2 microglial cells. Br J Pharmacol. 2012;165:2512–28.
151. Esposito G, De Filippis D, Maiuri MC, et al. Cannabidiol inhibits inducible nitric oxide synthase protein expression and nitric oxide production in β-amyloid stimulated PC12 neurons through p38MAP kinase and NF-κB involvement. Neurosci Lett. 2006b;399:91–5.
152. Campos A, Brant F, Miranda A, et al. Cannabidiol increases survival and promotes rescue of cognitive function in a murine model of cerebral malaria. Neuroscience. 2015;289:166–80.
153. Campos AC, Fogaça MV, Sonego AB, Guimarães FS. Cannabidiol, neuroprotection and neuropsychiatric disorders. Pharmacol Res. 2016;12:119–27.
154. Damstra-Oddy J, Warren EC, Perry CJ, et al. Phytocannabinoid-dependent mTORC1 regulation is dependent upon IPMK activity. Br J Pharmacol. 2021;178(5):1149–63.
155. Cao C, Li Y, Liu H, et al. The potential therapeutic effects of THC on Alzheimer's disease. J Alzheimers Dis. 2014;42:973–84.
156. Eubanks LM, Rogers CJ, Beuscher AE, et al. A molecular link between the active component of marijuana and Alzheimer's disease pathology. Mol Pharm. 2006;3:773–7.
157. Suliman NA, Taib CNM, Moklas M, Basir R. Delta-9-Tetrahydrocannabinol (Δ^9-THC) induce neurogenesis and improve cognitive performances of male Sprague Dawley rats. Neurotox Res. 2018;33(2):402–11.
158. Bilkei-Gorzo A, Albayram O, Draffehn A, et al. A chronic low dose of Δ^9-tetrahydrocannabinol (THC) restores cognitive function in old mice. Nat Med. 2017;23(6):782–7.
159. Wolf SA, Bick-Sander A, Fabel L, et al. Cannabinoid receptor CB1 mediates baseline and activity-induced survival of new neurons in adult hippocampal neurogenesis. Cell Commun Signal. 2010;8(1):12.
160. Zieba J, Sinclair D, Sebree T. Cannabidiol (CBD) reduces anxiety-related behavior in mice via an FMRP-independent mechanism. Pharmacol Biochem Behav. 2019;181:93–100.
161. Al-Ghezi ZZ, Busbee PB, Alghetaa H, et al. Combination of cannabinoids, delta-9-tetrahydrocannabinol (THC) and cannabidiol (CBD), mitigates experimental autoimmune encephalomyelitis (EAE) by altering the gut microbiome. Brain Behav Immun. 2019;82:25–35.
162. Aso E, Alexandre SP, Esteban VL, et al. Cannabis-based medicine reduces multiple pathological processes in AβPP/PSI mice. J Alzheimers Dis. 2015;43(3):977–92.
163. Aso E, Andrés-Benito P, Ferrer I. Delineating the efficacy of a cannabis-based medicine at advanced stages of dementia in a murine model. J Alzheimers Dis. 2016;54(3):903–12.

164. Feliu A, Moreno-Martet M, Mecha M, et al. A Sativex (R) – like combination of phytocannabinoids as a disease-modifying therapy in a viral model of multiple sclerosis. Br J Pharmacol. 2015;172:3579–95.
165. Casarejos MJ, et al. Natural cannabinoids improve dopamine neurotransmission and tau and amyloid pathology in a mouse model of tauopathy. J Alzheimers Dis. 2013;35:525–39.
166. Bloomfield MAP, Green SF, Hindocha C, et al. The effects of acute cannabidiol on cerebral blood flow and its relationship to memory: an arterial spin labelling magnetic resonance imaging study. J Psychopharmacol. 2020;34(9):981–9.
167. van den Elsen GA, et al. Effects of tetrahydrocannabinol on balance and gait in patients with dementia: a randomised controlled crossover trial. J Psychopharmacol. 2017;31(2):184–91.
168. van den Elsen GA. Tetrahydrocannabinol for neuropsychiatric symptoms in dementia: a randomized controlled trial. Neurology. 2015a;84(23):2338–46.
169. van den Elsen GA. Tetrahydrocannabinol in behavioral disturbances in dementia: a crossover randomized controlled trial. Am J Geriatr Psychiatry. 2015b;23(12):1214–24.
170. Shelef A, Barak Y, Berger U, et al. Safety and efficacy of medical cannabis oil for behavioral and psychological symptoms of dementia: an-open label, add-on, pilot study. J Alzheimers Dis. 2016;51(1):15–9.
171. Volicer L, et al. Effects of dronabinol on anorexia and disturbed behavior in patients with Alzheimer's disease. Int J Geriatr Psychiatry. 1997;12(9):913–9.
172. Walther S, Mahlberg R, Eichmann U, Kunz D. Delta-9-tetrahydrocannabinol for nighttime agitation in severe dementia. Psychopharmacology (Berlin). 2006;185:524.
173. Broers B, Pata Z, Mina A, et al. Prescription of a THC/CBD-based medication to patients with dementia: a pilot study in Geneva. Med Cannabis Cannabinoids. 2019;2:56–9.
174. Timler A, Bulsara C, Bulsara M, et al. Use of cannabinoid-based medicine among older residential care recipients diagnosed with dementia: study protocol for a double-blind randomised crossover trial. Trials. 2020;21:188.
175. Walther S, Schupbach B, Seifritz E, et al. Randomized, controlled crossover trial of dronabinol, 2.5 mg, for agitation in 2 patients with dementia. J Clin Psychopharmacol. 2011;31(2):256–8.
176. Cheng Y, Dong Z, Liu S. β-Caryophyllene ameliorates the Alzheimer-like phenotype in APP/PS1 Mice through CB2 receptor activation and the PPARγ pathway. Pharmacology. 2014c;94(1–2):1–12.
177. Calabro S, Naro A, De Luca R, et al. PEALut efficacy in mild cognitive impairment: evidence from a SPECT case study! Aging Clin Exp Res. 2016;28:1279–82.
178. Frye CA. Neurosteroids' effects and mechanisms for social, cognitive, emotional, and physical functions. Psychoneuroendocrinology. 2009;34(Suppl 1):S143–61.
179. Petrosino S, Schiano MA. Palmitoylethanolamide: a nutritional approach to keep neuroinflammation within physiological boundaries – a systematic review. Int J Mol Sci. 2020;21(24):e9526.
180. Leishman E, Manchanda M, Thelen R, et al. Cannabidiol's upregulation of N-acyl ethanolamines in the central nervous system requires N-acyl phosphatidyl ethanolamine-specific phospholipase D. Cannabis Cannabinoid Res. 2018;3(1):228–41.
181. Leggett JD, Beckett SRG, D'Antona AM, et al. Oleamide is a selective endogenous agonist of rat and human CB_1 cannabinoid receptors. Br J Pharmacol. 2004;141(2):253–62.
182. Cole GM, Ma QL, Frautschy SA. Omega-3 fatty acids and dementia. Prostaglandins Leukot Essent Fat Acids. 2009;81(2–3):213–21.
183. Canhada S, Castro K, Schweigert Perry I, Luft VC. Omega-3 fatty acids' supplementation in Alzheimer's disease: a systematic review. Nutr Neurosci. 2018;21(8):529–38.
184. McDougle DR, Watson JE, Abdeen AA, et al. Anti-inflammatory ω-3 endocannabinoid epoxides. Proc Natl Acad Sci U S A. 2017;114(30):E6034–43.
185. Jahnabi Roy, et al. Antitumorigenic properties of omega-3 endocannabinoid epoxides. J Med Chem. 2018;61:5569–79.

186. Janson J, Laedtke T, Parisi JE, et al. Increased risk of type 2 diabetes in Alzheimer disease. Diabetes. 2004;53(2):474–81.
187. Ota M, Matsuo J, Ishida I, et al. Effects of a medium-chain triglyceride-based ketogenic formula on cognitive function in patients with mild-to-moderate Alzheimer's disease. Neurosci Lett. 2019;690:232–6.
188. Valenzuela PL, Castillo-García A, Morales JS, et al. Exercise benefits on Alzheimer's disease: state-of-the-science. Ageing Res Rev. 2020;62:101108.
189. Lafourcade M, et al. Nutritional omega-3 deficiency abolishes endocannabinoid-mediated neuronal functions. Nat Neurosci. 2011;14(3):345–50.
190. Huang CH, et al. Dietary ω-6/ω-3 polyunsaturated fatty acid ratios affect the homeostasis of Th/Treg cells in mice with dextran sulfate sodium-induced colitis. J Parenter Enter Nutr. 2017b;41(4):647–56.
191. Navarro-Romero A, et al. Cannabinoid type-1 receptor blockade restores neurological phenotypes in two models for Down syndrome. Neurobiol Dis. 2019;125:92–106.
192. Pacheco JC, et al. Cannabidiol as a treatment for mental health outcomes among health care workers during the coronavirus disease pandemic. J Clin Psychopharmacol. 2021;41(3):327–9.
193. Hermush O. An 81-year-old male with advanced dementia and recurrent cerebrovascular events: is there a place for cannabidiol therapy? Isr Med Assoc J. 2019;21(11):759–60.

Autismus-Spektrum-Störung 10

Einleitung

Die Autismus-Spektrum-Störung (ASS) ist eine komplexe Verhaltensstörung, die im frühen Kindesalter beginnt und das ganze Leben andauert [1]. ASS ist gekennzeichnet durch Defizite in der Kommunikation sowie in der sozialen Funktionsfähigkeit und Interaktion, eingeschränkte und stereotype oder repetitive Verhaltensweisen, eingeschränkte Interessensmuster, sensorische Auffälligkeiten und eine ausgeprägte Vorliebe für Verhaltens- und Umweltkonstanz [1–5]. Zudem bestehen mehrere Komorbiditäten, die berücksichtigt werden müssen. Die Pathophysiologie ist komplex, multifaktoriell und nicht vollständig verstanden, wobei genetische und Umweltfaktoren eine Rolle spielen. Es gibt keine erfolgreiche Behandlung für ASS. Allerdings mehren sich die Hinweise aus der Forschung, dass medizinisches Cannabis bei der Behandlung einiger Verhaltensaspekte dieser Störung nützlich sein könnte.

Dieses Kapitel
In diesem Kapitel werden wir die Merkmale der ASS, ihre Prävalenz, die verschiedenen Komorbiditäten, die konventionelle Behandlung und ihre Pathophysiologie untersuchen. Anschließend betrachten wir die Rolle des Endocannabinoidsystems bei ASS, die Evidenz zur Wirksamkeit der Behandlung von ASS mit medizinischem Cannabis sowie die Wirkmechanismen, durch die insbesondere Cannabidiol wirken könnte.

Was ist die Autismus-Spektrum-Störung?

ASS ist gekennzeichnet durch Defizite in der Kommunikation sowie im sozialen Funktionieren und in der Interaktion (z. B. in der sozial-emotionalen Gegenseitigkeit; in der Entwicklung, Aufrechterhaltung und dem Verständnis von Be-

K. O'Brien und P. Blair, *Medizinisches Cannabis und CBD in der psychischen Gesundheitsversorgung*, https://doi.org/10.1007/978-3-032-14521-5_10

ziehungen; in nonverbalen kommunikativen Verhaltensweisen, die in sozialen Interaktionen verwendet werden), eingeschränkte und stereotype oder repetitive Verhaltensweisen, eingeschränkte Interessensmuster und sensorische Auffälligkeiten (z. B. extreme Reaktionen auf bestimmte Geräusche/Oberflächen, Faszination für Lichter oder rotierende Objekte) sowie eine ausgeprägte Präferenz für Verhaltens- und Umweltkonstanz [1–5].

Verschiedene Autoren beschreiben drei Hauptbereiche von Symptomen/Verhaltensauffälligkeiten, in denen bei ASS Defizite bestehen:

- Kommunikation und Sprache
- Repetitive, zwanghafte Verhaltensweisen mit eingeschränkten Interessen
- Soziale Beeinträchtigung [4]

Bei ASS zeigen sich Defizite im sozialen Funktionsbereich durch bestimmte Verhaltensweisen, darunter fehlende sozial/emotionale Gegenseitigkeit, fehlende gemeinsame Freude an sozialen Aktivitäten, verminderte Fähigkeit, Gespräche zu führen, fehlender Blickkontakt und andere [4]. Insbesondere besteht bei Personen mit ASS eine atypische Funktion des Belohnungssystems [1]. Kinder und Erwachsene mit ASS richten ihren Blick weniger auf soziale als auf nicht soziale Reize [6–8], wobei funktionelle MRT-Studien eine geringere Aktivität im ventralen Striatum des Gehirns als Reaktion auf soziale Reize zeigen [9]. Die autismusähnlichen Merkmale werden als ein Spektrum von Ausprägungen und Intensitäten betrachtet, daher die Bezeichnung ASS.

Die Verhaltensauffälligkeiten treten typischerweise innerhalb der ersten vier Lebensjahre auf. Während die meisten mit ASS assoziierten Verhaltensauffälligkeiten erst zwischen dem 12. und 48. Lebensmonat erscheinen, beginnen einige jedoch bereits deutlich früher. Beispielsweise können sensorische Probleme, einschließlich extremer Reaktionen auf Geräusche, bereits ab dem 7. Lebensmonat auftreten. Andere Verhaltensweisen, wie ein Rückzug des visuellen Aufmerksamkeitsfokus (z. B. Vermeidung von Blickkontakt), treten später auf, etwa im Alter von 12–14 Monaten [1].

Prävalenz

ASS weist eine erhebliche klinische und pathogenetische Heterogenität auf, wobei die Verteilung als dimensionales Kontinuum in der Allgemeinbevölkerung betrachtet wird. Die weltweite Prävalenz liegt bei etwa 1 % [10], mit einer höheren Prävalenz bei Männern im Vergleich zu Frauen – epidemiologische Daten aus den USA (2010) zeigten eine Gesamtprävalenz von ASS von 14,7 pro 1000 (Männer/Frauen-Verhältnis 4,5:1) [11].

Bei Geschwistern von bereits diagnostizierten Kindern ist die Inzidenz von ASS deutlich erhöht und liegt zwischen 15 % und 25 % [1, 12].

Assoziierte Komorbiditäten

Bei 70 % der Personen mit ASS bestehen assoziierte Komorbiditäten [13]. Dazu gehören:

- Intelligenzminderung (65 %)
- ADHS (40–70 %)
- Epileptische Anfälle (30 %)
- Schlafstörungen (40–80 %)
- Motorische Funktionsstörungen
- Metabolische und gastrointestinale Störungen (einschließlich Obstipation) (bei Kindern: 9–91 %)
- Affektive Störungen, Angststörungen (42–56 %)
- Depression, Psychosen und Zwangsstörungen
- Suchtverhalten (z. B. Internet, Videospiele, Fernsehen)
- Autoaggressives Verhalten (35–60 %) [1, 10, 14–30]

Schlafstörungen
Schlafstörungen sind bei ASS häufig: 40–80 % der Kinder mit ASS leiden unter Schlafproblemen (bei normal entwickelten Kindern liegt dieser Wert bei etwa 25–40 %) [16].

Wie bereits in einem früheren Kapitel über Insomnie dargestellt, ist Schlaf für das sich entwickelnde Kind, insbesondere für die Gehirnentwicklung (einschließlich des synaptischen Prunings) sowie für Kognition und Gedächtniskonsolidierung, von großer Bedeutung. Schlafstörungen bei einem Kind mit ASS sind daher besonders gravierend, da gezeigt wurde, dass unzureichender Schlaf ASS-Symptome wie soziale Verhaltensauffälligkeiten (z. B. Kommunikationsprobleme) und maladaptive Verhaltensweisen wie Aggression und Wutausbrüche verschärft [16]. Eine geringere Schlafdauer ist mit schwereren Symptomen bei Kindern mit ASS assoziiert [31].

Gastrointestinale Störungen
Verschiedene Berichte geben an, dass die Prävalenz gastrointestinaler (GI) Störungen bei Kindern mit ASS zwischen 9 % und 91 % liegt [17]. GI-Erkrankungen wie Obstipation, Diarrhö, Nahrungsmittelallergien sowie Malabsorption oder Verdauungsstörungen treten bei Kindern mit ASS häufiger auf (als bei Kindern ohne ASS) [23, 32]. Eine Übersichtsarbeit zu diesem Thema kam zu dem Schluss, dass kognitive Defizite bei ASS zumindest in bestimmten Gruppen eindeutig mit GI-Störungen zusammenhängen [23].

ADHS und ASS
Interessanterweise können ASS und Aufmerksamkeitsdefizit-Hyperaktivitätsstörung (ADHS) gemeinsam auftreten und teilen genetische Risikofaktoren; es

gibt Überschneidungen in einigen Merkmalen, aber auch Unterschiede, unter anderem in neuroanatomischen Befunden [14]. Etwa 15–25 % der Jugendlichen mit ADHS zeigen ASS-Symptome [33, 34], und 12,4 % haben eine ASS-Diagnose [35]. Bei Kindern mit ADHS sind höhere ASS-Symptomwerte mit einem schwereren Phänotyp assoziiert, einschließlich ausgeprägter oppositioneller, dissozialer und Angstsymptome, niedrigerem IQ, Defiziten im Arbeitsgedächtnis und allgemeinen motorischen Problemen [33].

ASS und erhöhte Mortalität

Menschen mit ASS haben ein erhöhtes Risiko für vorzeitige Sterblichkeit, einschließlich Gesamtmortalität und krankheitsspezifischer Mortalität in mehreren Kategorien der Internationalen Klassifikation der Krankheiten (ICD) [36]. Eine gematchte Fall-Kohorten-Studie ergab, dass die vorzeitige Sterblichkeit bei ASS signifikant erhöht ist (Odds Ratio 2,56 für alle Ursachen), mit einer durchschnittlich um etwa 16 Jahre verkürzten Lebenserwartung (im Vergleich zur Allgemeinbevölkerung). Die Studie zeigte, dass die Mortalität sowohl bei niedrig- als auch bei hochfunktionalem ASS und bei Männern wie Frauen erhöht war. Niedrigfunktionales ASS war mit einer höheren Mortalität im Vergleich zu hochfunktionalem ASS assoziiert, insbesondere bei psychischen und Verhaltensstörungen, Erkrankungen des Nerven-, Kreislauf-, Atmungs- und Verdauungssystems sowie bei angeborenen Fehlbildungen. Innerhalb der gesamten ASS-Kohorte waren Frauen mit niedrigfunktionalem ASS besonders gefährdet; das Mortalitätsrisiko war neunmal höher als in der Allgemeinbevölkerung [36]. Auch andere Studien fanden erhöhte Sterberaten bei ASS [37] und eine höhere Mortalität bei Frauen mit ASS im Vergleich zu Männern mit ASS [37, 38].

Pränatale, perinatale und neonatale Risikofaktoren für ASS

Für ASS wurden verschiedene Risikofaktoren identifiziert; jedoch konnte bislang keine Ursache-Wirkungs-Beziehung nachgewiesen werden. Dazu zählen Gestationsdiabetes, vaginale Blutungen im ersten Trimester, Virusinfektionen, Pilzinfektionen, Mekonium im Fruchtwasser und die Einnahme von Medikamenten während der Schwangerschaft [39]. Won et al. [39] unterteilen diese in drei Unterkategorien:

- Pränatale Risikofaktoren: fortgeschrittenes mütterliches und väterliches Alter, Erstgebärende, Blutungen, Medikamente und Diabetes
- Perinatale Risikofaktoren: eingeleitete Geburt, Frühgeburt, Beckenendlage, Kaiserschnitt
- Neonatale Faktoren: niedriges Geburtsgewicht und -größe sowie schlechte Geburtsbedingungen (Hypoxie, Hyperbilirubinämie, Enzephalopathie, Geburtsfehler)

Mehrere genetische und Umweltfaktoren wurden als mögliche ätiologische Auslöser identifiziert, die im Folgenden näher erläutert werden.

Behandlung

Es gibt keine etablierten wirksamen Primärtherapien, die ASS rückgängig machen oder verhindern können. Die meisten Behandlungsansätze zielen auf die Behandlung von Verhaltenssymptomen und Lerndefiziten ab. Medikamente werden hauptsächlich zur Behandlung von aggressivem Verhalten und Reizbarkeit eingesetzt und umfassen Antipsychotika, selektive Serotoninwiederaufnahmehemmer und Stimulanzien [10]. Medikamente haben jedoch häufig unerwünschte Nebenwirkungen. Es besteht daher eindeutig Bedarf an weiteren therapeutischen Optionen.

Anerkannte medizinische Indikation in US-Bundesstaaten

ASS wird in 15 US-Bundesstaaten einschließlich des Territoriums Puerto Rico als medizinische Indikation für die Behandlung mit medizinischem Cannabis anerkannt. In den folgenden Bundesstaaten kann es zudem von Ärzten zur Behandlung von ASS empfohlen werden: Kalifornien, Michigan, Massachusetts, Oklahoma, Oregon und District of Columbia [40] (http://www.mammausa.org/autism-friendly-states.html).

Ätiologie und Pathogenese der Autismus-Spektrum-Störung

Die Ätiologie und der Pathomechanismus von ASS sind komplex. Es scheint, dass während der Schwangerschaft und frühen Kindheit eine veränderte neuronale Entwicklung auftritt und genetische, epigenetische sowie Umweltfaktoren ebenfalls an der Ätiologie beteiligt sind [41–44]. Verschiedene Studien stützen die Annahme, dass die Übertragung von ASS polygen ist (3–15 Allele pro Individuum), zusammen mit Gen-Gen- und/oder Gen-Umwelt-(epigenetischen) Effekten [42].

Die Pathogenese umfasst viele unterschiedliche Mechanismen. Forschungsergebnisse unterstützen die folgenden Faktoren: Beteiligung einer atypischen Entwicklung der neuronalen Konnektivität, Mutationen in Genen, chronische Neuroinflammation, Dysregulation des Immunsystems, Aktivierung von Mikroglia, GABAerge Disbalance, monoaminerge Dysregulation, mitochondriale Dysregulation, abnormer Endocannabinoidtonus und abnorme Endocannabinoidsignalisierung [1, 45–52].

In diesem Abschnitt werden wir einige der Faktoren betrachten, die an der Pathogenese von ASS beteiligt sein könnten. Bourgeron [53] weist jedoch auf etwas Wichtiges hin: ASS sollte nicht als eine einzelne Entität betrachtet werden, sondern als ein Kontinuum, und es könnte sinnvoller sein, die Vorstellung aufzugeben, dass es eine einzige definierende Funktionsstörung im Gehirn von

Menschen mit ASS gibt, und stattdessen einfach zu versuchen, die vielen beteiligten Faktoren dieser Störung zu verstehen. Wenn wir später die Beteiligung des Endocannabinoidsystems bei ASS betrachten und wissen, wie weitreichend das Endocannabinoidsystem als neuroregulatorisches System in unserem Gehirn und Körper allgemein involviert ist, stellt sich die Frage, ob das Endocannabinoidsystem in gewisser Weise ein zentrales Bindeglied sein könnte, das alle Pathomechanismen, die ASS zugrunde zu liegen scheinen, miteinander verbindet.

Neuroanatomische Befunde

Forschungsergebnisse deuten darauf hin, dass bei ASS ein Anstieg des gesamten Hirnvolumens oder ein erhöhtes intrakranielles Volumen [54, 55] (obwohl dies nicht einheitlich auftritt) sowie ein vergrößerter Kopfumfang [54, 56] vorliegen. Zudem gibt es Hinweise darauf, dass das erhöhte Hirnvolumen bereits früh in der kindlichen Entwicklung auftritt [54].

Volumetrische Veränderungen des Gehirns wurden sowohl in der grauen als auch in der weißen Substanz festgestellt, wobei die Forschungsergebnisse inkonsistent sind [56]. Einige Forscher fanden heraus, dass das frühe Hirnwachstum bereits vor dem zweiten Lebensjahr auftritt, andere beobachteten eine kortikale Vergrößerung erst im Alter von 2 sowie 4–5 Jahren. Einige fanden auch ein anhaltendes Hirnwachstum in der Adoleszenz und im Erwachsenenalter, während wiederum andere feststellten, dass die Entwicklung der weißen Substanz abnorm langsam verläuft und es während der Adoleszenz zu einem übermäßigen Wachstum der grauen Substanz kommt (siehe Stigler und McDougle [56] für die Studien). Bildgebende Verfahren zur Untersuchung des Gehirns von Säuglingen mit hohem familiären ASS-Risiko (im Vergleich zu Säuglingen mit geringem Risiko) zeigten eine Hyperexpansion der kortikalen Oberfläche zwischen dem 6. und 12. Lebensmonat, die einem übermäßigen Gehirnvolumenwachstum zwischen dem 12. und 24. Monat vorausging, bei 15 Hochrisikosäuglingen, bei denen ASS im Alter von 24 Monaten diagnostiziert wurde [54].

Veränderungen wurden in vielen Hirnregionen bei ASS festgestellt, von denen viele in Tab. 10.1 aufgeführt sind (zusammengefasst aus Studien von Antshel et al. [14], Stigler und McDougle [56], Doherty et al. [57]). Diese Variabilität kann das Verständnis von ASS als einem Syndrom mit multivariater Pathophysiologie sowie klinischen Manifestationen untermauern. Aus dieser Liste ist ersichtlich, dass die mit diesen Hirnregionen assoziierten Funktionen bei Menschen mit ASS beeinträchtigt sind. Es wurden volumetrische Veränderungen sowohl in der weißen als auch in der grauen Substanz verschiedener Hirnregionen bei ASS festgestellt [56]. Im Allgemeinen zeigt sich eine Zunahme des Gesamtvolumens des Gehirns sowie eine Volumenzunahme/-vergrößerung in mehreren mit ASS assoziierten Hirnarealen. Allerdings gibt es in einigen Hirnregionen Diskrepanzen zwischen den Studienergebnissen: Während einige Studien eine Zunahme, andere eine Abnahme oder keine Veränderung des Volumens bei ASS im Vergleich zu gesunden Kontrollen feststellen konnten [14, 56, 57]. Auffälligkeiten in der kortikalen Dicke können

Tab. 10.1 Neuroanatomische Veränderungen des Gehirns bei ASS

Hirnregion	Nachweise aus verschiedenen Studien: Vergrößerung (↑), Verringerung (↓) oder keine Veränderung (–) des Volumens
Gesamtvolumen des Gehirns	↑
Linker mittlerer/superiorer Temporalgyrus (Region wichtig für Sprache und soziale Kommunikation) (graue Substanz)	↑
Frontallappen	↑
Frontoparietale Regionen (relevant für motorische Funktionen bei Kindern, insbesondere postzentraler Gyrus)	↑
Dorsolateraler präfrontaler Kortex	↑
Medialer präfrontaler Kortex	↑
Orbitofrontaler Kortex	–/↓
Hippocampus (Integration von Informationen, assoziatives Lernen)	↑/↓/–
Insula (integriert verschiedene neurokognitive Systeme, die mit Empathie, Affekt und interozeptiven Prozessen zusammenhängen)	**↓ (graue Substanz)**
Amygdala (spielt eine Rolle bei emotionalem und sozialem Verhalten sowie Motivation)	↑/↓
Striatum	↑
Caudatus (Teil der Basalganglien, beteiligt an exekutiven Funktionen, Rolle bei repetitiven Verhaltensweisen)	↑
Inferiorer Frontallappen (beteiligt an Gedächtnis, Satzverständnis)	↓
Hirnstamm (beteiligt an sensorischer Modulation)	↓/–
Thalamus (Sprach- und Emotionsverarbeitung, Rolle bei exekutiven Funktionen)	–/↑
Fusiformer Gyrus (beteiligt an der Gesichtserkennung)	↑/↓/–
Superiorer Temporalgyrus (beteiligt an der Verarbeitung von Augenbewegungen)	**↓ (graue Substanz)**
Planum temporale (beteiligt an auditiver Verarbeitung, rezeptive Sprache)	↑/↓
Anteriorer cingulärer Kortex (Integration von Kognition und Emotion sowie Verhaltensausdruck)	↓
Kleinhirn (motorische Koordination, Sprache, Emotion, exekutive Funktion)	**↑/↓ (Gesamtvolumen)** **↑ oder ↓ (vermale Region)**
Corpus callosum (Mikrostruktur der weißen Substanz)	↓/–

(Fortsetzung)

Tab. 10.1 (Fortsetzung)

Hirnregion	Nachweise aus verschiedenen Studien: Vergrößerung (↑), Verringerung (↓) oder keine Veränderung (–) des Volumens
Fasciculus longitudinalis superior (Mikrostruktur der weißen Substanz)	↓

Zusammenfassungen der Ergebnisse aus Studien von Antshel et al. [14], Doherty et al. [57], Stigler und McDougle [56]

zudem altersabhängig sein: Studien an Kindern mit ASS fanden Hinweise auf eine erhöhte kortikale Dicke, während Studien an Jugendlichen und Erwachsenen mit ASS Hinweise auf eine kortikale Ausdünnung in bestimmten Hirnarealen, z. B. in den Temporallappen, Parietallappen und Frontallappen, zeigten (siehe Stigler und McDougle [56]).

Eine vollständige Diskussion der neuroanatomischen Veränderungen bei ASS würde den Rahmen dieses Kapitels sprengen (siehe hierzu Antshel et al. [14], Doherty et al. [57] sowie Stigler und McDougle [56]); wir wählen daher einige Beispiele aus, um zu zeigen, wie Veränderungen in bestimmten Hirnregionen mit Merkmalen von ASS assoziiert zu sein scheinen.

Caudatus und repetitives Verhalten

Der Caudatus ist Teil der Basalganglien, die an exekutiven Funktionen beteiligt sind, wobei angenommen wird, dass er eine Rolle bei den repetitiven, stereotypen Verhaltensweisen spielt, die mit ASS assoziiert sind [58]. Verschiedene Studien haben gezeigt, dass bei ASS sowohl bei Erwachsenen als auch bei Kindern eine Volumenzunahme des Caudatus vorliegt, wobei das Volumen positiv mit repetitivem Verhalten assoziiert ist [56, 58].

Veränderungen der frontostriatalen Schaltkreise und inflexibles Verhalten

Veränderungen in der frontostriatalen Schaltkreisarchitektur, die flexibles Verhalten unterstützt, könnten den eingeschränkten und repetitiven Verhaltensweisen, der deutlichen Präferenz für Verhaltens- und Umweltkonstanz sowie der starren Einhaltung bevorzugter Verhaltensmuster, die für ASS charakteristisch sind, zugrunde liegen. Wie von D'Cruz et al. [3] erläutert, erfordert flexibles Verhalten Entscheidungsfindung und Handlungsplanung sowie die Verarbeitung von Verstärkungsreizen. In einer funktionellen Magnetresonanztomografie-Studie (fMRT) an 17 Personen mit ASS und 23 Kontrollpersonen (alters-, geschlechts- und IQ-gematcht) wurde die Verhaltensflexibilität anhand von Zweifach- und Vierfach-Wahl-Umkehrlernaufgaben während der fMRT untersucht. Bei den Kontrollen nahm die Aktivierung in beiden, dem dorsalen und ventromedialen Frontalsystem, üblicherweise zu, wenn die richtige Wahl nach der Umkehr unsicher war und wenn eine Vierfach-Wahl-Umkehrlernaufgabe verwendet wurde. In dieser Studie wurde festgestellt, dass bei unsicherem Ausgang der Wahl nach der Umkehr eine *verringerte* Aktivierung im Frontalkortex und ventralen Striatum innerhalb der

ASS-Gruppe vorlag. Wenn die Ergebnisse neuer Reaktionen sicher waren, gab es keinen Unterschied zwischen der ASS-Gruppe und den Kontrollen. Die verringerte Aktivierung im Frontalkortex deutet auf Probleme bei der Entscheidungsfindung und Handlungsplanung hin, während die verringerte Aktivierung im ventralen Striatum auf Schwierigkeiten bei der Verarbeitung von Verstärkungsreizen hindeutet [3].

Anteriorer cingulär-ventraler Striatum-Thalamus-Pfad und dysfunktionales Belohnungssystem
Bei typischen Erwachsenen rufen soziale Belohnungen eine stärkere Abweichung der sakkadischen Augenbewegungen (sakkadische Augenbewegungen sind Bewegungen von einem Punkt zum anderen) und eine größere Verzerrung der Blickdauer hervor; dies scheint darauf hinzudeuten, dass soziale Belohnungen im Vergleich zu nicht sozialen Belohnungen eine größere Salienz und Wertigkeit besitzen [59]. Bei Personen mit ASS wurde hingegen eine verminderte Präferenz für soziale Belohnungen beobachtet [59]. Veränderungen im anterioren cingulär-ventralen Striatum-Thalamus-Pfad werden mit ASS in Verbindung gebracht: Auffälligkeiten in der Verarbeitung sensorischer Reize, grobmotorische Funktionsstörungen, Defizite im Belohnungssystem und Stereotypien deuten darauf hin, dass eine Beeinträchtigung von Nucleus caudatus, Putamen, Thalamus und eine Beteiligung des Striatums vorliegen [60]. Menschen richten ihren Blick bevorzugt länger auf sozial belohnende Reize, wobei die Blickfixation mit der Aktivität des Striatums in Verbindung gebracht wurde [1, 59, 61]. Funktionelle MRT-Studien haben eine geringere Aktivität im ventralen Striatum als Reaktion auf soziale Reize bei Personen mit ASS im Vergleich zu Kontrollen gezeigt [9]. Das Dopaminsystem wird mit belohnungsbezogenen Funktionen in Verbindung gebracht, und Primatenforschung hat gezeigt, dass die belohnungsabhängige Modulation sakkadischer Augenbewegungen von dopamininduzierten Veränderungen der neuronalen Aktivität im Nucleus caudatus abhängt [62].

Weitere Informationen zu den bei ASS gefundenen neuroanatomischen Veränderungen finden sich bei Antshel et al. [14] und Stigler und McDougle [56]. Einen Vergleich mit Veränderungen in Hirnregionen bei ADHS bringen Doherty et al. [57].

Abnorme Konnektivität und Signalübertragung neuronaler Netzwerke

Synaptische Plastizität wurde definiert als „die Eigenschaft von Synapsen, sich in ihrer Stärke zu verändern – zu verstärken oder abzuschwächen – als Reaktion auf Veränderungen sowohl der Amplitude als auch der zeitlichen Dynamik neuronaler Aktivität" [53]. Sensorische Inputs und intrinsische Gehirnaktivität können die Anzahl der Synapsen verändern und die neuronale Konnektivität erhöhen oder verringern [53].

Eine veränderte Konnektivität neuronaler Netzwerke wird als ursächlich für ASS angesehen. Aus ASS abgeleitete Neuronen zeigten abnorme Neurogenese und reduzierte Synaptogenese, was zu funktionellen Defiziten in neuronalen Netzwerken führt [63].

Dysgenese dendritischer Dornenfortsätze

Dendritische Dornenfortsätze sind kleine Ausstülpungen von Dendriten und stellen die wichtigsten postsynaptischen Orte exzitatorischer glutaminerger Synapsen dar – exzitatorische Synapsen bilden sich an der Spitze des Dornenfortsatzes [64, 65]. Dornenfortsätze weisen variable Formen auf und verändern Größe und Gestalt als Reaktion auf synaptische Aktivität (mit anderen Worten: sie sind anpassungsfähig und reaktionsfreudig, nicht statisch) [65]. Viele ASS-Risikogene verändern zelluläre Signalwege, die an postsynaptischen glutaminergen Synapsen zusammenlaufen, was auf Auffälligkeiten der dendritischen Dornenfortsätze bei ASS hindeutet [66]. Dies wird durch Studien an Personen mit autismusassoziierten Störungen gestützt, die eine Dysgenese und Auffälligkeiten dendritischer Dornenfortsätze zeigen, einschließlich einer verringerten Dichte dendritischer Dornenfortsätze; die Dysgenese der Dornenfortsätze wurde in experimentellen Mausmodellen dieser Syndrome bestätigt [65, 67]. Studien an Mausmodellen des Fragilen-X-Syndroms („fmr1-Knock-out-Mäuse") zeigen unreife dendritische Dornenfortsätze, und bei Patienten mit Fragilem-X-Syndrom und intellektueller Beeinträchtigung wurde eine veränderte Morphologie dendritischer Dornenfortsätze festgestellt (länger oder kürzer, dünner und weniger zahlreich als bei normal entwickelnden Individuen) [39]. Das Fragile-X-Syndrom gilt als die häufigste genetische Ursache von ASS.

Wir werden dendritische Dornenfortsätze im Zusammenhang mit Störungen von Signalwegen in Kürze erneut besprechen.

Gestörte Signalwege bei der Pathologie von ASS

Der insulinähnliche Wachstumsfaktor 1 (IGF-1) wird mit der Pathologie von ASS in Verbindung gebracht. Ebenso relevant ist die Serin/Threonin-Kinase mTOR (engl.: mammalian target of rapamycin), ein zentraler Regulator vieler zellulärer Prozesse wie Wachstum, Proliferation, Autophagie, Translation und Aktinpolymerisation. Auch die Phosphatidylinositol-3-Kinasen (PI3K), ein nachgeschaltetes Ziel von IGF-1, regulieren viele zelluläre Vorgänge wie Wachstum, Differenzierung, Motilität, Überleben und intrazellulären Transport reguliert. Die Serin/Threonin-Kinase AKT übernimmt eine zentrale Funktion in der Zellsignalübertragung, die durch Wachstumsfaktoren, Zytokine und andere Reize initiiert wird, und ist entscheidend für verschiedene Zellfunktionen, darunter Überleben, Wachstum, Proliferation, Zellmigration und Angiogenese [68–70].

Eine Störung des IGF-1/PI3K/AKT/mTOR-Signalwegs ist wahrscheinlich an der Pathophysiologie von ASS beteiligt [68]. Tier- und Humanstudien deuten darauf hin, dass eine verminderte IGF-1-Signalübertragung insbesondere bei der Beeinträchtigung der Myelinisierung, der Neuronenentwicklung und der synaptischen Funktionen bei ASS eine Rolle spielt [68]. Bei Kindern mit ASS wurden verringerte IGF-1-Spiegel im Liquor nachgewiesen [71]. Kinder mit ASS zeigen eine abnorme Myelinisierung, die durch IGF-1 reguliert wird (z. B. Steinman und Mankuta [72]). Weitere Informationen zur Beteiligung dieses Signalwegs an ASS finden sich bei Chen et al. [68].

Dysfunktion von mTOR bei ASS

Wie bereits erläutert, spielt mTOR eine zentrale Rolle bei der Regulation vieler zellulärer Prozesse, darunter Wachstum, Proliferation, Autophagie, Translation und Aktinpolymerisation [69]. Die mTOR-Signalwege sind an Synapsen vorhanden und können die Entwicklung dendritischer Dornenfortsätze und die synaptische Plastizität beeinflussen [69]. Eine Dysregulation der mTOR-Signalübertragung ist ein zentraler biologischer Mechanismus, der mit autismusrelevanten Verhaltensweisen in Zusammenhang steht [69].

Eine Überaktivität von mTOR wurde bei mehreren autismusassoziierten Erkrankungen festgestellt, und in Mausmodellen dieser Erkrankungen konnte durch Behandlung mit Rapamycin (einem mTOR-Inhibitor) die autismusähnliche Symptomatik rückgängig gemacht werden [65, 73]. Die mTOR-Kinase bildet zwei verschiedene Komplexe, mTORC1 (rapamycinempfindlich, reguliert vermutlich die mRNA-Translationsrate) und mTORC2 (rapamycinunempfindlich, reguliert die embryonale Entwicklung, die Aktivität des Aktinzytoskeletts, die synaptische Effizienz und die Konsolidierung des Langzeitgedächtnisses); eine Dysregulation beider Komplexe wird mit Gedächtnisstörungen und kognitiven Defiziten verschiedener ASS in Verbindung gebracht [69]. Veränderungen von mTORC2 wurden auch mit kognitiven Defiziten bei anderen Erkrankungen wie Morbus Parkinson und Morbus Alzheimer assoziiert [69]. Mehrere ASS-Syndrome werden durch Mutationen in Genen verursacht, welche die mTOR-Kinase hemmen [66].

Es gibt Hinweise darauf, dass bei ASS eine gestörte mTOR-Signalübertragung mit Auffälligkeiten der synaptischen (dendritischen) Dornenfortsätze und einer abnormen synaptischen Plastizität assoziiert ist [65, 66, 69], was möglicherweise der gemeinsame Nenner der verschiedenen autismusassoziierten Störungen ist [65]. Bei ASS geht das Gleichgewicht zwischen der Synthese und dem Abbau (Autophagie) synaptischer Proteine, das für Homöostase und Plastizität erforderlich ist, verloren, wobei die mTOR-Signalübertragung eine entscheidende Rolle spielt [66].

Eine Überaktivität von mTOR kann zu einer übermäßigen Synthese synaptischer Proteine und zur Hemmung der Autophagie führen. Eine normale neuronale Autophagie ist für das Pruning der Dornenfortsätze während der postnatalen Entwicklung sowie für normales Sozialverhalten essenziell. Mäuse mit neuronaler Autophagiedefizienz zeigen eine mTOR-Überaktivität, die der synaptischen Pathologie ähnelt, wie sie bei ASS beobachtet wird. Die Hemmung der Autophagie war mit einer Hemmung des normalen Dornenfortsatz-Prunings assoziiert; wurde dies durch eine pharmakologische Blockade von mTOR korrigiert, normalisierten sich die Defizite im dendritischen Dornenfortsatz-Pruning und im Sozialverhalten, hauptsächlich durch Aktivierung der neuronalen Autophagie [66]. Weitere Studien zeigten, dass ASS-Gehirne einen Mangel an autophagischem mitochondrialen Turnover aufweisen [74]. Postmortale Humanstudien fanden bei Jugendlichen mit ASS eine signifikant höhere Dornenfortsatzdichte im Vergleich zu Kontrollen, wobei im ASS-Gehirn während Kindheit und Jugend signifikant weniger synaptisches Pruning stattfand als bei Kontrollen; zudem wurde eine negative Korrelation zwischen Dornfortsatzdichte und mTOR-abhängiger Autophagie während Kindheit und Jugend nachgewiesen [66].

Bei ASS könnte eine Dysregulation von mTOR auch der verringerten Lebenserwartung bei dieser Störung zugrunde liegen. Die Regulation der Autophagie hat einen signifikanten Einfluss auf die Lebensspanne, was gut am Fadenwurm *C. elegans* und an Nagetieren untersucht wurde. Da die autophagische Degradation mit dem Alter abnimmt, könnten sich geschädigte Proteine und Organellen ansammeln, was zu zellulärer Seneszenz und vorzeitigem Tod führt [75]. Eine gestörte Autophagie könnte auch bei anderen Erkrankungen wie Diabetes, Herz-Kreislauf-Erkrankungen, Krebs und neurodegenerativen Erkrankungen wie Alzheimer-Aβ eine Rolle spielen (übersichtlich dargestellt bei Saha et al. [76]).

Für einen tieferen Einblick in die verschiedenen beteiligten Signalwege siehe Huber et al. [69], Phillips und Pozzo-Miller [65] sowie Tang et al. [66].

Vom Gehirn abgeleiteter neurotropher Faktor

Neurotrophe Faktoren spielen eine entscheidende Rolle bei der Regulation der neuronalen Reifung, einschließlich der synaptischen Synthese [77]. Der vom Gehirn abgeleitete neurotrophe Faktor (engl.: brain-derived neurotrophic factor, BDNF) ist bei ASS von besonderer Bedeutung. BDNF ist ein zentrales Neurotrophin, das die synaptische Plastizität, die neuronale Differenzierung und das Überleben von Neuronen im Gehirn reguliert [67, 77]. BDNF ist an der dendritischen und axonalen Differenzierung während der embryonalen neuronalen Entwicklung sowie an der Bildung und Reifung dendritischer Dornenfortsätze nach der Geburt beteiligt [64]. BDNF hemmt zudem die Apoptose und stimuliert das Aussprossen und die neuronale Reorganisation [67]. Der Tyrosinkinaserezeptor B (TrkB) und der p75-Neurotrophinrezeptor (p75NTR, ein Mitglied der TNF-Rezeptorfamilie) vermitteln die Wirkungen von BDNF [67]. BDNF, sein Rezeptor TrkB und die an ihren Signalwegen beteiligten Proteine, welche die Proteinsynthese und Stabilität dendritischer Dornenfortsätze beeinflussen, sind an der Neuritogenese beteiligt und werden mit ASS in Verbindung gebracht [48]. Neuritogenese ist der Prozess, bei dem neue Neuriten (Dendriten und Axone) im Gehirn gebildet werden.

Signifikant erhöhte Plasmaspiegel von BDNF wurden bei Jungen mit ASS im Vergleich zu passenden Kontrollen festgestellt [77]. Eine neuere Metaanalyse von 19 Studien (2896 Teilnehmer) bestätigte dies und zeigte, dass Kinder mit ASS signifikant erhöhte BDNF-Blutspiegel im Vergleich zu gesunden Kindern aufweisen [78]. Allerdings fanden nicht alle Studien Veränderungen bei BDNF: In einer in Indien durchgeführten Studie waren die BDNF-Serumspiegel bei Kindern mit atypischem Autismus (einem milderen Phänotyp von Autismus) signifikant höher, jedoch nicht bei Kindern mit typischem ASS (dem schwereren Phänotyp) im Vergleich zu gesunden Kindern [67]. Zudem wurde festgestellt, dass die

BDNF-Spiegel beim Rett-Syndrom (der schwersten, X-chromosomal vererbten Form des typischen Autismus) signifikant niedriger waren als bei Kontrollen. Die Autoren vermuteten, dass niedrigere BDNF-Spiegel auf eine Beeinträchtigung neuroprotektiver Mechanismen und höhere Spiegel auf eine ausgeprägte Schutzreaktion hindeuten könnten [67]. Mindestens eine weitere Studie, durchgeführt in Zentral-Saudi-Arabien, fand ebenfalls signifikant niedrigere BDNF-Serumspiegel bei ASS-Kindern [79].

Gene

Obwohl mehrere Studien darauf hinweisen, dass ASS vererbbar ist, spielt die Erblichkeit von ASS eine relativ geringe Rolle [80] und scheint lediglich für 10–20 % der ASS-Fälle verantwortlich zu sein [81]. Daher hat sich das Interesse auf Umweltfaktoren und deren Rolle in der Pathogenese verlagert, die wir in Kürze erörtern werden. In diesem Abschnitt werden einige Wege betrachtet, auf denen genetische Veränderungen offenbar an ASS beteiligt sind.

Fragiles-X-Syndrom (FXS)
Das Fragile-X-Syndrom (FXS) ist eine X-chromosomal-dominant vererbte Erkrankung und gilt als die häufigste genetische Ursache von ASS. Dabei kommt es zu einem Verlust der Expression des Fragile-X-Mental-Retardation-Proteins (FMRP), das die Signaltransduktion am metabotropen Glutamatrezeptor-5 im Gehirn reguliert [82, 83]. Zu den mit FXS assoziierten Symptomen und Befunden zählen ASS (60 %), Angststörungen (80 %), sozialer Rückzug (80 %), stereotype Verhaltensweisen (80 %), ADHS (70 %), intellektuelle Beeinträchtigung (85 % der Männer und 25 % der Frauen), Schlafstörungen (40 %), Aggression (40 %), Epilepsie (16 %) und Makroorchidie (90 % der Erwachsenen), abstehende Ohren (60 %), langes Gesicht (60 %), weiche Haut (50 %) und hyperextensible Gelenke (60 % der Kinder) [83].

FMRP spielt eine Schlüsselrolle bei der Regulation der Translation vieler Boten-RNAs, die an der synaptischen Plastizität beteiligt sind, wobei sein Fehlen mit intellektuellen Defiziten assoziiert ist [83]. Studien an Mäusen haben gezeigt, dass die metabotrope Glutamatrezeptor-5 (mGlu5)-abhängige Langzeitdepression an exzitatorischen Synapsen im präfrontalen Kortex und ventralen Striatum (vermittelt durch 2-AG) bei FMRP-null-Mäusen fehlt [82]. Männliche FXS-Patienten sind stärker betroffen als weibliche, da das einzelne X-Chromosom bei Männern typischerweise vollständig methyliert ist und kein FMRP produziert, während bei Frauen in der Regel etwas FMRP vom FMR1-Gen auf dem anderen, nicht betroffenen X-Chromosom exprimiert wird – dies erklärt, warum FXS-Männer häufiger stärkere intellektuelle und entwicklungsbezogene Beeinträchtigungen aufweisen als Frauen [83].

Forschungen haben gezeigt, dass die mRNA-Spiegel mehrerer Gene bei ASS signifikant erhöht sind, darunter Mitglieder des Glutamatsystems (exzitatorischer Aminosäuretransporter 1 und Glutamatrezeptor AMPA 1), während auch bei anderen Molekülen des Glutamatsystems Anomalien gefunden wurden (z. B. Glutamatrezeptor-Bindeproteine). Die Dichte der AMPA-Typ-Glutamatrezeptoren war im Kleinhirn von ASS-Betroffenen ebenfalls signifikant reduziert [84].

Genetische Veränderungen im Glucuronidierungsweg
Genetische Aberrationen im Glucuronidierungsweg können ebenfalls dazu führen, dass Individuen für ASS prädisponiert sind, indem sie den Metabolismus und die Ausscheidung von Medikamenten oder Umweltstoffen verhindern. Dies kann sowohl auf Enzym- als auch auf Substratebene geschehen. Einige Studien haben eine verminderte Glucuronidierungsfunktion bei ASS gezeigt [85, 86].

ASS-Risikogene
Aktuelle genetische Studien zu ASS deuten auf „Risikogene" hin, die zentrale Regulatoren der synaptischen Plastizität sind. Viele dieser Gene codieren für eine Vielzahl unterschiedlicher Proteine (z. B. synaptische Gerüstproteine, Rezeptoren, Zelladhäsionsmoleküle sowie Proteine, die an Chromatin-Remodeling und Transkription, Proteinsynthese und -abbau sowie am Aktinzytoskelett beteiligt sind). Veränderungen dieser Proteine können die synaptische Stärke und/oder die Anzahl der Synapsen und damit die neuronale Konnektivität beeinflussen [53]. Tierstudien haben gezeigt, dass viele ASS-Risikogene an der synaptischen Plastizität beteiligt sind, die synaptische Stärke und/oder Anzahl verändern, und dass genetische Mutationen neuronale Netzwerke beeinflussen, was zu Hyper- oder Hypoaktivität und erhöhter oder verringerter Synapsendichte führt [53].

Bourgeron [53] berichtet, dass die Mehrheit der mit ASS assoziierten genetischen Mutationen zu einer erhöhten Gentranskription und mRNA-Translation führt, wie sie bei gesteigerter neuronaler Aktivität zu beobachten sind. Er vermutet, dass solche Mutationen zu einer erhöhten synaptischen Stärke oder Synapsenzahl innerhalb bestimmter neuronaler Netzwerke führen können und dass dies erklären könnte, warum Patienten mit ASS ein höheres Risiko für Epilepsie haben, sowie die Befunde ektopischer Synapsen bei ASS-Betroffenen [53].

Genetische Mutationen, synaptische homöostatische Mechanismen und ASS
Der Körper verfügt über homöostatische Mechanismen, um sicherzustellen, dass synaptische Stärke, Anzahl und Größe und damit die neuronale Erregung im Gleichgewicht bleiben. Es gibt mehrere Mechanismen, einer davon ist das synaptische Scaling (das spannungsabhängige Kalziumkanäle und Proteine wie BDNF und Tumornekrosefaktor einbezieht), während andere über die Veränderung der neuronalen Erregbarkeit wirken [53]. Bourgeron [53] vermutet, dass bei einer Untergruppe von ASS-Patienten mit genetischen Mutationen der Prozess der synaptischen Homöostase die Auswirkungen der genetischen Mutationen auf die synaptische Aktivität nicht ausgleichen kann. Infolgedessen kommt es entweder zu einer Hyper- oder zu einer Hypoaktivität der Neuronen. Er schlägt außerdem vor,

dass abnormes Aussprossen oder Pruning von Synapsen infolge von Mutationen zu einer gestörten Koordination sowie zu Konkurrenz zwischen neuronalen Netzwerken führen kann, was erklären könnte, warum Menschen mit ASS Schwierigkeiten haben, Informationen aus verschiedenen Sinnesmodalitäten zu integrieren.

Genetische Veränderungen von Neurexinen und Neuroliginen bei ASS
Noch detaillierter auf der Ebene der Synapsen betrachtet, sind Neurexine und Neuroligine Zelladhäsionsmoleküle, die sich jeweils auf präsynaptischen bzw. postsynaptischen Neuronen befinden. Es gibt vier Hauptisoformen der Neuroligine (Neuroligin 1–4, Abkürzung NL1, NL2 usw.). Neurexine und Neuroligine binden aneinander und interagieren mit intrazellulären Proteinen. Durch diese Bindung ermöglichen sie im Wesentlichen die Verbindung zwischen Neuronen und vermitteln die transsynaptische Signalübertragung.

Veränderungen in den Genen, die für Neurexine und Neuroligine codieren, werden mit ASS sowie einer Reihe anderer Erkrankungen wie geistiger Behinderung und Schizophrenie in Verbindung gebracht [87]. In einem Mausexperiment mit einem „Knock-in"-Modell, bei dem die Mäuse eine Neuroliginmutation exprimieren, wurde festgestellt, dass eine Punktmutation in Neuroligin-3 zu einer Beeinträchtigung der sozialen Interaktion und einer verbesserten räumlichen Lern- und Gedächtnisleistung führt. Darüber hinaus zeigte sich bei diesen Mäusen eine erhöhte inhibitorische synaptische Stärke im somatosensorischen Kortex, was zu einem Ungleichgewicht zwischen exzitatorischer und inhibitorischer synaptischer Übertragung führte, was vermutlich für die bei den Mäusen beobachteten ASS-ähnlichen Verhaltensweisen relevant ist. Dieselbe Studie zeigte auch, dass die beeinträchtigte inhibitorische Übertragung an kortikalen Synapsen in diesem Mausmodell zumindest teilweise auf eine gestörte Endocannabinoidsignalisierung über CB1-Rezeptoren an Interneuronen zurückzuführen ist, die weder parvalbumin- noch somatostatinpositiv sind [88].

Schlafregulation und ASS

Schlaf- und zirkadiane Störungen treten bei ASS häufig auf [89, 90]. Das Fragile-X-Syndrom mit ASS, das durch den Verlust der Produkte des Fragile-X-Mental-Retardation-(FMR)-Gens entsteht, ist mit gestörtem Schlaf und veränderten zirkadianen Rhythmen assoziiert. Mehrere Studien deuten darauf hin, dass FMRP an abnormen Schlafmustern beteiligt sein könnte, indem es zirkadiane Gene beeinflusst. Es wurde gezeigt, dass diese die Anzahl, Funktion und Reifung von Synapsen modulieren und an der synaptischen Plastizität beteiligt sind. FMRP ist auf Dendriten und Synapsen lokalisiert und an der Regulation der Aktivität des metabotropen Glutamatrezeptors (mGluR) beteiligt [39].

Parvalbuminzellen und das Timing der Plastizität
Zirkadiane Rhythmen regulieren unsere Schlaf-Wach-Zyklen, wobei Störungen der zirkadianen Rhythmen mit der Ätiologie von ASS in Verbindung gebracht

werden. In unseren Zellen befinden sich zirkadiane Uhren und uhrgesteuerte Gene, die den Beginn der kritischen Phase der neokortikalen Plastizität steuern. Parvalbumin-(PV)-Zellen sind inhibitorische Interneuronen im Kortex und synchronisieren sich mit anderen Gehirnzellen, um das Timing der kritischen Phasen erhöhter Plastizität zu kontrollieren. Eine Abnahme von PV oder der Dichte PV-exprimierender Neuronen wurde in Mausmodellen von ASS nachgewiesen [91]. Es ist möglich, dass bei ASS Störungen der zirkadianen Mechanismen die Reifung der PV-Zellen herunterregulieren und das Timing der kritischen Phase der Plastizität beeinflussen können [90].

Fehlregulation der Melatoninsynthese und zirkadianer Rhythmen

Eine Fehlregulation der Melatoninsynthese und melatoninabhängiger Signalwege kann sich nachteilig auf Gedächtnis, Lernen und Wachsamkeit auswirken und wurde mit autistischen Verhaltensweisen wie Angst in Verbindung gebracht [39]. Wie wir in Kap. 8 gelernt haben, spielt dieses Hormon eine Schlüsselrolle bei der Regulation unserer zirkadianen Rhythmen und Schlaf-Wach-Muster. Schlafzirkadiane Störungen können die Symptome von ASS verschlimmern und sich auch nachteilig auf die neuronale Entwicklung auswirken. Schon eine leichte Beeinträchtigung der zirkadianen oder Schlafrhythmen (und solche eine Beeinträchtigung kann pränatal und postnatal auftreten) kann die Anfälligkeit für ASS erhöhen [90]. Studien haben ergeben, dass etwa 65 % der ASS-Patienten weniger als 50 % der durchschnittlichen Melatoninspiegel aufweisen und dass bei ASS ein globales Defizit in der Melatoninproduktion besteht [90]. Polymorphismen im ASMT (N-Acetylserotonin-O-Methyltransferase, ein Enzym der Melatoninsynthese), die mit reduzierten zirkulierenden Melatoninspiegeln einhergehen, wurden bei ASS gefunden [92].

Eine vertiefte Diskussion darüber, wie Schlafstörungen an ASS beteiligt sind, würde den Rahmen dieses Kapitels sprengen. Wichtig ist jedoch, dass Schlaf eine entscheidende Rolle in der neuronalen Entwicklung, einschließlich des synaptischen Prunings, spielt und Schlafstörungen somit potenziell das sich entwickelnde Gehirn beeinträchtigen können. Bei Menschen mit ASS ist es daher unerlässlich, dass Ärzte Schlafhygieneprobleme aktiv angehen. Schlaf hat in vielerlei Hinsicht einen tiefgreifenden Einfluss auf unsere Gesundheit.

Umweltfaktoren, die zu ASS beitragen

Es wird geschätzt, dass Umweltfaktoren zu mehr als der Hälfte der ASS-Fälle beitragen könnten [80]. Mehrere Umweltfaktoren wurden identifiziert, darunter Schwermetalle (Blei, Quecksilber, Cadmium, Arsen); Insektizide; Phthalate, die in Vinyl und Kosmetika verwendet werden; Haushaltsreinigungsmittel (z. B. antibakterielle Seifen) sowie bakterielle oder virale Infektionen [93]. Die bei ASS beobachtete Heterogenität könnte teilweise auf diese unterschiedlichen Umweltfaktoren und die Expositionszeiträume in utero und in der frühen postpartalen Phase zurückzuführen sein [93].

Pränatale Valproat-(VPA)-Exposition bei Ratten zeigte frühe Defizite in sozialer Kommunikation und Diskriminierung, beeinträchtigte Soziabilität und soziales Spiel, erhöhte Ängstlichkeit sowie Stereotypien bei den Nachkommen, was bestätigt, dass ASS-ähnliche Effekte durch pränatales Valproat induziert werden. VPA-exponierte Ratten zeigten eine veränderte Phosphorylierung von CB1-Rezeptoren in verschiedenen Hirnarealen, verbunden mit Veränderungen im Anandamid-(AEA)-Stoffwechsel vom Säuglings- bis ins Erwachsenenalter. Die Hemmung des AEA-Abbaus konnte die Verhaltensdefizite rückgängig machen, was darauf hindeutet, dass Anomalien in der Anandamidaktivität den beobachteten Verhaltensauffälligkeiten zugrunde liegen [44]. In ähnlicher Weise moduliert Paracetamol das ECS, um die AEA-Spiegel zu erhöhen [94]. Die Anwendung von Paracetamol nach der Masern-Mumps-Röteln-(MMR)-Impfung war signifikant mit ASS bei Kleinkindern assoziiert, wenn Kinder im Alter von 5 Jahren oder jünger betrachtet wurden (OR 6,11, 95 %-KI 1,42–26,3), wenn die Fälle auf Kinder mit Entwicklungsregression beschränkt wurden (OR 3,97, 95 %-KI 1,11–14,3) und wenn nur Kinder mit postvakzinalen Folgeerscheinungen betrachtet wurden (OR 8,23, 95 %-KI 1,56–43,3); dies nach Anpassung an Alter, Geschlecht, ethnische Zugehörigkeit der Mutter und das Vorliegen einer gleichzeitigen Erkrankung zum Zeitpunkt der Impfung [95]. Die Anwendung von Ibuprofen nach MMR-Impfung war nicht mit ASS assoziiert [95].

Impfschäden und ASS

Die soeben erwähnte Studie führt uns zu einer weiteren Möglichkeit im Hinblick auf Umweltfaktoren, die mit ASS assoziiert sein könnten. Auch wenn es niemand hören möchte – am wenigsten die Pharmaunternehmen, die sie herstellen, und staatliche Stellen, die möglicherweise Patente auf viele davon besitzen –, wurden Kinderimpfstoffe mit der Entwicklung von ASS in Verbindung gebracht. Dieses Thema ist umstritten und löst bei vielen Menschen, sowohl im medizinischen als auch im nicht medizinischen Bereich, intensive emotionale Reaktionen aus. Es wird berichtet, dass medizinische Fachkräfte ihre Zulassung zur Ausübung des Berufs verloren haben, weil sie öffentlich über dieses Thema gesprochen haben, was eine offene und ehrliche Diskussion über die Sicherheit von Impfstoffen und deren Zusammenhang mit der öffentlichen Gesundheit effektiv unterbindet. Eine ausführliche Diskussion über Zusammenhänge zwischen Impfstoffen und ASS oder anderen Erkrankungen geht jedoch über den Rahmen dieses Buches hinaus.

Hypothese der neuronalen Hypererregbarkeit

Eine zentrale Hypothese zur Ätiologie und Pathogenese von ASS ist die Hypothese der neuronalen Hypererregbarkeit, die helfen könnte, die höhere Inzidenz von Epilepsie bei Menschen mit ASS sowie sensorische Überempfindlichkeit zu erklären [96, 97]. Eine erhöhte kortikale Erregbarkeit wird als zentrales neurobiologisches Merkmal vieler ASS-Patienten vorgeschlagen, ein Modell, das durch genetische und epigenetische Befunde einschließlich Veränderungen im GABA- und Glutamatsystem gestützt wird [97].

Glutamat ist ein exzitatorischer Neurotransmitter, während GABA ein inhibitorischer Neurotransmitter ist. ASS ist durch ein Ungleichgewicht zwischen Erregung und Hemmung der glutamatergen und GABAergen Signalübertragung in verschiedenen Hirnstrukturen gekennzeichnet [98]. Verschiedene Hinweise deuten darauf hin, dass Glutamat- und GABA-Systeme bei ASS verändert sein könnten [99]. Zu diesen Hinweisen zählen postmortale, genetische und humane Protonen-Magnetresonanzspektroskopie-(MRS)-Studien, die Anomalien in den Glutamat- und GABA-Bahnen des präfrontalen Kortex und der Basalganglien zeigen [13, 99, 100], sowie Unterschiede in der exzitatorisch-inhibitorischen Reaktionsfähigkeit auf pharmakologische Herausforderungen [99] bei Menschen mit ASS. Diese Hirnregionen werden mit den Kernsymptomen von ASS in Verbindung gebracht [13]. Das ECS ist an der Modulation des Gleichgewichts zwischen GABAerger und glutamaterger Transmission beteiligt [101] und spielt daher wahrscheinlich eine bedeutende Rolle in der Pathologie und Behandlung von ASS. Dies wird im Folgenden noch näher erläutert.

Weitere Hinweise ergeben sich aus Elektroenzephalografie-(EEG)-Studien, in denen epileptiforme EEG-Aktivität bei ASS-Kindern ohne Epilepsie nachgewiesen wurde [102]. Eine Studie mit 889 ASS-Patienten ohne bekannte genetische Erkrankungen, Hirnfehlbildungen oder klinische Anfälle ergab, dass 60,7 % während des Schlafs eine abnorme epileptiforme EEG-Aktivität aufwiesen [102]. Dies stützt die „Intense-World-Theorie“, die Symptome von ASS mit übermäßiger neuronaler Aktivität und Konnektivität im zentralen Nervensystem (ZNS) in Verbindung bringt [97, 103].

Hinweise, welche die Theorie der neuronalen Erregbarkeit stützen, umfassen die folgenden Befunde im Zusammenhang mit ASS:

- Verminderte Expression von GABA-assoziierten Genen im Kleinhirn und Parietalkortex
- Verminderte Anzahl GABAerger Neuronen
- Verminderte Bindung an GABA-Rezeptoren in Teilen des Gehirns, einschließlich Hippocampus und des anterioren/posterioren cingulären Kortex
- Erhöhte Glutamatrezeptoren und Glutamattransportproteine
- Erhöhte mRNA-Spiegel von glutamatbezogenen Genen
- Histonmodifikationen, die mit einem Glutamatrezeptor-Gen assoziiert sind [97]

Auch Befunde der Magnetresonanzspektroskopie stützen die neuronale Hypererregbarkeit bei ASS, wobei in mehreren Hirnarealen, darunter motorischer, somatosensorischer, visueller und auditorischer Kortex, niedrigere GABA-Spiegel und im Okzipitalbereich sowie im auditorischen Kortex erhöhte Glutamatspiegel festgestellt wurden (siehe Takarae und Sweeney [97] für die Einzelstudien).

Beteiligung weiterer Neurotransmitter

Nach Bourgeron [53] wird angenommen, dass glutamaterge Synapsen eine Schlüsselrolle bei der Anfälligkeit für ASS spielen, jedoch könnten auch andere Synapsen, darunter GABAerge und glycinerge Synapsen, bei einigen ASS-Patienten beteiligt sein. Darüber hinaus könnten weitere Neurotransmitter an der Pathologie von ASS beteiligt sein. Beispielsweise sind die Neurotransmitter Oxytocin und Vasopressin Modulatoren sozialer Verhaltensweisen [104], einschließlich Belohnung, wobei soziale Belohnung ein zentraler Aspekt der sozialen Funktion ist, der bei ASS beeinträchtigt ist [51].

Aktivierung des Immunsystems und Entzündung

Es gibt Hinweise auf eine frühe Aktivierung des Immunsystems bei Personen mit ASS, wobei chronische periphere und zentrale Veränderungen der Entzündungsreaktion bei ASS auftreten. Klinische und postmortale Daten deuten darauf hin, dass ASS-Patienten lebenslang eine veränderte neuroinflammatorische Reaktion aufweisen, die ein fortbestehender ätiologischer Faktor sein könnte, der zur Erkrankung beiträgt [93].

Zwischen dem Immunsystem und dem Nervensystem besteht eine enge Wechselwirkung, wobei neurologische Erkrankungen häufig mit einer Immundysfunktion einhergehen. Zytokine ermöglichen die Kommunikation zwischen diesen Systemen [105]. Zytokine sind Proteine, welche die Immunantwort steuern und von Immunzellen (Makrophagen, dendritische Zellen, Neutrophile, T-Zellen, B-Zellen) produziert werden, wobei auch andere Zelltypen wie Neuronen Zytokine produzieren und auf sie reagieren. Sie sind strukturell ähnlich und teilen Signalwege mit Neurotrophinen und neurologischen Wachstumsfaktoren [105].

Veränderte Zytokine bei ASS

Zytokine wirken hauptsächlich als Vermittler der Immunaktivität und haben wichtige Wechselwirkungen mit dem Nervensystem [105]. Da Zytokine an der normalen neuronalen Entwicklung und Funktion beteiligt sind, ist es möglich, dass eine Dysregulation der Zytokine zur neuronalen Dysfunktion bei ASS beiträgt [105]. Studien an Nagetieren stützen die Beteiligung erhöhter Zytokinspiegel an den Verhaltenssymptomen von ASS während der Entwicklung und im Erwachsenenalter [93]. Die Dysregulation umfasst unterschiedliche Monozytenantworten, abnormale T-Helfer-Zytokinspiegel, eine verminderte T-Zell-Mitogenantwort, verringerte Lymphozytenzahlen und abnormale Serum-Immunglobulinspiegel [106].

ASS-Patienten weisen typischerweise erhöhte Blutspiegel proinflammatorischer Zytokine wie IL-6, TNF-α und IL-8 sowie verringerte Spiegel antiinflammatorischer Zytokine wie TGF-β und IL-10 auf [48]. IL-6 ist ein wichtiges Zytokin, das für die Funktion des ZNS, Homöostase, Kognition, Gedächtnis und Lernen erforderlich ist. Sowohl erhöhte als auch verringerte Spiegel können zu Problemen führen. Höhere zirkulierende IL-6-Spiegel wurden sowohl bei Kindern als auch bei Erwachsenen mit ASS gefunden [105, 107, 108]. Erhöhte Spiegel des nukleären Faktors kappa-B (NF-κB, ein Transkriptionsfaktor, der an der Regulation von Zytokinen, der Expression von B- und T-Zellen sowie der Entwicklung des ZNS beteiligt ist) wurden ebenfalls im Zusammenhang mit ASS festgestellt [52]. Niedrigere Spiegel von Immunmediatoren wie TGF-β1 wurden mit einer

Verschlechterung der Symptome bei Kindern mit ASS in Verbindung gebracht [48, 105].

IL-4, das allgemein als neuroprotektiv gilt, übernimmt mehrere Funktionen im Nervensystem. Verschiedene Studien haben gezeigt, dass ASS-Patienten erhöhte Spiegel von IL-4 und IL-4-produzierenden Th2-Zellen im Vergleich zu gesunden Kontrollen aufweisen, wobei dieser Anstieg von IL-4 bei ASS möglicherweise eine Reaktion des Immunsystems zur Regulation anderer schädlicher Prozesse darstellt (anstatt zur Pathogenese beizutragen) [105]. Beispielsweise wurde das Nabelschnurblut von 214 Kindern mit ASS, 62 Kindern mit typischer Entwicklung und 27 Kindern mit Entwicklungsverzögerung untersucht, die an der CHARGE-Studie (Childhood Autism Risks from Genetics and Environmental) teilnahmen. Die Studie ergab, dass IL-1β und IL-4 unabhängig voneinander mit ASS assoziiert waren (im Vergleich zur normalen Entwicklung), wobei ein erhöhter IL-4-Spiegel mit einer um 40 % erhöhten Wahrscheinlichkeit für schweres ASS verbunden war (Odds Ratio 1,40, 95 %-KI 1,03–1,91) und IL-1β mit einer deutlich höheren Wahrscheinlichkeit für mildes/moderates ASS (Odds Ratio 3,02, 95 %-KI 1,43–6,38) [109]. IL-1β spielt eine Rolle bei der Pathologie und Heilung des ZNS, wobei ein Gleichgewicht zwischen IL-1β und seinem Antagonisten IL-1ra für die normale Gehirnentwicklung und -funktion notwendig ist. Veränderungen der IL-1β-Systeme können durch genetische Mechanismen oder Umweltfaktoren auftreten und so zur Entstehung von ASS beitragen [105].

Es wurde gezeigt, dass periphere Zytokine verschiedene Verhaltensweisen (einschließlich Krankheitsverhalten und Depression) beeinflussen, indem sie die Expression von Zytokinen im Gehirn erhöhen. Es wurde die Vermutung geäußert, dass die hohe periphere und/oder zentrale Zytokinexpression und die beobachtete Entzündungsreaktion bei ASS für einige der mit ASS assoziierten abnormen Verhaltensweisen verantwortlich sein könnten, wie Tiermodelle nahelegen; jedoch sind weitere Forschungen erforderlich, um dies zu klären [93].

Mikrogliaaktivierung und erhöhte Zytokine im Gehirn

Im Gehirn von ASS-Patienten findet sich eine signifikante Zunahme der Aktivierung von Mikroglia und Astroglia sowie eine erhöhte Produktion von pro- und antiinflammatorischen Zytokinen [50]. ASS-Patienten zeigen eine verstärkte Astro- und Mikrogliose im Kortex und Kleinhirn sowie eine erhöhte Expression von Zytokinen (IL-6, TNF-α, MCP-1, TGF-β1, IFN-γ, IL-8) und anderen Genen, die mit der Immunantwort assoziiert sind, in diesen Hirnregionen und im Liquor cerebrospinalis [93].

Eine Studie, welche die Zytokinspiegel im Gehirn von ASS-Patienten mit alters- und geschlechtsangepassten Normalpersonen verglich, fand signifikante Erhöhungen proinflammatorischer Zytokine (TNF-α, IL-6 und GM-CSF), Th1-Zytokin (IFN-γ) und Chemokin (IL-8), jedoch keine Erhöhung von Th2-Zytokinen (IL-4, IL-5 und IL-10) im Gehirn von ASS-Patienten im Vergleich zu Kontrollen. Das Th1/Th2-Verhältnis war bei ASS-Patienten im Vergleich zu Kontrollen signifikant erhöht. Die Forscher schlossen daraus, dass eine verstärkte angeborene und adaptive Immunantwort über den Th1-Weg vorliegt, was auf eine Beteiligung lokalisierter Gehirnentzündung und Autoimmunerkrankung an der Pathogenese von ASS hindeutet [110]. Die Ergebnisse dieser Studie stehen im Gegensatz zu den Befunden der zuvor erwähnten CHARGE-Studie, die Nabelschnurblut untersuchte und feststellte, dass ein erhöhter IL-4-Spiegel mit einer höheren Wahrscheinlichkeit für schweres ASS assoziiert war [109]. In jener Studie wurde der erhöhte IL-4-Spiegel als mögliche Reaktion des Immunsystems zur Regulation anderer schädlicher Prozesse (statt als Beitrag zur Pathogenese) interpretiert.

Maternale Immunaktivierung und Entzündung

Forschungen deuten auf eine Rolle von Entzündung und maternaler Immunaktivierung bei ASS und ASS-ähnlichen Verhaltensweisen hin [93, 111–114]. Maternale Immunaktivierung kann die Spiegel spezifischer Zytokine im maternalen Serum, in der Plazenta und im fetalen Gehirn verändern. Während der Entwicklung werden Zytokine und Chemokine im Gehirn unter normalen Umständen nur in sehr niedrigen Konzentrationen exprimiert, wo sie eine Rolle bei der Migration, Differenzierung und synaptischen Reifung von Neuronen und Gliazellen spielen. Erhöhte Spiegel bestimmter Zytokine und/oder Chemokine im maternalen Blut infolge maternaler Immunaktivierung könnten jedoch das fetale Gehirn erreichen und so die Gehirnentwicklung beeinflussen [93].

Mehrere Studien am Menschen stützen die Annahme, dass maternale Entzündung an der Pathogenese von ASS beteiligt ist [111–114]. Zum Beispiel:

- Eine dänische Kohortenstudie fand heraus, dass erhöhte Spiegel von Tumornekrosefaktor-α (TNF-α) und TNF-β im Fruchtwasser mit einem erhöhten Risiko für ASS beim Nachwuchs assoziiert waren [112]. Im Fruchtwasser männlicher Nachkommen wurden zudem erhöhte Spiegel von IL-4, IL-5 und IL-10 festgestellt [112].
- Eine finnische Studie zeigte, dass frühe Schwangerschaftsspiegel des Entzündungsmarkers C-reaktives Protein (CRP) (prospektiv im maternalen Serum in einer großen nationalen Geburtskohorte bestimmt) signifikant mit Autismus bei Kindern assoziiert waren. Bei maternalen CRP-Spiegeln im höchsten Quintil war das Risiko um 43 % höher als bei maternalen CRP-Spiegeln im niedrigsten Quintil [113].
- Die Early Markers of Autism Study, die archivierte maternale Serumproben aus der Mitte der Schwangerschaft untersuchte, fand signifikant erhöhte Spiegel von Interferon-γ (IFN-γ), Interleukin-4 (IL-4) und Interleukin-5 (IL-5), die alle mit ASS assoziiert waren [114].

Tiermodelle der maternalen Immunaktivierung haben ebenfalls gezeigt, dass die maternale Entzündungsreaktion die normale frühe Programmierung verschiedener Verhaltensweisen, einschließlich Soziabilität, Kommunikation und Regulation stereotypen Verhaltens, beeinflussen kann [93]. Da die neurologische Entwicklung des Gehirns nach der Geburt weitergeht, können auch postnatale Infektionen und postnatale Immunaktivierung die neuronale Reifung und das Überleben beeinflussen [93]. Die Literatur ist jedoch uneinheitlich bezüglich des Zusammenhangs zwischen Infektionen im frühen Leben und ASS beim Menschen, wobei einige Studien einen Zusammenhang unterstützen und andere keinen finden [93].

Chronisch-entzündliche Erkrankungen bei ASS
Chronisch-entzündliche Erkrankungen und eine abnormale Reaktion auf Infektionen verschiedener Blutzellpopulationen wurden sowohl bei Kindern als auch bei Erwachsenen mit ASS festgestellt [93]. Beispielsweise leiden ASS-Patienten unter chronischen gastrointestinalen Störungen [115]. Bei Kindern mit ASS produzierten periphere mononukleäre Blutzellen und Lymphoblasten sowohl in Ruhe als auch nach LPS-Stimulation übermäßige Mengen proinflammatorischer Zytokine (IL-1β, IL-6 und TNF-α) im Vergleich zu Kontrollen [116, 117].

Mikrobiota-Darm-Hirn-Achse

Eine gesunde mikrobielle Zusammensetzung ist wichtig für die Gesundheit. Eine zunehmende Anzahl von Studien zeigt, dass die Darmmikrobiota wichtige Prozesse während der Entwicklung modulieren kann, darunter Neurogenese, Myelinisierung, Funktion der Gliazellen, synaptisches Pruning und die Durchlässigkeit der Blut-Hirn-Schranke [118].

Darmdysbiose und ASS
Dysbiose, die häufig bei darmspezifischen Erkrankungen/Zuständen wie entzündlichen Darmerkrankungen, Diabetes und Adipositas auftritt, wurde auch bei ASS festgestellt [119]. Autistische Kinder zeigen einen veränderten Metabolismus und eine veränderte Absorption von Disacchariden im Darm, und bei ASS-Patienten wurde eine erhöhte intestinale Permeabilität beobachtet [118].

Häufige gastrointestinale (GI) Symptome scheinen mit Verhaltensproblemen bei Kindern mit ASS in Zusammenhang zu stehen. Verhaltensauffälligkeiten wie sozialer Rückzug, Reizbarkeit, Hyperaktivität, Stereotypien und unangemessene Sprache treten bei Kindern mit ASS und häufigen GI-Beschwerden häufiger auf als bei Kindern mit ASS ohne häufige GI-Beschwerden [120].

Bakterielle und virale Infektionen
Es gibt einige Forschungsergebnisse, die darauf hindeuten, dass chronische virale und bakterielle Infektionen dem bei ASS-Patienten beobachteten chronisch-entzündlichen Status zugrunde liegen könnten. Beispielsweise wurden bestimmte Viren und Bakterien mit der hohen Inzidenz von GI-Problemen bei ASS in Verbindung gebracht [93]. Personen mit ASS und GI-Störungen weisen signifikant höhere Zahlen potenzieller bakterieller Pathogene auf, darunter verschiedene *Clostridia*-Arten *(C. bolteae, C. histolyticum, C. perfringens)* und *Sutterella*-Arten, sowie signifikant niedrigere Spiegel von *Bifidobacterium* [23, 120]. Von Bakterien produzierte Toxine können zur Darmdysbiose beitragen [120].

Darüber hinaus wurden bei Kindern mit ASS eine verringerte mikrobielle Diversität im Darm und eine chronische periphere niedriggradige Entzündung festgestellt, zusammen mit erhöhten Spiegeln von TNF-α, TGF-β und anderen Immunfaktoren [121].

Darmintegrität

Die Bedeutung der Darm-Hirn-Achse für die Gesundheit ist mittlerweile gut belegt. Darmmikroben kommunizieren mit dem ZNS über mindestens drei parallele und interagierende Kanäle, die nervöse, endokrine und immunologische Signalmechanismen umfassen [122]. Im Gehirn von ASS-Patienten findet sich oft eine veränderte Expression von Genen, die mit der Integrität der Blut-Hirn-Schranke assoziiert sind, verbunden mit erhöhter Neuroinflammation und möglicherweise beeinträchtigter Integrität der Darmbarriere. Claudine (CLDNs) sind eine Familie von Proteinen, die Bestandteile der Tight Junctions (zusammen mit Occludin) sind. In postmortalen Proben des zerebralen Kortex und des Kleinhirns sowie in Duodenalbiopsien von ASS-Patienten wurde festgestellt, dass 75 % der analysierten ASS-Proben eine verminderte Expression von barrierebildenden Tight-Junction-Komponenten (CLDN-1, OCLN, TRIC) aufwiesen, während 66 % erhöhte Werte von porenbildenden CLDNs (CLDN-2, CLDN-10, CLDN-15) im Vergleich zu Kontrollen zeigten [123].

Multimodaler Therapieansatz

Es häufen sich Hinweise darauf, dass gastrointestinale Symptome und ASS-assoziierte Symptome durch einen multimodalen Ansatz modifizierbar sein könnten. Eine offene Studie mit 18 ASS-Patienten zur Mikrobiota-Transfer-Therapie (MTT), die Antibiotika, eine Darmreinigung, einen Magensäurehemmer und eine fäkale Mikrobiotatransplantation umfasste, zeigte signifikante Verbesserungen der gastrointestinalen Symptome, der autismusbezogenen Symptome und der Darmmikrobiota unmittelbar und bis zu 2 Jahre nach der Behandlung, wobei die autismusbezogenen Symptome nach Behandlungsende sogar noch länger verbessert waren [124].

Nachdem wir nun viele der verschiedenen möglichen Pathomechanismen, die ASS zugrunde liegen, betrachtet haben, wollen wir nun untersuchen, wie das Endocannabinoidsystem, ein zentrales neuroregulatorisches System des Körpers, ebenfalls involviert ist.

Das Endocannabinoidsystem in der Pathologie des ASS

Eine Dysregulation des Endocannabinoidsystems (ECS) ist an der Ätiologie und Pathogenese des ASS beteiligt. Ein Großteil der Forschung stammt aus Tierstudien.

Indirekte Hinweise auf die Beteiligung des ECS bei ASS ergeben sich aus seiner Rolle bei der Regulation vieler der bei ASS veränderten Prozesse, darunter soziale Interaktionen, Emotionen, Kognition, Lernen, Gedächtnis, zirkadiane Rhythmen, Anfälligkeit für Krampfanfälle und Nozizeption [44, 98]. Wie wir in früheren Kapiteln gesehen haben, spielt das ECS eine wichtige Rolle in der neuronalen Entwicklung und ist ein zentraler Regulator der synaptischen Plastizität [45]. Wir wissen auch, dass Störungen der neuronalen Entwicklung offenbar ASS zugrunde liegen. Das ECS ist an der Modulation vieler zellulärer Funktionen und molekularer Signalwege beteiligt, die bei ASS verändert sind, darunter ein Ungleichgewicht der GABAergen und glutamatergen Transmission, oxidativer Stress, Entzündung, veränderter Energiestoffwechsel und Immundysregulation. Genetische und Umweltfaktoren können ebenfalls das ECS beeinflussen. Evidenz aus Tier- und Humanstudien legt nahe, dass das ECS insbesondere an vier Schlüsselaspekten des ASS beteiligt ist: neuronale Entwicklung, Reaktion auf soziale Belohnung, Angst und Veränderungen des zirkadianen Rhythmus [1].

In diesem Abschnitt werden wir einige der Wege diskutieren, auf denen das ECS an der Regulation einiger der für ASS charakteristischen Verhaltensaspekte beteiligt ist und wie eine Dysregulation des ECS an der Pathogenese des ASS beteiligt sein könnte. Die Themen Angst und Schlafstörungen wurden bereits in früheren Kapiteln behandelt.

ECS und Regulation der Neurotransmitterexzitation und -inhibition bei ASS

Nach Zamberletti et al. [98] ist es angesichts der Rolle, welche die CB1-Rezeptorsignalisierung bei der synaptischen Plastizität sowohl an exzitatorischen als auch inhibitorischen Synapsen sowie bei der Regulation der Reifung exzitatorischer und inhibitorischer Neuronen spielt, vorstellbar, dass eine Dysfunktion des ECS durch ein Ungleichgewicht zwischen exzitatorischer und inhibitorischer Neurotransmission zur Entstehung von ASS beitragen könnte. Eine abnormale CB1-Rezeptorsignalisierung in frühen Stadien der Gehirnentwicklung könnte das optimale Gleichgewicht von Exzitation/Inhibition stören und die Anfälligkeit für ASS erhöhen [98].

Es gibt einige Hinweise darauf, dass Veränderungen der CB1-Rezeptoren an der Pathogenese des ASS beteiligt sind. So haben beispielsweise postmortale Studien verringerte CB1-Rezeptorspiegel gezeigt [84]. Zudem hat sich die Blockade des CB1-Rezeptors Tiermodellen des Fragilen-X-Syndroms als vorteilhaft für kognitive Defizite erwiesen [98].

Fragiles-X-Modell des ASS

Wie bereits erläutert, ist das Fragile-X-Syndrom (FXS) eine genetische Erkrankung, die durch Mutationen im Fmr1-Gen verursacht wird und eine der führenden monogenetischen Ursachen für ASS darstellt. Forschungsergebnisse deuten darauf hin, dass die Anomalien des FXS durch eine Dysregulation der ECS-Signalwege im zentralen Nervensystem, einschließlich einer verminderten Stimulation der Cannabinoidrezeptoren, bedingt sein könnten [83].

Fmr1-Knock-out-Mäuse werden als Tiermodell für FXS verwendet und zeigen Verhaltensweisen, die ASS beim Menschen nachahmen (Gedächtnisdefizite, Hyperaktivität, repetitive Verhaltensweisen, verändertes Sozialverhalten, Angst usw.). Zudem weisen sie abnorme dendritische Dornenfortsätze und eine veränderte glutaminerge und GABAerge Neurotransmission auf (was die Annahme stützt, dass FXS mit Defekten der exzitatorischen und inhibitorischen Neurotransmission einhergeht) [98]. Studien an Fmr1-Knock-out-Mäusen liefern Hinweise darauf, dass Veränderungen im ECS zu Symptomen des FXS beitragen können und dass eine Modulation der Endocannabinoidsignalisierung potenziell einige der Symptome des FXS adressieren könnte. So haben Experimente gezeigt, dass eine endocannabinoidvermittelte Langzeitdepression an exzitatorischen Synapsen im Vorderhirn von Fmr1-Knock-out-Mäusen auftritt und dass die Gabe eines MAGL-Inhibitors (der die 2-AG-Signalisierung verstärkt) diese Depression korrigieren und Hyperlokomotion sowie angstähnliche Reaktionen bei diesen Mäusen verbessern konnte. Weitere Experimente an Fmr1-Knock-out-Mäusen zeigten, dass die Verstärkung der AEA-Signalisierung durch Blockade von FAAH soziale Beeinträchtigungen umkehrte und aversives Gedächtnis sowie angstähnliches Verhalten verbesserte. Siehe Zamberletti et al. [98] für eine Diskussion der einzelnen Studien. Solche Studien zeigen das Potenzial einer gezielten Beeinflussung der Endocannabinoidsignalisierung zur positiven Beeinflussung von ASS-ähnlichen Verhaltensweisen.

Abnormale Endocannabinoidsignalisierung bei ASS

Es gibt Hinweise auf eine abnormale Endocannabinoidsignalisierung bei ASS. Dies könnte mit einem niedrigeren Endocannabinoidtonus sowie mit einer durch Oxytocin gesteuerten AEA-Signalisierung zusammenhängen.

Niedriger Endocannabinoidtonus bei ASS

Mehrere Tiermodelle stützen die Annahme, dass ein reduzierter Endocannabinoidtonus an der Pathogenese von ASS beteiligt ist, wobei die Aktivierung des ECS autistische Symptome umkehren konnte [125]. Nagetiermodelle für ASS deuten darauf hin, dass eine veränderte AEA-Signalisierung zu den Kommunikations- und Sozialdefiziten beitragen kann, die ASS kennzeichnen, und stützen die Annahme, dass die Fettsäureamidhydrolase (FAAH, das Enzym, das AEA abbaut) an der Regulation sozialer Verhaltensdefizite beteiligt ist [98]. In verschiedenen Tiermodellen für ASS scheint die Verstärkung der AEA-Signalisierung durch Hemmung ihres Abbaus prosoziale Effekte zu fördern [98].

Bei Kindern hat die Analyse von Blutproben gezeigt, dass diejenigen mit niedrigeren AEA-Spiegeln signifikant häufiger an ASS erkrankt waren und dass die AEA-Konzentrationen bei ASS signifikant niedriger waren als bei Kontrollkindern [126]. In einer weiteren Studie wurden bei Kindern mit ASS im Vergleich zu gesunden Kindern niedrigere Plasmaspiegel von AEA und zwei ECS-bezogenen Verbindungen, N-Palmitoylethanolamid (PEA) und N-Oleoylethanolamid (OEA), festgestellt [45]. Auch die Plasmaspiegel von mehrfach ungesättigten Fettsäuren, Bestandteilen von Endocannabinoiden und endocannabinoidähnlichen Substanzen, wurden bei Patienten mit ASS als niedriger beschrieben [127]. Eine systematische Übersichtsarbeit ergab, dass im Vergleich zu normal entwickelten Kindern ASS mit signifikant niedrigeren Spiegeln von Docosahexaensäure (DHA), Eicosapentaensäure und Arachidonsäure sowie mit einem höheren Verhältnis von mehrfach ungesättigten Omega-6- zu mehrfach ungesättigten Omega-3-Fettsäuren (PUFAs) assoziiert war [127].

In einer Studie wurden Frauen, die bereits ein Kind mit ASS hatten und schwanger waren oder eine Schwangerschaft planten, und die nachfolgenden Kinder dieser Frauen über 36 Monate hinweg beobachtet. Die Studie ergab, dass Mütter, die in der zweiten Hälfte der Schwangerschaft eine größere Gesamtmenge an Omega-3-Fettsäuren zu sich nahmen, eine deutlich geringere Wahrscheinlichkeit (um 40 % reduziert) hatten, ein Kind mit ASS zu bekommen (RR 0,6, 95 %-KI 0,3–0,98). Es wurden keine signifikanten Zusammenhänge zwischen den mütterlichen Plasmakonzentrationen von PUFA-Subtypen im dritten Trimester und dem Risiko für ASS gefunden, aber höhere Plasmaspiegel von Eicosapentaensäure und Docosahexaensäure waren mit einem geringeren Risiko für eine nicht typische Entwicklung assoziiert (RR 0,47–0,88) [128].

Dies ist ein wichtiger Punkt, auf den wir immer wieder zurückkommen: Die Ernährung ist bei jeder Erkrankung von großer Bedeutung, und wir wissen, dass die typische westliche Ernährung ein Verhältnis aufweist, das stark zugunsten von mehrfach ungesättigten Omega-6-Fettsäuren gegenüber mehrfach ungesättigten Omega-3-Fettsäuren verschoben ist.

Es gibt weitere Hinweise darauf, dass sekundär abnormale Endocannabinoidsignalisierung zu ASS beitragen könnte [51]. Wir sind zum Beispiel bereits auf Neuroligin-3 gestoßen und wissen, dass Neuroligine mit Neurexinen binden, um die Synapsenbildung zu erleichtern. Neuroligin-3 ist für die tonische Sekretion von AEA und 2-AG erforderlich. Aaus Mausexperimenten wissen wir zudem, dass Mutationen in Neuroligin-3 mit ASS in Verbindung stehen [129]. All dies stützt die Annahme der Beteiligung einer gestörten Endocannabinoidsignalisierung bei ASS.

AEA- und Oxytocinsignalisierung

Es wird angenommen, dass das Neuropeptid Oxytocin und das Peptid Arginin-Vasopressin eine Rolle in der Ätiologie von ASS spielen, insbesondere im Zusammenhang mit den sozialen Beeinträchtigungen bei ASS [4]. Oxytocin fördert soziale Bindung, und soziale Belohnung wird durch die oxytocinabhängige Aktivierung des ECS im Nucleus accumbens reguliert (von dem wir wissen, dass er ein zentrales Belohnungszentrum des Gehirns ist) [51]. Oxytocin stimuliert die Freisetzung von AEA im Nucleus accumbens, wobei die AEA-vermittelte Signalisierung für die prosozialen Effekte von Oxytocin erforderlich ist [130]. Forschungen deuten auf eine defekte, durch Oxytocin gesteuerte AEA-Signalisierung bei ASS hin [51, 98, 130].

Erhöhte AEA-Spiegel (durch FAAH-Blockade), die an CB1-Rezeptoren wirken, kehrten die mit ASS verbundenen sozialen Beeinträchtigungen in zwei verschiedenen Mausmodellen für ASS um, was unabhängig von jeglicher anxiolytischer Wirkung war [51]. Die Forscher schlossen daraus, dass FAAH ein neuartiges Ziel für ASS sein könnte [51]. Die Verabreichung von Oxytocin an ASS-Patienten kann die Verarbeitung sozialer Verhaltensweisen verbessern, die emotionale Erkennung fördern, die soziale Interaktion stärken, repetitive Verhaltensweisen verringern und den Blickkontakt erhöhen [4, 131].

Forschungen an Ratten zeigen ebenfalls, dass Oleoylethanolamid (OEA), eine der endocannabinoidähnlichen Substanzen in unserem Körper, die normale Dichte der Oxytocinrezeptoren im Striatum wiederherstellte, einen Anstieg der Oxytocin-mRNA-Spiegel im paraventrikulären Nukleus induzierte und die mRNA-Spiegel des Corticotropin-Releasing-Faktors (CRF) in der zentralen Amygdala senkte [132].

ECS und Regulation des Sozialverhaltens

Beobachtungen des menschlichen Verhaltens stützen die Annahme, dass das ECS das Sozialverhalten beeinflusst – beispielsweise führt eine akute Intoxikation mit Cannabis häufig zu weniger feindseligen Gefühlen, einem stärkeren Gefühl der Verbundenheit und Empathie sowie zu mehr Interaktion mit anderen [133, 134]. Allerdings liefern vor allem tierexperimentelle Studien Hinweise auf die Beteiligung des ECS an der Regulation vieler Verhaltensaspekte von ASS wie des Sozialverhaltens und darauf, dass eine Dysfunktion des ECS vielen Verhaltensaspekten von ASS zugrunde liegen könnte.

Endocannabinoide sind zentrale Modulatoren sozioemotionaler Reaktionen, von denen wir wissen, dass sie bei ASS gestört sind [44]. Studien an Nagetieren zeigen, dass das ECS emotionale Reaktionen, Verhaltensreaktionen auf Kontextreize und soziale Interaktionen steuert, wobei AEA offenbar eine besondere Rolle spielt [1, 135–137]. In einer Studie beispielsweise durften jugendliche Ratten unter zwei verschiedenen Bedingungen mit einer anderen Ratte interagieren – einmal mit einem vertrauten Sozialpartner und einmal mit einem nicht vertrauten Sozialpartner. Die nicht vertraute soziale Begegnung führte zu einem signifikanten Anstieg der AEA-Spiegel in der Striatumregion (aber nicht in anderen Hirnregionen) im Vergleich zu nicht sozialen Kontrollen und Ratten, die einem vertrauten Partner ausgesetzt waren. Es wurden keine Veränderungen bei FAAH oder 2-AG festgestellt. Die Autoren schlossen daraus, dass die AEA-Spiegel im Striatum für die emotionale Erregung infolge einer nicht vertrauten sozialen Begegnung wichtig sind und vermutlich eine Rolle bei der Bewältigung neuer sozialer Kontexte spielen [135].

Eine weitere Studie an Ratten zeigte, dass FAAH an der Regulation sozialer Defizite beteiligt ist und dass die Hemmung von FAAH die sozialen Verhaltensdefizite bei männlichen Ratten, die pränatal Valproat ausgesetzt waren, abschwächen konnte, dieser Effekt jedoch bei weiblichen Ratten nicht reproduziert werden konnte [138]. Es wurde bereits zuvor gezeigt, dass eine pränatale Valproatexposition mit Veränderungen des ECS im Rattengehirn assoziiert ist, wobei in einem früheren Experiment unmittelbar nach sozialer Exposition erhöhte Gewebespiegel von AEA, Palmitoylethanolamid (PEA) und Oleoylethanolamid (OEA) im Hippocampus von pränatal mit VPA exponierten Ratten festgestellt wurden [139] (siehe späteres Unterkapitel zu Umwelttoxinen, Endocannabinoidsystem und ASS).

Wie von Aran et al. [45] hervorgehoben, haben Studien gezeigt, dass CB1-Rezeptoren und ihre Liganden AEA und 2-AG das soziale Spielverhalten und die Angst bei Tieren [140–142] und beim Menschen [143, 144] regulieren. Studien an Ratten haben wichtige Hirnregionen identifiziert, die als Wirkorte von Cannabinoiden bei der Modulation von Belohnung und Sozialverhalten dienen. So zeigte eine Rattenstudie, dass das Sozialspiel die AEA-Spiegel in der Amygdala und im Nucleus accumbens erhöhte, während im präfrontalen Kortex oder Hippocampus keine Veränderungen festgestellt wurden. Die Blockade des AEA-Abbaus steigerte das soziale Spielverhalten. Der AEA-Hydrolysehemmer wurde in verschiedene Hirnareale injiziert und die Auswirkung auf das Sozialverhalten beobachtet. Es zeigte sich, dass eine verstärkte AEA-Signalisierung in der Amygdala und im Nucleus accumbens das Sozialspiel erhöht und dass die basolaterale Amygdala ein zentraler Wirkort für die endocannabinoide Modulation der Belohnungskomponente sozialer Interaktionen ist [142].

Eine weitere Studie verwendete ein spezielles Mausmodell für Autismus, bei dem die Mäuse ein Ungleichgewicht zwischen exzitatorischer und inhibitorischer synaptischer Aktivität im Hippocampus und somatosensorischen Kortex aufweisen und eine erhöhte Aggressivität zeigen. Da bekannt ist, dass die Amygdala eine Rolle bei der Modulation aggressiven Verhaltens spielt, untersuchten die Autoren die Aktivität in der basolateralen Amygdala und stellten fest, dass diese Mäuse auch eine erhöhte Amplitude exzitatorischer Ströme und eine verringerte Amplitude postsynaptischer inhibitorischer Ströme aufwiesen. Mäuse, denen ein CB1-Rezeptoragonist verabreicht wurde, zeigten ein reduziertes aggressives Verhalten, was darauf hindeutet, dass CB1-Rezeptoragonisten vielversprechende therapeutische Ziele zur Reduktion von Aggression sein könnten [145].

Diese Studien an Nagetiermodellen für ASS liefern Hinweise auf die Beteiligung des ECS in verschiedenen Schlüsselregionen des Gehirns, die mit sozialen Verhaltensaspekten von ASS assoziiert sind, sowie auf Veränderungen der synaptischen Aktivität.

Für einige der bei ASS beobachteten sozialen Verhaltensanomalien könnte es eine genetische Grundlage geben. Im Folgenden werden wir die Belege hierfür untersuchen.

Genetische Veränderungen, das Endocannabinoidsystem und ASS

Es könnte eine genetische Grundlage für einige der bei ASS beobachteten sozialen Verhaltensanomalien geben, die das ECS einbezieht. Das Striatum ist eine

Schlüsselregion des Gehirns, die an der Belohnungsverarbeitung und der Steuerung des Blickverhaltens beteiligt ist. Das ECS ist an der Funktion des striatalen Schaltkreises beteiligt und arbeitet dabei mit dem mesolimbischen dopaminergen System zusammen. Tier- und Humanstudien zeigen eine hohe Expression von CNR1 im Striatum sowie im Nucleus caudatus, Putamen, Globus pallidus internus, der Substantia nigra und der Schale des Nucleus accumbens, wobei angenommen wird, dass dieses Gen die Freisetzung von Dopamin im Striatum über Mechanismen moduliert, die GABAerge und glutamaterge Synapsen einbeziehen. Der Hauptmechanismus der Belohnungscodierung ist die phasische Dopaminfreisetzung aus dem Striatum [146].

Variationen im CNR1-Gen könnten atypische Reaktionen auf soziale Belohnungen bei ASS zugrunde liegen [1]. Menschen schauen im Allgemeinen länger auf belohnende Reize wie z. B. fröhliche Gesichter, Personen mit ASS weisen jedoch häufig ein abweichendes Blickverhalten auf. Neuroimaging-Studien am Menschen [147, 148] und Untersuchungen der Augenbewegungen [146] zeigten Zusammenhänge zwischen Polymorphismen im CNR1-Gen und sozialem Blickverhalten sowie der Reaktion auf soziale Belohnungen, was Hinweise darauf liefert, dass Veränderungen der CB1-Rezeptoren zu Defiziten in der Verarbeitung sozialer Belohnungen bei ASS beitragen könnten [98]. In einer Studie wurden die Blickmuster von 30 Personen aus der Allgemeinbevölkerung gemessen, die bewegte emotionale Gesichtsausdrücke auf einem Bildschirm betrachteten. Es zeigte sich, dass bestimmte SNPs im CNR1-Gen bei ASS mit Unterschieden in der Blickdauer auf fröhliche, nicht aber auf angeekelte Gesichter assoziiert waren. Funktionelle MRTs zeigten, dass die Allelgruppen, die mit einer stärkeren striatalen Reaktion auf fröhliche Gesichter assoziiert waren, auch mit einer längeren Blickdauer verbunden waren. Solche Studien liefern Hinweise darauf, dass das CNR1-Gen an der Verarbeitung sozialer Belohnungen beteiligt ist, was bei ASS beeinträchtigt ist [146].

Mutationen in Neuroliginen und Endocannabinoidsignalisierung bei Autismus

Forschungen zeigen, dass mehrere Gene, darunter solche, die für Neuroligine und Neurexine codieren (die, wie bereits in einem früheren Abschnitt erwähnt, an der Synapsenbildung beteiligt sind), mit ASS assoziiert sind [1, 87]. Mehr als 30 Mutationen im Neuroligin-Gen wurden beim Menschen mit ASS in Verbindung gebracht [129]. Dazu gehören eine Punktmutation im Neuroligin-3 (NL3) (die R451-Substitution) und eine NL3-Deletion [129]. Studien an Mäusen zeigen, dass diese beiden autismusassoziierten Mutationen in Neuroligin-3 mit Defiziten im Sozialverhalten und gestörter tonischer Endocannabinoidsignalisierung verbunden sind [129, 149]. Es wurde nachgewiesen, dass Neuroligin-3 für die tonische Endocannabinoidsignalisierung essenziell ist und dass beide Mutationen (R451C-Substitution und NL3-Deletion) die tonische, nicht aber die phasische Endocannabinoidsignalisierung beeinträchtigen [129]. Da sowohl die R451C-Substitution als auch die NL3-Deletion mit ASS assoziiert sind, stützt dies die Annahme einer Beteiligung der Endocannabinoidsignalisierung bei ASS [129].

ECS, Regulation des Immunsystems, Entzündung und ASS

Das ECS fungiert als ein zentraler Regulator des Immunsystems über CB2-Rezeptoren, die stark auf Makrophagen und Mikrogliazellen exprimiert werden [49]. Es ist bekannt, dass Veränderungen des Immunsystems, die mit ASS assoziiert sind, Veränderungen in den Reaktionen von Makrophagen und Monozyten sowie erhöhte Spiegel proinflammatorischer Zytokine umfassen und dass diese Veränderungen durch eine Dysfunktion des ECS vermittelt werden [150]. Das ECS ist daher ein potenzielles therapeutisches Ziel für die Behandlung von ASS [150].

Das ECS könnte ASS-Symptome modulieren, indem es mit Zellen des Immunsystems interagiert. Beispielsweise wurde festgestellt, dass CB2-Rezeptoren (nicht aber CB1-Rezeptoren) in peripheren mononukleären Blutzellen bei Kindern mit ASS [151] und in aus Blutmonozyten gewonnenen Makrophagenzellen bei Patienten mit ASS [49] hochreguliert sind. Die gleichzeitige Hochregulation von CB2-Rezeptoren und Herunterregulation von NAPE-PLD in dieser Art von Immunzellen liefert Hinweise auf eine Vermittlung immunvermittelter Veränderungen durch das ECS bei ASS [152] und stützt die Theorie, dass das ECS eine Rolle bei den immunologischen Dysfunktionen im Zusammenhang mit ASS spielen könnte [98]. Angesichts der potenziellen Rolle von Entzündungen bei ASS (wie zuvor ausführlich erörtert) könnte die Zunahme der CB2-Expression tatsächlich kompensatorisch sein und den bei ASS beteiligten proinflammatorischen Reaktionen entgegenwirken [1].

Umwelttoxine, das Endocannabinoidsystem und ASS

Eine pränatale Valproat-(VPA)-Exposition ist mit Veränderungen im ECS des Gehirns assoziiert, was die Hypothese stützt, dass eine Endocannabinoiddysfunktion den bei ASS beobachteten Verhaltensauffälligkeiten zugrunde liegen könnte. Studien an Ratten helfen, einige der auftretenden Veränderungen zu verstehen. Pränatale VPA-Exposition bei Ratten war mit ASS-ähnlichem Verhalten während der Adoleszenz verbunden. Sie war außerdem mit einer Reduktion der DAGL-α- und MAGL-Expression im Hippocampus und Kleinhirn, einer verminderten PPAR-α- und GPR55-mRNA-Expression im Frontalkortex sowie einer verminderten PPAR-γ- und GPR55-mRNA-Expression im Hippocampus assoziiert. Es wurden keine Veränderungen in der Genexpression von CB1- oder CB2-Rezeptoren im Frontalkortex, Hippocampus oder Kleinhirn bei VPA-exponierten Mäusen im Vergleich zu Kontrollmäusen festgestellt.

Nach der Exposition VPA-exponierter Ratten gegenüber einem Soziabilitätstest wurden die 2-AG-Spiegel nicht verändert, aber die AEA-, OEA- und PEA-Spiegel im Hippocampus waren erhöht [139]. PPAR-α, PPAR-γ und GPR55 werden als Teil des Endocannabinoidoms betrachtet [153]. Solche Befunde deuten darauf hin, dass bei jugendlichen Ratten, die pränatal VPA ausgesetzt waren, Veränderungen im ECS einigen der gezeigten ASS-ähnlichen Verhaltensweisen zugrunde liegen könnten [139].

Es gibt viele weitere Umweltgifte, die an der Ätiologie und Pathogenese von ASS beteiligt sind, und man kann vermuten, dass diese wahrscheinlich ebenfalls das ECS beeinflussen, insbesondere wenn solche Toxine als Neurotoxine bekannt sind.

ECS, der Darm und gastrointestinale Erkrankungen bei ASS

Der Darm steht in enger Wechselwirkung mit unserem Gehirn. Tatsächlich wird er oft als zweites Gehirn bezeichnet. Es wäre daher keineswegs überraschend, wenn die Beteiligung des ECS an ASS auch Mechanismen umfassen würde, die den Darm betreffen (sowie direkte Effekte auf das Gehirn und andere Bereiche).

Wie wir zuvor gesehen haben, kann die Darmmikrobiota wichtige neuroentwicklungsbezogene Prozesse wie Neurogenese, Myelinisierung, Gliazellfunktion, synaptisches Pruning und die Durchlässigkeit der Blut-Hirn-Schranke modulieren [118]. Wir wissen auch, dass bei ASS eine höhere Prävalenz von darmbezogenen Erkrankungen besteht, dass Kinder mit ASS einen veränderten Stoffwechsel und eine veränderte Absorption von Disacchariden im Darm aufweisen und dass bei ASS-Patienten eine erhöhte intestinale Permeabilität festgestellt wurde [118].

Das ECS ist an der Darmphysiologie beteiligt, indem es die Magenentleerung, die gastrointestinale Motilität und Entzündungsprozesse moduliert. Eine chronische Aktivierung des ECS führt zu schweren Stoffwechselstörungen wie Glukoseintoleranz, Infiltration von Makrophagen und Lipidakkumulation in der Muskulatur. Es wurde auch vorgeschlagen, dass die Darmmikrobiota die Spiegel von Endocannabinoiden im Darm und Fettgewebe kontrolliert. Darüber hinaus wurden Mikrobiota und Endocannabinoide mit der Integrität des Darms in Verbindung gebracht. Eine Veränderung der Darmmikrobiota durch fettreiche Ernährung, Präbiotika, Probiotika oder Antibiotika beeinflusst die Expression von CNR1 (dem Gen, das für den CB1-Rezeptor codiert) im Darm. Es wurde außerdem vorgeschlagen, dass das ECS die Darmbarrierefunktion, die Darmpermeabilität und die metabolische Endotoxämie bei Adipositas und Diabetes über einen CB1-abhängigen Mechanismus steuert, da Antagonisten von CB1 die Darmpermeabilität verringern und als „Gatekeeper" fungieren [154].

Endocannabinoidsystem und Komorbiditäten von ASS

Schließlich wird die Beteiligung des ECS an ASS auch durch die Tatsache gestützt, dass das ECS an vielen der Komorbiditäten von ASS beteiligt ist, darunter Epilepsie/Krampfanfälle, Angststörungen und Schlafstörungen [1]. Das ECS ist an der Regulation der zirkadianen Rhythmen beteiligt [155], und ASS ist mit atypischen Schlafmustern und zirkadianen Rhythmen assoziiert [156]. Das ECS reguliert zudem unsere Stressreaktionen und Emotionen, einschließlich Angst, wie in Kap. 5 erörtert.

Wie CBD bei der Autismus-Spektrum-Störung wirken könnte

CBD hat mehrere potenzielle Angriffspunkte, die für seine Anwendung bei der Behandlung von ASS relevant sein könnten:

- Wirkungen auf Glutamat und GABA
- Neurogene Effekte
- Entzündungshemmende Wirkungen
- Verbesserung der mitochondrialen Funktion
- Regulation von mTOR
- Wirkungen auf das ECS, einschließlich der Erhöhung des Endocannabinoidtonus
- Wiederherstellung der gastrointestinalen Funktion
- Maßnahmen zur Reduktion von Komorbiditäten bei ASS, einschließlich Angst

Wirkungen von CBD auf Glutamat und GABA

Die Wirkungen von CBD auf Glutamat und GABA könnten bei ASS von Bedeutung sein, da bei ASS ein Ungleichgewicht zwischen der Erregung und Hemmung der glutamatergen und GABAergen Signalübertragung in verschiedenen Hirnstrukturen nachgewiesen wurde [13, 98]. Tierexperimentelle Studien zeigen, dass CBD dazu beiträgt, die exzitatorischen Glutamat- und inhibitorischen Gamma-Aminobuttersäure-(GABA)-Spiegel im Gehirn zu regulieren, auch in Hirnregionen wie den Basalganglien und dem dorsomedialen präfrontalen Kortex (DMPFC), die mit ASS in Verbindung stehen, und dadurch Signalwege beeinflusst [13]. CBD kann die Glutamat- und GABA-Neurotransmission im gesamten Gehirn durch Agonismus am Transient-Receptor-Potential-Vanilloid-Typ-1-Kanal (TRPV1) erleichtern und könnte insbesondere in den Basalganglien die GABAerge Transmission durch Antagonismus am GPR55 erhöhen [13]. Es wird zudem angenommen, dass CBD als Agonist an präfrontalen 5-HT_{1A}-Rezeptoren wirkt und dadurch die Glutamat- und GABA-Übertragung hemmt [13].

In einer Studie wurde mittels Magnetresonanzspektroskopie an 34 Erwachsenen (17 mit ASS, 17 neurotypisch) nach einer Einzeldosis CBD (600 mg) oder Placebo geforscht. CBD erhöhte den subkortikalen, aber verringerte den kortikalen (exzitatorischen) Glutamatspiegel in beiden Gruppen. CBD erhöhte die (inhibitorischen) GABA-Spiegel in den Basalganglien und im DMPFC bei neurotypischen Personen, senkte jedoch die GABA-Spiegel in diesen Arealen bei autistischen Erwachsenen. Somit scheint CBD die Glutamat-GABA-Systeme zu modulieren, wobei die präfrontalen GABA-Systeme bei ASS unterschiedlich reagieren [13].

Mögliche neurogene Effekte von CBD

Forschungen haben gezeigt, dass eine Erhöhung der AEA-Spiegel die Neurogenese im Gehirn steigern und dysfunktionale Neuronen ersetzen kann [150, 157]. In einer Studie an Mäusen wurde gezeigt, dass CBD die AEA-Spiegel im Hippocampus erhöht und die Neurogenese bei chronisch gestressten Mäusen steigert [158]. Es wird die Hypothese aufgestellt, dass neue Neuronen, die vom Hippocampus zum Kortex migrieren, möglicherweise allmählich die Symptome von ASS verbessern könnten, sofern sie bei ihrer Migration den entsprechenden endocannabinoiden Gradienten folgen [150].

Es ist zudem bekannt, dass ASS mit veränderten BDNF-Spiegeln assoziiert ist, wobei einige Studien erhöhte, andere erniedrigte Werte fanden; eine Studie legt nahe, dass niedrigere BDNF-Spiegel auf eine Beeinträchtigung neuroprotektiver Mechanismen und höhere Spiegel auf eine ausgeprägte Schutzreaktion hindeuten könnten [67]. Eine Tierstudie zeigte, dass CBD rasche, anhaltende antidepressiv wirkende Effekte induzieren kann, die mit erhöhten BDNF-Spiegeln im mPFC und Hippocampus einhergingen. Der antidepressiv wirkende Effekt schien mit schnellen Veränderungen der synaptischen Plastizität im mPFC assoziiert und wurde über die Aktivierung des BDNF-Trk-Signalwegs vermittelt [159]. Ob dies für ASS relevant ist, ist unbekannt; da Depression jedoch eine Komorbidität von ASS darstellt, lässt sich zumindest ein Mechanismus erkennen, über den CBD einen der pathomechanistischen Faktoren der Depression adressieren könnte.

Entzündungshemmende Wirkung von CBD

Die entzündungshemmenden Wirkungen von CBD dürften angesichts der Hinweise auf eine Beteiligung von Entzündungsprozessen bei der Behandlung von ASS relevant sein. Mehrere Studien haben die entzündungshemmenden und antioxidativen Effekte von CBD in neuroinflammatorischen Modellen nachgewiesen. Beispielsweise verhinderte eine kurzfristige CBD-Behandlung bei Mäusen nach beidseitiger Okklusion der Karotisarterien die kognitiven und emotionalen Beeinträchtigungen, schwächte die hippocampale Neurodegeneration und die Schädigung der weißen Substanz ab und reduzierte die durch die Verletzung ausgelöste Gliaantwort [160]. In einer weiteren Mausstudie verringerte CBD die durch LPS induzierte Zellmargination, beeinträchtigte die Integrität der Blut-Hirn-Schranke und reduzierte die Expression der Entzündungszytokine COX-2, TNF-α und iNOS [161]. CBD schützt zudem Oligodendrozytenvorläuferzellen (OVZ) vor entzündungsinduzierter Apoptose, indem es den Stress des endoplasmatischen Retikulums durch die Verringerung der Caspase-3-Induktion abschwächt – über Mechanismen, die nicht CB1-, CB2-, TRPV1- oder PPAR-γ-Rezeptoren involvieren. Die überlebensfördernde Wirkung von CBD in OVZ ging mit einer verminderten Expression apoptotischer Effektoren und einer erhöhten Expression des antiapoptotischen Bcl-2 einher [162].

CBD und mitochondriale Funktion

Obwohl es nur wenige Studien zur Rolle der Mitochondrien bei ASS selbst gibt, ist bekannt, dass zwei grundlegende Determinanten für das Überleben und die Lebensfähigkeit von Neuronen unter pathologischen Bedingungen die Kalziumhomöostase und die Stoffwechselaktivität sind, die beide von der mitochondrialen Funktion abhängen [163]. In einer Studie, welche die Mechanismen untersuchte, durch die CBD neuroprotektive Effekte ausübt, wurde ein Sauerstoff-Glukose-Deprivations-/Reperfusionsmodell in einer Maus-Hippocampus-Neuronen-Zelllinie verwendet [164]. Die Studie ergab, dass die Wirkmechanismen von CBD die Abschwächung von oxidativem Stress, die Verbesserung der mitochondrialen Bioenergetik und die Modulation des Glukosestoffwechsels über den Pentosephosphatweg umfassten, wodurch sowohl der Energie- als auch der Redoxhaushalt erhalten blieb [164].

Weitere Studien sind erforderlich, um die potenzielle Rolle der Mitochondrien im Bereich der Neuroprotektion sowie bei der Reduktion von oxidativem Stress und Entzündung im Zusammenhang mit ASS besser zu verstehen.

Wirkungen auf den mTOR-Signalweg

Eine hyperaktive, mTOR-vermittelte Signalübertragung wurde bei einigen Formen von ASS nachgewiesen und könnte ein Ziel für pharmakologische Therapien darstellen [165]. CBD könnte potenziell mTOR als einen der Signalwege zur Verbesserung bei ASS regulieren. Derzeit liegen uns keine Studien vor, die CBD-Effekte auf ASS über den mTOR-Mechanismus diskutieren. Es gibt jedoch eine Reihe von Studien, die zeigen, dass CBD das mTOR-System bei anderen medizinischen Erkrankungen moduliert. Die Effekte von CBD sind häufig kontextabhängig in Bezug auf den Funktionszustand des Gewebes (z. B. normal oder kanzerös), den Gewebetyp (z. B. neuronal versus glial) oder die Region im Gehirn. In präklinischen Studien wurde gezeigt, dass CBD mTORC1 unterschiedlich reguliert, indem es dessen Aktivität bei Epilepsie und Krebs reduziert, während es mTORC1 in Modellen der Multiplen Sklerose (MS) und Psychose erhöht [166]. Bei Depressionen ist die Aktivierung des hippocampalen BDNF-TrkB-mTOR-Signalwegs essenziell für die Wirkung von Cannabidiol [167]. In Schizophreniestudien wirkte CBD antipsychotisch durch selektive Phosphorylierung des mTOR [168]. Interessanterweise stimuliert CBD in Neuronen die Autophagie, indem es die Kommunikation durch Aktivierung von ERK1/2 erleichtert und AKT unabhängig von mTORC1 unterdrückt [169]. Somit könnte CBD ASS zugutekommen, indem es mTOR/Autophagie in Richtung einer normaleren Funktion moduliert und diesen monogenen Defekt behebt.

Wirkungen von CBD auf das Endocannabinoidsystem

Verschiedene Tiermodelle von ASS zeigen, dass die Verstärkung der Anandamidsignalisierung durch Hemmung seines Abbaus zu prosozialen Effekten führt [51, 98]. Es ist bekannt, dass CBD den Abbau von Anandamid durch die Fettsäureamidhydrolase (FAAH) hemmen kann. Fettsäurebindende Proteine (FABPs) sind intrazelluläre Träger, die Anandamid zu FAAH transportieren. CBD kann an FABPs binden und dadurch den Abbau von Anandamid blockieren – dies gilt als ein Wirkmechanismus von CBD bei kindlicher Epilepsie, nämlich durch Erhöhung der Anandamidspiegel [170].

In einem Mausmodell der Dravet-Syndrom-Epilepsie wurden die günstigen Effekte von CBD auf die inhibitorische Neurotransmission durch einen Antagonisten von GPR55 nachgeahmt und aufgehoben, was die Behandlung von Epilepsie und autismusähnlichen Verhaltensweisen im Zusammenhang mit dem Dravet-Syndrom mit CBD unterstützt [171]. Es wurde gezeigt, dass CBD in einem Modell für ischämischen Schlaganfall die Permeabilitätsveränderungen an der Blut-Hirn-Schranke verhindert, vermittelt durch die Aktivierung von PPAR-γ- und $5\text{-}HT_{1A}$-Rezeptoren [172].

Untersuchungen an Mäusen haben ergeben, dass CBD die durch chronischen unvorhersehbaren Stress verursachten anxiogenen Effekte über Wirkungen auf das ECS abschwächt. Obwohl der Mechanismus nicht vollständig verstanden ist, scheint die Art und Weise, wie CBD die durch chronischen unvorhersehbaren Stress verursachten Verhaltensänderungen verhindert, wahrscheinlich auf der Förderung der endocannabinoiden Neurotransmission und der daraus resultierenden Aktivierung von CB_1/CB_2-Rezeptoren zu beruhen, wobei intrazelluläre/synaptische Proteine rekrutiert werden, die an Neurogenese und dendritischem Remodeling beteiligt sind [173]. Weitere In-vitro-Studien mit hippocampalen Vorläuferzellen zeigten, dass der anxiolytische Effekt einer chronischen CBD-Gabe bei gestressten Mäusen von der proneurogenen Wirkung im adulten Hippocampus durch Förderung der endocannabinoidvermittelten Signalübertragung abhängt [158].

Das Potenzial von CBD bei der Wiederherstellung des Gastrointestinaltrakts

Wie wir zuvor gelernt haben, sind gastrointestinale Störungen eine häufige Komorbidität bei ASS. Obwohl es bislang keine Humanstudien zur Wirkung von CBD auf den Darm bei ASS-Patienten gibt, existieren umfangreiche präklinische Daten, die auf einen potenziell signifikanten Nutzen von CBD für die Darmfunktion durch verschiedene Mechanismen hindeuten.

Forschungen zeigen, dass eine erhöhte intestinale Permeabilität, das sogenannte Leaky-Gut-Syndrom, mit chronisch-entzündlichen Darmerkrankungen (CED) [174] und dem Reizdarmsyndrom (RDS) [175] assoziiert ist. Bei CED kommt es zu einer Beeinträchtigung der mukosalen Barriere, einer erhöhten intestinalen

Permeabilität und einer immunologischen Reaktion, die Entzündungen fördert [174]. Auch bei RDS wurde eine erhöhte Darmpermeabilität mit einer niedriggradigen intestinalen Entzündung in Verbindung gebracht [176]. Mehrere präklinische Studien deuten darauf hin, dass CBD bei intestinalen Entzündungen schützend wirkt und GI-Entzündungen hemmt, indem es die Entzündungsreaktion und die Aktivierung enterischer Gliazellen kontrolliert und eine gesunde Darmbarriere aufrechterhält [177]. So konnte beispielsweise CBD in einem CaCo-2-Zellmodell die intestinale Barriere konzentrations- und CB1-abhängig wiederherstellen [178]. Insbesondere wirkten CBD und THC schützend gegenüber einer übermäßigen intestinalen Permeabilität, was darauf hindeutet, dass Cannabinoide eine wichtige Rolle bei der Behandlung entzündlicher Darmerkrankungen wie CED spielen könnten [178]. Sowohl CBD als auch PEA konnten die vermehrte Zytokinproduktion in menschlichem Kolongewebe (Explantaten) verhindern, wobei die Wirkung von CBD durch einen CB2-Rezeptorantagonisten und die von PEA durch einen PPAR-α-Antagonisten blockiert wurde. Beide zeigten sich in CED- und Appendizitisexplantaten als antiinflammatorisch [179] und demonstrieren damit ein vielversprechendes Potenzial bei der Behandlung entzündlicher Darmerkrankungen.

In Tiermodellen und bei Patienten mit Colitis ulcerosa ist eine Entzündung des Kolons mit erhöhten AEA-Spiegeln (aber nicht 2-AG) assoziiert, wobei dieser Anstieg ein physiologischer Versuch ist, die Entzündung zu kontrollieren. Wurde in einem Rattenmodell der Kolonentzündung ein AEA-Wiederaufnahmehemmer verabreicht, stiegen die AEA-Spiegel an und die Entzündung wurde gleichzeitig aufgehoben [180]. Da CBD potenziell den Abbau von AEA hemmen kann, könnte man vermuten, dass es ebenfalls nützlich sein könnte, die Kolonentzündung zu reduzieren, wie in dieser Studie mit einem AEA-Wiederaufnahmehemmer gezeigt wurde.

Darüber hinaus besitzt CBD signifikante antibakterielle Effekte gegen grampositive Streptokokken- und Staphylokokkenbakterien, einschließlich antibiotikaresistenter Stämme, sowie gegen Hepatitis-C-(HCV)- und Herpes-simplex-Viren (HSV) sowie einige Malariaparasiten [181]. Ferner ist CBD ein starker Inhibitor der Freisetzung von Mikrovesikeln aus gramnegativen Bakterien (Mikrovesikel sind ein Mechanismus, mit dem sich Bakterien vor der Wirtsabwehr und Antibiotika schützen und ihre Dominanz im Darm ausbauen) [182].

CBD könnte bei der Behandlung weiterer Komorbiditäten von ASS helfen

Untersuchungen am Menschen deuten darauf hin, dass CBD bei der Behandlung vieler Komorbiditäten von ASS wirksam sein könnte, darunter Angststörungen [183], Schlafstörungen [184], Epilepsie [185, 186], Suchtverhalten [185] sowie ADHS und Hyperaktivität [187, 188]. Wir haben bereits ausführlich erörtert, wie CBD zur Linderung von Angststörungen (Kap. 5) und Schlafstörungen (Kap. 8) beitragen kann.

Eine Studie an Erwachsenen mit ADHS zeigte, dass ein Cannabinoidspray (1:1-Verhältnis von THC:CBD) die Werte für Hyperaktivität, Impulsivität und Inhibition signifikant verbesserte, wobei keine signifikante Veränderung der kognitiven Leistungsfähigkeit festgestellt wurde [188].

Untersuchungen haben die Wirksamkeit eines CBD-angereicherten Öls bei Kindern mit therapieresistenter Epilepsie gezeigt, das die Anfallshäufigkeit bei 89 % der Patienten reduzierte [186]. Weitere Studien belegen die Wirksamkeit bei der Behandlung des Dravet-Syndroms und des Lennox-Gastaut-Syndroms, schwerer refraktärer Epilepsiesyndrome mit Beginn im frühen Kindesalter [189–194]. Eine systematische Übersichtsarbeit von vier RCTs mit 550 Patienten mit Lennox-Gastaut- und Dravet-Syndrom kam zu dem Schluss, dass eine Zusatztherapie mit CBD mit einer signifikanten Reduktion der Anfälle assoziiert war. Eine Abnahme der Anfallshäufigkeit aller Typen um mindestens 50 % trat bei 37 % der Patienten in der 20-mg/kg-Gruppe im Vergleich zu 21 % der mit Placebo behandelten Patienten auf (Risk Ratio [RR] 1,76, 95 %-KI 1,07–2,88). Unerwünschte Ereignisse traten bei 88 % der mit CBD behandelten Patienten im Vergleich zu 72 % der Patienten unter Placebo auf (RR 1,22, 95 %-KI 1,11–1,33) [192].

Kombination von CBD, Oxytocin und Melatonin

In Anbetracht der Überschneidung neuroendokriner Anomalien bei Melatonin, Oxytocin und dem Endocannabinoidsystem untersuchte eine Studie die Wirkung von Kombinationen dieser Substanzen bei ASS. Dreißig autistische Patienten wurden einer Therapie mit entweder Melatonin allein, Melatonin plus CBD oder Oxytocin plus Melatonin plus CBD zugeteilt und hinsichtlich Schlaf, Angst und sozialaffektiver Verbesserung bewertet. Bei den 12 Patienten mit Melatonin allein wurde die Angst um 25 % reduziert. Wurden alle drei Substanzen kombiniert, zeigte sich bei 83 % der Probanden eine Angstreduktion, wobei dies aufgrund der geringen Fallzahl nicht statistisch signifikant war. Die sozial-affektive Verbesserung war jedoch mit 67 % für den kombinierten Ansatz signifikant [195]. Dieser Ansatz stellt einen Paradigmenwechsel in der kombinierten Anwendung exogener Neurochemikalien zur Modulation der zugrunde liegenden gemeinsamen Ursachen von Autismus dar und könnte großes Potenzial besitzen.

Wissenschaftliche Evidenz zur Wirksamkeit: Medizinisches Cannabis in der Behandlung der Autismus-Spektrum-Störung

In diesem Abschnitt werden wir die Evidenz zur Wirksamkeit von medizinischem Cannabis und insbesondere Cannabidiol (CBD) bei der Behandlung von ASS untersuchen. Wir werden auch potenzielle Wirkmechanismen von CBD bei der Behandlung von ASS betrachten. Ein Großteil unseres Verständnisses der Wirkmechanismen stammt aus präklinischer Forschung mit Tiermodellen. Allerdings ist

ASS eine Erkrankung, die spezifisch beim Menschen auftritt, sodass Tiermodelle Einschränkungen aufweisen.

CBD hat mehrere potenzielle Angriffspunkte, darunter: Modulation des Endocannabinoidsystems einschließlich Hemmung von FAAH, inverser Agonismus am CB1-Rezeptor und Modulation des CB2-Rezeptors sowie unabhängige Wirkungen auf Glutamat und GABA, antiinflammatorische Effekte und die Reduktion von Komorbiditäten von ASS wie z. B. Angststörungen.

Es wurde die Hypothese aufgestellt, dass CBD einen therapeutischen Nutzen in der ASS-Behandlung bietet, indem es den Endocannabinoidtonus nach Hemmung der FAAH-Aktivität (und damit Erhöhung der AEA-Spiegel) steigert und dass es zudem fördernde Effekte auf die Anzahl der CB2-Rezeptoren in peripheren mononukleären Blutzellen haben und proinflammatorische Zytokine senken könnte [150].

Präklinische Forschung zu CBD

Tierstudien deuten darauf hin, dass CBD einen positiven Einfluss auf das Sozialverhalten haben könnte, was für ASS relevant ist. Die Behandlung mit CBD in einem Mausmodell des Dravet-Syndroms reduzierte effektiv Anfälle und ASS-ähnliche Verhaltensweisen [171]. In einem Rattenmodell der Schizophrenie zeigte CBD die Fähigkeit, durch MK-801 induzierten sozialen Rückzug zu hemmen [196], während in einem anderen Modell die chronische Gabe von CBD die durch pränatale Infektion verursachten Defizite in sozialer Interaktion und Kognition abschwächte [197]. In einer dritten Studie erhöhte eine niedrige Dosis (1 mg/kg) CBD die passive und die gesamte soziale Interaktion der Ratten, wobei die soziale Interaktion bei keiner Dosis von CBD verbessert wurde [198].

CBD wirkt agonistisch am 5-HT_{1A}-Rezeptor und teilt ähnliche Mechanismen mit Lithium, was auf eine potenzielle Rolle in der Behandlung von affektiven Störungen hindeutet [199]. Untersuchungen an Mäusen haben gezeigt, dass CBD Eigenschaften klassischer Antidepressiva aufweist [200]. Studien an Nagetieren haben zudem die anxiolytischen Effekte von CBD belegt, die in verschiedenen Experimenten mit anxiolytischen Medikamenten vergleichbar sind [201–205].

Fragiles-X-Syndrom

Wie wir zuvor erfahren haben, scheinen mehrere für das Fragile-X-Syndrom (FXS) charakteristische Auffälligkeiten auf einer Dysregulation des ECS im ZNS zu beruhen, die mit einer Reduktion der endocannabinoiden Signalübertragung einhergeht [83]. CBD scheint in der Lage zu sein, die Reduktion der endocannabinoiden Signalübertragung in Tiermodellen des FXS abzuschwächen. So führte beispielsweise in einem Mausmodell des FXS die Deletion von FMRP (Regulator der Translation von mRNAs, die an der synaptischen Plastizität beteiligt sind) zu einer Reduktion von 2-AG und damit zu einer verminderten CB1-Rezeptoraktivierung im ZNS [82]. Da CBD jedoch die Verfügbarkeit von 2-AG erhöhen kann [206], hat CBD das Potenzial, einen der gestörten Signalwege beim

FXS abzuschwächen [83]. Weitere Tierstudien haben gezeigt, dass eine Erhöhung der AEA-vermittelten Signalübertragung an CB1-Rezeptoren soziale Defizite beim FXS verbessern kann. Da CBD dafür bekannt ist, die AEA-Spiegel zu erhöhen (durch Bindung an fettsäurebindende Proteine und damit Hemmung des AEA-Katabolismus), ist dies ein weiterer potenzieller Mechanismus, mit dem CBD einige der ECS-Dysfunktionen beim FXS adressieren könnte [83]. Darüber hinaus wurde die Hypothese aufgestellt, dass CBD die synaptische Plastizität beim FXS erhöhen könnte, die beim FXS verändert ist [83, 207]. CBD könnte beim FXS auch über weitere Mechanismen wirken, darunter die Erhöhung der Bindungsaffinität für GABA (GABA-Rezeptoren sind in FXS-Mausmodellen herunterreguliert) und die Ausübung anxiolytischer Effekte über den Serotonin-1A-Rezeptor [83].

Forschung am Menschen

In der Literatur sind nur wenige Studien veröffentlicht, welche die Behandlung von ASS mit medizinischem Cannabis untersuchen [45, 96, 101, 187, 208, 209]. Diese Studien deuten alle darauf hin, dass medizinisches Cannabis bei der Behandlung einiger mit ASS assoziierter Symptome und Zeichen wirksam sein könnte. Sie zeigen zudem, dass medizinisches Cannabis im Allgemeinen gut vertragen wird und nur milde Nebenwirkungen auftreten. In drei der Studien konnten viele der Kinder die Dosis ihrer aktuellen Medikamente reduzieren oder in einigen Fällen die Medikation ganz absetzen [96, 101, 125].

Retrospektive Studie: CBD-reiches Cannabisöl als adjuvante Behandlung

Die Wirksamkeit und Verträglichkeit von CBD-reichem medizinischen Cannabis als adjuvante Therapie wurde in einer retrospektiven Studie an 60 Kindern mit ASS und schweren Verhaltensstörungen (5–18 Jahre) untersucht. Das medizinische Cannabis bestand aus einem 20:1-Verhältnis von CBD:THC, gelöst in Olivenöl, sublinguale Gabe zwei- bis dreimal täglich, wobei die Dosis über 2–4 Wochen je nach Wirkung und Verträglichkeit gesteigert wurde. Die mittlere Anfangsdosis betrug 1 mg/kg pro Tag, die Höchstdosis 10 mg/kg pro Tag. Neunundvierzig Kinder (82 % der Teilnehmenden) wurden gleichzeitig mit Cannabis und anderen Medikamenten behandelt (darunter Antipsychotika, Stimmungsstabilisatoren, Benzodiazepine, SSRIs und Stimulanzien).

Die mittlere Gesamttagesdosis betrug $3{,}8 \pm 2{,}6$ mg/kg/Tag CBD und $0{,}29 \pm 0{,}22$ mg/kg/Tag THC bei Kindern, die 3 Tagesdosen erhielten ($n = 44$), und $1{,}8 \pm 1{,}6$ mg/kg/Tag CBD und $0{,}22 \pm 0{,}14$ mg/kg/Tag THC bei Kindern, die 2 Tagesdosen erhielten ($n = 16$). Die mittlere Behandlungsdauer betrug $10{,}9 \pm 2{,}3$ Monate [125].

Die Ergebnisse von 57 Patienten (3 wurden von der Analyse ausgeschlossen) zeigten Verbesserungen bei Verhaltensausbrüchen (61 % der Kinder),

Kommunikationsproblemen (47 %), Angst (bei 39 % der Kinder), Stress (bei 33 % der Kinder) und störendem Verhalten (bei 33 % der Kinder) [125].

Der Medikamentengebrauch veränderte sich im Studienverlauf: Von den 49 Kindern, die pharmazeutische Medikamente einnahmen, erhielten 16 (33 %) weniger Medikamente oder eine geringere Dosierung und 12 (24 %) setzten die Medikation ab (alle hatten mindestens ein Antipsychotikum erhalten), während 4 Kinder (8 %) mehr Medikamente oder eine höhere Dosis erhielten [125].

Die häufigsten Nebenwirkungen waren Hypervigilanz mit Verschlechterung von Schlafproblemen (14 %) (was sich meist durch Auslassen oder Anpassen der Abenddosis beheben ließ), Unruhe, Appetitlosigkeit und Nervosität (jeweils 9 %). Drei Kinder (5 %) brachen die Behandlung aufgrund von Nebenwirkungen ab, darunter ausgeprägte Reizbarkeit nach Behandlungsbeginn in zwei Fällen und ein psychotisches Ereignis bei einem jugendlichen Mädchen [125].

Prospektive Studie bei Kindern mit ASS, die mit CBD-reichem Öl behandelt wurden

Eine prospektive Studie wurde an 188 Kindern mit ASS (mittleres Alter 12,9 ± 7,0 Jahre, 82 % männlich) durchgeführt, die zwischen 2015 und 2017 mit medizinischem Cannabis behandelt wurden. Die meisten Patienten bekamen Cannabisöl mit 30 % CBD und 1,5 % THC, im Durchschnitt 79,5 ± 61,5 mg CBD und 4,0 ± 3,0 mg THC, dreimal täglich.

Die Studie ergab, dass nach 6 Monaten Behandlung von den 93, die auf den Fragebogen antworteten, 28 Patienten (30,1 %) eine deutliche Verbesserung, 50 (53,7 %) eine moderate, 6 (6,4 %) eine leichte und 8 (8,6 %) keine Veränderung ihres Zustands berichteten. Über 80 % der Eltern berichteten über eine deutliche oder moderate Verbesserung in der globalen Beurteilung ihres Kindes.

Die Lebensqualität verbesserte sich insgesamt. Vor der Behandlung berichteten 31,3 % der Patienten über eine gute Lebensqualität, nach 6 Monaten waren es 66,8 %. Vor der Behandlung wurde von den Eltern in 42 % der Fälle eine positive Stimmung angegeben, nach 6 Monaten stieg dieser Anteil auf 63,5 % ($p < 0{,}001$). Guter Schlaf und Konzentration wurden vor der Behandlung bei 3,3 % bzw. 0,0 % berichtet, während der Behandlung stieg dies auf 24,7 % bzw. 14,0 % (beides statistisch signifikante Verbesserungen).

Weitere Verbesserungen nach 6 Monaten betrafen Anfälle: Von 13 Patienten mit Anfällen, die nach 6 Monaten noch in Behandlung waren, berichteten 11 über das Verschwinden der Symptome und 2 über eine Verbesserung. Unruhe und Wutausbrüche besserten sich bei 72 Patienten (91 %) bzw. 66 Patienten (90,3 %).

Bezüglich des Medikamentengebrauchs bei denselben 93 Patienten berichteten 67 zu Studienbeginn über die Dauereinnahme von Medikamenten. Nach 6 Monaten berichteten 6 Patienten (8,9 %) über eine Zunahme ihres Medikamentenkonsums, 38 Patienten (56,7 %) gaben an, dass ihr Konsum gleich blieb, und 23 Patienten (34,3 %) berichteten über eine Reduktion der verwendeten Medikamente, hauptsächlich aus folgenden Gruppen: Antipsychotika, Antiepileptika, Antidepressiva sowie Hypnotika und Sedativa [101].

Die Nebenwirkungen wurden als mild eingestuft. Die häufigsten unerwünschten Ereignisse waren Somnolenz ($n = 12$ Kinder) und Appetitveränderungen (6 mit Appetitminderung, 4 mit Appetitzunahme). Von den 93 Patienten, die nach 6-monatiger Behandlung berichteten, erlebten 23 (25,2 %) mindestens eine Nebenwirkung. Die häufigsten Nebenwirkungen waren Unruhe (6 Patienten, 6,6 %), Schläfrigkeit (3, 3,2 %), psychoaktive Effekte (3, 3,2 %), gesteigerter Appetit (3, 3,2 %), Verdauungsprobleme (3, 3,2 %), Mundtrockenheit (2, 2,2 %) und Appetitlosigkeit (2, 2,2 %). Die Autoren der Studie kamen zu dem Schluss, dass Cannabis bei ASS-Patienten gut verträglich, sicher und wirksam zu sein scheint [101].

Nach 6–9 Monaten Behandlung zeigten die meisten Patienten in mehr als einer der acht gemessenen Symptomkategorien eine Verbesserung. Die größten Verbesserungen wurden bei Anfällen, ADHS, Schlafstörungen sowie Defiziten in Kommunikation und sozialer Interaktion beobachtet. Von den 10 nicht epileptischen Patienten zeigten 9 eine Verbesserung von 30 % oder mehr in mindestens einer der acht Symptomkategorien, während 6 in mindestens zwei Kategorien und 4 in mindestens vier Kategorien eine Verbesserung von 30 % oder mehr erreichten. Von den 10 Patienten, die gleichzeitig Medikamente einnahmen, behielten 9 ihre Verbesserungen auch nach Reduktion oder Absetzen der Medikamente bei [96].

Brasilianische Beobachtungsstudie mit CBD-angereichertem *Cannabis-sativa*-Extrakt

In einer Beobachtungsstudie im Rahmen des Compassionate Use wurde eine Kohorte von 18 autistischen Patienten (10 ohne und 5 mit Epilepsie) mit einem standardisierten, CBD-angereicherten Cannabisextrakt (CBD:THC-Verhältnis 75:1) und einer durchschnittlichen Enddosis von 4,55 mg/kg/Tag behandelt. Drei brachen nach einem Monat wegen Nebenwirkungen ab. Nach 6–9 Monaten Behandlung zeigten die meisten Patienten, sowohl epileptische als auch nicht epileptische, in mehr als einer der 8 Symptomkategorien eine Verbesserung, wobei Nebenwirkungen sehr selten und mild waren. Von den 15 Patienten, welche die Behandlung fortsetzten (10 nicht epileptische und 5 epileptische), zeigte nur 1 Patient keine Verbesserung der autistischen Symptome. Die größten Verbesserungen wurden bei Anfällen, ADHS, Schlafstörungen sowie Defiziten in Kommunikation und sozialer Interaktion beobachtet. Von den 10 nicht epileptischen Patienten zeigten 9 eine Verbesserung von 30 % oder mehr in mindestens einer der acht Symptomkategorien, während 6 in mindestens zwei Kategorien und 4 in mindestens vier Kategorien eine Verbesserung von 30 % oder mehr erreichten. Von den 10 Patienten, die gleichzeitig Medikamente einnahmen, konnten 9 ihre Verbesserungen auch nach Reduktion oder Absetzen der Medikamente aufrechterhalten [96].

Chilenische Studie: Ganzpflanzencannabisextrakt

In einer chilenischen Studie wurden 20 Kinder und 1 Erwachsener täglich mit einer sublingualen Dosis Cannabisextrakt (Ganzpflanze, typischerweise 1:1

CBD:THC) für mindestens 3 Monate behandelt. Die Ergebnisse zeigten, dass CBD wirksamer war als herkömmliche Medikamente gegen Autismus. Die meisten mit Cannabis behandelten Patienten (71 %) zeigten eine Verbesserung bei mindestens einem Kernsymptom von ASS, darunter soziale Interaktion, Kommunikation oder repetitive Verhaltensweisen, und 67 % der Patienten wiesen signifikante Gesamtverbesserungen auf [209].

Offene Studie bei Kindern mit ASS mit 20:1 CBD:THC-Öl

In einer offenen Studie erhielten 53 Kinder mit ASS (Medianalter 11 Jahre [4–22]) Cannabidiol über eine mediane Dauer von 66 Tagen (Spanne 30–588 Tage). Das verabreichte Cannabinoidöl hatte eine Konzentration von 30 % mit einem Verhältnis von 20:1 CBD:THC. Die empfohlene Tagesdosis von CBD betrug 16 mg/kg (maximale Tagesdosis 600 mg) und für THC eine Tagesdosis von 0,8 mg/kg (maximale Tagesdosis 40 mg) für die Studie. Die Analyse der Studiendaten zeigte, dass die mediane tägliche THC-Dosis im Interquartilsabstand (IQR) 7 (4–11) mg und die mediane tägliche CBD-Dosis (IQR) 90 (45–143) mg betrug [187].

Die Ergebnisse sind in Tab. 10.2 dargestellt.

Für alle diese Variablen zeigte sich im Vergleich zur in der Literatur beschriebenen konventionellen Behandlung kein statistisch signifikanter Unterschied, mit Ausnahme der Autoaggression, bei der eine grenzwertige Signifikanz hinsichtlich der Verbesserung der Symptome im Vergleich zur konventionellen Behandlung bestand ($p = 0{,}063$). Es gab keinen statistischen Unterschied hinsichtlich der Verschlechterung der Symptome ($p = 0{,}307$). Unerwünschte Wirkungen, meist Somnolenz und Appetitveränderungen, waren mild ausgeprägt [187].

Fallberichte zur CBD-Behandlung bei Patienten mit Fragilem-X-Syndrom

Es liegen 3 Fallberichte von Patienten mit diagnostiziertem FXS-Syndrom vor, die von Tartaglia et al. dokumentiert wurden [83] und bei denen alle mit CBD-Öl behandelt wurden und Verbesserungen berichteten. Einer der Fälle betrifft ein Kleinkind, bei dem FXS diagnostiziert wurde und das eine orale Paste (18–23,5 % CBD) mit Spuren von THC (0,03 %) in einer Dosis von 50 mg/Tag (in Kokosöl)

Tab. 10.2 Ergebnisse der Studie von Barchel et al. [187] – Veränderungen assoziierter Komorbiditäten bei ASS

Assoziiertes komorbides Symptom oder Zeichen	Verbessert (%)	Keine Veränderung (%)	Verschlechtert (%)
Autoaggression und Wutanfälle (*n* = 34 Kinder)	67,6	28,9	8,8
Hyperaktivitätssymptome (*n* = 38 Kinder)	68,4	28,9	2,6
Schlafprobleme (*n* = 21 Kinder)	71,4	23,8	4,7
Angst (*n* = 17 Kinder)	47,1	29,4	23,5

erhielt. Verhaltensverbesserungen wurden von der Familie bereits im ersten Monat der Behandlung festgestellt, und auch in den folgenden 3 Monaten wurden kontinuierliche Verbesserungen beobachtet, darunter eine bessere motorische Koordination, häufigerer und längerer Blickkontakt, mehr positive Interaktionen mit anderen Kindern und weitere. Interessanterweise setzten die Eltern die CBD-Behandlung ab, als das Kind 30 Monate alt war, und begannen mit einer Behandlung mit Minocyclin. Das Kind zeigte daraufhin vermehrte Ängstlichkeit, schlechteren Schlaf (Einschlaf- und Durchschlafstörungen) und häufigere Wutausbrüche. Im Alter von 3 Jahren erhielt das Kind Sertralin und Minocyclin und machte langsame Fortschritte, jedoch bestanden weiterhin Probleme mit der Aufmerksamkeitsspanne, Ängstlichkeit, Schlaf und anhaltend häufigen Wutausbrüchen. Die CBD-Behandlung wurde erneut begonnen (50 mg/Tag), woraufhin eine Reduktion von Ängstlichkeit, Wutausbrüchen und Schlafproblemen beobachtet wurde. Das Kind erhält weiterhin CBD [83].

Zwei weitere Fallstudien zu FXS-Patienten, einer männlich und eine weiblich, beide Anfang bis Mitte 20, wurden berichtet, die Vorteile von CBD-Öl zeigten, darunter weniger Ängstlichkeit, Ausbleiben von Panikattacken, bessere Arbeitsleistung, weniger sozialer Rückzug, besserer Schlaf und verbesserte sprachliche Fähigkeiten [83].

Randomisierte kontrollierte Studie zu oralen Cannabinoiden bei ASS

Eine doppelblinde, placebokontrollierte Studie wurde an 150 Patienten (Alter 5–21 Jahre) mit ASS durchgeführt. Zwei medizinische Cannabisprodukte wurden mit Placebo verglichen: ein CBD-dominiertes Produkt als Ganzpflanzenextrakt (mit einem Verhältnis von 20:1 CBD zu THC) und ein gereinigtes Produkt (ebenfalls mit einem Verhältnis von 20:1 CBD zu THC). Die Teilnehmer erhielten das Prüfmedikament oder Placebo für 12 Wochen, gefolgt von einer 4-wöchigen Auswaschphase. Anschließend wurden die Gruppen gekreuzt, sodass sie eines der anderen Studienmedikamente für weitere 12 Wochen erhielten (die Placebogruppe erhielt zunächst den Ganzpflanzenextrakt; diejenigen, die zunächst den gereinigten Extrakt erhielten, bekamen Placebo; diejenigen, die zunächst den Ganzpflanzenextrakt erhielten, bekamen den gereinigten Extrakt). Die primären Endpunkte waren Veränderungen im Problemverhalten, gemessen mit dem Home Situation Questionnaire – Autism Spectrum Disorder (HSQ-ASD) und der Clinical Global Impression Improvement Scale (CGI-I, mit Ankerpunkten für störendes Verhalten). Sekundäre Endpunkte waren die Social Responsiveness Scale (SRS-2) und der Autism Parenting Stress Index (APSI) [208].

Für jede Behandlungsperiode betrug die Anfangsdosis 1 mg/kg CBD (0,05 mg/kg THC) täglich. Die Dosis wurde alle zwei Tage um 1 mg/kg CBD (und entsprechend 0,05 mg/kg/Tag THC) pro Tag gesteigert, bis zu 10 mg/kg Körpergewicht pro Tag CBD (und 0,5 mg/kg/Tag THC) für Kinder mit 20–40 kg Körpergewicht oder bis zu 7,5 mg/kg/Tag CBD (und 0,375 mg/kg/Tag THC) für Kinder über 40 kg (bis zu einer Maximaldosis von 420 mg/kg CBD und 21 mg THC pro Tag), aufgeteilt auf 3 Tagesdosen. Die Behandlung erfolgte oral (sublingual, wenn möglich) als Zusatz zu einer laufenden stabilen Medikation (72 % nahmen Begleitmedikamente ein). Am Ende der Behandlungsperiode (4 Wochen) wurde die Studienmedikation über 2 Wochen hinweg schrittweise reduziert.

Es gab keinen Unterschied zwischen den Gesamtscores des HSQ-ASD und des APSI zwischen den Gruppen. Störendes Verhalten, gemessen mit der CGI-I, war bei 49 % der Ganzpflanzenextraktgruppe deutlich oder sehr deutlich verbessert, verglichen mit 21 % unter Placebo (dies war statistisch signifikant bei $p = 0{,}005$), jedoch bestand kein signifikanter Unterschied zwischen der reinen Cannabinoid- und der Placebogruppe. Auch zwischen der Ganzpflanzen- und der reinen Cannabinoidgruppe gab es keinen signifikanten Unterschied bei den HSQ-ASD-, APSI- und CGI-I-Scores. Hinsichtlich der sekundären Endpunkte verbesserte sich der mediane SRS-Gesamtscore in der Ganzpflanzengruppe signifikant stärker als unter Placebo (Verbesserung um 14,9 Punkte in der Ganzpflanzengruppe und 3,6 Punkte in der Placebogruppe, $p = 0{,}009$), und es gab keinen signifikanten Unterschied zwischen der reinen Cannabinoid- und der Placebogruppe. Bemerkenswert ist, dass keine schwerwiegenden unerwünschten Ereignisse auftraten. Häufige Nebenwirkungen waren Somnolenz (28 % in der Ganzpflanzengruppe, 23 % in der reinen Cannabinoidgruppe und 8 % in der Placebogruppe) und Appetitminderung (25 % in der Ganzpflanzengruppe, 21 % in der reinen Cannabinoidgruppe und 15 % in der Placebogruppe) [208].

Systematischer Review

Ein aktueller systematischer Review, der 10 Studien einschloss, kam zu dem Schluss, dass Cannabinoide einige mit ASS assoziierte Symptome wie problematisches Verhalten, Schlafprobleme und Hyperaktivität zu verbessern scheinen und dass nur begrenzte kardiale und metabolische Nebenwirkungen auftraten. Der Review stellte außerdem fest, dass durch Cannabinoide im Allgemeinen die Anzahl der verschriebenen Medikamente reduziert werden konnte und bei Patienten mit komorbider Epilepsie die Anfallshäufigkeit abnahm. Es wurde vermutet, dass die Wirkmechanismen mit einem Ungleichgewicht von Erregung und Hemmung bei ASS zusammenhängen könnten. Zudem wurde festgestellt, dass das Wissen über die Effekte auf die Kernsymptome von ASS sehr gering ist [210].

Leitlinien zur Behandlung von ASS mit medizinischem Cannabis

Wann sollte medizinisches Cannabis eingesetzt werden?

Die meisten Fälle von ASS sprechen gut auf medizinisches Cannabis an, sei es bei primären Auffälligkeiten oder Komorbiditäten. Bei denjenigen ASS-Patienten, die nicht ansprechen, könnte eine Variante vorliegen, die nicht durch das Endocannabinoidsystem (ECS) oder assoziierte Zielstrukturen moduliert werden kann, oder es ist möglich, dass sie eine spezielle, bislang unbekannte Kombination von Cannabinoiden oder Terpenen benötigen. Es besteht die Hoffnung, dass der frühzeitige Einsatz von medizinischem Cannabis die physiologische, kognitive und emotionale Entwicklung modulieren kann, um Gesundheit und Leistungsfähigkeit zu optimieren, ohne dass eine dauerhafte Erhaltungsdosis erforderlich ist.

Produkttyp (Mischungen)

Ideale Mischungen sind reich an CBD und arm an THC. Mehrere Terpene wie β-Caryophyllen können einen bedeutenden Bestandteil der Produktmischung darstellen und ergänzen sich gut mit Hanfphytocannabinoiden, um sowohl die Effekte auf das Angstverhalten als auch auf neuroinflammatorische Aspekte von ASS zu unterstützen.

Welche Darreichungsform sollte verwendet werden?

Es ist besonders herausfordernd, die besten medizinischen Cannabisformulierungen für ASS-Patienten zu finden, da häufig Empfindlichkeiten gegenüber Geschmack und Konsistenz bestehen. Der Patient oder die Familie kann die Auswahl am besten anhand von Geschmack, Konsistenz und der Fähigkeit, Kapseln zu schlucken, steuern.

- **Orale Tinkturen und liposomale Produkte**: wirken schnell, wenn sie im Mund oder unter der Zunge (sublingual) gehalten werden, werden jedoch bei ASS meist schlecht vertragen.
- **Kapseln**: haben eine feste Dosierung und scheinen eine längere Wirkungsdauer zu besitzen, jedoch verzögert sich der Wirkungseintritt um 60–90 min.

Das Überdecken des Geschmacks mit anderen Speisen oder Getränken ist gelegentlich erfolgreich, meist ist jedoch eine Formulierungsänderung erforderlich. Alternativ können Kapseln (auf Basis von pflanzlichem Glyzerin) als Zäpfchen verwendet werden, und nahezu alle medizinischen Cannabisflüssigkeiten werden über die Haut aufgenommen.

Die klinische Wirkung topisch angewendeten CBDs war bei akuten Zuständen wie Verhaltensausbrüchen gut.

Dosierungsrichtlinien

Beginnen Sie die Dosierung mit der empfohlenen Einnahmemenge des Produkts für Patienten ab 7 Jahren. Für Patienten unter 7 Jahren oder bei bekannter Dosissensitivität sollte eine halbe Portion oder weniger verwendet werden. Physiologische Veränderungen bei einer wirksamen Dosis können innerhalb von

Minuten nach oromukosaler Gabe oder topischer Anwendung auftreten. Flüssige orale Cannabispräparate können bei akuten Meltdowns auch äußerlich angewendet werden, sofern Berührung toleriert wird, um eine beruhigende Wirkung zu erzielen.

Zieldosis

Studien legen eine gängige Erhaltungsdosis von 1–2 mg/kg CBD nahe, was auch meiner Erfahrung entspricht. Bei Stress, wie z. B. Atemwegsinfekten oder fieberhaften Erkrankungen, sollte die Dosis um eine halbe (½) Portion erhöht werden.

Frequenz

Zweimal täglich in gleicher Dosierung ist üblich, aber nicht zwingend erforderlich. Nicht alle Dosen müssen gleich sein, sodass bei Bedarf zu bestimmten Tages- oder Nachtzeiten eine größere Menge verabreicht werden kann. Alternativ kann eine zusätzliche Dosis hinzugefügt werden. Medizinisches Cannabis wirkt primär durch Signalübertragung im Körpersystem und nicht durch Aufrechterhaltung eines konstanten Blutspiegels wie bei Antiepileptika.

Dauer

Mit der Zeit kann sich die benötigte Menge an medizinischem Cannabis erhöhen oder verringern. Medizinisches Cannabis führt nicht zur Toleranzentwicklung, aber da es epigenetische und metabolische Veränderungen induziert, kann sich die Dosis bei manchen Patienten verändern. Das Absetzen oder Auslassen von medizinischem Cannabis ist in der Regel unproblematisch, außer wenn der Patient auf die Einnahme zur Kontrolle bestimmter störender Verhaltensweisen angewiesen ist.

Absetzen anderer Medikamente

Viele Patienten konnten andere Medikamente, auf die sie angewiesen waren, reduzieren oder absetzen. Dies sollte unter ärztlicher Anleitung erfolgen. In der Regel wird ein Ausschleichen empfohlen, wobei die Dosis der meisten Substanzen über 4 Wochen wöchentlich um 25 % reduziert wird. In manchen Fällen sollte das Medikament zur Optimierung der Leistungsfähigkeit in niedrigerer Dosierung beibehalten werden.

Titration und Verlaufskontrolle

Dies ist ein Paradebeispiel für das Prinzip „start low and go slow“ („niedrig beginnen und langsam steigern“). Passen Sie die Dosis alle 2–3 Tage um etwa eine halbe Einzeldosis an, abhängig von den jeweiligen Verhaltensänderungen. Führen Sie ein Protokoll über mehrere charakteristische Parameter, um Fortschritte oder Rückschritte nachvollziehen zu können. Da es meist mehrere Ursachen gibt, die den Verlauf des Patienten beeinflussen können, sollten auch diese dokumentiert werden. Im Laufe der Zeit können sich Muster herausbilden, die es den

Betreuenden ermöglichen, Situationen vorherzusehen und die Dosis entsprechend anzupassen.

Verbesserungen sind oft langsam, aber fortschreitend, sodass monatliche Verlaufskontrollen sehr sinnvoll sind, da medizinische Cannabinoide subtile metabolische, membranbezogene (z. B. im Gastrointestinaltrakt, an Blut-Hirn-Schranken) und epigenetische Veränderungen bewirken.

Weitere Hinweise zur Steigerung der therapeutischen Wirkung

Fettreiche, insbesondere gesättigte Fette enthaltende Diäten harmonieren gut mit Cannabinoiden. Tatsächlich führen sehr fettreiche Diäten zur Bildung von Ketonen, die einige der gleichen antiinflammatorischen Zielstrukturen wie Cannabinoide ansprechen (z. B. PPAR-α) [211]. Sulforaphan, eine natürliche Substanz aus Kreuzblütlern, aktiviert das zelluläre Antioxidanziensystem Nuclear Factor-Erythroid 2 (NRF2) und verbessert ASS-Fälle [212]. Auch CBD aktiviert diesen Signalweg, was eine klinische Synergie erklären könnte [213]. β-Caryophyllen könnte ebenfalls eine Rolle im selben Nrf2-Signalweg im Gehirn spielen und ist ein hervorragendes Terpensupplement, das CB2-Rezeptoren zur Kontrolle von Entzündungen im gesamten Körper adressiert [214].

Unerwünschte Wirkungen und Wechselwirkungen

Die häufigste Nebenwirkung von medizinischem Cannabis ist Müdigkeit, was auf eine zu hohe Dosierung hinweist. Bei sehr wenigen Patienten kann selbst die kleinste Dosis Angst auslösen. Die Literatur legt nahe, dass niedrigere Dosen aktivierend, höhere Dosen sedierend wirken. Zu wenig medizinisches Cannabis zeigt keine nennenswerte Wirkung. Ebenfalls selten können selbst kleine Dosen psychoaktive Effekte hervorrufen. Es besteht jedoch weiterhin Hoffnung: Einige Patienten berichten, dass sehr kleine und vorsichtige Titrationen ihnen die weitere Einnahme von medizinischem Cannabis ermöglichten, was möglicherweise das körpereigene Endocannabinoidsystem wieder ins Gleichgewicht bringt.

Wechselwirkungen mit anderen Medikamenten sind bei üblichen Dosierungen selten. Berichtet wurden Interaktionen bei pharmazeutischen Dosierungen deutlich über 5 mg/kg, wenn Patienten gleichzeitig Antiepileptika wie Valproat und Clobazam einnahmen. Aufgrund gemeinsamer Neurotransmitter-Zielstrukturen kann medizinisches Cannabis jedoch einige Medikamente verstärken. Achten Sie bei gleichzeitiger Anwendung auf Nebenwirkungen dieser Arzneimittel. Machen Sie sich mit den Nebenwirkungen der anderen Medikamente gut vertraut.

Positiv zu vermerken ist, dass medizinisches Cannabis gut mit Lebensstiländerungen wie Ernährung, Bewegung, Entspannung, anderen natürlichen Wirkstoffen und Nahrungsergänzungsmitteln kombiniert werden kann. Dies schließt auch andere Therapieverfahren ein, die wir zunehmend besser verstehen.

Fallstudien aus der Praxis von Philip Blair

Fall 1: ASS Stufe 3

Erin, 10 Jahre, Australien, erste Vorstellung im April 2015.

Vorstellungsgrund Autismus-Spektrum-Störung beginnend im Alter von 3 Jahren, manifestiert durch sozialen Rückzug, keinen Blickkontakt, weniger als 5 Wörter im Sprachgebrauch, Aufmerksamkeitsdefizit-Hyperaktivität, selbststimulierendes Verhalten bis hin zur Selbstverletzung. Der Patient wurde in mehreren Rehabilitationsprogrammen betreut, zeigte jedoch nur minimale Fortschritte. Vorgeschichte mit mehreren erfolglosen medikamentösen Therapien.

Weitere Details Unregelmäßige Stuhlgewohnheiten, Schlaf beschränkt auf wenige Stunden pro Tag. Ernährung eingeschränkt durch Geschmacks- und Konsistenzsensitivitäten auf eine enge Auswahl an verarbeiteten Lebensmitteln. Keine bekannten Allergien, jedoch chronischer ekzematöser Ausschlag in atopischem Muster in den Armbeugen.

Keine aktuellen Medikamente oder Nahrungsergänzungsmittel.

Vorgeschichte Wiederkehrende leichte Infektionen und Atemwegserkrankungen, keine Operationen oder Eingriffe, Standardimpfungen bis zum Alter von 15 Monaten.

Familienanamnese Mutter und Vater mit zwei älteren Schwestern, alle bei guter Gesundheit.

Untersuchung und Beobachtung Unauffällig wirkendes 10-jähriges Kind, klein für das Alter: Gewicht und Größe betrugen

25 kg und 50 cm jeweils (5. Perzentile für Größe und Gewicht im entsprechenden Alter). Videos zeigen ein dünnes männliches Kind, das kaum auf elterliche Anweisungen reagiert, im Haushalt umherspringt und -läuft und auf Arbeitsplatten klettert. An jedem Ort beschäftigt es sich mit selbststimulierendem Verhalten wie rhythmischem Tippen mit den Fingern, dem Einführen von Fremdkörpern in den Mund und wieder Ausspucken.

Beurteilung ASS Stufe 3 mit sehr hohem Unterstützungsbedarf: Verhaltensinflexibilität, extreme Schwierigkeiten im Umgang mit Veränderungen oder andere eingeschränkte/wiederholte Verhaltensweisen beeinträchtigen die Funktionsfähigkeit in allen Lebensbereichen erheblich. Große Belastung/Schwierigkeiten beim Wechsel des Fokus oder der Handlung.

Behandlung

Nach ausführlicher Beratung und Aufklärung stimmte die Familie einer Therapie mit medizinischem Cannabis zu, wobei eine Vollspektrumhanf-CBD-Tinktur mit einem CBD:THC-Verhältnis von 20:1 verwendet wurde. Die Anfangsdosis betrug 10 mg zweimal täglich. Die Eltern wurden angewiesen, Dosis und Häufigkeit zur Kontrolle seiner Symptome und Verhaltensweisen anzupassen. In den folgenden 6 Wochen wurde die Dosis auf 15 mg dreimal täglich und nach Bedarf bei Stresssituationen oder Infektionen erhöht.

Verlaufskontrolle
Die Eltern berichteten, dass Erin nun einige Wörter spricht und nach Gegenständen oder Lebensmitteln fragt, die er möchte, und insgesamt gesprächiger ist. Seine Lehrer berichteten über eine verbesserte Leistung im Schwimmunterricht, einschließlich Befolgen von Anweisungen. Es wurden keine spezifischen Messungen angegeben, aber die Eltern hatten das Gefühl, dass er deutlich größer und schwerer geworden ist.

Der Schlaf hat sich deutlich auf 6–8 h pro Nacht verbessert. Der Appetit hat zugenommen, er isst mehr und probiert gern neue Lebensmittel. Die Verstopfung ist mit täglichem Stuhlgang behoben. Sein chronischer Hautausschlag ist vollständig abgeheilt.

Das Verhalten ist entspannt und ruhig. Er hört aufmerksam zu, zeigt Interesse an Aktivitäten in seiner Umgebung und isst am Tisch mit seiner Familie. Zeichen von Angst oder zwanghaftem Verhalten sind Indikatoren für eine weitere Dosis medizinisches Cannabis. Derzeit auf ASS Stufe 1 funktionierend.

Videoclips zeigen Erin, wie er ruhig im Bett sitzt und einem Vokabelbildspiel auf einem Tablet zuhört, sorgfältig und angemessen auf das Spiel reagiert und Blickkontakt mit dem Kameramann aufnimmt. Andere Videos zeigen engen Kontakt zu Geschwistern beim Fernsehen und belegen, dass Erin körperliche Zuneigung zulässt.

Fall 2: ASS Stufe 2

Nate, 15-jähriger Junge, Massachusetts, USA, erste Vorstellung im August 2017

Vorstellungsgrund Angst- und Aggressionskontrolle bei einem 15-jährigen Jungen mit ASS Stufe 2, der eine spezielle Schulumgebung benötigt. Diagnose einer bipolaren Störung. Seit mehreren Jahren Einnahme von SSRI-Antidepressiva, kein Lithium. Durchschnittliche Intelligenz, aber sozial eingeschränkte Interaktion mit gelegentlichen Ausbrüchen, die eine unterstützende Umgebung in einer Sonderschule erfordern. Er wird leicht ängstlich bei lauten Geräuschen oder neuen Umgebungen. Er erlebt starke Stimmungsschwankungen und Verhaltensänderungen und benötigt Aufsicht.

Weitere Details Schlaf- und Darmfunktion normal. Größe und Gewicht durchschnittlich (170 cm, 65 kg).

Vorgeschichte Keine bemerkenswerten Erkrankungen, Infektionen oder chronischen körperlichen Störungen. Blutdruck und Puls normal. Vorgeschichte mit regelmäßigen unauffälligen körperlichen Untersuchungen und Impfungen.

Familienanamnese Lebt mit Vater, Stiefmutter und deren Tochter. Die leibliche Mutter hat eine Vorgeschichte mit bipolaren Verhaltensstörungen.

Ernährung Ausgewogene omnivore Ernährung.

Behandlung

Die initiale Therapie begann mit einem liposomalen, wasserlöslichen Vollspektrummedizinalcannabis mit einem CBD:THC-Verhältnis von 20:1. Dieses Produkt zeigte eine etwa fünffach höhere Bioverfügbarkeit im Vergleich zur Tinktur. Er begann mit der Standarddosis von 5 mg in Wasser oder Saft zweimal täglich oder nach Bedarf bei Angstzuständen. Nach einer sofortigen Reaktion wurde die Dosis auf 15 mg pro Tag erhöht. Das Brokkoli-Extrakt Sulforaphan wurde als Nahrungsergänzung eingeführt.

Verlaufskontrolle

Innerhalb von 4 Wochen berichteten die Eltern über Verbesserungen bei Empathievermögen, sozialen Fähigkeiten, Kooperation, Reife, Stimmung und Schlaf. Er war deutlich weniger ängstlich – Tornadowarnungen, Gewitter und Stromausfälle, die ihn früher belastet und zum Grübeln gebracht hatten, bewältigte er nach Beginn der Medizinalcannabistherapie, als wären sie kein großes Problem. Ein naher Blitzeinschlag und ein extrem lauter Donnerschlag ließen ihn zusammenzucken, aber dann lachte er darüber und machte weiter wie zuvor. „Früher hätte er vielleicht mehr Angst gezeigt und hätte übermäßig darüber gesprochen. Jetzt schien es ihn überhaupt nicht zu stören!“

Zu diesem Zeitpunkt begann auch der Vater mit einer Medizinalcannabistherapie zur Stressbewältigung und für sein Wohlbefinden.

Medizinalcannabiskapseln à 15 mg wurden in Nates Behandlungsprogramm vor Schulbeginn aufgenommen, um eine anhaltende Wirkung über den Schultag hinweg zu erzielen. Das Liposomprodukt wurde zu Hause und nach Bedarf bei stressigen oder ängstlichen Episoden verwendet.

Im Verlauf der nächsten 2 Monate konnte Nate wieder in die Regelschule integriert werden und sich mit großer Freude im Tischlerkurs einschreiben. Seine Medikamente blieben in dieser Zeit unverändert, abgesehen von der Ergänzung mit CoQ10 und Magnesiumcitrat, was zusätzliche Stabilität der Stimmung brachte.

In den folgenden 9 Monaten setzte sich Nates Zustand fort, aber Medizinalcannabis brachte keinen spezifischen Nutzen mehr und wurde zeitweise sogar als stimmungs- und verhaltensverschlechternd empfunden. Dies war auch eine Zeit größerer hormoneller Veränderungen. Zu diesem Zeitpunkt wurden die regelmäßige Einnahme von Medizinalcannabis und Sulforaphan eingestellt. Die Familie war jedoch überzeugt, dass Medizinalcannabis maßgeblich zu Nates Genesung und Übergang zu mehr Unabhängigkeit und ASS Stufe 1 beigetragen hat.

Fazit

ASS ist eine komplexe Verhaltensstörung, die mit mehreren Komorbiditäten (einschließlich Angst, Depression, Schlafstörungen, Lernschwierigkeiten) einhergeht. Sie beginnt in der frühen Kindheit und besteht lebenslang fort. Die Ätiologie und Pathogenese von ASS sind komplex und umfassen veränderte neuronale Entwicklung und Konnektivität, genetische und Umweltfaktoren, Entzündungen, Dysregulation des Immunsystems sowie eine abnormale endocannabinoide Aktivität und Signalübertragung. Das Endocannabinoidsystem ist an der Modulation vieler zellulärer Funktionen und molekularer Signalwege beteiligt, die bei ASS verändert sind. Verschiedene Forschungsansätze deuten darauf hin, dass CBD eine Rolle bei der Linderung vieler neurobehavioraler Aspekte von ASS spielen könnte, indem es auf mehrere potenzielle, für ASS relevante Zielstrukturen wirkt.

Es gibt viele weitere potenzielle Faktoren, die zu den neurobehavioralen Problemen im Zusammenhang mit ASS beitragen können. Auch wenn sie in diesem Kapitel nicht behandelt wurden, sei nochmals betont, wie wichtig es ist, Ernährungs- und Umweltfaktoren sorgfältig zu betrachten. Umweltgifte im Umfeld eines Kindes oder auch Erwachsenen mit ASS können die toxische Belastung für Körper und Gehirn erhöhen. Man sollte bedenken, dass das neurologische System eines Kindes mit ASS sich noch in einer kritischen Entwicklungsphase befindet. Umweltgifte können Chemikalien im Trink- und Badewasser, in Körperpflegeprodukten, Reinigungsmitteln und anderen Produkten sein. Eine optimale Ernährung und Diät sind entscheidend. Proinflammatorische Ernährungsweisen sind bei keiner chronischen Erkrankung, auch nicht bei neurologischen Störungen wie ASS, hilfreich. Chemikalien in Lebensmittelverpackungen (insbesondere in Kunststoffen, die in Lebensmittel übergehen können), mit Pestiziden behandelte Lebensmittel sowie als Aromastoffe, Farbstoffe und Konservierungsmittel eingesetzte Chemikalien können die toxische Belastung eines empfindlichen Nervensystems zusätzlich erhöhen. Elektromagnetische Frequenzen, die von Mobiltelefonen und Tablets ausgehen, können sich nachteilig auf unser Gehirn auswirken. Ein integrativer Ansatz, der viele Faktoren berücksichtigt, die zu schlechter Gesundheit beitragen können, ist der beste Weg, um Patienten zu helfen und sie mit Wissen zu stärken – insbesondere über Dinge, die sie selbst beeinflussen können.

Literatur

1. Chakrabarti B, Persico A, Battistia N, Maccarrone M. Endocannabinoid signaling in autism. Neurotherapeutics. 2015;12:837–47.
2. American Psychiatric Association, Hrsg. Diagnostic and statistical manual of mental disorders. 5. Aufl. Arlington: American Psychiatric Association; 2013.
3. D'Cruz AM, Mosconi MW, Ragozzino ME, et al. Alterations in the functional neural circuitry supporting flexible choice behavior in autism spectrum disorders. Transl Psychiatry. 2016;6(10):e916.

4. Green JJ, Hollander E. Autism and oxytocin: new developments in translational approaches to therapeutics. Neurotherapeutics. 2010;7:250–7.
5. Lord C, Cook EH, Leventhal BL, et al. Autism spectrum disorders. Neuron. 2000;28:355–63.
6. Fletcher-Watson S, Leekam SR, Benson V, et al. Eye-movements reveal attention to social information in autism spectrum disorder. Neuropsychologia. 2009;47:248–57.
7. Klin A, Jones W, Schultz R, et al. Visual fixation patterns during viewing of naturalistic social situations as predictors of social competence in individuals with autism. Arch Gen Psychiatry. 2002;59:809–16.
8. Sasson NJ, Dichter GS, Bodfish JW. Affective responses by adults with autism are reduced to social images but elevated to images related to circumscribed interests. PLoS One. 2012;7:e42457.
9. Richey JA, Rittenberg A, Hughes L, et al. Common and distinct neural features of social and non-social reward processing in autism and social anxiety disorder. Soc Cogn Affect Neurosci. 2014;9:367–77.
10. Lai MC, Lombardo MV, Baron-Cohen S. Autism. Lancet. 2014;383:896–910.
11. Centers for Disease Control and Prevention (CDC). Developmental Disabilities Monitoring Network Surveillance Year 2010 Principal Investigators. Prevalence of autism spectrum disorder among children aged 8 years – autism and developmental disabilities monitoring network, 11 sites, United States, 2010. MMWR Surveill Summ. 2014;63:1–21.
12. Ozonoff S, Young GS, Carter A, et al. Recurrence risk for autism spectrum disorders: a Baby Siblings Research Consortium study. Pediatrics. 2011;128:e488–95.
13. Pretzsch CM, Freyberg J, Voinescu B, et al. Effects of cannabidiol on brain excitation and inhibition systems; a randomised placebo-controlled single dose trial during magnetic resonance spectroscopy in adults with and without autism spectrum disorder. Neuropsychopharmacology. 2019;44:1398–405.
14. Antshel KM, Zhang-James Y, Wagner K, et al. An update on the comorbidity of ASD and ADHD: a focus on clinical management. Expert Rev Neurother. 2016;16(3):279–93.
15. Chen YL, Chen SH, Gau SSF. ADHD and autistic traits, family function, parenting style, and social adjustment for internet addiction among children and adolescents in Taiwan: a longitudinal study. Res Dev Disabil. 2015;39:20–31.
16. Cohen S, Conduit R, Lockley SW, et al. The relationship between sleep and behavior in autism spectrum disorder (ASD): a review. J Neurodev Disord. 2014;6:44.
17. Coury DL, Ashwood P, Fasano A, et al. Gastrointestinal conditions in children with autism spectrum disorder: developing a research agenda. Pediatrics. 2012;130(Suppl 2):S160–8.
18. De Bruin EI, Ferdinand RF, Meester S, et al. High rates of psychiatric co-morbidity in PDD-NOS. J Autism Dev Disord. 2007;37:877–86.
19. Fombonne E. Epidemiology of autistic disorder and other pervasive developmental disorders. J Clin Psychiatry. 2005;66:3–8.
20. Ghaziddin M, Zafar S. Psychiatric comorbidity of adults with ASD. Clin Neuropsychiatry. 2008;5:9–12.
21. Gillott A, Standen PJ. Levels of anxiety and sources of stress in adults with autism. J Intellect Disabil. 2007;11:359–70.
22. Lalanne L, Weiner L, Bertschy G. Treatment of addiction in adults with autism spectrum disorder. Cham: Springer; 2017.
23. Lefter R, Ciobica A, Timofte D, et al. A descriptive review on the prevalence of gastrointestinal disturbances and their multiple associations in autism spectrum disorder. Medicina (Kaunas). 2019;56(1):11.
24. Richards C, Moss J, Nelson L, et al. Persistence of self-injurious behaviour in autism spectrum disorder over 3 years: a prospective cohort study of risk markers. J Neurodev Disord. 2016;8:21.
25. Richdale AL, Schreck KA. Sleep problems in autism spectrum disorders: prevalence, nature, & possible biopsychosocial aetiologies. Sleep Med Rev. 2009;13(6):403–11.

26. Romano M, Truzoli R, Osborne LA, Reed P. The relationship between autism quotient, anxiety, and internet addiction. Res Autism Spectr Disord. 2014;8:1521–6.
27. Simonoff E, Pickles A, Charman T, et al. Psychiatric disorders in children with autism spectrum disorders: prevalence, comorbidity, and associated factors in a population-derived sample. J Am Acad Child Adolesc Psychiatry. 2008;47:921–9.
28. Souders MC, Mason TB, Valladares O, et al. Sleep behaviors and sleep quality in children with autism spectrum disorders. Sleep. 2009;32:1566–78.
29. Tarazi F, Sahli Z, Pleskow J, Mousa S. Asperger's syndrome: diagnosis, comorbidity and therapy. Expert Rev Neurother. 2015;15:281–93.
30. Tuchman R, Rapin I. Epilepsy in autism. Lancet Neurol. 2002;1:352–8.
31. Veatch OJ, Stucliffe JS, Warren ZE, et al. Shorter sleep duration is associated with social impairment and comorbidities in ASD. Autism Res. 2017;10(7):1221–38.
32. Horvath K, Papadimitriou JC, Rabsztyn A, et al. Gastrointestinal abnormalities in children with autistic disorder. J Pediatr. 1999;135(5):559–63.
33. Cooper M, et al. Autistic traits in children with ADHD index clinical and cognitive problems. Eur Child Adolesc Psychiatry. 2014;23(1):23–34.
34. Kotte A, et al. Autistic traits in children with and without ADHD. Pediatrics. 2013;132(3):e612–22.
35. Jensen CM, Steinhausen HC. Comorbid mental disorders in children and adolescents with attention-deficit/hyperactivity disorder in a large nationwide study. Atten Defic Hyperact Disord. 2015;7(1):27–38.
36. Hirvikovski T, Mittendorfer-Rutz E, Boman M, et al. Premature mortality in autism spectrum disorder. Br J Psychiatry. 2016;208:232–8.
37. Gillberg C, Billstedt E, Sundh V, Gillberg IC. Mortality in autism: a prospective longitudinal community-based study. J Autism Dev Disord. 2010;40:352–7.
38. Isager T, Mouridsen SE, Rich B. Mortality and causes of death in pervasive developmental disorders. Autism. 1999;3:7–16.
39. Won J, Jin Y, Choi J, et al. Melatonin as a novel interventional candidate for fragile x syndrome with autism spectrum disorder in humans. Int J Mol Sci. 2017;18:1314.
40. Romano T. Autism and cannabis: here's what the science says. Leafly, 20 Jun 2018. https://www.leafly.com/news/health/autism-and-cannabis-heres-what-the-science-says. Zugegriffen 1 Dez 2019.
41. Amaral DG, Schumann CM, Nordahl CW. Neuroanatomy of autism. Trends Neurosci. 2008;31:137–45.
42. Di Cicco-Bloom E, Lord C, Zwaigenbaum L, et al. The developmental neurobiology of autism spectrum disorder. J Neurosci. 2006;26:6897–906.
43. Dietert RR, Dietert JM, Dewitt JC. Environmental risk factors for autism. Emerg Health Threats J. 2011;4:7111.
44. Sevadio M, Melancia F, Manduca A, et al. Targeting anandamide metabolism rescues core and associated autistic-like symptoms in rats prenatally exposed to valproic acid. Transl Psychiatry. 2016;6:e902.
45. Aran A, Eylon M, Harel M, et al. Lower circulating endocannabinoid levels in children with autism spectrum disorder. Mol Autism. 2019a;10:2.
46. Belmonte MK, Allen G, Beckel-Mitchener A, et al. Autism and abnormal development of brain connectivity. J Neurosci. 2004;24(42):9228–31.
47. Morgan JT, Chana G, Pardo CA, et al. Microglial activation and increased microglial density observed in the dorsolateral prefrontal cortex in autism. Biol Psychiatry. 2010;68:368–76.
48. Ohja K, Gozal E, Fahnestock M, et al. Neuroimmunologic and neurotrophic interactions in autism spectrum disorders: relationship to neuroinflammation. Neuromolecular Med. 2018;20(2):161–73.
49. Siniscalco D, Bradstreet JJ, Cirillo A, Antonucci N. The in vitro GcMAF effects on endocannabinoid system transcriptionomics, receptor formation, and cell activity of autism-derived macrophages. J Neuroinflammation. 2014;11:78.

50. Vargas DK, Nascimbene C, Krishnan C, et al. Neuroglial activation and neuroinflammation in the brain of patients with autism. Ann Neurol. 2005;57(1):67–81.
51. Wei D, Dinh D, Lee DY, et al. Enhancement of anandamide-mediated endocannabinoid signaling corrects autism-related social impairment. Cannabis Cannabinoid Res. 2016;1(1):81–9.
52. Young AM, Campbell E, Lynch S, et al. Aberrant NF-kappa B expression in autism spectrum condition: a mechanism for neuroinflammation. Front Psychiatry. 2011;2:27.
53. Bourgeron T. From the genetic architecture to synaptic plasticity in autism spectrum disorder. Nat Rev Neurosci. 2015;16(9):551–63.
54. Hazlett H, Gu H, Munsell B, et al. Early brain development in infants at high risk for autism spectrum disorder. Nature. 2017;542:348–51.
55. Kucharsky Hiess R, Alter R, Sojoudi S, et al. Corpus Callosum Area and Brain Volume in Autism Spectrum Disorder: Quantitative Analysis of Structural MRI from the ABIDE Database. J Autism Dev Disord. 2015;45(10):3107–14.
56. Stigler KA, McDougle CJ. Chapter 3.1 – Structural and functional MRI studies of autism spectrum disorders. In: Buxbaum JD, Hof PR, Hrsg. The neuroscience of autism spectrum disorders. London: Academic Press; 2013. S. 251–66.
57. Doherty CC, Evans DW, Myers SM, et al. A comparison of structural brain imaging findings in autism spectrum disorder and attention-deficit hyperactivity disorder. Neuropsychol Rev. 2015;26:25–43.
58. Qiu T, Chang C, Li Y, et al. Two years changes in the development of caudate nucleus are involved in restricted repetitive behaviors in 2–5-year-old children with autism spectrum disorder. Dev Cogn Neurosci. 2016;19:137–43.
59. Chakrabarti B, Haffey A, Canzano L, et al. Individual differences in responsivity to social rewards: Insights from two eye-tracking tasks. PLoS One. 2017;12(10):e0185146.
60. Haznedar M, Buchsbaum MS, Hazlett EA, et al. Volumetric analysis and three-dimensional glucose metabolic mapping of the striatum and thalamus in patients with autism spectrum disorders. Am J Psychiatry. 2006;163:1252–63.
61. Hikosaka O. Basal ganglia mechanisms of reward-oriented eye movement. Ann N Y Acad Sci. 2007;1104:229–49.
62. Nakamura K, Hikosaka O. Role of dopamine in the primate caudate nucleus in reward modulation of saccades. J Neurosci. 2006;26(20):5360–69.
63. Piven J, Elison JT, Zylka MJ. Toward a conceptual framework for early brain and behavior development in autism. Mol Psychiatry. 2017;22(10):1385–94.
64. Chapleau CA, Larimore JL, Theivert A, et al. Modulation of dendritic spine development and plasticity by BDNF and vesicular trafficking: fundamental roles in neurodevelopmental disorders associated with mental retardation and autism. J Neurodev Disord. 2009;1:185–96.
65. Phillips M, Pozzo-Miller L. Dendritic spine dysgenesis in autism related disorders. Neurosci Lett. 2015;601:30–40.
66. Tang G, Gudsnuk K, Kuo SH, et al. Loss of mTOR-dependent macroautophagy causes autistic-like synaptic pruning deficits. Neuron. 2014;83(5):1131–43.
67. Kasarpalkar NJ, Kothari ST, Dave UP. Brain-Derived Neurotrophic Factor in children with Autism Spectrum Disorder. Ann Neurosci. 2014;21(4):129–33.
68. Chen J, Alberts I, Li X. Dysregulation of the IGF-I/PI3K/AKT/mTOR signaling pathway in autism spectrum disorders. Int J Dev Neurosci. 2014;35(1):35–41.
69. Huber M, Klann E, Costa-Mattioli M, Zukin RS. Dysregulation of mammalian target of rapamycin signaling in mouse models of autism. J Neurosci. 2015;35:13836–42.
70. Manning BD, Cantley LC. AKT/PKB signaling: navigating downstream. Cell. 2007;129(7):1261–74.
71. Riikonen R, Makkonen I, Vanhala R, et al. Cerebrospinal fluid insulin-like growth factors IGF-1 and IGF-2 in infantile autism. Dev Med Child Neurol. 2006;48(9):751–5.
72. Steinman G, Mankuta D. Insulin-like growth factor and the etiology of autism. Med Hypotheses. 2013;80(4):475–80.

73. Ehninger D, Li W, Fox K, Stryker MP, Silva AJ. Reversing neurodevelopmental disorders in adults. Neuron. 2008;60(6):950–60.
74. Tang G, Gutierrez Rios P, Kuo SH, et al. Mitochondrial abnormalities in temporal lobe of autistic brain. Neurobiol Dis. 2013;54:349–61.
75. Schmeisser K, Parker JA. Pleiotropic effects of mTor and autophagy during development and aging. Front Cell Dev Biol. 2019;7:192.
76. Saha S, Panigrahi DP, Patil S, Bhutia SK. Autophagy in health and disease: a comprehensive review. Biomed Pharmacother. 2018;104:485–95.
77. Bryn V, Halvorsen B, Ueland T, et al. Brain derived neurotrophic factor (BDNF) and autism spectrum disorders (ASD) in childhood. Eur J Paediatr Neurol. 2015;19(4):411–4.
78. Qin XY, Feng JC, Cao C, et al. Association of peripheral blood levels of brain-derived neurotrophic factor with autism spectrum disorder in children. A systematic review and meta-analysis. JAMA Pediatr. 2016;170(11):1079–86.
79. AL-Ayadhi L. Serum levels of brain-derived neurotrophic factor (BDNF) in autistic children in central Saudi Arabia. Open Conf Proc J. 2011;2(1):36–40.
80. Hallmayer J, Cleveland S, Torres A, et al. Genetic heritability and shared environmental factors among twin pairs with autism. Arch Gen Psychiatry. 2011;68:1095–102.
81. Abrahams BS, Geschwind DH. Advances in autism genetics: on the threshold of a new neurobiology. Nat Rev Genet. 2008;9:341–55.
82. Jung KW, Sepers M, Henstridge CM, et al. Uncoupling of the endocannabinoid signalling complex in a mouse model of fragile X syndrome. Nat Commun. 2012;3:1080.
83. Tartaglia N, Bonn-Miller M, Hagerman R. Treatment of Fragile X Syndrome with cannabidiol: a case series study and brief review of the literature. Cannabis Cannabinoid Res. 2019;4(1):3–9.
84. Purcell AE, Jeon OH, Zimmerman AW, et al. Postmortem brain abnormalities of the glutamate neurotransmitter system in autism. Neurology. 2001;57:1618–28.
85. Santocchi E, Guiducci L, Fulceri F, et al. Gut to brain interaction in Autism Spectrum Disorders: a randomized controlled trial on the role of probiotics on clinical, biochemical and neurophysiological parameters. BMC Psychiatry. 2016;16:183.
86. Stein TP, Schluter MD, Steer RA, Ming X. Autism and phthalate metabolite glucuronidation. J Autism Dev Disord. 2013;43:2677–85.
87. Sudhof TC. Neuroligins and neurexins link synaptic function to cognitive disease. Nature. 2008;455(7215):903–11.
88. Speed HE, Masiulis I, Gibson JR, Powell CM. Increased cortical inhibition in autism-linked neuroligin-3R451C mice is due in part to loss of endocannabinoid signaling. PLoS One. 2015;10:e0140638.
89. Corbett BA, Mendoza S, Wegelin JA, et al. Variable cortisol circadian rhythms in children with autism and anticipatory stress. J Psychiatry Neurosci. 2008;33(3):227–34.
90. Geoffray MM, Nicholas A, Speranza M, Georgieff N. Are circadian rhythms new pathways to understand Autism Spectrum Disorder? J Physiol Paris. 2016;110(4, Part B):434–8.
91. Wohr M, Orduz D, Gregory P, et al. Lack of parvalbumin in mice leads to behavioral deficits relevant to all human core symptoms and related neural morphofunctional abnormalities. Transl Psychiatry. 2015;5:e525.
92. Melke J, Goubran Botros H, Chaste P. Abnormal melatonin synthesis in autism spectrum disorders. Mol Psychiatry. 2008;13:90–8.
93. Depino AM. Peripheral and central inflammation in autism spectrum disorders. Mol Cell Neurosci. 2013;53:69–76.
94. Högestätt ED, Jönsson BA, Ermund A, et al. Conversion of acetaminophen to the bioactive N-acylphenolamine AM404 via fatty acid amide hydrolase-dependent arachidonic acid conjugation in the nervous system. J Biol Chem. 2005;280:31405–12.
95. Schultz ST, Klonoff-Cohen HS, Wingard DL, et al. Acetaminophen (paracetamol) use, measles-mumps-rubella vaccination, and autistic disorder: the results of a parent survey. Autism. 2008;12(3):293–307.

96. Fleury-Teixeira P, Caixeta FV, Ramires da Silva LC, et al. Effects of CBD-enriched *Cannabis sativa* extract on autism spectrum disorder symptoms: an observational study of 18 participants undergoing compassionate use. Front Neurol. 2019;10:1145.
97. Takarae Y, Sweeney J. Neural hyperexcitability in autism spectrum disorders. Brain Sci. 2017;7:129.
98. Zamberletti E, Gabaglio M, Parolaro D. The endocannabinoid system and autism spectrum disorders: insights from animal models. Int J Mol Sci. 2017;18:1916.
99. Ajram LA, Horder J, Mendez MA, et al. Shifting brain inhibitory balance and connectivity of the prefrontal cortex of adults with autism spectrum disorder. Transl Psychiatry. 2017;7(5):e1137.
100. Horder J, Lavender T, Mendez MA, et al. Reduced subcortical glutamate/glutamine in adults with autism spectrum disorders: a [^{1}H]MRS study. Transl Psychiatry. 2013;3:e279.
101. Bar-Lev Schleiber L, Mechoulam R, Saban N, et al. Real life experience of medical cannabis treatment in autism: analysis of safety and efficacy. Sci Rep. 2019;9(1):1–7.
102. Chez MG, Chang M, Krasne V, et al. Frequency of epileptiform EEG abnormalities in a sequential screening of autistic patients with no known clinical epilepsy from 1996–2005. Epilepsy Behav. 2006;8:267–71.
103. Markram K, Markram H. The intense world theory – a unifying theory of the neurobiology of autism. Front Hum Neurosci. 2010;4:224.
104. Meyer-Lindenberg A, Domes G, Kirsch P, Heinrichs M. Oxytocin and vasopressin in the human brain: social neuropeptides for translational medicine. Nat Rev Neurosci. 2011;12:524.
105. Goines PE, Ashwood P. Cytokine dysregulation in autism spectrum disorders (ASD): possible role of the environment. Neurotoxicol Teratol. 2013;36:67–81.
106. Schultz ST. Can autism be triggered by acetaminophen activation of the endocannabinoid system? Acta Neurobiol Exp. 2010;70:227–31.
107. Ashwood P, Krakowiak P, Hertz-Picciotto I, et al. Elevated plasma cytokines in autism spectrum disorders provide evidence of immune dysfunction and are associated with impaired behavioral outcome. Brain Behav Immun. 2011;25(1):40–5.
108. Emanuele E, Orsi P, Bosco M, et al. Low-grade endotoxemia in patients with severe autism. Neurosci Lett. 2010;471(3):162–5.
109. Krakowiak P, Goines PE, Tancredi DJ, et al. Neonatal cytokine profiles associated with Autism Spectrum Disorder. Biol Psychiatry. 2017;81(5):442–51.
110. Li X, Chauhn A, Shiekh AM, et al. Elevated immune response in the brain of autistic patients. J Neuroimmunol. 2009;207(1-2):111–6.
111. Abdallah MW, Larsen N, Grove J. Amniotic fluid chemokines and autism spectrum disorders: an exploratory study utilizing a Danish Historic Birth Cohort. Brain Behav Immun. 2012;26(1):170–6.
112. Abdallah MW, Larsen N, Grove J, et al. Amniotic fluid inflammatory cytokines: potential markers of immunologic dysfunction in autism spectrum disorders. World J Biol Psychiatry. 2013;14(7):528–38.
113. Brown AS, Sourander A, Hinkka-Yli-Salomaki S, et al. Elevated maternal C-Reactive Protein and autism in a national birth cohort. Mol Psychiatry. 2014;19(2):259–64.
114. Goines PE, Croen LA, Braunschweig D, et al. Increased midgestational IFN-γ, IL-4 and IL-5 in women bearing a child with autism: a case-control study. Mol Autism. 2011;2:13.
115. Hornig M, Briese T, Buie T, et al. Lack of association between measles virus vaccine and autism with enteropathy: a case–control study. PLoS One. 2008;3:e3140.
116. Jyonouchi H, Sun S, Le H. Proinflammatory and regulatory cytokine production associated with innate and adaptive immune responses in children with autism spectrum disorders and developmental regression. J Neuroimmunol. 2001;120:170–9.
117. Malik M, Sheikh AM, Wen G, et al. Expression of inflammatory cytokines, Bcl2 and cathepsin D are altered in lymphoblasts of autistic subjects. Immunobiology. 2011;216:80–5.

118. Heiss CN, Olofsson LE. The role of the gut microbiota in development, function and disorders of the central nervous system and the enteric nervous system. J Neuroendocrinol. 2019;31(5):e12684.
119. Srikantha P, Mohajeri MH. The possible role of the microbiota-gut-brain-axis in autism spectrum disorder. Int J Mol Sci. 2019;20(9):2115.
120. Parracho HM, Bingham MO, Gibson GR, et al. Differences between the gut microflora of children with autistic spectrum disorders and that of healthy children. J Med Microbiol. 2005;54:987–91.
121. Carissimi C, Laudadio I, Palone F, et al. Functional analysis of gut microbiota and immunoinflammation in children with autism spectrum disorders. Dig Liver Dis. 2019;51(10):1366–74.
122. Martin CR, Osadchiy V, Kalani A, Mayer EA. The brain-gut-microbiome axis. Cell Mol Gastroenterol Hepatol. 2018;6(2):133–48.
123. Fiorentino M, Sapone A, Senger S, et al. Blood-brain barrier and intestinal epithelial barrier alterations in autism spectrum disorders. Mol Autism. 2016;7:49.
124. Kang DW, Adams JB, Coleman DM, et al. Long-term benefit of microbiota transfer therapy on autism symptoms and gut microbiota. Sci Rep. 2019;9(1):5821.
125. Aran A, Cassuto H, Lubotzky A, et al. Brief report: Cannabidiol-rich cannabis in children with autism spectrum disorder and severe behavioral problems-a retrospective feasibility study. J Autism Dev Disord. 2019b;49(3):1284–8.
126. Karhson DS, Krasinska KM, Ahloy Dallaire J, et al. Plasma anandamide concentrations are lower in children with autism spectrum disorder. Mol Autism. 2018;9:18.
127. Mazahery H, Stonehouse W, Delshad M, et al. Relationship between Long Chain n-3 Polyunsaturated fatty acids and Autism Spectrum Disorder: systematic review and meta-analysis of case-control and randomised controlled trials. Nutrients. 2017;9:155.
128. Huang Y, Iosif AM, Hansen RL, Schmidt RJ. Maternal polyunsaturated fatty acids and risk for autism spectrum disorder in the MARBLES high-risk study. Autism. 2020;24(5):1191–200.
129. Földy C, Malenka RC, Südhof TC. Autism-associated neuroligin-3 mutations commonly disrupt tonic endocannabinoid signaling. Neuron. 2013;78(3):498–509.
130. Wei D, et al. Endocannabinoid signaling mediates oxytocin-driven social reward. Proc Natl Acad Sci U S A. 2015;112:14084–9.
131. Lin IF, et al. The effect of intranasal oxytocin versus placebo treatment on the autonomic responses to human sounds in autism: a single-blind, randomized, placebo-controlled, crossover design study. Mol Autism. 2014;5:20.
132. Romano A, Micioni Di Bonaventura MV, Gallelli CA, et al. Oleoylethanolamide decreases frustration stress-induced binge-like eating in female rats. Neuropsychopharmacology. 2020;45:1931–41.
133. Salzman C, van der Kolk BA, Shader R. Marijuana and hostility in a small group setting. Am J Psychiatry. 1976;133(9):1029–33.
134. Tart CT. Marijuana intoxication common experiences. Nature. 1970;226(5247):701–4.
135. Marco EM, Rapino C, Caprioli A, et al. Social encounter with a novel partner in adolescent rats: activation of the central endocannabinoid system. Behav Brain Res. 2011;220:4314–22.
136. Marco EM, Scattoni ML, Rapino C, et al. Emotional, endocrine and brain anandamide response to social challenge in infant male rats. Psychoneuroendocrinology. 2013;38:2152–62.
137. Sciolino NR, Bortolato M, Einstein SA, et al. Social isolation and chronic handling alter endocannabinoid signaling and behavioural reactivity to context in adult rats. Neuroscience. 2010;168:371–86.
138. Kerr DM, Gilmartin A, Roche M. Pharmacological inhibition of fatty acid amide hydrolase attenuates social behavioural deficits in male rats prenatally exposed to valproic acid. Pharm Res. 2016;113:228–35.

139. Kerr DM, Downey L, Conboy M, et al. Alterations in the endocannabinoid system in the rat valproic acid model of autism. Behav Brain Res. 2013;249:124–32.
140. Moreira FA, Kaiser N, Monory K, Lutz B. Reduced anxiety-like behaviour induced by genetic and pharmacological inhibition of the endocannabinoid-degrading enzyme fatty acid amide hydrolase (FAAH) is mediated by CB1 receptors. Neuropharmacology. 2008;54(1):141–50.
141. Seillier A, Martinez AA, Giuffrida A. Phencyclidine-induced social withdrawal results from deficient stimulation of cannabinoid CB (1) receptors: implications for schizophrenia. Neuropsychopharmacology. 2013;38(9):1816–24.
142. Trezza V, Damsteegt R, Manduca A, et al. Endocannabinoids in amygdala and nucleus accumbens mediate social play reward in adolescent rats. J Neurosci. 2012;32(43):14899–908.
143. Gunduz-Cinar O, MacPherson KP, Cinar R, et al. Convergent translational evidence of a role for anandamide in amygdala-mediated fear extinction, threat processing and stress-reactivity. Mol Psychiatry. 2013;18(7):813–23.
144. Phan KL, Angstadt M, Golden J, et al. Cannabinoid modulation of amygdala reactivity to social signals of threat in humans. J Neurosci. 2008;28(10):2313–9.
145. Hosie S, Malone DT, Liu S, et al. Altered amygdala excitation and CB1 receptor modulation of aggressive behavior in the neuroligin-3R451C mouse model of autism. Front Cell Neurosci. 2018;12:234.
146. Chakrabarti B, Baron-Cohen S. Variation in the human cannabinoid receptor CNR1 gene modulates gaze duration for happy faces. Mol Autism. 2011;2:10.
147. Chakrabarti B, Kent L, Suckling J, et al. Variations in the human cannabinoid receptor (CNR1) gene modulate striatal responses to happy faces. Eur J Neurosci. 2006;23:1944–8.
148. Domschke K, Dannlowski U, Ohrmann P, et al. Cannabinoid receptor 1 (CNR1) gene: Impact on antidepressant treatment response and emotion processing in major depression. Eur Neuropsychopharmacol. 2008;18:751–9.
149. Jaramillo TC, Liu S, Pettersen A, et al. Autism-related neuroligin-3 mutation alters social behavior and spatial learning. Autism Res. 2014;7(2):264–72.
150. Schultz S, Siniscalco D. Endocannabinoid system involvement in autism spectrum disorder: an overview with potential therapeutic applications. AIMS Mol Sci. 2019;6:27–37.
151. Siniscalco D, Sapone A, Giordano C, et al. Cannabinoid receptor type 2, but not type 1, is up-regulated in peripheral blood mononuclear cells of children affected by autistic disorders. J Autism Dev Disord. 2013;43:2686–95.
152. Brigida AL, Schultz S, Cascone M, et al. Endocannabinoid signal dysregulation in autism spectrum disorders: a correlation link between inflammatory state and neuro-immune alterations. Int J Mol Sci. 2017;18(7):1425.
153. Veilleux A, Di Marzo V, Silvestri C. The expanded endocannabinoid system/endocannabinoidome as a potential target for treating diabetes mellitus. Curr Diab Rep. 2019;19(11):117.
154. Cani PD, Plovier H, Van Hul M, et al. Endocannabinoids – at the crossroads between the gut microbiota and host metabolism. Nat Rev Endocrinol. 2016;12(3):133–43.
155. Vaughn LK, Denning G, Stuhr KL, et al. Endocannabinoid signalling: has it got rhythm? Br J Pharmacol. 2010;160(3):530–43.
156. Glickman G. Circadian rhythms and sleep in children with autism. Neurosci Biobehav Rev. 2010;34:755–68.
157. Soltys J, Yushak M, Mao-Draayer Y. Regulation of neural progenitor cell fate by anandamide. Biochem Biophys Res Commun. 2010;400:21–6.
158. Campos AC, Ortega Z, Palazuelos J, et al. The anxiolytic effect of cannabidiol on chronically stressed mice depends on hippocampal neurogenesis: involvement of the endocannabinoid system. Int J Neuropsychopharmacol. 2013;16(6):1407–19.
159. Sales AJ, Fogaca MV, Sartim AG, et al. Cannabidiol induces rapid and sustained antidepressant-like effects through increased BDNF signaling and synaptogenesis in the prefrontal cortex. Mol Neurobiol. 2019;56(2):1070–81.

160. Mori MA, Meyer E, Soares LM, et al. Cannabidiol reduces neuroinflammation and promotes neuroplasticity and functional recovery after brain ischemia. Prog Neuro-Psychopharmacol Biol Psychiatry. 2017;75:94–105.
161. Ruiz-Valdpenas L, Martinez-Orgado JA, Benito C, et al. Cannabidiol reduces lipopolysaccharide-induced vascular changes and inflammation in the mouse brain: an intravital microscopy study. J Neuroinflammation. 2011;8(1):5.
162. Mecha M, Torrao AS, Mestre L, et al. Cannabidiol protects oligodendrocyte progenitor cells from inflammation-induced apoptosis by attenuating endoplasmic reticulum stress. Cell Death Dis. 2012;3:e331.
163. Ryan D, Drysdale AJ, Lafourcade C, et al. Cannabidiol targets mitochondria to regulate intracellular Ca2+ levels. J Neurosci. 2009;29(7):2053–63.
164. Sun S, Hu F, Wu J, Zhang S. Cannabidiol attenuates OGD/R-induced damage by enhancing mitochondrial bioenergetics and modulating glucose metabolism via pentose-phosphate pathway in hippocampal neurons. Redox Biol. 2017;11:577–85.
165. Sato A. mTOR, a potential target to treat Autism Spectrum Disorder. CNS Neurol Disord Drug Targets. 2016;15(5):533–43.
166. Damstra-Oddy JL, et al. Phytocannabinoid-dependent mTORC1 regulation is dependent upon inositol polyphosphate multikinase activity. Br J Pharmacol. 2021;178(5):1149–63.
167. Sartim AG, Sales AJ, Guimarães FS, Joca SR. Hippocampal mammalian target of rapamycin is implicated in stress-coping behavior induced by cannabidiol in the forced swim test. J Psychopharmacol. 2018;32(8):922–31.
168. Hudson R, Rushlow W, Laviolette SR. Phytocannabinoids modulate emotional memory processing through interactions with the ventral hippocampus and mesolimbic dopamine system: implications for neuropsychiatric pathology. Psychopharmacology. 2018;235(2):447–58.
169. Vrechi T, et al. Cannabidiol induces autophagy via ERK1/2 activation in neural cells. Sci Rep. 2021;11(1):5434.
170. Deutsch DG. A personal retrospective: elevating anandamide (AEA) by targeting fatty acid amide hydrolase (FAAH) and the fatty acid binding proteins (FABPs). Front Pharmacol. 2016;7:370.
171. Kaplan JS, Stella N, Catterall WA, Westenbroek RE. Cannabidiol attenuates seizures and social deficits in a mouse model of Dravet Syndrome. Proc Natl Acad Sci U S A. 2017;114:11229–34.
172. Hind WH, England TJ, O'Sullivan SE. Cannabidiol protects an in vitro model of the blood-brain barrier from oxygen-glucose deprivation via PPARγ and 5-HT_{1A} receptors. Br J Pharmacol. 2016;173:815–25.
173. Fogaca MV, Campos AC, Coelho LD, et al. The anxiolytic effects of cannabidiol in chronically stressed mice are mediated by the endocannabinoid system: Role of neurogenesis and dendritic remodeling. Neuropharmacology. 2018;135:22–33.
174. Michielan A, D'Inca R. Intestinal permeability in inflammatory bowel disease: pathogenesis, clinical evaluation, and therapy of leaky gut. Mediators Inflamm. 2015;2015:628157.
175. Camilleri M, Lasch K, Zhou W. Irritable bowel syndrome: methods, mechanisms, and pathophysiology. The confluence of increased permeability, inflammation, and pain in irritable bowel syndrome. Am J Physiol Gastrointest Liver Physiol. 2012;303(7):G775–85.
176. Bertiaux-Vandaële N, Youmba SB, Belmonte L, et al. The expression and the cellular distribution of the tight junction proteins are altered in irritable bowel syndrome patients with differences according to the disease subtype. Am J Gastroenterol. 2011;106(12):2165–73.
177. Hasenöhrl C, Storr M, Schicho R. Cannabinoids for treating inflammatory bowel diseases: where are we and where do we go? Expert Rev Gastroenterol Hepatol. 2017;11(4):329–37.
178. Alhamoruni A, Lee AC, Wright KL, et al. Pharmacological effects of cannabinoids on the Caco-2 cell culture model of intestinal permeability. J Pharmacol Exp Ther. 2010;335(1):92–102.

179. Couch DG, Tasker C, Theophilidou E, et al. Cannabidiol and palmitoylethanolamide are anti-inflammatory in the acutely inflamed human colon. Clin Sci (Lond). 2017;131:2611–26.
180. D'Argenio G, Valenti M, Scaglione G, et al. Up-regulation of anandamide levels as an endogenous mechanism and a pharmacological strategy to limit colon inflammation. FASEB J. 2006;20:568–70.
181. Hernández-Cervantes R, Méndez-Díaz M, Prospéro-García Ó, Morales-Montor J. Immunoregulatory role of cannabinoids during infectious disease. Neuroimmunomodulation. 2017;24:183–99.
182. Kosgodage US, Matewele P, Awamaria B, et al. Cannabidiol is a novel modulator of bacterial membrane vesicles. Front Cell Infect Microbiol. 2019;9:324.
183. Bergamaschi MM, Queiroz RH, Chagas MH, et al. Cannabidiol reduces the anxiety induced by simulated public speaking in treatment-naïve social phobia patients. Neuropsychopharmacology. 2011;36(6):1219–26.
184. Shannon S, Lewis N, Lee H, Hughes S. Cannabidiol in anxiety and sleep: a large case series. Perm J. 2019;23:18–41.
185. Devnisky O, Cilio MR, Fernandez-Ruiz J, et al. Cannabidiol: pharmacology and potential therapeutic role in epilepsy and other neuropsychiatric disorders. Epilepsia. 2014;55:791–802.
186. Tzadok M, Uliel-Siboni S, Linder I, et al. CBD-enriched medical cannabis for intractable pediatric epilepsy – the current Israeli experience. Seizure. 2016;35:41–4.
187. Barchel D, Stolar O, De-Haan T, et al. Oral cannabidiol use in children with autism spectrum disorder to treat related symptoms and co-morbidities. Front Pharmacol. 2019;9:1521.
188. Cooper RE, Williams E, Seegobin S, et al. Cannabinoids in attention-deficit/hyperactivity disorder: a randomised-controlled trial. Eur Neuropsychopharmacol. 2017;27:795–808.
189. Devinsky O, Cross JH, Laux L, Marsh E, Miller I, Nabbout R, et al. Cannabidiol in Dravet Syndrome Study Group. Trial of cannabidiol for drug-resistant seizures in the Dravet syndrome. N Engl J Med. 2017;376:2011–20.
190. Devinsky O, Patel AD, Cross JH, Villanueva V, Wirrell EC, Privitera M, et al. GWPCARE3 Study Group. Effect of cannabidiol on drop seizures in the Lennox–Gastaut syndrome. N Engl J Med. 2018;378:1888–97.
191. FDA. FDA Briefing Document Peripheral and Central Nervous System Drugs Advisory Committee Meeting April 19, 2018. NDA 210365 Cannabidiol. https://www.fda.gov/media/112565/download. Zugegriffen 2 Nov 2019.
192. Lattanzi S, Brigo F, Trinka E, et al. Efficacy and safety of cannabidiol in epilepsy: a systematic review and meta-analysis. Drugs. 2018;78(17):1791–804.
193. Lattanzi S, Trinka E, Russo E, et al. Cannabidiol as adjunctive treatment of seizures associated with Lennox-Gastaut syndrome and Dravet syndrome. Drugs Today (Barc). 2019;55(3):177–96.
194. Thiele EA, Marsh ED, French JA, et al. GWPCARE4 Study Group. Cannabidiol in patients with seizures associated with Lennox–Gastaut syndrome (GWPCARE4): a randomised, double-blind, placebo controlled phase 3 trial. Lancet. 2018;391:1085–96.
195. Caddeo A, Trampetti R, Messina G, Porta E, Di Fede E, Tartarelli R, et al. A neuroendocrine therapeutic approach with the Pineal Hormone Melatonin, Cannabidiol and Oxytocin (mco regimen) in the treatment of the autism spectrum disorders. J Immun Allergy. 2020;1(2):1–7.
196. Gururajan A, Taylor DA, Malone DT. Effect of cannabidiol in a MK-801-rodent model of aspects of schizophrenia. Behav Brain Res. 2011;222(2):299–308.
197. Osborne AL, Solowij N, Babic I, Weston-Green K. Improved social interaction recognition and working memory with cannabidiol treatment in a prenatal infection (poly I:C) rat model. Neuropsychopharmacology. 2017;42:1447–57.
198. Almeida V, Levin R, Fiel F, et al. Cannabidiol exhibits anxiolytic but not antipsychotic property evaluated in the social interaction test. Prog Neuro-Psychopharmacol Biol Psychiatry. 2013;41:30–5.

199. Rong C, Lee Y, Carmona DS, et al. Cannabidiol in medical marijuana: research vistas and potential opportunities. Pharmacol Res. 2017;121:213–8.
200. Pupin A, Mendes J, Milani H, et al. Influence of single and repeated cannabidiol administration on emotional behaviour and markers of cell proliferation and neurogenesis in non-stressed mice. Prog Neuropsychopharmacol Biol Psychiatry. 2016;64:27–34.
201. Guimarães FS, Graeff FG, Chiaretti TM, Zuardi A. Antianxiety effect of cannabidiol in the elevated plus-maze. Psychopharmacology. 1990;100:558–9.
202. Lemos JI, Restell LB, Guimaraes FS. Involvement of the prelimbic prefrontal cortex on cannabidiol-induced attenuation of contextual conditioned fear in rats. Behav Brain Res. 2010;207(1):105–11.
203. Moreira FA, Aguiar DC, Guimaraes FS. Anxiolytic-like effect of cannabidiol in the rat Vogel conflict test. Prog Neuro-Psychopharmacol Biol Psychiatry. 2006;30(8):1466–71.
204. Resstel LB, Joca SR, Moreira FA, et al. Effects of cannabidiol and diazepam on behavioural and cardiovascular responses induced by contextual conditioned fear in rats. Behav Brain Res. 2006;172:294–8.
205. Resstel LB, Tavares RF, Lisboa SF, et al. 5-HT_{1A} receptors are involved in the cannabidiol-induced attenuation of behavioural and cardiovascular responses to acute restraint stress in rats. Br J Pharmacol. 2009;156(1):181–8.
206. Maione S, Piscitelli F, Gatta L. Non-psychoactive cannabinoids modulate the descending pathway of antinociception in anaesthetized rats through several mechanisms of action. Br J Pharmacol. 2011;162(3):584–96.
207. Huber KM, Gallagher SM, Warren ST, Bear MF. Altered synaptic plasticity in a mouse model of fragile X mental retardation. Proc Natl Acad Sci U S A. 2002;99(11):7746–50.
208. Aran A, Harel M, Cassuto H, et al. Cannabinoid treatment for autism: a proof-of-concept randomized trial. Mol Autism. 2021;12:6.
209. Kuester G. XXIII world congress in neurology. 2017, Sept 16–21, Kyoto, Japan.
210. Fusar-Poli L, Cavone V, Tinacci S, et al. Cannabinoids for people with ASD: a systematic review of published and ongoing studies. Brain Sci. 2020;10(9):572.
211. Grabacka M, Pierzchalska M, Dean M, Reiss K. Regulation of ketone body metabolism and the role of PPARα. Int J Mol Sci. 2016;17:2093.
212. Liu H, Talalay P, Fahey JW. Biomarker-guided strategy for treatment of autism spectrum disorder. CNS Neurol Disord Drug Targets. 2016;15:602–13.
213. Casares L, García V, Garrido-Rodríguez M, et al. Cannabidiol induces antioxidant pathways in keratinocytes by targeting BACH1. Redox Biol. 2020;28:101321.
214. Galán-Ganga M, Del Rio R, Jimenez-Moreno N, et al. Cannabinoid CB2 receptor modulation by the transcription factor NRF2 is specific in microglial cells. Cell Mol Neurobiol. 2020;40:167.

Applikationswege, Pharmakokinetik und Sicherheit von medizinischem Cannabis

11

Einleitung

Wie wir bereits früher in diesem Buch gelernt haben, gilt: „Öle sind nicht gleich Öle", und es gibt viele verschiedene Cannabissorten/-kultivare, die je nach chemischem Profil der jeweiligen Sorte unterschiedliche Wirkungen auf Körper und Geist haben können. Es geht dabei nicht nur um das Verhältnis von Cannabidiol (CBD) zu Tetrahydrocannabinol (THC). Ebenso existieren verschiedene Applikationswege für Cannabis, wobei unterschiedliche Länder oft auch unterschiedliche Darreichungsformen bevorzugen. Dies ist wahrscheinlich ein Resultat aus lokalen Vorschriften, der Zeitspanne, seit der medizinisches Cannabis legalisiert wurde, und weiteren Faktoren. Manche Veränderungen benötigen Zeit. In Australien beispielsweise waren im legalen medizinischen Markt die meisten medizinischen Cannabisprodukte zu Beginn der Legalisierung (2016) hauptsächlich Öle zur oralen Anwendung. Zunehmend verschreiben mehr Ärzte Blüten zur Inhalation mittels Vaporisation, jedoch ist das Verdampfen von Ölen als Applikationsweg für medizinisches Cannabis in Australien nicht verbreitet. In den USA ist das Verdampfen von Ölen ebenso populär wie das Rauchen von Cannabis zu medizinischen Zwecken. Die Sicherheit jeder Arzneimittelform ist wichtig, und das gilt auch für medizinisches Cannabis. Auch wenn wir in diesem Buch nicht auf Qualitätssicherung eingehen, sei gesagt, dass es wesentlich sicherer ist, ein Cannabisprodukt zu verwenden, das unter Bedingungen der Guten Herstellungspraxis (engl.: good manufacturing practice, GMP) produziert wurde.

Dieses Kapitel
In diesem Kapitel besprechen wir vier Hauptapplikationswege, die mit diesen unterschiedlichen Darreichungsformen verbundenen pharmakokinetischen Eigenschaften sowie Sicherheitsaspekte von Cannabis, THC und CBD.

K. O'Brien und P. Blair, *Medizinisches Cannabis und CBD in der psychischen Gesundheitsversorgung*, https://doi.org/10.1007/978-3-032-14521-5_11

Applikationswege (Darreichungsformen)

Die Pharmakokinetik und Pharmakodynamik von medizinischem Cannabis und Cannabinoiden variiert sowohl zwischen Individuen als auch in Abhängigkeit vom Applikationsweg und der Formulierung [1, 2]. Die Pflanzenchemie der Cannabinoide ist weitaus komplexer als die von reinem THC [1], reinem CBD oder synthetischen Cannabinoiden. Daher sind unterschiedliche Wirkungen zu erwarten, die auf das Vorhandensein zusätzlicher Cannabinoide und anderer aktiver Inhaltsstoffe/Chemikalien in der Pflanze zurückzuführen sind [1].

Arten der Darreichungsformen

Die verschiedenen Darreichungsformen umfassen folgende:

1. **Inhalativ:** Rauchen, Vaporisieren
2. **Oral:** Flüssigkeiten, Esswaren, Tabletten, Kapseln, Sprays, frischer Saft
3. **Topisch:** Cremes, Balsame, Pflaster
4. **Weitere Applikationswege:** intranasal, Zäpfchen (rektal, vaginal)

Jede dieser Darreichungsformen hat spezifische Vorteile, abhängig von der jeweiligen klinischen Situation und den Präferenzen des Patienten. Für Patienten mit chronischen Erkrankungen kann die orale Anwendung vorteilhaft sein, da die Wirkdauer länger ist als bei der inhalativen Anwendung. Bei akuten Verschlechterungen, beispielsweise Schmerzen oder Angstzuständen, kann hingegen die inhalative Anwendung besser geeignet sein, da die Wirkung deutlich schneller eintritt. Aus diesem Grund kann bei Erkrankungen mit möglichen Exazerbationen eine Kombination aus oraler und inhalativer Anwendung sinnvoll sein.

Das Rauchen von Cannabis wird nicht empfohlen, da Cannabisblätter möglicherweise mit Tabak vermischt wurden. Das Verdampfen von Blüten (Buds) oder Ölen ist aus diesem Grund dem Rauchen von Cannabis vorzuziehen. Die topische Anwendung eignet sich gut für lokal begrenzte Symptome und hat systemisch eine geringere Wirkung.

Philip Blair verschreibt häufig Terpene zusätzlich zu CBD-dominierten Produkten; diese können innerlich eingenommen oder auf den Handrücken oder andere Hautstellen aufgetragen und so resorbiert werden.

Wir werden zunächst die einzelnen Applikationswege besprechen, bevor wir die Pharmakokinetik des inhalativen im Vergleich zum oralen Applikationsweg betrachten.

Inhalation: Cannabisrauchen

Das Rauchen von Cannabis kann das Verwenden von Joints, Pfeifen und Bongs umfassen. In mehreren Umfragen unter Personen, die sich selbst mit Cannabis behandeln, wurde das Rauchen als häufigste Darreichungsform festgestellt (z. B. [3, 4]). Schätzungsweise gehen 30–50 % des Cannabis durch „Nebenstromrauch“ verloren [5].

Beim Rauchen wird Cannabis auf hohe Temperaturen von 600–900 °C erhitzt. Das Rauchen von Cannabis ist mit toxischen Nebenprodukten verbunden, darunter Teer, PAK (polyzyklische aromatische Kohlenwasserstoffe), Kohlenmonoxid (CO) und Ammoniak (NH_3). Chronischer Konsum wurde mit respiratorischen Symptomen wie Husten, Bronchitis und vermehrtem Auswurf in Verbindung gebracht, jedoch gibt es keine Hinweise darauf, dass er Lungenkrebs oder chronisch-obstruktive Lungenerkrankung (COPD) verursacht [5, 6]. Der Bericht der National Academies of Sciences, Engineering and Medicine *The Health Effects of Cannabis and Cannabinoids,* veröffentlicht 2017, kam zu dem Schluss: „Es gibt moderate Evidenz für keinen statistischen Zusammenhang zwischen dem Rauchen von Cannabis und der Inzidenz von Lungenkrebs“ ([6], S. 143). Allerdings mischen Patienten Cannabis möglicherweise mit Tabak, was das Risiko für Atemwegserkrankungen einschließlich Krebs erhöht [5].

Unter Freizeitkonsumenten von Cannabis (weniger bei medizinischen Anwendern) ist es gängige Praxis, Cannabis beim Rauchen mit handelsüblichem Tabak zu mischen. Der Grund dafür ist, dass reine Cannabiszigaretten dazu neigen, zu erlöschen, sobald der Konsumierende aufhört zu ziehen, sodass die Zigarette immer wieder neu angezündet werden muss. Durch das Hinzufügen von Tabak wird die Brenneffizienz der Cannabiszigarette erhöht; je nach Menge brennt die Mischung ähnlich wie eine normale Tabakzigarette. Das Beimischen von Tabak senkt zudem die Kosten der Cannabiszigarette [7]. Eine Studie zeigte, dass das Hinzufügen von Tabak zu Cannabis zu einer effizienteren Freisetzung von THC pro Gramm Cannabis führte und die Verdampfungseffizienz von THC um bis zu 45 % steigerte, was auf eine höhere Brenneffizienz und Unterschiede in den Verbrennungstemperaturen der beiden Substanzen zurückzuführen sein könnte [7].

Systematische Übersichtsarbeit

Eine systematische Übersichtsarbeit mit 2159 Lungenkrebsfällen und 2985 Kontrollen aus 6 Fall-Kontroll-Studien kam zu dem Ergebnis, dass kein statistisch signifikanter Unterschied im Lungenkrebsrisiko zwischen gewohnheitsmäßigen Cannabiskonsumenten und nicht gewohnheitsmäßigen Cannabiskonsumenten (definiert als Personen mit einer kumulativen Cannabiskonsummenge von weniger als 1 Joint-Jahr, einschließlich Nie-Konsumenten) bestand. Für eine Untergruppe von Teilnehmenden, die keinen Tabak rauchten, war das Lungenkrebsrisiko für gewohnheitsmäßige Cannabiskonsumenten im Vergleich zu nicht gewohnheitsmäßigen Cannabiskonsumenten nicht signifikant unterschiedlich [8].

Inhalation: Vaporisieren

Das Vaporisieren oder „Vaping“ (diese Begriffe werden oft synonym verwendet) erhitzt Cannabis auf eine niedrigere Temperatur (160–230 °C) als das Rauchen. Sowohl Cannabisblüten als auch -öle können verdampft werden. Es bietet gegenüber dem Rauchen einige Vorteile: Es entsteht kein Nebenstromrauch (und damit weniger Bedenken hinsichtlich Passivrauchen), es entstehen weniger Toxine (CO ist reduziert, auch wenn PAKs nicht vollständig eliminiert werden), es werden deutlich weniger schädliche Nebenprodukte gebildet und weniger pulmonale Symptome berichtet [5].

Die Vorteile des Rauchens und Vaporisierens bestehen darin, dass die aktiven Inhaltsstoffe schnell über das stark durchblutete Lungengewebe in den Blutkreislauf gelangen und so den „First-Pass-Effekt“ der Leber umgehen. Daher tritt die Wirkung schneller ein als bei oraler Anwendung. Da die maximale Wirkung schneller erreicht wird als bei der oralen Anwendung, kann dies für die Behandlung akuter Zustände wie Schmerzen oder durch Chemotherapie ausgelöster Übelkeit und Erbrechen, bei denen eine schnelle Wirkung erwünscht ist, nützlich sein. Bei chronischen Erkrankungen, bei denen eine längere Wirkdauer erforderlich ist, kann die orale Anwendung vorteilhafter sein.

Ein weiterer Vorteil des Vaporisierens ist die Abgabe von Cannabinoiden an das gesamte Spektrum des respiratorischen Endothels. Dies schließt je nach Ausatmungstechnik auch entzündete Nasen- und Nasennebenhöhlengewebe sowie den Rachen ein. Es gibt zudem Hinweise darauf, dass die antibakteriellen und antiviralen Eigenschaften der Cannabinoide die Population von Krankheitserregern reduzieren und sogar deren Eintritt in den Körper verhindern könnten. Beispielsweise nutzt SARS-CoV-2 den rezeptorvermittelten Eintritt in den Menschen über das angiotensinkonvertierende Enzym 2 (ACE2). ACE2 wird im Lungengewebe, in der Nasen- und Mundschleimhaut, in der Niere, im Gastrointestinaltrakt und in den Hoden exprimiert. Jüngste Forschungen haben gezeigt, dass verschiedene hoch dosierte CBD-Cannabisextrakte die Genexpression von ACE2 herunterregulieren und die ACE2-Proteinspiegel senken können, wobei einige auch die Serinprotease TMPRSS2 herunterregulieren (beide Proteine sind entscheidend für den Eintritt von SARS-CoV-2 in Wirtszellen) in künstlichen 3D-Humanmodellen von Mund-, Atemwegs- und Darmgewebe. Dies deutet auf ein Potenzial für die Behandlung von Atemwegsviren hin, die den ACE-Rezeptor als molekulares Einfallstor nutzen, wie SARS-CoV-2 [9].

Das Vapen ist jedoch nicht risikofrei. Im Jahr 2019 wurde die Sicherheit des Verdampfens von Cannabisölen infrage gestellt, nachdem es in den USA zu mehreren Krankenhausaufenthalten und Todesfällen in Verbindung damit kam. In diesem Zusammenhang wurde ein Syndrom beschrieben, das als E-Zigaretten- oder vapingassoziierte Lungenschädigung (engl.: e-cigarette or vaping-associated lung injury, EVALI) bezeichnet wird. Bis Januar 2020 erkrankten über 2600 Menschen, die meisten mussten hospitalisiert werden (mindestens eine Person benötigte eine Lungentransplantation), und über 50 Menschen starben [10]. Die Erkrankung wurde schließlich auf eine synthetische Form von Vitamin-E-Acetat (α-Tocopherylacetat) zurückgeführt, das in E-Zigaretten verwendet wurde, um Marihuanaöl zu verdicken und so dessen Verdünnung mit anderen Substanzen zu verschleiern, wie verschiedene Untersuchungen bestätigten. Es wurde in THC-haltigen Produkten und Proben von Lungenflüssigkeit bei EVALI-Patienten nachgewiesen [10]. Beispielsweise enthielten 24 Produkte, die 2019 von Betroffenen erworben wurden, Vitamin-E-Acetat [11], und im August 2019 zeigte das Utah Public Health Laboratory (UPHL) Hinweise auf Vitamin-E-Acetat in 17 von 20 (89 %) THC-haltigen Kartuschen bei der Untersuchung von 79 Lungenschädigungsfällen in diesem US-Bundesstaat [12]. In 48 von 51 bronchoalveolären Lavageproben von Patienten wurde Vitamin-E-Acetat nachgewiesen, in den meisten Proben zudem THC oder Metaboliten [13].

Dies unterstreicht die wichtige Bedeutung von Qualitätskontrollen jeglicher Cannabisprodukte, einschließlich der in Verdampfungsgeräten verwendeten Öle und der Geräte selbst, um die Gesundheit nicht zu gefährden. Hinzu kommt, dass nicht biologisch angebautes Cannabis – wie andere Kräuter auch – mit Verunreinigungen, Schwermetallen und Pestiziden belastet sein kann.

Orale Applikationswege

Orale Applikationswege umfassen technisch gesehen die orale Einnahme, oromukosale und sublinguale Wege. Wenn wir vom oralen Applikationsweg sprechen, meinen wir im Allgemeinen die orale Einnahme. Cannabisprodukte, die oral konsumiert werden können, umfassen Öle, Kapseln, Tinkturen, Lutschtabletten, Esswaren, ausgepresste frische Pflanzen und Cannabistees. Der orale Applikationsweg bietet den Vorteil der Bequemlichkeit, wobei die Wirkungsdauer deutlich länger als beim Rauchen/Vaporisieren ist. Daher kann dieser Weg für die Behandlung chronischer Erkrankungen vorteilhafter sein. Öle und Kapseln bieten eine höhere Genauigkeit hinsichtlich der Dosierung, im Gegensatz zu Esswaren (Brownies, Kekse und Gummibärchen), bei denen die Dosierung schwieriger sein kann. Gummibärchen werden üblicherweise mit einer Art Süßungsmittel hergestellt und können den Blutzuckerspiegel bei gefährdeten Personen, wie z. B. Diabetikern, beeinflussen. Nachteile des oralen Applikationsweges sind die geringe Bioverfügbarkeit der Cannabinoide aufgrund ihrer schlechten Wasserlöslichkeit (was die Absorption limitiert), der Instabilität im Magen und dem hepatischen First-Pass-Effekt [14]. Ein weiterer potenzieller Nachteil können dosisabhängige Nebenwirkungen sein, da bei oralen und anderen systemischen Applikationssystemen Schwankungen der Plasmaspiegel beobachtet wurden, die mit einer Kinetik erster Ordnung einhergehen [14]. Verwandte orale Applikationswege sind der oromukosale Weg (z. B. bukkaler Weg) und der sublinguale Weg. Es gibt verschiedene Produkte auf dem Markt, darunter oromukosale Sprays (z. B. Nabiximols, das eine standardisierte Dosis von CBD und THC liefert [5]) und sublinguale Wafers, die über die sublingualen Blutgefäße aufgenommen werden. Ein Vorteil dieser Applikationswege ist, dass die Wirkstoffe über die Blutgefäße in der Mundhöhle aufgenommen werden und die Cannabinoide somit rasch in den systemischen Kreislauf gelangen [14]. Dieser Applikationsweg wirkt relativ schnell (nicht so schnell wie die Inhalation, aber schneller als bei geschluckten Ölen) und hat eine längere Wirkungsdauer im Vergleich zur Inhalation (siehe Tab. 11.1).

Die rohe Pflanze enthält die Säureformen der wichtigsten Phytocannabinoide, THCA und CBDA, denen therapeutische Eigenschaften zugeschrieben werden. Beim Auspressen und bei Cannabistees erfolgt keine ausreichende Decarboxylierung der rohen Pflanze [5], was je nach gewünschter Form – Säureformen von THC und CBD oder decarboxyliertes THC und CBD – als Vorteil oder Nachteil angesehen werden kann.

Topischer Applikationsweg

Topische Präparate (zur äußerlichen Anwendung) sind ideal bei lokalisierten Symptomen, einschließlich Hauterkrankungen und Arthritis, wobei jedoch weniger Forschungsergebnisse zur Wirksamkeit vorliegen [5]. Vorteile des transdermalen Applikationsweges sind die leichtere Anwendbarkeit (was die Compliance erhöhen kann) sowie das Umgehen des hepatischen First-Pass-Effekts und des Abbaus der Cannabinoide durch Enzyme im Darm [14]. Transdermale Pflaster stellen einen vielversprechenden Applikationsweg dar, da sie möglicherweise einen konstanten therapeutischen Wirkstoffspiegel erreichen können, was für die Behandlung von Erkrankungen wie chronischen Schmerzen nützlich sein könnte [15].

Weitere Applikationswege

Zäpfchen können zur Behandlung spezifischer Erkrankungen (z. B. Rektumkarzinom) indiziert sein. Sie können auch für bestimmte Subpopulationen, wie ältere Menschen oder Kinder, nützlich sein. Allerdings ist die Absorption variabel [5]. Die Bioverfügbarkeit bei rektalen Applikationswegen ist ungewiss – Untersuchungen an Affen zeigten, dass ein THC-Hemisuccinat eine Bioverfügbarkeit von 13,5 % aufwies [1]. Der intranasale Applikationsweg ist eine alternative Möglichkeit der systemischen Verabreichung. Er ist nicht invasiv und wirkt schnell, indem er Cannabinoide rasch in den systemischen Kreislauf bringt und dabei den First-Pass-Mechanismus der Leber sowie den enzymatischen Abbau im Darm umgeht [14]. Die Bioverfügbarkeit von THC über den intranasalen Weg beträgt etwa 27 % [14]. Aufgrund der schnellen Wirkung kann dieser Weg für die Behandlung akuter Zustände nützlich sein; potenzielle Anwendungsgebiete sind die Behandlung von Durchbruchschmerzen oder Übelkeit [15]. Nachteile des intranasalen Applikationsweges sind jedoch, dass die meisten Cannabinoide lipophil sind, sodass das Passieren des wässrigen Milieus des Nasengewebes

Tab. 11.1 THC-Applikationswege, Bioverfügbarkeit, Wirkungseintritt und Wirkungsdauer

Applikationsweg	Bioverfügbarkeit von THC	First-Pass-Mechanismus	Wirkungseintritt	Wirkungsdauer	Vorteile des Applikationsweges
Inhalation	2–56 % [1, 16] Durchschnittlich 30 % [24] 18 ± 6 % [25] 27 ± 10 % bei Vielkonsumenten und 14 ± 1 % bei Wenigkonsumenten [26]; 10–35 % [27]) 30 % [28] 18 % [29] 10–25 % [30]	Umgeht den First-Pass-Metabolismus	5–10 min [5] 3–10 min; maximale Konzentration 2–10 min [30]	2–4 h [5] Maximale „psychoaktive" Effekte (Euphorie, Depersonalisation und sensorische Wahrnehmungen): 15 min [30] Maximale kognitive Effekte (Kurzzeitgedächtnis, Aufmerksamkeit und Konzentration): 15 min [30]	Schneller Wirkungseintritt, geeignet für episodische oder akute Symptombehandlung (z. B. Schmerzen, durch Chemotherapie induzierte Übelkeit und Erbrechen) [5]
Orale Einnahme	4–12 % [19, 24] 10–20 % [31] THC in Schokoladenkeks: 6 ± 3 % [25] 4–20 % [1] 3–14 % [32] 6 % [33, 34] 10 % (variabel: 6–20 %) [30]	First-Pass-Mechanismus beteiligt	60–180 min [5] Erster Wirkungseintritt: 60–90 min; maximale Konzentration 1–3 h [30]; Maximale Δ9-THC-Plasmakonzentration innerhalb von 1–2 h (kann in Einzelfällen um einige Stunden verzögert sein) [35]	6–8 h [5] Maximale psychoaktive Effekte (Euphorie, Depersonalisation und sensorische Wahrnehmungen): 3 h; maximale kognitive Effekte (Kurzzeitgedächtnis, Aufmerksamkeit und Konzentration): 5 h [30]	Vorteilhaft bei chronischen Erkrankungen; weniger Geruch im Vergleich zum Rauchen, diskreter [5]
Oromukosal	5 und 15 mg orale THC-Bioverfügbarkeit betrug 13,1 % bzw. 11,0 % für niedrige und hohe Dosen von Nabiximols (Sativex) [33]	Umgeht weitgehend den First-Pass-Metabolismus	15–45 min [5]	6–8 h [5]	Pharmazeutische Formen verfügbar, z. B. Nabiximols (Wirksamkeits- und Sicherheitsnachweise) [5]

(Fortsetzung)

Tab. 11.1 (Fortsetzung)

Applikationsweg	Bioverfügbarkeit von THC	First-Pass-Mechanismus	Wirkungseintritt	Wirkungsdauer	Vorteile des Applikationsweges
Rektale Suppositorien	Unklar. Untersuchungen an Affen zeigten, dass THC-Hemisuccinat eine Bioverfügbarkeit von 13,5 % aufwies [1]. Humanstudie: Die systemische Gesamtbelastung mit THC war bei rektaler Applikation von THC-Hemisuccinat deutlich höher als bei oraler Gabe von Dronabinolkapseln (THC-Fläche unter der Plasmakonzentrations-Zeit-Kurve [AUC(0–∞)] bei rektaler Gabe von THC-Hemisuccinat war 2,44-fach höher als bei oraler Gabe von Dronabinolkapseln [36])	Umgeht den First-Pass-Metabolismus	Wenig Informationen verfügbar. In einem kleinen Experiment mit 2 Probanden wurden nach rektaler Gabe von 2,5–5 mg THC maximale Plasmaspiegel von 1,1 bis 4,1 ng/ml THC und 6,1 bis 42,0 ng/ml THC-COOH innerhalb von 2–8 h bzw. 1–8 h gemessen [37]		Kann für bestimmte Erkrankungen geeignet sein; umgeht den First-Pass-Mechanismus; Resorption in den Blutkreislauf
Topisch	Bisher nur wenige Daten verfügbar	Umgeht den First-Pass-Metabolismus	Variabel [5]	Variabel [5]	Lokale Effekte; geringere systemische Wirkung; gut bei lokalisierten Symptomen [5]

problematisch ist. Die rasche Aufnahme von Cannabinoiden wie THC in das zentrale Nervensystem könnte zu vermehrten Nebenwirkungen führen, die mit THC assoziiert sind. Ein weiterer Nachteil ist das potenzielle Reizpotenzial für die Nasenschleimhaut. Daher ist dieser Weg möglicherweise weniger für die chronische Anwendung geeignet [14].

Pharmakokinetik

Die Pharmakokinetik von Cannabis hängt vom Applikationsweg ab. Die meisten klinischen Studien am Menschen haben die pharmakokinetische Aktivität nach Inhalation oder oraler Einnahme gemessen. Der Wirkungseintritt, die Absorptionsrate und die Bioverfügbarkeit von THC und CBD sind bei der Inhalation deutlich höher als bei der oralen Verabreichung [16].

Die Faktoren, die den Wirkungseintritt und die Wirkungsdauer der verschiedenen Applikationswege bestimmen, sind Absorption, Verteilung und Metabolismus. Die Absorption weist eine große Variabilität auf, sie reicht oral von 20–30 % und bei Inhalation von 10–60 % [1]. Der sublinguale Applikationsweg weist eine Absorptionsrate auf, die zwischen derjenigen der Inhalation und der oralen (geschluckten) Verabreichung liegt [17]. Faktoren, welche die Absorption beeinflussen, sind die Lipophilie des Produkts, die Bioverfügbarkeit und die jeweiligen Gewebeeigenschaften (z. B. alveolär, dermal, gastrisch) [5]. Mehrere Faktoren können die Cannabisabsorption beeinflussen, darunter kürzlich eingenommene Mahlzeiten, Inhalationstiefe, Dauer des Atemanhaltens und die Temperatur des Vaporizers [5].

Cannabinoide sind lipophil und weisen eine geringe Wasserlöslichkeit auf. Im Allgemeinen ist die Bioverfügbarkeit von Cannabinoiden bei oraler (Einnahme-) Applikation gering, was auf die geringe Wasserlöslichkeit (welche die Absorption limitiert), den hepatischen Abbau und die Instabilität im Magen zurückzuführen ist [14, 15]. Über 95 % der oral aufgenommenen Cannabinoide werden durch die First-Pass-Mechanismen der Leber abgebaut [14, 17]. Bei topischen und oralen Applikationswegen wird die Absorption durch das Vorhandensein von Fetten, Ölen oder polaren Lösungsmitteln (z. B. Ethanol) verbessert. Nano- oder ionisierte Partikel sowie die Verwendung von Omegafettsäuren im Trägeröl können die Absorption steigern. Bei topischen Produkten können Inhaltsstoffe, welche die Permeabilität der Hautbarriere leicht erhöhen, die Aufnahme des Wirkstoffs verbessern [5].

Es ist wichtig, die Auswirkungen der individuellen Variabilität der Bioverfügbarkeit bei Teilnehmern randomisierter kontrollierter Studien (RCTs) auf die gemessenen Ergebnisvariablen zu verstehen. Eine Individualisierung der Dosierung für die Studienteilnehmer könnte die therapeutische Wirksamkeit optimieren (im Vergleich zu einer Standarddosis).

Cannabidiol

Bioverfügbarkeit von CBD

Der Wirkungseintritt, die Absorptionsrate und die Bioverfügbarkeit von CBD sind bei der Inhalation deutlich höher als bei der oralen Verabreichung [16]. Die Bioverfügbarkeit von CBD bei Inhalation liegt zwischen 11–45 % [18, 19].

CBD weist eine geringe und stark variable orale Bioverfügbarkeit auf, die auf 6–10 % geschätzt wird, was auf den First-Pass-Mechanismus der Leber zurückzuführen ist [16], wobei einige Studien Werte von 13–19 % berichten [20]. In einer Studie zur intranasalen Verabreichung von CBD bei Ratten lag die Bioverfügbarkeit bei 34–46 % [15].

Metabolismus und Halbwertszeit von CBD

CBD wird extensiv durch die Cytochrom-P450-(CYP)-Enzyme der Leber metabolisiert. Die wichtigsten Isoformen, die zum Metabolismus von CBD beitragen, sind CYP3A4, CYP2C19, CYP2C9, CYP1A2, 2C8, 2B6 und 2E1, wobei CYP3A4 und CYP2C19 die dominierenden Enzyme beim Abbau von CBD zu seinem aktiven Metaboliten sind [21, 22].

CBD ist hoch lipidlöslich und wird rasch im Gehirn, Fettgewebe und anderen Organen verteilt [18]. Der primäre Metabolisierungsweg von CBD ist die Hydroxylierung zu 7-OH-CBD und anschließend der weitere Metabolismus zu mehreren (inaktiven) Metaboliten (z. B. CBD-COOH) durch die Cytochrom-P450-Enzyme der Leber, wobei die Ausscheidung hauptsächlich über den Stuhl und in geringerem Maße über den Urin erfolgt [18].

Die Halbwertszeit von CBD hängt vom Applikationsweg ab. Beispielsweise wurde beim Menschen eine Halbwertszeit von 18–33 h für die intravenöse Verabreichung, 27–35 h nach dem Rauchen und 2–5 Tagen nach oraler Verabreichung festgestellt [23].

Tetrahydrocannabinol

Bioverfügbarkeit von THC

Die Bioverfügbarkeit von THC ist variabel und hängt vom Applikationsweg ab (siehe Tab. 11.1). Bei Inhalation ist die Bioverfügbarkeit unterschiedlich; verschiedene Studien geben Werte zwischen 10–35 % an [24, 25, 27–30] (siehe Tab. 11.1). Faktoren, welche die Bioverfügbarkeit bei inhalativer Aufnahme beeinflussen können, sind die Häufigkeit des Rauchens und die Rauchtechnik. In einer Studie wurde bei häufigen Konsumenten eine Bioverfügbarkeit von 23–27 % festgestellt, verglichen mit 10–14 % bei gelegentlichen Konsumenten [35]. Unterschiede können auf Variationen in der Rauchtechnik zurückzuführen sein, z. B. Zugdauer, Inhalationsvolumen und Anhaltezeit. Bis zu 30 % des THCs gehen durch Pyrolyse verloren, mit zusätzlichem Verlust durch Nebenstromrauch und unvollständige Absorption in der Lunge [16].

Die Bioverfügbarkeit von oral aufgenommenem THC liegt zwischen 4 % und 20 % und ist damit geringer als bei Inhalation (siehe Tab. 11.1), da die Cannabinoide vor dem Eintritt in den systemischen Kreislauf einem ausgeprägten First-Pass-Metabolismus durch die CYP450-Gene in der Leber unterliegen [16]. Die Oxidation von THC zu 11-OH-THC und anderen Metaboliten verringert die Menge an THC, die in den Blutkreislauf gelangt, und reduziert so die orale Bioverfügbarkeit [16].

Eintritt und Wirkungsdauer von THC
Der Wirkungseintritt von inhaliertem THC (5–10 min) erfolgt deutlich schneller als bei oraler Aufnahme (zwischen 60–180 min) [5].

- **Inhalationsweg:** Die maximale Plasmakonzentration von THC wird innerhalb von 5–10 min erreicht [1, 28, 35, 38].
- **Oraler Weg:** Die maximale Plasmakonzentration von THC kann bereits nach 1–2 h oder erst 4–6 h nach der Einnahme erreicht werden [1, 35].

Diese längere Latenzzeit beim oralen Konsum kann insbesondere für unerfahrene Konsumenten eine Falle darstellen, wenn sie essbare Cannabisprodukte wie Kekse oder Gummibärchen zu sich nehmen – ein zunächst ausbleibender Effekt nach der Einnahme kann dazu führen, dass die Person mehr vom Keks oder weitere Gummibärchen isst, was die Wahrscheinlichkeit erhöht, zu viel zu konsumieren und unangenehme Nebenwirkungen zu erleben, sobald das THC wirkt.

Die Wirkungsdauer ist bei oraler Aufnahme (6–8 h) länger als bei Inhalation (2–4 h) [5, 39], was bei der Behandlung chronischer Erkrankungen von Vorteil sein kann.

Metabolismus von THC
THC wird nach Inhalation rasch über die Lunge aufgenommen und erreicht schnell eine hohe Konzentration im Blut. Etwa 90 % des im Blut befindlichen THC zirkuliert im Plasma, die restlichen 10 % befinden sich in den Erythrozyten [35]. THC ist bereits weniger als 1 min nach der Inhalation im Plasma nachweisbar [1, 16, 27], wobei die maximale Plasmakonzentration nach 5–10 min erreicht wird [1, 28, 35, 38].

Im Gegensatz dazu erfolgt nach oraler Einnahme die systemische Aufnahme vergleichsweise langsam, da der Wirkstoff zunächst den Magen-Darm-Trakt passieren und in der Leber verstoffwechselt werden muss. Die maximale Plasmakonzentration kann bereits nach 1–2 h oder erst nach 4–6 h erreicht werden, wobei auch mehrere Plasmaspitzen auftreten können [1, 35]. Nach oraler Aufnahme ist die Konzentration von 11-OH-THC deutlich höher als nach Inhalation [35, 40].

Lebermetabolismus

THC ist stark lipophil. Nach der Aufnahme über das Blut dringt THC rasch in Fettgewebe und stark durchblutete Organe (z. B. Gehirn, Muskulatur, Leber, Lunge und Milz) ein, was zu einem schnellen Abfall der Plasmakonzentration führt [35, 41]. Anschließend erfolgt eine langsame Umverteilung des THC aus den tiefen Fettdepots zurück in den Blutkreislauf [35].

THC wird in der Leber durch Enzyme des Cytochrom-P450-Komplexes metabolisiert. Die Hydroxylierung von THC führt zur Bildung der psychoaktiven Verbindung 11-OH-THC, des wichtigsten aktiven Metaboliten von THC. Durch weitere Oxidation entsteht THC-COOH, ein inaktiver sekundärer Metabolit [42]. Es wird angenommen, dass 11-OH-THC und THC-COOH mindestens ebenso oder sogar stärker pharmakologisch aktiv sind wie THC und dass THC-COOH die Wirkung von THC moduliert [42]. In einer Studie wurde die maximale Konzentration von THC etwa 8 min nach Beginn des Rauchens beobachtet, 11-OH-THC erreichte seinen Höhepunkt nach 15 min und THC-COOH nach 81 min. Die THC-Konzentration fiel innerhalb von 3–4 h rasch auf 1–4 ng/ml ab [35, 38].

Ausscheidung von THC

Mehr als 65 % des Cannabis werden über den Stuhl ausgeschieden, etwa 20 % über den Urin [40]. Der Großteil des Cannabis (80–90 %) wird innerhalb von 5 Tagen in Form von hydroxylierten und carboxylierten Metaboliten ausgeschieden [28]. Unter den Hauptmetaboliten (THC, 11-OH-THC und THC-COOH) ist THC-COOH das primäre Glucuronidkonjugat im Urin, während 11-OH-THC die Hauptform im Stuhl darstellt [43, 44]. Aufgrund der Lipophilie von THC kommt es zu einer tubulären Rückresorption in den Nieren, was zu einer geringen renalen Ausscheidung der unveränderten Substanz führt.

Halbwertszeit von THC

THC und seine Metaboliten können längere Zeit im Körper verbleiben, bei chronischen Konsumenten länger als bei Gelegenheitskonsumenten [35]. In einer Studie betrug die Halbwertszeit von THC bei Gelegenheitskonsumenten 1,3 Tage, bei häufigen Konsumenten hingegen 5–13 Tage [45], und nach dem Rauchen einer Zigarette mit 16–34 mg THC war THC-COOH im Plasma 2–7 Tage nachweisbar [35].

THC-COOH ist für diagnostische Zwecke von Interesse und wird im Urin hauptsächlich als Glucuronsäurekonjugat ausgeschieden [35]. Studien zeigen eine Halbwertszeit der renalen Ausscheidung von THC-COOH von etwa 30 h (nach 7 Tagen Überwachung) und 44–60 h (nach 12 Tagen Überwachung) [35, 43, 46]. Es zeigt sich zudem, dass die Verweildauer der THC-Metaboliten im Körper davon abhängt, ob es sich um einen Gelegenheits- oder einen Dauerkonsumenten handelt. Im Folgenden einige Ergebnisse verschiedener Studien:

- In einer Studie mit 6 gesunden Männern mit Cannabiskonsumanamnese rauchten die Probanden jeweils einmal pro Woche eine einzelne Cannabiszigarette (Placebo, 1,75 % oder 3,55 % THC). Die Urinproben wurden anschließend verblindet auf THC-COOH analysiert. Die mittleren Halbwertszeiten betrugen 31,5 ± 1,0 h (Spanne 28,4–35,3 h) für die Zigarette mit niedriger Dosis und 28,6 ± 1,5 h (24,9–34,5 h) für die Zigarette mit hoher Dosis bei einer Überwachungsdauer von 7 Tagen [43].
- In einer Studie an Gefängnisinsassen wurde anhand der Messungen von THC-COOH/C während der ersten 5 Tage nach dem letzten Cannabiskonsum eine mittlere Halbwertszeit der renalen Ausscheidung von 1,3 Tagen bei Gelegenheitskonsumenten festgestellt, während bei Dauerkonsumenten der *Median* bei 1,4 Tagen lag und terminale Halbwertszeiten im Urin von bis zu 10,3 Tagen gefunden wurden. Bei den Gelegenheitskonsumenten wurden die letzten positiven Urinproben für THC-COOH nach 4 Tagen (Cut-off 15,0 ng/ml), nach 5 Tagen (Cut-off 10,3 ng/ml) und nach 12 Tagen für Cannabinoide insgesamt gefunden. Diese Werte waren bei Dauerkonsumenten deutlich länger: 17, 22 und 27 Tage, was zeigt, dass THC und seine Metaboliten längere Zeit im Körper verbleiben können und dies bei häufigem Konsum noch ausgeprägter ist [45].
- In einer Studie mit Teilnehmern eines niedrigschwelligen Entzugsprogramms wurden die maximalen Eliminationszeiten von THC-COOH mit 433,5 h im Urin und 74,3 h im Serum (bei einem Cut-off-Wert von 20 ng/ml) festgestellt [47].

Passivrauchen und Stillen

Es ist zu beachten, dass Cannabis auch in den Körperflüssigkeiten von Personen nachweisbar ist, die durch passives Inhalieren oder durch das Stillen exponiert wurden [35].

Fällt die Intoxikation („High") durch Cannabis mit der Plasmakonzentration zusammen?

In einer frühen Studie wurde der Zusammenhang zwischen den Plasmakonzentrationen von THC und der subjektiv empfundenen Intoxikation bei 11 Männern mit vorherigem Cannabiskonsum untersucht. Jedem Teilnehmer wurden in drei separaten Experimenten drei verschiedene THC-Formen verabreicht: das Rauchen einer Cannabiszigarette mit 19 % THC, der Verzehr eines Schokoladenkekses mit 20 mg THC und eine intravenöse Injektion von 5 % THC. Es zeigte sich, dass injiziertes und gerauchtes THC einem ähnlichen Muster folgten, wobei die maximale Plasmakonzentration rasch erreicht wurde. Da THC sehr lipophil ist, wurde es anschließend schnell ins Gehirn und andere Fettspeicher des Körpers verteilt. Infolgedessen nahm das Ausmaß der Intoxikation zu, während die Plasmakonzentration abnahm. Im Gegensatz dazu verlief bei oral aufgenommenem THC das Ausmaß der Intoxikation parallel zu den maximalen Plasmakonzentrationen, wobei die Intoxikation bei deutlich niedrigeren Konzentrationen als bei den inhalativen oder injizierten Applikationswegen erreicht wurde. Die Autoren der Studie vermuteten, dass die orale Aufnahme eine größere Menge THC in die Leber gelangen lässt, wo es zu seinem potenteren Metaboliten (11-OH-THC) verstoffwechselt werden kann. Sie kamen zu dem Schluss, dass – anders als bei Alkohol – keine eindeutige Korrelation zwischen dem Ausmaß der Intoxikation und den Plasmakonzentrationen von THC besteht [48].

Stichprobenartige Drogentests
Die Tatsache, dass THC-Metaboliten noch Tage im Körper verbleiben können, stellt für Cannabiskonsumenten (medizinischer oder Freizeitkonsum) in Ländern, in denen jegliche Menge von THC im Körper beim Führen eines Fahrzeugs illegal ist, wie etwa in Australien, ein Problem dar. In Australien gilt dies unabhängig davon, ob die Person berauscht ist oder nicht, und unabhängig davon, ob sie ein Rezept besitzt. Somit riskieren selbst Patienten, denen ein Arzt medizinische Cannabisprodukte mit THC verschrieben hat, bei einer zufälligen Verkehrskontrolle positiv getestet zu werden und gegen das Gesetz zu verstoßen. Offensichtlich handelt es sich hierbei um keine sinnvolle Gesetzgebung und es besteht Änderungsbedarf.

Nach den persönlichen Erfahrungen von Philip Blair kann selbst medizinisches Cannabis mit niedrigem THC-Gehalt (<0,3 %) und hohem CBD-Gehalt bei einer Urinanalyse positiv auf THC getestet werden. Es gibt Vermutungen, dass eine Umwandlung von CBD zu THC in vitro bei sauren Präparationen, die den Magen simulieren, stattfindet, jedoch wurde dies in vivo bislang nicht bestätigt.

Ein weiteres Problem bei Drogentests betrifft Angestellte von Transportunternehmen, bei denen für die Einstellung und Unfalluntersuchungen ein Urindrogentest erforderlich ist. Trotz legitimer therapeutischer Anwendung von medizinischem Cannabis kann ein positives Testergebnis zu drastischen administrativen Maßnahmen führen, welche die Existenzgrundlage beeinträchtigen, sowie in Einzelfällen zu strafrechtlichen Konsequenzen, da die verwendeten Standards absolute Nachweisgrenzen sind, die keinen Bezug zur Beeinträchtigung haben.

In einer kleinen Fallserie, die eine typische klinische Umgebung charakterisiert, testete eine Gruppe von 6 Teilnehmern zwei Produkte sowohl oral als auch durch Inhalation mittels Vaporisation im Hinblick auf Urindrogentests: reines CBD und ein Vollspektrummedizinalcannabis. Das Vollspektrum enthielt 10,5 % CBD und 0,39 % THC (Verhältnis von 27:1 CBD/THC). Diese Mischung ähnelt vielen legalen Hanf-/CBD-Produkten. Zwei Probanden, welche die Mischung mit niedrigem THC-Gehalt inhalierten, erhielten positive Testergebnisse, während keiner der Gruppe, die reines CBD inhalierte, positive Urinproben (auf THC) abgab. Interessanterweise war ein Urindrogentest nach oraler Einnahme von 100 mg reinem CBD positiv, wurde jedoch bei 15 ng/ml nicht bestätigt. Die Implikation ist, dass selbst vaporisierte Produkte mit niedrigem THC-Gehalt das Risiko eines positiven Drogenscreenings bergen [49].

Sicherheit von Cannabis

Der Freizeitkonsum von Cannabis ist nicht mit der medizinischen Anwendung gleichzusetzen, bei der die Dosis in der Regel individuell auf den Patienten abgestimmt und langsam von einer niedrigen Dosis ausgehend bis zum Erreichen eines therapeutischen Effekts gesteigert wird. Dieser Punkt ist sehr wichtig zu verstehen, da sich ein Großteil der veröffentlichten Literatur zur Sicherheit, insbesondere zu Nebenwirkungen und Verkehrssicherheit, auf den Freizeitkonsum bezieht, meist von Cannabissorten mit hohem THC-Gehalt.

Unerwünschte Ereignisse im Zusammenhang mit Cannabis

Beobachtungsstudien auf Bevölkerungsebene liefern den Großteil der Hinweise auf potenzielle Toxizität im Zusammenhang mit Cannabiskonsum. Solche Studien weisen mehrere Einschränkungen auf, darunter zahlreiche Störfaktoren, wobei es nicht möglich ist, eindeutige Kausalzusammenhänge abzuleiten. Besonders wichtig ist, dass die meisten verfügbaren Hinweise auf Nebenwirkungen im Zusammenhang mit Cannabis den Freizeitkonsum betreffen, bei dem es in erster Linie geraucht und in unbekannter Qualität selbst verabreicht wird [2].

Mortalität und Cannabis
Cannabis weist im Vergleich zu vielen Arzneimitteln ein überlegenes Sicherheitsprofil auf [5]. Der Bericht der Weltgesundheitsorganisation (WHO) von 2018 zu THC stellt fest, dass das Fehlen von Todesfällen durch THC möglicherweise auf die geringe Dichte von CB1-Rezeptoren in den Hirnstammregionen zurückzuführen ist, die lebenswichtige kardiovaskuläre und respiratorische Funktionen steuern. Es wird außerdem angegeben, dass eine letale Dosis bei einem 70-kg-Menschen etwa 4000 mg (4 g) beträgt (dies ist der Medianwert und bezieht sich ausschließlich auf die Menge an THC; andere Substanzen sind nicht enthalten [50]) und dass diese Menge durch orale Einnahme, Rauchen oder Vaporisieren realistisch nicht erreicht werden kann, da THC eine große therapeutische Breite besitzt [51]. Tierversuche zeigen, dass die LD50 von THC bei Ratten 800 mg/kg, bei Hunden 3000 mg/kg und bei Affen bis zu 9000 mg/kg beträgt [52].

Es gibt jedoch Berichte in der Literatur, welche die weitverbreitete Annahme infrage stellen, dass noch nie jemand an Cannabis gestorben sei, da Todesfälle durch akuten Myokardinfarkt im Zusammenhang mit Cannabiskonsum beschrieben wurden [53]. Siehe auch den unten stehenden Abschnitt für weitere Informationen zum kardiovaskulären Risiko.

In einer Studie hatten Patienten, die Cannabis konsumiert hatten, eine höhere Gesamtmortalität und Morbidität als jene, die den Konsum verneinten [54]. Eine andere Studie fand eine um 29 % erhöhte Sterblichkeitsrate bei Patienten, die Cannabiskonsum angaben [55]. Der Bericht des Institute of Medicine (IOM) von 1999 *Marijuana and Medicine: Assessing the Science Base* stellt jedoch fest: „Epidemiologische Daten deuten darauf hin, dass Cannabiskonsum in der Allgemeinbevölkerung nicht mit einer erhöhten Mortalität assoziiert ist" ([56], S. 109). Der Bericht der US National Academies of Sciences, Engineering and Medicine *The Health Effects of Cannabis and Cannabinoids* kommt zu dem Schluss: „Es gibt keine oder unzureichende Evidenz, um einen statistischen Zusammenhang zwischen selbstberichteter Cannabiseinnahme und Gesamtmortalität (selbstberichteter Cannabiskonsum), Arbeitsunfällen oder -verletzungen (allgemeiner, nicht medizinischer Cannabiskonsum) oder Tod durch Überdosierung zu belegen oder zu widerlegen" ([6], S. 17).

Obwohl viele Sicherheitsbedenken im Zusammenhang mit Cannabis auf den Freizeitkonsum zurückzuführen sind, deuten einige Berichte darauf hin, dass eine differenziertere Betrachtung bei Aussagen über die Sicherheit und das Fehlen eines Zusammenhangs mit der Mortalität angebracht sein könnte (siehe [53, 57] für weitere Informationen).

Kardiovaskuläres Risiko und Cannabis

Das Rauchen von Cannabis ist mit einem signifikant erhöhten Risiko für einen akuten Myokardinfarkt assoziiert. Es gibt Berichte über Vorhofflimmern, ventrikuläre Tachykardien, akute Koronarsyndrome, Herzstillstand und Schlaganfall im Zusammenhang mit Cannabiskonsum, häufig bei jüngeren Menschen ohne wesentliche Risikofaktoren [57]. Es wurden auch Todesfälle durch akuten Myokardinfarkt im Zusammenhang mit Cannabiskonsum berichtet [53]. Eine retrospektive Auswertung der Personality and Total Health Through Life Study ergab zudem ein 3,3-fach erhöhtes Risiko für Schlaganfall/transitorische ischämische Attacke bei Cannabiskonsumenten im vergangenen Jahr, die wöchentlich oder häufiger konsumierten (nicht jedoch bei seltenerem Konsum) [58]. Eine aktuelle große retrospektive Studie mit 56.742 Probanden zeigte jedoch, dass Cannabiskonsum nicht mit einer erhöhten Prävalenz kardiovaskulärer Erkrankungen assoziiert war – im Gegenteil, es zeigte sich ein Trend zu einer verringerten Wahrscheinlichkeit für kardiovaskuläre Erkrankungen, adjustiert für mögliche Störfaktoren, von 0,74 (95 %-KI 0,54–1,01) [59]. Da das Konfidenzintervall jedoch 1,0 einschließt, ist dieser Wert statistisch nicht signifikant. Obwohl die Ergebnisse statistisch gesehen auch zufällig entstanden sein könnten, bestätigt die Studie die zuvor beschriebenen positiven Assoziationen zwischen Cannabis und kardiovaskulären Erkrankungen nicht.

Nach Page et al. ist die Evidenz, ob Cannabis tatsächlich unerwünschte kardiovaskuläre Ereignisse verursacht, weiterhin nicht schlüssig, da die meisten verfügbaren Studien kurzfristig, beobachtend und retrospektiv sind und methodische Probleme wie fehlende Expositionsbestimmung und Erinnerungsverzerrung bestehen [60]. Es ist wichtig, alle Arten von Evidenz zu berücksichtigen. Epidemiologische Studien liefern breite Daten aus großen Populationen. Fallberichte hingegen beschreiben, was einzelnen Personen widerfahren ist. Es gibt Berichte über kardiovaskuläre Schäden im Zusammenhang mit dem Rauchen von Cannabis. Allerdings bedeutet ein nachgewiesener Zusammenhang nicht zwangsläufig Kausalität. Es ist zudem zu beachten, dass für den Freizeitmarkt gezüchtete Cannabissorten häufig einen deutlich höheren THC-Gehalt aufweisen. Nichtsdestotrotz ist THC bei Menschen mit vorbestehender Herzerkrankung im Allgemeinen kontraindiziert [21].

Zusammenfassend lässt sich sagen, dass viele Sicherheitsbedenken im Zusammenhang mit Cannabis auf den Freizeitkonsum zurückzuführen sind, solche Berichte jedoch eine differenziertere Betrachtung bei Aussagen über die Sicherheit und das angebliche Fehlen eines Zusammenhangs mit der Mortalität nahelegen (siehe [53, 57] für weitere Informationen). MacCallum und Russo empfehlen, Cannabis bei instabilen kardialen Erkrankungen einschließlich Angina Pectoris mit Vorsicht anzuwenden, da es durch das THC zu Tachykardie und möglicher Hypotonie kommen kann (sie berichten jedoch, dass keine QTc-Probleme auftreten) [5]. Brown und Winterstein geben an, dass THC bei Menschen mit vorbestehender Herzerkrankung im Allgemeinen kontraindiziert ist [21]. Siehe den Abschnitt „***Sicherheit von THC***" für weitere Informationen zu kardiovaskulären Effekten, einschließlich Auswirkungen auf Blutdruck und Herzfrequenz (HF).

Nebenwirkungen von Cannabis

Warnungen vor Cannabis und THC konzentrieren sich häufig auf neuropsychiatrische Nebenwirkungen, die dosislimitierend sind und einen Hauptgrund für den Therapieabbruch darstellen. In klinischen Studien wurde gezeigt, dass synthetisches THC (Dronabinol) Manie, Depression und Schizophrenie verschlimmern kann [61]. Der Konsum von Cannabis ist mit folgenden Effekten assoziiert: Euphorie, Lachen, Gesprächigkeit, gesteigerter Appetit, verstärkte visuelle, olfaktorische und auditive Wahrnehmungen sowie Mundtrockenheit und gerötete Augen (durch Erweiterung der konjunktivalen Blutgefäße) [2]. Es kann außerdem zu Gleichgewichtsstörungen, Verwirrtheit, Schwindel, Desorientierung, Durchfall, Benommenheit, Müdigkeit, Halluzinationen, Übelkeit, Somnolenz, Erbrechen [62] und Angst [63] kommen. Eine Cannabisintoxikation kann Aufmerksamkeit und Kurzzeitgedächtnis beeinträchtigen und bei einigen vulnerablen Personen psychotische Reaktionen auslösen [2]. Die Effekte unterliegen einer Toleranzentwicklung bei wiederholter Exposition. Viele der ausgeprägteren Reaktionen bei unerfahrenen Konsumenten treten bei häufigen Konsumenten daher weniger stark auf [2].

Kleinkinder sind besonders gefährdet für Nebenwirkungen von Cannabis; es gibt Fallberichte über Kinder, die nach versehentlicher Einnahme eine Atemdepression, Tachykardie und vorübergehendes Koma erlitten [2, 64, 65].

Wechselwirkungen zwischen Arzneimitteln und Cannabis

Das Potenzial für Wechselwirkungen zwischen Arzneimitteln und THC sowie CBD wird in Kürze erörtert. Es ist jedoch erwähnenswert, dass laut Bericht der

Weltgesundheitsorganisation (WHO) Daten aus randomisierten kontrollierten Studien keine signifikant erhöhte Inzidenz schwerwiegender Nebenwirkungen bei der Kombination von Cannabis/Cannabinoiden mit anderen Medikamenten gezeigt haben [2].

Cannabisabhängigkeit, -missbrauch und Cannabisgebrauchsstörung

Die Cannabisgebrauchsstörung (Cannabisabhängigkeit) wird im Diagnostischen und Statistischen Manual Psychischer Störungen (DSM-5) als fortgesetzter Cannabiskonsum trotz klinisch signifikanter Beeinträchtigung definiert. In der Literatur wird diskutiert, ob Cannabismissbrauch und Cannabisabhängigkeit unterschiedliche Entitäten darstellen. Missbrauch wird als mit weniger schwerwiegenden sozialen Konsequenzen assoziiert angesehen, während Abhängigkeit mit schwerwiegenderen kognitiven, physiologischen und psychosozialen Folgen verbunden ist; es wurde jedoch argumentiert, dass diese Unterscheidung bei Jugendlichen nur begrenzt gültig ist [66].

In einer systematischen Übersichtsarbeit und Metaanalyse epidemiologischer Studien zum Prävalenzrisiko hatten von den Personen, die Cannabis konsumierten, 22 % eine Cannabisgebrauchsstörung, 13 % einen Cannabismissbrauch und 13 % eine Cannabisabhängigkeit, wobei das Risiko bei Personen, die täglich oder wöchentlich konsumierten, sowie bei jungen Menschen höher war [67].

So widersprüchlich es auch klingen mag, deuten Forschungsergebnisse darauf hin, dass medizinisches Cannabis Menschen mit Cannabisabhängigkeit helfen könnte. In einer australischen Studie, einer 12-wöchigen, randomisiert kontrollierten Studie an 128 Patienten mit Cannabisabhängigkeit, wurde festgestellt, dass die Anwendung von Nabiximols (1:1-Verhältnis von THC/CBD) die Anzahl der Tage, an denen Patienten mit Cannabisabhängigkeit Cannabis konsumierten, im Vergleich zur Placebogruppe um etwa 40 % reduzierte [68]. Die Studie erlaubte eine flexible Dosierung (bis zu 32 Sprühstöße täglich; THC, 86,4 mg; CBD, 80 mg) mit einer mittleren Nabiximolsdosis von 17,6 [9,5] Sprühstößen täglich (entsprechend einer mittleren [SD] Dosis von 47,5 [25,7] mg THC und 44,0 [23,8] mg CBD). Das Medikament wurde gut vertragen und verursachte nur wenige Nebenwirkungen [68].

Schwangerschaft und Cannabiskonsum

Laut einer sehr praxisorientierten Publikation von MacCallum und Russo ist Cannabis in Schwangerschaft und Stillzeit im Allgemeinen kontraindiziert, während die Wirkung auf Föten und Neugeborene umstritten ist [5]. Angesichts unseres Wissens über die Beteiligung des Endocannabinoidsystems (ECS) am Beginn des Lebens sowie an Wachstum und Entwicklung ist es vielleicht nicht überraschend, dass Cannabis potenziell Auswirkungen auf den sich entwickelnden Fötus haben könnte. Das ECS ist an der Entwicklung vor der Einnistung, dem Transport des Embryos in die Gebärmutter und der uterinen Rezeptivität beteiligt sowie nach der Einnistung an vielen Signalwegen, darunter Folsäure, BDNF, VEGF und MAPK/ERK. Die Störung eines dieser Signalwege kann zu veränderten intrauterinen Prozessen führen, einschließlich neuronaler Entwicklung, Zellreplikation, Angiogenese und Gewebedifferenzierung [69].

Es gibt nur wenige Informationen über die potenziellen Auswirkungen des mütterlichen Cannabiskonsums auf den sich entwickelnden Fötus. Wir wissen, dass präklinische Forschung darauf hinweist, dass THC die Plazenta leicht passiert, obwohl die fetale Exposition offenbar geringer ist als die mütterliche [70]. Forschung zur neuronalen Entwicklung legt nahe, dass eine pränatale THC-Exposition zu subtilen Veränderungen in einigen Aspekten der höheren Kognition und des psychischen Wohlbefindens führen kann [70]. Eine intrauterine Cannabisexposition wurde mit Fehlgeburten, Geburtsfehlern und Entwicklungsverzögerungen in Verbindung gebracht, wobei die pathomechanistischen Zusammenhänge nicht verstanden sind. Die Fähigkeit von Cannabinoiden, das Wachstum von Krebszellen zu hemmen und Apoptose auszulösen, deutet auf potenzielle pathomechanistische Zusammenhänge hin [70].

Zusammenhang zwischen pränataler Cannabisexposition und Schlafstörungen bei Nachkommen

Eine Studie, in der 18 Kinder mit pränataler Cannabisexposition und 20 Kontrollkinder verglichen wurden, analysierte Schlafvariablen aus polysomnografischen Aufzeichnungen im Alter von 3 Jahren. Es zeigte sich, dass Kinder mit pränataler Cannabisexposition mehr nächtliche Arousals aufwiesen ($8{,}2 \pm 5{,}3$ vs. $3{,}2 \pm 4{,}6$, $p < 0{,}003$) und eine geringere Schlafeffizienz als die Kontrollen [71].

Eine Untersuchung analysierte Basisdaten der Studie Adolescent Brain and Cognitive Development (ABCD), um zu bestimmen, ob mütterliche Angaben zum pränatalen Cannabiskonsum mit Schlafstörungen bei 11.875 Kindern im Alter von 9–10 Jahren assoziiert waren. Die Daten zeigen, dass jeglicher pränatale Cannabiskonsum der Mütter mit einer Vielzahl von Schlafproblemen assoziiert war, darunter Störungen beim Ein- und Durchschlafen, Arousalstörungen, Schlaf-Wach-Störungen, Störungen mit übermäßiger Schläfrigkeit sowie ein summierter Schlafstörungsscore (alle $p < 0{,}03$). Häufigerer täglicher pränataler Cannabiskonsum war signifikant mit Störungen mit übermäßiger Schläfrigkeit assoziiert ($p = 0{,}03$) [72]. Auch wenn diese Studie keine Kausalität beweist, trägt sie doch zu einer Evidenzbasis bei, die darauf hindeutet, dass pränataler Cannabiskonsum für Nachkommen schädlich sein kann.

Zusammenhang zwischen pränatalem mütterlichen Cannabiskonsum und Autismus-Spektrum-Störung bei Nachkommen

Eine aktuelle Studie in Ontario, Kanada, analysierte retrospektiv Informationen zu allen Lebendgeburten zwischen dem 1. April 2007 und dem 31. März 2012. Es wurde ein statistisch signifikanter Zusammenhang zwischen pränatalem mütterlichen Cannabiskonsum und der Inzidenz von Autismus-Spektrum-Störungen (ASS) bei Nachkommen gefunden: Die Inzidenz von ASS betrug 4,00 pro 1000 Personenjahre bei exponierten Kindern im Vergleich zu 2,42 bei nicht exponierten Kindern, mit einer adjustierten Hazard Ratio von 1,51 (95 %-KI 1,17–1,96) in der gematchten Kohorte. Es wurde außerdem festgestellt, dass die Inzidenz von Intelligenzminderung und Lernstörungen bei Nachkommen von Müttern, die während der Schwangerschaft Cannabis konsumierten, höher war, auch wenn dieser Zusammenhang statistisch weniger robust war [73]. Obwohl ein Zusammenhang keine Kausalität beweist und andere Störfaktoren eine Rolle spielen könnten, zeigt dies dennoch, dass Vorsicht geboten ist.

Jamaika-Studie: Frauen, die während der Schwangerschaft rauchten
Die Ergebnisse einer Beobachtungsstudie aus dem Jahr 1991 zeigten jedoch keine nachteiligen Auswirkungen auf die Entwicklung jamaikanischer Kinder, deren Mütter während der Schwangerschaft Cannabis rauchten [74]. Die Kinder wurden in zwei Gruppen eingeteilt (eine Gruppe bestand aus Kindern, deren Mütter während der Schwangerschaft Cannabis rauchten, die Kontrollgruppe aus Kindern, deren Mütter während der Schwangerschaft kein Cannabis rauchten). Die Entwicklung der Kinder wurde im Alter von 1, 3 und 30 Tagen mit der Brazelton Neonatal Behavioural Assessment Scale (NBAS) und im Alter von 4 und 5 Jahren mit den McCarthy Scales of Children's Abilities (MSCA) beurteilt. Es gab keine signifikanten Unterschiede zwischen den beiden Gruppen, außer am 30. Tag, als die Kinder von Müttern, die stark Cannabis rauchten, tatsächlich günstigere Werte für autonome Stabilität und Reflexe sowie verbesserte Verhaltensweisen aufwiesen. Die Entwicklungsscores im Alter von 4 und 5 Jahren korrelierten mit Aspekten des häuslichen Umfelds und der Regelmäßigkeit des Besuchs einer Vorschule [74]. Ein Teil der Diskrepanz zu anderen Studien über Babys, die Cannabis ausgesetzt waren, könnte auf den kulturell akzeptierten, aber nicht missbräuchlichen Konsum von Cannabis zurückzuführen sein. Darüber hinaus standen im Gegensatz zu vergleichbaren Studien in Industrieländern andere Drogenmissbrauchsmittel dieser ländlichen jamaikanischen Kohorte typischerweise nicht zur Verfügung bzw. wurden nicht konsumiert [74].

Nebenwirkungen cannabisbasierter Arzneimittel
Folgende Nebenwirkungen können mit cannabisbasierten Arzneimitteln assoziiert sein [5]:

- **Am häufigsten:** Schläfrigkeit/Müdigkeit, Schwindel, Mundtrockenheit, Husten/Schleim/Bronchitis (nur beim Rauchen), Angst, Übelkeit und kognitive Effekte
- **Häufig:** Euphorie, verschwommenes Sehen, Kopfschmerzen

- **Selten:** orthostatische Hypotonie, toxische Psychose/Paranoia, Depression, Ataxie/Koordinationsstörungen, Tachykardie (nach Titration), Cannabishyperemesis, Durchfall

Alkohol und Cannabis

Forschungsergebnisse deuten darauf hin, dass die Kombination von Alkohol und THC mit einer Beeinträchtigung der Fahrleistung im Straßenverkehr und einer erhöhten Zahl tödlicher Verkehrsunfälle assoziiert ist [75]. Die Wirkung von Alkohol und Cannabis auf das Fahren zusammen scheint größer zu sein als deren jeweilige Wirkung allein, wobei Forschungsergebnisse auf einen additiven oder synergistischen Effekt hindeuten [75]. Dieses Thema wird im Abschnitt zu THC ausführlicher behandelt.

Arbeitsunfälle und Freizeitkonsum von Cannabis

Eine naheliegende Sorge im Zusammenhang mit Cannabiskonsum ist, ob dieser zu Unfällen am Arbeitsplatz führen könnte, insbesondere in Branchen mit erhöhtem Risiko für körperliche Verletzungen. Mehrere Studien haben den potenziellen Zusammenhang zwischen Cannabiskonsum und arbeitsbedingten Verletzungen untersucht. Eine Studie war eine Fall-Kontroll-Studie, in welcher der Anteil cannabispositiver Urinproben in Proben nach Verkehrsunfällen mit dem in Zufallsproben verglichen wurde. Urinproben, die positiv auf andere Substanzen als Cannabis getestet wurden, wurden von der Studie ausgeschlossen. Die Studie konnte keinen statistisch signifikanten Zusammenhang zwischen der Anzahl cannabispositiver Urintests in einer Gruppe zufälliger Drogentests im Vergleich zu einer Gruppe von Drogentests nach Unfällen feststellen [76].

Eine weitere Studie war eine Querschnittsanalyse des Canadian Community Health Survey (2013–2016). Unter den 136.536 erwerbstätigen Personen hatten 2 % ($n = 2577$) in den letzten 12 Monaten eine arbeitsbedingte Verletzung erlitten. Von diesen Personen mit arbeitsbedingter Verletzung berichteten 4 % über Cannabiskonsum in den letzten 12 Monaten. Die Studie fand keinen statistisch signifikanten Zusammenhang zwischen Cannabiskonsum im vergangenen Jahr und arbeitsbedingter Verletzung (Odds Ratio [OR] für arbeitsbedingte Verletzung: 0,81; 95 %-KI 0,66–0,99), und dieser Zusammenhang änderte sich auch nicht, als eine Subanalyse von Berufsgruppen mit hohem Verletzungsrisiko durchgeführt wurde [77].

In einer weiteren Studie untersuchten Forschende den Zusammenhang zwischen drei zeitbasierten Cannabiskonsummaßen und fünf verschiedenen Arten von Arbeitsleistung anhand von Daten von 281 Beschäftigten und deren direkten Vorgesetzten. Diese Studie ergab, dass Cannabiskonsum vor und während der Arbeit negativ mit der Aufgabenleistung, organisationsbezogenen Citizenship-Verhaltensweisen und zwei Arten kontraproduktiven Arbeitsverhaltens assoziiert war; Cannabiskonsum nach der Arbeit stand jedoch in keiner positiven oder negativen Beziehung zu irgendeiner Form der Arbeitsleistung, wie von den Vorgesetzten beurteilt [78].

Eine systematische Übersichtsarbeit, die Informationen aus 16 Studien analysierte, fand heraus, dass 7 Studien einen positiven Zusammenhang zwischen Cannabiskonsum und Arbeitsunfällen unterstützten, eine Studie Hinweise auf einen negativen Zusammenhang zeigte und 8 Studien keinen statistisch signifikanten Zusammenhang zwischen Cannabiskonsum und Arbeitsunfällen fanden. In dieser Übersichtsarbeit wurde auch festgestellt, dass nur 3 dieser Studien klare Hinweise darauf lieferten, dass der Cannabiskonsum dem Arbeitsunfallereignis vorausging. Das Fazit dieser systematischen Übersichtsarbeit war, dass die derzeitige Evidenzlage keine ausreichenden Belege dafür liefert, dass Cannabiskonsum das Risiko für Arbeitsunfälle erhöht. Zudem wurde angemerkt, dass die Qualität der Studien auf erhebliche Verzerrungen in der Literatur aufgrund potenzieller Störvariablen, der Auswahl der Teilnehmenden sowie der Erfassung von Expositionen und Ergebnissen hindeutet und dass künftig hochwertige Studien erforderlich sind, um den Zusammenhang zwischen Cannabiskonsum und Arbeitsunfällen besser zu klären [79]. Der Bericht der National Academies of Sciences, Engineering and Medicine zu Cannabis und Cannabinoiden, der ausschließlich Evidenz aus systematischen Übersichtsarbeiten und randomisierten kontrollierten Studien berücksichtigte, stellte fest: „Es gibt keine oder unzureichende Evidenz für … einen statistischen Zusammenhang zwischen Cannabiskonsum und … Arbeitsunfällen oder -verletzungen“ [6].

Konsum von Cannabis, Psychosen und Schizophrenie

Obwohl eine ausführliche Diskussion des Themas den Rahmen dieses Buches sprengt, sind wir der Ansicht, dass es Hinweise auf einen Zusammenhang zwischen dem (Freizeit-)Konsum von Cannabis und Psychosen sowie Schizophrenie bei dafür empfänglichen Individuen gibt. Ob es sich hierbei um einen ursächlichen Zusammenhang handelt, ist jedoch weiterhin unklar. Ein Übersichtsartikel [80] bietet eine umfassende Diskussion der wissenschaftlichen Evidenz aus verschiedenen Studien, mit Schwerpunkt auf Jugendlichen.

Frühe Berichte, dass Cannabis psychotische Symptome auslösen könnte, wurden bereits vor 40–50 Jahren veröffentlicht [81–83], jedoch wird seit Jahrzehnten darüber diskutiert, ob Cannabiskonsum Schizophrenie verursacht oder nicht [80]. Forschungsergebnisse deuten darauf hin, dass bei Personen mit einer Prädisposition für Schizophrenie der Konsum von Cannabis die Symptome verschärft und die Prognose verschlechtert [80, 84]. Einige epidemiologische Studien legen nahe, dass Cannabiskonsum ein Risikofaktor für das Auftreten von Schizophrenie ist [80], wobei zu beachten ist, dass sich solche Studien typischerweise auf den Freizeitkonsum von Cannabis beziehen und das Risiko insbesondere mit einem hohen Konsum von Cannabis verbunden zu sein scheint (z. B. [85, 86]). So zeigte beispielsweise eine umfassende 15-Jahres-Nachbeobachtungsstudie von mehr als 45.000 schwedischen Wehrpflichtigen ein relatives Risiko für Schizophrenie bei starken Cannabiskonsumenten (mehr als 50-maliger Konsum) im Vergleich zu Nichtkonsumenten; dabei wurden auch weitere potenziell störende Faktoren wie andere psychiatrische Erkrankungen und der soziale Hintergrund berücksichtigt [85]. Eine weitere Studie mit mehr als 50.000 Schweden ergab eine Odds Ratio von 6,7 für starke Cannabiskonsumenten [86]. Weitere in einer Übersichtsarbeit von Malone et al. beschriebene Studien [80] deuten ebenfalls darauf hin, dass der lebenslange Cannabiskonsum das Risiko für die Entwicklung einer Psychose erhöht.

Ob Cannabiskonsum tatsächlich *Schizophrenie verursacht* oder diese lediglich bei vulnerablen Personen auslöst, ist bislang nicht eindeutig bewiesen. Eine aktuelle Studie analysierte genomweite Daten, insbesondere Einzelnukleotidpolymorphismen (SNPs), die mit dem Beginn des Cannabiskonsums und Schizophrenie assoziiert sind. Diese Studie fand einige Hinweise, die mit einem kausalen Effekt des Cannabiskonsums auf das Risiko, an Schizophrenie zu erkranken, vereinbar sind (OR 1,04 pro Verdopplung der Wahrscheinlichkeit des Cannabiskonsums, 95 %-KI 1,01–1,07, $p = 0{,}019$), jedoch waren die Hinweise in die entgegengesetzte Richtung deutlich stärker – es gab starke Hinweise auf einen kausalen Effekt, dass Personen mit hohem Schizophrenierisiko signifikant häufiger Cannabis konsumieren (OR 1,10 pro Verdopplung der Wahrscheinlichkeit für Schizophrenie, 95 %-KI 1,05–1,14, $p = 2{,}64 \times 10^{-5}$, was hochsignifikant ist und sehr unwahrscheinlich zufällig auftritt) [87]. Es gibt weitere Hinweise auf eine Störung des Endocannabinoidsystems im Zusammenhang mit Psychosen. So zeigte beispielsweise eine kürzlich veröffentlichte Metaanalyse von Minichino et al. [88], dass Patienten mit Psychosen einen erhöhten Endocannabinoidtonus aufweisen, mit signifikant höheren AEA-Spiegeln im Blut und Liquor sowie einer höheren Expression von CB1-Rezeptoren in peripheren Immunzellen als im Gehirn [89]. Eine Neuroimaging-Studie mit Positronen-Emissions-Tomografie am Menschen fand, dass die normale inverse Beziehung zwischen peripheren Endocannabinoiden und der Verfügbarkeit von CB1-Rezeptoren bei Patienten mit einer ersten psychotischen Episode nicht aufrechterhalten wurde, was weitere Hinweise auf eine Dysregulation des Endocannabinoidsystems bei Schizophrenie liefert [90].

Jugendliche könnten besonders anfällig für die Wirkungen von Cannabis und THC sein, was angesichts der entwicklungsbedingten Veränderungen im jugendlichen Gehirn auch biologisch plausibel erscheint. Wie im Kapitel zum Endocannabinoidsystem dargestellt, befindet sich das Gehirn während der Adoleszenz in einer Phase intensiver Entwicklung und Reifung, insbesondere in bestimmten Hirnarealen wie der kortikolimbischen Region, die für Emotionen und unsere Stressreaktion relevant ist. Die Adoleszenz ist – ebenso wie die frühe Kindheit – eine Phase hoher neuronaler Plastizität, und auch das Endocannabinoidsystem unterliegt in dieser Zeit Veränderungen. Forschungsergebnisse deuten auf eine Beteiligung des Endocannabinoidsystems an der frühpostnatalen und jugendlichen

Entwicklung der Stressreaktivität der HPA-Achse, des kortikolimbischen Systems und des Verhaltens hin. Die Adoleszenz stellt somit eine kritische Entwicklungsphase und eine Zeit erhöhter Störanfälligkeit dar [91].

Nach Malone et al. [80] kann die Exposition gegenüber Cannabis und THC in der Adoleszenz die normalen Entwicklungsprozesse im zentralen Nervensystem stören und möglicherweise zu einer Prädisposition für die Entwicklung einer Schizophrenie führen. Dies könnte mit einer GABAergen und dopaminergen Dysfunktion zusammenhängen. Genetische Prädispositionen, einschließlich Polymorphismen im COMT-Gen, könnten ebenfalls eine Rolle spielen [80]. Ob der Cannabiskonsum in der Adoleszenz jedoch tatsächlich Schizophrenie verursacht, ist weiterhin ungeklärt [80].

Es ist jedoch zu beachten, dass insbesondere das THC im Cannabis im Zusammenhang mit Psychosen und Schizophrenie problematisch zu sein scheint. CBD hingegen weist offenbar antipsychotische Effekte auf und könnte als nicht dopaminerge Therapieoption für Psychosen in Betracht kommen [89]. Es gibt mehrere potenzielle Wirkmechanismen, die den antipsychotischen Effekten zugrunde liegen, darunter die Fähigkeit, CB1-Agonisten zu antagonisieren, die Hochregulation von AEA, die Modulation der Funktion neuronaler Substrate, die an verschiedenen kognitiven Prozessen beteiligt sind, die bei Patienten mit Psychosen beeinträchtigt sind, sowie die Modulation der Hirnfunktion in jenen Regionen, die bei Patienten mit Psychosen verändert sind und an der Entstehung von Psychosen und psychotischen Symptomen beteiligt sind (z. B. Hippocampus, Striatum und Mittelhirn) [89]. Da es Hinweise darauf gibt, dass auch Entzündungen und Immunreaktionen am Pathomechanismus der Schizophrenie beteiligt sind [92], kann man ebenfalls vermuten, dass dies ein weiterer möglicher therapeutischer Ansatzpunkt für CBD sein könnte. Generell warnen MacCallum und Russo jedoch, dass Cannabis als Arzneimittel bei Patienten mit Psychosen kontraindiziert ist, mit Ausnahme von CBD-dominanten Präparaten [5].

Sicherheit von THC

Nebenwirkungen durch medizinische Cannabisprodukte, die THC enthalten – insbesondere proprietäre Formen, bei denen die Dosierung kontrolliert werden kann – sind in der Regel dosisabhängig. Bei niedrigen THC-Dosen treten keine oder nur geringe Effekte auf, wie nachfolgend beschrieben. Etwaige Nebenwirkungen hängen vom jeweiligen Individuum ab, insbesondere von dessen Stoffwechsel.

Nach McPartland und Russo treten mehr psychische Nebenwirkungen bei synthetischem THC als bei ganzem Cannabis auf (z. B. Symptome wie Dysphorie, Depersonalisation, Angst, Panikreaktionen und Paranoia) [93, 94]. Andere Bestandteile von Cannabis können die Nebenwirkungen abmildern und die therapeutische Wirkung von THC verbessern [95]. Brown weist darauf hin, dass medizinisches Cannabis mit THC bei Personen mit bestehender Depression, Schizophrenie oder Angststörung mit Vorsicht angewendet werden sollte, da gezeigt wurde, dass THC diese Erkrankungen verschlimmern kann, und empfiehlt, die gleichzeitige Anwendung von THC und Arzneimitteln, die das Risiko solcher Erkrankungen erhöhen, zu vermeiden [61]. Zudem empfiehlt er Vorsicht bei Patienten, die Immunsuppressiva einnehmen, da in Tierstudien Hinweise auf ein erhöhtes Infektionsrisiko durch THC gefunden wurden [61].

Mögliche Nebenwirkungen von THC

THC weist sehr ähnliche pharmakologische und subjektive Effekte wie Cannabis auf. Folgende Wirkungen können auftreten: Euphorie, Lachen und gesteigerte Gesprächigkeit, gesteigerter Appetit, Mundtrockenheit und gelegentliche Schwindelgefühle, verstärkte visuelle, olfaktorische und auditive Wahrnehmungen, Schläfrigkeit, verlangsamte Reaktionszeit, Kopfschmerzen, subtile kognitive Defizite (z. B. beeinträchtigte Aufmerksamkeit und Störungen des Kurzzeitgedächtnisses), verschwommenes Sehen, Depression, Paranoia und beeinträchtigte verbale Erinnerungsfähigkeit [30, 51, 96]. Bei höheren Dosen können Nebenwirkungen wie Angst, Panik, Verwirrtheit und Desorientierung bei einigen Anwendern auftreten [51].

THC kann bei einigen Anwendern auch Übelkeit und Erbrechen verursachen [51, 97]. Das Cannabinoid-Hyperemesis-Syndrom, das durch unkontrolliertes Erbrechen (mit teilweiser Linderung durch warme Duschen) gekennzeichnet ist, stellt eine seltene Nebenwirkung dar, mit etwa 80 berichteten Fällen, die überwiegend bei chronischen Cannabiskonsumenten auftreten [98].

THC kann bei einigen gesunden Personen vorübergehende, psychoseähnliche psychische Phänomene auslösen [51, 99, 100]. In einer Studie mit 22 gesunden Probanden (die zuvor Cannabis konsumiert hatten, aber nicht die Kriterien für eine Cannabisgebrauchsstörung erfüllten), zeigte sich, dass die Verabreichung von *intravenösem* THC (99,6 % Reinheit) mit mehreren vorübergehenden Phänomenen assoziiert war, darunter positive Symptome, negative Symptome, Wahrnehmungsveränderungen, Euphorie, Angst sowie Defizite im Arbeitsgedächtnis, Erinnerungsvermögen und in der exekutiven Aufmerksamkeitskontrolle, ohne die allgemeine Orientierung zu beeinträchtigen. Zu den Positivsymptomen zählten Misstrauen, paranoide und größenwahnsinnige Wahnvorstellungen, konzeptuelle Desorganisation, Illusionen, Depersonalisation, Derealisation, verzerrte Sinneswahrnehmungen, veränderte Körperwahrnehmung, Gefühle der Unwirklichkeit und ein extremes Zeitlupengefühl. Zu den Negativsymptomen gehörten abgeflachter Affekt, verminderte Kontaktfähigkeit, Mangel an Spontaneität, psychomotorische Verlangsamung und emotionaler Rückzug [99].

Im Gegensatz dazu wurden in einer Studie mit cannabisabhängigen Probanden, die über mehrere Jahre durchschnittlich 4 Joints pro Tag rauchten, nur minimale Auswirkungen von THC auf die kognitive Testleistung festgestellt [101].

Bericht der Weltgesundheitsorganisation zu THC
Nach Angaben der Weltgesundheitsorganisation:

- Die Effekte von THC unterliegen bei wiederholter Exposition größtenteils einer Toleranzentwicklung [102].
- Randomisierte kontrollierte Studien (RCTs), in denen THC über Jahre hinweg täglich verabreicht wurde, berichten im Allgemeinen über eine geringe bis moderate Toxizität und eine niedrige Inzidenz schwerwiegender unerwünschter Ereignisse [51].

Metaanalyse zu medizinischem Cannabis bei psychischen Erkrankungen: Sicherheitsaspekte
Eine aktuelle Metaanalyse zu medizinischen Cannabisprodukten bei psychischen Erkrankungen untersuchte ebenfalls Sicherheitsdaten. Für pharmazeutisch hergestellte medizinische Cannabisprodukte mit THC und CBD wurden die folgenden Ergebnisse festgestellt, die in Tab. 11.2 dargestellt sind. In 5 der 7 Studien gibt es keinen Hinweis darauf, dass mit medizinischem Cannabis mehr unerwünschte Ereignisse verbunden waren als mit Placebo.

Toxizität von THC

Laut dem WHO-Bericht zu THC ist die Toxizität von THC im Vergleich zu den meisten anderen Freizeit- und Arzneimitteln sehr gering. Im Bericht heißt es: „Es wurde berechnet, dass eine letale Dosis für einen 70 kg schweren Menschen etwa 4 g betragen würde und dass eine solche Dosis beim Menschen durch orale Aufnahme, Rauchen oder Verdampfen der Substanz nicht realistisch erreicht werden kann, da Δ^9-THC eine große therapeutische Breite aufweist“ [51]. Weiterhin wird ausgeführt, dass das Fehlen von Todesfällen im Zusammenhang mit THC möglicherweise auf die geringe Dichte von CB1-Rezeptoren in den Hirnstammregionen zurückzuführen ist, welche die kardiovaskulären und respiratorischen Funktionen steuern [51]. Wie jedoch bereits im Abschnitt „Sicherheit von Cannabis“ erwähnt, gibt es Hinweise, die diese Annahme, dass niemand an Cannabis gestorben sei, infrage stellen (siehe diesen Abschnitt, da dies auch für THC relevant ist).

Kardiovaskuläre Effekte von THC

THC ist im Allgemeinen bei Personen mit bestehender Herzerkrankung kontraindiziert [21]. Wie bereits erörtert, geben MacCallum und Russo an, dass Cannabis bei instabilen kardialen Erkrankungen, einschließlich Angina Pectoris, aufgrund von Tachykardie und möglicher Hypotonie durch das THC mit Vorsicht angewendet werden sollte (sie berichten jedoch, dass es keine QTc-Probleme ver-

Tab. 11.2 Unerwünschte Ereignisse bei pharmazeutisch hergestellten THC-CBD-Medizinalcannabisprodukten bei psychischen Erkrankungen (adaptiert nach [103] Metaanalyse)

Unerwünschte Ereignisse THC-CBD	Vergleich	Anzahl der Studien (Anzahl der Teilnehmenden)	Odds Ratio (OR), 95 %-Konfidenzintervall (KI)	Statistische Interpretation
Unerwünschte Ereignisse, alle Ursachen	Aktiv	1 (60)	1,59 (0,57 bis 4,45)	Nicht signifikant, d. h., könnte zufällig aufgetreten sein
Unerwünschte Ereignisse, alle Ursachen	Placebo	10 (1495)	1,99 (1,20 bis 3,29) THC-CBD > Placebo	Signifikant
Schwerwiegende unerwünschte Ereignisse, alle Ursachen	Placebo	4 (954)	1,29 (0,94 bis 1,77)	Nicht signifikant, d. h., könnte zufällig aufgetreten sein
Behandlungsbedingte unerwünschte Ereignisse, alle Ursachen	Placebo	2 (385)	1,32 (0,79 bis 2,20)	Nicht signifikant, d. h., könnte zufällig aufgetreten sein
Studienabbrüche, alle Ursachen	Placebo	15 (2299)	1,51 (0,96 bis 2,36)	Nicht signifikant, d. h., könnte zufällig aufgetreten sein
Studienabbrüche aufgrund unerwünschter Ereignisse*	Aktiv	2 (252)	0,54 (0,17 bis 1,68)	Nicht signifikant, d. h., könnte zufällig aufgetreten sein
Studienabbrüche aufgrund unerwünschter Ereignisse*	Placebo	11 (1621)	2,78 (1,59 bis 4,86) THC-CBD > Placebo	Signifikant

ursacht) [5]. THC besitzt sympathomimetische Eigenschaften, wobei Dronabinol (synthetisches THC) mit einem erhöhten Risiko für Hypertonie, Hypotonie, Synkope und Tachykardie in Verbindung gebracht wurde [21]. Daher können additive Nebenwirkungen (z. B. Hypotonie, Hypertonie, Synkope und Tachykardie) durch die gleichzeitige Anwendung von Cannabinoiden und Medikamenten mit ähnlichen kardiovaskulären Nebenwirkungen auftreten [104].

Eine Metaanalyse ergab, dass eine akute THC-Exposition beim Menschen eine Tachykardie mit einer durchschnittlichen Erhöhung der Herzfrequenz um 8,16 Schläge pro Minute (bpm) induziert, was hochsignifikant ist ($p < 0{,}00001$) [105]. Die Effekte von THC auf die kardiovaskuläre Funktion sind im Allgemeinen dosisabhängig, wie etwa die dosisabhängige Tachykardie [105]. Allerdings deuten Forschungsergebnisse darauf hin, dass die hämodynamischen Effekte von THC mit der Expositionsdauer variieren können und eine Toleranz gegenüber diesen Effekten auftreten kann [51]. So heißt es beispielsweise im WHO-Bericht zu THC [51], dass in einer Studie, in der 12 gesunden männlichen Probanden über 20 Tage oral THC in aufsteigender Dosierung verabreicht wurde (bis zu 210 mg THC pro Tag; 7 × 30 mg orale Dosen), THC zu Beginn der Behandlungsperiode eine Tachykardie förderte; in späteren Phasen jedoch den systolischen und diastolischen Blutdruck (engl.: diastolic blood pressure, DBP) im Liegen sowie die Herzfrequenz senkte [106].

Tierstudien werden als wenig relevant für das Verständnis der kardiovaskulären Effekte beim Menschen angesehen, da THC bei Labortieren im Allgemeinen Bradykardie und Hypotonie fördert (im Gegensatz zu den beim Menschen beobachteten Effekten) [51].

Warnhinweise für Sativex (Kombination aus THC und CBD im Verhältnis 1:1) geben an, dass es bei Personen mit bestehender kardiovaskulärer Erkrankung kontraindiziert ist, was wahrscheinlich auf die sympathomimetischen Eigenschaften von THC zurückzuführen ist [61]. Studien zu Dronabinol (synthetisches THC) haben gezeigt, dass es Hypotonie, Hypertonie, Synkope und Tachykardie verursachen kann [61].

Blutdruck und THC

In der Literatur gibt es unterschiedliche Studienergebnisse hinsichtlich der Wirkung von medizinischem Cannabis und THC auf den Blutdruck, was auf Unterschiede zwischen akuter und chronischer Dosierung zurückzuführen sein könnte. Einige Studien haben gezeigt, dass Cannabis und THC mit einem Anstieg des systolischen Blutdrucks (engl.: systolic blood pressure, SBP) assoziiert sind, beispielsweise eine Studie, welche die Wirkung einer einzelnen gerauchten Cannabiszigarette bei Personen mit Zwangsstörung untersuchte [107]. In einer weiteren Studie zur akuten Dosierung wurden 9 Cannabiskonsumenten (meist in den 20ern, Altersbereich 19–43 Jahre) randomisiert (über fünf experimentelle Sitzungen) mit Placebo, oralem synthetischen THC (5 und 15 mg) sowie niedrigen (5,4 mg THC, 5,0 mg CBD) und hohen (16,2 mg THC und 15,0 mg CBD) Dosen von Nabiximols behandelt. Diese Studie fand keine Unterschiede im SBP zwischen den Gruppen, jedoch signifikante Abnahmen des DBP in der Hoch-THC-Gruppe (mittlere Änderung 2,71 ± 1,01 mmHg), der niedrigen Nabiximolsgruppe (mittlere Änderung 4,52 ± 1,00 mmHg) und der hohen Nabiximolsgruppe (mittlere Änderung 4,27 ± 1,01 mmHg) im Vergleich zur Placebogruppe [33, 34]. In der 15-mg-oralen THC- und der Hochdosis-Nabiximols-Gruppe war die Herzfrequenz signifikant erhöht (mittlere Änderung 5,86 ± 1,09 bzw. 6,93 ± 1,09) im Vergleich zu Placebo [33, 34]. Viele der Studien zur akuten Dosierung wurden an jüngeren Personen durchgeführt [108].

Einige Studien an älteren Erwachsenen, die ein orales Medikament mit reinem THC untersuchten, ergaben uneinheitliche Ergebnisse. Eine Studie an Demenzpatienten fand einen geringen Anstieg (2,6 mmHg) des SBP bei einer höheren Dosis (1,5 mg zweimal täglich) von THC (Namisol) im Vergleich zu Placebo (dieser Effekt trat innerhalb von 4 h nach der ersten Tabletteneinnahme auf), jedoch wurden keine Effekte auf Herzfrequenz oder DBP beobachtet [109]. Eine weitere RCT an Demenzpatienten (Durchschnittsalter 78 Jahre) mit einer Dosierung von 1,5 mg dreimal täglich über 3 Wochen fand keine Unterschiede zwischen der Behandlungs- und der Kontrollgruppe (Placebo) hinsichtlich Blutdruck, Herzfrequenz und Gewicht [110]. In einer kleinen Studie ($n = 12$) an gesunden älteren Erwachsenen (Durchschnittsalter 72,1 Jahre, Bereich 65–80 Jahre), in der drei Dosen reines THC (Namisol, 3 mg, 5 mg und 6,5 mg) und Placebo untersucht wurden, wurden keine „klinisch relevanten Veränderungen des systolischen oder diastolischen Blutdrucks" (definiert als eine Differenz von 20 mmHg bzw. 15 mmHg in Ruhe) oder der Herzfrequenz (definiert als eine Differenz von 20 bpm) im Vergleich zu Placebo festgestellt [111].

Eine aktuelle Studie untersuchte die Veränderung des Blutdrucks bei eher chronischer Dosierung, was die Realität besser widerspiegelt, und in einer älteren Population. In einer prospektiven Studie mit 26 Patienten im Alter von 60 Jahren oder älter (Durchschnittsalter 70,42 ± 5,37 Jahre) mit Hypertonie und einer erstmaligen Verordnung von Cannabis (20 verwendeten Öl oral, 4 rauchten Cannabis und 2 nutzten eine Kombination aus Öl und Rauchen) wurde festgestellt, dass nach 3 Monaten der mittlere 24-Stunden-Systolen- und -Diastolenblutdruck um 5,0 mmHg bzw. 4,5 mmHg gesenkt war ($p < 0{,}001$ für beide), und der Anteil der „Dipper" stieg von 27,3 % vor der Behandlung auf 45,5 % nach 3 Monaten. Zudem war der Nüchternblutzucker bei Männern (nicht bei Frauen) signifikant gesenkt, mit einer mittleren Abnahme von 15,58 ± 24,36 mg/dl bei Männern. Es gab keine signifikanten Veränderungen bei anderen Parametern, einschließlich Lipiden, HbA1C, Nüchterninsulin, C-reaktivem Protein, Nierenfunktionstests, Elektrolyten, EKG-Parametern und anthropometrischen Messungen [108].

Einige der Veränderungen des Blutdrucks stehen im Zusammenhang mit unterschiedlichen Aktivitäten nach der Einnahme. Eine Vorsichtsmaßnahme ist die orthostatische Hypotonie, die bei THC oder CBD aufgrund einer verringerten Gefäßresistenz auftreten kann. Daher sollten Patienten, insbesondere ältere, zu Beginn der Anwendung von medizinischem Cannabis vor schnellen Lagewechseln gewarnt werden, um Stürze und unnötige Notaufnahmen zu vermeiden [112]. Brown warnt, dass THC insbesondere bei älteren Menschen, die Antihypertensiva oder andere Medikamente einnehmen, die Hypotonie oder Synkopen verursachen (z. B. Medikamente mit anticholinergen Effekten), den Blutdruck nachteilig senken und so zu Stürzen führen könnte [61].

Da offenbar ein Potenzial für THC besteht, den Blutdruck zu senken, ist es ratsam, den Blutdruck bei Patienten, die medizinische Cannabisprodukte mit THC einnehmen, zu überwachen.

THC, Alkohol und Autofahren

Forschungsergebnisse deuten darauf hin, dass die Wirkung der Kombination von Cannabis und Alkohol größer ist als die von jeweils einer der beiden Substanzen allein, und dass der Effekt entweder additiv oder möglicherweise synergistisch ist [75].

Eine niedrige Alkoholmenge (d. h. Blutalkoholkonzentrationen [BAK] um 0,04 %) beeinträchtigte die Fahrleistung in allen Tests. Die Auswirkungen des Rauchens von Cannabis auf die Fahrleistung waren hingegen gering (100 µg/kg THC) oder moderat (200 und 300 µg/kg THC), wenn es allein eingenommen wurde. Wurden jedoch niedrige Alkoholmengen (ausreichend für eine BAK von etwa 0,04 %) mit niedrigen bis moderaten THC-Dosen (100 und 200 µg/kg) kombiniert, war die Fahrleistung stark beeinträchtigt [113]. Dies wurde durch eine Fall-Kontroll-Studie bestätigt, die zeigte, dass Fahrer, die auf beide Substanzen positiv getestet wurden, ein höheres Risiko für Fahrfehler hatten als bei jeweils einer Substanz allein [75]. Weitere Studien bestätigen, dass das Risiko bei Kombination von Alkohol und Cannabis größer ist als bei jeweils einer Substanz allein oder Placebo [114–116].

In einer Studie zum potenziellen Einfluss von Alkohol, Cannabis und deren Kombination auf das Fahrverhalten erhielten gelegentliche Cannabiskonsumenten (≥1×/letzte 3 Monate, ≤3 Tage pro Woche) entweder Placebo oder eine niedrige Alkoholmenge und inhalierten 500 mg Placebo, niedrig dosiertes (2,9 %) oder hoch dosiertes (6,7 %) THC-haltiges, vaporisiertes Cannabis über 10 min ad libitum in separaten Sitzungen (Within-Subject-Design, 6 Bedingungen). Anschließend nahmen sie 0,5–1,3 h nach der Inhalation an simulierten Fahrversuchen teil (6 Sitzungen). Der Cannabiskonsum war mit langsamerem Fahren, einer erhöhten Tendenz, unterhalb der Geschwindigkeitsbegrenzung zu fahren, und einem größeren Abstand zum vorausfahrenden Fahrzeug assoziiert. Im Vergleich dazu war Alkohol mit einer erhöhten Standardabweichung der Geschwindigkeit und mehr Zeit über der Geschwindigkeitsbegrenzung verbunden, hatte jedoch keinen Einfluss auf den Abstand zum vorausfahrenden Fahrzeug. Es wurden THC-konzentrationsabhängige Zusammenhänge mit verringerter Geschwindigkeit, erhöhter Zeit unterhalb der Geschwindigkeitsbegrenzung und größerem Abstand zum vorausfahrenden Fahrzeug festgestellt. Dies deutet darauf hin, dass sich die Fahrer ihrer möglichen Beeinträchtigung bewusst waren und versuchten, dies zu kompensieren [117]. In dieser Studie wurden keine Interaktionen zwischen Cannabis und Alkohol für die meisten untersuchten Fahrverhaltensweisen gefunden, mit Ausnahme einer weniger als additiven (subadditiven) Interaktion zwischen THC und Atemalkoholkonzentration in Bezug auf den prozentualen Anteil der Zeit mit überhöhter Geschwindigkeit („% speed high“). Die Forscher erklärten, dies könne auf eine mögliche Abschwächung der Alkoholeffekte durch THC hinsichtlich der Zeit oberhalb der Geschwindigkeitsbegrenzung hindeuten, was jedoch nicht zwangsläufig bedeutet, dass die Kombination von THC und Alkohol zu sichererem Fahren führt; andere Studien legen vielmehr nahe, dass die Kombination wahrscheinlich weniger sicher ist [117].

Die wichtigste Botschaft für Patienten sollte sein, keine THC-haltigen Medikamente mit Alkohol zu kombinieren.

Wechselwirkungen zwischen Arzneimitteln und THC

Siehe Abschnitt „Wechselwirkungen zwischen Arzneimitteln und Cannabinoiden" nach dem Abschnitt zu CBD.

THC bei Personen mit Substanzgebrauchsstörungen

Obwohl ein Großteil der Literatur zu Cannabisgebrauchsstörung und Cannabisabhängigkeit oder -sucht sich auf das Rauchen von Cannabis bezieht, typischerweise zu Freizeitzwecken, besteht dennoch das Potenzial für die Entwicklung einer Abhängigkeit von THC auch bei medizinischen Cannabisformen. Aus diesem Grund sollte THC bei Personen mit früheren oder aktuellen Substanzgebrauchsstörungen, wie Opioiden, Nikotin, Alkohol und illegalen Drogen, mit Vorsicht angewendet werden [21].

Es gibt jedoch Studien, die darauf hindeuten, dass medizinisches Cannabis ein „Ausstiegsmedikament" für andere suchterzeugende Arzneimittel sein könnte. Wie bereits erwähnt, zeigte eine australische Studie an Patienten mit Cannabisabhängigkeit, dass die Anwendung von Nabiximols die Anzahl der Tage, an denen Patienten Cannabis konsumierten, um etwa 40 % reduzierte [68]. Darüber hinaus gibt es Hinweise darauf, dass medizinisches Cannabis den Opioidkonsum verringern kann [118]. So verfolgte beispielsweise eine Kohortenstudie in New Mexico 37 chronische Schmerzpatienten mit Opioidkonsum, die am Mexico Cannabis Program (MCP) teilnahmen, und verglich sie mit 29 Patienten mit chronischen Rückenschmerzen, die nicht am MCP teilnahmen. Nach 21 Monaten war die Teilnahme am MCP mit einer 17,27-fach höheren Wahrscheinlichkeit verbunden, den Opioidkonsum zu beenden (95 %-KI 1,89–157,36, $p = 0{,}012$), einer 5,12-fach höheren Wahrscheinlichkeit, die tägliche Opioiddosis zu reduzieren, und einer Reduktion der täglichen Opioiddosis um 47 % im Vergleich zu einer Veränderung von 10,4 % in der Kontrollgruppe. Die MCP-Gruppe zeigte signifikante Verbesserungen bei Schmerzlinderung, Lebensqualität, Sozialleben und Aktivitätsniveau sowie wenige Nebenwirkungen ein Jahr nach der Teilnahme am MCP [118].

Sicherheit von CBD

CBD gilt als sicher und weist eine relativ geringe Toxizität auf [102]. Ein Bericht des WHO-Expertenkomitees für Drogenabhängigkeit zu CBD, veröffentlicht 2018, kam zu dem Schluss: „In einer Reihe von kontrollierten und offenen Studien zu den potenziellen therapeutischen Effekten von CBD wird es im Allgemeinen gut vertragen und weist ein gutes Sicherheitsprofil auf" [102].

Eine aktuelle Metaanalyse der Universität von New South Wales in Australien ergab, dass die wenigen RCTs, die Nebenwirkungen und Studienabbrüche aufgrund von pharmazeutischem CBD oder „medizinischem Cannabis“ (definiert als Cannabisblüten/-blätter oder Ganzpflanzenextrakte) untersuchten, keine signifikanten Zunahmen der Anzahl von Personen mit Nebenwirkungen oder Studienabbrüchen im Vergleich zu aktiven oder Placebokontrollgruppen fanden [103]. CBD ist nicht mit den typischen Effekten von Cannabis oder THC assoziiert, z. B. psychischen Effekten, Beeinträchtigung der psychomotorischen und kognitiven Leistungsfähigkeit sowie erhöhter Herzfrequenz [119]. Tatsächlich wurde festgestellt, dass CBD entgegengesetzte Effekte zu THC hervorruft [119].

Unerwünschte Wirkungen von CBD

Unerwünschte Wirkungen von CBD scheinen im Allgemeinen mild zu sein. Eine Auswertung von 397 Patienten, denen bei Cannabis Care in Neuseeland CBD verschrieben wurde (medizinisches Cannabis ist dort seit 2017 verfügbar), untersuchte die Indikationen, die von Patienten berichtete Zufriedenheit, die Häufigkeit von Nebenwirkungen und die von Patienten selbst eingestellten Dosierungen von CBD. CBD wurde als gut verträglich mit milden Nebenwirkungen eingestuft, wobei am häufigsten Sedierung auftrat (dies betraf 2 % der Patienten, die an der Nachbeobachtung teilnahmen) [120]. Von den 253 Patienten, die nachverfolgt wurden und Angaben zu Nebenwirkungen machten, berichteten 25 (9,9 %) über Nebenwirkungen. Zu den Nebenwirkungen gehörten Sedierung (2,0 %), lebhafte Träume (2,0 %), emotionale Störungen (z. B. Reizbarkeit, depressive Verstimmung und Angst) (2,0 %), Desorientierung (1,2 %), Schlaflosigkeit (0,4 %), Übelkeit (0,4 %), Verstopfung (0,4 %), Durchfall (0,4 %), Kopfschmerzen (0,4 %), Reizung der Mundschleimhaut (0,4 %) und Halluzinationen (0,4 %). Positive Nebenwirkungen waren gesteigerter Appetit (2,8 %) und verbesserter Schlaf (12,3 %) [120].

CBD ist nicht suchterzeugend

CBD ist nicht suchterzeugend. Der WHO-Bericht stellt fest: „Beim Menschen zeigt CBD keine Effekte, die auf ein Missbrauchs- oder Abhängigkeitspotenzial hindeuten.“ Weiter heißt es: „Bislang gibt es keine Hinweise auf Freizeitkonsum von CBD oder auf öffentliche Gesundheitsprobleme im Zusammenhang mit der Verwendung von reinem CBD“ [102].

CBD wird nicht zu THC umgewandelt

In der Literatur gibt es einige Kontroversen, da einige Tierstudien darauf hindeuten, dass CBD zu THC umgewandelt werden könnte, während andere Studien dies widerlegen [121]. Die Evidenzlage ist jedoch sehr eindeutig, dass dies beim Menschen nicht der Fall ist [102, 121, 122].

Was zeigen präklinische Studien zur Sicherheit von CBD?

Der WHO-Bericht von 2018 zu CBD fasst einige präklinische Forschungsergebnisse zusammen:

- „CBD beeinflusst das Wachstum von Tumorzelllinien, hat jedoch auf die meisten Nichttumorzellen keinen Effekt. Allerdings wurde ein proapoptotischer Effekt bei Lymphozyten beobachtet.
- Es hat keinen Einfluss auf die embryonale Entwicklung (eingeschränkte Forschungslage).
- Die Evidenz zu potenziellen hormonellen Veränderungen ist uneinheitlich, mit einigen Hinweisen auf mögliche Effekte und anderen Studien, die je nach Methode und untersuchtem Hormon keinen Effekt zeigen.
- Es hat keinen Einfluss auf eine Vielzahl physiologischer und biochemischer Parameter oder signifikante Auswirkungen auf das Verhalten von Tieren, es sei denn, es werden extrem hohe Dosen verabreicht (z. B. mehr als 150 mg/kg i.v. als Einzeldosis oder mehr als 30 mg/kg oral täglich über 90 Tage bei Affen).
- Die Effekte auf das Immunsystem sind unklar; es gibt Hinweise auf Immunsuppression bei höheren Konzentrationen, aber bei niedrigeren Konzentrationen kann eine Immunstimulation auftreten“ [102].

Toxizität von CBD

Die LD50 für CBD bei Rhesusaffen wurde mit 212 mg/kg bei intravenöser Gabe festgestellt [123], was auf eine sehr geringe Toxizität hinweist [124]. Während die orale LD50 in der Literatur noch nicht berichtet wurde, führte eine orale Dosis von CBD, die 20–50-mal höher war als die intravenös bei Rhesusaffen verabreichte Dosis, zu schwerer Toxizität [123, 124]. Mehrere Studien wurden durchgeführt und fanden keine mutagenen oder teratogenen Effekte durch CBD [124, 125].

Eine aktuelle hepatotoxikologische Studie an Mäusen ergab, dass bei der akuten Toxizitätsprüfung keine signifikanten Veränderungen der Leberenzyme bei einer Dosis von 246 mg/kg CBD (entspricht einer minimal wirksamen Dosis [engl.: (minimum effective dose, MED] von 20 mg/kg, vergleichbar mit klinischen Studien) festgestellt wurden. Bei der dreifachen Dosis traten signifikante Erhöhungen von Alaninaminotransferase (ALT) und Aspartataminotransferase (AST) auf. Die zehnfache Anfangsdosis war mit einer erhöhten Leber-zu-Körpergewicht-Relation, ALT, AST und Gesamtbilirubin assoziiert. In der subakuten Toxizitätsprüfung mit einer Anfangsdosis von 61,5 mg/kg (entspricht einer MED von 5 mg/kg, vergleichbar mit den Anfangsdosierungen in klinischen Studien bei therapieresistenter Epilepsie) wurden bei der Basisdosis oder der dreifachen Dosis keine Veränderungen beobachtet. Mäuse, welche die zehnfache Anfangsdosis erhielten, entwickelten um Tag 3 und 4 einen moribunden Zustand und zeigten erhöhte Leber-Körpergewicht-Relationen sowie erhöhte Leberenzyme [126].

In klinischen Studien mit Epidiolex®, einem pflanzlichen CBD-Isolat, waren hohe Dosen mit erhöhten Lebertransaminasen assoziiert. Es ist jedoch wichtig, dies im Kontext der Gesamtdosis und der gleichzeitig verwendeten Medikamente zu betrachten. In den Epidiolex-Epilepsiestudien wurden Erhöhungen der Leberwerte für ALT bei 1 % der Patienten unter CBD 10 mg/kg/Tag im Vergleich zu 17 % der Patienten unter CBD 20 mg/kg/Tag berichtet. Allerdings trat dies bis auf einen Fall ausschließlich bei Patienten auf, die Valproat und/oder Clobazam einnahmen [127]. Die meisten Erhöhungen normalisierten sich, während die Patienten weiterhin behandelt wurden, entweder mit dem gleichen Behandlungsschema oder mit reduzierten Medikamentendosen, wie z. B. reduzierten CBD- oder Antiepileptikadosen [128].

Bei Vollspektrummedikamenten auf Cannabisbasis liegen die durchschnittlichen Dosierungen deutlich unter denen des hochgereinigten CBD (Epidiolex), das mit Leberbelastung assoziiert ist. In einer typischen klinischen Studie betrug die Anfangsdosis für CBD in einer offenen Studie zu posttraumatischer Belastungsstörung (PTBS) 25 mg pro Tag (entspricht 0,35 mg/kg/Tag bei 70 kg Körpergewicht), wobei die mittlere Tagesdosis am Ende der 8-wöchigen Studie bei 48,64 mg (d. h. 0,69 mg/kg/Tag) lag [129]. In einer weiteren Studie fanden Ärzte in einer psychiatrischen Einrichtung, dass 12 mg bis 25 mg CBD-Kräuterextrakt einmal täglich eine Linderung der wichtigsten Symptome bei Angst- und Schlafstörungen mit minimalen Nebenwirkungen bewirken [130]. Es scheint also eine große therapeutische Breite zwischen den niedrigen Dosen von CBD-Kräuterextrakten (weniger als 0,5 mg/kg) und den hohen Dosen von gereinigtem CBD (20 mg/kg/Tag), wie sie in Toxizitätsberichten beschrieben werden, zu geben.

In einer Studie an Personen mit leichter, mittlerer und schwerer Leberfunktionsstörung führte die Einnahme einer Einzeldosis von 200 mg isoliertem CBD zu insgesamt 1,48-, 2,45- und 5,15-fach höheren CBD-Spiegeln als bei den Kontrollen (Fläche unter der Kurve), jedoch traten keine akuten Veränderungen der Leberwerte gegenüber dem Ausgangswert auf und es wurden keine signifikanten Nebenwirkungen beobachtet [131].

Wechselwirkungen zwischen Arzneimitteln und Cannabinoiden

Siehe Abschnitt „Wechselwirkungen zwischen Arzneimitteln und Cannabinoiden" nach dem CBD-Abschnitt.

Studien zu CBD bei Epilepsie: Nebenwirkungen

Mehrere Studien zur Epilepsie, einschließlich schwerer Epilepsieformen wie dem Dravet-Syndrom und dem Lennox-Gastaut-Syndrom, haben Nebenwirkungen untersucht, die mit der gleichzeitigen Einnahme von Antiepileptika und CBD verbunden sind. Zu diesen Nebenwirkungen gehörten Hautausschläge, Durchfall,

Somnolenz, Pyrexie, Appetitlosigkeit, Erbrechen, Müdigkeit, Pyrexie, Krampfanfälle und abnormale Leberfunktionswerte [113–132]. In mehreren Studien wurden Wechselwirkungen mit den Medikamenten Clobazam, Valproat und N-Desmethylclobazam festgestellt [133, 134, 137]. Im Allgemeinen waren die unerwünschten Reaktionen leicht bis mäßig ausgeprägt und bildeten sich nach Dosisreduktion oder Absetzen des Arzneimittels oder von CBD zurück. In einigen Studien wurden vorübergehende Erhöhungen der Leberenzyme beobachtet [134138].

Die Schwierigkeit, diese Ergebnisse auf andere Erkrankungen zu übertragen, liegt darin, dass die zur Behandlung von Epilepsie eingesetzten CBD-Dosen in der Größenordnung von 20 mg/kg pro Tag liegen (d. h. ein 30-kg-Kind würde 600 mg pro Tag einnehmen), was typischerweise eine deutlich höhere Dosis ist als für viele andere Erkrankungen erforderlich. Zudem nehmen diese Patienten meist mehrere Antiepileptika ein. Daher könnten die CBD-Arzneimittel-Wechselwirkungen dosisabhängig sein, das heißt, sie könnten auf die hohen CBD-Dosen (sowie auf Polypharmazie) zurückzuführen sein.

CBD und Alkohol

Die Frage, ob CBD auch in ungünstiger Weise mit Alkohol interagieren kann, wurde ebenfalls untersucht. Dies ist bedeutsam, da in einigen Ländern inzwischen Bier mit CBD hergestellt wird. Es sollte beachtet werden, dass selbst hohe orale CBD-Dosen keine THC- oder cannabisähnlichen Effekte verursachen [119].

Eine kleine, doppelblinde, randomisierte Cross-over-Studie aus dem Jahr 1979 mit 10 gesunden Probanden (6 Männer, 4 Frauen) verglich Placebo (Glukosekapsel und Orangensaft), CBD (200-mg-Kapsel und Orangensaft), Alkohol (1 g/kg in Orangensaft und Glukosekapsel) und CBD (200-mg-Kapsel) plus Alkohol (1 g/kg in Orangensaft). Die Kombination aus Alkohol und CBD führte zu signifikant niedrigeren Blutalkoholspiegeln im Vergleich zu Alkohol allein. Allerdings verursachten sowohl Alkohol allein als auch Alkohol plus CBD (aber nicht CBD allein) signifikante Beeinträchtigungen der motorischen und psychomotorischen Leistungsfähigkeit, wobei es nur wenige Unterschiede zwischen den pharmakologischen Effekten von Alkohol und Alkohol plus CBD gab [139].

Tatsächlich wird der Einsatz von CBD als potenzielle Therapie bei Alkoholismus derzeit untersucht. Die transdermale und intraperitoneale Verabreichung von CBD konnte in einem Nagermodell der Alkoholgebrauchsstörung eine alkoholinduzierte Neurodegeneration verhindern [140].

CBD und Blutdruck

Aus präklinischen Studien ist bekannt, dass CBD eine Vasorelaxation isolierter Arterien bewirkt und die vaskuläre Entzündung reduziert [141]. Eine systematische Übersichtsarbeit und Metaanalyse zu den in vivo hämodynamischen Effekten von CBD ergab, dass CBD unter nicht stressigen Bedingungen keine signifikanten

Auswirkungen auf die Hämodynamik hatte, jedoch unter Stressbedingungen den Anstieg von Blutdruck und Herzfrequenz (engl.: heart rate, HR) reduzierte; zudem wurde in Mausmodellen des Schlaganfalls eine erhöhte zerebrale Durchblutung festgestellt [142].

Es gibt nur eine begrenzte Anzahl von Studien, die den Einfluss von CBD auf den Blutdruck und andere hämodynamische Parameter beim Menschen untersucht haben.

Eine kleine randomisierte, doppelblinde Cross-over-Studie wurde an 9 gesunden Männern durchgeführt, die 600 mg CBD oder Placebo erhielten [143]. Die Studie zeigte, dass CBD den systolischen Blutdruck (SBP) in Ruhe mit einem mittleren Rückgang von 6 mmHg (95 %-KI −12 bis −1 mmHg, $p < 0{,}05$) senkte. Es gab keinen Unterschied im diastolischen Blutdruck (DBP) und im mittleren arteriellen Druck (engl.: mean arterial pressure, MAP) zwischen den beiden Gruppen.

Die Probanden wurden anschließend einem mentalen Stresstest und einem körperlichen Belastungstest unterzogen, mit folgenden Ergebnissen:

- Mentaler Stresstest: CBD war mit einem signifikant niedrigeren Ruhe-SBP assoziiert (Mittelwert −6 mmHg, 95 %-KI −12 bis −1 mmHg, $p < 0{,}05$) im Vergleich zur Placebogruppe, jedoch gab es keinen Unterschied zwischen den Gruppen im DBP oder MAP.
- Körperlicher Belastungstest: CBD war mit einem signifikant niedrigeren SBP (Mittelwert −5 mmHg, 95 %-KI −10 bis −1 mmHg, $p < 0{,}05$) und einem signifikant niedrigeren MAP (Mittelwert −5 mmHg, 95 %-KI −9 bis −2 mmHg, $p < 0{,}05$) assoziiert. Es wurde festgestellt, dass diejenigen, die CBD eingenommen hatten, während des körperlichen Stresstests eine erhöhte Herzfrequenz aufwiesen (mittlerer Anstieg um 10 bpm, 95 %-KI +5–14 bpm, $p < 0{,}01$) [143].

In einer späteren randomisierten, placebokontrollierten, doppelblinden Parallelgruppenstudie wurden die Effekte einer akuten und einer 7-tägigen wiederholten Gabe von CBD auf hämodynamische Parameter, einschließlich SBP, DBP, HR und MAP, untersucht. 26 gesunde Männer erhielten entweder CBD (600 mg, $n = 13$) oder Placebo ($n = 13$) oral über sieben Tage. Die kardiovaskulären Parameter wurden in Ruhe und unter Stress (als Reaktion auf isometrische Belastung) nach akuter und wiederholter Gabe erfasst [141]. Die Ergebnisse waren wie folgt:

- Akute CBD-Gabe in Ruhe: kein signifikanter Unterschied zwischen den Gruppen im SBP, DBP oder HR, jedoch war der MAP signifikant um −2 mmHg reduziert (95 %-KI −3,6 bis −0,3)
- Wiederholte Gabe (7 Tage) in Ruhe: kein Unterschied zwischen den beiden Gruppen im SBP, DBP, HR oder MAP (was auf eine Toleranzentwicklung hindeutet)
- Akute CBD-Gabe unter körperlichem Stress: Die CBD-Gruppe hatte einen signifikant niedrigeren SBP als die Placebogruppe (mittlerer Rückgang um 6 mmHg, 95 %-KI −0 bis −1 mmHg, $p = 0{,}001$)

- Wiederholte CBD-Gabe (7 Tage) unter körperlichem Stress: Die CBD-Gruppe hatte einen signifikant niedrigeren SBP als die Placebogruppe (mittlerer Rückgang um 5,7 mmHg, 95 %-KI −10 bis −1 mmHg, $p = 0{,}02$) und CBD war mit einer signifikanten Zunahme des Durchmessers der Arteria carotis interna assoziiert (mittlerer Anstieg um +0,55 mm, $p = 0{,}01$) [141]

Somit hatte die akute oder wiederholte Gabe von CBD über 7 Tage keinen Einfluss auf den Blutdruck im Ruhezustand, senkte jedoch den SBP unter körperlichem Stress.

Innerhalb der CBD-Gruppe reduzierte die wiederholte Gabe die arterielle Steifigkeit am Tag 7 im Vergleich zu Tag 1 signifikant, was darauf hindeutet, dass CBD die Gefäßfunktion, insbesondere unter Stress, positiv beeinflussen könnte [141].

Wie die vorherige Studie von Jadoon et al. [143] zeigte auch diese Studie einen dämpfenden Effekt von CBD auf Blutdruckveränderungen als Reaktion auf Stress. Im Gegensatz zur vorherigen Studie wurde jedoch in dieser späteren Studie kein signifikanter Anstieg der Herzfrequenz in Verbindung mit CBD festgestellt [141]. CBD wurde insgesamt gut vertragen. Nach der CBD-Gabe wurden folgende Nebenwirkungen berichtet: Appetitlosigkeit an Tag 4 ($n = 1$), Kopfschmerzen an Tag 3 ($n = 1$), Schlaflosigkeit an Tag 2 und 3 ($n = 1$), Hyperaktivität an Tag 2 und 3 ($n = 1$) und Dysurie an Tag 5 und 6 ($n = 1$). In der Placebogruppe wurden Migräne ($n = 1$) und Schwindel an Tag 6 ($n = 1$) berichtet [141].

Vollspektrum-CBD versus reines Isolat: Gibt es Unterschiede bei Nebenwirkungen (und Wirksamkeit)?

Eine Metaanalyse von Beobachtungsstudien zur Behandlung der therapierefraktären Epilepsie wurde durchgeführt, um zu untersuchen, ob es hinsichtlich Sicherheit und Wirksamkeit Unterschiede zwischen CBD-reichen Extrakten und gereinigten CBD-Produkten gibt. Die Analyse umfasste 11 Studien (670 Teilnehmende) [144]. Die Ergebnisse zeigen, dass mit den CBD-reichen Extrakten eine höhere Wirksamkeit, weniger Nebenwirkungen und niedrigere mittlere Tagesdosen erzielt wurden als mit gereinigtem CBD:

- Ein größerer Prozentsatz an Patientenberichten über Verbesserungen wurde bei den mit CBD-reichen Extrakten Behandelten festgestellt als bei den mit gereinigtem CBD Behandelten (71 % gegenüber 46 %, $p < 0{,}0001$), wobei jedoch bei Anwendung des klinischen Schwellenwerts einer „Reduktion der Anfallshäufigkeit um 50 % oder mehr" kein statistisch signifikanter Unterschied zwischen den beiden Gruppen bestand (39 % gegenüber 37 % in der reinen CBD-Gruppe, $p = 0{,}52$).
- Die mit CBD-angereicherten Produkten Behandelten hatten weniger leichte (33 % gegenüber 76 %, $p < 0{,}001$) und schwere (7 % gegenüber 26 %, $p < 0{,}0001$) Nebenwirkungen als diejenigen, die mit gereinigtem CBD behandelt wurden [144].

- Die mit CBD-reichen Extrakten Behandelten verwendeten eine niedrigere mittlere Tagesdosis (6,0 mg/kg/Tag) im Vergleich zu den mit gereinigtem CBD Behandelten (25,3 mg/kg/Tag) [144].

Diese Metaanalyse wurde ausschließlich zur Epilepsie durchgeführt. Vergleiche bei anderen klinischen Indikationen wären sehr interessant.

Welche Dosierungen von CBD gelten als sicher?

Für CBD wurde ein großes therapeutisches Fenster festgestellt. Chronische Anwendung und hohe Dosierungen von bis zu 1500 mg pro Tag wurden wiederholt als gut verträglich für den Menschen nachgewiesen [145]. In der zuvor erwähnten neuseeländischen Studie zu CBD [120] lagen für 110 der 253 nachbeobachteten Patienten, welche die CBD-Behandlung abgeschlossen hatten, Dosierungsangaben vor. Die Dosierung variierte stark zwischen den Patienten und reichte von 40 mg/Tag bis 300 mg/Tag. Die statistische Auswertung ergab keinen signifikanten Zusammenhang zwischen der Dosierung und dem von den Patienten berichteten Nutzen von CBD ($p = 0{,}145$). Die Studie zeigte, dass 9,9 % der nachbeobachteten Patienten Nebenwirkungen angaben, wobei Sedierung (2 %), lebhafte Träume (2 %) und emotionale Störungen (2 %) am häufigsten waren.

Sehr hohe CBD-Dosen werden typischerweise bei Epilepsie verschrieben. In den Produktinformationen zur Verträglichkeit von Epidiolex, einem pharmazeutischen, pflanzlich gewonnenen CBD-Präparat, das zur Behandlung schwerer Epilepsieformen zugelassen ist, heißt es: „Basierend auf dem individuellen klinischen Ansprechen und der Verträglichkeit kann EPIDIOLEX auf eine maximal empfohlene Erhaltungsdosis von 10 mg/kg zweimal täglich (20 mg/kg/Tag) gesteigert werden" [127]. Eine 12-wöchige Studie an Kindern und jungen Erwachsenen mit Epilepsie (die im Median drei Antiepileptika einnahmen) ergab, dass die mittlere CBD-Dosis von 22,9 mg/kg (SD 9,1) am Ende der 12 Wochen nicht mit der Anzahl der Nebenwirkungen korrelierte [132].

Wechselwirkungen zwischen Arzneimitteln und Cannabinoiden

Es ist wichtig, auf mögliche Wechselwirkungen zwischen Arzneimitteln und Cannabinoiden zu achten, aber es ist ebenso wichtig, dies im richtigen Verhältnis zu betrachten.

Laut einer Übersichtsarbeit zum Potenzial von Phytocannabinoiden, als Substrate, Inhibitoren oder Induktoren menschlicher arzneimittelmetabolisierender Enzyme zu wirken, gilt: „Untersuchungen zur Hemmung und Induktion wichtiger CYP-450-Isoformen durch THC, CBD und CBN deuten im Allgemeinen auf ein geringes Risiko klinisch relevanter Arzneimittelwechselwirkungen bei den meisten Anwendungen hin, jedoch fehlen spezifische Humanstudien" [146].

CBD ist stärker an Arzneimittel-Phytocannabinoid-Wechselwirkungen beteiligt als THC [21]. Nach Angaben der WHO besteht die Möglichkeit, dass CBD durch die Hemmung bestimmter Cytochrom-P450-Enzyme mit Arzneimittelwechselwirkungen assoziiert ist, jedoch ist noch unklar, ob diese Effekte bei physiologischen Konzentrationen auftreten [102].

Metabolismus und Arzneimittelwechselwirkungen

Zur Wiederholung: Die meisten xenobiotischen Arzneimittel werden durch das hepatische Cytochrom-P450-Enzymsystem der Phase I metabolisiert, gefolgt von einer Phase-II-Konjugationsreaktion, die durch die hepatischen UDP-Glucuronosyltransferase-(UGT)-Enzyme katalysiert wird. Diese beiden Systeme metabolisieren zusammen über 90 % der Arzneimittel, die auf eine Lebermetabolisierung angewiesen sind [104]. Die meisten Medikamente werden von einer kleinen Anzahl der CYP-Enzyme metabolisiert [147].

Im Allgemeinen werden Wechselwirkungen zwischen Arzneimitteln durch Veränderungen der hepatischen (und extrahepatischen) Metabolisierungsenzyme erklärt, wobei viele pharmakokinetische Wechselwirkungen darauf zurückzuführen sind, dass die Leber-CYP-Enzyme durch die Gabe anderer Medikamente in irgendeiner Weise beeinflusst werden. Nach gleichzeitiger Verabreichung wirken einige Arzneimittel als Enzyminduktoren, andere als Enzyminhibitoren, wobei Letztere deutlich häufiger sind [147], während einige als Substrate um ein Enzym konkurrieren.

Es können jedoch auch pharmakodynamische Effekte im Zusammenhang mit Arzneimittel-Cannabinoid-Wechselwirkungen auftreten. Beispielsweise kann Cannabis sedierende Effekte haben, die durch die gleichzeitige Einnahme von Medikamenten mit ähnlicher Wirkung, wie Benzodiazepinen und Opioiden, verstärkt werden können [21].

Wechselwirkungen zwischen Phytocannabinoiden und Arzneimitteln können auftreten, wenn das Cannabinoid ein metabolisches Enzym, das ein Arzneimittel (oder eine andere Pflanze bzw. ein Lebensmittel) metabolisiert, hemmt, induziert oder als Substrat konkurriert [104].

Insgesamt erfolgt der Metabolismus von Cannabinoiden hauptsächlich über die Enzyme CYP3A4, CYP2C9 und CYP2C19 sowie UGT1A9 und UGT2B7 [104]. Etwa 60 % der klinisch verordneten Arzneimittel werden über CYP3A4 metabolisiert [145].

Wichtigste P450-Enzyme beim CBD-Metabolismus

CYP3A4 und CYP2C19 sind die Hauptakteure beim CBD-Metabolismus [21, 146], daneben spielen CYP2C9, CYP1A2, 2C8, 2B6 und 2E1 eine Rolle [21, 22].

CBD hat gemischte Effekte auf die CYP-Enzyme. Kurzfristig inaktiviert CBD einige CYP-Enzyme, induziert sie jedoch – ähnlich wie Antikonvulsiva – bei chronischer Gabe [145]. Eine Hochregulation der CYP3A4-, CYP2C- und CYP2B10-messenger-RNA wurde bei Mäusen beobachtet, wobei in vivo eine Induktion von CYP1A1 erfolgte. Im Gegensatz dazu scheint CBD ein Inhibitor des Metabolismus von CYP2C8, CYP2C9, CYP2C19, UGT1A9 und UGT2B7 (Uridindiphosphat-Glucuronosyltransferase) zu sein [148]. Arzneimittel wie Rifampicin und Ketoconazol, die als Induktoren oder Inhibitoren der CYP-Wege wirken, können die CBD-Spiegel um 59 % senken bzw. um 165 % erhöhen [148].

Wichtigste CYP-Enzyme beim Metabolismus von THC

THC ist weniger an Arzneimittel-Phytocannabinoid-Interaktionen beteiligt als CBD [61]. Dennoch kann es in klinisch relevanten Dosierungen Effekte haben.

Es ist bekannt, dass CYP2C9 und CYP3A4 die Hauptenzyme sind, die am primären Metabolismus von THC beteiligt sind [146], wobei der sekundäre Metabolismus über mehrere Wege erfolgt: THC-COOH durch verschiedene UGT-Isoformen, 7-OH Δ^8-THC durch CYP-450-Isoformen (überwiegend CYP3A4), 11-OH-Δ^9-THC durch verschiedene UGT-Isoformen, 11-oxo-Δ^8-THC durch CYP450-Isoformen (hauptsächlich CYP2C9) und einige der Δ^8-THC-Epoxidmetaboliten durch Epoxidhydrolase (siehe [146]).

Potenzielle Interaktionen zwischen THC und Arzneimitteln beruhen hauptsächlich auf der Umwandlung/dem Metabolismus von THC durch CYP3A4 und CYP2C9, die durch gängige Arzneimittel beeinflusst werden können [61].

THC weist jedoch breite inhibitorische Effekte auf mehrere P450-Enzyme sowie auf Carboxylesterase 1 auf (wichtig für den Metabolismus vieler Arzneimittel) [61, 149]. Dies kann folglich den Metabolismus und die Bioverfügbarkeit anderer durch diese Enzyme metabolisierten Arzneimittel beeinflussen.

Eine Metaanalyse [149] ergab Folgendes:

- CYP2D6, CYP2C19, CYP2B6 und CYP2J2 werden durch THC (und CBD) gehemmt.
- CYP2C9*, CYP1A1/2** und CYP1B1 werden wahrscheinlich durch THC (sowie CBD und Cannabinol, CBN) gehemmt.
- THC aktiviert zudem CYP2C9* und induziert CYP1A1**.
- Carboxylesterase 1 (CES1) wird potenziell durch THC und CBD gehemmt (eine weitere Studie von [150] kam zu dem Schluss, dass sowohl CBD als auch THC eine klinisch relevante Hemmung von CES1 bewirken können).
- UGT1A9 wird durch CBD und CBN gehemmt, während UGT2B7 durch CBD gehemmt, aber durch CBN aktiviert wird [149].

* Einzelne Studien zeigten, dass THC CYP2C9 induzieren oder hemmen kann: Eine Forschungsgruppe fand heraus, dass THC und seine Metaboliten (11-Hydroxy-THC und 11-nor-9-carboxy-THC) CYP2C9 induzierten, was durch eine erhöhte Phenytoinhydroxylierung in humanen Lebermikrosomen und rekombinanten

Enzymsystemen belegt wurde [151], während eine andere Gruppe eine hemmende Wirkung von THC (sowie CBD und CBN) auf die CYP-Substrate Warfarin und Diclofenac in humanen Lebermikrosomen und rekombinanten Enzymsystemen fand [152]. Eine mögliche, jedoch nicht bestätigte Erklärung für die gegensätzlichen Ergebnisse dieser beiden Gruppen ist die Verwendung unterschiedlicher Substrate und Konzentrationen in den Studien sowie das mögliche Vorliegen einer allosterischen Interaktion zwischen THC und CYP2C9 [149].

**Für CYP1A1 deuten Studien darauf hin, dass Phytocannabinoide dieses Enzym hemmen oder induzieren können: Zwei Studien [153, 154] fanden, dass THC CYP1A1 hemmt (Studie [154] zeigte zudem, dass auch CBD und CBN CYPA1A hemmen); jedoch fand Studie [153] auch, dass THC nach 24-stündiger Inkubation mit THC in einer Maus-Hepatomzelllinie die CYP1A1-mRNA-Spiegel induzierte [149].

Genetische Variationen der P450-Enzyme bei Individuen und THC-Metabolismus

Forschungen deuten darauf hin, dass bei Individuen mit verminderter CYP29C- oder 3A4-Funktion ein Potenzial für klinisch bedeutsame Erhöhungen der THC-Exposition besteht und bei Personen mit verminderter CYP3A4-Funktion ein Potenzial für klinisch relevante Erhöhungen der CBD-Exposition [146].

CYP2C9-Polymorphismen, die bis zu 35 % der kaukasischen Bevölkerung betreffen (bei anderen ethnischen Gruppen jedoch weniger verbreitet sind), reduzieren die metabolische Aktivität von CYP2C9 und erhöhen somit die Bioverfügbarkeit von THC, wobei in einigen Studien die THC-Exposition um das 2- bis 3-Fache gesteigert wurde [61, 155, 156].

Auswirkung der gleichzeitigen Gabe von Arzneimitteln und Cannabinoiden: Betrachtung in beide Richtungen

Bei der Betrachtung potenzieller Interaktionen zwischen Cannabinoiden und Arzneimitteln muss man beide Richtungen berücksichtigen, also welche Wirkung das eine auf das andere und umgekehrt hat.

Brown und Winterstein [21] beschreiben diese Effekte im Zusammenhang mit CBD und geben im Folgenden Empfehlungen für das klinische Vorgehen. Die gleiche Logik lässt sich auf THC anwenden.

- <u>Auswirkung auf CBD durch Arzneimittel, die P450-Inhibitoren sind:</u> Arzneimittel, die P450-Enzyme hemmen, die am CBD-Metabolismus beteiligt sind, können die Bioverfügbarkeit von CBD potenziell erhöhen und damit das Risiko von Nebenwirkungen steigern. Vorgehen: Initial mit einer niedrigen CBD-Dosis beginnen und langsam bis zum therapeutischen Effekt auftitrieren, dabei auf Nebenwirkungen achten [21].

- Auswirkung auf CBD durch Arzneimittel, die P450-Induktoren sind: Arzneimittel, die verschiedene am CBD-Metabolismus beteiligte P450-Enzyme induzieren, verringern die Bioverfügbarkeit von CBD und damit dessen Wirksamkeit. Vorgehen: Höhere CBD-Dosen können erforderlich sein, wenn gleichzeitig Induktoren eingesetzt werden [21].
- Arzneimittel, die Enzymsubstrate (für CYP-Enzyme) sind: Die potenzielle Auswirkung der gleichzeitigen Anwendung von CBD besteht in einer Erhöhung der Bioverfügbarkeit des Substrats und damit in einem erhöhten Risiko für Nebenwirkungen, da CBD mit dem Enzymsubstrat (Arzneimittel) um das metabolisierende Enzym konkurriert. Vorgehen: Gleichzeitige Anwendung vermeiden, Substratdosis reduzieren und auf Nebenwirkungen/Toxizität überwachen.

Das gleiche Argument gilt für die Auswirkung von Arzneimitteln, die CYP-Induktoren oder -Inhibitoren sind, auf die Bioverfügbarkeit von THC (für jene P450-Enzyme, die für den THC-Metabolismus relevant sind, einschließlich CYP3A4-Induktoren oder -Inhibitoren oder CYP2C9-Induktoren oder -Inhibitoren). Induktoren können die Bioverfügbarkeit und damit die Wirksamkeit von THC verringern, während Inhibitoren die Bioverfügbarkeit von THC und damit das Potenzial für THC-Nebenwirkungen erhöhen können [61].

Ein Beispiel: Eine Fallstudie zu einer Interaktion zwischen Warfarin und CBD (Epidiolex®) zeigte einen erhöhten INR-Wert bei 10 mg/kg/Tag und damit ein erhöhtes Blutungsrisiko [157]. Warfarin ist ein CYP2C19-Substrat. In den meisten Fällen können Warfarindosen jedoch angepasst werden, wie in diesem Bericht, sodass trotz steigender CBD-Dosen bis zu 35 mg/kg ein Plateaueffekt des INR bei stabilen Warfarindosen erreicht werden kann [157].

CBD-Interaktionen mit UGT-Enzymen in der Leber

UGT-Enzyme katalysieren die Glukuronidierung von Xenobiotika, einen Hauptweg des Phase-II-Metabolismus, wodurch ein leichter ausscheidbares Produkt entsteht. Die Hemmung von UGTs verringert daher die Ausscheidung des Substrats. CBD hat inhibitorische Effekte auf die Enzyme UGT1A9 und UGT2B7 [21]. Darüber hinaus wird CBD selbst in der Leber durch UGT1A9 und UGT2B7 sowie im Gastrointestinaltrakt durch UGT1A7 metabolisiert [104].

Die gleichzeitige Anwendung von CBD mit einer Reihe von Arzneimitteln, die UGT1A9- und UGT2B7-Substrate sind, kann das Risiko von Nebenwirkungen im Zusammenhang mit dem Substrat erhöhen [21].

- UGT1A9-Substrate: umfassen Regorafenib, Acetaminophen, Ibuprofen und andere
- UGT2B7-Substrate: umfassen Ibuprofen, Naproxen, Lovastatin, Valproat und andere [21]

Wie ersichtlich, handelt es sich bei einigen dieser Substanzen um sehr häufig verwendete Medikamente wie Acetaminophen, Ibuprofen und Naproxen. Brown und Winterstein [21] empfehlen, CBD bei Patienten, die diese Medikamente neu verordnet bekommen oder darauf eingestellt sind, mit Vorsicht einzusetzen, da die UGT-Hemmung deren Ausscheidung verringert und die Bioverfügbarkeit erhöht. Dies ist besonders wichtig bei Arzneimitteln mit engem therapeutischen Fenster und hohem Toxizitätspotenzial.

CBD und andere Enzyme: Breast Cancer Resistance Protein (BCRP) und Bile Salt Export Pump (BSEP)

Der inaktive hydroxylierten Metabolit von CBD, 7-COOH-CBD, ist ein Substrat für P-Glykoprotein und ein Inhibitor des Brustkrebsresistenzproteins (BCRP) sowie der Gallensalzexportpumpe (BSEP). Diese sind an der Ausscheidung von Xenobiotika aus Geweben und dem Transport in Ausscheidungswege beteiligt [21]. Im Folgenden sind einige potenzielle Probleme im Zusammenhang mit der gleichzeitigen Anwendung von CBD und Substraten von BCRP und BSEP aufgeführt:

- **BCRP-Substrate:** Bei gleichzeitiger Anwendung von CBD kann es zu verstärkten Nebenwirkungen von BCRP-Substraten kommen, mit erhöhter Verteilung in das Gewebe und verminderter Ausscheidung in exkretorische Organe. Zu den BCRP-Substraten zählen Statine, Prazosin, Imatinib und andere [21].
- **BSEP-Substrate:** Bei gleichzeitiger Anwendung von CBD können verstärkte Nebenwirkungen im Zusammenhang mit BSEP Substraten auftreten. Zu den BSEP-Substraten gehören Paclitaxel, Digoxin, Statine, Celecoxib und andere [21].

Brown und Winterstein [21] empfehlen, die gleichzeitige Verabreichung zu vermeiden, auf unerwünschte Ereignisse zu achten und die Dosis des Substrats nach Möglichkeit zu reduzieren.

Pharmakodynamische Interaktionen: Anwendung sedierender Medikamente und Antidepressiva

THC verändert die kognitive Funktion und kann zu übermäßiger Sedierung sowie zu Beeinträchtigungen der motorischen Fähigkeiten führen. Daher kann die gleichzeitige Anwendung mit Medikamenten wie Opioiden und Benzodiazepinen, die ähnliche Effekte haben, diese Symptome verstärken [61]. Wie bereits erwähnt, stellt Brown fest, dass THC bekanntermaßen Depressionen, Schizophrenie und Angstzustände verschlimmern kann und die Kombination von THC mit anderen

Arzneimitteln, die das Risiko für solche Erkrankungen erhöhen, vermieden werden sollte [61]. Wie zuvor ausgeführt, besteht zudem die Möglichkeit, dass THC insbesondere bei älteren Menschen den Blutdruck ungünstig senkt, insbesondere bei jenen, die Antihypertensiva oder andere Medikamente einnehmen, die Hypotonie oder Synkopen verursachen (z. B. Arzneimittel mit anticholinergen Effekten), was potenziell zu Stürzen führen kann [61].

Sicherheit von Terpenen

Im Allgemeinen weisen Terpene eine geringe Toxizität und eine hohe Bioverfügbarkeit auf und überwinden leicht die Haut- und Blut-Hirn-Schranke. Terpene zeigen eine sehr geringe akute Toxizität; Terpene wie β-Caryophyllen, Myrcen, Limonen, Pinene (α, β) und andere haben orale LD50-Werte von etwa 5000 mg/kg oder höher [158]. Es wurde festgestellt, dass Terpene für bestimmte Krebszelllinien toxisch sind, jedoch nicht für normale Zellen und Gewebe. Tatsächlich wurde nachgewiesen, dass sie nephro-, neuro- und hepatoprotektiv wirken [158].

Fazit

Die vier Hauptanwendungswege von medizinischem Cannabis – Inhalation, orale Einnahme, topische/äußerliche Anwendung und andere Wege (Zäpfchen, intranasale Applikation) – haben alle ihren Platz in der medizinischen Praxis. Über die Pharmakokinetik der inhalativen und oralen Applikation ist deutlich mehr bekannt, insbesondere in Bezug auf THC, als über die anderen Verabreichungswege. Die verschiedenen Applikationswege ermöglichen eine Anpassung von medizinischen Cannabisprodukten an die jeweilige Erkrankung des Patienten.

Die Sicherheit jeglicher Arzneimittel ist ein wichtiger Aspekt, und es können mögliche Wechselwirkungen zwischen Arzneimitteln und Cannabis/THC/CBD auftreten, wobei jedoch nicht abschließend bekannt ist, wie häufig unerwünschte Wechselwirkungen in der klinischen Praxis tatsächlich sind. Es ist bekannt, dass insbesondere hohe Dosen von CBD mit einigen Antiepileptika interagieren können. Australien hat die Verschreibung von medizinischem Cannabis im Jahr 2016 legalisiert. Zum Zeitpunkt der Erstellung dieses Textes (2020) lagen der Regierung keine Berichte über unerwünschte Ereignisse im Zusammenhang mit CBD vor, was darauf hindeutet, dass entweder die Melderate suboptimal ist oder diese Ereignisse selten sind. Nach Philip Blairs Erfahrung sind bei Vollspektrummedizinalcannabis mit hohem CBD- und niedrigem THC-Gehalt signifikante Nebenwirkungen oder Wechselwirkungen mit anderen Arzneimitteln bei niedrigen bis moderaten Dosen (<200 mg/Tag für CBD-Produkte) sehr selten. Für die Zukunft ist eine bessere Erfassung und Veröffentlichung von Daten zur Sicherheit in der klinischen Praxis erforderlich, um Ärzten und Patienten die Sicherheit einer sachgemäßen Verschreibung von medizinischem Cannabis zu bestätigen.

Literatur

1. Huestis MA. Human cannabinoid pharmacokinetics. Chem Biodivers. 2007;4:1770–804.
2. World Health Organization (WHO). World Health Organization Expert Committee on drug dependence pre-review. Cannabis plant and cannabis resin. Genf, 2018a. https://www.who.int/medicines/access/controlled-substances/ecdd_40_meeting/en/. Zugegriffen: 20 Jan 2021.
3. Lintzeris N, Davis J, Elias N, et al. Medicinal cannabis in Australia 2016: the Cannabis as Medicine Survey (CAMS-16). Med J Aust. 2018;209(5):211–6.
4. Sexton M, Cuttler C, Finnell J, Mischley L. A cross-sectional survey of medical cannabis users: patterns of use and perceived efficacy. Cannabis Cannabinoid Res. 2016;1:131–8.
5. MacCallum CA, Russo EB. Practical considerations in medical cannabis administration and dosing. Eur J Internal Med. 2018;49:12–9.
6. National Academies of Sciences, Engineering and Medicine. Report. The health effects of Cannabis and cannabinoids. Washington DC: The National Academies Press; 2017.
7. Van Der Kooy F, Pomahacova B, Verpoorte R. Cannabis smoke condensate II: influence of tobacco on tetrahydrocannabinol levels. Inhal Toxicol. 2009;21(2):87–90.
8. Zhang LR, Morgenstern H, Greenland S, et al. Cannabis smoking and lung cancer risk: pooled analysis in the international lung cancer consortium. J Cancer. 2015;136(4):894–903.
9. Wang B, Kovalchuk A, Li D, et al. In search of preventive strategies: novel high-CBD *Cannabis sativa* extracts modulate ACE2 expression in COVID-19 gateway tissues. Aging (Albany NY). 2020;12(22):22425–44.
10. Cobb NK, Solanki JN. E-cigarettes, vaping devices, and acute lung injury. Respiratory Care. 2020;65(5):713–8.
11. Taylor J, Wiens T, Peterson J, et al. Characteristics of e-cigarette, or vaping, products used by patients with associated lung injury and products seized by law enforcement – Minnesota, 2018 and 2019. MMWR Morb Mortal Wkly Rep. 2019a;68:1096–100.
12. Lewis N. E-cigarette use, or vaping, practices and characteristics among persons with associated lung injury – Utah, April-October 2019. MMWR Morb Mortal Wkly Rep. 2019;68(42):953–6.
13. Blount BC, Karwowski MP, Morel-Espinosa M, et al. Evaluation of bronchoalveolar lavage fluid from patients in an outbreak of e-cigarette, or vaping, product useassociated lung injury – 10 states, August-October 2019. MMWR Morb Mortal Wkly Rep. 2019;68(45):1040–1.
14. Tijani AO, Thakur D, Mishra D, et al. Delivering therapeutic cannabinoids via skin: Current state and future perspectives. J Control Release. 2021;334:427–51.
15. Paudel KS, Hammell DC, Agu RU, et al. Cannabidiol bioavailability after nasal and transdermal application: effect of permeation enhancers. Drug Dev Ind Pharm. 2010;36(9):1088–97.
16. Nahtigal I, Blake A, Hand A, et al. The pharmacological properties of Cannabis. J Pain Manag. 2016;9(4):481–91.
17. Whittle BA, Guy GW, Robson P. Prospects for new cannabis-based prescription medicines. Cannabis Therap HIV/AID. 2012;67:183–206.
18. Chayasirisobhon S. Mechanisms of action and Pharmacokinetics of Cannabis. Perm J. 2020;25:1–3.
19. Grotenhermen F. Pharmacokinetics and pharmacodynamics of cannabinoids. Anesthesiology. 1997;86:24–33.
20. Mechoulam R, Gallily R. Cannabidiol: an overview of some pharmacological aspects. J Clin Pharmacol. 2002;42:11–9.
21. Brown JD, Winterstein AG. Potential adverse drug events and drug-drug interactions with medical and consumer cannabidiol (CBD) use. J Clin Med. 2019;8:989.
22. Jiang R, Yamouri S, Takeda S, et al. Identification of cytochrome P450 enzymes responsible for metabolism of cannabidiol by human liver microsomes. Life Sci. 2011;89(5–6):165–70.

23. Zhornitsky S, Potvin S. Cannabidiol in humans – the quest for therapeutic targets. Pharmaceuticals. 2012;5:529–52.
24. McGilveray IJ. Pharmacokinetics of cannabinoids. Pain Res Manag. 2005;10(Suppl A):15A–22A.
25. Ohlsson A, Lindgren JE, Wahlen A, et al. Plasma delta-9-tetrahydrocannabinol concentrations and clinical effects after oral and intravenous administration and smoking. Clin Pharmacol Ther. 1980;28(3):409–16.
26. Ohlsson A, Lindgren JE, Wahlén A, et al. Single dose kinetics of deuterium labelled Δ^1-tetrahydrocannabinol in heavy and light cannabis users. Biomed Mass Spectrom. 1982;9(1):6–10.
27. Grotenhermen F. Pharmacokinetics and pharmacodynamics of cannabinoids. Clin Pharmacokinetics. 2003;42:327–60.
28. Goulle J, Saussereau E, Lacroix C. Delta-9-tetrahydrocannabinol pharmacokinetics. Ann Pharm Fr. 2008;66(4):232–4.
29. McPartland JM, Russo EB. Cannabis and cannabis extracts: greater than the sum of their parts? J Cannabis Therap. 2001;14:103–32.
30. Cyr C, Arboleda MF, Aggarwal SK, et al. Cannabis in palliative care: current challenges and practical recommendations. Ann Palliat Med. 2018;7(4):463–77.
31. Wall ME, Sadler BM, Brine D, et al. Metabolism, disposition, and kinetics of delta-9-tetrahydrocannabinol in men and women. Clin Pharmacol Ther. 1983;34(3):352–63.
32. Nadulski T, Pragst F, Weinberg G, et al. Randomized, double-blind, placebo controlled study about the effects of cannabidiol (CBD) on the pharmacokinetics of Δ^9-tetrahydrocannabinol (THC) after oral application of THC verses standardized cannabis extract. Ther Drug Monit. 2005;27:799–810.
33. Karschner EL, Darwin WD, Goodwin RS, Wright S, Huestis MA. Plasma cannabinoid pharmacokinetics following controlled oral Δ^9-tetrahydrocannabinol and oromucosal cannabis extract administration. Clin Chem. 2011a;57:66–75.
34. Karschner EL, Darwin WD, McMahon RP, Liu F, Wright S, Goodwin RS, et al. Subjective and physiological effects after controlled Sativex and oral THC administration. Clin Pharmacol Ther. 2011b;89:400–7.
35. Sharma P, Murthy P, Bharath MMS. Chemistry, metabolism, and toxicology of cannabis: clinical implications. Iran J Psychiatry. 2012;7:149–56.
36. ElSohly MA, Gula W, Walkera LA. Pharmacokinetics and tolerability of Δ^9-THC-hemisuccinate in a suppository formulation as an alternative to capsules for the systemic delivery of Δ^9-THC. Med Cannabis Cannabinoids. 2018;1:44–53.
37. Brenneisen R, Egli A, Elsohly MA et al. The effect of orally and rectally administered Δ^9-tetrahydrocannabinol on spasticity: a pilot study with 2 patients. Int J Clin Pharmacol Ther. 1996;34(10):446–52.
38. Huestis MA, Henningfield JE, Cone EJ. Blood cannabinoids. I. Absorption of THC and formation of 11-OH-THC and THCCOOH during and after smoking marijuana. J Anal Toxicol. 1992;16:276–82.
39. Abramovici H. Information for health care professionals: cannabis (marihuana, marijuana) and the cannabinoids. Health Canada 2013. http://www.hc-sc.gc.ca/dhp-mps/alt_formats/pdf/marihuana/med/infoprof-eng.pdf. Zugegriffen 15 Jan 2026.
40. Lemberger L, Axelrod J, Kopin IJ. Metabolism and disposition of Δ^9-tetrahydrocannabinol in man. Pharmacol Rev. 1971;23:371–80.
41. Huestis MA. Pharmacokinetics and metabolism of the plant cannabinoids, Δ^9-tetrahydrocannabinol, cannabidiol and cannabinol. Handb Exp Pharmacol. 2005;168:657–90.
42. Lemberger L, Martz R, Rodda B, et al. Comparative pharmacology of Δ^9-tetrahydrocannabinol and its metabolite, 11-OH-Δ^9-tetrahydrocannabinol. J Clin Investig. 1973;52:2411–7.
43. Huestis MA, Cone EJ. Urinary excretion half-life of 11-nor-9-carboxy-Δ9-tetrahydrocannabinol in humans. Ther Drug Monit. 1998;20:570–6.

44. Vandevenne M, Vandenbussche H, Verstraete A. Detection time of drugs of abuse in urine. Acta Clin Belg. 2000;55:323–33.
45. Smith-Kielland A, Skuterud B, Morland J. Urinary excretion of 11-nor-9-carboxy-Δ^9-tetrahydrocannabinol and cannabinoids in frequent and infrequent drug users. J Anal Toxicol. 1999;23:323–32.
46. Kelly P, Jones RT. Metabolism of tetrahydrocannabinol in frequent and infrequent marijuana users. J Anal Toxicol. 1992;16:228–35.
47. Reiter A, Hake J, Meissner C, et al. Time of drug elimination in chronic drug abusers. Case study of 52 patients in a „low-step" detoxification ward. Forensic Sci Int. 2001;119(2):248–53.
48. Hollister LE, Gillespie HK, Ohlsson A, et al. Do plasma concentrations of Δ^9-tetrahydrocannabinol reflect the degree of intoxication? J Clin Pharmacol. 1981;21:171S–7S.
49. Spindle TR, Cone EJ, Kuntz D, et al. Urinary Pharmacokinetic profile of cannabinoids following administration of vaporized and oral cannabidiol and vaporized CBD-dominant Cannabis. J Anal Toxicol. 2020;44(2):109–25.
50. Gable RS. Toward a comparative overview of dependence potential and acute toxicity of psychoactive substances used nonmedically. Am J Drug Alcohol Abuse. 1993;19(3):263–81.
51. World Health Organization (WHO). World Health Organization Expert Committee on Drug Dependence Pre-Review. Delta-9-Tetrahydrocannabinol. Genf, 2018c. https://www.who.int/medicines/access/controlled-substances/ecdd_40_meeting/en/. Zugegriffen 15 Jan 2026.
52. Bhaskar A, Bell A, Boivin M, et al. Consensus recommendations on dosing and administration of medical cannabis to treat chronic pain: results of a modified Delphi process. J Cannabis Research. 2021;3:22.
53. Patel RS, Kamil SH, Bachu R, et al. Marijuana use and acute myocardial infarction: a systematic review of published cases in the literature. Trends Cardiovasc Med. 2019;S1050-1738(19):30112–4.
54. De Filippas EM, Sing A, Divakaran S, et al. Cocaine and marijuana use among young adults with myocardial infarction. J Am Coll Cardiol. 2018;71:2540–51.
55. Frost L, Mostofsky E, Rosenbloom JI, et al. Marijuana use and long-term mortality among survivors of acute myocardial infarction. Am Heart J. 2013;165:170–5.
56. IOM (Institute of Medicine). Marijuana and medicine: assessing the science base. Washington, DC: National Academy Press; 1999.
57. Rezkalla S, Kloner RA. Cardiovascular effects of Marijuana. Trends Cardiovasc Med. 2019;29(7):403–7.
58. Hemachandra D, McKetin R, Cherbuin N, Anstey KJ. Heavy cannabis users at elevated risk of stroke: evidence from a general population survey. Aust N Z J Public Health. 2016;40:226–30.
59. Jivanji D, Mangosing M, Mahoney SP, et al. Association between Marijuana use and cardiovascular disease in US adults. Cureus. 2020;12(12):e11868.
60. Page RL, Allen LA, Kloner RA, et al. Medical Marijuana, recreational cannabis, and cardiovascular health: a scientific statement from the American Heart Association. Circulation. 2020;142:e131–52.
61. Brown JD. Potential adverse drug events with tetrahydrocannabinol (THC) due to drug-drug interactions. J Clin Med. 2020;9(4):919.
62. Lim K, See YM, Lee J. A systematic review of the effectiveness of medical cannabis for psychiatric, movement and neurodegenerative disorders. Clin Psychopharmacol Neurosci. 2017;15(4):301–12.
63. Whiting PF, Wolff RF, Deshepande S, et al. Cannabinoids for medical use: a systematic review and meta-analysis. JAMA. 2015;313:2456–73.
64. Appelboam A, Oades PJ. Coma due to cannabis toxicity in an infant. Eur J Emerg Med. 2006;13(3):177–9.
65. Carstairs SD, Fujinaka MK, Keeney GE, Ly BT. Prolonged coma in a child due to hashish ingestion with quantitation of THC metabolites in urine. J Emerg Med. 2011;41(3):e69–71.

66. Piontek D, Kraus L, Legleye S, Buhringer G. The validity of DSM-IV cannabis abuse and dependence criteria in adolescents and the value of additional cannabis use indicators. Addiction. 2011;106(6):1137–45.
67. Leung J, Chan GCK, Hide L, Hall WD. What is the prevalence and risk of cannabis use disorders among people who use cannabis? A systematic review and meta-analysis. Addict Behav. 2020;109:106479.
68. Lintzeris N, Bhardwaj A, Mills L, et al. Nabiximols for the treatment of cannabis dependence: a randomized clinical trial. JAMA. 2019;179(9):1242–53.
69. Friedrich J, Khatib D, Parsa K, et al. The grass isn't always greener: the effects of cannabis on embryological development. BMC Pharmacol Toxicol. 2016;17:45.
70. Grant KS, Petroff R, Isoherranen N, et al. Cannabis use during pregnancy: pharmacokinetics and effects on child development. Pharmacol Ther. 2018;182:133–51.
71. Dahl RE, Scher MS, Williamson DE, et al. A longitudinal study of prenatal marijuana use: effects on sleep and arousal at age 3 years. Arch Pediatr Adolesc Med. 1995;149(2):145–50.
72. Winiger EA, Hewitt JK. Prenatal cannabis exposure and sleep outcomes in children 9–10 years of age in the adolescent brain cognitive development SM study. Sleep Health. 2020;6(6):787–89.
73. Corsi DJ, Donelle J, Sucha E, et al. Maternal cannabis use in pregnancy and child neurodevelopmental outcomes. Nat Med. 2020;26(10):1536–40.
74. Hayes JS, Lampart R, Dreher MC, Morgan L. Five year follow up of rural Jamaican children whose mothers used marijuana during pregnancy. West Indian Med J. 1991;40(3):120–3.
75. Dubois S, Mullen N, Weaver B, Bedard M. The combined effects of alcohol and cannabis on driving: impact on crash risk. Forensic Sci Int. 2015;248:94–100.
76. Price JW. Marijuana and workplace safety: an examination of urine drug tests. J Addict Dis. 2014;33(1):24–7.
77. Zhang JC, Carnide N, Holness L, Cram P. Cannabis use and work-related injuries: a cross-sectional analysis. Occup Med (Lond). 2020;70(8):570–7.
78. Bernerth JB, Walker HJ. Altered states or much to do about nothing? A study of when Cannabis is used in relation to the impact it has on performance. Group Organ Manag. 2020;45(4):459–78.
79. Biasutti WR, Leffers KSH, Callaghan RC. Systematic review of Cannabis use and risk of occupational injury. Subst Use Misuse. 2020;55(11):1733–45.
80. Malone DDT, Hill MN, Rubino T. Adolescent cannabis use and psychosis: epidemiology and neurodevelopmental models. 2010;160(3):511–22.
81. Ames F. A clinical and metabolic study of acute intoxication with *Cannabis sativa* and its role in the model psychoses. J Ment Sci. 1958;104:972–99.
82. Chopra GS, Smith JW. Psychotic reactions following cannabis use in East Indians. Arch Gen Psychiatry. 1974;30:24–7.
83. Spencer DJ. Cannabis induced psychosis. Br J Addiction. 1970;65:369–72.
84. Hall W, Degenhardt L, Teesson M. Cannabis use and psychotic disorders: an update. Drug Alcohol Rev. 2004;23:433–43.
85. Andreasson S, Allebeck P, Engstrom A, Rydberg U. Cannabis and schizophrenia. A longitudinal study of Swedish conscripts. Lancet. 1987;2:1483–6.
86. Zammit S, Allebeck P, Andreasson S, et al. Self reported cannabis use as a risk factor for schizophrenia in Swedish conscripts of 1969: historical cohort study. BMJ. 2002;325:1199.
87. Gage SH, Jones HJ, Burgess S, et al. Assessing causality in associations between cannabis use and schizophrenia risk: a two-sample Mendelian randomization study. Psychol Med. 2017;47:971–80.
88. Minichino A, Senior M, Brondino N, et al. Measuring disturbance of the endocannabinoid system in psychosis. JAMA Psychiat. 2019;76(9):914–23.
89. Davis C, Bhattacharyya S. Cannabidiol as a potential treatment for psychosis. Ther Adv Psychopharmacol. 2019;9:1–16.

90. Dickens AM, Borgan F, Laurikainen H, et al. Links between central CB1-receptor availability and peripheral endocannabinoids in patients with first episode psychosis. NPJ Schizophr. 2020;6(1):21.
91. Lee TTY, Gorzalka BB. Timing is everything: evidence for a role of corticolimbic endocannabinoids in modulating hypothalamic-pituitary-adrenal axis activity across developmental periods. Neuroscience. 2012;204:17–30.
92. Müller N, Weidinger E, Leitner B, Schwartz MJ. The role of inflammation in schizophrenia. Front Neurosci. 2015;9:372.
93. Grinspoon L, Bakalar JB. Marihuana, the forbidden medicine, revised edition. New Haven, CT: Yale University Press, 1997.
94. McPartland JM, Russo E. Cannabis and cannabis extracts: greater than the sum of their parts? J Cannabis Ther. 2001;1(3):103–32. http://cannabismed.org/data/pdf/2001-03-04-7.pdf
95. McPartland JM, Duncan M, Di Marzo V, Pertwee R. Are cannabidiol and Δ^9-tetrahydrocannabivarin negative modulators of the endocannabinoid system? A systematic review. Br J Pharmacol. 2015;172:737–53.
96. Ranganathan M, D'Souza DC. The acute effects of cannabinoids on memory in humans: a review. Psychopharmacology. 2006;188(4):425–44.
97. Walter C, Oertel BG, Felden L, et al. Effects of oral Δ^9-tetrahydrocannabinol on the cerebral processing of olfactory input in healthy non-addicted subjects. Eur J Clin Pharmacol. 2017;73(12):1579–87.
98. Sorensen CJ, DeSanto K, Borgelt L, et al. Cannabinoid hyperemesis syndrome: diagnosis, pathophysiology, and treatment – a systematic review. J Med Toxicol. 2017;13:71–87.
99. D'Souza DC, Perry E, MacDougall L, et al. The psychotomimetic effects of intravenous delta-9-tetrahydrocannabinol in healthy individuals: implications for psychosis. Neuropsychopharmacology. 2004;29(8):1558–72.
100. Morrison PD, Zois Z, McKeown DA, et al. The acute effects of synthetic intravenous Δ^9-tetrahydrocannabinol on psychosis, mood and cognitive functioning. Psychol Med. 2009;39(10):1607–16.
101. Hart CL, van Gorp W, Haney M, et al. Effects of acute smoked marijuana on complex cognitive performance. Neuropsychopharmacology. 2001;25(5):757–65.
102. World Health Organization (WHO). World Health Organization Expert Committee on Drug Dependence. Cannabidiol (CBD) Critical Review Report. Expert Committee on Drug Dependence Fortieth Meeting Geneva, 4–7 June 2018. Genf, 2018b. https://www.who.int/medicines/access/controlled-substances/CannabidiolCriticalReview.pdf. Zugegriffen 20 Jan 2021.
103. Black N, Stockings E, Campbell G, et al. Cannabinoids for the treatment of mental disorders and symptoms of mental disorders: a systematic review and meta-analysis. Lancet Psychiatry. 2019;6(12):995–1010.
104. Kocis PT, Vrana KE. Delta-9-Tetrahydrocannabinol and cannabidiol drug-drug interactions. Med Cannabis Cannabinoids. 2020;3(1):61–73.
105. Sultan SR, Millar SA, O'Sullivan SE, England TJ. A systematic review and meta-analysis of the in vivo haemodynamic effects of Δ^9-tetrahydrocannabinol. Pharmaceuticals. 2018;11(1):13.
106. Benowitz NL, Jones RT. Cardiovascular effects of prolonged delta-9-tetrahydrocannabinol ingestion. Clin Pharmacol Ther. 1975;18(3):287–97.
107. Kayser RR, Haney M, Raskin M, Arout C, Simpson HB. Acute effects of cannabinoids on symptoms of obsessive-compulsive disorder: a human laboratory study. Depress Anxiety. 2020;37(8):801–11.
108. Abuhasira R, Haviv YS, Leiba M, et al. Cannabis is associated with blood pressure reduction in older adults – a 24-hours ambulatory blood pressure monitoring study. Eur J Intern Med. 2021;86:79–85.

109. Van Den Elsen GAH, Ahmed AIA, Verkes RJ, et al. Tetrahydrocannabinol in behavioral disturbances in dementia: a crossover randomized controlled trial. Am J Geriatr Psychiatry. 2015a;23:1214–24.
110. Van Den Elsen GAH, Ahmed AIA, Verkes RJ, et al. Tetrahydrocannabinol for neuropsychiatric symptoms in dementia: a randomized controlled trial. Neurology. 2015b;84:2338–46.
111. Ahmed AIA, van den Elsen GAH, Colbers A, et al. Safety and pharmacokinetics of oral delta-9-tetrahydrocannabinol in healthy older subjects: a randomized controlled trial. Eur Neuropsychopharmacol. 2014;24:1475–82.
112. Sidney S. Cardiovascular consequences of Marijuana use. J Clin Pharmacol. 2002;42(11 Suppl):64S–70S.
113. Robbe H. Marijuana's impairing effects on driving are moderate when taken alone but severe when combined with alcohol. Human Psychopharmacol. 1998;13(S2):S70–8.
114. Downey LA, King R, Papafotiou K, Swann P, Ogden E, Boorman M, Stough C. The effects of cannabis and alcohol on simulated driving: Influences of dose and experience. Accid Anal Prev. 2013;50:879–86.
115. Ramaekers JG, Robbe HWJ, O'Hanlon JF. Marijuana, alcohol and actual driving performance. Hum Psychopharmacol. 2000;15:551–8.
116. Ronen A, Chassidim HS, Gershon P, et al. The effect of alcohol, THC and their combination on perceived effects, willingness to drive and performance of driving and non-driving tasks. Accid Anal Prev. 2010;42:1855–65.
117. Hartman RL, Brown TL, Milavetz G, et al. Cannabis effects on driving longitudinal control with and without alcohol. J Appl Toxicol. 2016;36(11):1418–29.
118. Vigil JM, Stith SS, Adams IM, Reeve AP. Associations between medical cannabis and prescription opioid use in chronic pain patients: a preliminary cohort study. PLoS One. 2017;12(11):e0187795.
119. Grotenhermen F, Russo E, Zuardi AW. Even high doses of oral cannabidiol do not cause THC-like effects in humans: comment on Merrick et al. Cannabis Cannabinoid Res. 2016;1(1):102–12.
120. Gulbransen G, Xu W, Arroll B. Cannabidiol prescription in clinical practice: an audit on the first 400 patients in New Zealand. BJGP Open. 2020;4(1):bjgpopen20X101010.
121. Crippa JA, Zuardi AW, Hallak JEC, et al. Oral cannabidiol does not convert to Δ-THC or Δ^9-THC in humans: a pharmacokinetic study in healthy subjects. Cannabis Cannabinoid Res. 2020;5(1):89–98.
122. Consroe P, Kennedy K, Schram K. Assays of plasma cannabidiol by capillary gas chromatography/ion trap mass spectroscopy following high-dose repeated daily oral administration in humans. Pharmacol Biochem Behav. 1991;40:517–22.
123. Rosenkrantz H, Fleischman RW, Grant RJ. Toxicity of short-term administration of cannabinoids to rhesus monkeys. Toxicol Appl Pharmacol. 1981;58(1):118–31.
124. Dash R, Ali C, Jahan I, et al. Emerging potential of cannabidiol in reversing proteinopathies. Ageing Res Rev. 2021;65:101209.
125. Scuderi C, Filippis DD, Iuvone T, et al. Cannabidiol in medicine: a review of its therapeutic potential in CNS disorders. Phytother Res. 2009;23(5):597–602.
126. Ewing LE, Skinner CM, Quick CM, et al. Hepatoxicity of a cannabidiol-rich cannabis extract in the mouse model. Molecules. 2019;24:1694.
127. EPIDIOLEX® (cannabidiol) oral solution, CV Initial U.S. Approval: 2018. Prescribing Information Revised 12/2018. https://www.epidiolex.com/sites/default/files/EPIDIOLEX_Full_Prescribing_Information.pdf. Zugegriffen 12 Febr 2019.
128. Thiele E, Marsh E, Mazurkiewicz-Beldzinska M, et al. Cannabidiol in patients with Lennox-Gastaut syndrome: interim analysis of an open-label extension study. Epilepsia. 2019;60(3):419–28.
129. Elms L, Shannon S, Hughes S, Lewis N. Cannabidiol in the treatment of post-traumatic stress disorder: a case series. J Altern Complement Med. 2019;25(4):392–7.

130. Shannon S, Lewis N, Lee H, Hughes S. Cannabidiol in anxiety and sleep: a large case series. Perm J. 2019;23:18–041.
131. Taylor L, Crockett J, Tayo B, Morrison G. A phase 1, open-label, parallel-group, single-dose trial of the pharmacokinetics and safety of cannabidiol (CBD) in subjects with mild to severe hepatic impairment. J Clin Pharmacol. 2019b;59(8):1110–9.
132. Devinsky O, Marsh E, Friedman D, et al. Cannabidiol in patients with treatment-resistant epilepsy: an open-label interventional trial. Lancet Neurol. 2016;15(3):270–8.
133. Morrison G, Crockett J, Blakey G, Sommerville K. A phase 1, open-label, pharmacokinetic trial to investigate possible drug-drug interactions between clobazam, stiripentol, or valproate and cannabidiol in healthy subjects. ACCP. 2019;8(8):1009–31.
134. Thiele EA, Marsh ED, French JA, et al. Cannabidiol in patients with seizures associated with Lennox-Gastaut syndrome (GWPCARE4): a randomised, double-blind, placebo-controlled phase 3 trial. Lancet. 2018;391(10125):1085–96.
135. Devinsky O, Cross JH, Laux L, et al. Trial of cannabidiol for drug-resistant seizures in the Dravet syndrome. N Engl J Med. 2017;376:2011–20.
136. Devinsky O, Nabbout R, Miller I, et al. Long-term cannabidiol treatment in patients with Dravet syndrome: an open-label extension trial. Epilepsia. 2019;60(2):294–302.
137. Geffrey AL, Pollack SF, Bruno PL, Thiele EA. Drug-drug interaction between clobazam and cannabidiol in children with refractory epilepsy. Epilepsia. 2015;56(8):1246–51.
138. Gaston TE, Bebin EM, Cutter GR, et al. Interactions between cannabidiol and commonly used antiepileptic drugs. Epilepsia. 2017;58(9):1586–92.
139. Consroe P, Carlini EA, Zwicker AP, Lacerda LA. Interaction of cannabidiol and alcohol in humans. Psychopharmacol (Berl). 1979;66(1):45–50.
140. Liput DL, Hammell DC, Stinchcomb AL, Nixon K. Transdermal delivery of cannabidiol attenuates binge alcohol-induced neurodegeneration in a rodent model of an alcohol use disorder. Pharmacol Biochem Behav. 2013;111:120–7.
141. Sultan SR, O'Sullivan SE, England TJ. The effects of acute and sustained cannabidiol dosing for seven days on the haemodynamics in healthy men: a randomised controlled trial. Br J Clin Pharmacol. 2020;86(6):1125 38.
142. Sultan SR, Millar SA, England TJ, O'Sullivan SEA. Systematic review and meta-analysis of the haemodynamic effects of cannabidiol. Front Pharmacol. 2017;8:81.
143. Jadoon KA, Tan GD, O'Sullivan SE. A single dose of cannabidiol reduces blood pressure in healthy volunteers in a randomized crossover study. JCI Insight. 2017;2(12):e93760.
144. Pamplona FA, da Silva LR, Coan AC, et al. Potential clinical benefits of CBD-rich *cannabis* extracts over purified CBD in treatment-resistant epilepsy: observational data meta-analysis. Front Neurol. 2018;9:759.
145. Bergamaschi MM, Queiroz RH, Zuardi AW, et al. Safety and side effects of cannabidiol, a *Cannabis sativa* constituent. Curr Drug Saf. 2011;6:237–49.
146. Stout SM, Cimino NM. Exogenous cannabinoids as substrates, inhibitors, and inducers of human drug metabolizing enzymes: a systematic review. Drug Metabol Rev. 2014:46(1):86–95.
147. Tanaka E. Clinically important pharmacokinetic drug-drug interactions: role of cytochrome P450 enzymes. J Clin Pharm Ther. 1998;23:403–16.
148. White CM. A review of human studies assessing cannabidiol's (CBD) therapeutic actions and potential. J Clin Pharmacol. 2019;59(7):923–34.
149. Qian Y, Gurley BJ, Markowitz JS. The potential for pharmacokinetic interactions between cannabis products and conventional medications. J Clin Psychopharmacol. 2019a;39(5):462–71.
150. Qian Y, Wang X, Markowitz JS. In vitro inhibition of carboxylesterase 1 by major cannabinoids and selected metabolites. Drug Metab Dispos. 2019b;47:465–72.
151. Bland TM, Haining RL, Tracy TS, et al. CYP2C-catalyzed delta(9)-tetrahydrocannabinol metabolism: kinetics, pharmacogenetics and interaction with phenytoin. Biochem Pharmacol. 2005;70:1096–103.

152. Yamaori S, Koeda K, Kushihara M, et al. Comparison in the in vitro inhibitory effects of major phytocannabinoids and polycyclic aromatic hydrocarbons contained in marijuana smoke on cytochrome P450 2C9 activity. Drug Metab Pharmacokinet. 2012;27:294–300.
153. Roth MD, Marques-Magallanes JA, Yuan M, et al. Induction and regulation of the carcinogen-metabolizing enzyme CYP1A1 by marijuana smoke and Δ^9-tetrahydrocannabinol. Am J Respir Cell Mol Biol. 2001;24:339–44.
154. Yamaori S, Kushihara M, Yamamoto I, et al. Characterization of major phytocannabinoids, cannabidiol and cannabinol, as isoform-selective and potent inhibitors of human CYP1 enzymes. Biochem Pharmacol. 2010;79:1691–8.
155. Sachse-Seeboth C, Pfeil J, Sehrt D, et al. Interindividual variation in the pharmacokinetics of Δ^9-tetrahydrocannabinol as related to genetic polymorphisms in CYP2C9. Clin Pharmacol Ther. 2009;85:273–6.
156. Wang B, Wang J, Huang SQ, et al. Genetic polymorphism of the human cytochrome P450 2C9 gene and its clinical significance. Curr Drug Metab. 2009;10(7):781–834.
157. Grayson L, Vines B, Nichol K, et al. An interaction between warfarin and cannabidiol, a case report. Epilepsy Behav Case Rep. 2018;9:10–1.
158. Nuutinen T. Medicinal properties of terpenes found in *Cannabis sativa* and *Humulus lupulus*. Eur J Med Chem. 2018;157:198–228.

Fazit

12

Beim Verfassen dieses Buches wollten wir aufzeigen, dass bereits viel über das Endocannabinoidsystem (ECS), seine homöostatische Rolle im Körper und seine mögliche Beteiligung an der Regulation von Stress und Emotionen sowie an der Pathophysiologie verschiedener psychischer Erkrankungen bekannt ist. Es gibt jedoch auch vieles, das noch unbekannt ist. Wir wollten zudem darlegen, wie die Pflanze *Cannabis sativa* und ihre wichtigsten aktiven Bestandteile, insbesondere Cannabidiol (CBD), möglicherweise bei der Behandlung zahlreicher psychischer Erkrankungen helfen können. Es erscheint offensichtlich, dass es umfangreiche Forschung zu Wirkmechanismen und Wirksamkeit von CBD und THC bei Tieren gibt und dass auch die Evidenzbasis zur Wirksamkeit von medizinischem Cannabis beim Menschen wächst. Insbesondere die westliche Wissenschaft und Biomedizin verfolgen einen reduktionistischen Ansatz, um zu verstehen, wie der menschliche Körper funktioniert und was bei Krankheiten geschieht. Dabei werden spezifische biologische oder neurologische Signalwege und deren Störungen bei bestimmten Erkrankungen untersucht. Das pharmazeutische Modell sucht nach einem Wirkstoff, der isoliert, in irgendeiner Weise modifiziert, patentiert und verkauft werden kann. Es ist jedoch sehr schwierig, pflanzliche Arzneimittel zu patentieren. Der reduktionistische Ansatz zum Verständnis der Funktionsweise des menschlichen Körpers passt daher gut zum pharmazeutischen Ansatz.

Unsere vielfältigen Erfahrungen als Kliniker, Dozenten und Forscher (Kylie O'Brien) sowie das tiefe Bestreben, das Wesen von Gesundheit und Krankheit zu verstehen, haben jedoch zu einem etwas anderen Verständnis dessen geführt, was dem Menschen auf dem Weg zu Wohlbefinden und Gesundheit helfen könnte.

K. O'Brien und P. Blair, *Medizinisches Cannabis und CBD in der psychischen Gesundheitsversorgung*, https://doi.org/10.1007/978-3-032-14521-5_12

Philosophische Überlegungen

Bei der Untersuchung, wie das ECS an verschiedenen psychischen Erkrankungen beteiligt sein könnte (und in diesem Buch haben wir auch die Insomnie einbezogen, da sie mit vielen psychischen Erkrankungen und tatsächlich auch anderen Krankheiten zusammen auftritt), wird deutlich, dass das ECS in vielen Bereichen des Gehirns und Körpers aktiv ist. Es handelt sich um ein homöostatisches Regulationssystem, das darauf abzielt, den Körper wieder ins Gleichgewicht zu bringen. Viele Forscher bemühen sich, jene Hirnareale zu identifizieren, in denen das ECS bei bestimmten psychischen Erkrankungen eine Rolle spielt, und zu verstehen, was mit den einzelnen Komponenten des Endocannabinoidoms (d. h. Endocannabinoide, Rezeptoren, Enzyme und Transporter) geschieht. Man kann nachvollziehen, warum Pharmaunternehmen an sämtlichen endocannabinoiden Mechanismen interessiert sind, einschließlich beispielsweise jener Enzyme, die am Abbau der Endocannabinoide beteiligt sind, wie die Fettsäureamidhydrolase (FAAH). Synthetische FAAH-Inhibitoren wurden als patentierte neue Medikamente entwickelt. Doch dies birgt auch Risiken. Im Jahr 2016 befand sich der FAAH-Inhibitor BIA 10–2474 in Frankreich in Phase-I-Studien, als es zu schweren Nebenwirkungen kam. BIA 10–2474 wurde „zur Behandlung von Erkrankungen entwickelt, bei denen es von Vorteil ist, die Spiegel endogener AEA zu erhöhen und den Antrieb des Endocannabinoidsystems tonisch zu steigern“ [1]. Das bedauerliche Ergebnis war, dass Probanden unter dem Prüfpräparat schwer geschädigt wurden, wobei eine Person für hirntot erklärt wurde und bei vier weiteren irreversible Hirnschäden gemeldet wurden [1].

Vor diesem tragischen Vorfall wurde Rimonabant, ein Antagonist und inverser Agonist des Cannabinoidrezeptors CB1, 2006 von der Europäischen Union als appetitzügelndes Antiadipositasmedikament zugelassen. Nach der Markteinführung zeigten Überwachungsdaten, dass das Risiko für psychiatrische Störungen bei Personen, die Rimonabant einnahmen, doppelt so hoch war wie in den klinischen Studien beobachtet. Darüber hinaus wurden weitere Nebenwirkungen berichtet, darunter Gastroenteritis, Angst, Reizbarkeit, Schlaflosigkeit und andere Schlafstörungen, Hitzewallungen, Durchfall, trockene oder juckende Haut, Tendinitis, Muskelkrämpfe und -spasmen, Müdigkeit, erhöhtes Sturzrisiko und grippeähnliche Symptome bei bis zu 10 % der Anwender, während Übelkeit und Infektionen der oberen Atemwege bei mehr als 10 % der Anwender auftraten [2]. Rimonabant wurde daraufhin aufgrund der sehr schwerwiegenden psychischen Nebenwirkungen und verursachten Schäden wieder vom Markt genommen. Unserer Ansicht nach gilt: Beginnt man damit, eine einzelne Komponente eines biologischen Signalwegs zu manipulieren – in diesem Fall die CB1-Rezeptoren –, so wird man angesichts der weitreichenden, entscheidenden regulatorischen Funktion des ECS viele Systeme beeinflussen, nicht nur einen Teil des Gehirns. Es ist die Gesamtheit des Menschen, der Gesamtzustand des ECS, der entscheidend ist. Das führt uns zu einem weiteren Punkt.

Die potenziellen Probleme, die mit Medikamenten verbunden sind, die auf spezifische biologische Signalwege oder Rezeptoren abzielen, stehen in erheblichem Kontrast zu natürlichen Phytocannabinoiden, die eine ausgeprägte kontextabhängige Modulation neuroendokriner und metabolischer physiologischer Effekte auf unterschiedliche Zelltypen selbst innerhalb desselben Organs zeigen.

An vielen Stellen in den vorangegangenen Kapiteln haben wir auf ein „dysfunktionales" ECS Bezug genommen, was möglicherweise nicht gerechtfertigt ist. Die meisten „Dysfunktionen" stehen im Zusammenhang mit Umwelt-, Verhaltens- oder genetischen Belastungen, die zu Ungleichgewichten in unserer ECS-„Chemie-Software" für Signalübertragung führen. Zweifellos gibt es erhebliche genetische Veränderungen und sogar Defekte in unseren individuellen Endocannabinoidomgenen, die unsere Gesundheit und unsere individuelle Reaktion auf endocannabinoidmodulierende Heilpflanzen und Medikamente beeinflussen. Es gibt bereits mehrere Unternehmen, die versuchen, ECS-Gene mit Gesundheitszuständen und idealen Kultivarauswahlen für die Behandlung zu korrelieren. Bestätigende Evidenz in diesem Bereich könnte künftig zu stärker personalisierten Cannabinoidtherapien führen.

Noch wichtiger ist, dass das dysregulierte ECS ein zentraler pathomechanistischer Faktor klinischer Erkrankungen ist, die durch eine zugrunde liegende Ursache ausgelöst werden, die aus einer Vielzahl möglicher schädlicher Ätiologien stammen kann. Dazu zählen Toxine aus Medikamenten, Chemikalien oder der Natur sowie infektiöse Quellen. Auch Ernährungsgewohnheiten und -mängel können eine Rolle spielen. Auch dysfunktionale Verhaltensweisen können eine Rolle spielen, wie wir es bei chronisch gestressten Tieren, Schlafentzug sowie bei unnatürlicher Exposition gegenüber Licht und Vibrationen beobachtet haben. Zudem dürfen wir Traumata oder Krebs als Ursachen von ECS-Ungleichgewichten nicht außer Acht lassen.

Unter dieser Annahme kann und sollte eine medizinische Cannabisberatung den Beginn eines Prozesses darstellen, um die Ursache(n) vieler der Syndrome, mit denen unsere moderne Gesellschaft konfrontiert ist, zu identifizieren und anzugehen. Integrative Fachkräfte für psychische Gesundheit tun dies bereits im Bereich der funktionellen Medizin [3]. Diese Gesundheitsfachkräfte führen routinemäßig Ursachenforschung durch, indem sie kostengünstige Untersuchungen zu Mustern organischer Säuren im Urin einsetzen, die auf Abweichungen beispielsweise im Citratzyklus oder bei Neurotransmittermetaboliten hinweisen können [4]. Auffällige Testergebnisse können auf Toxine, Infektionen, Nährstoffmängel und genetische Stoffwechseldefekte hindeuten und mögliche ganzheitliche Therapieansätze nahelegen. Dazu gehören konventionelle Medikamente ebenso wie Lebensstiländerungen, Heilpflanzen, Nahrungsergänzungsmittel und Biomodulation, etwa durch Akupunktur, Massage oder Sauna. Leider stehen derzeit keine ECS-Parameter zur Verfügung, aber zukünftige Forschung könnte spezifische Muster aufdecken, die mit psychischen Störungen korrelieren und klinische Hinweise auf den Einsatz von ECS-Modulationen liefern.

Geist und Körper – keine strikt getrennten Systeme

Noch immer durchdringt ein Gefühl kartesianischer Dualität unser Verständnis von psychischer Gesundheit. Wir trennen Geist und Körper und behandeln sie als eigenständige Einheiten. Wir untersuchen Teile des Gehirns, um zu verstehen, was bei verschiedenen psychischen Erkrankungen schiefläuft, und tatsächlich haben wir solche Forschungsergebnisse in diesem Buch berichtet. Dennoch wissen wir eigentlich nicht, was der „Geist" ist. Alte Medizinsysteme wie die chinesische Medizin und die ayurvedische Medizin betrachten Geist und Körper als Kontinuum. In der chinesischen Medizin gilt das Herz als „Sitz des Bewusstseins", nicht das Gehirn, und die Emotionen werden nicht dem Gehirn zugeordnet. Stattdessen ist jedem Organsystem (und das Konzept des „Organs" in der chinesischen Medizin unterscheidet sich deutlich vom biomedizinischen, schließt dieses aber mit ein) eine bestimmte Emotion zugeordnet, und die Organsysteme stehen miteinander in Beziehung [5]. Emotionen werden als potenzielle ätiologische Faktoren von Krankheiten verstanden [5]. Diese Vorstellungen hätten dem westlichen Denken einst als recht abwegig gegolten. Heute wissen wir jedoch, dass es eine neurochemische Grundlage für die Auswirkungen von Emotionen auf unser Funktionieren gibt, und die Fachgebiete der Psychoneuroimmunologie, Psychoneuroendokrinologie und Neurokardiologie sind fest etabliert sind.

Forschungen haben zudem gezeigt, dass Gruppen von Neuronen des autonomen Nervensystems, die Organe wie Herz, Lunge, Magen-Darm-Trakt, Niere und Blase regulieren, in der Nähe der Organe liegen und miteinander kommunizieren, wodurch Netzwerke entstehen, die den Informationsaustausch erleichtern [6]. Das Herz empfängt nicht nur Signale von Neuronen des zentralen Nervensystems (ZNS), sondern afferente Signale, die vom Herzen ausgehen, beeinflussen nachweislich auch Neuronen im ZNS (sowie Ganglien im Thorax und im Herzen selbst) [6]. Das Herz wird als eigenes „kleines Gehirn" verstanden, und es besteht eine ausgefeilte bidirektionale Kommunikation zwischen beiden, wobei sie sich gegenseitig in ihrer Funktion beeinflussen [6]. Auch über das Darmmikrobiom und seine zentrale Rolle für unsere Gesundheit und bei Krankheiten wissen wir heute viel. Die „Darm-Hirn-Achse" ist mittlerweile ein anerkanntes Konzept, und es ist viel darüber bekannt, wie Darm und Gehirn interagieren. Vielleicht ist also die Vorstellung, dass Organsysteme mit bestimmten emotionalen Zuständen assoziiert sind, wie es die chinesische Medizin annimmt, gar nicht so weit hergeholt.

Das Konzept des Gleichgewichts

Ein weiteres Grundprinzip traditioneller Medizinsysteme wie der chinesischen Medizin ist das Konzept des Gleichgewichts. In der chinesischen Medizin wird dies in der Theorie des Yin und Yang beschrieben, die zwei komplementäre, aber entgegengesetzte, voneinander abhängige Kräfte darstellen. Im gesunden Zustand sind Yin und Yang im Gleichgewicht, während sie bei Krankheit aus dem

Gleichgewicht geraten [5]. Dies ist der westlichen Medizin nicht fremd, denn auch hier gibt es ein ähnliches Konzept, die sogenannte Homöostase. Tatsächlich ist das ECS ein wichtiger, vielleicht der wichtigste Regulator des homöostatischen Gleichgewichts.

In der chinesischen Medizin bezieht sich das Gleichgewicht jedoch nicht nur auf die inneren Abläufe des Körpers, sondern auch darauf, wie der Mensch mit seiner Umwelt interagiert. Dieses Konzept erstreckt sich sogar darauf, wie die Organsysteme intern miteinander in Beziehung stehen. Wir erkennen daher, dass die Umwelt eines Individuums eine wichtige Rolle für die Gesundheit spielen kann. Die „Umwelt" kann das Stressniveau im Leben einer Person, ihr häusliches Umfeld und ihre Arbeitsumgebung sowie das weitere Umfeld, z. B. Stadt, Gemeinde und Land, in dem die Person lebt, umfassen. Auch hier könnte das ECS ein unparteiischer und zentraler Vermittler dieser negativen Stresssignale sein. Wenn eine Person mit erheblichem persönlichen Stress lebt, ist es wenig überraschend, dass ihre Gesundheit nicht optimal ist. Das persönliche häusliche Umfeld kann die Gesundheit einer Person negativ beeinflussen – toxische Körperpflegeprodukte, die täglich verwendet werden, Ausdünstungen toxischer Bestandteile von Farben und der Kontakt mit giftigen Reinigungsmitteln sind nur einige der Wege, wie wir uns alltäglichen Toxinen aussetzen, die sich im Körper anreichern und uns schließlich schaden können.

Ein weiteres wichtiges Prinzip, das uns die chinesische Medizin lehrt, ist, die Wurzel der Krankheit, das „ben", zu finden und zu behandeln und nicht nur die Zeichen und Symptome der Erkrankung (das „biao" oder die Zweige) [5].

Von traditionellen Medizinsystemen lernen wir also etwas Wichtiges: Wir existieren nicht im luftleeren Raum. Vielmehr sind wir mit unserer Umwelt wechselseitig verbunden, und dieses Umweltkonzept reicht vom Inneren (unserem inneren Milieu) nach außen: unser persönliches Umfeld, Arbeitsumfeld, gesellschaftliches Umfeld und das planetare Umfeld. Medizinische Fachrichtungen wie die „Umweltmedizin" erkennen die Auswirkungen von Umweltgiften und Krankheitserregern auf die Gesundheit an. Wenn also eine Person mit einem Gesundheitsproblem in unsere Praxis kommt, müssen wir viel umfassender hinschauen, als es viele Behandler vielleicht gewohnt sind. Wir müssen die Person vor uns in ihrer Gesamtheit betrachten und versuchen, alle potenziellen Faktoren zu verstehen, die diese Person aus dem Gleichgewicht gebracht haben, denn im Grunde ist Krankheit ein Spiegelbild des Verlusts an Gleichgewicht.

Die vielen Faktoren, die uns gesund halten

Medizinisches Cannabis ist kein Allheilmittel für jede Erkrankung. Es kann allerdings bei vielen Erkrankungen sehr hilfreich sein; wenn wir jedoch Menschen wirklich helfen wollen, zu heilen, müssen wir die vielen Faktoren betrachten, welche die Gesundheit sowohl negativ als auch positiv beeinflussen können.

Lebensstilfaktoren werden zunehmend als entscheidend für das Erreichen und Erhalten von Wohlbefinden sowie als Mitverursacher von Krankheiten anerkannt.

Zu den Lebensstilfaktoren zählen körperliche Aktivität, Schlaf, Ernährung und Diät, Stresslevel und Umwelt. Dies sind wichtige Säulen der Gesundheit und sie alle können zu schlechter Gesundheit beitragen, einschließlich schlechter psychischer Gesundheit. Beispielsweise zeigen Forschungsergebnisse eindeutig, dass ein überwiegend sitzender Lebensstil unsere Lebenserwartung verkürzen und zu vielen Krankheiten und Risikofaktoren beitragen kann, darunter Fettleibigkeit, Diabetes, Herz-Kreislauf-Erkrankungen und Krebs [7, 8].

Körperliche Aktivität

Körperliche Aktivität ist entscheidend für unser Wohlbefinden und unsere psychische Gesundheit. Zum Beispiel wurde gezeigt, dass Tai-Chi (eine Form der chinesischen Bewegungstherapie) Veränderungen in den Th1- und Th2-Immunantworten bewirkt, die mit der Immunmodulation von natürlichen Killerzellen und dendritischen Zellen verbunden sind [9] sowie den Schlaf verbessert, Angst und Depressionen reduziert, das Stressmanagement verbessert, Schmerzen lindert, Kraft und Flexibilität erhöht und die kardiopulmonale Funktion steigert [10, 11]. Eine Metaanalyse zeigte einen signifikanten Effekt von Tai-Chi auf die Reduktion von Depressionen [11]. Und das ist nur eine Form von Bewegung!

Ein aktiver Lebensstil und aerobes Training helfen nachweislich, altersbedingten kognitiven Abbau vorzubeugen und haben einen positiven Einfluss auf die Struktur und Funktion des Gehirns, insbesondere auf exekutive Gehirnfunktionen [12]. Tierexperimentelle Forschung zeigt, dass körperliche Bewegung die Neurogenese im Hippocampus, Zellproliferation und dendritische Verzweigung induzieren und die Genexpression des vom Gehirn abgeleiteten neurotrophen Faktors (BDNF) im Hippocampus erhöhen kann [12]. Für eine vertiefte Auseinandersetzung mit den Vorteilen körperlicher Bewegung für die Gehirngesundheit und -funktion siehe Watson [13].

Ernährung

Die Bedeutung der Ernährung für die Gesundheit im Allgemeinen und die psychische Gesundheit im Besonderen kann nicht hoch genug eingeschätzt werden. Es gibt mittlerweile so viele wissenschaftliche Belege für die Auswirkungen schlechter und guter Ernährung auf die Gesundheit, dass dies nicht mehr diskutiert werden muss – eine gute Ernährung ist die Grundlage für Gesundheit, und das schließt auch psychische Gesundheit ein. In der Literatur gibt es zahlreiche Hinweise, die schlechte Ernährung und Ernährungsfaktoren mit Depressionen [14] in Verbindung bringen, ebenso wie mit vielen anderen Erkrankungen, darunter Krebs, Herz-Kreislauf-Erkrankungen, Diabetes und Fettleibigkeit [7]. Wie wir in einem früheren Kapitel betont haben, ist die westliche Ernährung durch ein hohes Omega-6/Omega-3-Verhältnis gekennzeichnet, was im Wesentlichen proinflammatorisch ist. Wir erleben eine Epidemie von Erkrankungen, die durch

Entzündungen bedingt sind, und Sie werden feststellen, dass es in unseren Ausführungen zu vielen psychischen Erkrankungen in diesem Buch Hinweise darauf gibt, dass Entzündungen Teil des Pathomechanismus sind.

Deshalb ist es in einem ganzheitlichen Ansatz zur Unterstützung der Menschen bei der Wiedererlangung und/oder Erhaltung der Gesundheit, einschließlich der psychischen Gesundheit, sehr wichtig, Ernährungsfaktoren zu berücksichtigen. Es gibt viele gute Bücher, die Informationen über die Rolle der Ernährung bei verschiedenen psychischen Erkrankungen liefern können, einschließlich der in diesem Buch behandelten Erkrankungen.

Ein bedauerlicher Umstand ist, dass es in der klassischen medizinischen Ausbildung immer noch an Ausbildung in Ernährungsmedizin mangelt. Wenn Sie nicht in Ernährungsmedizin ausgebildet sind, empfehlen wir Ihnen, Ihr Netzwerk zu erweitern und andere Gesundheitsfachkräfte einzubeziehen, die in diesem Bereich sachkundig sind (Naturheilkundler, Ernährungsmediziner und Diätassistenten), und Ihre Patienten an diese zur Ernährungsberatung zu überweisen. Sie können sich auch über Onlinekurse, wie sie beispielsweise vom Australasian College of Nutritional and Environmental Medicine (www.acnem.org) angeboten werden, weiterbilden – dieses wurde vor fast 40 Jahren gegründet, um medizinischen und anderen Gesundheitsberufen eine postgraduale Ausbildung in den genannten wichtigen Bereichen zu ermöglichen.

Weitere Faktoren

Die Umwelt eines Menschen kann eine entscheidende Rolle bei der Entstehung von Krankheiten spielen, einschließlich psychischer Erkrankungen. Mit der Verwendung des Begriffs „Umwelt" legen wir eine weite Definition zugrunde: Er umfasst nicht nur das innere Milieu (innere Umgebung, einschließlich unserer Darmmikrobiota und des Zustands unseres Immunsystems), sondern auch unsere persönliche Umgebung, das Wohn- und Arbeitsumfeld sowie die planetare Umwelt. Wenn wir Toxine aufnehmen oder auf andere Weise Umweltgiften ausgesetzt sind (z. B. durch elektromagnetische Frequenzen von Mobiltelefonen und Telekommunikationsmasten), kann der Schaden kumulativ sein und neurologische Schäden im Gehirn verursachen. Wir müssen die Umgebung berücksichtigen, in welcher der Patient lebt und sich aufhält. Wenn Sie sich mit Umweltmedizin nicht auskennen, können Sie sich, wie bereits erwähnt, über Fachgesellschaften wie die ACNEM weiterbilden oder Kollegen hinzuziehen, die in diesem Bereich erfahren sind, einschließlich Baubiologen, die Wohnungen, Büros und andere Räume inspizieren und Umweltgifte sowie Lösungen identifizieren können.

Stress kann ein ätiologischer Faktor bei vielen Erkrankungen sein. Wenn ein Patient unter persönlichem Stress steht, könnten Sie ihn auch an einen Berater oder Psychologen überweisen. Wenn er gestresst ist, weil er nach einer Scheidung sein Zuhause verloren hat und im Auto lebt, wird medizinisches Cannabis oder eine andere Form von Medizin wahrscheinlich nicht plötzlich seinen extremen Stress, seine Angst oder Depression lindern, aber eine Überweisung an soziale

Dienste, wo er praktische Hilfe erhalten kann, möglicherweise schon (in der chinesischen Medizin ist dies die „Wurzelursache" der Erkrankung). Manchmal müssen wir einen Schritt zurücktreten und dem Patienten vor uns zuhören. Wenn wir gut zuhören, werden sie uns zu dem führen, was ihren Gesundheitsproblemen zugrunde liegt.

Medizinisches Cannabis

Damit kommen wir zurück zum medizinischen Cannabis. Wenn wir die Pathomechanismen verschiedener Erkrankungen, einschließlich psychischer Erkrankungen, verstehen und die verschiedenen Wirkmechanismen von Cannabis, einschließlich seiner wichtigsten Phytocannabinoide und Terpene, kennen, können wir beginnen, die Gründe zu verstehen, warum Cannabis solche Erkrankungen sowie deren Zeichen und Symptome lindern kann. Auch wenn wir anerkennen, dass dies einen mechanistischen Ansatz für die Untersuchung von Körper, Geist und Cannabis darstellt, ist er dennoch sehr nützlich. Der Nachweis, wie medizinisches Cannabis im Zusammenhang mit der zugrunde liegenden Pathogenese einer Erkrankung wirken kann, zusammen mit Wirksamkeitsnachweisen aus Tier- und Humanstudien, liefert eine Begründung für Gesundheitsfachkräfte, die Option einer Verschreibung von medizinischem Cannabis für bestimmte Erkrankungen in Betracht zu ziehen.

Wenn wir uns die Ergebnisse von Humanstudien einschließlich epidemiologischer und klinischer Forschung ansehen, treten wir einen Schritt zurück von der Welt der biologischen und biochemischen Signalwege, um zu sehen, ob und wie medizinisches Cannabis auf den Menschen wirkt. Sie können aus den in diesem Buch beschriebenen Studien erkennen, dass es unterschiedlich viele Humanstudien zur Wirksamkeit von medizinischem Cannabis bei verschiedenen psychischen Erkrankungen gibt. Das gilt auch allgemein für den Stand der Forschung zu medizinischem Cannabis. Für einige Erkrankungen gibt es mehr Evidenz als für andere. Dies wird sich mit der zunehmenden Öffnung der Welt für die potenziellen therapeutischen Vorteile von medizinischem Cannabis im Laufe der Zeit ändern.

Wenn Sie sich mit Forschungsmethodik auskennen, wissen Sie auch, dass randomisierte kontrollierte Studien (RCTs) und Metaanalysen als Forschungsansätze inhärente Schwächen aufweisen, obwohl sie an der Spitze der Evidenzhierarchie in der Medizin stehen. RCTs haben typischerweise einen engen Satz von Ein- und Ausschlusskriterien, die zur Rekrutierung von Studienteilnehmern angewendet werden. Dadurch ist die Studienpopulation relativ homogen. Das spiegelt jedoch nicht die reale Bevölkerung wider. Daher ist es ratsam, alle Arten von Forschung zu berücksichtigen, wenn man zu einer Schlussfolgerung kommen möchte, ob medizinisches Cannabis bei bestimmten Erkrankungen wirksam sein könnte oder nicht. Dazu gehören Forschungen wie epidemiologische Studien, Kohortenstudien und Fallberichte sowie die klinischen Erfahrungen der vielen verschreibenden Gesundheitsfachkräfte und die zahlreichen Erfahrungen der Patienten, die es einnehmen.

Eine wiederentdeckte Heilpflanze

Cannabis ist eine der faszinierendsten Heilpflanzen der Erde, und sie wurde zu einer Zeit wiederentdeckt, in der sie zunehmend benötigt wird. Wir erleben eine Wiederbelebung ihrer Anwendung in vielen Ländern nach Jahrzehnten einer weitgehend zu Unrecht erfolgten Ächtung. Entscheidend wird sein, dass der Zugang zu dieser Pflanzenmedizin für diejenigen, die sie nutzen möchten, nicht verweigert oder erschwert wird und dass diejenigen Kräfte, die sie trotz ihres medizinischen Wertes unterdrücken wollen, daran gehindert werden. Gesundheitsfachkräfte können eine wichtige Rolle bei der Verbesserung des Zugangs spielen, aber sie können auch dazu beitragen, den Zugang einzuschränken. Unserer Ansicht nach ist es das Recht des Patienten, Zugang zu einer Heilpflanze zu haben, die auf dieser Erde wächst. In Bezug auf den Einsatz von medizinischem Cannabis geschulte Gesundheitsfachkräfte sind lediglich dazu da, Patienten, die ihren Rat zur Anwendung suchen, zu beraten – keinesfalls aber, um diese Heilpflanze „medizinisch zu vereinnahmen". Menschen haben auch das Recht, diese Heilpflanze für ihre eigene Selbstfürsorge zu nutzen.

Wir sind der Überzeugung, dass medizinisches Cannabis einen Platz in der Gesundheitsversorgung im Allgemeinen, einschließlich der psychischen Gesundheit, hat und hoffen, dass die Lektüre dieses Buches Ihnen die Augen für die wachsende wissenschaftliche Evidenz geöffnet hat. Unsere Helden sind die Forscher, die ihre Bemühungen darauf gerichtet haben, diese bemerkenswerte Pflanzenmedizin und unser Endocannabinoidsystem zu verstehen – die Arbeit vieler von ihnen haben wir auf diesen Seiten festgehalten – sowie die Gesundheitsfachkräfte, die Patienten bei der Anwendung begleiten. Wir wünschen Ihnen alles Gute auf Ihrer Entdeckungsreise zum medizinischen Cannabis, eingebettet in eine ganzheitliche Behandlungsstrategie, welche die vielfältigen grundlegenden Faktoren berücksichtigt, die bei jedem Ihrer Patienten zu einem Ungleichgewicht geführt haben.

Literatur

1. Kaur R, Sidhu P, Singh S. What failed BIA 10-2474 Phase I clinical trial? Global speculations and recommendations for future Phase I trials. J Pharmacol Pharmacother. 2016;7(3):120–6.
2. Moreira FA, Crippa JA. The psychiatric side-effects of rimonabant. Rev Bras Psiquiatr. 2009;31(2):145–53.
3. Lake J, Helgason C, Sarris J. Integrative Mental Health (IMH): paradigm, research, and clinical practice. Explore (NY). 2012;8(1):50–7.
4. Shaw W, Kassen E, Chaves E. Increased urinary excretion of analogs of krebs cycle metabolites and arabinose in two brothers with autistic features. Clin Chem. 1995;41:1094–104.
5. O'Brien KA, Xue CC. The theoretical framework of Chinese medicine. In: Leung PC, Xue CC, Cheng YC, Hrsg. A comprehensive guide to Chinese medicine. 2. Aufl. New Jersey: World Scientific Press; 2016.
6. Armour JA. Neurocardiology. Anatomical and functional principles. California: Institute of HeartMath; 2003.

7. O'Brien K, Sali A. A clinician's guide to integrative oncology: what you should be talking about with cancer patients and why. Cham: Springer; 2017.
8. Peterson CB, Bauma A, Gronbaek M, et al. Total sitting time and risk of myocardial infarction, coronary heart disease and all-cause mortality in a prospective cohort of Danish adults. Int J Behav Nutr Phys Act. 2014;11:13.
9. Liu J, Chen P, Wang R, et al. Effect of tai chi exercise on immune function in middle-aged and elderly women. Sports Med Doping Stud. 2012;2(6):1000119.
10. Li JX, Hong Y, Chan KM. Tai chi: physiological characteristics and beneficial effects on health. Br J Sports Med. 2001;35:148–56.
11. Wang F, Lee EK, Wu T, et al. The effects of tai chi on depression, anxiety, and psychological wellbeing: a systematic review and meta-analysis. Int J Behav Med. 2014;21(4):605–17.
12. Bonavita S, Tedeschi G. Neural structure, connectivity and cognition changes associated with physical activity. In: Watson RR, Hrsg. Physical activity and the aging brain: effects of exercise on neurological function. London: Elsevier Science & Technology; 2017.
13. Watson RR, Hrsg. Physical activity and the aging brain: effects of exercise on neurological function. London: Elsevier Science & Technology; 2017.
14. Owens M, Watkins E, Bot M, et al. Habitual behavior as a mediator between food-related behavioral activation and change in symptoms of depression in the MooDFOOD trial. Clinical Psychological Science. 2020;9(4):649–65.

GPSR Compliance

The European Union's (EU) General Product Safety Regulation (GPSR) is a set of rules that requires consumer products to be safe and our obligations to ensure this.

If you have any concerns about our products, you can contact us on ProductSafety@springernature.com

In case Publisher is established outside the EU, the EU authorized representative is:

Springer Nature Customer Service Center GmbH
Europaplatz 3
69115 Heidelberg, Germany

Batch number: 10614954

Printed by Printforce, the Netherlands